Frank Jessen (Hrsg.)

Handbuch Alzheimer-Krankheit

Handbuch Alzheimer-Krankheit

Grundlagen – Diagnostik – Therapie – Versorgung – Prävention

Herausgegeben von
Frank Jessen

DE GRUYTER

Herausgeber
Professor Dr. med. Frank Jessen
Direktor der Klinik für Psychiatrie und Psychotherapie
Uniklinik Köln
Kerpener Straße 62
50924 Köln
E-Mail: frank.jessen@uk-koeln.de

ISBN 978-3-11-040345-9
e-ISBN (PDF) 978-3-11-041100-3
e-ISBN (EPUB) 978-3-11-041108-9

Library of Congress Control Number: 2018934820

Bibliografische Information der Deutschen Nationalbibliothek
Die Deutsche Nationalbibliothek verzeichnet diese Publikation in der Deutschen
Nationalbibliografie; detaillierte bibliografische Daten sind im Internet über
http://dnb.dnb.de abrufbar.

© 2018 Walter de Gruyter GmbH, Berlin/Boston
Einbandabbildung: Ocskaymark/iStock/Thinkstock
Satz: PTP-Berlin, Protago-TEX-Production GmbH, Berlin
Druck und Bindung: CPI books GmbH, Leck

www.degruyter.com

Vorwort

Aufgrund der älter werdenden Gesellschaft beschäftigt die Alzheimer-Erkrankung zunehmend die medizinischen Wissenschaften, Pflegeforschung, Politik und Gesellschaft, aber auch Ethik und Ökonomie. Es ist eine große Herausforderung für jeden, der mit der Alzheimer-Krankheit befasst ist, sei es in der Versorgung oder in der Forschung, einen Überblick über die Breite der Thematik zu behalten. Das Ziel des vorliegenden Handbuches ist es, einen aktuellen und fundierten Einblick durch ausgewiesene Experten in zahlreiche Aspekte der Erkrankung zu geben. Hierfür konnten führende Forscherinnen und Forscher aus den verschiedenen Themenbereichen gewonnen werden, die entsprechend des Konzeptes dieses Handbuches jeweils abgeschlossene Beiträge vorgelegt haben. Das Buch richtet sich damit an Interessierte, die einen fundierten Überblick über den aktuellen Stand des Wissens zur Alzheimer-Krankheit wünschen und an Expertinnen und Experten, die sich über ihren Fokus hinaus informieren möchten.

Der Schwerpunkt des Handbuches liegt in der medizinischen Perspektive, angefangen bei der Neuropathologie und Biologie der Erkrankung, über Diagnostik und Pharmakotherapie bis zu nicht-pharmakologischen Therapieverfahren. Darüber hinaus umfasst das Buch Artikel zur Geschichte der Erkrankung, zu aktuellen epidemiologischen Entwicklungen, Risikofaktoren und Präventionsansätzen. Den ethischen und rechtlichen Konstellationen bei der Alzheimer-Krankheit sind eigene Beiträge gewidmet. Weitere Kapitel beziehen sich auf die Angehörigen-Selbsthilfe, demenzspezifische Pflege, Versorgung und Versorgungsmodelle.

Ich möchte mich ganz herzlich bei allen Autorinnen und Autoren bedanken, die bereit waren, an diesem in dieser Form einzigartigen Buch im deutschen Sprachraum mitzuwirken, und die substantielle Beiträge aus ihren jeweiligen Forschungsgebieten erstellt haben. Den Leserinnen und Lesern wünsche ich, dass sie neue Erkenntnisse gewinnen und dass der Inhalt dieses Buches ihre tägliche Arbeit unterstützt.

Köln, März 2018
Professor Dr. med. Frank Jessen

https://doi.org/10.1515/9783110411003-001

Inhalt

Ilker Karaca, Holger Wagner, Alfredo Ramirez

Tobias Luck, Francisca Savéria Rodriguez, Steffi G. Riedel-Heller

Johannes Kornhuber

Cornel C. Sieber

Katharina Bürger, Elisabeth Kasper

Vjera Holthoff-Detto

Alexander Kurz, Gabriele Pitschel-Walz, Janine Diehl-Schmid

Theresa Köbe, Agnes Flöel

Hans-Helmut König, Christian Brettschneider

Johannes Pantel

Martina Roes, Jonathan Serbser, Jan Dreyer

Margareta Halek, Martin N. Dichter

Daniela Holle, Christiane Pinkert

Bernhard Holle, Rebecca Palm

Andreas Fellgiebel

Autorenverzeichnis

Dr. Dipl.-Psych. Sarah Anderl-Straub
Klinik für Neurologie
Universitätsklinikum Ulm
Oberer Eselsberg 45
89081 Ulm
sarah.straub@uni-ulm.de

Dr. Claudia Bartels
Klinik für Psychiatrie und Psychotherapie
Universitätsmedizin Göttingen
von-Siebold-Straße 5
37075 Göttingen
claudia.bartels@med.uni-goettingen.de

Dr. Christian Brettschneider
Institut für Gesundheitsökonomie
und Versorgungsforschung
Universitätsklinikum Hamburg-Eppendorf
Martinistr. 52
20246 Hamburg
c.brettschneider@uke.de

PD Dr. Katharina Bürger
Institut für Schlaganfall-
und Demenzforschung (ISD)
Klinikum der Universität München
Feodor-Lynen-Straße 17
81377 München
katharina.buerger@med.uni-muenchen.de

Martin N. Dichter, MScN RN
Deutsches Zentrum für Neurodegenerative
Erkrankungen (DZNE)
Postfach 6250
Stockumer Str. 12
58453 Witten
martin.dichter@dzne.de

Dr. Sandra Dick
Sozial- und Präventivmedizin
Am Neuen Palais 10
14469 Potsdam
sandra.dick@uni-potsdam.de

Prof. Dr. Janine Diehl-Schmid
Zentrum für kognitive Störungen
und kognitive Rehabilitation
Klinikum rechts der Isar
Ismaninger Straße 22
81675 München
janine.diehl-schmid@tum.de

Prof. Dr. Gabriele Doblhammer
Deutsches Zentrum für Neurodegenerative
Erkrankungen (DZNE)
c/o Universität Rostock
Ulmenstr. 69
18051 Rostock
doblhammer@rostockerzentrum.de

Prof. Dr. Richard Dodel
Lehrstuhl für Geriatrie
Universitätsklinikum Essen
Geriatriezentrum Haus Berge
Germaniastrasse 1–3
453456 Essen
richard.dodel@uk-essen.de

Jan Dreyer
Deutsches Zentrum für Neurodegenerative
Erkrankungen (DZNE)
Postfach 6250
Stockumer Str. 12
58453 Witten
jan.dreyer@dzne.de

Dr. Adina Dreyer-Wolfgramm
Ministerium für Wirtschaft, Arbeit und
Gesundheit Mecklenburg-Vorpommern
Abteilung 6
Referat 610 – Gesundheits- und Heilberufe
Aufsicht über Körperschaften der
Selbstverwaltung
Johannes-Stelling-Straße 14
19053 Schwerin
a.dreier-wolfgramm@wm.mv-regierung.de

Prof. Dr. Alexander Drzezga
Klinik und Poliklinik für Nuklearmedizin
Uniklinik Köln
Kerpenerstr. 62
50937 Köln
alexander.drzezga@uk-koeln.de

Prof. Dr. Emrah Düzel
Deutsches Zentrum für Neurodegenerative
Erkrankungen (DZNE)
Leipziger Str. 44
39120 Magdeburg
emrah.duezel@dzne.de

Dr. Jennifer Faber
Klinik und Poliklinik für Neurologie
Sigmund-Freud-Str. 25
53105 Bonn
jennifer.faber@ukbonn.de

Prof. Dr. Heiner Fangerau
Institut für Geschichte
Theorie und Ethik der Medizin
Heinrich-Heine-Universität Düsseldorf
Universitätsstraße 1
40225 Düsseldorf
heiner.fangerau@hhu.de

Prof. Dr. Andreas Fellgiebel
Klinik für Psychiatrie und Psychotherapie
Untere Zahlbacher Str. 8
55131 Mainz
andreas.fellgiebel@unimedizin-mainz.de

Emily Feneberg, MD
University of Oxford
Nuffield Department of Clinical Neurosciences
Level 6, West Wing, John Radcliffe Hospital
Oxford OX3 9DU
emily.feneberg@ndcn.ox.ac.uk

Dr. Anne Fink
Deutsches Zentrum für Neurodegenerative
Erkrankungen (DZNE)
c/o Universität Rostock
Ulmenstr. 69
18051 Rostock
anne.fink@dzne.de

PD Dr. Klaus Fließbach
Klinik für Neurodegenerative Erkrankungen
und Gerontopsychiatrie
Uniklinik Bonn
Sigmund-Freud-Str. 25
53105 Bonn
klaus.fliessbach@ukbonn.de

Prof. Dr. Agnes Flöel
Klinik und Poliklinik für Neurologie
Universitätsmedizin Greifswald
Ferdinand-Sauerbruch-Straße
17475 Greifswald
agnes.floeel@uni-greifswald.de

Dr. Thomas Fritze
Deutsches Zentrum für Neurodegenerative
Erkrankungen (DZNE)
c/o Universität Rostock
Ulmenstr. 69
18051 Rostock
thomas.fritze@dzne.de

Prof. Dr. Lutz Frölich
Zentralinstitut für Seelische Gesundheit
Medizinische Fakultät Mannheim
Universität Heidelberg Square J 5
68159 Mannheim
lutz.froelich@zi-mannheim.de

Dipl.-Psych. Ingo Frommann
Deutsches Zentrum für Neurodegenerative
Erkrankungen (DZNE)
Sigmund-Freud-Str. 27
53127 Bonn
ingo.frommann@dzne.de

Prof. Dr. Hermann-Josef Gertz
Klinik und Poliklinik für Psychiatrie
und Psychotherapie
Semmelweisstraße 10
04103 Leipzig
hermann-josef.gertz@uniklinik-leipzig.de

Tim Götzelmann
Institut für Geschichte, Ethik
und Philosophie der Medizin
Medizinische Hochschule Hannover
Carl-Neuberg-Str. 1
30625 Hannover
Tim.Goetzelmann@stud.mh-hannover.de

PD Dr. Timo Grimmer
Klinikum rechts der Isar
Technische Universität München
Möhlstr. 26
81675 München
t.grimmer@tum.de

Dr. Michel Grothe
Deutsches Zentrum für Neurodegenerative
Erkrankungen (DZNE)
Standort Rostock/Greifswald
Gehlsheimer Str. 20
18147 Rostock
michel.grothe@dzne.de

Prof. Dr. Margareta Halek
Deutsches Zentrum für Neurodegenerative
Erkrankungen (DZNE)
Postfach 6250
Stockumer Str. 12
58453 Witten
margareta.halek@dzne.de

Prof. Dr. Gerhard Hamann
Klinik für Neurologie und Neurologische
Rehabilitation am Bezirkskrankenhaus
Günzburg
Ludwig-Heilmeyer-Straße 2
89312 Günzburg
neurologie@bkh-guenzburg.de

Dr. Lucrezia Hausner
Zentralinstitut für Seelische Gesundheit
Gerontopsychiatrie J 5
68159 Mannheim
lucrezia.hausner@zi-mannheim.de

PD Dr. Peter Häussermann
Gerontopsychiatrie
LVR-Klinik Köln
Wilhelm-Griesinger-Straße 23
51109 Köln
peter.haeussermann@lvr.de

Prof. Dr. Michael Heneka
Klinik für Neurodegenerative Erkrankungen
und Gerontopsychiatrie
Deutsches Zentrum für Neurodegenerative
Erkrankungen (DZNE)
Sigmund-Freud-Str. 25
53127 Bonn
michael.heneka@ukb.uni-bonn.de

Prof. Dr. Wolfgang Hoffmann
Deutsches Zentrum für Neurodegenerative
Erkrankungen (DZNE)
Universitätsmedizin Greifswald
Ellernholzstr. 1–2
17487 Greifswald
wolfgang.hoffmann@dzne.de

Dr. Daniela Holle
Deutsches Zentrum für Neurodegenerative
Erkrankungen (DZNE)
Postfach 6250
Stockumer Str. 12
58453 Witten
daniela.holle@dzne.de

Dr. Bernhard Holle
Deutsches Zentrum für Neurodegenerative
Erkrankungen (DZNE)
Postfach 6250
Stockumer Str. 12
58453 Witten
bernhard.holle@dzne.de

Prof. Dr. Vjera Holthoff-Detto
Krankenhaus Hedwigshöhe
Höhensteig 1
12526 Berlin
v.holthoff-detto@alexianer.de

Sabine Jansen
Deutsche Alzheimer Gesellschaft e.V.
Selbsthilfe Demenz
Friedrichstr. 236
10969 Berlin
info@deutsche-alzheimer.de

Prof. Dr. Frank Jessen
Klinik für Psychiatrie und Psychotherapie
Uniklinik Köln
Kerpenerstr. 62
50937 Köln
frank.jessen@uk-koeln.de

Dr. Ilker Karaca
Klinik und Poliklinik für Psychiatrie
und Psychotherapie
Universitätsklinikum Bonn
Sigmund-Freud-Straße 25
53105 Bonn
ilker.karaca@ukbonn.de

Dipl.-Psych. Elisabeth Kasper
Deutsches Zentrum für Neurodegenerative
Erkrankungen (DZNE)
Gehlsheimer Str. 20
18147 Rostock
elisabeth.kasper@med.uni-rostock.de

Dr. med. Ingo Kilimann
Deutsches Zentrum für Neurodegenerative
Erkrankungen (DZNE)
Standort Rostock/Greifswald
Gehlsheimer Straße 20
18147 Rostock
ingo.kilimann@dzne.de

Dr. Theresa Köbe
Klinik für Neurologie und NeuroCure Clinical
Research Center (NCRC)
Charité – Universitätsmedizin Berlin
Charitéplatz 1
10117 Berlin
theresa.koebe@charite.de

Prof. Dr. Hans-Helmut König
Institut für Gesundheitsökonomie
und Versorgungsforschung
Universitätsklinikum Hamburg-Eppendorf
Martinistr. 52
20246 Hamburg
h.koenig@uke.de

Prof. Dr. Johannes Kornhuber
Psychiatrische und Psychotherapeutische Klinik
Schwabachanlage 6
91054 Erlangen
johannes.kornhuber@uk-erlangen.de

Prof. Dr. Alexander Kurz
Klinikum rechts der Isar
Klinik für Psychiatrie
Möhlstr. 26
81675 München
a.kurz@tum.de

PD Dr. Tobias Luck
Institut für Sozialmedizin, Arbeitsmedizin
und Public Health (ISAP)
Medizinische Fakultät der Universität Leipzig
Philipp-Rosenthal-Str. 55
04103 Leipzig
tobias.luck@medizin.uni-leipzig.de

Dr. Bernhard Michalowsky
Deutsches Zentrum für Neurodegenerative
Erkrankungen (DZNE)
Ellernholzstr. 1–2
17489 Greifswald
bernhard.michalowsky@dzne.de

Michael Nerius, M. Sc.
Deutsches Zentrum für Neurodegenerative
Erkrankungen (DZNE)
c/o Universität Rostock
Ulmenstr. 69
18051 Rostock
michael.nerius@dzne.de

Evgeni Neychev
Klinik für Psychiatrie und Psychotherapie
Universitätsmedizin Göttingen
von-Siebold-Str. 5
37075 Göttingen
evgeni.neychev@med.uni-goettingen.de

Prof. Dr. Markus Otto
Klinik für Neurologie
Oberer Eselsberg 45
89081 Ulm
markus.otto@uni-ulm.de

Dr. Rebecca Palm
Deutsches Zentrum für Neurodegenerative
Erkrankungen (DZNE)
Postfach 6250
Stockumer Str. 12
58453 Witten
rebecca.palm@dzne.de

Prof. Dr. Johannes Pantel
Institut für Allgemeinmedizin
Theodor-Stern-Kai 7
60590 Frankfurt am Main
pantel@allgemeinmedizin.uni-frankfurt.de

Dr. Klaus Maria Perrar
Facharzt für Psychiatrie, Psychotherapie,
Palliativmedizin, Suchtmedizin
Personaloberarzt des Zentrums
für Palliativmedizin
Uniklinik Köln
Kerpener Str. 62
50937 Köln
klaus-maria.perrar@uk-koeln.de

PD Dr. Oliver Peters
Klinik für Psychiatrie und Psychotherapie CBF
Charité – Universitätsmedizin Berlin
Hindenburgdamm 30
12200 Berlin
oliver.peters@charite.de

Dr. Christiane Pinkert
Deutsches Zentrum für Neurodegenerative
Erkrankungen (DZNE)
Postfach 6250
Stockumer Str. 12
58453 Witten
christiane.pinkert@dzne.de

Gabriele Pitschel-Walz
vfkv – Ausbildungsinstitut München gGmbH
Lindwurmstrasse 117 / 4 und 5
80337 München
Gabriele.Pitschel-Walz@tum.de

PD Dr. Alfredo Ramírez
Klinik für Psychiatrie und Psychotherapie
Uniklinik Köln
Kerpenerstr. 62
50937 Köln
alfredo.ramirez@uk-koeln.de

Prof. Dr. Michael Rapp
Sozial- und Präventivmedizin
Am Neuen Palais 10
14469 Potsdam
michael.rapp@uni-potsdam.de

Prof. Dr. Steffi G. Riedel-Heller
Institut für Sozialmedizin, Arbeitsmedizin
und Public Health (ISAP)
Medizinische Fakultät der Universität Leipzig
Philipp-Rosenthal-Straße 55
04103 Leipzig
steffi.riedel-heller@medizin.uni-leipzig.de

Prof. Dr. Matthias Riepe
Sektion Gerontopsychiatrie
Klinik für Psychiatrie und Psychotherapie II
derUniversität Ulm
am Bezirkskrankenhaus Günzburg
Ludwig-Heilmeyer-Str. 2
89312 Günzburg
matthias.riepe@uni-ulm.de

Prof. Dr. Martina Roes
Deutsches Zentrum für Neurodegenerative
Erkrankungen (DZNE)
Stockumer Straße 12
58453 Witten
martina.roes@dzne.de

Prof. Dr. Anja Schneider
Deutsches Zentrum für Neurodegenerative
Erkrankungen (DZNE)
Klinik für Neurodegenerative Erkrankungen
und Gerontopsychiatrie
Universitätsklinikum Bonn
Sigmund-Freud-Str.25
53127 Bonn
anja.schneider@dzne.de

Dipl.-Soz. Jonathan Serbser
Deutsches Zentrum für Neurodegenerative
Erkrankungen (DZNE)
Postfach 6250
Stockumer Str. 12
58453 Witten
jonathan.serbser@dzne.de

Prof. Cornel Sieber
Institut für Biomedizin des Alterns
Friedrich-Alexander-Universität
Erlangen-Nürnberg
Kobergerstr. 60
90408 Nürnberg
cornel.sieber@fau.de

Prof. Dr. Daniel Strech
Insitut für Geschichte, Ethik
und Philosophie der Medizin
Medizinische Hochschule Hannover
Carl-Neuberg-Str. 1
30625 Hannover
strech.daniel@mh-hannover.de

Prof. Dr. Dieter Sturma
Institut für Wissenschaft und Ethik
Universität Bonn
Bonner Talweg 57
53113 Bonn
dieter.sturma@uni-bonn.de

PD Dr. med. Pawel Tacik
Oberarzt für Neurologie
Klinik für Neurodegenerative Erkrankungen
und Gerontopsychiatrie
Universitätsklinikum Bonn
Sigmund-Freud-Str. 25
53127 Bonn
pawel.tacik@ukbonn.de

Prof. Dr. Stefan Teipel
Deutsches Zentrum für Neurodegenerative
Erkrankungen (DZNE)
Gehlsheimer Str. 20
18147 Rostock
stefan.teipel@dzne.de

Prof. Dr. Dietmar Rudolf Thal
Departement Neurowetenschappen –
Laboratorium voor Neuropathologie
KU-Leuven
und Dienst Pathologie
UZ Leuven
Herestraat 49
3000 Leuven, Belgien
dietmar.thal@kuleuven.be

PD Dr. Jochen René Thyrian
Deutsches Zentrum für Neurodegenerative
Erkrankungen (DZNE)
Ellernholzstr. 1–2
17489 Greifswald
rene.thyrian@dzne.de

Dr. Francisca Savéria Rodriguez
Institut für Sozialmedizin, Arbeitsmedizin
und Public Health (ISAP)
Medizinische Fakultät der Universität Leipzig
Ph.-Rosenthal-Str. 55
04103 Leipzig
francisca.rodriguez@medizin.uni-leipzig.de

Dr. Jonathan Vogelsang
Klinik für Psychiatrie und Psychotherapie
Universitätsmedizin Göttingen
von-Siebold-Str. 5
37075 Göttingen
jonathan.vogelgsang@med.uni-goettingen.de

Prof. Dr. Raymond Voltz
Zentrum für Palliativmedizin
Uniklinik Köln
Kerpenerstr. 62
50937 Köln
raymond.voltz@uk-koeln.de

Prof. Dr. Christiane von Armin
Klinik für Neurogeriatrie
und neurologische Rehabilitation
Universitäts- und Rehabilitationskliniken Ulm
Oberer Eselsberg 45
89081 Ulm
christine.arnim@uni-ulm.de

Dipl.-Biol. Holger Wagner
Klinik und Poliklinik für Psychiatrie
und Psychotherapie
Universitätsklinikum Bonn
Sigmund-Freud-Straße 25
53105 Bonn
holger.wagner@ukbonn.de

Prof. Dr. Michael Wagner
Deutsches Zentrum für Neurodegenerative
Erkrankungen (DZNE)
Sigmund-Freud-Str. 27
53127 Bonn
michael.wagner@dzne.de

Prof. Dr. Jochen Walter
Klinik und Poliklinik für Neurologie
Universitätsklinikum Bonn
Sigmund-Freud-Str. 25
53127 Bonn
jochen.walter@ukbonn.de

Saskia Weiß
Deutsche Alzheimer Gesellschaft e.V.
Selbsthilfe Demenz
Friedrichstr. 236
10969 Berlin
info@deutsche-alzheimer.de

Prof. Dr. Jens Wiltfang
Deutsches Zentrum für Neurodegenerative
Erkrankungen (DZNE)
Klinik für Psychiatrie und Psychotherapie
Universitätsmedizin Göttingen
von-Siebold-Str. 3a/5
37075 Göttingen
jens.wiltfang@med.uni-goettingen.de

Dipl.-Pharm. Diana Wucherer
Deutsches Zentrum für Neurodegenerative
Erkrankungen (DZNE)
Ellernholzstr. 1–2
17489 Greifswald
diana.wucherer@dzne.de

Dr. Ina Zwingmann
Deutsches Zentrum für Neurodegenerative
Erkrankungen (DZNE)
Ellernholzstr. 1–2
17489 Greifswald
ina.zwingmann@dzne.de

Heiner Fangerau

1 Geschichte der Alzheimer-Krankheit

In der medizinischen Literatur werden Eponyme zur Bezeichnung von Krankheiten immer seltener verwendet. Das liegt zum einen daran, dass ein ontologisches Krankheitsverständnis, das von einer naturgegebenen Klassifikation aller Krankheiten ausgeht, zunehmend durch gradualistische und komplexe Krankheitsvorstellungen ersetzt wird, die an ihren Grenzen unscharf sind. Eine Folge dieser Verschiebung liegt darin, dass eponymische Krankheitsbezeichnungen in ihrer eindeutigen Festlegung auf eine Symptomkonstellation gelegentlich schon kurz nach ihrer Prägung überholt wirken. Zum anderen sind viele Eponyme des 20. Jahrhunderts gerade in der Neurologie und Psychiatrie mit Personen verbunden, die während des Nationalsozialismus ihre Forschungen im Umfeld oder direkt durch die Ermordung von Patientinnen und Patienten durchgeführt hatten [1]. Auch aus diesem Grund werden Eponyme als Krankheitsbezeichnungen zunehmend kritisch bewertet [2].

Diesen Entwicklungen zum Trotz haben einige Eponyme immer noch eine Konjunktur. Sie haben in die Alltags- und Popkultur Eingang gefunden [3] und sind schon deshalb kaum aus der medizinischen Fachsprache wegzudenken. Zu diesen Eponymen gehört sicherlich der 1910 von Emil Kraepelin (1856 bis 1926) eingeführte Begriff der Alzheimer'schen Krankheit. Er benutzte ihn für eine besondere Form der Demenz, die Alois Alzheimer (1864 bis 1915) im Jahr 1906 anhand eines Fallberichts beschrieben hatte. Alzheimer berichtete auf einer Tagung über eine demente Patientin, die nach einem klinisch auffälligen viereinhalbjährigen degenerativen Prozess verstorben war und deren Gehirn nach ihrem Tod eigenartige pathologische Veränderungen aufwies. Mikroskopisch fand Alzheimer in Hirnzellen in Bündeln zusammenliegende Fibrillen, die den Tod der Zelle überdauerten, sodass am Ende „nur ein aufgeknäueltes Bündel von Fibrillen", den Ort zeige, „an dem früher eine Ganglienzelle gelegen" habe. Ferner fänden sich „Über die ganze Rinde zerstreut ... miliare Herdchen, welche durch Einlagerung eines eigenartigen Stoffes in die Hirnrinde bedingt" seien [4].

Die Beobachtung, dass einige Menschen im Alter unter Gedächtnisstörungen leiden, ist natürlich wesentlich älter als Alzheimers Beschreibung. Schon früh wurden beispielsweise bei griechischen und römischen Autoren Formen des Gedächtnisverlustes beschrieben und mit Alter assoziiert. Auch die Kunstgeschichte ist voll von bildlichen und literarischen Darstellungen von an Demenz leidenden Personen [5–7]. Der

https://doi.org/10.1515/9783110411003-002

Begriff Demenz zur Beschreibung eines geistigen Abbaus scheint durch Philippe Pinel (1745 bis 1826) im Jahr 1797 in den medizinischen Diskurs der westlichen Medizin eingebracht worden zu sein. Der Terminus selbst allerdings ist um einiges älter [8]. William Cullen wiederum hatte 1776 auch den Terminus Amentia senilis benutzt. Pinels Schüler Jean-Étienne Esquirol (1772 bis 1840) jedoch versuchte die Amentia senilis von der Demenz abzugrenzen, indem er festhielt, dass letztere einen altersgebundenen Gedächtnisverlust charakterisiere, während erstere eher eine Zustandsbeschreibung darstelle [5]. Alzheimers Verdienst lag in den Augen seiner Zeitgenossen nun ca. 100 Jahre später darin, die konkrete Beobachtung einer demenziellen Entwicklung mit einer mikroskopischen Beobachtung verbunden zu haben.

Zu Alois Alzheimer, seiner Geschichte und der weiteren Entwicklung der Forschung zur Demenz und ihren Formen liegt bereits eine Reihe von exzellenten Arbeiten vor. Diese reichen von der Ideengeschichte des Morbus Alzheimer über eine genaue Rekonstruktion der Arbeitsschritte Alzheimers und seiner Bioergographie bis hin zu ideen- und kulturgeschichtlichen Aspekten des Umgangs mit an Demenz leidenden Menschen in früheren Epochen und anderen Kulturkreisen [8–13]. Dieser Handbuchbeitrag fasst die Kerngedanken der bisherigen historischen Beschäftigung mit der Alzheimer-Demenz überblicksweise zusammen.

1.1 Umgang mit Demenz vor Alzheimer

Spätestens seit dem Mittelalter wurden Lebensalter in Stufen eingeteilt, deren Zahl variierte. Üblich war eine Orientierung an sieben Lebensaltern [14]. Auf diese Stufen rekurrierte auch William Shakespeare, wenn er seine Figur Jacques im Theaterstück „Wie es Euch gefällt" die sieben Lebensalter referieren und mit den Worten schließen ließ:

> Der letzte Akt, mit dem
> Die seltsam wechselnde Geschichte schließt,
> Ist zweite Kindheit, gänzliches Vergessen,
> Ohn Augen, ohne Zahn, Geschmack und alles.
> (2. Aufzug, 7. Szene, Übersetzung von August Wilhelm von Schlegel).

Wie diese Passage verdeutlicht, war der Umstand, dass ein hohes Alter mit einem Prozess, der heute als demenzielle Entwicklung beschrieben wird, einhergehen kann, für viele Menschen seit der Antike klar. Die hier aufscheinende Assoziation von Alter und Vergesslichkeit sollte bis in die Moderne auch die Vorstellungen der Ätiologie des „Vergessens" bestimmen. Noch nach Alzheimers Beschreibung dominierten Altersstereotype die Diskussion um den Stellenwert der Alzheimer'schen Demenz als eigene nosologische Klasse. Gleichzeitig wurde, wie Daniel Schäfer herausgearbeitet hat, der Gedächtnisverlust als eine Alterserscheinung in der dezidiert medizinischen Fachliteratur bis in die Neuzeit relativ selten thematisiert. Dies kann zum einen daran liegen, dass sich die humoralpathologisch und qualitätsorientierten Konzepte zur Erinnerungsfähigkeit und Vergesslichkeit gelegentlich widersprachen. Mal wurde Vergesslichkeit mit einer Trockenheit und Kälte des Gehirns, mal auch mit Feuchtigkeit und Wärme assoziiert [15]. Zum anderen stellte sich die grundsätzliche Frage, ob ein Prozess, der mit dem normalen Altern assoziiert war, gleichzeitig als pathologisch betrachtet werden konnte – ein Dilemma, dass sich bis ins 20. Jahrhundert im medizinischen Diskurs als Problem verfolgen lässt [16].

Erst um 1700 setzten sich mechanistische Ideen durch, die beispielsweise davon ausgingen, dass die Hirnfunktionen mit dem Alter durch Abnutzung abnehmen würden. In der Folge der dualistischen Trennung von Geist und Seele wurde das Gehirn für viele Mediziner zu einem maschinenähnlichen Organ, das reduktionistisch analysiert werden konnte. Auch wenn es oft nicht einfach ist, die sich vielfach überlappenden und überschneidenden medizinischen Paradigmen aus der Literatur der Frühen Neuzeit trennscharf zu extrahieren, so deutete sich doch in der Frühen Neuzeit eine wesentliche Verschiebung an, die den Boden bereitete für Betrachtungsweisen, die demenzielle Entwicklungen auf kausale, pathophysiologische Prozesse zurückführen wollten, die wiederum physikalische und/oder chemische Ursachen hätten. Ein Erklärungsmodell für Geistesschwäche bei alten Personen ging beispielsweise davon aus, dass verhärtete und abgeschlaffte Nervenfasern eine geringere Schwingungsfähigkeit hätten, was die Gedächtnisfunktion beeinträchtige. Nach einem anderen Modell führten zudem verengte Gehirngefäße zu einer Reduktion der Aufnahme von ätherhaltigem Seelengeist aus dem Blut [15].

Gegen Ende des 18. und v. a. im 19. Jahrhundert hielt zusätzlich ein nosologisch orientierter diagnostischer Blick in die Medizin Einzug. Symptome, die ein Patient präsentierte, sollten danach pathologisch gedeutet und systematisch mit Krankheitsklassifikationen in Verbindung gebracht werden. Die Klassifikationen sollten in der Form von Nosologien eine Systematik im Sinne eines Krankheitskatalogs abbilden. Im diagnostischen Prozess wiederum sollten Symptome als Krankheitszeichen helfen, die „richtige" Klassifikation zu identifizieren und die Krankheit eines Patienten zu benennen [17]. Die Symptome sollten darüber hinaus auf kausale Pathophysiologien zurückgeführt werden. Der so ausgebildete „ärztliche Blick" [18], der u. a. gestützt wurde durch den Bau großer Hospitäler zur Unterbringung vieler Patienten, erreichte auch die Psychiatrie und die sich dort v. a. im 19. Jahrhundert etablierenden Heil- und Pflegeanstalten. Die dort gegebene Gelegenheit zur systematischen Untersuchung und longitudinalen Beobachtung von Patientenreihen eröffnete gleichzeitig die Möglichkeit einer quantitativen Betrachtungsweise [18, 19]. Die Sektion zuletzt ermöglichte Symptomerhebungen über den Tod hinaus.

Zu den am häufigsten zitierten Autoren, die die senile Demenz in diesem Sinne zu beschreiben versuchten, gehörte der oben erwähnte Franzose Jean-Étienne Esquirol. Er beschrieb in seinem Lehrbuch „Des maladies mentales" von 1838 den fortschreitenden Abbau der geistigen Fähigkeiten, der mit dem Verlust des Kurzzeitgedächtnisses beginne und über Aufmerksamkeitsstörungen bis hin zum völligen Verfall voranschreite [20]. Fast alle historischen Rückblicke auf die Geschichte der Demenz sind sich einig, das Esquirols Beschreibung einen Einstieg für differenzierte Beschreibungen verschiedener Demenzformen bot, die ihrerseits nun entweder als distinkte Krankheitseinheiten oder als Element bzw. Symptom anderer Krankheitsentitäten gedeutet werden konnten [5, 7, 21].

1.2 Alzheimer-Demenz

An diesem Punkt setzte etwa 50 Jahre später beispielsweise auch der Psychiater Emil Kraepelin an, als er versuchte, eine psychiatrische Krankheitsklassifikation auf Basis einer systematischen Katalogisierung von Symptomkonstellationen zu etablieren. Inzwischen hatten verbesserte Hirnschnitttechniken, die Verfeinerung der Mikroskopiertechnik und neue Färbeverfahren neben der klinischen Beobachtung auch das pathologische Instrumentarium der Psychiatrie erheblich erweitert. Das Forschungsprogramm vieler Psychiater zielte nun darauf ab, klinische Beobachtungen mit hirnpathologischen Befunden zu korrelieren. Für diese Verbindung bot die Landschaft der deutschen Psychiatrie besondere Bedingungen, die Kraepelin zu nutzen und selbst zu gestalten suchte [22].

In der zweiten Hälfte des 19. Jahrhunderts entstand neben großen Heil- und Pflegeanstalten zur Unterbringung und Versorgung von Patientinnen und Patienten eine parallele Infrastruktur von psychiatrischen Universitätskliniken, in denen geforscht und gelehrt werden konnte. Vielerorts dienten diese Universitätskliniken auch dazu, heilbare von unheilbaren Formen der psychiatrischen Krankheit zu unterscheiden. Die heilbaren Formen sollten hier therapiert und die unheilbaren in die Heil- und Pflegeanstalten weitergeleitet werden. Sowohl als Professor in Heidelberg (ab 1891) als auch in München (ab 1903) bemühte sich Kraepelin darum, möglichst viele Patientinnen und Patienten durch seine Universitätsklinik zu schleusen, um ihre Symptome zu erheben und zu beforschen. Wie Engstrom herausgearbeitet hat, bedeutete dies für Kraepelin, dass er auf die Kooperationen mit einer Reihe von Heil- und Pflegeanstalten beispielsweise im Sinne des Austausches von Ärzten und Informationen angewiesen war. Dies galt insbesondere, wenn er chronische Fälle oder die klinischen Symptome älterer Patienten erheben wollte. Ein Projekt zur Erforschung von Psychosen älterer Patienten, das er in Heidelberg begonnen hatte, brach er z. B. nach seinem Umzug nach München ab, weil hier die benötigte Patientengruppe (noch) nicht zur Verfügung stand. In München baute er deswegen zusammen mit seinem Assistenten Alois Alzheimer, der ihm aus Heidelberg gefolgt war, ein umfassendes Netzwerk mit umliegenden Kliniken und Psychiatern auf, um von diesen weitere Daten über Patientinnen und Patienten zu erhalten, nachdem diese aus der Münchner Universitätsklinik verlegt worden waren [22].

Gleichzeitig unterhielt die Münchner Universitätsklinik (wie andere psychiatrische Universitätskliniken auch) eine Anzahl von Betten, die sie für Patientinnen und

Patienten freihielt, die aus wissenschaftlichen Gründen nicht entlassen werden sollten. Diese Patientinnen und Patienten konnten hier aus forscherischem Interesse heraus beobachtet werden und nach ihrem Tod neuropathologisch untersucht werden. Zu diesem Zweck schloss beispielsweise kurz nach Kraepelins und Alzheimers Ankunft in München die Psychiatrische Klinik eine Vereinbarung mit dem Institut für Pathologie, in der das Prozedere für psychiatrische Sektionen festgelegt wurde [22].

Neben dieser Praxis der, wie Busse es nannte, „Politik der Leichen", die auch andernorts beispielsweise von Paul Flechsig (1847 bis 1929) offensiv vertreten wurde [23], verließ sich die Münchner Klinik ferner auf ihre Verbindungen zu Heil- und Pflegeanstalten, von denen sie nicht nur Daten, sondern auch Körpermaterialien für ihre Untersuchungen bezog. Nur so war es beispielsweise Alzheimer möglich, in seiner Fallbeschreibung der später nach ihm benannten Demenz nicht nur die klinischen Symptomen seiner Patientin, sondern auch ihre Hirnpathologie zu schildern [22]. Diese erste Patientin „Auguste D.", deren Akte 1995 wiedergefunden wurde [24], war nämlich zwischen 1901 und 1906 in der „Städtischen Anstalt für Irre und Epileptische" in Frankfurt am Main untergebracht gewesen, wo sie verstarb. Hier hatte Alzheimer sie 1901 als Oberarzt untersucht (er hatte 1888 seine Tätigkeit in der Klinik aufgenommen), bevor er 1 Jahr später an die Universitätsklinik Heidelberg als Kraepelins wissenschaftlicher Assistent gewechselt war. Als er 1903 mit Kraepelin nach München umzog, hielt er die Verbindung nach Frankfurt, sodass er von dort 1906 die Krankenakte und das Gehirn der Patientin zur Untersuchung zugesandt bekam [24]. Auch sein Assistent Gaetano Perusini (1879 bis 1915) arbeitete in der Folge mit Hirnschnitten dieser Patientin [24].

Für Alzheimer stellte die Konstellation aus klinischem und neuropathologischem Befund bei dieser Patientin eine Besonderheit dar, deren Bedeutung ihm sofort klar gewesen zu sein scheint, wie seine frühe Publikation des Falles illustriert. Klinisch unterschied sich die Patientin in seinen Augen durch ihr vergleichsweise geringes Alter (sie war bei ihrer Klinikeinweisung 51 Jahre alt), den raschen Krankheitsfortschritt und ihre von ihm für besonders gehaltene Symptomatik von vielen anderen Demenzkranken [5, 25]. Anders als u. a. auch von ihm bisher differenzierte Demenzen war ihre Demenz in ihrer Ätiologie nicht einem syphilitischen Prozess im Sinne der Progressiven Paralyse, einer zerebralen Ischämie mit vaskulären Veränderungen oder einer lokalen Hirnatrophie geschuldet gewesen. Insbesondere seine histopathologischen Befunde schienen ihn von der Besonderheit des Falles zu überzeugen. Es gebe, so führt er am Ende seiner Erstbeschreibung aus, „zweifellos viel mehr psychische Krankheiten, als sie unsere Lehrbücher aufführen" [4]. Wenn sich dann eine histologische Besonderheit finde, könnte in der Folge auch die klinische Differenzierung voranschreiten. Daher hielt er die von ihm beschriebene Demenz für eine eigene nosologische Entität, einen „eigenartigen Krankheitsprozeß", der nicht etwa zur Harmonisierung mit bestehenden Klassifikationssystemen in diese integriert werden solle.

Alzheimer war sich seiner Sache relativ sicher, konnte er doch zu diesem Zeitpunkt auf vielfältige eigene Forschungsarbeiten zur Histologie der vaskulären Demenz und zur paralytischen Demenz zurückblicken. Er und sein Mitarbeiter Perusini suchten und publizierten in der Folge weitere, ähnlich gelagerte Fälle, doch auch andere Wissenschaftler hatten schon vor ihm und nach ihm histopathologisch Patienten mit vergleichbaren Krankheitsverläufen untersucht. Emil Redlich (1866 bis 1930) beispielsweise hatte bereits im Jahr 1898 Plaque-Ablagerungen im Gehirn von Demenzkranken als „miliäre Sklerose der Hirnrinde bei seniler Atrophie" bezeichnet und Oskar Fischer (1876 bis 1942) aus Prag wiederum beschrieb kurz nach Alzheimers Publikation 1907 „Miliare Nekrosen mit drusigen Wucherungen der Neurofibrillen" als „eine regelmässige Veränderung der Hirnrinde bei seniler Demenz" [5, 7, 25]. Diese Nekrosen fand er bei 12 von 16 Patienten mit seniler Demenz, weshalb er diese 12 von den 4 Patienten ohne Nekrosen auch klinisch zu differenzieren suchte. Während Patienten ohne Plaques einen einfachen mentalen Abbau aufwiesen, fand er bei den anderen 12 Desorientiertheit und Verlust des Kurzzeitgedächtnisses, Zeichen der damals sog. Presbyophrenie, einer Form der Altersdemenz [26]. In den folgenden Jahren (1910 und 1912) ließ Fischer umfangreiche Arbeiten (1910 beschrieb er Untersuchungen an 275 Gehirnen) folgen, an deren Ende er zu der Überzeugung gelangt war, dass diese Plaques die Trennscheide zwischen normalem Altern und der Presbyophrenie ausmachten und dass diese senilen Plaques ein proteinöses metabolisches Abfallprodukt des Gehirns darstellten [26].

Fischers von Zeitgenossen breit rezipierte Arbeiten trugen dazu bei, dass in der damaligen Literatur von Fischer-Plaques die Rede war, wenn andere Autoren ähnliche Ablagerungen untersuchten. So waren eine Zeit lang die Begriffe Alzheimersche Krankheit und Fischers Presbyophrenie gemeinsam in Gebrauch [26], wobei Eugen Bleuler beispielsweise 1918 in seinem Lehrbuch explizit festhielt, dass diese beiden Krankheiten „vorläufig" als gleiche Einheiten zu betrachten seien [27]. Spätestens nach dem Zweiten Weltkrieg aber verschwand Fischers Eponym aus der Literatur [26]. Im Rückblick scheint es so, als sei Fischer, der von den Nationalsozialisten als nichtarisch klassifiziert und verfolgt wurde, das Opfer einer „Damnatio memoriae" geworden, wie sie Peter Voswinckel für eine Reihe von im Nationalsozialismus Verfolgten beschrieben hat. Diese Verfolgten wurden aktiv aus Biographien sowie Lehrbüchern gestrichen und nach dem Ende des Nationalsozialismus in diese nicht wieder aufgenommen und somit vergessen [28, 29]. Fischer selbst starb 1942 im Konzentrationslager Theresienstadt.

Emil Kraepelin zitierte im Kapitel über das „senile und präsenile Irresein" in der Ausgabe seines Lehrbuchs von 1910 die Arbeit Fischers aus dem Jahr 1907, um dann die folgenden Seiten Alzheimers Studie zu widmen. Am Ende äußert er die Theorie, dass es sich unter Einbeziehung der klinischen Aspekte bei der „Alzheimerschen Demenz" eher nicht um eine schwere „Form des Altersblödsinns" handele, sondern um ein „senium praecox" [30]. Diese vorsichtige Folgerung wurde in ihrer Zielsetzung und Bedeutung auch in historischen Rückblicken immer wieder diskutiert.

Einerseits wurde argumentiert, dass die Arteriosklerose das ganze 19. Jahrhundert über als die Ursache für zunehmende Vergesslichkeit im Alter und damit in der gesteigerten Form als Ursache der Demenz galt. Daher erschien es folgerichtig, dass eine andere Hirnpathologie in Verbindung mit relativ jungem Alter eine neue Form von Krankheit darstellen müsse [25]. Auch wenn diese Sichtweise im 20. Jahrhundert immer wieder vorgebracht und erst in den 1970er-Jahren das Konzept der Arteriosklerose als Ursache von Demenz durch das der Multiinfarktdemenz ersetzt wurde [31], so ermöglichte es diese Deutung doch zugleich, Alter und Krankheit besser zu differenzieren. Die Frage nach dem Gedächtnisverlust als Folge eines normalen Alterungsprozesses oder als pathologische Erscheinung konnte nun zumindest für die von Alzheimer beschriebene Demenz eindeutiger beantwortet werden als es für Altersdemenzen in (sehr) hohem Alter der Fall war. Diese Erleichterung der schwierigen Grenzziehung zwischen normalem Alter und pathologischem Alterungsprozess veranlasste viele Zeitgenossen, Kraepelins Trennung von seniler und präseniler Demenz zu folgen [16].

Andererseits mag Kraepelin auch wissenschaftspolitische Gründe gehabt haben, schon kurz nach Alzheimers Beschreibung den Begriff der Alzheimerschen Krankheit in seinem Lehrbuch einzuführen. So ist es zumindest denkbar, wenn auch nicht zwingend, dass Kraepelin mit der Bezeichnung Alzheimersche Krankheit seinem Mitarbeiter, seiner Klinik und seinem Labor eine Priorität der Entdeckung zuschreiben wollte, ehe ihm sein Prager Kollege Arnold Pick (1851–1924) oder dessen Mitarbeiter Oskar Fischer, die zur gleichen Zeit ebenfalls zu den unterschiedlichsten Formen der Demenzen forschten, zuvorkämen [31].

Unzweifelhaft ist, dass Kraepelins Lehrbuch ungeheuer einflussreich war. Alexander und Selesnick gingen so weit, es in ihrer Geschichte der Psychiatrie von 1966 als „Bibel der modernen Psychiatrie" für die damalige Psychiatergeneration zu beschreiben [32]. Sogar eine Nobelpreisnominierung für Kraepelin nahm direkt Bezug auf das Buch [33]. Schon kurz nach der ersten Benennung im Lehrbuch setzte sich in jedem Fall das Eponym (zunächst neben Fischers Namen) auch im internationalen Diskurs durch [16]. Dennoch blieb die Einordnung der Krankheit weiter umstritten. Neben der Frage, ob es sich um eine präsenile oder senile Form der Demenz handele, wurde das gesamte 20. Jahrhundert über der Versuch unternommen, die Ätiologie, Bedeutung sowie Form und Struktur der Plaques und der neurofibrillären Veränderungen (im Englischen: tangles) zu klären.

Obwohl diese nur histopathologisch nachweisbaren Merkmale in ihrem diagnostischen Wert und ihrer therapeutischen Bedeutung eher zweitrangig waren, weil sie zu Lebzeiten eben nicht erhoben werden konnte, steckten Wissenschaftlerinnen und Wissenschaftler einige Energie in ihre Erforschung. 1927 beispielsweise wurde das sog. Amyloid als zentrale Substanz der Plaques erkannt. Als Amyloid wurde die besondere Anfärbbarkeit einer Struktur (mit Kongorot) charakterisiert. Mitte der 1980er-Jahre wurde das Amyloid der Plaques als neurotoxisches Peptid β-Amyloid genauer differenziert [34]. Zu den fibrillären Strukturen wiederum kursierten Theorien, die ihre Entstehung auf Amyloid-Ablagerungen an Zelloberflächen, Hypermineralisierung oder übermäßige Sprossung im Zuge eines Regenerationsprozesses zurückführen wollten. Elektronenmikroskopische Untersuchungen in den 1960er-Jahren legten dann nahe, dass es sich um Neurofilamente handele, die sich pathologisch ineinander verdreht hätten [5]. In den 1980er-Jahren zuletzt zeigten immunhistochemische Untersuchungen, dass die Fibrillen Tau-Protein enthalten [21]. Die Ursache für beide Veränderungen wurde wiederum seit der ersten Hochkonjunktur der Erblichkeitslehre in den 1920er- und 1930er-Jahren in einer familiären Transmission vermutet [5, 35, 36]. Allerdings dauerte es bis in die 1990er-Jahre, bis genauer formuliert werden konnte, dass einige Fälle der Erkrankung mit der Erblichkeit des Epsilon-4-Allels des Apolipoprotein E zusammenhängen.

1.3 Aktuelle Entwicklungen

In den 1970er-Jahren wurde der lange währende Disput, ob es sich bei der Alzheimer-Krankheit um eine präsenile Demenzform handele oder doch um eine besondere Form der senilen Demenz, entschieden. Die meisten Psychiater und Neurologen gingen nun davon aus, dass es sich auch bei ihr um eine senile Demenz handele. Heute sprechen die meisten Autoren von einer „senilen Demenz vom Alzheimer-Typ", wenn sie sich auf die von Alzheimer beschriebene Erkrankung beziehen [7].

Gerade für die Akzeptanz und Förderung von Forschung zu dieser Krankheit war diese Wendung entscheidend. Seit den 1980er-Jahren wurde der M. Alzheimer nicht mehr nur im wissenschaftlichen, sondern nun auch verstärkt im populären Diskurs als Form der Alterskrankheit gedeutet. Damit wurde die Alzheimer-Demenz Teil einer Debatte um die Herausforderungen, vor die der demographische Wandel viele moderne Gesellschaften stelle. Die steigende Zahl alter Menschen bringe, so heißt es in vielen Aussagen von Politikerinnen und Politikern oder in den Medien, auch eine wachsende Zahl von Betroffenen mit sich. Das Nachrichtenmagazin „Der Spiegel" etwa schrieb 1986 von einer drohenden „Epidemie der Verblödung", zählte 400.000 „bundesdeutsche[n] Alzheimer-Patienten" und prognostizierte für das Jahr 2000 10 Millionen Alzheimer-Kranke in den USA. Gleichzeitig beklagte es unter Bezug auf die Zeitschrift „Ärztliche Praxis", dass die Forschung im Vergleich zu anderen Krankheiten „um Jahrzehnte" zurück sei [37]. 1989 erhob das Wochenmagazin die „Alterskrankheit Alzheimer" zum Titelthema. Nun war bereits von 600.000 erkrankten Bundesbürgern die Rede und es wurden für das Jahr 2000 1,2 Millionen Betroffene befürchtet. Unter Bezug auf prominente Fallgeschichten wie die von Rita Hayworth, Herbert Wehner oder Rudolf Bing, deren Verfall im Bild dokumentiert wurde, verwies ein langer Artikel auf eine „stille Epidemie", verglich die Erkrankung mit einem „Apokalyptischen Reiter" und prophezeite düsterste Zukunftsszenarien für Familien, den Sozialstaat und die Pflegesituation der Betroffenen [38]. Ganz falsch lag der Spiegel nicht. Schätzungen aus dem Jahr 2000 gingen von knapp 1 Million Demenzerkrankter (davon 600.000 Alzheimer-Kranker) in Gesamtdeutschland aus [39].

Inzwischen hat die Krankheit über Filme und Literatur eine sehr breite, inhaltlich in Teilen drastische gesellschaftliche Repräsentation erfahren [40, 41]. Diese wirkte verstärkend auf die wissenschaftlichen Anstrengungen zu ihrer Erforschung zurück. Seit den späten 1970er-Jahren wurde in der westlichen Welt die Forschung zur Alzheimer-Krankheit ausgeweitet. Die Fördersummen für die Demenzforschung sind heute vergleichsweise hoch, Wissenschaftlerinnen und Wissenschaftler suchen nach Ursachen, pathophysiologischen Erklärungen, Therapien oder Präventionsempfehlungen und industriell läuft seit vielen Jahren die Suche nach möglichen pharmakologischen Therapien. Einige der Fragen, die Alzheimer in seiner ersten Fallbeschreibung stellte, konnten so in Teilen beantwortet werden. Auch gab es mit der in den frühen 1980er-Jahren formulierten Hypothese, dass die Degeneration cholinerger Neuronen und der damit einhergehende Verlust von Cholinesterase die kognitiven Funktionen von Alzheimer-Patientinnen und -Patienten einschränke, einen ersten möglichen Angriffspunkt für eine pharmakologische Therapie durch den Ersatz der Cholinesterase. Dieser Ansatz hat aber bisher nur bescheidene Erfolge mit sich gebracht [42]. Das Gleiche gilt für präventive Maßnahmen, über die zwar auch eine Reihe von Vorstellungen und Thesen existieren, die aber, beispielsweise nach einer genetischen Prädiktion eines wahrscheinlichen Krankheitsausbruchs, Patientinnen und Patienten noch nicht helfen, weil eine präventive Therapie fehlt.

Diese Konstellation bringt es mit sich, dass ebenfalls seit den späten 1970er- und den frühen 1980er-Jahren auch ethische Aspekte etwa des Umgangs mit der (prädiktiven) Diagnosemitteilung [43, 44], der Forschung mit den Betroffenen selbst [45], ihrer Einwilligungsfähigkeit [46], ihrer institutionalisierten Pflege [47] oder des Abbruchs somatischer Therapien [48] intensiv diskutiert werden. Alle diese Fragen bewegen die Alzheimer-Forschung und -Therapie auch heute, wobei angesichts steigender Patientenzahlen momentan v. a. die Versorgungssituation der Erkrankten die große familiäre, gesellschaftliche und gesellschaftspolitische Herausforderung darstellt [49]. Altersgerechte Assistenzsysteme, mobile Gesundheitsapplikationen [50] und neue Formen der Unterbringung und Betreuung zeigen einige der vielfältigen Facetten und Lösungsansätze des Problems der Versorgung und Betreuung auf [51].

Zusammenfassend zeigt die Geschichte der Alzheimer-Krankheit v. a., dass sie noch lange nicht am Ende ist (wenn Geschichte das je sein kann). In der medizinischen Deutung der Alzheimer-Demenz und in der ethischen Bewertung des Umgangs mit den Betroffenen können unserer Gesellschaft evtl. noch weitere Wendungen bevorstehen. Den Status quo fassen die folgenden Kapitel dieses Handbuch zusammen.

Literatur

[1]   Kondziella D. Thirty neurological eponyms associated with the Nazi era. European Neurology. 2009; 62: 56–64.

[2]   Strous RD. To protect or to publish: confidentiality and the fate of the mentally ill victims of Nazi euthanasia. Journal of Medical Ethics. 2009; 35: 361–364.

[3]   Bogousslavsky J, Dieguez S, Hrsg. Literary medicine: Brain disease and doctors in novels, theatre, and film. Basel: Karger; 2013.

[4]   Alzheimer A. Über eine eigenartige Erkrankung der Hirnrinde. Vortrag in der Versammlung Südwestdeutscher Irrenärzte in Tübingen am 3. November 1906. Eigenbericht. Allgemeine Zeitschrift für Psychiatrie und psychisch-gerichtliche Medizin. 1907; 64: 146–148.

[5]   Berchtold NC, Cotman CW. Evolution in the conceptualization of dementia and Alzheimer's disease: Greco-Roman period to the 1960s. Neurobiology of Aging. 1998; 19 (3): 173–189.

[6]   Boller F. History of dementia. Handbook of Clinical Neurology. 2008; 89: 3–13.

[7]   Boller F, Forbes MM. History of dementia and dementia in history: an overview. Journal of the Neurological Sciences. 1998; 158 (2): 125–133.

[8]   Berrios GE. Dementia during the seventeenth and eighteenth centuries: A conceptual history. Psychological Medicine. 1987; 17 (4): 829–837.

[9]   Berrios GE. Dementia: Historical overview. In: Burns A, Levy R, Hrsg. Dementia. London/ Dordrecht: Chapman and Hall/Springer; 1994. 5–19.

[10] Katzman R, Bick KL. Alzheimer disease: the changing view. San Diego: Academic Press; 2000. xiii, 387 p.

[11] Maurer K, Maurer U. Alzheimer: Das Leben eines Arztes und die Karriere einer Krankheit. München: Piper; 1998. 319 p.

[12] Perry G, et al., Hrsg. Alzheimer's disease: A century of scientific and clinical research. Amsterdam; Washington, DC: IOS Press; 2006. 456 p.

[13] Toodayan N. Professor Alois Alzheimer (1864–1915): Lest we forget. Journal of Clinical Neuroscience. 2016; 31: 47–55.

[14] Welsch M. Das Antlitz der Alten. Das Phänomen des Alterns in der Kunst. In: Kaatsch HJ, Rosenau H, Theobald W, Hrsg. Ethik des Alters. Münster: LIT Verlag; 2007. 39–62.

[15] Daniel S. Demenz vor Alzheimer? Altern und Gedächtnis in der Frühen Neuzeit. In: Groß D, Karenberg A, Hrsg. Medizingeschichte im Rheinland. Beiträge des „Rheinischen Kreises der Medizinhistoriker". Kassel: Kassel University Press; 2009. 105–124.

[16] Holstein M. Alzheimer's disease and senile dementia, 1885–1920: An interpretive history of disease negotiation. Journal of Aging Studies. 1997; 11 (1): 1–13.

[17] Fangerau H, Martin M. Medizinische Diagnostik und das Problem der Darstellung: Methoden der Evidenzerzeugung. Angewandte Philosophie: Themenheft Medizinische Erkenntnistheorie. 2015; 1: 38–68.

[18] Foucault M. Die Geburt der Klinik: Eine Archäologie des ärztlichen Blicks. München: Hanser; 1973.

[19] Engstrom EJ. Clinical Psychiatry in Imperial Germany: A History of Psychiatric Practice. In: Gilman SL, Makari GJ, Hrsg. Cornell Studies in the History of Psychiatry. Ithaka, London: Cornell University Press; 2003.

[20] Albou P. Esquirol et la démence. Histoire des Sciences Medicales. 2012; 41 (1): 45–53.

[21] Boller F, Bick KL, Duyckaerts C. They have shaped Alzheimer disease: The protagonists, well known and less well known. Cortex. 2007; 43 (4): 565–569.

[22] Engstrom EJ. Researching dementia in imperial Germany: Alois Alzheimer and the economies of psychiatric practice. Culture, Medicine and Psychiatry. 2007; 31 (3): 405–412.

[23] Busse G. Schreber und Flechsig: Der Hirnanatom als Psychiater. Medizinhistorisches Journal; 1989; 24 (3/4): 260–305.

[24] Maurer K, Volk S, Gerbaldo H. Auguste D and Alzheimer's disease. The Lancet. 1997; 349 (9064): 1546–1549.

[25] Schwartz MF, Stark JA. The distinction between Alzheimer's disease and senile dementia: Historical considerations. Journal of the History of the Neurosciences. 1992; 1 (3): 169–187.

[26] Goedert M. Oskar Fischer and the study of dementia. Brain. 2009; 132 (4): 1102–1111.

[27] Bleuler E. Lehrbuch der Psychiatrie. 2. erweiterte Auflage. Berlin, Heidelberg: Springer; 1918.

[28] Fangerau H, Krischel M. Der Wert des Lebens und das Schweigen der Opfer: Zum Umgang mit den Opfern nationalsozialistischer Verfolgung in der Medizinhistoriographie. In: Westermann S, Kühl R, Ohnhäuser T, Hrsg. NS-„Euthanasie" und Erinnerung. Vergangenheitsaufarbeitung – Gedenkformen – Betroffenenperspektiven. Bielefeld: Lit; 2011. 19–28.

[29] Voswinckel P. Damnatio memoriae: Kanonisierung, Willkür und Fälschung in der ärztlichen Biographik. In: Bayer K, Sparing F, Woelk W, Hrsg. Universitäten und Hochschulen im Nationalsozialismus und in der frühen Nachkriegszeit. Stuttgart: Steiner; 2004. 249–270.

[30] Kraepelin E. Psychiatrie. Ein Lehrbuch für Studierende und Ärzte. Band 2: Klinische Psychiatrie 1. Teil. Leipzig: Johann Ambrosius Barth; 1910.

[31] Beach TG. The history of Alzheimer's disease: three debates. Journal of the History of Medicine and Allied Sciences. 1987; 42 (3): 327–349.

[32] Alexander FG, Selesnick ST. The history of psychiatry: An evaluation of psychiatric thought & practice from prehistoric times to the present. New York: Harper & Row; 1966.

[33] Hansson N, Halling T, Fangerau H. Psychiatry and the Nobel Prize: Emil Kraepelin's nobelibility. Trames – a Journal of the Humanities and Social Sciences. 2016; 20 (4): 393–401.

[34] Hardy J, Selkoe DJ. The amyloid hypothesis of Alzheimer's disease: progress and problems on the road to therapeutics. Science. 2002; 297 (5580): 353–356.

[35] Meggendorfer F. Über die hereditäre Disposition zur Dementia Senilis. Zeitschrift für die gesamte Neurologie und Psychiatrie. 1926; 101 (1): 387–405.

[36] Zawuski G. Zur Erblichkeit der Alzheimerschen Krankheit. Archiv für Psychiatrie und Nervenkrankheiten. 1960; 201 (2): 123–132.

[37] Anonymous. Rätselhafter Elefant. Der Spiegel. 1986; 21: 217–218.

[38] Anonymous. „Das Hirn wird brüchig wie ein alter Stiefel". Der Spiegel. 1989; 25: 156–170.

[39] Bickel H. Demenzsyndrom und Alzheimer Krankheit: Eine Schätzung des Krankenbestandes und der jährlichen Neuerkrankungen in Deutschland. Gesundheitswesen. 2000; 62 (4): 211–218.

[40] Herwig H, v. Hülsen-Esch A, Hrsg. Alte im Film und auf der Bühne. Neue Altersbilder und Altersrollen in den darstellenden Künsten. Bielefeld: Transcript; 2016.

[41] Rabins PV. Science and medicine in the spotlight: Alzheimer's disease as an example. Perspectives in Biology and Medicine. 1988; 31 (2): 161–170.

[42] Francis PT, et al. The cholinergic hypothesis of Alzheimer's disease: A review of progress. Jorunal of Neurology, Neurosurgery and Psychiatry. 1999; 66 (2): 137–147.

[43] Kolata G. Genetic screening raises questions for employers and insurers. Science. 1986; 232 (4748): 317–319.

[44] Martin RM. Some ethical issues in disclosure of progressive diseases of the nervous system. Southern Medical Journal. 1978; 71 (7): 792–794.

[45] Melnick VL, et al. Clinical research in senile dementia of the Alzheimer type: Suggested guidelines addressing the ethical and legal issues. Journal of the American Geriatric Society. 1984; 32 (7): 531–536.

[46] Schwartz RL. Informed consent to participation in medical research employing elderly human subjects. Journal of Contemporary Health Law & Policy. 1985; 1 (1): 115–131.

[47] Meier DE, Cassel CK. Nursing home placement and the demented patient. A case presentation and ethical analysis. Annals of Internal Medicine. 1986; 104 (1): 98–105.

[48] Kaye M, Lella JW. Discontinuation of dialysis therapy in the demented patient. American Journal of Nephrology. 1986; 6 (1): 75–79.

[49] Hallauer JF, Kurz A, Hrsg. Weißbuch Demenz: Versorgungssituation relevanter Demenz-erkrankungen in Deutschland. Stuttgart: Thieme; 2002.

[50] Albrecht UV, Hrsg. Chancen und Risiken von Gesundheits-Apps (CHARISMHA). Hanno-ver: Medizinische Hochschule Hannover; 2016. urn:nbn:de:gbv:084-16040811153. URL: www.digibib.tu-bs.de/?docid=00060000.

[51] Weber K, et al., Hrsg. Technisierung des Alltags. Beitrag für ein gutes Leben? Stuttgart: Stei-ner; 2015.

Gabriele Doblhammer, Anne Fink, Thomas Fritze
und Michael Nerius

2 Demographische Entwicklung und Epidemiologie von Demenzerkrankungen

2.1 Einleitung

In alternden Bevölkerungen stehen Demenzerkrankungen verstärkt im Fokus von Gesellschaft, Politik und Wissenschaft. Noch vor wenigen Jahren war jedoch wenig über deren zeitliches und räumliches Muster bekannt, weil das Vorkommen und zeitliche Trends nicht einfach zu erfassen sind. Unterschiedliche Mess- und Diagnosemethoden können auf der absoluten Bevölkerungsebene zu Differenzen in der Zahl der Betroffenen in Millionenhöhe führen. In den letzten Jahren ist die epidemiologische Forschung entscheidende Schritte vorangekommen und es liegen vermehrt Befunde zum Auftreten von Demenzen im nationalen und internationalen Kontext vor. Diese stehen im Zentrum dieses Beitrags. Es werden die neuesten Daten zum Auftreten von Demenzen für Deutschland vorgestellt und Studienergebnisse für die industrialisierten Länder zusammengefasst.

Um dem Leser die Einordnung demenzieller Erkrankungen in die gegenwärtige und zukünftige Entwicklung alternder Gesellschaften zu ermöglichen, beschränkt sich das Kapitel nicht auf die Epidemiologie der Erkrankung. Die detaillierte Betrachtung demographischer Trends der Lebenserwartung, Gesundheit und Bevölkerungsalterung lässt den Blick über die Krankheit Demenz hinausgehen.

Ein wichtiger Teil dieses Kapitels widmet sich der Prognose der Demenzerkrankten in Deutschland bis zum Jahr 2060 und diskutiert, wie Prognosen zu interpretieren sind und welche Rückschlüsse daraus gezogen werden können.

https://doi.org/10.1515/9783110411003-003

2.1.1 Demographische Entwicklung

Deutschland ist eines der Länder mit der stärksten Bevölkerungsalterung weltweit, wobei die treibende Kraft der Alterung der Anstieg der Lebenserwartung ist. Allein in den letzten fünf Jahrzehnten ist die Lebenserwartung bei Geburt von Männern bzw. Frauen um 9 bzw. 8 Jahre gestiegen und liegt aktuell bei 78,1 Jahren für Männer und 83,1 Jahren für Frauen [1]. Diese Entwicklung ist verstärkt auf Sterblichkeitsverbesserungen in den höheren Altersstufen zurückzuführen. So liegt aktuell die verbleibende Lebenserwartung im Alter 65 bei 17,7 Jahren (Männer) und 20,9 Jahren (Frauen). Damit ist sie seit Beginn der 1990er-Jahre bei Männern um etwa 3 Jahre und bei Frauen um fast 2 Jahre angestiegen.

Eine weitere wichtige Ursache der Bevölkerungsalterung ist die heutige Altersstruktur Deutschlands, die durch die bevölkerungsstarken Jahrgänge der Babyboomer gekennzeichnet ist. Dies sind jene Geburtsjahrgänge, die Mitte der 1950er- bis Mitte der 1960er-Jahre geboren wurden. Entsprechend bestand im Jahr 2014 die Bevölkerung zu 18 % aus Kindern und jungen Menschen unter 20 Jahren, zu 55 % aus 20- bis unter 60-Jährigen und zu 27 % aus 60-Jährigen und Älteren. Es lebten etwa 4,5 Millionen 80-Jährige und Ältere in Deutschland, was einem Anteil von 6 % der Bevölkerung entspricht. Dieses Verhältnis wird sich bis zum Jahr 2060 bedeutend verschieben, wenn die stark besetzten Jahrgänge der Babyboomer in ein immer höheres Alter kommen und dabei durch Sterblichkeit ausdünnen und von zahlenmäßig kleineren Kohorten ersetzt werden. Die Herausforderungen, denen sich alternde Bevölkerungen gegenübersehen, werden verstärkt in den nächsten vier Jahrzehnten auftreten, bevor sich ab 2060 langsam die Altersstruktur stabilisiert, wenn auch mit einem höheren Anteil älterer und hochaltriger Menschen als es heute der Fall ist. Im Jahr 2060 werden 34 % mindestens 65 Jahre alt sein, die Zahl der 80-Jährigen und Älteren wird kontinuierlich steigen und im Jahr 2050 mit etwa 10 Millionen ein Maximum erreichen. Zwischen 2050 und 2060 sinkt dann die Zahl der Hochaltrigen wieder auf 9 Millionen und wird auch danach weiter zurückgehen. Im Jahr 2060 werden daher 13 % der Bevölkerung 80 Jahre oder älter sein. Die Zahl der unter 20-Jährigen wird von heute ca. 18 Millionen auf etwa 11 Millionen zurückgehen, ihr Anteil wird 16 % der Bevölkerung ausmachen. Damit wird es im Jahr 2060 nur um etwa 2 Millionen mehr junge Menschen unter 20 Jahren geben als Menschen im Alter von 80 und mehr Jahren [1].

Die Bevölkerungsalterung ist unabwendbar in der Altersstruktur der deutschen Bevölkerung festgeschrieben. Weder vermehrte Zuwanderung noch höhere Geburtenraten können sie stoppen. Die demographische Entwicklung bringt zwei Versorgungsherausforderungen gleichzeitig mit sich: dem steigenden Anteil älterer Menschen, die aufgrund ihres Alters einem erhöhten Risiko der Pflegebedürftigkeit und der Erkrankung an Demenzen ausgesetzt sind, stehen zukünftig immer weniger junge Menschen als Pflegeressource gegenüber. Veränderte Familienstrukturen, beispielsweise eine zunehmende Zahl Alleinlebender oder eine vergrößerte geographische Distanz einzelner Familienmitglieder, verstärken diese Problematik zusätzlich. Dies trifft auch auf veränderte gesellschaftliche Rahmenbedingungen zu, wie das spätere Renteneintrittsalter und die verstärkte Erwerbstätigkeit von Frauen, die den Großteil der familiären Pflege schultern.

2.1.2 Zeitliche Trends in der Sterblichkeitsentwicklung

Das 20. Jahrhundert war, mit den Ausnahmen der beiden Weltkriege, das Jahrhundert des Sterblichkeitsrückgangs. 1871/81 lag die Lebenserwartung in Deutschland für Männer bei 35,6 Jahren und für Frauen bei 38,45 Jahren und sie ist seit 1900 um durchschnittlich 4 Monate pro Jahr gestiegen, seit 1957 um etwa 3 Monate pro Jahr.

Der Anstieg der Lebenserwartung ging mit einem Wandel des Todesursachenspektrums weg von Infektionserkrankungen hin zu chronisch degenerativen Erkrankungen einher. Seit den 1970er-Jahren werden die zusätzlichen Lebensjahre v. a. in den höheren Altersgruppen hinzugewonnen [2]. Für Deutschland geben Doblhammer und Kreft [3] einen Überblick über die Sterblichkeitsentwicklung nach Todesursachen, wobei sich generell für alle großen Todesursachengruppen eine Reduktion der altersspezifischen Sterberaten zeigt, die zu einem Hinausschieben der Sterblichkeit in höhere Alter führt. Für das Auftreten von Demenzen ist v. a. auch von Bedeutung, dass international eine abnehmende Sterblichkeit an zerebrovaskulären Krankheiten zu finden ist. Für die Zukunft wird erwartet, dass sich die Ursache der Sterblichkeit, der biologische Alterungsprozess, verlangsamt oder nach hinten verschiebt [4].

2.1.3 Trends in der Gesundheit

2.1.3.1 Definition von Gesundheit

Im Gegensatz zu den Trends in der Sterblichkeit sind die Befunde zu zeitlichen Trends in der Gesundheit widersprüchlich. Dies liegt v. a. daran, dass Gesundheit ein multidimensionales Konzept ist und Trends nicht an einem einzelnen Indikator festgemacht werden können.

Verbrugge und Jette [5] definieren Gesundheit als ein Stufenmodell, wobei mit zunehmendem Alter eine Verschlechterung der Gesundheit in unterschiedlichen Dimensionen stattfindet. Ausgehend von einem beschwerdefreien, gesunden Zustand entwickeln sich Symptome und Erkrankungen wie z. B. Bluthochdruck, Übergewicht und Adipositas. Aus diesen werden mit fortschreitendem Alter funktionelle Beeinträchtigungen, häufig im Bereich der Mobilität, die im Laufe der Zeit zu Behinderungen in den Aktivitäten des täglichen Lebens (ADL) oder den instrumentellen Aktivitäten des täglichen Lebens (IADL) führen. Unter funktionelle Beeinträchtigungen fallen sowohl Hör- und Sehbeeinträchtigungen als auch Beeinträchtigungen der Mobilität. In Surveys werden dabei oft die Skalen von Nagi [6] sowie Rosow und Breslau [7] zu physischen Beeinträchtigungen beim Gehen, Bücken, Stufensteigen, bei der unabhängigen Haushaltsführung und Teilhabe am täglichen Leben verwendet. Diese Indikatoren können sowohl objektiv gemessen, als auch subjektiv, auf Selbstauskunft beruhend, erfragt werden. Das Konzept der ADL-Behinderungen misst dabei die Hilfebedürftigkeit von Personen beim Baden, Waschen, Toilettengang, Zubettgehen/Aufstehen, Essen und bei Kontinenz. Das Konzept der IADL-Behinderungen misst den Hilfebedarf bei einer Reihe von Tätigkeiten inner- und außerhalb des Haushaltes und umfasst Telefonieren, Einkaufen, Mahlzeitenzubereitung, Haushaltsarbeiten, Wäschewaschen, Transport, Medikamenteneinnahme und den Umgang mit finanziellen Angelegenheiten.

Ob es im Rahmen des Alterungsprozesses zu einer Verschlechterung des Gesundheitszustands in seinen unterschiedlichen Dimensionen kommt, hängt dabei nicht nur vom Auftreten von Krankheiten und Beeinträchtigungen ab, sondern ist das Ergebnis eines komplexen Zusammenspiels verschiedener Einflussfaktoren wie z. B. persönliche Anlagen, sozioökonomischer Status, Familienstand, Lebensstil und der Umwelt. Letzterer Aspekt umfasst auch die Weiterentwicklung technischer Assistenzsysteme, die zunehmend ein Leben ohne Beeinträchtigungen ermöglichen, ohne dass sich der zugrunde liegende Gesundheitszustand geändert hat.

2.1.3.2 Messung von Gesundheit und Sterblichkeit

Sterberaten und Lebenserwartung beruhen auf den Daten der amtlichen Statistik und zeichnen sich für alle entwickelten Länder durch eine hohe Datenqualität aus. Allgemeine Informationen zu Krankheit und Gesundheit werden in großen sozialwissenschaftlichen Studien und Gesundheitssurveys erhoben und stellen meist die subjektive Selbsteinschätzung der Befragten dar. In epidemiologischen und klinischen Studien werden objektive Indikatoren von Erkrankung und Beeinträchtigung erhoben, jedoch beruhen diese zumeist auf kleinen Stichproben. Eine weitere Datenquelle sind ärztliche Diagnosedaten, in der Form von Patientendaten oder Abrechnungsdaten der Krankenkassen, die häufig als objektive Gesundheitsindikatoren bezeichnet werden.

Sowohl die objektive als auch subjektive Messung von Morbidität hat Vor- und Nachteile. Generell gilt, dass Surveydaten die Analyse von Gesundheitstrends erschweren, weil Studiendesigns im Zeitverlauf uneinheitlich sind, der Anteil der fehlenden Antworten (Nonresponse) variiert und der Wortlaut von Gesundheitsfragen über die Zeit häufig geändert wird. Zudem fehlt in den meisten Studien die institutionalisierte Bevölkerung. Bei Längsschnittstudien fallen Respondenten, die in ein Pflege- oder Altenheim umziehen, oft aus der Studienbevölkerung. Dies führt zu Verzerrungen in den Gesundheitstrends, weil die Bevölkerung in Pflege- und Altenheimen oft eine schlechtere Gesundheit hat. Objektive medizinische Diagnosedaten, wie sie in den Abrechnungsdaten der Krankenversicherungen zu finden sind, bilden zwar die gesamte Bevölkerung ab, jedoch gibt es auch hier über die Zeit Änderungen in der Diagnose- und Behandlungspraxis.

Bei der subjektiven Erhebung von Gesundheit wird den Befragten zumeist eine Liste an chronischen Erkrankungen und Symptomen wie Bluthochdruck oder erhöhte Cholesterinwerte vorgelegt und danach gefragt, ob ein Arzt in den letzten Jahren eine dieser Diagnosen gestellt hat. Auch hier kann es aufgrund von Erinnerungsbias zu Verzerrungen kommen.

2.1.3.3 Hypothesen der Gesundheitsentwicklung

Ob der Anstieg der Lebenserwartung auch mit einem Mehr an Jahren in Gesundheit einhergeht, kann inzwischen eindeutig mit einem Ja beantwortet werden [2, 3]. Unklar ist hingegen, in welchem Ausmaß sich die Dauer des Krankheitsleidens verlängert und ob steigende Lebenserwartung mit erhöhtem Pflegebedarf und einem Anstieg an Lebensjahren mit Demenzen verbunden ist.

Im Zentrum der Diskussion steht dabei die sog. Expansions- bzw. Medikalisierungsthese [8], die Kompressionsthese [9] sowie die These eines dynamischen Gleichgewichts („Dynamic Equilibrium") von Mortalität und Morbidität [10]. Dabei werden Trends in Gesundheit/Krankheit und Lebenserwartung gleichzeitig unter Verwendung der Indikatoren „gesunde Lebensjahre" und „Lebensjahre mit Morbidität" betrachtet (Abb. 2.1).

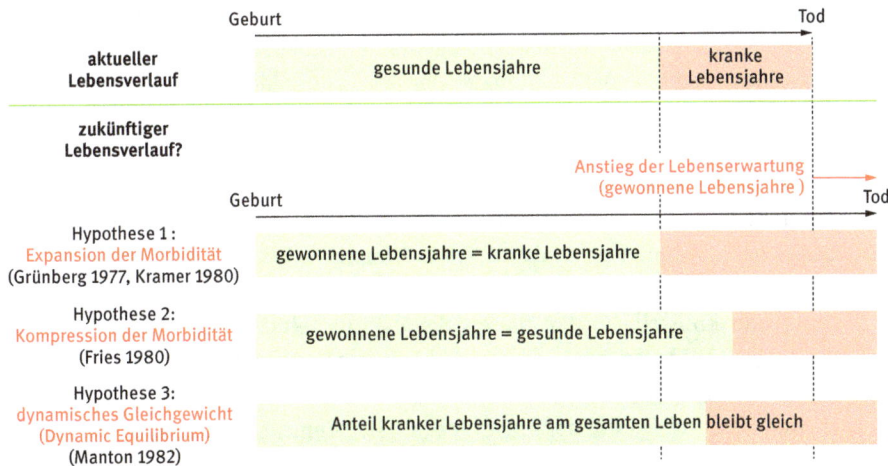

Abb. 2.1: Theorien der Gesundheitsentwicklung [3].

Die Expansionsthese besagt, dass der Anstieg der Lebenserwartung mit einer Ausweitung von Zeiten chronischer Krankheit und Pflegebedürftigkeit im Lebenslauf verbunden ist. Während die Sterblichkeit in ein immer höheres Alter hinausgeschoben wird, bleibt die Inzidenz der Erkrankung oder Pflegebedürftigkeit unverändert. Die durch den Anstieg der Lebenserwartung gewonnenen Lebensjahre sind gemäß dieser Theorie also zusätzliche Jahre, die in Krankheit verbracht werden. Die Kompressionsthese dagegen geht davon aus, dass das Auftreten von Krankheiten und Pflegebedürftigkeit in immer spätere Lebensjahre verschoben wird und sich in Zukunft die Spanne der chronisch kranken Lebenszeit verringern wird. In den Folgejahren wurden bei der Kompressionsthese zwei mögliche Formen unterschieden [11]: Die relative und die absolute Kompression. Bei der ersteren steigt die gesunde Lebenserwartung schneller an als die chronisch kranke Lebenszeit, d. h. die Erkrankungszeit nimmt zwar insgesamt zu, verringert sich aber relativ zur gesamten Lebenszeit. Die zweite Kompressionsform wird erreicht, wenn die gesunde Lebenserwartung schneller steigt als die allgemeine Lebenserwartung. Dadurch verringert sich nicht nur der relative Anteil der gesundheitlich eingeschränkten Lebenszeit, sondern auch ihre absolute Dauer.

Manton [10] geht dagegen von einem dynamischen Gleichgewicht zwischen der Lebenszeit in Gesundheit und Krankheit aus. Das bedeutet, dass eine Veränderung der allgemeinen Lebenserwartung nur als Folge einer entsprechenden Veränderung der gesunden Lebenszeit möglich ist. Die Theorie geht von unterschiedlichen Trends der Morbidität schweren und leichten Grades aus. Im Zuge eines Anstiegs der allgemeinen Lebenserwartung steigt sowohl die Lebenszeit, die mit leichten Beeinträchtigungen verbracht werden muss, als auch die gesunde Lebenszeit. Der Anteil der Lebensjahre, die mit Einschränkungen verbracht werden, bleibt also konstant, durch Erfolge der Prävention geht jedoch auch der Schweregrad der Beeinträchtigungen zurück. Unverändert bleibt dagegen die Zeit mit einem sehr eingeschränkten Gesundheitszustand kurz vor dem Tod. Mit einem Anstieg der allgemeinen Lebenserwartung kommt es daher nur zu einer relativen Kompression der Phase schwerer Morbidität im Lebenslauf.

2.1.3.4 Kompression oder Expansion der Morbidität in Deutschland?

International wie auch in Deutschland gilt, dass die Morbidität der Bevölkerungen, gemessen am Auftreten von Diabetes, Herz-Kreislauferkrankungen, Asthma und Rückenproblemen, zunimmt. Dabei mag jedoch auch die vermehrte medizinische Aufklärung und Kontrolle in der älteren Bevölkerung eine wichtige Rolle spielen, sodass z. B. Typ-2-Diabetes, eine Reihe von bösartigen Neubildungen, aber auch Bluthochdruck früher diagnostiziert und effizienter behandelt werden. Ein Rückgang über die Zeit findet sich hingegen bei vielen Mobilitätsbeeinträchtigungen wie Bücken, Knien, Stehen, Gehen, Treppensteigen, aber auch Beeinträchtigungen des Seh- und Hörvermögens. Hier mag sich auch die vermehrte Verwendung technischer Hilfsmittel sowie eine bessere und altersgerechte Ausstattung von Häusern und Wohnungen positiv auswirken. Unbestritten ist hingegen, dass der medizinische Fortschritt bei der Behandlung von Katarakten und Grauem Star zu einer Verbesserung des Sehvermögens im Alter beigetragen hat [12]. Rückläufige Trends finden sich auch bei den ADL-Behinderungen und den IADL-Behinderungen. Jedoch gelten diese Befunde nur bis zum Alter von 85 Jahren, über höhere Alter ist wenig bekannt, weil diese in den Surveys unterrepräsentiert sind.

Für Deutschland wird die generell positive Entwicklung der Lebenserwartung in Gesundheit durch eine Reihe von Studien [13–16] bestätigt. In Bezug auf Pflegebedürftigkeit im Sinne der gesetzlichen Pflegeversicherung lässt sich für das letzte Jahrzehnt eine relative Expansion der Pflegebedürftigkeit, bei gleichzeitigem Anstieg der gesunden Lebensjahre ohne Pflegebedarf feststellen [17]. Für Demenzen findet sich eine absolute Kompression an kranken Lebensjahren, worauf explizit in Absatz 2.4 eingegangen wird.

2.2 Epidemiologie der Demenz

2.2.1 Maßzahlen der Epidemiologie

Die wichtigsten epidemiologischen Maßzahlen, um das Ausmaß einer Erkrankung zu beschreiben, sind die Prävalenz und die Inzidenz. Unter Prävalenz versteht man den Anteil von Personen mit einer bestimmten Krankheit gemessen an der Gesamtbevölkerung. Inzidenz beschreibt den Anteil von Neuerkrankungen an der gesunden Bevölkerung. Die beiden Maßzahlen müssen in der Bewertung des Morbiditätsgeschehens unbedingt voneinander getrennt betrachtet werden. Grund dafür ist, dass die Prävalenz das Ausmaß der Sterblichkeit nicht berücksichtigt, was dazu führen kann, dass Unterschiede zwischen Altersgruppen oder Ländern bei gleicher Inzidenz nur durch eine längere oder kürzere Zeit des Überlebens mit der Krankheit entstehen. Beide Maße zusammen geben Aufschluss über die durchschnittliche Dauer der Demenz und inwieweit sich die Mortalität mit der Krankheit von jener der Gesamtbevölkerung unterscheidet. Allerdings ist die Inzidenz ein besserer Indikator für die Schätzung des Trends der Krankheitsfälle oder für den Vergleich zwischen den Ländern und Altersgruppen, weil die Effekte der Mortalität bzw. die Effekte einer unterschiedlichen Lebenserwartung mit Demenz ausgeschlossen werden. Die Prävalenz ergibt sich somit aus der Inzidenz multipliziert mit der Dauer der Krankheit. Da Demenz zum heutigen Zeitpunkt unheilbar ist, entspricht die Dauer der Krankheit der Zeitspanne zwischen dem Beginn der Krankheit und dem Todeszeitpunkt. Aufgrund dessen wird im Folgenden nach den Ergebnissen zu Prävalenz und Inzidenz der Demenz auch auf die Sterblichkeit mit und ohne Demenz eingegangen.

2.2.2 Epidemiologie der Alzheimer-Demenz und anderer Demenzen

Die neueste Übersichtsarbeit von Winblad et al. [18] fasst die aktuellsten epidemiologischen Forschungsergebnisse in Bezug auf Demenzerkrankungen zusammen. Demnach leiden in westlichen Gesellschaften 5–7 % der über 60-Jährigen an einer Demenz, wobei die Alzheimer-Krankheit mit 60 % der Erkrankungsfälle als häufigste Form der Demenz auftritt. Sie zeigt sich mit 5 % der Alzheimer-Kranken selten vor dem 65. Lebensjahr und ist in dieser Frühform erblich bedingt. Dagegen tritt sie als sporadische Form ab dem 65. Lebensjahr zu 95 % aller Fälle auf. An einer vaskulären Demenz leiden 15 % der Demenzerkrankten und weitere 15 % sind von Mischformen der zuvor genannten Demenzen betroffen. Seltene Demenzformen, wie die frontotemporale Demenz, die Lewy-Körper-Demenz oder eine Demenz infolge einer anderen Grunderkrankung (z. B. Parkinson-Krankheit, Creutzfeldt-Jakob-Krankheit etc.), zeigen sich bei 10 % der Demenzerkrankten [19].

Patienten durchlaufen während der Alzheimer-Krankheit verschiedene Stadien, in denen sich der kognitive Abbau vollzieht. Das erste Stadium, welches von Vergesslichkeit, Sprachproblemen und Stimmungsschwankungen geprägt ist, erstreckt sich über 1–2 Jahre. Es folgen 2–3 Jahre im mittleren Stadium, gekennzeichnet von stärkeren Gedächtniseinschränkungen und einem erhöhten Maß an Hilfebedürftigkeit bezüglich der alltäglichen Aktivitäten. Schließlich gelangt der Patient in das letzte Stadium, die schwere Demenz, in dem ein selbstständiges Leben nicht mehr möglich und der Patient dauerhaft auf eine Betreuung angewiesen ist. Agüero-Torres et al. [20] konnten zeigen, dass sich der Anteil der Patienten mit einer schweren Demenz über einen Zeitraum von 7 Jahren von 19 % auf 78 % erhöhte. Dagegen untersuchten Tschanz et al. [21] ausschließlich inzidente Demenzpatienten und stellten für 30–58 % der Erkrankten über einen Zeitraum von 7 Jahren eine langsame Progression der Demenz fest. Diese und weitere Abweichungen in der Quantifizierung von Demenzen sind wahrscheinlich die Folge unterschiedlicher Schweregrade zu Beginn der Untersuchung und das Resultat variierender Diagnosekriterien, auf die am Ende dieses Abschnitts eingegangen wird.

Die Betreuung von Demenzpatienten findet global überwiegend in Privathaushalten statt. Es existieren dennoch Unterschiede hinsichtlich der Betreuungsverhältnisse. So liegt der Anteil informell gepflegter Demenzpatienten in Entwicklungsländern bei 94 %, wohingegen in Industrienationen 66 % der Patienten in ihrer vertrauten Umgebung betreut werden. Als Prädiktoren für den Übergang in eine institutionelle Pflege können das Ausmaß kognitiver und funktionaler Fähigkeiten sowie neuropsychiatrische Symptome bei der Diagnosestellung angesehen werden [18].

Nach einer Demenzdiagnose beträgt die mediane Überlebenszeit für Betroffene ab einem Alter von 65 Jahren etwa 3–9 Jahre. Der Einfluss einer Demenzerkrankung auf die Lebenserwartung unterscheidet sich vom Erkrankungsalter, dem Geschlecht und der Demenzform des Patienten [22]. Die durchschnittliche Anzahl an Lebensjahren, die Demenzpatienten aufgrund ihrer Erkrankung verlieren, schätzen Rizzuto et al. [23] auf 3,41 Jahre und somit auf ein vergleichbares Niveau kardiovaskulärer Erkrankungen ein [23]. Gleichzeitig ist das Ausmaß dieser verlorenen Lebenszeit mit dem Erkrankungsalter assoziiert. Jüngere Demenzerkrankte (75–84 Jahre) verlieren 2,2 Lebensjahre mehr an verbleibender Lebenszeit als ältere Demenzerkrankte (ab 85 Jahre). Weiterhin besitzen Frauen mit einer Demenz eine höhere Lebenserwartung als Männer, weil sie länger im letzten Stadium der Demenz leben (Frauen: 2,1 Jahre; Männer: 0,5 Jahre). Hinsichtlich der Demenzform gehen vaskuläre und frontotemporale Demenzen mit einem erhöhten Verlust an Lebensjahren einher, weil diese Formen früher als Alzheimer-Demenzen auftreten [22].

Abschließend soll nun auf methodische Probleme bei der Erfassung von Demenzen und die daraus resultierenden Variationen in epidemiologischen Kennziffern eingegangen werden. Wie bereits erwähnt, existiert eine Reihe verschiedener Demenzformen. Obwohl viele Studien die beschriebene Verteilung der Erkrankungsformen feststellen, zeigte sich bei Autopsie-Studien, dass Mischformen aus der Alzheimer-Krankheit und der vaskulären Demenz den Großteil der Demenzen bilden [18]. Weiterhin erschweren unterschiedliche Messinstrumente die Vergleichbarkeit von Prävalenzen und Inzidenzen zwischen Populationen und Zeitpunkten. Populationsbasierte epidemiologische Studien stützen sich weitestgehend auf zwei Diagnoseklassifikationssysteme. Zum einen wird die International Statistical Classification of Diseases and Related Health Problems (ICD) der World Health Organization verwendet. Zum anderen orientiert man sich an dem Diagnostic and Statistical Manual of Mental Disorders (DSM) der American Psychiatric Association. Beide Systeme liefern klinische Merkmale, auf Basis derer in populationsbasierten Studien eine Demenzdiagnose gestellt wird. Allerdings unterscheiden sich diese Kriterien zwischen den genannten Klassifikationssystemen und deren Revisionen. Erkinjuntti et al. [24] fanden anhand einer Untersuchungspopulation Demenzprävalenzen von 3,1 % (ICD-10) bis 13,7 % (DSM-IV). Auch zwischen den Revisionen unterschieden sich die Systeme teilweise erheblich, sodass geographische Unterschiede und Trends von Demenzerkrankungen immer vor dem Hintergrund der verwendeten diagnostischen Kriterien betrachtet werden sollten [24].

2.2.3 Datengrundlagen epidemiologischer Studien zur Demenz

Im Wesentlichen lassen sich zwei Datenquellen zur Bestimmung des Vorkommens der Demenz ausmachen: populationsbasierte epidemiologische Studien und amtliche Routinedaten. Populationsbasierte epidemiologische Studien werden zum Zweck der Erfassung von spezifischen Erkrankungen ins Leben gerufen und umfassen meist eine Stichprobe von mehreren Tausend Teilnehmern, die sich aus der Wohnbevölkerung in Privathaushalten oder Patienten in Hausarztpraxen rekrutieren. Für Deutschland sei beispielhaft die Leipziger Langzeitstudie LEILA75+ genannt, die zwischen 1995 und 2006 in regelmäßigen Abständen 1.692 Senioren im Alter über 75 Jahren untersuchte, bzw. die AgeCoDe-Kohorte, die zwischen 2002/03 und 2013 3.327 Personen im Alter 75+ begleitete. Die Probanden werden i. d. R. neuropsychologischen Tests und klinischen Untersuchungen durch Ärzte und Psychologen unterzogen. Vorteil dieser Studien ist die Möglichkeit einer genauen Differenzierung der Krankheit und der Abgrenzung zu anderen Krankheiten. Nachteil ist, dass die Fallzahlen bei weiterer Differenzierung nach Geschlecht und Altersgruppen sehr gering und die statistischen Unsicherheitsbereiche damit sehr groß werden können. Ein weiteres Problem stellt die Stichprobenrekrutierung dar, v. a. wenn diese über Arztpraxen reguliert wird. So könnte die Wahrnehmung teilnehmender Hausärzte auf das Erkennen von Demenz gerichtet sein, was zu einer Verzerrung in der Stichprobenzusammensetzung im Vergleich zur Allgemeinbevölkerung führen könnte. Ein weiterer Nachteil besteht oft in der Nichtberücksichtigung von Personen, die in Alters- und Pflegeheimen leben.

Als zweite wichtige Quelle zur Messung des Auftretens von Demenzen seien hier die Routinedaten (auch Sekundärdaten oder prozessproduzierte Daten) genannt. Diese werden ohne direkten Bezug zum primären Erhebungsanlass erstellt und dienen oftmals der Dokumentation von Leistungserbringung und Kostenerstattung. Die Daten zeichnen sich durch ihren eindeutigen Personenbezug, ihre Vollständigkeit und die Möglichkeit von Längsschnittanalysen aus [25]; die Erkrankungen werden in der Form von ICD-10-Diagnosen (International Classification of Diseases – 10th Revision) angegeben. Da sie auch die Heimbevölkerung berücksichtigen, bilden sie ein repräsentatives Abbild der Allgemeinbevölkerung. Meist basieren die Analysen auf mehreren Hunderttausend Personen, sodass die stochastische Unsicherheit von Schätzungen minimiert wird. Die Probleme von Routinedaten liegen im Fehlen jeglicher klinischer Information und die Validität von Diagnosen ist nicht vollkommen gegeben. Weiterhin unterliegen Routinedaten oftmals gesetzlichen Änderungen.

Die beiden Datenquellen unterscheiden sich nicht nur in ihren Messmethoden, sondern bringen auch Unterschiede hinsichtlich der Prävalenz- und Inzidenzschätzungen von Demenz hervor. So können Prävalenzunterschiede um wenige Prozentpunkte zu Differenzen in Millionenhöhe auf Ebene der absoluten Bevölkerungszahlen führen [26]. Wie genau Demenz gemessen wird, sollte daher jeweils vom Forschungsziel der Studie abhängen. Ist es Ziel der Studie, die Ätiologie der Krankheit und ihre Ursachen zu erforschen sowie eine genaue Beschreibung der Krankheit zu erreichen, ist eine differenzierte und standardisierte Messung nötig. Geht es allerdings darum, die Krankheit auf Bevölkerungsebene in ihrem Ausmaß und ihrer Verbreitung zu messen, können auch Messmethoden, die auf Diagnosen aus vertragsärztlicher und stationärer Versorgung beruhen, zur Anwendung kommen [26].

2.2.4 Daten der AOK für Deutschland

Die hier vorgestellten Ergebnisse beruhen auf den anonymisierten Abrechnungsdaten der mitgliederstärksten Krankenversicherung in Deutschland, der AOK. Ungefähr ein Drittel der deutschen Bevölkerung ist bei der AOK versichert. Verwendet werden die Leistungsbereiche der ambulanten vertragsärztlichen (nach § 295 Abs. 2 SGB V) und der stationären Versorgung (nach § 301 Abs. 1 SGB V). Für die Prävalenzschätzungen steht die gesamte Versichertenbevölkerung des Jahres 2012 im Alter 50+ zur Verfügung. Dies entspricht in etwa 12,3 Millionen Versicherten. Für die Inzidenzschätzungen wurde ein Längsschnittdatensatz der Jahre 2007 bis 2010 verwendet. Die Stichprobe umfasst im ersten Quartal des Jahres 2007 250.000 Versicherte im Alter von 50 Jahren und älter, die bis zum Jahr 2010 auf Personenebene verfolgt werden. Zur Feststellung von Demenz werden die folgenden ICD-10-Schlüssel aufgegriffen: G30, G31.0, G31.82, G23.1, F00, F01, F02, F03 und F05.1.

Da es sich bei Leistungsdaten der Krankenkassen um Routinedaten handelt, deren primärer Zweck nicht die Dokumentation einer Krankheit ist, sondern die Dokumentation der durch die Behandlung entstehenden Kosten, ist es notwendig, die Diagnosedaten einer Validierung zu unterziehen. Aufgrund der fehlenden Möglichkeit Diagnosen extern (z. B. durch eine Nachuntersuchung) zu validieren, erfolgt eine interne Validierung der Diagnosen in zwei Schritten. Erstens werden nur jene Diagnosen ausgewählt, die im ambulanten Sektor mit dem Merkmal „gesichert" versehen sind und die im stationären Sektor als Entlassungs- oder sonstige Diagnosen gekennzeichnet sind. Zweitens werden Diagnosen als valide Diagnosen in die Analysen einbezogen, wenn sie in einem Quartal gleichzeitig von verschiedenen Facharztgruppen oder sektorenübergreifend gestellt wurden bzw. wenn eine Diagnose mindestens zweimal im Validierungszeitraum dokumentiert wurde. Der Validierungszeitraum umfasst dabei für die Berechnung der Prävalenzen das Analysejahr 2012 selbst sowie die beiden Randjahre 2011 und 2013. Für die Bestimmung der Inzidenzen wurde der gesamte Zeitraum von 2007 bis 2010 als Validierungszeitraum genutzt.

2.3 Aktuelle Zahlen für Deutschland

2.3.1 Prävalenz

Basierend auf den Abrechnungsdaten der AOK für das Jahr 2012 zeigt sich, dass die Prävalenz der Demenz mit dem Alter exponentiell ansteigt und sich dabei ca. alle 5–6 Jahre verdoppelt (Tab. 2.1). Bis zum Alter 75–79 weisen Männer etwas höhere Prävalenzen auf als Frauen. Anschließend verändert sich dieses Bild, die Prävalenz

Tab. 2.1: Altersspezifische Prävalenz der Demenz pro 100 Personen für Deutschland 2012.

Alter	Männer	Frauen	Total
65–69	1,7	1,4	1,6
70–74	3,7	3,2	3,4
75–79	7,3	7,2	7,2
80–84	13,0	14,5	13,9
85–89	18,8	24,5	23,0
90–94	24,1	33,9	31,9
95–99	28,6	42,9	40,7
100+	21,8	41,7	39,2

Quelle: Abrechnungsdaten der AOK 2012

der Frauen steigt deutlich stärker mit dem Alter an und übertrifft damit die Werte der Männer. Insgesamt ist die Prävalenz bis zum Alter 74 jedoch noch relativ gering, bevor dann deutliche Anstiege zu erkennen sind. Während die Prävalenzen für Männer im Alter 80–84 bei 13 % und für die Frauen bei 14,5 % recht nah zusammenliegen, ist die Differenz im Alter 95–99 ungleich höher (28,6 % für Männer vs. 42,9 % für Frauen). Eine Ursache für die Unterschiede in den Raten zwischen den Geschlechtern ist sehr wahrscheinlich ein Selektionseffekt, der durch die Übersterblichkeit von Männern entsteht. Männer haben je nach Altersgruppe eine bis zu 50 % höhere Sterblichkeit als Frauen. Als Folge dessen ist die Bevölkerung im Alter 100 überwiegend weiblich, was sich sowohl national als auch international zeigt [39]. Männer, die dennoch dieses hohe Alter erreichen, scheinen gesundheitlich positiv selektiert und weisen seltener eine Demenz auf. In der Altersgruppe 100+ lässt sich im Vergleich zur vorherigen Altersgruppe ein Rückgang der Prävalenzraten auf 21,8 % (Männer) bzw. 41,7 % (Frauen) erkennen, wobei dieser für die Männer deutlich stärker ausfällt. Der Rückgang kann durch drei Faktoren bedingt sein. Gerade in den höheren Altersstufen gelangen v. a. die vergleichsweise Gesünderen in die nächsthöheren Altersgruppen. Personen mit Demenz haben eine höhere Sterbewahrscheinlichkeit und damit eine kürzere Restlebenserwartung. Der Anstieg der Demenzprävalenz wird so zumindest abgeschwächt oder ist sogar rückläufig. Genauso ist ein Rückgang der Demenzinzidenz in den hohen Altersstufen denkbar. Unter der Annahme, dass das Auftreten einer Demenz an bestimmte Alter gebunden ist, würde das Erreichen eines bestimmten Alters ohne begonnene Demenz dazu führen, dass sich das Demenzrisiko in den nachfolgenden Jahren verringert [40–42]. Als dritter Aspekt kann die Multimorbidität und die erschwerte Abgrenzung von altersassoziierten kognitiven Einschränkungen bei Höchstaltrigen herangezogen werden, die zu einer geringeren Diagnoserate führen.

Die Prävalenz der Demenz liegt auch in anderen nationalen wie internationalen Studien in der Altersgruppe 65–69 knapp über 1 %, bevor dann analog zu den Werten aus den AOK-Daten ein Anstieg mit dem Alter erkennbar ist (Abb. 2.2). Generell gilt, dass sich die Befunde für Deutschland gut in das Prävalenzspektrum der internationalen Studien einordnen.

2.3.2 Inzidenz

Die Inzidenz wird hier dargestellt als die Summe der inzidenten Demenzfälle pro 1.000 Personenjahre (Tab. 2.2) und stellt generell den Anteil von Neuerkrankungen an der gesunden Bevölkerung dar. Ähnlich wie bei der Prävalenz weisen zunächst die Männer bis zum Alter 80–84 etwas höhere Inzidenzraten auf als Frauen. Sie steigen dabei von 5,3 Neuerkrankungen im Alter 65–69 auf 38,5 im Alter 80–84. Unter den Frauen liegen diese Werte bei 4,5 respektive 36,8 Fällen. Anschließend steigen die Raten bis auf 144,3 Neuerkrankungen für Männer und 119,2 für Frauen im Alter 95+.

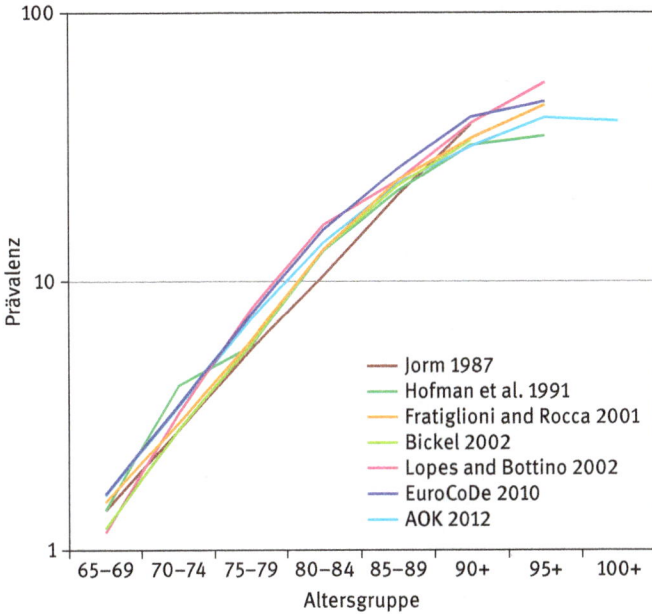

Abb. 2.2: Altersspezifische Prävalenzen der Demenz für Deutschland (AOK 2012) und für internationale Vergleichsstudien (Abrechnungsdaten der AOK 2012 und [27–32]).

Tab. 2.2: Altersspezifische Inzidenz der Demenz pro 1.000 Personenjahre für Deutschland 2009/10.

Alter	Männer	Frauen	Total
65–69	5,3	4,5	4,9
70–74	10,3	8,3	9,2
75–79	21,3	18,9	19,9
80–84	38,5	36,8	37,4
85–89	62,2	68,6	67,1
90–94	107,6	106,6	106,8
95+	144,3	119,2	123,3

Quelle: Abrechnungsdaten der AOK 2009/10, Angaben basieren auf [33]

Abbildung 2.3 zeigt den Vergleich verschiedener nationaler und internationaler Inzidenzschätzungen, die generell einen Anstieg der Raten mit dem Alter aufweisen. Die Inzidenz, basierend auf den AOK-Daten, ist dabei etwas höher als die Vergleichswerte, zeigt aber ein konsistentes Muster.

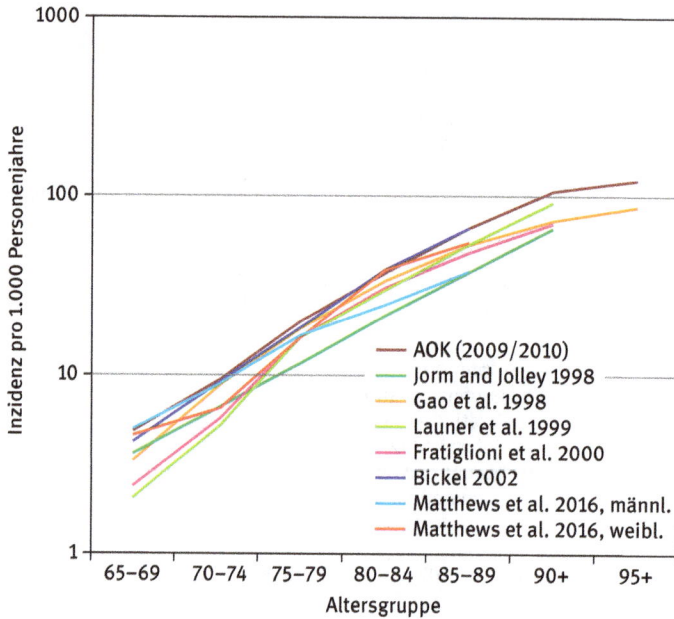

Abb. 2.3: Altersspezifsiche Inzidenz der Demenz für Deutschland (AOK 2009/10) und für internationale Vergleichsstudien [30, 33–38].

2.3.3 Sterblichkeit

Tabelle 2.3 zeigt die Sterberaten mit und ohne Demenz für Männer und Frauen pro 100 Personenjahre. In den höchsten Altersgruppen übersteigt die Sterberate die Anzahl der gelebten Lebensjahre (und damit den Wert 100), weil durch die hohe Sterblichkeit nicht jede Person eine komplettes Lebensjahr beiträgt, in dem sie dem Risiko zu sterben ausgesetzt ist (mit anderen Worten: eine Person stirbt, bevor sie ein ganzes Lebensjahr in der Altersgruppe durchlebt hat). Generell gilt, dass die Sterberaten für Personen mit einer Demenz wesentlich höher sind als die Raten für Personen ohne Demenz. Die Übersterblichkeit der Demenzerkrankten ist jedoch v. a. in den jungen Altersgruppen besonders stark ausgeprägt und geht mit steigendem Alter zurück. Unabhängig von einer bestehenden Demenz haben Männer in jeder Altersgruppe eine höhere Sterblichkeit als Frauen. Dies bedeutet, dass Frauen eine höhere Lebenserwartung mit Demenz haben als Männer. Im Bevölkerungsdurchschnitt hatten im Jahr 2009/10 Männer im Alter von 65 Jahren eine Restlebenserwartung von 15,14 Jahren ohne Demenz und 0,87 Jahren mit Demenz, Frauen lebten weitere 18,41 Jahre ohne Demenz und 1,53 Jahre mit Demenz [33].

Tab. 2.3: Sterberaten ohne und mit Demenz pro 100 Personenjahre, Deutschland 2009/10.

Alter	Sterblichkeit ohne Demenz			Sterblichkeit mit Demenz		
	Männer	Frauen	Total	Männer	Frauen	Total
65–69	2,3	1,0	1,6	24,8	14,3	19,4
70–74	3,0	1,6	2,2	26,6	17,6	21,9
75–79	4,6	2,3	3,2	30,7	18,3	23,2
80–84	6,6	3,9	4,8	41,7	24,7	30,2
85–89	10,2	7,6	8,2	49,8	36,8	39,7
90–94	16,8	12,9	13,6	109,4	48,4	57,0
95+	29,8	22,4	23,6	131,4	51,7	61,2

Quelle: Abrechnungsdaten der AOK 2009/10, Angaben basieren auf [33]

2.4 Trends im Auftreten von Demenzen in Europa und Deutschland

In den neuesten Studien mehren sich die Hinweise, dass das Auftreten von Demenzen in den letzten Jahren zurückgegangen ist. In einem Übersichtsartikel stellen Wu et al. [44] die Ergebnisse von fünf epidemiologischen Studien vor: (1) der Rotterdam-Studie im Stadtteil Ommoord, Holland [45], (2) der Stockholm-Studie im Stadtteil Kungsholmen, Schweden [46], (3) der Gothenburg-Studie, Schweden [47], (4) der Saragossa-Studie, Spanien [48] und (5) der UK-Studie, Cambridgeshire, Nottingham und Newcastle, Großbritannien [49]. Alle fünf Studien, die unterschiedliche Diagnosemethoden verwenden und sich in der Selektion der Studienpopulationen unterscheiden, finden einen Rückgang in der Prävalenz bzw. der Inzidenz von Demenz. Dies trifft auch auf eine weitere Studie auf Basis der UK-Daten zu [38]. Der Rückgang ist teilweise für beide Geschlechter zu finden, teilweise nur für Männer. Unterschiedliche Trends nach Bildungsgruppen finden sich in der Framingham Study, US [50], die für die letzten drei Jahrzehnte einen Rückgang der Demenzinzidenz nachweist, wobei der Rückgang nur unter Probanden mit High-School-Diplom zu finden ist.

Auch für Deutschland lässt sich ein rückläufiger Trend in der Prävalenz und Inzidenz von Demenz ausmachen. Auf Basis der Daten der AOK findet sich zwischen 2007 und 2009 für Frauen im Alter von 75–84 Jahren ein jährlicher Rückgang in der Demenzprävalenz von 1–2 %. Ein ähnlicher, jedoch schwächer ausgeprägter und statistisch nicht signifikanter Trend zeigt sich auch für gleichaltrige Männer [43]. Betrachtet man Trends in der Demenzinzidenz, so fällt im Zeitraum 2006/07 bis 2009/10 für beide Geschlechter das Risiko an Demenz zu erkranken um 10 % [33]. Im selben Zeitraum steigt für demenzerkrankte Frauen das Risiko zu sterben, sodass für Frauen die Demenzprävalenz nicht nur durch die niedrigere Inzidenz, sondern auch durch die erhöhte Sterblichkeit reduziert wird. Für Deutschland lässt sich daher zusammenfassen, dass sich über die Zeit das Auftreten von Demenzen in ein höheres Alter verschiebt und damit mit einer längeren gesunden Lebenszeit und mit einer kürzeren Lebenszeit mit

Demenz einhergeht. Rechnet man die Trends in der Inzidenz und in der Sterblichkeit in verbleibende Lebensjahre im Alter 65 um, so ergibt sich das Gesundheitsszenario der absoluten Kompression. Durch den Rückgang der Inzidenz erhielten Männer 4,8 zusätzliche gesunde Lebensmonate und verloren 1,1 Monate mit Demenz. Frauen erhielten 3,2 zusätzliche gesunde Lebensmonate und verloren 4,1 Monate mit Demenz.

Die Ursachen des Rückgangs werden kontrovers diskutiert. Alle Autoren sind sich einig, dass ein wesentlicher Teil mit dem rückläufigen Risiko an Schlaganfall, Herzkammerflimmern oder Herzinfarkt zu erkranken zusammenhängt. Dennoch lässt sich allein damit nicht der Trend in der Inzidenz der Demenz erklären, auch steigt das Auftreten wichtiger vaskulärer Risikofaktoren wie Diabetes, erhöhter Blutdruck und Adipositas weiter an. Es gibt jedoch Hinweise, dass eine frühere und bessere Behandlung dieser Risikofaktoren das Demenzrisiko senkt [50]. Hinzu kommen Änderungen im Lebensstil, die mit einer bewussteren Ernährung und vermehrter körperlicher Aktivität einhergehen.

Ein wesentlicher Faktor, der zur Reduktion der Demenzerkrankungen beiträgt, scheint die steigende Bildung und die Reduzierung der Armut in der älteren Bevölkerung zu sein. Als kognitive Reserve [51] wird die Fähigkeit bezeichnet, durch Demenzerkrankungen verursachte pathologische Veränderungen im Gehirn zu kompensieren. Diese Kompensationsfähigkeit steigt mit dem Bildungsstand und auch der sozialen Teilhabe an [52].

Die Ursachen können aber auch im Lebenslauf der heutigen Alten liegen. Die Geburtsjahrgänge, die aktiv in die Geschehnisse der beiden Weltkriege involviert waren, sterben langsam aus. Viele von ihnen litten an unerkannten und unbehandelten posttraumatischen Belastungsstörungen (PTBS). Neueste Studien mit amerikanischen Kriegsveteranen zeigen, dass zu den langfristigen Folgen von PTBS auch Demenzerkrankungen gehören [53, 54]. Gleichzeitig profitierten die heutigen Alten von der Aufbauzeit nach dem Zweiten Weltkrieg, die mit besseren beruflichen Möglichkeiten für beide Geschlechter einherging. Frauen profitierten zusätzlich von der ersten Bildungsexpansion zwischen den beiden Weltkriegen, der Ausweitung der Bildung von Pflichtschulabschlüssen hin zu beruflichen Abschlüssen [55]. Beide Faktoren führen zu einer Ausweitung der kognitiven Reserve.

Inwieweit diese Faktoren auch für die Zukunft gelten sei dahingestellt. So wird in Zukunft die ältere Bevölkerung in Deutschland ethnisch vielfältiger sein und damit auch Bevölkerungsgruppen einschließen, die aufgrund ihres Bildungsstatus, des ökonomischen Hintergrundes und der Lebensstilfaktoren einem höheren Demenzrisiko ausgesetzt sind [56, 57]. Zudem steigen generell die Prävalenzen von Adipositas [58] und dem metabolischen Syndrom [59] an; beide stellen wichtige Risikofaktoren für Demenzerkrankungen dar.

2.5 Prognose der Anzahl der Personen mit Demenz in Deutschland bis 2060

Prognosemodelle über die zukünftige Anzahl der Demenzerkrankten spiegeln die Entwicklung der Altersstruktur einer Bevölkerung wider sowie die getroffenen Annahmen über die Entwicklung der Lebenserwartung und der Demenzprävalenz. Sie sind nicht als deterministische Vorhersage zu verstehen, sondern als Szenarien, die angeben, was passieren wird, wenn bestimmte Annahmen eintreffen. Die hier vorgestellten Prognosen über die Anzahl der Personen mit Demenz im Alter 50+ betrachten sechs verschiedene Szenarien der zukünftigen Entwicklung der Bevölkerung und der Demenzprävalenz. Den Prognosen liegen zwei Varianten der 13. koordinierten Bevölkerungsvorausberechnung des Statistischen Bundesamtes [60] zugrunde, die sich in den Annahmen zur Lebenserwartung unterscheiden. Variante G1-L1-W2 geht von einer konstanten Fertilitätsentwicklung von 1,4 Kindern je Frau, einem langfristigen Wanderungssaldo von 200.000 Personen und einem moderaten Anstieg der Lebenserwartung bis 2060 auf 84,8 Jahre für Jungen und 88,8 Jahre für Mädchen aus. Variante G1-L2-W2 geht ebenfalls von einer konstanten Fertilitätsentwicklung, einem langfristigen Wanderungssaldo von 200.000 Personen, aber von einem hohen Anstieg der Lebenserwartung bis 2060 auf 86,7 Jahre für Jungen und 90,4 Jahre für Mädchen aus. Zudem fließen in die Demenzprognose die in Abschnitt 2.3.1 vorgestellten altersspezifischen Demenzprävalenzen des Jahres 2012 ein (Tab. 2.1). Daraus ergeben sich sechs Szenarien die zusammengefasst in Tab. 2.4 dargestellt sind.

Tab. 2.4: Systematisierung der Szenarien.

		Entwicklung der Lebenserwartung	
		Hoher Anstieg	Moderater Anstieg
Entwicklung der altersspezifischen Prävalenzen Demenz	Status Quo	S1.1	S2.1
	Reduzierung um 0,5 % pro Jahr	S1.2	S2.2
	Reduzierung um 1 % pro Jahr	S1.3	S2.3

Die beiden Status-quo-Szenarien (S1.1 und S2.1) unterstellen die Konstanz der im Jahr 2012 gemessenen altersspezifischen Demenzprävalenz. Hier führen lediglich die unterschiedlichen Annahmen über die zukünftige Entwicklung der Lebenserwartung zu einer Variation in der prognostizierten Anzahl von Personen mit Demenz. Steigt die Lebenserwartung sehr stark an, wird es eine hohe Anzahl von alten und sehr alten Personen geben, was dazu führt, dass sich im Szenario S1.1 die Anzahl Demenzkranker von 1,5 Millionen im Jahr 2015 auf knapp 2,9 Millionen im Jahr 2055 fast verdoppeln wird. Danach wird aufgrund des Aussterbens der Babyboomer-Jahrgänge ein Rückgang der Demenzfälle beobachtet werden. Steigt die Lebenserwartung moderat an (S2.1), wird mit 2,6 Millionen bereits 2050 der Höhepunkt in der Anzahl der Demenzerkrankten erreicht. Unter der Annahme eines kontinuierlichen Rückgangs der altersspezifischen Prävalenzen (S1.2, S1.3 und S2.2, S2.3) wird die Anzahl von demenzkranken Personen entsprechend geringer sein. Bei einem starken Anstieg der Lebenserwartung und einem jährlichen Rückgang der altersspezifischen Prävalenzen um 0,5 % (S1.2) werden im Jahr 2050 etwa 2,4 Millionen Demenzerkrankte zu erwarten sein, 2060 werden es ca. 2,2 Millionen sein. Eine jährliche Reduzierung der altersspezifischen Prävalenzen um 1 % (S1.3) führt zu 2,0 Millionen Demenzkranken im Jahr 2050 bzw. 1,8 Millionen im Jahr 2060. Die geringste zu erwartende Zahl von demenziell erkrankten Personen ergibt sich unter der Annahme eines moderaten Anstiegs der Lebenserwartung und eines jährlichen Rückgangs der altersspezifischen Prävalenzen um 1 % (S2.3; 2050: 1,8 Millionen, 2060: 1,6 Millionen) (Abb. 2.4).

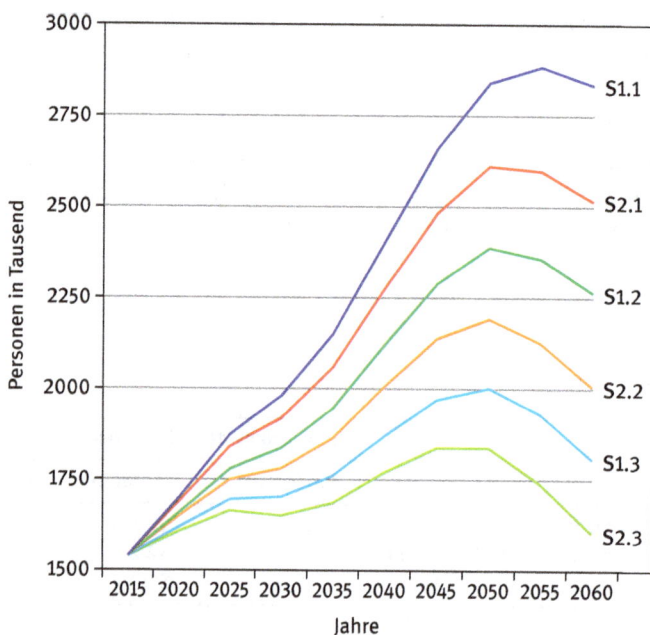

Abb. 2.4: Prognostizierte Anzahl von Personen mit Demenz im Alter 50+ nach verschiedenen Szenarien, Deutschland 2015–2060 (eigene Berechnungen, Abrechnungsdaten der AOK 2012 und [60]).

Die Prognosen zeigen, dass die Anzahl der Demenzerkrankten steigen wird. Das Ausmaß des Anstiegs wird dabei jedoch wesentlich vom Trend in der Lebenserwartung sowie vom Trend in der Demenzprävalenz bestimmt. Ein ausreichend starker Rückgang der Demenzprävalenz kann dabei den Effekt der steigenden Lebenserwartung kompensieren. Die in den Szenarien S1.3 und S2.3 unterstellte jährliche Reduktion der Demenzprävalenz um 1 % entspricht den in Abschnitt 2.4 vorgestellten Befunden für

Deutschland [43]. Sollte sich also der in den vergangenen Jahren festgestellte Trend auch in der Zukunft fortsetzen, wird die Anzahl der Demenzerkrankten nur unwesentlich höher sein als aktuell. In einer früheren Prognose [61] konnten wir zeigen, dass der Anstieg der Demenzfälle bis zum Jahr 2050 zu ca. 30 % der sich verändernden Altersstruktur der deutschen Bevölkerung zuzuschreiben ist. Zwischen 2035 und 2050 werden die geburtenstarken Kohorten der sog. Babyboomer-Generation die relevanten Alter erreichen, in denen das Demenzrisiko besonders hoch ist. 70 % des Anstiegs hingegen sind auf den Anstieg der Lebenserwartung zurückzuführen, dem aber, wie oben gezeigt, durch einen kontinuierlichen Rückgang der altersspezifischen Demenzprävalenz um 1 % entgegengewirkt werden kann.

Welches dieser Szenarien in Zukunft eintreffen wird ist offen, ein weiterer Anstieg der Lebenserwartung wird jedoch generell als sehr wahrscheinlich angenommen. Offen ist die Frage der weiteren Entwicklung der Demenzprävalenz. Auch wenn diese in den letzten Jahren abgenommen hat, sind hier weitere Anstrengungen im Bereich Prävention und der Entwicklung neuer Therapiemöglichkeiten notwendig.

Literatur

[1] Statistisches Bundesamt. Durchschnittliche weitere Lebenserwartung nach Altersstufen ab 1871–81 bis 2010–12. Wiesbaden; 2015.
[2] Christensen K, Doblhammer G, Rau R, Vaupel JW. Ageing populations: the challenges ahead. Lancet. 2009; 374 (9696): 1196–1208.
[3] Doblhammer G, Kreft D, Dethloff A. Gewonnene Lebensjahre. Langfristige Trends der Sterblichkeit nach Todesursachen in Deutschland und im internationalen Vergleich. Bundesgesundheitsblatt – Gesundheitsforschung – Gesundheitsschutz. 2012; 55: 448–458.
[4] Vaupel JW. Biodemography of human ageing. Nature. 2010; 464 (7288): 536–542.
[5] Verbrugge LM, Jette AM. The disablement process. Soc Sci Med. 1994; 38 (1): 1–14.
[6] Nagi S. An epidemiology of disability among adults in the United States. The Milbank Memorial Fund Quarterly. 1976; 54: 439–467.
[7] Rosow I, Breslau N. A Guttman health scale for the aged. J Gerontol. 1966; 21: 556–559.
[8] Gruenberg EM. The failures of success. The Milbank Memorial Fund Quarterly Health and Society. 1977; 55: 3–24.
[9] Fries JF. Aging, natural death, and the compression of morbidity. J Med. 1980; 303: 130–135.
[10] Manton KG. Changing concepts of morbidity and mortality in the elderly population. The Milbank Memorial Fund Quarterly Health and Society. 1982; 60 (2): 183–244.
[11] Robine JM, Romieu I, Michel JP. Trends in health expectancies. In: Robine JM, Jagger C, Mathers C, Crimmins E, Suzman R, Hrsg. Determining health expectancies. Chichester: Wiley; 2006. S. 75–104.
[12] Spalton D, Koch D. The constant evolution of cataract surgery: it is more effective than ever but not available to many who need it. BMJ. 2000; 321 (7272): 1304.
[13] Klein T, Unger R. Aktive Lebenserwartung in der Bundesrepublik. Gesundheitswesen. 1999; 61 (4): 168–178.
[14] Unger R. Trends in active life expectancy in Germany between 1984 and 2003 – a cohort analysis with different health indicators. J Public health. 2006; 14 (3): 155–163.

[15] Klein T, Unger R. Aktive Lebenserwartung in Deutschland und in den USA. Z Gerontol Geriatr. 2002; 35 (6): 528–539.

[16] Dinkel RH. Demographische Entwicklung und Gesundheitszustand. Eine empirische Kalkulation der Healthy Life Expectancy für die Bundesrepublik auf der Basis von Kohortendaten. In: Häfner H, Editor. Gesundheit – unser höchstes Gut? Berlin: Springer Verlag; 1999. S. 61–83.

[17] Kreft D, Doblhammer G. Expansion or Compression of Long-Term Care in Germany between 2001 and 2009? A Small-Area Decomposition Study based on Administrative Health Data. Population Health Metrics. im Erscheinen.

[18] Winblad B, Amouyel P, Andrieu S, et al. Defeating Alzheimer's disease and other dementias: a priority for European science and society. Lancet Neurol. 2016; 15 (5): 455–532.

[19] Kilimann I, Teipel S. Alzheimer-Krankheit. Gedächtnisstörungen: Springer; 2013. S. 239–263.

[20] Agüero-Torres H, Qiu C, Winblad B, Fratiglioni L. Dementing disorders in the elderly: evolution of disease severity over 7 years. Alzheimer Dis Assoc Disord. 2002; 16 (4): 221–227.

[21] Tschanz JT, Corcoran CD, Schwartz S, et al. Progression of cognitive, functional, and neuropsychiatric symptom domains in a population cohort with Alzheimer dementia: the Cache County Dementia Progression study. Am J Geriatr Psychiatry. 2011; 19 (6): 532–542.

[22] Brodaty H, Seeher K, Gibson L. Dementia time to death: a systematic literature review on survival time and years of life lost in people with dementia. Int Psychogeriatr. 2012; 24 (7): 1034–1045.

[23] Rizzuto D, Bellocco R, Kivipelto M, Clerici F, Wimo A, Fratiglioni L. Dementia after age 75: survival in different severity stages and years of life lost. Current Alzheimer Research. 2012; 9 (7): 795–800.

[24] Erkinjuntti T, Østbye T, Steenhuis R, Hachinski V. The effect of different diagnostic criteria on the prevalence of dementia. New England Journal of Medicine. 1997; 337 (23): 1667–1674.

[25] Swart E, Ihle P. Sekundärdatenanalyse: Aufgaben und Ziele. In: Swart E, Ihle P, Hrsg. Routinedaten im Gesundheitswesen: Handbuch Sekundärdatenanalyse: Grundlagen, Methoden und Perspektiven. First edition. Bern: Verlag Hans Huber, Hogrefe AG; 2005. S. 11–14.

[26] Launer LJ. Counting dementia: There is no one 'best' way. Alzheimers Dement. 2011; 7 (1): 10–14.

[27] Jorm AF, Korten AE, Henderson AS. The prevalence of dementia: a quantitative integration of the literature. Acta Psychiat Scand. 1987; 76 (5): 465–479.

[28] Hofman A, Rocca WA, Brayne C, et al. The prevalence of dementia in Europe: a collaborative study of 1980–1990 findings. Int J Epidemiol. 1991; 20 (3): 736–748.

[29] Fratiglioni L, Rocca WA. Epidemiology of dementia. In: Boller F, Cappa SF, Hrsg. Handbook of neuropsychology. 2. Aufl. Amsterdam: Elsevier; 2001. S. 193–215.

[30] Bickel H. Stand der Epidemiologie. In: Hallauer J, Kurz A, Editors. Weißbuch Demenz: Versorgungssituation relevanter Demenzerkrankungen in Deutschland. Stuttgart: Georg Thieme Verlag; 2002. S. 10–14.

[31] Lopes MA, Bottino CMC. Prevalence of dementia in several regions of the world: analysis of epidemiologic studies from 1994 to 2000. Arq Neuropsiquiatr. 2002; 60 (1): 61–69.

[32] EuroCoDe. Prevalence of dementia in Europe: Alzheimer Europe; 2010. URL: www.alzheimer-europe.org/EN/Research/European-Collaboration-on-Dementia/Prevalence-of-dementia2/Prevalence-of-dementia-in-Europe.

[33] Doblhammer G, Fink A, Zylla S, Willekens F. Compression or expansion of dementia into old age in Germany? An observational study of short-term trends in incidence and death rates of dementia between 2006/07 and 2009/10 based on German health insurance data. Alzheimers Res Ther. 2015; 7 (1): 66–76.

[34] Jorm AF, Jolley D. The incidence of dementia: a meta-analysis. Neurology. 1998; 51 (3): 728–733.

[35] Gao S, Hendrie HC, Hall KS, Hui S. The relationships between age, sex, and the incidence of dementia and Alzheimer disease: a meta-analysis. Arch Gen Psychiat. 1998; 55 (9): 809–815.

[36] Launer LJ, Andersen K, Dewey ME, et al. Rates and risk factors for dementia and Alzheimer's disease: results from EURODEM pooled analyses. EURODEM incidence research group and work groups. European studies of dementia. Neurology. 1999; 52 (1): 78–84.

[37] Fratiglioni L, Launer LJ, Andersen K, et al. Incidence of dementia and major subtypes in Europe: a collaborative study of population-based cohorts. Neurologic diseases in the elderly research group. Neurology. 2000; 54 (11/5): 10–15.

[38] Matthews F, Stephan B, Robinson L, et al. A two decade dementia incidence comparison from the Cognitive Function and Ageing Studies I and II. Nature Communications. 2016; 7.

[39] University of California (USA), Max-Planck-Institut für demografische Forschung (Deutschland). Human Mortality Database Berkeley/Rostock. URL: www.mortality.org.

[40] Ritchie K, Kildea D. Is senile dementia "age-related" or "ageing-related"? Evidence from meta-analysis of dementia prevalence in the oldest old. Lancet. 1995; 346: 931–934.

[41] Ziegler U. Dementia in Germany: Past Trends and Future Developments. Rostock: Südwestdeutscher Verlag für Hochschulschriften. 2011.

[42] Doblhammer G, Schulz A, Steinberg J, Ziegler U. Demografie der Demenz. Bern: Verlag Hans Huber, Hofgrefe AG; 2012.

[43] Doblhammer G, Fink A, Fritze T. Short-term trends in dementia prevalence in Germany between the years 2007 and 2009. Alzheimers Dement. 2015; 11 (3): 291–299.

[44] Wu YT, Fratiglioni L, Matthews FE, et al. Dementia in western Europe: epidemiological evidence and implications for policy making. Lancet Neurol. 2015.

[45] Schrijvers EMC, Verhaaren BFJ, Koudstaal PJ, Hofman A, Ikram MA, Breteler MMB. Is dementia incidence declining? Trends in dementia incidence since 1990 in the Rotterdam Study. Neurology. 2012; 78 (19): 1456–1463.

[46] Qiu C, von Strauss E, Bäckman L, Winblad B, Fratiglioni L. Twenty-year changes in dementia occurrence suggest decreasing incidence in central Stockholm, Sweden. Neurology. 2013; 80 (20): 1888–1894.

[47] Wiberg P, Waern M, Billstedt E, Östling S, Skoog I. Secular trends in the prevalence of dementia and depression in Swedish septuagenarians 1976–2006. Psychol Med. 2013; 43 (12): 2627–2634.

[48] Lobo A, Saz P, Marcos G, et al. Prevalence of dementia in a southern European population in two different time periods: the ZARADEMP Project. Acta Psychiat Scand. 2007; 116 (4): 299–307.

[49] Matthews FE, Arthur A, Barnes LE, et al. A two-decade comparison of prevalence of dementia in individuals aged 65 years and older from three geographical areas of England: results of the Cognitive Function and Ageing Study I and II. Lancet. 2013; 382 (9902): 1405–1412.

[50] Satizabal CL, Beiser AS, Chouraki V, Chêne G, Dufouil C, Seshadri S. Incidence of dementia over three decades in the Framingham Heart Study. New England Journal of Medicine. 2016; 374 (6): 523–532.

[51] Stern Y. Cognitive reserve and Alzheimer disease. Alzheimer Dis Assoc Disord. 2006; 20 (2): 112–117.

[52] Fratiglioni L, Paillard-Borg S, Winblad B. An active and socially integrated lifestyle in late life might protect against dementia. Lancet Neurol. 2004; 3 (6): 343–353.

[53] Meziab O, Kirby KA, Williams B, Yaffe K, Byers AL, Barnes DE. Prisoner of war status, post-traumatic stress disorder, and dementia in older veterans. Alzheimers Dement. 2014; 10 (3): 236–241.

[54] Weiner MW, Veitch DP, Hayes J, et al. Effects of traumatic brain injury and posttraumatic stress disorder on Alzheimer's disease in veterans, using the Alzheimer's Disease Neuroimaging Initiative. Alzheimers Dement. 2014; 10 (3): 226–235.

[55] Blossfeld HP, Jaenichen U. Educational expansion and changes in women's entry into marriage and motherhood in the Federal Republic of Germany. J Marriage Fam. 1992; 54 (2): 302–315.

[56] Razum O, Zeeb H, Meesmann U, et al. Schwerpunktbericht der Gesundheitsberichterstattung des Bundes. Migration und Gesundheit. Berlin: Robert-Koch-Institut; 2008.

[57] Nagel G, Wabitsch M, Galm C, et al. Determinants of obesity in the Ulm Research on Metabolism, Exercise and Lifestyle in Children (URMEL-ICE). Eur J Pediatr. 2009; 168 (10): 1259–1267.

[58] Westphal C, Doblhammer G. Projections of trends in overweight in the elderly population in Germany until 2030 and international comparison. Obesity facts. 2014; 7 (1): 57–68.

[59] Ford ES, Giles WH, Mokdad AH. Increasing prevalence of the metabolic syndrome among US adults. Diabetes Care. 2004; 27 (10): 2444–2449.

[60] Statistisches Bundesamt. Bevölkerung Deutschlands bis 2060: 13. koordinierte Bevölkerungsvorausberechnung. Wiesbaden; 2015.

[61] Doblhammer G, Fink A, Fritze T, Günster C. The demography and epidemiology of dementia. GMHC. 2013; 1 (2): 29–33.

3 Neuropathologie und molekulare Mechanismen

Dietmar Rudolf Thal

3.1 Neuropathologie der Alzheimer-Demenz

3.1.1 Einleitung

Die Pathologie der Alzheimer-Demenz (AD) wurde 1907 von Alois Alzheimer erstmals beschrieben [1]. Senile Plaques und Neurofibrillenveränderungen sind seither die Kernmerkmale der später nach Alois Alzheimer benannten Erkrankung. Unter senilen Plaques versteht man extrazelluläre Aggregate des Amyloid-β-Proteins (Aβ), während Neurofibrillenveränderungen (NFTs) intrazelluläre, fibrilläre Aggregate von abnorm phosphoryliertem Tau-Protein darstellen. Im Folgenden werden die den Ablagerungen zugrunde liegenden Proteine und die jeweiligen Verteilungsmuster der Ablagerungen beschrieben sowie weitere mit der AD assoziierte Veränderungen. Die aktuellen neuropathologischen Diagnosekriterien und deren Aussagewert werden besprochen ebenso wie die Differentialdiagnose zu anderen Demenzformen.

3.1.2 Amyloid-Pathologie – Senile Plaques und zerebrale Amyloid-Angiopathie (CAA)

Unter Amyloid-Pathologie versteht man Aggregate von Aβ im Intra- oder Extrazellularraum. Aβ ist das Spaltprodukt des Amyloid-Vorläuferproteins (APP), das durch β- und γ-Sekretase-Spaltung aus APP freigesetzt wird (Abb. 3.1) [2]. Das dabei entstehende Aβ-Peptid ist 39–43 Aminosäuren lang und kann posttranslational durch Trunkierung, Pyroglutamatbildung und Phosphorylierung modifiziert werden (Abb. 3.1) [3, 4].

Bei der Prozessierung von APP können durch weitere oder alternative Spaltprozesse andere Spaltprodukte entstehen, die im Falle von Aη ebenfalls als pathogenetisch relevant für die Alzheimer-Krankheit diskutiert werden. α-Sekretase-Spaltung von APP kann andererseits eine Bildung von Aβ verhindern.

https://doi.org/10.1515/9783110411003-004

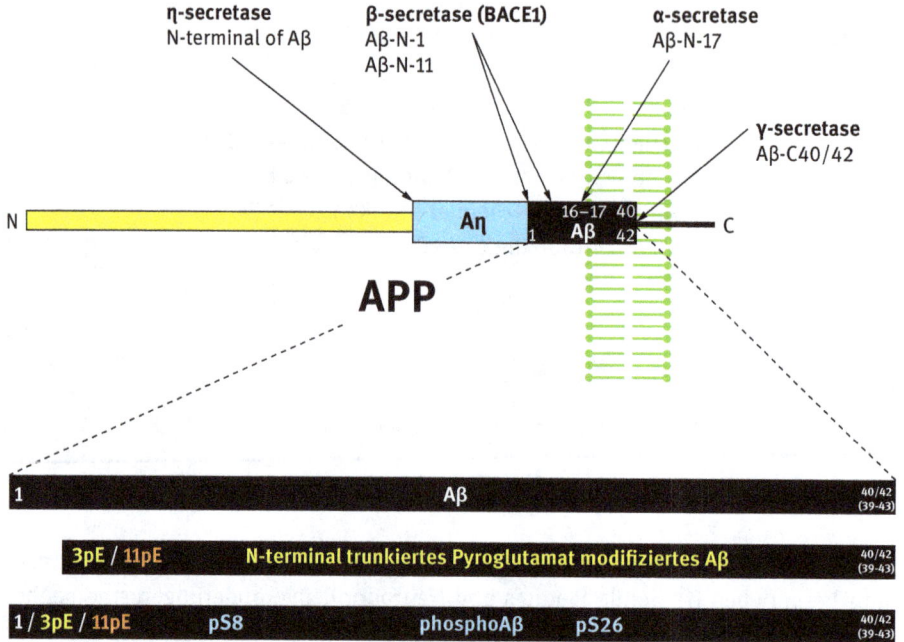

Abb. 3.1: Schematische Darstellung von Aβ, seiner Spaltung aus dem Amyloidvorläuferprotein (APP) und seiner posttranslationalen Prozessierung [5, 6]. Aβ ist Hauptbestandteil der Amyloidplaques und der Ablagerungen bei der CAA. Aβ wird dabei durch die β- und die γ-Sekretase aus APP freigesetzt. Die resultierenden Aβ sind 39 bis 43 Aminosäuren lang, wobei $Aβ_{40}$ und $Aβ_{42}$ die Hauptisoformen sind. Aη ist dabei ein alternatives APP-Spaltprodukt, wofür ebenfalls eine pathogenetische Rolle diskutiert wird [49].

Extrazelluläre Ablagerungen von Aβ im Hirnparenchym werden senile Plaques oder Amyloid-Plaques genannt [7]. Die Ablagerung von Aβ in Blutgefäßen entlang der Basalmembran und zwischen den glatten Muskelzellen der zerebralen Arterien und Venen werden zerebrale Amyloidangiopathie (früher auch kongophile Angiopathie) genannt [8]. Intrazelluläres Aβ kann in Nervenzellen, Mikrogliazellen und in Astrozyten gefunden werden [9].

Senile Plaques (SP): SPs sind extrazelluläre Ablagerungen des Amyloid-β-Proteins im Hirnparenchym (Abb. 3.2). In den Plaques findet man hauptsächlich $Aβ_{42}$ und $Aβ_{40}$ mit einer Prädominanz von $Aβ_{42}$ [10]. Es können verschiedene Typen von Plaques unterschieden werden, die sich morphologisch und teilweise auch durch ihre Zusammensetzung aus unterschiedlichen Aβ-Formen unterscheiden (Abb. 3.2, Tab. 3.1): Diffuse Plaques (darunter Fleecy Amyloid, subpiales bandartiges [band-like] Amyloid, präsubiculäres lake-like Amyloid, Marklagerplaques [= white matter Plaques]), klassische (cored) Plaques und neuritische Plaques (Abb. 3.2) [11]. Typisch für klassische (cored) Plaques ist ein zentraler Amyloid-Kern, der sich in der Kongorotfärbung gut

Tab. 3.1: Plaquetypen – Definitionen.

Plaquetyp	Morphologie	Aβ	Abnormales τ-Protein
Diffuser Plaque	Relativ scharf umgrenzte, gleichmäßig verteilte, z. T. fleckförmige Muster bildende Aβ-Ablagerungen in der grauen Substanz [Abb. 3.2 (a), 3.2 (d)]	$Aβ_{40}$, $Aβ_{42}$, N-terminal trunkiertes Aβ	–
Diffuser neuritischer Plaque	Relativ scharf umgrenzte, gleichmäßig verteilte Aβ-Ablagerungen in der grauen Substanz, die mit τ-positiven dystrophen Neuriten assoziiert sind [Abb. 3.5 (b)]	$Aβ_{40}$, $Aβ_{42}$, N-terminal trunkiertes Aβ	DN+
Cotton-Wool Plaque	Scharf umgrenzte, kugelrunde, gleichmäßig verteilte Aβ-Ablagerungen, die bereits in der HE-Färbung deutlich erkennbar sind; kein Plaquekern	$Aβ_{40}$, $Aβ_{42}$, N-terminal trunkiertes Aβ: (nicht untersucht)	–/+
Subpiales „bank-like" Amyloid	Scharf abgrenzbare Aβ-Ablagerungen in der subpialen Zone der Molekularschicht in neo- und allokortikalen Hirnabschnitten; kein Plaquekern, keine dystrophen Neuriten [Abb. 3.2 (b)]	$Aβ_{40}$, $Aβ_{42}$, N-terminal trunkiertes Aβ	–
Perikapilläres Amyloid	Scharf abgrenzbare Aβ-Ablagerungen im perikapillären Kortexparenchym, keine dystrophen Neuriten [Abb. 3.2 (e)]	$Aβ_{40}$, $Aβ_{42}$, N-terminal trunkiertes Aβ	–
„Lake-like" Amyloid	Scharf abgrenzbare Aβ-Ablagerungen in Presubiculum; kein Plaquekern, keine dystrophen Neuriten [Abb. 3.2 (f)]	$Aβ_{42}$, N-terminal trunkiertes Aβ	–
„Fleecy" Amyloid	Kaum abgrenzbare, wolkenartige Aβ-Ablagerungen in den unteren Schichten der Regio entorhinalis [Abb. 3.2 (c)] und im Ammonshornsektor CA1; kein Plaquekern, keine dystrophen Neuriten	N-terminal trunkiertes Aβ	–
Klassischer kernhaltiger „cored" Plaques	Scharf abgrenzbare, rundliche Aβ-Alagerungen; im Zentrum ein Kern aus kompaktem Amyloid, der von einen Ring („Halo") aus diffusen Aβ-Ablagerungen umgeben wird [Abb. 3.2 (g)]; Assoziation zu Mikrogliazellen und reaktiven Astrozyten	$Aβ_{40}$, $Aβ_{42}$, N-terminal trunkiertes Aβ	–
Klassischer kernhaltiger, neuritischer „cored-neuritic" Plaques	Scharf abgrenzbare, rundliche Aβ-Alagerungen; im Zentrum ein Kern aus kompaktem Amyloid, der von einen Ring („Halo") aus diffusen Aβ-Ablagerungen umgeben wird und mit dystrophen, τ-positiven Neuriten assoziiert ist; Assoziation zu Mikrogliazellen und reaktiven Astrozyten	$Aβ_{40}$, $Aβ_{42}$, N-terminal trunkiertes Aβ	DN+

Tab. 3.1: (fortgesetzt)

Plaquetyp	Morphologie	Aβ	Abnormales τ-Protein
Core-only Plaque (Synonym: ausgebrannter oder kompakter Plaques)	Solitärer kompakter Amyloidkern; kein diffuses Aβ, keine dystrophen Neuriten	$Aβ_{40}$, $Aβ_{42}$, N-terminal trunkiertes Aβ	–
Marklagerplaque, diffuser Typ	Relativ scharf umgrenzte, gleichmäßig verteilte, z. T. fleckförmige Muster bildende Aβ-Ablagerungen im Marklager	$Aβ_{40}$, $Aβ_{42}$, N-terminal trunkiertes Aβ	–
Marklagerplaque, globulärer Typ	Relativ scharf umgrenzte, globuläre, kompakte Amyloid-Ablagerungen im Marklager	$Aβ_{40}$, $Aβ_{42}$, N-terminal trunkiertes Aβ	–/DN+

darstellen lässt. Neuritische Plaques sind durch dystrophe Neuriten charakterisiert, die Ablagerungen von abnorm phosphoryliertem Tau-Protein enthalten und/oder APP akkumulieren und mit Amyloid-Ablagerungen assoziiert sind. Die anderen Plaque-typen sind verschiedene Varianten von diffusen Plaques, wobei „Fleecy"-Amyloid in den tiefen Schichten der Regio entorhinalis und in der CA1/Subiculum-Region zu finden ist, subpiales „band-like"-Amyloid subpial in der allo- und neokortikalen molekularen Rindenschicht und Marklagerplaques in der weißen Substanz. Präsubiculäres „lake-like"-Amyloid besteht nahezu ausschließlich aus $Aβ_{42}$ und ist ausschließlich in der Präsubiculum-Region zu finden.

Aβ-Phasen: SPs sind nicht nur in symptomatischen AD-Patienten zu finden, sondern auch in vielen kognitiv normalen Menschen. Das Ausbreitungsmuster dieser Veränderungen beginnt dabei im Neokortex kognitiv normaler Individuen (Phase 1) und breitet sich danach in einem stereotypen, hierarchischen Muster aus. Phase 2 ist dabei gekennzeichnet durch zusätzliche allokortikale Aβ-Plaques, Phase 3 durch zusätzliche Plaques in Hypothalamus, Thalamus und in den Stammganglien, Phase 4 durch SPs im Mittelhirn und im Nucleus olivaris inferior. In der Phase 5 findet sich das voll ausgebildete Ausbreitungsmuster von Plaques in allen Bereichen des Gehirns einschließlich Kleinhirn und Pons [12] (Abb. 3.3).

Zerebrale Amyloid-Angiopathie (CAA): Hierbei handelt es sich um die Ablagerung von Aβ in der Wand zerebraler und leptomeningealer Blutgefäße. Aβ-Ablagerungen finden sich in der Wand von Blutgefäßen entlang der Basalmembran und zwischen den glatten Muskelzellen der Gefäßmuskulatur. Dabei überwiegt im Gegensatz zu den SPs $Aβ_{40}$ über $Aβ_{42}$ [10]. Es können alle Gefäßtypen affiziert sein: Arterien, Arteriolen, Venen, Venolen und Kapillaren (Abb. 3.4). Der Befall von Kapillaren ist dabei mit dem

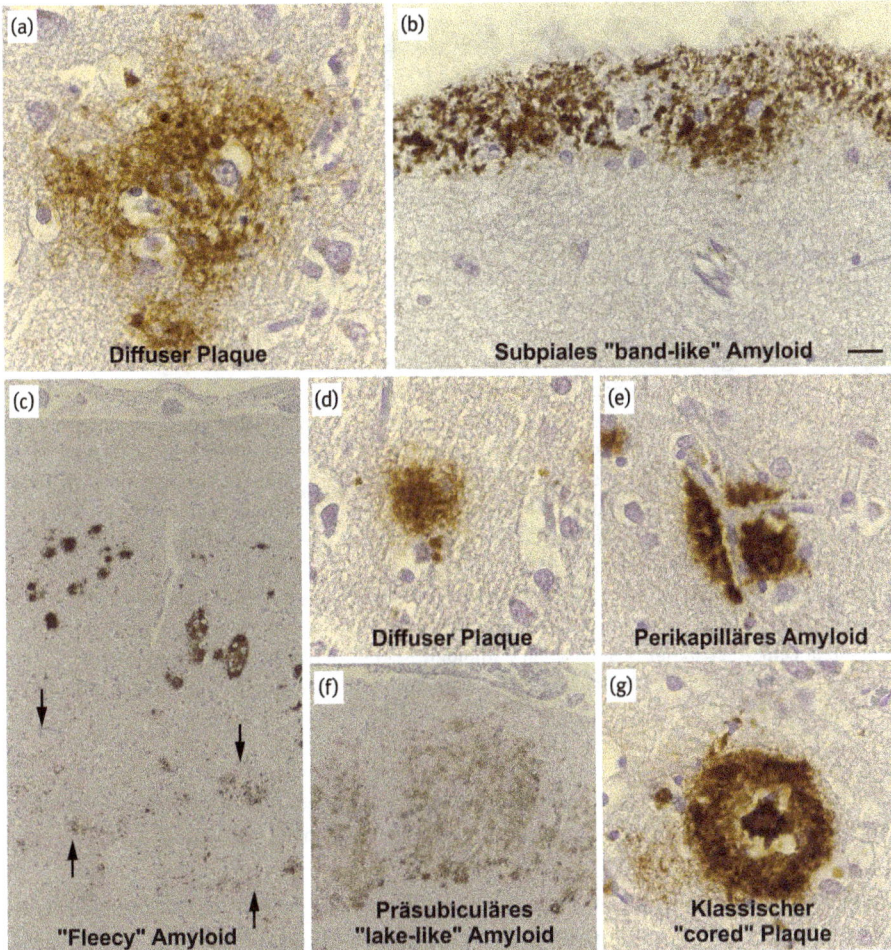

Abb. 3.2: Amyloidplaques (s. a. Tab. 3.1). (a), (d) Diffuser Plaque. (b) Subpiales bandartiges (band-like) Amyloid, (c) „Fleecy" Amyloid (Pfeile), (e) perikapilläres Amyloid, (f) präsubiculäres „Lake-like" Amyloid, (g) klassischer (kernhaltiger/cored) Plaques. Färbung: Immunhistochemie mit einem Antikörper gegen $A\beta_{17-24}$. Der Messbalken in (b) entspricht 15 µm (a), (d), (e), (g) und 113 µm (b), (c).

Apolipoprotein-E-ε4-Allel, einem Risikogen für die AD, assoziiert [15]. Die sehr deutliche Assoziation der kapillären CAA mit dem ApoE-ε4-Allel wird von einigen Autoren als eigener, genetisch definierter Typ der CAA bzw. AD eingeordnet [15, 16].

Pathogenetisch liegt der CAA höchstwahrscheinlich neuronal produziertes $A\beta_{40}$ zugrunde, das über perivaskuläre Drainagewege in die Gefäßwand gelangt und dort zusammen mit $A\beta_{42}$ abgelagert wird [17, 18]. Die CAA kann neben ihrer Beteiligung an der Alzheimer-Krankheit die Gefäßwand destruieren bzw. zu einer Verengung des Gefäßlumens führen, hierdurch intrazerebrale Blutungen und Mikroblutungen hervorru-

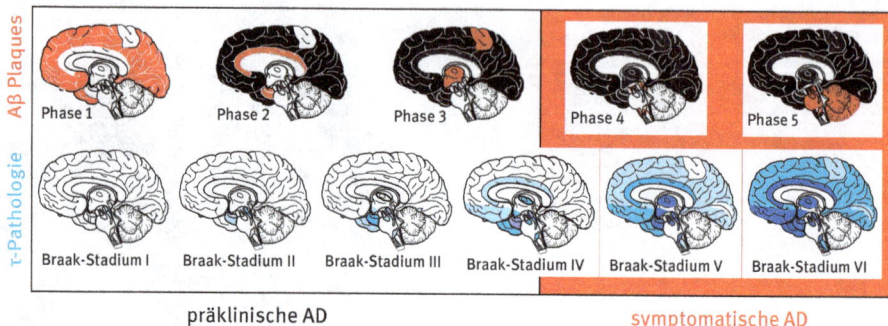

Abb. 3.3: Verteilungs-/Ausbreitungsmuster der Aβ Plaques (rot) und der τ-Pathologie (blau) im Gehirn des Menschen. Die Aβ-Plaque-Pathologie zeigt 5 Phasen in Ihrer Ausbreitung [12], wobei kognitive Symptome in der Regel auf die Endstadien (Phase 4 und 5) beschränkt sind, während frühere Stadien präklinischen Stadien der Alzheimer-Pathologie entsprechen. Rot sind die neu befallenen Regionen markiert. Hier ist nicht die gesamte Region befallen. Es finden sich lediglich fokal kleine Gruppen mit Plaques, die im rot markierten Bereich zu finden sind. Regionen, die bereits in früheren Stadien befallen sind, sind in Schwarz-/Grautönen markiert. Das Ausbreitungsmuster der Tau-Pathologie wird durch die Braak-NFT-Stadien beschrieben [13]. Die Markierung neu befallener Regionen in Hellblau signalisiert, das die Dichte der Tau-Pathologie in diesen Regionen noch nicht das Ausmaß erreicht hat, das im weiteren Verlauf erreicht wird und durch eine dunklere Blaufärbung dargestellt wird. Auch in Bezug auf die Tau-Pathologie sind kognitive Veränderungen Zeichen eines fortgeschrittenen Krankheitsprozesses definiert durch die Stadien IV–VI (mit Genehmigung modifiziert nach [14]).

fen und durch eine Alteration des Blutflusses, insbesondere bei Befall von Kapillaren, zu Durchblutungsstörungen einschließlich Infarkten führen [19, 20].

Intraneuronales Aβ: Im Rahmen seiner Freisetzung aus APP wird Aβ in den Nervenzellen produziert. Hier gelangt es in das endosomale Kompartiment der Zelle [21–23]. Bei Alzheimer-Patienten und entsprechenden Mausmodellen finden sich hier erste oligomere bzw. protofibrilläre Aggregate in Nervenzellen [21, 24, 25], die in einer intraneuronalen Akkumulation von Aβ bei AD-Patienten resultieren.

Gliales Aβ: In Assoziation zu bestimmten diffusen Plaques, wie z. B. dem „Fleecy"-Amyloid oder dem subpialen bandartigen Amyloid findet man Astrozyten, deren Zytoplasma mit Aβ gefüllt ist [26–30]. Es wird angenommen, dass Astrozyten Aβ aufnehmen und an dessen perivaskulärer Clearance beteiligt sind [31, 32]. Ähnliches gilt für die Mikrogliazellen, die zusammen mit Astrozyten in der Nähe von kernhaltigen (cored) Plaques zu finden sind und ebenfalls Aβ in ihrem Zytoplasma aufweisen können [26].

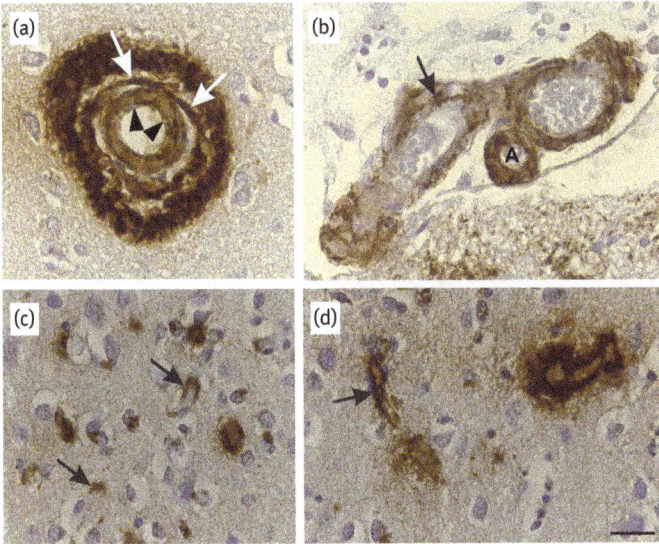

Abb. 3.4: Zerebrale Amyloidangiopathie (CAA). Diese ist charakterisiert durch die Ablagerungen von Aβ in der Gefäßwand kortikaler (a) und leptomeningealer Arterien [(b): Markierung mit A], Venen [(b): Pfeil] und in kortikalen Kapillaren [(c), (d): Pfeile]. Die Amyloidablagerungen schädigen die Gefäßwand, was z. T. in einer Dissoziation von Lamina muscularis [(a): Pfeilköpfe] und Adventitia [(a): weiße Pfeile] resultiert und durch das Bild des „double barreling" charakterisiert ist (a). Färbung: Immunhistochemie mit einem Antikörper gegen Aβ$_{17-24}$. Der Messbalken in (d) entspricht 20 μm.

3.1.3 Neurofibrillenveränderungen

Unter dem Begriff Neurofibrillenveränderungen (NFTs) versteht man intraneuronale fibrilläre Ablagerungen abnorm phosphorylierten Tau-Proteins. Dabei bilden die Aggregate versilberbare gepaarte helikale Filamente, die denen entsprechen, die schon Alois Alzheimer bei der Erstbeschreibung der Erkrankung gezeigt hatte (Abb. 3.5). Nichtfibrilläre Ansammlungen von abnorm phosphoryliertem Tau-Protein in Nervenzellen werden hiervon abgegrenzt und „Pretangles" genannt (Abb. 3.5). Tau-Aggregate in Dendriten oder Neuriten werden als Neuropilfäden (neuropil threads) bezeichnet (Abb. 3.5). Die neuritischen Plaques besitzen dystrophe Neuriten mit intrazellulärer Tau- oder APP-Pathologie und stellen somit eine Kombination von Tau- und Aβ-Pathologie dar, die diagnostisch für Alzheimer-typische Veränderungen ist. Bei der AD ist die Tau-Pathologie in Neuronen und Neuriten nachweisbar, nicht aber in Gliazellen.

Neuronale und gliale Tau-Veränderungen finden sich allerdings auch bei anderen Tauopathien, die ebenfalls zur Demenz im Rahmen einer frontotemporolobären Degeneration (= FTLD-Tau) führen können [33]. Mischformen mehrerer Tau-Pathologien sind nicht selten.

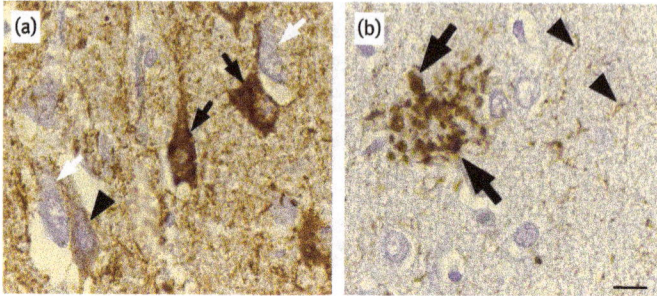

Abb. 3.5: Formen der Tau-Pathologie. NFTs sind zytoplasmatische, fibrilläre Tau-Proteinaggregate in Nervenzellen [(a): Pfeile]. Nichtfibrilläre Tau-Aggregate in Nervenzellen werden „Pretangles" [(a): Pfeilköpfe] genannt und sind von nichtaffizierten Nervenzellen [(a): weiße Pfeile] deutlich zu unterscheiden. Tau-Veränderungen in Neuriten können mit Amyloid-Ablagerungen zusammen auftreten und formen dann neuritische Plaques [(b): Pfeile], während neuritische Tau-Aggregate im Neuropil Neuropilfäden [(b): Pfeilköpfe] genannt werden. In (a) sind ebenfalls zahlreiche Neuropilfäden angefärbt, die die Neuropilfärbung erklären. Färbung: Immunhistochemie mit einem Antikörper gegen abnorm phosphoryliertes Tau-Protein. Der Messbalken in (b) entspricht 15 μm.

Das Tau-Protein ist ein physiologisches Protein, das Teil des axonalen Zytoskeletts ist und bei der Regulation des axonalen Transports eine wichtige Rolle spielt. Es existiert in 6 Isoformen, von denen 3 eine Repeatregion mit 3 Repeats und 3 eine Repeatregion mit 4 Repeats aufweisen [34]. Bei der Alzheimer-Krankheit findet man sowohl 3- als auch 4-Repeatisoformen, während bei anderen Tauopathien in den Ablagerungen entweder 3- oder 4-Repeatisoformen gefunden werden [33].

In den einzelnen Nervenzellen findet man die Aggregate von abnorm phosphoryliertem Tau-Protein primär zumeist in Dendriten, worauf sich im Gefolge abnormes Tau-Protein auch im Perikaryon der befallenen Nervenzellen ansammelt und die Veränderungen als Pretangles bezeichnet werden. Hier kondensieren die Tau-Aggregate im weiteren Verlauf und bilden versilberbare NFTs [35]. Mit dieser Entwicklung einher geht eine weitere intraneuronale Ausbreitung der Ansammlung abnormen Tau-Proteins in das Axon und in Axonterminale [36], die möglicherweise eine wichtige Rolle bei der Entstehung funktioneller Defizite [36] und auch bei einer derzeit diskutierten transneuronalen Ausbreitung der Tau-Pathologie spielt [37].

Braak-NFT-Stadien: Die NFTs sind im Gehirn des Menschen zunächst auf wenige Regionen begrenzt und breiten sich von hier aus auf immer weitere Hirnregionen aus. Diese Ausbreitung kann in Stadien eingeteilt werden. Die Ausbreitung im Kortex wird dabei in sechs Stadien eingeteilt [13], die nach den Erstbeschreibern Braak-Stadien genannt werden.

Die ersten Tau-positiven Veränderungen findet man in den Neuriten des Locus coeruleus und/oder anderer in den Kortex projizierender Kerngebiete des Hirnstamms (Stadium a). Im weiteren Verlauf findet man in den Nervenzellen der entsprechenden

Hirnstammkerne Pretangles sowie zusätzlich im dorsalen Vaguskern und in zentralen tegmentalen Faserbahnen (Stadium b) Tau-positive Neuriten. Im darauffolgenden Stadium c zeigen sowohl Locus coeruleus als auch die Raphe-Kerne und Nervenzellen des Nucleus basalis Meynert Pretangles, ohne dass kortikale Nervenzellen in die Tau-Pathologie involviert sind. Die ersten kortikalen neuritischen Tau-Veränderungen finden sich in der Regio transentorhinalis (Stadium 1a) und in benachbarten Kortexabschnitten, gefolgt von Pretangles in den entsprechenden Regionen (Stadium 1b). In diesen ersten Stadien ist lediglich eine Vermehrung und Ansammlung von abnorm phosphoryliertem Tau-Protein zu sehen. Echte fibrilläre Tau-Aggregate in Nervenzellen, z. B. NFTs beginnend in der Regio transentorhinalis, aber auch in den Raphe-Kernen oder dem Nucleus basalis Meynert zeigen den Übergang in die klassischen Braak-Stadien (Stadium I) an. Hiernach breitet sich die NFT-Pathologie auf die Regio entorhinalis (Stadium II), den basalen temporalen Neokortex (Brodmann Area 36) und den Hippocampus (Stadium III), weitere Abschnitte des Temporallappens und die Körnerzellen des Gyrus dentatus (Stadium IV), den restlichen Neokortex mit Ausnahme primärer Rindenfelder (Stadium V) und schließlich auch in die primären Rindenfelder (Stadium VI) aus (Abb. 3.3).

Für die Ermittlung der Alzheimer-Pathologie werden die klassischen Braak-NFT-Stadien I–VI herangezogen. Bei den Stadien a–1b besteht derzeit noch keine Einigkeit darüber, ob es sich in jedem Fall um den Beginn der AD handelt, ob es sich auch um Frühstadien anderer Tauopathien handeln kann oder ggf. sogar um Altersveränderungen ohne pathologische Bedeutung. Derzeit vermutet man, dass Patienten mit einer AD auch die Stadien a–1b durchlaufen. Allerdings zeigen in Autopsieserien die meisten (> 95 %) der untersuchten Fälle über 40 Jahren Tau-Veränderungen in den Stadien a–1b, wobei die Frequenz der symptomatischen AD in Altersgruppen über 70 Jahren deutlich geringer bleibt [38, 39]. Man könnte also vermuten, dass die Tau-Pathologie der Stadien a–1b zwar Voraussetzung für die Entstehung der AD ist, dass aber weitere Faktoren, z. B. Amyloid, eine Rolle bei der Entstehung der eigentlichen Erkrankung spielen.

CERAD-Score für neuritische Plaques: Der CERAD-Score (**C**onsortium to **e**stablish a **r**egistry for **A**lzheimer's **d**isease) ist eine gängige Schätzung der Dichte der neokortikalen neuritischen Plaques [40]. Er basiert auf der semi-quantitativen Einschätzung der Dichte der neuritischen Plaques im frontalen, parietalen und temporalen Neokortex. Dabei wird angegeben, ob eine hohe neuritische Plaquedichte (Score 3), eine moderate (Score 2) oder eine geringe Plaquedichte (Score 1) vorliegt. Die Abwesenheit von neuritischen Plaques entspricht dem CERAD-Score 0.

Für die Ermittlung des CERAD-Scores dürfen nur neuritische Plaques, d. h. solche mit dystrophen Neuriten in Betracht gezogen werden. Das geschieht am sichersten in einer Immunfärbung mit Antikörpern gegen abnormes Tau-Protein.

3.1.4 TDP-43-Pathologie

Neben Tau- und Aβ-Ablagerungen findet man auch bei einem hohen Prozentsatz der Fälle Ablagerungen des TDP-43-Proteins. Diese finden sich zytoplasmatisch in den Nervenzellen und Nervenzellfortsätzen [Abb. 3.6 (c)]. Sie findet man i. d. R. in der Amygdala, von wo aus sie sich stadienhaft weiter ausbreiten [41].

TDP-43 ist ein nukleäres Protein, das an der Regulation der Transkription, des Splicings und der Translation von RNA beteiligt ist. Physiologischerweise ist seine Konzentration im Zytoplasma äußerst gering. Unter pathologischen Bedingungen wie z. B. bei der AD, kann TDP-43 zumeist in phosphorylierter Form zytoplasmatisch abgelagert werden und dort Aggregate bilden. Diese Aggregate kennzeichnen aber auch andere neurodegenerative Erkrankungen wie die frontotemporolobäre Degeneration vom TDP-Typ (FTLD-TDP), die amyotrophe Lateralsklerose.

3.1.5 Granulovakuoläre Degeneration

Die granulovakuoläre Degeneration ist durch zytoplasmatische Ansammlungen von Vakuolen gekennzeichnet, die neben Autophagie-assoziierten Proteinen abnorm phosphoryliertes Tau-Protein, phosphoryliertes Aβ und phosphoryliertes TDP-43 (transactive DNA-binding Protein) [Abb. 3.6 (a), (b)] sowie Caseinkinase 1δ und 1ε enthalten [42–46]. Die genaue pathogenetische Bedeutung ist unklar, allerdings breiten sich diese Veränderungen wie auch Plaques und NFTs in einem stadienhaften Prozess aus, der parallel zu dem der Plaque- und NFT-Ausbreitung verläuft [47]. Somit liegt nahe, dass es sich bei der granulovakuolären Degeneration um eine Alzheimer-assoziierte Pathologie handelt.

3.1.6 Hirano-Körper

Bei den Hirano-Körpern handelt es sich um intrazelluläre eosinophile Proteinaggregate [Abb. 3.6 (d)], in denen neben Tau-Protein auch Aktin, Aktin-assoziierte Proteine, Neurofilamente, C-terminale APP-Fragmente, Ubiquinon und „Advanced glycation end products (AGEs)" nachgewiesen worden sind. Diese Veränderungen werden in der Ammonshornregion CA1 gefunden, bei Alzheimer-Fällen, aber auch bei Nichtdementen, Parkinson-Patienten und Fällen mit Pick- oder Guam-Krankheit. Ob diesen Veränderungen eine pathologische Bedeutung für die AD zukommt ist letztlich noch unklar.

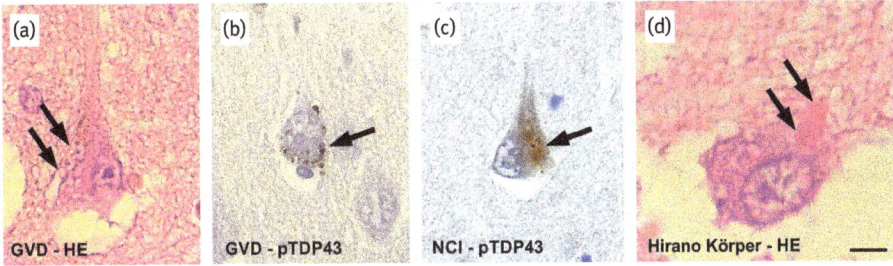

Abb. 3.6: Granulovakuoläre Degeneration [(a), (b): Pfeile] ist durch intraneuronale, zytoplasmatische Vakuolen charakterisiert, die u. a. phosphoryliertes TDP-43 enthalten. Daneben kann man bei AD-Patienten auch neuronale zytoplasmatische TDP-43-Einschlüsse (NCIs) finden [(c): Pfeil]. Hirano-Körper sind eosinophile Proteinaggregate [(d): Pfeile], die in Assoziation zu Nervenzellen im CA1/Subiculum-Sektor des Hippocampus gefunden werden. Färbungen: (a), (d): Hematoxilyn und Eosin; (b), (c): Immunhistochemie mit einem Antikörper gegen phosphoryliertes TDP-43 (pTDP-43). Der Messbalken in (d) entspricht 10 μm (a)–(c) und 7 μm (d).

3.1.7 Neuropathologische Diagnosekriterien der Alzheimer-Krankheit des National Institute of Aging und der Alzheimer Association (NIA-AA)

Die aktuellen neuropathologischen Diagnosekriterien beschreiben die Alzheimer-Pathologie unabhängig vom klinischen Bild, d. h. es ist für die neuropathologische Diagnose von Alzheimer-Pathologie nicht von Belang, ob eine Demenz oder kognitive Symptome vorgelegen haben [48]. Klinisch-pathologische Korrelationsstudien konnten zeigen, dass i. d. R. nur Fälle mit hohem bzw. mittlerem Grad an AD-Pathologie symptomatisch sind, während ein geringer Grad an AD-Pathologie kognitive Defizite für sich allein genommen nicht erklärt. Demente Fälle mit fortgeschrittener Tau-Pathologie bei geringer Aβ-Pathologie werden dabei als NFT-prädominate Demenz und nicht als AD klassifiziert (Abb. 3.7).

Das bedeutet mit anderen Worten, dass Patienten mit Alzheimer-Pathologie sowohl dement (symptomatische Alzheimer-Krankheit) als auch kognitiv unauffällig (präklinisches Stadium der Alzheimer-Krankheit) sein können [49]. Dabei zeigen symptomatische Alzheimer-Fälle i. d. R. eine fortgeschrittene Alzheimer-Pathologie während präklinischen Fälle neuropathologische Frühstadien aufweisen.

Als relevante Parameter der Alzheimer-Pathologie werden von der NIA-AA die Amyloid-Plaques, NFTs und die neuritischen Plaques angesehen. Diese werden mithilfe der Amyloid-Phasen, der Braak-NFT-Stadien und des CERAD-Scores erfasst und gemäß der in Tab. 3.2 wiedergegebenen Matrix in einen Schweregrad (kein AD, gering, mittelgradig und hoch) der AD-Pathologie konvertiert.

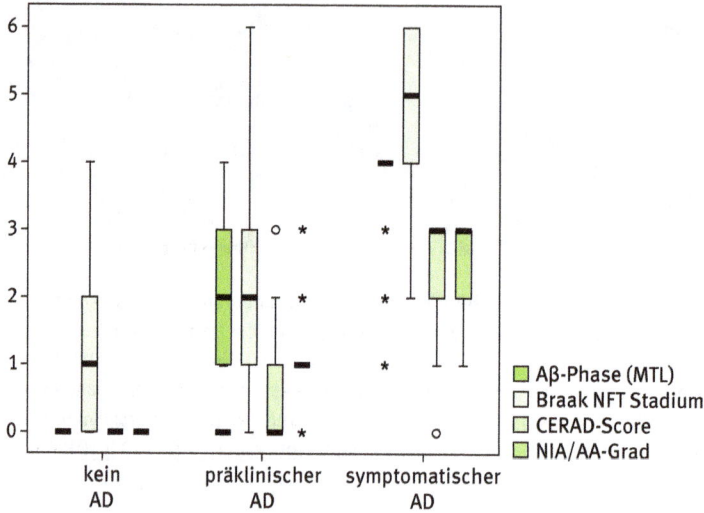

Abb. 3.7: Korrelation des klinischen Status (kein AD, präklinischer AD, symptomatischer AD) mit den Aβ-Phasen (ermittelt im medialen Temporallappen) [11], Braak-NFT-Stadien [13], dem CERAD-Score für neuritische Plaques und dem Grad der AD-Pathologie entsprechend den NIA-AA-Richtlinien [48]. Symptomatische AD-Patienten zeigen dabei Endstadien dieser Pathologien, während präklinische Fälle mit AD-Pathologie zumeist Frühveränderungen zeigen. Definitionsgemäß sind in Fällen ohne AD keine Amyloid-Plaques oder neuritischen Plaques nachweisbar, während Tau-Pathologie zu sehen ist, die als primäre altersassoziierte Tauopathie (PART) bezeichnet wird. Ob es sich bei PART, um eine eigenständige Pathologie handelt, um präklinische AD-Veränderungen oder um präklinische Veränderungen einer anderen Tauopathie ist unklar.

Tab. 3.2: Schweregrad der Alzheimer-Pathologie entsprechend NIA-AA [48]. Für die Ermittlung werden die Amyloid-Plaque-Phase, das Braak-NFT-Stadium und der CERAD-Score für neuritische Plaques benötigt. AD-P = Alzheimer-Demenz-Pathologie.

A: Amyloid-Score (Amyloid-Plaque-Phase)	C: CERAD-Score (neuritische Plaques)	B: NFT-Score (Braak NFT-Stage)		
		B0 oder B1 (I/II)	B2 (III/IV)	B3 (V/VI)
A0 (0)	C0 (0)	keine AD-P	keine AD-P	keine AD-P
A1 (1/2)	C0/1 (0/1)	Gering	Gering	Gering
	C2/3 (2/3)	Gering	Mittelgradig	Mittelgradig
A2 (3)	C0–3 (0–3)	Gering	Mittelgradig	Mittelgradig
A3 (4/5)	C0/1 (0/1)	Gering	Mittelgradig	Mittelgradig
	C2/3 (2/3)	Gering	Mittelgradig	Hoch

3.1.8 Altersverteilung der Aβ- und Tau-Pathologie

Die Tau-Pathologie im Braak-NFT-Stadium I, aber auch die Aβ-Pathologie kann bereits in wenigen Fällen vor dem 20. Lebensjahr gesehen werden. Die Frequenz und die stadienhafte Ausbreitung nimmt ab dem 50.–60. Lebensjahr kontinuierlich zu bis mit 90 Jahren beinahe jeder wenigstens beginnende Tau-Pathologie aufweist, wobei Aβ-Plaque-Pathologie auch im hohen Alter (> 90 Jahre) nur in 82,2 % unserer Autopsie-fälle zu sehen war (Abb. 3.8). Neuritische Plaques als später auftretendes Phänomen der AD-Pathologie sieht man erst ab dem 56. Lebensjahr und sie sind nur in 56,8 % der über 90-Jährigen zu sehen (Abb. 3.8).

3.1.9 Amyloid- und Tau-Imaging in Korrelation zur Neuropathologie

Die Amyloid- und Tau-Pathologie können klinisch mit PET-Liganden dargestellt werden. Bei den PET-Liganden handelt es sich um radioaktiv markierte Substanzen, die von dem Farbstoff Thioflavin-S für histologische Färbungen als Ausgangsstoff abgeleitet wurden. Thioflavin-S markiert Plaques und NFTs in mikroskopischen Präparaten. Die jeweiligen modifizierten PET-Tracer-Moleküle sind als Amyloid-Tracer für die Bindung an Amyloid-Plaques ohne wesentliche Kreuzreaktion mit NFTs optimiert, während die Tau-Tracer für NFTs optimiert sind, ohne dass Plaques signifikant miterfasst werden.

Für Amyloid-Tracer existieren bereits Daten aus pathologisch-kontrollierten „End-of-Life"-Studien, die zeigen, dass die Amyloid-Tracer in präklinischen Alzheimer-Fällen bereits eine fortgeschrittene Amyloid-Pathologie detektieren (Amyloid-Phase 3 und höher), während die Frühphasen (Phasen 1 und 2) von negativen Kontrollen mittels Amyloid-PET nicht zu unterscheiden waren [50].

Relevante „End-of-Life"-Studien für die Tau-Tracer liegen noch nicht vor, allerdings zeigen klinische Studien ein den Braak-NFT-Stadien vergleichbares Ausbreitungverhalten im Tracer-Retentionsmuster [51].

3.1.10 Differentialdiagnose Alzheimer-Krankheit vs. frontotemporolobäre Degeneration, Lewy-Körper-Demenz und vaskuläre Demenz

Neben Alzheimer-typischen Veränderungen finden sich im Gehirn älterer Menschen viele andere Pathologien, die ebenfalls eine Demenz verursachen können. Hierzu gehören andere Tauopathien, die zur frontotemporolobären Degeneration führen, TDP-43-Proteinopathien mit dem klinischen Bild einer frontotemporolobären Degeneration, andere, seltenere Typen der frontotemporolobären Degeneration, die Demenz mit Lewy-Körpern, die vaskuläre Demenz und Mischdemenzen (Tab. 3.3).

(a) altersabhängige Frequenz von Aβ-Plaques und deren Ausbreitung

□ Ab-Phase (MTL) 0   □ Ab-Phase (MTt) 1   ▨ Ab-Phase (MTL) 2
▨ Ab-Phase (MTL) 3   ■ Ab-Phase (MTL) 4

(b) altersabhängige Frequenz von τ-Pathologie und deren Ausbreitung

□ Braak NFT Stadium 0   □ Braak NFT Stadium 1   ▨ Braak NFT Stadium 2
▨ Braak NFT Stadium 3   ▨ Braak NFT Stadium 4   ▨ Braek NFTStadium 5
■ Braak NFT Stadium 6

(c) altersabhängige Frequenz von neuritischen Plaques

□ CERAD-Score 0   □ CERAD-Score 1
▨ CERAD-Score 2   ■ CERAO-Score 3

(d) altersabhängige Frequenz der AD Pathologie und deren Schweregrad (NIA/AA)

□ NIA/AA Grad 0   □ NIA/AA Grad 1
▨ NIA/AA Grad 2   ■ NIA/AA Grad 3

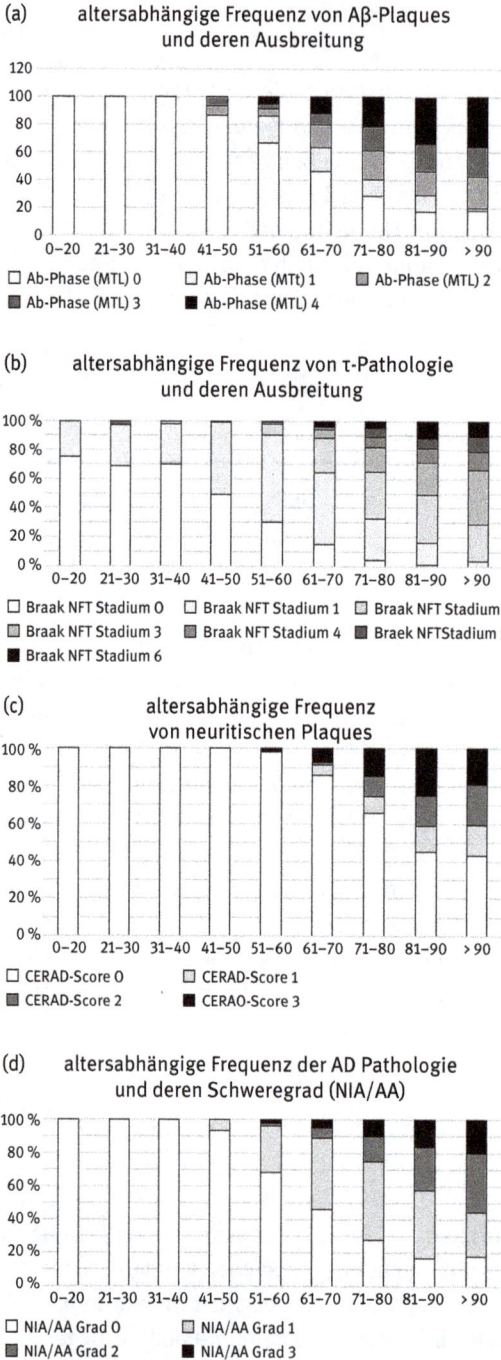

Abb. 3.8: Altersabhängige Frequenz von Aβ-Phasen (ermittelt im medialen Temporallappen) [11] (a), Braak-NFT-Stadien [13] (b), CERAD-Score für neuritische Plaques (c) und dem Grad der AD-Pathologie entsprechend den NIA-AA-Richtlinien [48] (d). Die jeweiligen Pathologien beginnen in Frühstadien im Alter in wenigen Fällen zwischen 19 (NFTs) und 56 Jahren (neuritische Plaques) und nehmen mit steigendem Lebensalter an Prävalenz zu.

Tab. 3.3: Pathologische Differentialdiagnose AD – Nicht-AD-Demenzen. **A** zeigt die pathologisch-anatomische Differenzierung anhand des immunhistochemischen Färbeprofils. **B** stellt eine Verbindung der pathologischen Befunde mit dem möglichen klinischen Erscheinungsbild dar [52] n.b. = nicht bekannt.

A: Pathologische Klassifikation neurodegenerativer Erkrankungen in der Differentialdiagnose zur AD.

Pathologische Diagnose	Aβ Plaques	NFTs (τ-Veränderungen)	TDP-43 Aggregate	α-Synuclein Aggregate
Normales Gehirn	–	–	–	–
PART	–(oder wenige; cave DD: p-preAD)	Braak-NFT-Stadium 0–VI	–/+	–/+
p-preAD (= AD Pathologie (bei der Autopsie) ohne kognitive Defizite)	mindestens Amyloid Phase 1	Braak NFT Stadium 0–VI	–/+	–/+
AD (= AD Pathologie (bei der Autopsie) bei Demenz oder kognitive Defiziten)	mindestens Amyloid Phase 1 (meist 3–5)	Braak-NFT-Stadium 0–VI (meist IV–VI)	+/–	–/+
FTLD-Tau (Subtypen: PSP, CBD, PiD, AGD, NFT-prädominante Demenz)	+/–(normalerweise nicht höher als 3)	Braak-NFT-Stadium I–VI plus spezifische nicht-AD τ-Läsionen	+/–	–/+
FTLD-TDP	+/–(normalerweise nicht höher als 3)	+/–(normalerweise nicht höher als III)	+	–/+
LBD (umfaßt PD und DLBD; kann zusammen mit AD Pathologie auftreten)	+/–(bis Phase 5)	+/–(bis Braak-NFT-Stadium VI)	+/–	+ (Hirnstamm-, limbisches, oder neokortikales Muster)
VD (Multiinfarktdemenz, strategische Demenz, subkortikale vaskuläre Enzephalopathie)	+/–(normalerweise nicht höher als 3)	+/–(normalerweise nicht höher als III)	–/+	–/+
Mischdemenz (= Nebeneinander von zwei oder mehr Demenzpathologien in klinisch relevantem Umfang)	+/–(bis Phase 5)	+/–(bis Braak-NFT-Stadium VI)	+/–	+/–

p-preAD = präklinische Alzheimer-Pathologie, nachgewiesen bei der Autopsie, AD = symptomatische Alzheimer-Demenz, PART = primäre altersabhängige Tauopathie (primary age-related tauopathy), FTLD-Tau = frontotemporolobäre Degeneration mit Tau-Veränderungen, PSP = progressive supranukleäre Paralyse, CBD = kortikobasale Degeneration, PiD = Morbus Pick, AGD = Silberkornkrankheit (Argyrophilic Grain Disease), FTLD-TDP = frontotemporolobäre Degeneration mit TDP-43-Einschlüssen, LBD = Lewy-Körper-Krankheit (umfasst Demenz mit Lewy-Körpern [= DLBD] und die Parkinson-Krankheit [= PD]), VD = vaskuläre Demenz, DD = Differentialdiagnose, PET = Positronen-Emissions-Tomographie, bvFTD = frontotemporale Demenz – „behavioural variant", PPA SV = primäre progressive Aphasie – semantische Variante, PPA NFV = primäre progressive Aphasie – nichtflüssige Variante, PPA LV = primäre progressive Aphasie – logopenische Variante.

Tab. 3.3: (fortgesetzt)

B: Klinische/PET-Imaging basierte Einteilung neurodegenerativer Erkrankungen in der AD Differentialdiagnose unter Berücksichtigung des pathologischen Korrelates

Pathologische Diagnose	Amyloid PET	τ-PET	Klinische Diagnose
Normales Gehirn	–	–	Keine Demenz (normal)
PART	–	n. b.	Keine Demenz (normal) oder Demenz
p-preAD (= AD-Pathologie (bei der Autopsie) ohne kognitive Defizite)	+/–	n. b.	Keine Demenz: asymptomatische AD oder normal
AD (= AD-Pathologie (bei der Autopsie) bei Demenz oder kognitive Defiziten)	+	PET-Braak II oder höher	Prodromales oder Demenz-Stadium der AD
FTLD-Tau (Subtypen: PSP, CBD, PiD, AGD, NFT-prädominante Demenz)	–	+/– (abhängig vom PET-Tracer)	Kein-AD: PSP, CBS, bvFTD, PPA NFV, Demenz
FTLD-TDP	–	n. b.	Kein-AD: bvFTD, PPA SV, PPA NFV oder PPA LV, Demenz
LBD	–/+	n. b.	PD mit oder ohne Demenz
LBD	+/–	n. b.	DLBD
VD (Multiinfarktdemenz, strategische Demenz, subkortikale vaskuläre Enzephalopathie)	–/+	n. b.	Multiinfarktdemenz, strategische Demenz, subkortikale vaskuläre Enzephalopathie (mit jeweils entsprechenden Veränderungen im MRT)
Mischdemenz (= Nebeneinander von zwei oder mehr Demenzpathologien in klinisch relevantem Umfang)	+/–	n. b.	Demenz mit unterschiedlichster Symptomatik, Begleitsymptomen. Vaskuläre Läsionen sind häufig zu finden.

Für die Differentialdiagnose ist dabei der Nachweis einer signifikanten Amyloid-Pathologie bei einer durch die Alzheimer-Krankheit verursachten Demenz entscheidend. Der Nachweis von Aβ-Plaques in Phase 3 und höher gibt dabei an, dass eine relevante Alzheimer-Pathologie eine klinisch gesehene Demenz entweder allein oder gemeinsam mit anderen Pathologien verursacht hat. Mit anderen Worten sind bei Nachweis einer signifikanten Amyloid-Pathologie eine reine frontotemporolobäre Degeneration, eine ausschließlich vaskuläre Demenz und eine rein durch eine Lewy-Körper-bedingte Demenz mit Lewy-Körpern/Parkinson-Demenz ausgeschlossen und die Differentialdiagnose beschränkt sich auf eine reine AD oder eine Mischdemenz mit signifikanter AD-Komponente.

Tau-Veränderungen sind dagegen nicht spezifisch für die AD und können auch bei anderen Demenzerkrankungen, den frontotemporolobären Degenerationen vom Tau-Typ (FTLD-Tau) vorkommen. Hierzu gehören die kortikobasale Degeneration, der Morbus Pick, die progressive supranukleäre Paralyse, die Silberkornkrankheit (Argyrophilic Grain Disease), die NFT-prädominate Demenz und durch Tau-Mutationen bedingte frontotemporolobäre Degenerationen. Der Nachweis von Tau-Pathologie ohne ausreichende Amyloid-Pathologie würde eine FTLD-Tau differentialdiagnostisch in den Vordergrund schieben, wobei spezifische gliale Einschlüsse und spezifische Verteilungsmuster der Tau-Pathologie im Gehirn die weitere morphologische Differentialdiagnose erlauben. Mittels Tau-PET ist eine solche Differentialdiagnostik derzeit noch nicht etabliert.

Andererseits bedeutet das Fehlen einer signifikanten Tau-Pathologie, dass eine Demenz möglicherweise trotz signifikanter Aβ-Pathologie nicht durch eine AD bedingt ist, sondern dass andere Pathologien bei kognitiven Defiziten eine essenzielle Rolle spielen.

Jochen Walter
3.2 Molekulare Mechanismen der Amyloid-Pathologie

Ablagerungen des Amyloid-β-Peptids (Aβ) in Form von extrazellulären Plaques sind charakteristisch für die Alzheimer-Demenz (AD) und dienen, zusammen mit Neurofibrillenbündeln als spezifisches neuropathologisches Merkmal dieser Krankheit. Genetische, biochemische und zellbiologische Untersuchungen deuten auf eine wichtige Rolle von Aβ bei der Alzheimer-Pathogenese hin. Entsprechend stellen Aβ und die an seinem Metabolismus beteiligten Prozesse auch interessante Ansatzpunkte für therapeutische Interventionen dar.

3.2.1 Einleitung

Die Alzheimer-Demenz (AD) ist neuropathologisch durch das kombinierte Auftreten von Amyloid-Ablagerungen („Plaques") und von Neurofibrillenbündeln („Tangles") im Gehirn charakterisiert (zur Übersicht: [39, 48]).

Neurofibrillenbündel bestehen aus Aggregaten des Mikrotubuli-assoziierten Proteins Tau, das unter physiologischen Bedingungen an der Regulation von Mikrotubuli und somit intraneuronalen Transportvorgängen beteiligt ist [53, 54].

Amyloid-Plaques sind extrazelluläre Ablagerungen und bestehen überwiegend aus aggregierten Formen des Amyloid-β-Peptids (Aβ) [7, 55, 56]. Jedoch werden in Plaques neben Aβ noch eine Vielzahl weiterer Proteinkomponenten nachgewiesen [57]. Mikroskopisch werden mehrere Formen von Plaques unterschieden [58]. Innerhalb und in enger Nachbarschaft typischer neuritischer Plaques befinden sich dystrophe Neuriten sowie aktivierte Mikrogliazellen und reaktive Astrozyten. Amyloid-Ablagerungen finden sich nicht nur im zerebralen Kortex und in hippocampalen Regionen. Auch in Gefäßwänden meningealer und parenchymaler Arteriolen, kleinen Arterien und Kapillaren werden Amyloid-Ablagerungen nachgewiesen und stellen ebenfalls wichtige diagnostische Merkmale dar [15, 55].

3.2.2 Das β-Amyloid-Vorläuferprotein und die Bildung von Aβ

Die Aminosäuresequenz von Aβ wurde erstmalig nach biochemischer Extraktion und Aufreinigung von Ablagerungen in meningealen Gefäßwänden und Amyloid-Plaques aus Hirngewebe von Alzheimer- und Trisomie-21-Fällen aufgeklärt [7, 56]. Durch Klonierung des entsprechenden Gens konnte nachgewiesen werden, dass die Aminosäuresequenz von Aβ Bestandteil eines größeren Proteins, des sog. Amyloid-Vorläuferproteins (APP) ist [59].

APP ist ein Typ-I-Membranprotein mit einer großen N-terminalen Ectodomäne, einer Transmembrandomäne und einer relativ kleinen, zytoplasmatischen Domäne (Abb. 3.9). Damit besitzt APP strukturelle Eigenschaften eines Zelloberflächenrezeptors, wodurch auf eine Funktion der APP-Ectodomäne bei der Regulation von Zell-Zell- und Zell-Matrix-Interaktionen und Signalübertragungswegen geschlossen wurde [59]. Tatsächlich weisen mehrere Studien an Tier- und Zellmodellen auf physiologische Funktionen von APP bei synaptischen Verbindungen zwischen Neuronen und neuromuskulären Kontakten hin [60]. Darüber hinaus ist APP bei weiteren Zelladhäsionen durch Interaktion mit extrazellulären Matrixkomponenten beteiligt. In-vitro- und In-vivo-Experimente unterstützen zusätzlich neurotrophe Funktionen der durch proteolytische Prozessierung entstehenden löslichen Ectodomäne von APP (Abb. 3.9; s. u.).

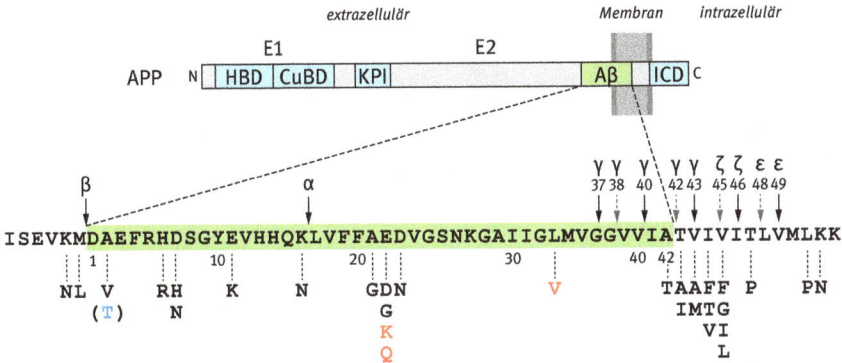

Abb. 3.9: Schema zum strukturellen Aufbau von APP. APP ist ein Typ-I-Membranprotein mit einer großen Ectodomäne, einer Transmembrandomäne und einer kleinen intrazellulären Domäne (ICD). Innerhalb der Ectodomäne befinden sich eine Heparinbindungsdomäne (HBD), Kupferbindungsdomäne (CuBD), Kunitz-Protease-Inhibitor-Domäne (KPI) sowie mehrere Glykosylierungsstellen und eine Zinkbindungsstelle (nicht dargestellt). Die als E1 und E2 bezeichneten Domänen sind an der Dimerisierung von APP beteiligt (N, N-Terminus; C, C-Terminus). Die Aβ-Domäne ist Bestandteil der Ectodomäne und der Transmembrandomäne. Unten sind die Aminosäuresequenz der Aβ-Domäne und flankierender Abschnitte sowie die Schnittstellen der verschiedenen Sekretasen angegeben (Pfeile). Die Zahlen unter den mit γ, ζ und ε bezeichneten Schnittstellen geben die Länge der entstehenden Peptide an. Diese Schnitte werden alle durch γ-Sekretase vermittelt (Einzelheiten im Text). Krankheitsassoziierte Mutationen sind unterhalb der Aβ-Sequenz angegeben. Die in Rot angegebenen Mutationen sind mit hereditären Formen zerebraler Hämorrhagie mit Amyloidose assoziiert. Die A → T-Mutation (blau) ist mit einem reduzierten AD-Risiko assoziiert. Effekte einzelner Mutationen auf die Prozessierung von APP und die Aggregation von Aβ sind im Text beschrieben.

APP ist Mitglied einer Genfamilie mit zwei weiteren homologen Varianten. Diese sog. **APP-l**ike **P**roteins (APLP1 und APLP2) haben insgesamt sehr ähnliche Aminosäuresequenzen und strukturelle Domänen. Allerdings kommt die Aminosäuresequenz der Aβ-Domäne ausschließlich in APP vor (Abb. 3.9). Studien mit transgenen Mausmodellen legen essenzielle und teilweise redundante Funktionen der Proteine der APP-Familie nahe [60]. APP-knock-out(KO)-Mausmodelle zeigen reduziertes Körper- und Gehirngewicht sowie relativ leicht veränderte Hirnstruktur, die evtl. durch Störungen im Neuritenwachstum und in der Zelladhäsion hervorgerufen werden. APP-KO-Mäuse zeigen außerdem Phänotypen in Verhaltens- und Gedächtnistests. Interessanterweise führt die kombinierte Deletion von APP und APLP2 (und von APLP1/APLP2) zu früher postnataler Letalität, während APP/APLP1-Doppel-KO-Mäuse relativ unauffällig sind. Die in APP-Einzelknock-out-Modellen beobachteten Effekte und die Letalität der APP/APLP2-Doppeldeletionen werden durch die Expression der löslichen APPsα-Ectodomäne (s. u.) aufgehoben, wodurch ebenfalls eine wichtige Rolle dieses APP-Fragments unterstrichen wird. Insgesamt deuten diese Befunde auf wichtige physiologische Funktionen von Proteinen der APP-Familie in der Interaktion und Signalübertragung zwischen Zellen hin.

3.2.3 Die proteolytische Prozessierung von APP

Da die Aβ-Domäne nur einen sehr kleinen Bestandteil von APP ausmacht, wurde schon früh vermutet, dass Aβ durch limitierte Proteolyse des Vorläuferproteins entsteht. Dies ist mittlerweile durch zahlreiche zell- und molekularbiologische Untersuchungen bestätigt.

Bei der proteolytischen Prozessierung von βAPP werden zwei grundsätzliche Wege unterschieden (Abb. 3.10). In einem nichtamyloidogenen Weg wird APP durch das Enzym α-Sekretase hydrolysiert, wodurch die große N-terminale Ectodomäne in das extrazelluläre Milieu freigesetzt wird. Diesem sezernierten APP$_{s\alpha}$-Fragment werden, wie bereits erwähnt, neurotrophe Funktionen zugeschrieben. Das durch die α-Sekretase generierte C-terminale Fragment (CFT) von APP bleibt zunächst in der Zellmembran inseriert. Dieses CTFα wird durch die sog. γ-Sekretase (s. u.) prozessiert, wodurch das kleine Peptid p3 aus der Membran freigesetzt und von Zellen sezerniert wird (Abb. 3.10).

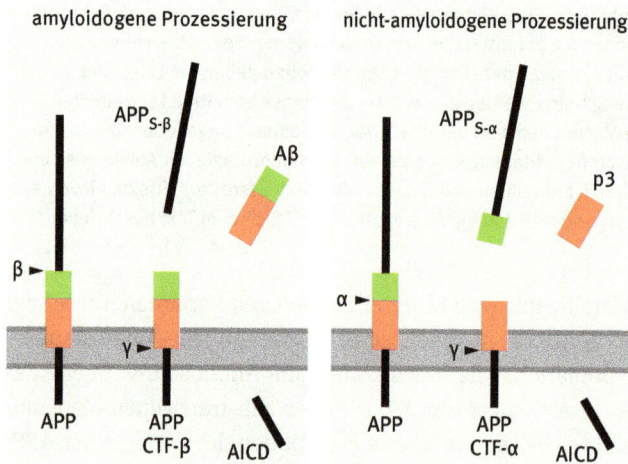

Abb. 3.10: Proteolytische Prozessierung von APP. Im amyloidogenen Weg wird APP zunächst durch β-Sekretase geschnitten, wodurch die Ectodomäne von APP (APP$_{s\beta}$) sezerniert wird. Das entstehende C-terminale Fragment (CTFβ) enthält die gesamte Aβ-Domäne (grün, rot). Durch anschließende Prozessierung des CTFβ innerhalb der Transmembrandomäne wird Aβ aus zellulären Membranen gelöst und kann von Zellen sezerniert werden. Auf der zytoplasmatischen Seite wird die APP-intrazelluläre Domäne (AICD) freigesetzt. In der nichtamyloidogenen Prozessierung wird APP innerhalb der Aβ-Domäne durch α-Sekretase geschnitten und APP$_{s\alpha}$ sezerniert. Das membranständige CTFα wird ebenfalls durch γ-Sekretase geschnitten, wodurch das kleine Peptid p3 (3 kDa, rot) auf der extrazellulären Seite und ebenfalls AICD auf der intrazellulären Seite der Membran freigesetzt wird. Einzelheiten sind im Text beschrieben.

In einem alternativen Weg kann APP initial durch die sog. β-Sekretase geschnitten werden, wodurch eine etwas kleinere APP-Ectodomäne (APP$_{sβ}$) sezerniert wird. Das dabei entstehende membranständige Fragment CTFβ enthält die vollständige Aβ-Domäne. Durch anschließende Prozessierung dieses Fragmentes durch die γ-Sekretase entsteht schließlich Aβ (Abb. 3.10). Hierbei soll betont werden, dass die Bildung von Aβ und dessen Sekretion unter physiologischen Bedingungen und somit auch kontinuierlich im Körper stattfindet. Da speziell die β-Sekretase BACE1 (s. u.) in Neuronen des Gehirns hochexprimiert ist, werden dort besonders hohe Mengen von Aβ gebildet.

3.2.3.1 α-Sekretase

Die verschiedenen Sekretasen sind durch biochemische und molekularbiologische Methoden identifiziert worden. α-Sekretaseaktivität besitzen verschiedene Proteasen der „A Disintegrin and Metalloproteinase" (ADAM)-Familie, wie ADAM9, ADAM10, ADAM17/TACE und ADAM19. Diese Proteasen schneiden APP innerhalb der Aβ-Domäne, unterscheiden sich jedoch in ihrem zell- und organspezifischen Expressionsmuster sowie in der subzellulären Verteilung und katalytischen Aktivität gegenüber APP als Substratprotein. Neuere Untersuchungen deuten insbesondere auf eine wichtige Rolle von ADAM10 bei der α-sekretorischen Prozessierung von APP in Neuronen hin.

3.2.3.2 β-Sekretase

Bei der β-Sekretase handelt es sich um das „beta-site APP cleaving enzyme" (BACE1), eine Aspartylprotease mit struktureller Verwandtschaft zur Pepsin-Familie [61]. Dieses Typ-I-Membranprotein ist vergleichsweise hoch in Neuronen exprimiert und schneidet APP am N-Terminus der Aβ-Domäne, wodurch die Produktion von Aβ eingeleitet wird (Abb. 3.10). Während α-Sekretasen überwiegend im sekretorischen Weg oder an der Zelloberfläche schneiden, ist BACE1 überwiegend in Vesikeln des endolysosomalen Systems unter leicht sauren Bedingungen (pH 4,5–6) aktiv. Interessanterweise schneidet die zu BACE1 homologe Protease BACE2, ähnlich der α-Sekretase, APP innerhalb der Aβ-Domäne und ist nur schwach in Neuronen exprimiert [62]. BACE2 trägt daher kaum zur Aβ-Generierung bei.

3.2.3.3 γ-Sekretase

Bei der γ-Sekretase handelt es sich um einen Proteinkomplex mit vier essenziellen Proteinen [63]. Die katalytische Aktivität wird durch die Presenilin(PS)-Proteine entfaltet. Die weiteren Proteine Nicastrin (Nic), anterior pharynx-defective-1 (Aph-1) und Presenilin enhancer-2 (Pen-2) sind an der Substraterkennung, der Assemblierung und am subzellulären Transport des γ-Sekretasekomplexes beteiligt. Alle

Proteine des γ-Sekretasekomplexes sind evolutionär hochkonserviert und entsprechende orthologe Gene sind auch in C. elegans und D. melanogaster zu finden, was auf wichtige physiologische Funktionen dieser Protease hindeutet. Im Genom des Menschen sind zwei homologe Preseniline, PS-1 und PS-2, vorhanden. Durch unterschiedliche Kombination der verschiedenen PS-Proteine und weiterer Varianten von Aph-1 können γ-Sekretasekomplexe mit verschiedener Zusammensetzung entstehen, die möglicherweise auch Unterschiede in der subzellulären Lokalisierung sowie in ihrer katalytischen Aktivität und Substratspezifität aufweisen. Darüber hinaus finden regulatorische posttranslationale Modifikationen an den verschiedenen γ-Sekretasekomponenten statt. Neuere Daten deuten auf eine unterschiedliche subzelluläre Verteilung von PS1- und PS2- enthaltenden γ-Sekretasekomplexen hin. Im Vergleich scheinen γ-Sekretasekomplexe mit PS1 überwiegend an der Zelloberfläche lokalisiert und bei der Produktion von sezernierten Formen von Aβ beteiligt zu sein. Dagegen wurden PS2-enthaltende γ-Sekretasekomplexe präferenziell in endolysosomalen Vesikeln nachgewiesen und tragen vermutlich überwiegend zur Produktion von Aβ in diesen Kompartimenten bei [64]. Jedoch muss die physiologische und pathophysiologische Bedeutung der differenziellen Lokalisierung von PS1 und PS2 in weiterführenden Studien geklärt werden.

Die Prozessierung von APP-C-terminalen Fragmenten (CTFα und CTFβ) durch γ-Sekretase erfolgt am Ende der Transmembrandomäne auf der zytoplasmatischen Seite zellulärer Membranen. Durch schrittweise Prozessierung am C-Terminus erfolgt eine weitere Verkürzung der Peptide [65]. Diese schrittweise Prozessierung ist heterogen und möglicherweise durch Membranlipide und andere Faktoren beeinflusst, wodurch Aβ-Peptide unterschiedlicher Länge am C-Terminus entstehen (s. u.).

Durch die Prozessierung von APP-CTF wird auf der zytoplasmatischen Seite zellulärer Membranen auch die APP-intrazelluläre Domäne (AICD, Abb. 3.10) freigesetzt. Diesem Fragment werden Funktionen bei den Signaltransduktionsprozessen und der Regulation von Transkriptionsvorgängen zugeschrieben. Entsprechende Befunde werden z. T. kontrovers diskutiert und die pathophysiologische Bedeutung von AICD ist noch unklar [60].

Neben APP sind noch viele weitere Substratproteine der (gamma)-Sekretase bekannt und die entsprechenden Prozessierungsprodukte können wichtige physiologische Funktionen, wie z. B. bei Notch-vermittelter Zelldifferenzierung, ausüben. Die wichtige physiologische Bedeutung von PS-Proteinen ist durch Mausmodelle bestätigt. Die kombinierte Deletion von PS1 und PS2 führt zu früher (E9.5) Letalität. Die beobachteten Phänotypen dieser Modelle ähneln sehr denjenigen von Notch-KO-Mäusen, wodurch eine gestörte Notch-vermittelte Signalübertragung als hauptsächliche Ursache für die Letalität von PS1/2-KO-Mäusen wahrscheinlich ist. Die spezifische Deletion von PS1 in Neuronen führt nicht zur pränatalen Letalität. Interessanterweise zeigen diese Mausmodelle jedoch eine ausgeprägte altersabhänge Neurodegeneration. Da in Abwesenheit der γ-Sekretase die Aβ-Produktion inhibiert

ist, zeigen diese Versuche, dass ein Funktionsverlust der γ-Sekretase zu einer Neurodegeneration unabhängig von Aβ-Akkumulation führen kann.

Neben diesen beschriebenen Proteasen mit α-, β- und γ-Sekretaseaktivität weisen neuere Untersuchungen noch auf weitere Proteasen hin, die APP prozessieren
können und an der Entstehung v. a. von N-terminal längeren oder kürzeren Aβ-
ähnlichen Peptiden beteiligt sind. Diese Proteasen können APP vor oder nach der
β-Sekretase-Schnittstelle prozessieren [66, 67]. Tatsächlich sind v. a. N-terminal verkürzte Varianten von Aβ in extrazellulären Plaques nachgewiesen worden und zeigen
in vitro eine erhöhte Aggregationstendenz, wodurch deren Beteiligung an der AD-
Pathogenese wahrscheinlich erscheint.

3.2.4 Mutationen im APP und den PS-Proteinen führen zu familiären Formen von früheinsetzender AD

Interessanterweise sind Mutationen in den beiden Presenilinen, v. a. in PS1, die häufigste Ursache für früheinsetzende familiäre Formen der AD (FAD). Diese Mutationen
beeinflussen die Produktion des Aβ-Peptids indem das Verhältnis von kürzeren $Aβ_{40}$
zu längeren Aβ-Varianten ($Aβ_{42}$, $Aβ_{43}$) verringert wird. Die diesem Effekt zugrunde
liegenden Mechanismen sind noch nicht genau geklärt, werden jedoch wahrscheinlich durch Veränderungen in der oben beschriebenen schrittweisen Verkürzung von
Aβ-Peptiden durch γ-Sekretase bewirkt [65]. Da C-terminal längere Aβ-Varianten eine
höhere Aggregationstendenz besitzen, könnten Erhöhungen in der relativen Produktion längerer Aβ-Varianten zur verstärkten Aggregation und Ablagerung von Aβ im
Gehirn und zum frühzeitigen Einsetzen der AD-Pathogenese beitragen.

Neben den Mutationen in PS1 und PS2 sind FAD-assoziierte Mutationen lediglich noch im APP-Gen selbst identifiziert worden (s. Kap. 3.5 über Genetik [Ramirez]).
Auch diese Mutationen führen zu einer veränderten Prozessierung von APP und damit auch zu Änderungen in der Aβ-Produktion. Interessanterweise sind alle bisher
bekannten Mutationen innerhalb der Aβ-Domäne oder nahe der Schnittstellen von β-
und γ-Sekretase lokalisiert und erhöhen ebenfalls die relative Produktion von $Aβ_{42}$
oder das Aggregationsverhalten der entstehenden Peptide (Abb. 3.9).

Eine Doppelmutation (KM → NL) an der β-Sekretase-Schnittstelle (Abb. 3.9) führt
zu einer deutlichen Erhöhung der Aβ-Produktion, weil APP mit dieser Aminosäuresequenz deutlich effektiver durch BACE1 geschnitten wird. Darüber hinaus wurden mehrere Mutationen in APP nahe der Prozessierungsstellen durch γ-Sekretase identifiziert.
Diese Mutationen führen, wie Mutationen in den PS-Proteinen, zu einer veränderten Prozessierung durch die γ-Sekretase und einem erhöhten $Aβ_{42}/Aβ_{40}$-Verhältnis.
Weitere Mutationen innerhalb der Aβ-Domäne erhöhen die Aggregationstendenz der
entstehenden Peptide. Bestimmte Mutationen von APP innerhalb der Aβ-Domäne (Positionen 21, 22, 23, 34; Abb. 3.9) liegen auch hereditären Formen zerebraler Hämorrhagie mit Amyloidose zugrunde.

Kürzlich wurde erstmals auch eine APP-Variante identifiziert, die mit einem geringeren Erkrankungsrisiko für AD assoziiert ist. Auch diese Veränderung befindet sich innerhalb der Aβ-Domäne (Position 2; Abb. 3.9), reduziert jedoch die Produktion und die Aggregation von Aβ. Insgesamt unterstützen somit alle bisher identifizierten Mutationen in APP- und PS-Genen eine wichtige Rolle von Aβ-Peptiden bei der Pathogenese von früheinsetzenden Formen der AD.

Entsprechend den sehr umfangreichen Forschungsergebnissen aus neuropathologischen, genetischen, biochemischen und molekularbiologischen Untersuchungen wird Aβ auch eine wichtige Rolle in der sporadischen AD-Pathogenese zugeschrieben. Die Amyloid-Hypothese setzt entsprechend auch eine Akkumulation von Aβ an den Beginn einer pathologischen Kaskade mit daraus resultierenden Störungen des neuronalen Metabolismus, der Ausbildung von Neurofibrillen und schließlich neurodegenerativen Veränderungen, die sich schließlich in der charakteristischen klinischen Symptomatik der AD manifestieren [68].

3.2.5 Regulatorische Mechanismen im Aβ-Metabolismus

Ein Anstieg der Aβ-Konzentration kann grundsätzlich durch eine erhöhte Produktion oder durch einen verringerten Abbau des Peptids hervorgerufen werden. So kann ein Anstieg in der APP-Expression zu erhöhten Aβ-Konzentrationen führen. Dies wird insbesondere bei Trisomie 21 deutlich, bei der das auf Chromosom 21 lokalisierte APP-Gen tripliziert vorliegt und Aβ-Ablagerungen frühzeitig im Gehirn entsprechender Personen nachzuweisen sind.

Bei sporadischen Formen der AD könnte die Expression von APP oder von β- und γ-Sekretasen durch transkriptionelle und posttranskriptionelle Regulationsprozesse erhöht werden und somit ebenfalls zur verstärkten Aβ-Produktion führen. In diesem Zusammenhang sind Ergebnisse aus aktuellen Studien interessant, die eine transkriptionelle Regulation von APP durch das Apolipoprotein E (ApoE) anzeigen. ApoE kommt bei Menschen in drei Hauptvarianten vor (ApoE2, ApoE3, ApoE4), wobei ApoE4 der wichtigste genetische Risikofaktor für die Entstehung einer AD ist [69]. In kultivierten humanen Neuronen bewirkte insbesondere das ApoE4-Protein im Vergleich zu ApoE3 und ApoE2 durch Aktivierung bestimmter ApoE-Rezeptoren an der Zelloberfläche und von intrazellulären Signalkaskaden eine verstärkte Expression von APP [70].

Zusätzlich können Veränderungen im zellulären Metabolismus, des subzellulären Transports und posttranslationale Proteinmodifikationen die Produktion von Aβ begünstigen. Inwieweit eine Erhöhung der Produktion von Aβ tatsächlich zur Pathogenese von sporadischen Fällen der AD beiträgt ist weitgehend unklar. Ebenso müssen mögliche Einflüsse und funktionelle Zusammenhänge exogener Faktoren, wie z. B. Lebensgewohnheiten (Ernährung, geistige und körperliche Aktivität), Hirntraumata,

Infektionen oder allgemeine Alterungsprozesse, mit dem Aβ-Metabolismus noch weiter aufgeklärt werden.

Die Bestimmung kinetischer Produktions- und Abbauraten durch metabolische Markierung mit stabilen Isotopen und Bestimmung der Aβ-Konzentration in cerebrospinaler Flüssigkeit (CSF) deuten auf eine geringere „Clearance" von Aβ in der AD-Pathogenese hin [71]. Jedoch sind die dieser Beobachtung zugrunde liegenden Mechanismen noch weitgehend unklar. Drei grundsätzliche Mechanismen zur Entfernung von Aβ aus dem Gehirn sind beschrieben. Extrazelluläres Aβ kann durch mehrere sezernierte oder membranständige Proteasen abgebaut werden [72–74]. Hier ist eine Beteiligung des „Insulin Degrading Enzyme" (IDE) und von Neprilysin gut charakterisiert und durch In-vivo-Untersuchungen mit entsprechenden Mausmodellen unterstützt. Daneben besitzen noch weitere sezernierte Proteasen, wie das „angiotensin converting enzyme" (ACE), „endothelin converting enzyme" (ECE-1), die Matrixmetalloproteinasen 2, 3 und 9, sowie die lysosomalen Proteasen Kathepsin B und D, Aβ-abbauende Aktivität. Vermutlich tragen auch mehrere Zelltypen des ZNS, wie Mikroglia, Neuronen und Astrozyten, zum proteolytischen Abbau von Aβ bei.

Aβ-Aggregate können durch Phagozytose und Endozytose, insbesondere von Mikroglia oder möglicherweise durch unter bestimmten Umständen ins ZNS eingewanderte Makrophagen aufgenommen und somit aus extrazellulären Flüssigkeiten entfernt werden. Vermutlich können Proteasen des endosomalen und lysosomalen Systems, wie beispielsweise Kathepsine, das aufgenommene Aβ abbauen. Inwieweit Proteasen tatsächlich auch aggregierte Formen von Aβ und Fibrillen abbauen können, muss noch genauer untersucht werden. Möglicherweise findet zunächst eine einleitende Dissoziation von aggregierten Formen in Aβ-Monomere statt.

Neben dem proteolytischen Abbau und der Phagozytose von Aβ im Gehirn sind auch Drainage-Prozesse beschrieben. Neuere Untersuchungen weisen auf eine Beteiligung des sog. glymphatischen Systems hin [75–77], durch das CSF aus dem perivaskulären Raum ins Hirnparenchym gelangt und wieder durch perivaskuläre Räume von venösen Gefäßen dem peripheren Lymphsystem zugeführt wird [78]. Möglicherweise wird Aβ dadurch aus der interstitiellen Flüssigkeit des Hirnparenchyms in das periphere Lymphsystem und schließlich in die Blutzirkulation überführt. Dieser Prozess könnte auch an den unterschiedlichen „Clearance"-Raten von Aβ während des Schlaf-Wach-Zyklus beteiligt sein [79, 80]. Inwieweit Störungen dieses Prozesses tatsächlich zu einer Erhöhung der zerebralen Aβ-Konzentration und der AD-Pathogenese beitragen ist Gegenstand intensiver Forschung.

Aβ kann auch über bestimmte Zelloberflächenrezeptoren der Endothelzellen von der abluminalen Seite aufgenommen und nach Transzytose auf der luminalen Seite abgeben werden. Hierbei scheint v. a. das Lipoprotein-Rezeptor-Related-Protein-1 (LRP-1) beteiligt zu sein [81]. LRP-1 kann Aβ direkt oder als Komplex mit ApoE binden [82]. Andere Studien legen auch eine Kompetition von ApoE mit Aβ um die Bindung an LRP-1 bei diesem Prozess nahe [69]. Die Rolle von ApoE4 als dem wichtigsten Risikofaktor der AD ist noch nicht eindeutig geklärt (Kap. 3.5 [Ramirez]). Allerdings deuten In-vitro- und In-vivo-Experimente auf eine verringerte „Clearance"-Rate bei Vorliegen des ApoE4-Allels hin [69]. Entsprechend scheinen die Ablagerung von Aβ-Aggregaten sowie das Auftreten von AD durch das ApoE4-Allel beschleunigt. ApoE kann Komplexe mit Aβ bilden. Diese Komplexierung von Aβ könnte die Aufnahme in Zellen über ApoE-Rezeptoren erhöhen und dem intrazellulären Abbau zuführen. Allerdings deuten Ergebnisse mit Mausmodellen auch auf eine verringerte Drainage von Aβ aus dem Gehirn hin. Neben möglichen Effekten auf den Abbau von Aβ beeinflusst ApoE auch dessen Aggregation. Einige Studien legen nahe, dass ApoE4 im Vergleich zu ApoE3 und ApoE2 die Aggregation von Aβ am stärksten begünstigt. Jedoch ist die Interaktion mit Aβ auch vom Lipidierungszustand von ApoE abhängig, sodass weitere Untersuchungen notwendig sind, um die Rolle von ApoE bei der Aggregation und beim Abbau von Aβ unter physiologischen Bedingungen zu klären.

3.2.6 Aggregation und Toxizität von Aβ

Aβ besitzt die Tendenz zur Aggregation und Bildung von Fibrillen, die in den charakteristischen Ablagerungen von Aβ in Form von extrazellulären Plaques und zerebraler Amyloid-Angiopathie (CAA) zu finden sind. Fibrillen stellen ein Endprodukt eines komplexen Aggregationsvorgangs dar. In-vitro-Untersuchungen zeigen, dass unter ansonsten konstanten Bedingungen die Aggregation von Aβ v. a. von dessen Konzentration und der Inkubationszeit abhängig ist [83, 84] (Abb. 3.11). Grundsätzlich besitzen Aβ-Monomere eine hohe Tendenz zur Selbstassemblierung, wodurch aus Monomeren zunächst kleinere, wasserlösliche Oligomere entstehen. Diese Assoziation von Aβ-Molekülen geht mit strukturellen Änderungen einher, insbesondere mit dem Übergang von einem sehr geringen Anteil an Sekundärstruktur von monomerem Aβ in β-Faltblattstruktur bei Oligomeren [83]. Durch Erhöhung der Konzentration von Aβ-Monomeren wird die Ausbildung von Oligomeren mit β-Faltblattstrukturen begünstigt. Weitere Aggregation führt schließlich zur Ausbildung von typischen Amyloid-Fibrillen mit ca. 10–20 nm Durchmesser und über 1 μm Länge, in der die β-Faltblattanteile der einzelnen Aβ-Moleküle rechtwinklig zur Fibrillenachse angeordnet sind.

    Kinetische Untersuchungen bei konstanten Aβ-Konzentrationen zeigen, dass die Ausbildung von Fibrillen typischerweise in drei Phasen erfolgt (Abb. 3.11). In der initialen „lag"-Phase findet keine oder nur ein sehr geringes Ausmaß an Fibrillenbildung statt. Hier bilden sich aus Monomeren kleinere Oligomere, die jedoch als Nuclei zur Fibrillenbildung dienen können. Entsprechend wird die „lag"-Phase durch Zugabe von Oligomeren verkürzt. Diese sog. „seeding"-Effekte spielen vermutlich auch bei der Entstehung und Ausbreitung der Aβ-assoziierten Pathologie im Gehirn eine wesentliche Rolle. Die anschließende Wachstumsphase ist durch eine schnelle Elongation entstehender Fibrillen gekennzeichnet, die mit einer starken Zunahme des β-Faltblattanteils verbunden ist. Hierbei können Fibrillen durch den Einbau

(a)

(b)

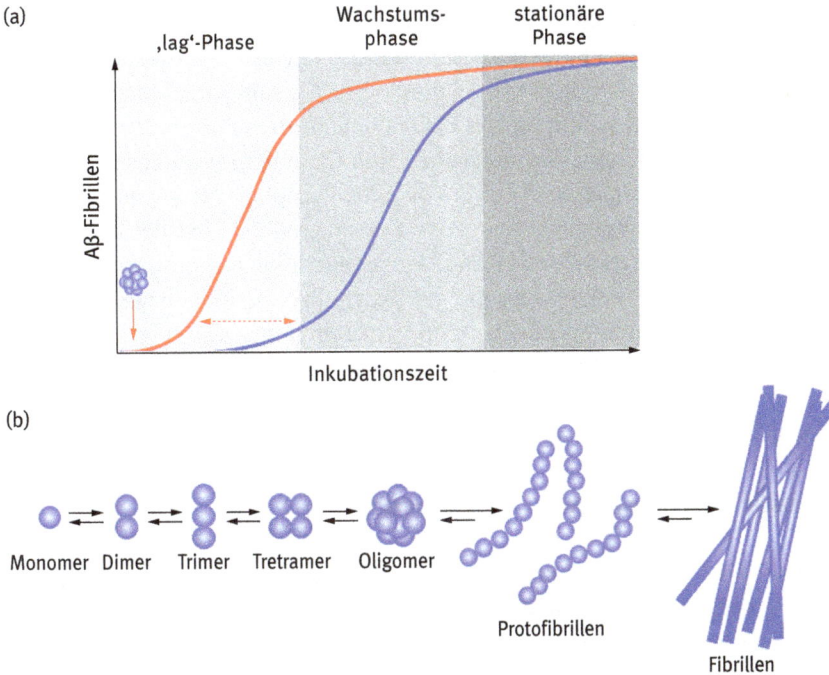

Abb. 3.11: Kinetischer und struktureller Verlauf der Aβ Aggregation. (a) Bei konstanter Konzentration von Aβ weist die Fibrillenbildung in Abhängigkeit von der Inkubationszeit einen sigmoiden Verlauf auf (blaue Linie). In der sog. „lag"-Phase findet noch keine oder nur eine sehr geringe Fibrillenbildung statt. In der Wachstumsphase kommt es zu einer schnellen Fibrillenbildung. In der stationären Phase stellt sich ein Gleichgewicht zwischen Fibillenassoziation und -dissoziation ein. Durch Zugabe bereits bestehender Aβ-Aggregate wird die „lag"-Phase verkürzt (rote Linie). (b) Aβ-Monomere besitzen eine hohe Tendenz zur Selbstassemblierung und bilden zunächst niedermolekulare, lösliche Assemblierungen (Dimere, Trimere, Tetramere, Oligomere). Dabei finden auch strukturelle Änderungen und eine Zunahme des β-Faltblattanteils statt. Durch weitere Aggregation bilden sich Protofibrillen und schließlich unlösliche Fibrillen mit charakteristischer β-Faltblattstruktur. Einzelheiten sind im Text beschrieben.

von Aβ-Monomeren oder durch Zusammenschluss mehrerer kürzerer Protofibrillen verlängert werden. In dieser Wachstumsphase können auch sekundäre Nucleationsprozesse stattfinden, wobei Fibrillen oder Protofibrillen in Fragmente zerfallen, die wiederum als Nuclei zur Bildung weiterer Fibrillen dienen. Schließlich wird in der stationären Phase ein Gleichgewicht zwischen Fibrillenbildung und -dissoziation erreicht, in dem der β-Faltblattanteil konstant bleibt.

Diese beschriebenen Aggregationsprozesse von Aβ scheinen grundsätzlich auch unter physiologischen und pathophysiologischen Bedingungen stattzufinden. Allerdings wird die Bildung von Oligomeren und Fibrillen in vivo nicht nur durch die Länge der Aβ-Peptide, z. B. Aβ$_{40}$, Aβ$_{42}$, sondern auch von zahlreichen anderen Faktoren,

z. B. Ionenkonzentrationen, anderen Biomolekülen wie Proteine, Lipide und Kohlehydrate sowie der relativen Produktions- und Abbaurate von Aβ, beeinflusst. Zusätzlich wird die Aggregationstendenz von Aβ durch eine Vielzahl von posttranslationalen Modifikationen, wie der Bildung von Pyroglutamatresten, Phosphorylierung, Nitrierung sowie Isomerisierung, Racemisierung und Oxidation, beeinflusst. So führt die Bildung von Pyroglutamat an Position 3 oder die Phosphorylierung an Position 8 zu einer deutlich beschleunigten Aggregation und zu erhöhter Toxizität von Aβ [85, 86]. Die Phosphorylierung an Position 26 führt zu einer Stabilisierung von oligomeren Aβ-Aggregaten, die ebenfalls ausgeprägte Toxizität zeigen [44]. Insgesamt ergibt sich durch das Vorkommen verschiedener Aβ-Varianten mit jeweils spezifischem Aggregationsverhalten eine hohe Komplexität bei deren Ablagerung während der AD-Pathogenese.

3.2.7 Mechanismen der Aβ-vermittelten Neurotoxizität

Die stärkste Unterstützung für eine kausale Rolle von Aβ bei der AD-Pathogenese kommt von genetischen Befunden zu familiären Fällen von früheinsetzender AD. Wie oben beschrieben, sind alle bisher bekannten FAD-assoziierten Mutationen in APP selbst oder den beiden Presenilin-Genen zu finden und wirken sich auf die Produktion und Aggregation von Aβ aus. Jedoch sind die molekularen Mechanismen der durch Aβ induzierten Neurotoxizität und deren potenzielle Beiträge zu den für AD charakteristischen Störungen der synaptischen Übertagung, Verlust von synaptischen Kontakten und der Neurodegeneration noch Gegenstand intensiver Forschungsarbeiten.

Aus dem Vorkommen von Aβ-Ablagerungen im Hirnparenchym von AD-Fällen wurde zunächst extrazellulären Plaques eine wichtige Rolle beim Untergang von Neuronen zugeschrieben. Allerdings zeigt die anatomische und temporale Ausbreitung extrazellulärer Plaques nur eine geringe Korrelation mit den entsprechenden Mustern der Neurodegeneration. Während erste und sehr stark ausgeprägte Ablagerungen von Aβ-Aggregaten in Regionen des Precuneus und Frontallappens auftreten, ist Neurodegeneration initial in Bereichen des entorhinalen Kortex und Hippocampus zu beobachten, in denen Aβ-Ablagerungen ein vergleichsweise schwächeres Ausmaß annehmen (s. Kap. 3.1 [Thal]). Allerdings sind lösliche Aβ-Oligomere oder Protofibrillen auch in den stark von Neurodegeneration betroffenen Hirnregionen zu finden, wodurch ein Beitrag solcher Aβ-Formen bei der Neurotoxizität vermutet wird.

An extrazellulären Plaques sind häufig Ansammlungen von dystrophen Neuriten sowie von Mikroglia und Astrozyten zu finden. Diese Befunde zeigen, dass Plaques vermutlich nicht als inerte Ablagerungen anzusehen sind, sondern ebenfalls zu neuronalen Störungen sowie entzündlichen Prozessen während der AD-Pathogenese beitragen.

Unter dem Begriff Aβ-Oligomere werden mehrere Formen von Aβ-Assemblierungen zusammengefasst, die sich in der Anzahl der Aβ-Moleküle, der strukturellen Konformation, der Potenz zur Initiierung von Fibrillen und ihren toxischen Eigenschaften unterscheiden [87]. Aufgrund der ausgeprägten Dynamik von Konformationsänderungen und der Tendenz zur Selbstassemblierung sind neurotoxische Effekte in einem experimentellen System nur sehr schwer auf eine bestimmte Form von Aβ-Aggregaten zurückzuführen. Vermutlich können unterschiedliche extrazelluläre und intrazelluläre Formen von Aβ-Aggregaten den Metabolismus und die Funktion von Neuronen stören und letztendlich zum Untergang von synaptischen Kontakten und zu Neurodegeneration führen.

Hier werden unterschiedliche Mechanismen diskutiert [87, 88]. Zum einen können extrazelluläre Aβ-Oligomere an Rezeptoren an der Zelloberfläche, wie z. B. (NMDA-)Glutamatrezeptoren, p75-Neurotrophinrezeptor, Insulinrezeptoren und andere Proteine binden und somit entsprechende neuronale Signalübertragungswege beeinflussen. Aβ-Aggregate können ebenfalls mit Membranlipiden interagieren und Poren in Zellmembranen bilden, wodurch deren Permeabilitätseigenschaften verändert und in der Folge die Homöostase verschiedener Ionen gestört werden. Schließlich können über Endozytose aufgenommene Aβ-Aggregate auch Transport und Aktivität von intrazellulären Vesikeln stören. Interessanterweise scheint das Vorkommen intraneuronaler Aβ-Oligomere stärker mit der Bildung von Tau-Aggregaten und Neurodegeneration zu korrelieren, als Aβ-Ablagerungen in extrazellulären Plaques. Die Akkumulation von Aβ in vesikulären Kompartimenten und evtl. auch in Cytosol und Mitochondrien von Neuronen können wichtige Systeme der Protein- und Lipidhomöostase, wie z. B. Lysosomen- und Proteasomaktivität, oder der ATP-Synthese, stören und somit ebenfalls zur Degeneration beitragen.

Einige der beschriebenen neurotoxischen Eigenschaften von Aβ sind von der Expression des Tau-Proteins abhängig. So zeigen Tau-KO-Zell- oder -Mausmodelle im Vergleich mit Tau-exprimierenden Modellen deutlich geringere Aβ-induzierte Störungen [85, 89, 90].

Insgesamt kann davon ausgegangen werden, dass unterschiedliche Formen von Aβ-Aggregaten neuronale Funktionen auf vielfältige Weise stören und somit zur synaptischen Dysfunktion und Neurodegeneration bei der AD-Pathogenese beitragen.

3.2.8 Aβ als Biomarker und therapeutisches Zielmolekül

Durch Positron Emission Tomografie (PET) mit Amyloid-spezifischen „Radiotracern" ist ein Nachweis von Aβ-Ablagerungen im Gehirn lebender Individuen möglich. Entsprechende Untersuchungen zeigen, dass Aβ-Ablagerungen auch in älteren kognitiv unauffälligen Individuen zu finden sind, wobei sich das Ausmaß von Aβ-Ablagerungen sowohl zwischen gesunden Personen als auch zwischen verschiedenen AD-Patienten deutlich unterscheiden kann. Derzeit wird daher der Nachweis von Aβ-Ablagerungen im Gehirn durch bildgebende Verfahren eher als zusätzliche Methode in der AD-Diagnostik oder zur Abgrenzung von anderen Hirnerkrankungen mit kognitiven Beeinträchtigungen angesehen. Zukünftig könnte Aβ-PET auch zur Untersuchung individueller Krankheitsverläufe und der Wirkung von therapeutischen Interventionen auf Aβ-Ablagerungen sowie zur Abschätzung individueller Krankheitsrisiken nutzbar sein.

Verschiedene Aβ-Varianten sind auch in CSF nachgewiesen worden. Vor allem die Rate von $A\beta_{42}/A\beta_{40}$ wird dabei, zusammen mit der Detektion von phosphorylierten Tau-Varianten für diagnostische Zwecke eingesetzt. Dabei ist die $A\beta_{42}/A\beta_{40}$-Rate bei Kohorten aus AD-Patienten im Vergleich zu Kontrollen signifikant geringer. Entsprechende Untersuchungen deuten dabei schon auf eine früh im Krankheitsverlauf oder bereits in nichtsymptomatischen Phasen der Krankheit manifestierte Abnahme dieser Rate hin. Allerdings sind dabei, ähnlich wie bei bildgebenden Verfahren, die interindividuellen Unterschiede in den entsprechenden Kohorten sehr hoch, sodass der Wert einer Bestimmung des $A\beta_{42}/A\beta_{40}$-Verhältnisses zur Diagnose auf individueller Ebene begrenzt erscheint. Dennoch könnte die Bestimmung der Aβ-Konzentrationen in CSF, möglicherweise in Zusammenhang mit anderen Biomarkern, zukünftig zur Verfolgung des individuellen Krankheitsverlaufs, zur Kontrolle von therapeutischen Interventionen oder zur Abschätzung eines individuellen Erkrankungsrisikos hilfreich sein.

Entsprechend den genetischen, biochemischen und molekularbiologischen Befunden zur Rolle von Aβ bei der AD-Pathogenese stellt Aβ ein interessantes Zielmolekül für therapeutische und präventive Strategien dar. Dabei werden v. a. Ansätze zur Hemmung der Aβ-Produktion und -Aggregation sowie zur Entfernung bereits bestehender Aβ-Ablagerungen verfolgt.

Wesentliche pharmakologische Ansatzpunkte sind aktuell v. a. die Inhibition oder Modulation von β- und γ-Sekretasen sowie die passive Immunisierung mit Antikörpern gegen Aβ. Allerdings wurden schon mehrere klinische Tests beendet, ohne dass positive Effekte auf kognitive Leistungen nachgewiesen wurden. Ergebnisse aktueller klinischer Tests mit Sekretaseinhibitoren und passiver Immunisierung mit Aβ-Antikörpern werden in den nächsten Jahren erwartet (zur Übersicht: www.alzforum.org/therapeutics).

Pawel Tacik

3.3 Molekulare Mechanismen der Tau-Pathologie

Die Pathogenese der Alzheimer-Krankheit (*Alzheimer's disease* – AD) ist ein Resultat zahlreicher Schädigungsmechanismen. Diese Mechanismen lassen sich grob in drei große Kategorien einteilen: „positive Schädigungen" (Akkumulation von Amyloid-β-Peptiden und hyperphosphoryliertem Tau-Protein), „negative Schädigungen" (Verlust von Neuronen und Synapsen mit Spongiose) und reaktive Prozesse (Neuroinflammation, Plastizität, Neurogenese). Auf mikroskopischer Ebene führen diese Schädigungsmechanismen zu zwei entscheidenden neuropathologischen Veränderungen: extrazellulär gelegene Plaques aus aggregierten Amyloid-β-Peptiden und intrazellulären Neurofibrillenbündeln (*neurofibrillary tangles* – NFT) aus hyperphosphoryliertem Tau-Protein [91].

3.3.1 Tau: Vorkommen und Entdeckung

Tau ist ein wasserlösliches, größtenteils ungefaltetes und gegen Hitze, Säure und Denaturierungsreagenzien resistentes Phosphoprotein [92]. Es kommt hauptsächlich in Säugetieren vor, wobei Tau-ähnliche Proteine auch in Fischen und sogar in Invertebraten gefunden wurden [93–97]. Im menschlichen Körper wird Tau hauptsächlich in Neuronen (v.a. in Axonen) exprimiert [98]. In deutlich geringerem Maße kommt es auch in Gliazellen und in anderen Geweben vor, wie z. B. in Herz, Lunge, Muskeln, Nieren und Fibroblasten [99].

Das Tau-Protein wurde 1975 an der Universität Princeton (USA) entdeckt und nach dem griechischen Buchstaben „T" benannt, um seine Eigenschaft hervorzuheben, sich an Tubulin binden zu können [100]. Das pathologisch veränderte Tau-Protein in Form von NFT lässt sich jedoch schon aus Originalzeichnungen von Alois Alzheimer aus dem Jahre 1911 ersehen [101].

3.3.2 Tubuline, Mikrotubuli und Mikrotubuli-assoziierte Proteine

Tubuline sind eine Familie kleiner globulärer Proteine in eukaryotischen Zellen. Bisher sind sieben Mitglieder dieser Familie identifiziert worden: α, β, γ, δ, ε, ζ und η [102]. Die α- und β-Tubuline sind am weitesten verbreitet und durch die Fähigkeit gekennzeichnet, sich zu Heterodimeren zusammenzulagern. Diese Heterodimere werden zu 4–5 nm dicken Protofilamenten polymerisiert. Dreizehn Protofilamente bilden einen Mikrotubulus [103]. Mikrotubuli kommen v. a. in Zentrosomen, Axonen/Dendriten und Zilien vor. Mikrotubuli, Aktinfilamente und Intermediärfilamente bilden das Zytoskelett [102].

Intermediärfilamente sind v. a. an der mechanischen Stabilität und der Gestalt der Zelle beteiligt, während Aktinfilamente in der Zellmotalität eine Rolle spielen [104]. Mikrotubuli sind dagegen für intrazelluläre Transportvorgänge, Zellteilung und Organellenpositionierung verantwortlich [102].

Die Mikrotubuli werden durch verschiedene Mikrotubuli-assoziierte Proteine (MAP) stabilisiert, indem sie die Polymerisation von Tubulinen zu Mikrotubuli fördern, die Depolymerisation der Mikrotubuli verlangsamen und die Vernetzung der Mikrotubuli untereinander und mit anderen Zellkomponenten erzeugen [105]. Es gibt viele Vertreter der MAP-Familie, die sich grob in zwei Kategorien einteilen lassen: Typ I und Typ II. Einer der Vertreter des Typs II ist Tau. Die MAP sind durch die Präsenz dreier oder vierer Aminosäuresequenzwiederholungen (oder Wiederholungsmotive) in der Mikrotubuli-Bindungsdomäne gekennzeichnet [106]. Neben Tau ließen sich auch andere MAP, z. B. MAP1b, im hyperphosphorylierten Zustand in NFT bei der AD finden [107].

3.3.3 Tau-Gen

Tau wird durch das Gen des Mikrotubuli-assoziierten Tau-Proteins (MAPT) kodiert, das in Menschen auf dem langen Arm des Chromosoms 17 (17q21) lokalisiert ist [108]. Das Gen ist 133,9 Kilobasen lang und besteht aus 16 Exons: 0, 1, 2, 3, 4, 4A, 5, 6, 7, 8, 9, 10, 11, 12, 13, 14. Die Exons 4A, 6 und 8 werden im humanen Gehirn nicht transkribiert. Exon 0 ist ein Teil des Promotors und wird genauso wie Exon 14 transkribiert, aber nicht translatiert [99, 109]. In Gehirnen von Erwachsenen werden die Exons 2, 3 und 10 alternativ gespleißt, wobei die Expression von Exon 3 immer an die Expression von Exon 2 gebunden ist [110, 111] (Abb. 3.12).

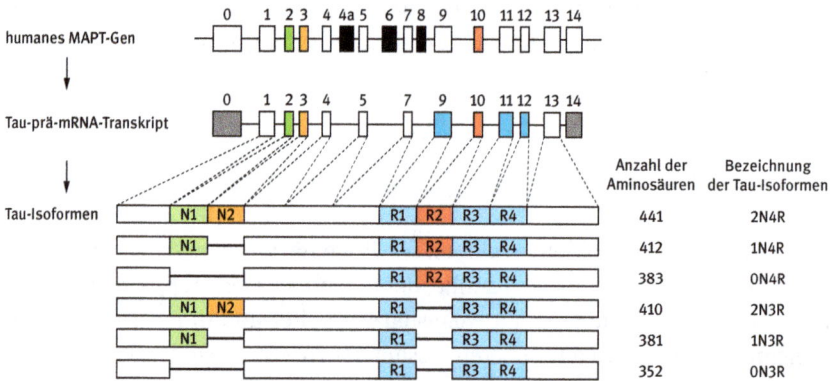

Abb. 3.12: Schematische Darstellung des MAPT-Gens, seiner Exone (darunter der Exone 2, 3 und 10), des prä-mRNA Transkriptes und der sechs Tau-Isoformen, die infolge eines alternativen Spleißens entstehen. Abkürzungen: R = *Repeat* (Wiederholungsmotiv); N = 29-Aminosäuren lange Sequenz.

Im Intron 9 wurde eine Region entdeckt, die für das Protein Saithoin kodiert. Seine Funktion ist noch wenig bekannt. Ein Einzelnukleotidpolymorphismus in dieser Region führt zu einem Aminosäurewechsel von Glutamin gegen Arginin an der Position 7 (p.Q7R) im Saithoin-Protein und zur Entstehung dreier Genotypen: RR, QR, QQ. Der Genotyp QQ soll mit einer erhöhten Inzidenz der AD assoziiert sein [112].

Mutationen im MAPT-Gen wurden in den Exons 1 und 9–13 und den Introns 9 und 10 identifiziert [113]. Solche Fälle werden autosomal-dominant vererbt und unter dem Überbegriff frontotemporale Demenz mit Parkinsonismus assoziiert mit

Chromosom 17 (FTDP-17) zusammengefasst [114]. Der pathologische Effekt der MAPT-Mutationen auf das Tau-Protein besteht darin, die durch Tau geförderte Polymerisation von Tubulinen zu Mikrotubuli zu verändern (mit Ausnahme der p.Q336H- und p.Q336R-Mutationen zu reduzieren) und die Ausbildung mutierter Tau-Filamente in den meisten Fällen zu erhöhen [113, 115]. Eine Mutation im MAPT-Gen, p.R406W, geht mit einem klinischen Phänotyp einher, der mehr dem einer AD als dem einer frontotemporalen Demenz (FTD) ähnelt. Die Tau-Pathologie hat in Patienten mit AD und in Trägern der p.R406W-Mutation einen neuronalen Charakter und kommt in Form von gepaarten helikalen Filamenten (*paired helical filaments* – PHF) und NFT vor [116, 117]. Ein unterscheidendes Merkmal stellt die Amyloid-Pathologie dar. Letztere ist in Patienten mit FTDP-17 entweder kaum oder nicht vorhanden [118].

3.3.4 H1- und H2-Haplotyp des Tau-Gens

Die Inversion einer Region von ca. 900 Kilobasen auf Chromosom 17q21, die auch das MAPT-Gen umfasst, führt zu einem Inversionspolymorphismus, der als zwei Haplotypen, H1 und H2, vererbt wird. Im H1-Haplotyp kommt die 900-Kilobasen-lange Sequenz in einer nichtinvertierten Orientierung vor, während diese im H2-Haplotyp in die Gegenrichtung der entsprechenden Basen des H1-Haplotyps gerichtet ist [119].

Der H1-Haplotyp des MAPT-Gens ist ein Risikofaktor für die Entwicklung einiger neurodegenerativer Erkrankungen, wie der progressiven supranukleären Blickparese (*progressive supranuclear palsy* – PSP), der kortikobasalen Degeneration (*corticobasal degeneration* – CBD) und der Parkinson-Krankheit [120, 121]. Eine entsprechende Assoziation des H1-Haplotyps mit der AD wird derzeit kontrovers diskutiert [122–124].

3.3.5 Isoformen des Tau-Proteins

Das prä-mRNA-Tranksript des MAPT-Gens wird alternativ gespleißt. Dieser Prozess ist gewebespezifisch und entwicklungsabhängig reguliert. Im Gegensatz zum humanen Gehirn wird das Exon 4A im peripheren Nervensystem exprimiert („big Tau"). In Gehirnen führt das alternative Spleißen der transkribierten Exons 2, 3 und 10 zur Entstehung von sechs Isoformen des Tau-Proteins mit einer Länge zwischen 352 und 441 Aminosäuren, die alle in gesunden Erwachsenen vorhanden sind. In Gehirnen von Föten lässt sich dagegen nur die kürzeste Tau-Isoform mit 352 Aminosäuren identifizieren (Abb. 3.12). Die sechs Isoformen unterscheiden sich voneinander durch:

1. Ausschluss (N0; ohne Exon 2 und Exon 3) oder Einbeziehung einer 29 Aminosäuren langen Sequenz (N1; mit Exon 2) oder zweier 29 Aminosäuren langen Sequenzen (N2; mit Exon 2 und Exon 3) am Amino-Terminus innerhalb der Projektionsdomäne;

2. Präsenz dreier (ohne Exon 10) oder vierer (mit Exon 10) 31 oder 32 Aminosäuren langen Abschnitten im carboxyterminalen Bereich innerhalb der Mikrotubuli-Bindungsdomäne. Jeder dieser Abschnitte beinhaltet eine hochkonservative 18 Aminosäuren lange Sequenzwiederholung (auch als Wiederholungsmotiv oder *Repeat* benannt) und eine weniger konservative 13 oder 14 Aminosäuren lange Zwischensequenz (*Inter-Repeats* – IR). Exon 10 kodiert für das Wiederholungsmotiv R2, während die übrigen drei Wiederholungsmotive R1, R3 und R4 von den Exons 9, 11 und 12 kodiert sind [125, 126] (Abb. 3.12). Mit zunehmender Anzahl der Wiederholungsmotive steigt die Bindungsaffinität des Tau-Proteins (etwa 3-fach höher in Isoformen mit vier Wiederholungsmotiven als in denen mit drei Wiederholungsmotiven). Diese unterschiedliche Bindungsaffinität führt dazu, dass sich aus diesen sechs Isoformen zwei biochemisch, ultrastrukturell und klinisch-pathologisch unterschiedliche Gruppen hervorheben lassen:
   (a) drei 3R-Tau-Isoformen: 0N/3R (Tau-352-Aminosäuren), 1N/3R (Tau-381-Aminosäuren), 2N/3R (Tau-410-Aminosäuren),
   (b) drei 4R-Tau-Isoformen: 0N/4R (Tau-383-Aminosäuren), 1N/4R (Tau-412-Aminosäuren), 2N/4R (Tau-441-Aminosäuren).

Das Verhältnis zwischen 3R-Tau- und 4R-Tau-Isoformen in gesunden Erwachsenenhirnen beträgt 1 : 1, wobei die Anteile von N0-, N1- und N2-Tau-Isoformen dagegen nicht gleich sind (37 %, 54 % und 9 %) [126, 127]. Bei der AD treten beide Isoformen ebenso im Verhältnis 1 : 1 auf [128].

3.3.6 Domäne, Regionen, Motive des Tau-Proteins

Das Tau-Protein im humanen Gehirn umfasst zwei Domänen, einige Regionen und zahlreiche Motive [129]. Die zwei Domänen sind:
1. Projektionsdomäne am N-terminalen Ende. Die Projektionsdomäne besteht in der längsten Tau-Isoform in Gehirnen von Erwachsenen (2N/4N; 441 Aminosäuren) aus 197 Aminosäuren. Sie projiziert von der Oberfläche der Mikrotubuli aus und interagiert mit der Zellmembran, anderen Bestandteilen des Zytoskeletts, darunter mit Aktin- und Spektrinfilamenten, und Zellorganellen (z. B. Mitochondrien) [130, 131].
2. Mikrotubuli-Bindungsdomäne am carboxyterminalen Ende. In der längsten Tau-Isoform besteht die Mikrotubuli-Bindungsdomäne aus 243 Aminosäuren und beinhaltet u. a. die vier ~31 Aminosäuren langen Abschnitte (Abb. 3.13).

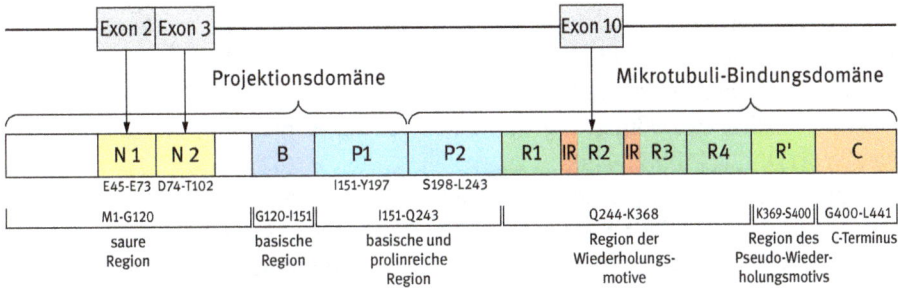

Abb. 3.13: Schematische Darstellung der Struktur der längsten in Erwachsenengehirnen vorhandenen Tau-Isoform (2N/4N; 441 Aminosäuren). Das Tau-Protein besteht aus zwei Domänen: (1) Mikrotubuli-Bindungsdomäne und (2) Projektionsdomäne und sechs Regionen: (a) saurer N-terminale Region, (b) basischer Region, (c) basischer und Prolin-reicher Region, (d) Region der Wiederholungsmotive, (e) Region des „fünften" Wiederholungsmotivs (Pseudo-Wiederholungsmotivs) und (f) saurem C-terminalem Schwanz. Abkürzungen: B = basisch, D = Asparaginsäure, E = Glutaminsäure, G = Glycin, I = Isoleucin, IR = *Inter-Repeat* (Zwischensequenz), K = Lysin, L = Leucin, M = Methionin, N1, N2 = 29 Aminosäuren lange Sequenzen kodiert von Exons 2 und 3, P = Prolin, Q = Glutamin, R = *Repeat* (Wiederholungsmotiv), R' = *Repeat'* (Pseudo-Wiederholungsmotiv), S = Serin, T = Threonin, Y = Tyrosin [129].

Das Tau-Protein umfasst einige Regionen. Preuss et al. schlugen vor, Tau in sechs Regionen zu unterteilen [129]:

1. Saure N-terminale Region (M1-G120)
2. Basische Region (G120–I151; *basic* – B)
3. Basische und Prolin-reiche Region (I151–Q244; *proline-rich* – P), unterteilt in P1 und P2 an der Aminosäurestelle Y197
4. Region der Wiederholungsmotive (oder Aminosäuresequenzwiederholungen) (Q244–N368; *Repeats* – R)
5. Region des Pseudo-Wiederholungsmotivs (K369–S400, *Repeat'* – R')
6. Saurer C-terminaler Schwanz (G401–L441)

Darüber hinaus beinhaltet das Tau-Protein auch zahlreiche kurze Aminosäuresequenzmotive, wie z. B. SP, TP, KVQIINKKLD, VKXGS, VQIXXK, PGGGSVQIY, PXXP und KKXK. Diese Sequenzmotive sind Phosphorylierungsziele (SP, TP, PXXP, KXGS) und können an der Bindung an Mikrotubuli (KXGS, KVQIINKKLD) oder an Heparin (KKXK) beteiligt sein [132].

3.3.7 Bindung an Mikrotubuli

Die genaue Bindungsstelle innerhalb des Tau-Proteins bleibt unbekannt [53]. Es wird vermutet, dass die Wiederholungsmotive an spezifische Taschen innerhalb des β-Tubulins binden. Diese Taschen befinden sich an der inneren Oberfläche der Mikrotubuli. Dabei bindet die positiv geladene Prolin-reiche Tau-Region an die negativ geladene äußere Oberfläche der Mikrotubuli, was die Mikrotubuli stabilisiert. Die negativ geladene Projektionsdomäne des Tau-Proteins steht dagegen infolge elektrostatischer Abstoßung weg und ist so an der Entwicklung der Zellpolarität beteiligt [133, 134] [Abb. 3.14 (a)].

Eine starke Bindungsaffinität an Mikrotubuli weisen auch das Sequenzmotiv KVQIINKKLD in der Zwischensequenz IR zwischen den Wiederholungsmotiven R1 und R2 und die Regionen, die die Region der Wiederholungsmotive flankieren: die Prolin-reiche Region und die Region des Pseudo-Wiederholungsmotivs, auf [135, 136]. Die flankierenden Regionen beinhalten viele Sequenzmotive aus Serin-Prolin (SP) oder Threonin-Prolin (TP), die in phosphoryliertem Zustand bei der AD nachweisbar sind [137].

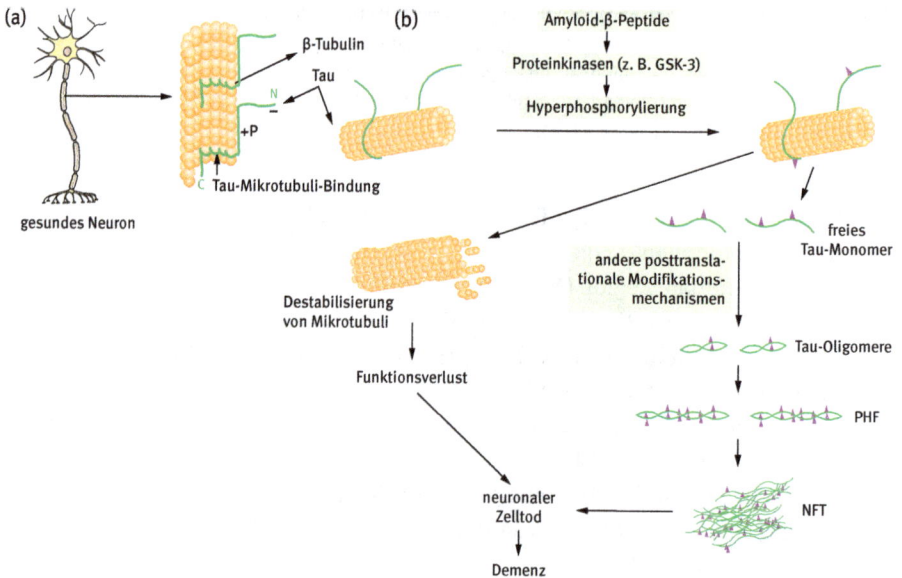

Abb. 3.14: Schematische Darstellung der physiologischen Hauptfunktion (Bindung an Mikrotubuli) von Tau und seiner pathologischen Rolle in der Alzheimer-Krankheit. (a) Mikrotubuli im Axon; Bindung von Tau mithilfe seiner Region der Wiederholungsmotive an α/β-Tubuline-Heterodimere an der inneren Oberfläche der Mikrotubuli. Anziehung der positiv geladenen Prolin-reichen Tau-Region an die negativ geladene äußere Oberfläche der Mikrotubuli und Abstoßung der negativ geladenen Projektionsdomäne des Tau-Proteins und äußeren Oberfläche der Mikrotubuli. (b) Rolle des Tau-Proteins in der Pathogenese der Alzheimer-Krankheit. Abkürzungen: C = carboxyterminales Ende; N = N-terminales Ende; NFT = Neurofibrillenbündel (*neurofibrillary tangles*); P = Prolin-reiche Tau-Region; PHF = gepaarte helikale Filamente (*paired helical filaments*).

3.3.8 Physiologische Funktionen von Tau

Die Hauptfunktion des Tau-Proteins ist, die Polymerisation von Tubulin zu Mikrotubuli zu fördern und Mikrotubuli zu stabilisieren, was den intrazellularen Transport von Vesikeln und Organellen zur Synapse gewährleistet [136, 138, 139]. Die Projektionsdomäne bestimmt auch durch ihre Beteiligung an der Zellpolarität die Abstände axonaler Mikrotubli zueinander und als Folge dessen den axonalen Durchmesser [140]. Es wird auch spekuliert, dass Tau im axonalen Wachstum eine Rolle spielen kann [141]. Durch die Interaktion mit einer Reihe von Enzymen, wie z. B. Proteinkinasen und Proteinphosphatasen, ist Tau auch eine Komponente wichtiger Signaltransduktionswege [142]. Es ist nicht ausgeschlossen, dass das Tau-Protein auch eine Rolle in der Regulierung der Genexpression spielen kann [143].

3.3.9 Alzheimer-Krankheit: Posttranslationale Modifikationen des Tau-Proteins und Bildung von Neurofibrillenbündeln

In der Pathogenese der AD spielen die Zusammenhänge zwischen β-Amyloid und Tau die entscheidende Rolle. Diese werden als Kaskadenhypothese bezeichnet. Je nach dem, ob die Hauptrolle Amyloid oder Tau zugeschrieben wird, spricht man von der Amyloid-Kaskaden-Hypothese oder der Tau-Hypothese. Derzeit gibt es mehr Argumente dafür, dass die Amyloid-Ablagerungen der Tau-Pathologie vorausgehen und die Tau-Pathologie hervorrufen [144, 145]. Dabei kommt es durch Wechselwirkung zwischen Amyloid und Kalziumkanälen zu einer erhöhten intrazellulären Kalziumkonzentration in den Neuronen. Das löst eine Reihe intrazellulärer Signalkaskaden aus, die posttranslationale Veränderungen des Tau-Proteins beeinflussen. Von diesen posttranslationalen Modifikationen spielt die abnorme Phosphorylierung die Hauptrolle [118]. Als Folge dieser Prozesse kommt es zu einer allmählichen Ablösung des Tau-Proteins von den Mikrotubuli, zu einem Verlust seiner Wasserlöslichkeit und zu seiner Fehlfaltung. So entstandene Tau-Monomere lagern sich antiparallel zu Dimeren zusammen, wobei die Verbindung zwischeneinander mittels der Regionen der Wiederholungsmotive erfolgt. Im Zuge der Aggregation entstehen Oligomere und dann PHF, deren Kern aus Regionen der Wiederholungsmotive gebildet ist [146, 147]. Die PHF aggregieren zu intrazellulären NFT. Die Destabilisierung der Mikrotubuli und der Zusammenbruch des Zytoskeletts enden mit dem Zelltod [Abb. 3.14 (b)]. Diese Prozesse begünstigen wiederum im Rahmen eines positiven Rückkopplungsmechanismus die Expression des Amyloid-Precursor-Proteins und die Entstehung des β-Amyloids [118].

Im Gehirn von Patienten mit AD wird das Tau-Protein im Zuge posttranslationaler Modifikationen auf unterschiedliche Arten spezifisch verändert.

3.3.9.1 Phosphorylierung

Der Phosphorylierungsgrad des Tau-Proteins wird infolge eines Zusammenspiels von spezifischen Proteinkinasen und -phosphatasen reguliert. Im Allgemeinen bindet das dephosphorylierte Tau robuster an Mikrotubuli und fördert stärker die Tubulin-Polymerisation zu Mikrotubuli [147]. Unter physiologischen Bedingungen lässt sich Tau in Neuronen sowohl in phosphoryliertem als auch dephosphoryliertem Zustand identifizieren, wobei ersteres v. a. in Dendriten und Perikarion vorkommt und letzteres in Axonen identifiziert wird [148]. Die Phosphorylierung des Tau-Proteins ist entwicklungsabhängig reguliert. Im fötalen Gehirn gibt es etwa 7 Mol Phosphat pro Mol Tau-Protein. Im Gehirn eines Erwachsenen liegt das Verhältnis bei 2–3 Mol Phosphat pro Mol Tau-Protein, bei der AD bei 5–9 Mol Phosphat pro Mol Tau-Protein [149, 150].

In der längsten Tau-Isoform in Erwachsenengehirnen (2N/4N; 441 Aminosäuren) wurden 85 potenzielle Aminosäureresten, darunter 45 Serin (S)-, 35 Threonin (T)- und 5 Tyrosin (Y)-Stellen, identifiziert, die phosphoryliert werden können [151, 152]. Über 30 solche Phosphorylierungsstellen können als Epitope mithilfe phosphorylierungsabhängiger Antikörper gegen Tau identifiziert werden (z. B. PHF1 gegen pS396/pS404, AT8 gegen pS202/pT205, CP13 gegen pS202, 12E8 gegen S262/S356), die u. a. der Diagnostik dienen [53, 99].

Die meisten dieser Phosphorylierungsstellen sind in den Regionen lokalisiert, die die Region der Wiederholungsmotive flankieren, und betreffen hauptsächlich die dort befindlichen SP- oder TP-Motive. Die Phosphorylierung der SP- und TP-Motive wird von den sog. Prolin-gelenkten Proteinkinasen katalysiert (*proline-directed protein kinases* – PDPK). Die PDPK umfassen u. a. die Glykogen-Synthase-Kinase 3β (GSK3β), die Cyclin-abhängigen Kinasen 5 und 2 (*cyclin-dependent kinase 5 and 2* – Cdk5, Cdk2) und die extrazelluläre Signal-regulierte Kinase (ERK1/2). Andere Phosphorylierungsstellen sowohl innerhalb (z. B. KXGS-Motiv) als auch außerhalb der Region der Wiederholungsmotive sind von den nicht Prolin-gelenkten Proteinkinasen (*non-proline-directed kinases* – NPDPK) phosphoryliert. Zu dieser Gruppe zählen u. a. die Proteinkinase A (PKA), die Proteinkinase C (PKC) und die Mikrotubulus-Affinitätsregulierende Kinase (MARK). Manche dieser Kinasen (z. B. GSK3β, MAPK, Cdk5) können durch Amyloid-β-Peptide aktiviert werden [153].

Am besten wurde die Rolle der GSK3β in der Regulierung der Tau-Phosphorylierung unter physiologischen Bedingungen und bei der AD untersucht. Die GSK3β ist an der Phosphorylierung von S396 und S404 beteilig und erhöht den Phosphorylierungsgrad an zuvor durch Cdk5 phosphoryliertem T231 [154]. Obwohl das Phosphorylierungsmuster unter physiologischen Umständen oftmals dem der AD entsprechen kann, ist der Phosphorylierungsgrad entscheidend (physiologisch deutlich geringer als bei der AD) [155].

Von den NPDPK wurde am besten die Rolle der MARK untersucht. Dieses Enzym phosphoryliert S in KXGS-Sequenzmotiven. Diese Motive liegen, jeweils eines, innerhalb der drei oder vier Wiederholungsmotive. Die Phosphorylierung von S262 im ersten Wiederholungsmotiv R1 unterdrückt die Bindung an Mikrotubuli stärker als die durch die GSK3β katalysierte Phosphorylierung der SP- und TP-Motive in den flankierenden Regionen [147, 156, 157].

Neben erhöhter Aktivität der Kinasen kann auch eine verminderte Tau-Dephosphorylierung durch Proteinphosphatasen (PP) für die Tau-Hyperphosphorylierung verantwortlich sein. Zu PP, die im Gehirn Tau dephosphorylieren, zählen PP1, PP2B, PP2C, PP5 und v. a. PP2A [68]. Die Aktivität der PP2A ist bei der AD um 20 % in der grauen Substanz und um 40 % in der weißen Substanz herabgesetzt [158].

3.3.9.2 Ubiquitinierung

Im Rahmen einer Ubiquitinierung wird Ubiquitin, ein 76 Aminosäuren langes Polypeptid, an Zellproteine gebunden. Wenn eine Kette aus mindestens fünf Ubiquitinmolekülen an das Zielprotein gebunden wird, spricht man von einer Poly-Ubiquitinierung, die als starkes Degradationssignal für das Proteasomsystem ist. Die Poly-Ubiquitinierung betrifft bei der AD nur einen kleinen Anteil der PHF. Das deutet darauf hin, dass bei der AD die PHF-Bildung allein kein Auslöser für die Ubiquitinierung ist [159].

3.3.9.3 O- und N-GlcNAc-Glykosylierung

Im Rahmen einer O-GlcNAc-Glykosylierung (auch als O-GlcN-Acylierung benannt) wird N-Acetylglucosamin (GlcNAc) O-glykosidisch an SP- und TP-Motive des Tau-Proteins gebunden und durch ihre Besetzung Tau vor einer abnormen Phosphorylierung schützen. Bei der AD ist die O-GlcNAc-Glykosylierung vermindert, was dann eine Phosphorylierung ermöglicht [160]. Bei einer N-GlcNAc-Glykosylierung, die bei der AD erhöht ist, wird GlcNAc N-glykosidisch an den Asparaginrest (N) gebunden. Die N-GlcNAc-Glykosylierung soll, anders als die O-GlcNAc-Glykosylierung, die Hyperphosphorylierung durch die Unterdrückung der Dephosphorylierung und Forcierung der Phosphorylierung begünstigen [161].

3.3.9.4 Glykierung, Trunkierung, Deamidierung, Oxidation, Nitrierung, Acetylierung

Bei der AD kann Tau auch an seinen Lysinresten (K) innerhalb der Mikrotubuli-Bindungsdomäne glykiert werden, was mit einer reduzierten Tau-Mikrotubuli-Bindungsfähigkeit einhergeht und die Aggregation von Tau zu PHF fördert [162]. Eine abnorme Aggregation von Tau wird auch durch die Trunkierung begünstigt. Das liegt vermutlich daran, dass das um den C-Terminus am Glutaminsäurerest (E) 391 oder Asparaginsäurerest (D) 421 verkürzte Tau-Protein zur Polymerbildung neigt [163]. Weitere posttranslationale Modifikationsmechanismen von Tau umfassen die Deamidierung der Seitenketten an N381 und die Isomerisierung an D387. Als Folge dessen werden die beiden Aminosäuren in die Iso-Asparaginsäure umgewandelt, was zu einer Tau-Konformationsänderung führt und die Ausbildung und die Stabilisierung von PHF fördern soll [164].

Tau beinhaltet einen Cysteinrest (C) an Stelle 322 im Wiederholungsmotiv R3 und kann Bisulfidbrücken bilden. Die Oxidation an C322 begünstigt die Bildung von intermolekularen Bisulfidbrücken und somit die Dimerisation von Tau, die die Voraussetzung für die weitere Ausbildung von PHF ist. Darüber hinaus wird spekuliert, ob die Oxidation neben der Phosphorylierung den Abbau solcher Tau-Aggregate verhindert, indem sie die Funktion der zytosolischen Proteasen beeinträchtigt [165]. Bei der Entstehung von PHF scheinen zwei Aminosäureresten eine entscheidende Rolle zu spielen: S262 im KIGS-Motiv innerhalb des Wiederholungsmotivs R1 und C322 im KCGS-Motiv innerhalb des Wiederholungsmotivs R3. Es wird vermutet, dass die durch die MARK katalysierte Phosphorylierung an S262 zur Ablösung des Tau-Proteins von Mikrotubuli führt. Das oxidierte C322 soll dabei für die Ausbildung von Tau-Dimeren, den Grundsteinen von PHF, verantwortlich sein.

Eine Nitrierung von Tau kann an Y18, Y29, Y197, Y310 und Y394 erfolgen, wobei nitrierte Y197 und Y29 im Tau-Protein in PHF bei der AD identifiziert wurden. Die Rolle der Nitrierung ist weitgehend unbekannt, eine Beeinträchtigung der Tau-Mikrotubuli-Bindung wie bei der Phosphorylierung wird diskutiert [166]. Unter Einfluss von Peroxinitriten, die sowohl eine Oxidation als auch eine Nitrierung auslösen können, kommt es zur Tau-Oligomerisierung. Die Tau-Oligomere können dann durch die Bildung von Proteinvernetzungen mithilfe einer Dityrosin-Verknüpfung aggregieren [167]. Die Acetylierung von K, insbesondere an K280, begünstigt die Aggregation und beeinträchtigt den Abbau von Tau-Aggregaten.

3.3.10 Alzheimer-Krankheit und Tauopathien

Die AD ist die häufigste Form der Tauopathien [168]. Tauopathien sind eine klinisch und pathologisch heterogene Gruppe neurodegenerativer Krankheitsbilder des Zentralnervensystems, deren gemeinsames Merkmal die Ansammlung des hyperphosphorylierten und dadurch unlöslichen Tau-Proteins innerhalb von Neuronen und Gliazellen ist [33]. Da die Tau-Pathologie bei der AD mit spezifischeren pathologischen Veränderungen, nämlich Ablagerungen von β-Amyloid-Plaques, assoziiert ist, zählt diese Erkrankung zu den sekundären Tauopathien. Bei primären Tauopathien spielen Tau-Ablagerungen die Hauptrolle in der Pathogenese. Die AD ist durch Tau-Ablagerungen gekennzeichnet, die sowohl aus 3R- als auch 4R-Tau-Isoformen bestehen (Abb. 3.15).

Die überwiegende Mehrheit von Tauopathiefällen kommt sporadisch vor. Bisher sind über 50 unterschiedliche Mutationen im MAPT-Gen in ca. 150 Familien identifiziert worden [113], wobei Mutationen mindestens in 21 anderen Genen (darunter LRRK2, PSEN1, ATP6AP2 und PRKN) mit Tau-Pathologie assoziiert sind [171].

Tauropathien		
3R	**4R**	**3R und 4R**
PiD	PSP	PART
FTDP-17	CBD	CTE
	AGD	FTDP-17
	GGT	AD
	FTDP-17	

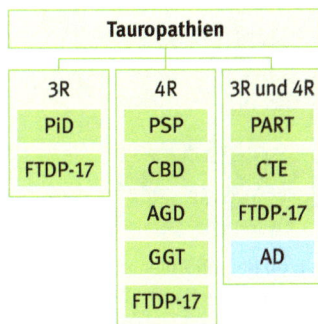

Abb. 3.15: Klassifikation von Tauopathien (primäre Tauopathien und Alzheimer-Krankheit). Abkürzungen: PiD = Pick-Krankheit (*Pick's disease*); FTDP-17 = frontotemporale Demenz mit Parkinsonismus assoziiert mit Chromosom 17 (*frontotemporal dementia and parkinsonism linked to chromosome 17*); PSP = supranukleäre Blickparese (*progressive supranuclear palsy*); CBD = kortikobasale Degeneration (*corticobasal degeneration*); AGD = Silberkornkrankheit (*argyrophilic grain disease*); GGT = Tauopathie mit globulären glialen Einschlüssen (*globular glial tauopathy*); PART = primäre altersbedingte Tauopathie (*primary age-related tauopathy*); CTE = chronisch-traumatische Enzephalopathie (*chronic traumatic encephalopathy*); AD = Alzheimer-Krankheit (*Alzheimer's disease*) [33, 169, 170].

Bei der AD betreffen die Tau-Ablagerungen fast ausschließlich Neuronen. Innerhalb der Neuronen lässt sich die Tau-Pathologie in somatodendritischen und axonalen Kompartimenten einteilen in Form von:

1. NFT [Abb. 3.16 (a)]: intrazelluläre, im Perikaryon lokalisierte, globoide (*globose* NFT) oder flammenförmige (*flame-shaped* NFT) fibrilläre Ablagerungen von hyperphosphoryliertem Tau. Sie entwickeln sich von ebenso intraneuronal gelegenen nichtfibrillären *Pretangles*. Nach dem Absterben der Neuronen können die NFT auch als extraneuronale *Ghost Tangles* auftreten [172].
   Die NFT findet man nicht nur bei der AD. Sie kommen z. B. auch infolge von MAPT-Mutationen vor, die alle sechs Tau-Isoformen befallen. MAPT-Mutationen, die zu einer Überexpression von 4R-Tau-Isoformen führen, sind v. a. mit *Pretangles* assoziiert [173, 174].
2. Neuritischen Koronen, die den Amyloid-Kern der sog. neuritischen Plaques (einer bestimmten Form der senilen Plaques) umgeben und aus degenerierenden Axonen mit intrazellulär gelegenen Tau-Aggregaten bestehen [Abb. 3.16 (b)].
3. Neuropilfäden (*neuropil threads*) [Abb. 3.16 (c)]: kurze, gewundene Fortsätze (degenerierende Dendriten und Axone) mit intrazellulären Tau-Aggregaten [91].

Auf elektronenmikroskopischer Ebene kommt die Tau-Pathologie bei der AD hauptsächlich in Form von PHF vor. Die PHF bestehen aus zwei Strängen von Filamenten, die aus allen sechs Tau-Isoformen des hyperphosphorylierten Tau-Proteins gebildet sind. Diese Filamente haben einen Durchmesser von 8–20 nm und drehen sich mit einer Halbperiodizität von 80 nm umeinander. Außerdem lassen sich in deutlich gerin-

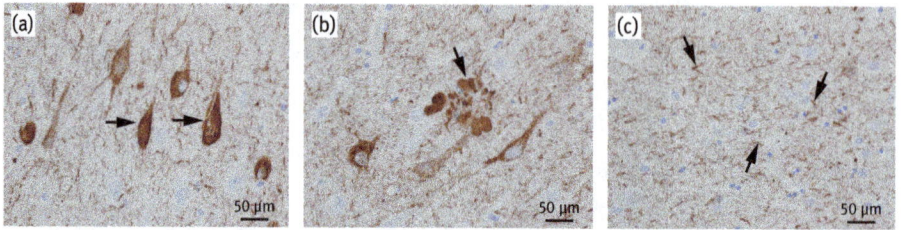

Abb. 3.16: Morphologie der Tau-Pathologie der Alzheimer-Krankheit. (a) Neurofibrillenbündel (*neurofibrillary tangles* – NFT) (Beispiele mit Pfeilen angezeigt); (b) neuritische Korone (Pfeil); (c) zahlreiche Neuropilfäden (*neuropil threads*) (Beispiele mit Pfeilen angezeigt) in der Immunfärbung mit dem monoklonalen CP13-Antikörper gegen die abnormal phosphorylierte Stelle, Serin 202, innerhalb des Tau-Proteins. Mit freundlicher Genehmigung von Professor Dennis W. Dickson, Institut für Neurowissenschaften, Mayo-Klinik in Jacksonville (USA).

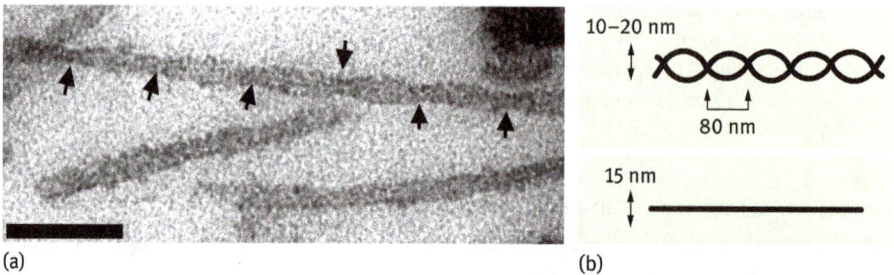

Abb. 3.17: Elektronenmikroskopischer Befund der Alzheimer-Krankheit. (a) Zwei Typen von Tau-Filamenten in einem hippocampalen Neuron: das obere Filament zeigt gepaarte helikale Filamente (*paired helical filaments* – PHF) mit einer Halbperiode von 80 nm (Pfeile zeigen Überkreuzungsstellen); die unteren zwei Filamente sind gerade Filamente (*straight filaments* – SF). Maßstabsbalken: 100 nm (mit freundlicher Genehmigung von Dr. Wen-Lang Lin, Institut für Neurowissenschaften, Mayo-Klinik in Jacksonville, USA). (b) Schematische Darstellung von PHF und SF. Die PHF haben einen Durchmesser von 8–20 nm und eine Halbperiodizität von 80 nm. Die SF weisen einen Durchmesser von 15 nm auf.

gerem Maße auch gerade Filamente (*straight filaments* – SF) bei der AD identifizieren, die einen Durchmesser von 15 nm haben [175] (Abb. 3.17).

Die Entstehung der Tau- und β-Amyloid-Pathologie bei der AD weisen einen unterschiedlichen zeitlichen Ablauf und ein unterschiedliches Verteilungsmuster auf. Die Bildung der Amyloid-β-Ablagerung fängt ca. 20 Jahre an bevor sich die AD klinisch manifestieren lässt und erreicht das Plateau, wenn erste Symptome auftreten [176]. Die Bildung von NFT beginnt später und breitet sich im Verlauf der Erkrankung aus. Im Gegensatz zur β-Amyloid-Pathologie korreliert die Konzentration des Tau-Proteins mit dem Schweregrad des kognitiven Verfalls [177].

3.3.11 Biochemische Charakterisierung von Tau

Das biochemische Profil von Tau besteht unter physiologischen Bedingungen aus sechs Hauptbanden mit einem Molekulargewicht zwischen 45 und 67 kDa. Das hyperphosphorylierte Tau-Protein zeigt ein unterschiedliches Bandenmuster im Western-Blot-Verfahren in Abhängigkeit von seiner Zugehörigkeit zu 3R- oder 4R-Tauopathien. Bei 4R-Tauopathien lassen sich zwei Hauptbanden bei 64 und 68 kDa und manchmal auch eine schwache Bande bei 72 kDa nachweisen. Bei 3R-Tauopathien kommen ebenso drei Banden zur Darstellung: zwei Hauptbanden bei 60 und 64 kDa und variabel eine schwache 68-kDa-Bande. Da die Tau-Aggregate bei der AD sowohl aus 3R-Tau- als auch aus 4R-Tau-Isoformen bestehen, zeigen sich auf biochemischer Ebene drei Hauptbanden bei 60, 64 und 68 kDa und eine schwache, nicht immer vorhandene, 72-kDa-Bande [178, 179].

3.3.12 Tau und Biomarker der Alzheimer-Krankheit

Biomarker als messbare biologische Parameter sollen sowohl eine frühzeitige und präzise Diagnose als auch eine Überwachung des Krankheitsverlaufs ermöglichen sowie als prognostische Indikatoren dienen. Im Gegensatz zu den meisten neurodegenerativen Erkrankungen gibt es im Falle der AD eine Reihe von Biomarkern, darunter Tau.

3.3.12.1 Nachweis von Tau im Liquor

Bei der AD wurden gegenüber gesunden Kontrollen erhöhte Liquorwerte vor allem des Phospho-Tau-Proteins (p-tau), aber auch des Gesamt-Tau-Proteins (t-tau) durch zahlreiche Studien belegt. In der Analyse von p-tau werden monoklonale Antikörper angewendet, die gegen folgende Phosphoepitope pT181/pT231, pT231/pS235, pS199, pT231, pS396/pS404, pT181 gerichtet sind. Der am besten validierte Liquorbefund bei der AD, der eine Sensitivität und Spezifität von ca. 85 % gegenüber gesunden Kontrollen hat, ist dennoch eine Kombination erhöhter Werte hauptsächlich des p-tau, aber auch des t-tau, zusammen mit den infolge des hohen Verbrauchs für die Plaquebildung im Gehirn reduzierten Werten des des Amyloid-β-Peptids 1-42 (A$\beta_{1\text{-}42}$) (Quotienten Aβ_{42}/p-tau und Aβ_{42}/t-tau). Die diagnostische Spezifität dieser Befundknstellation für die Abgrenzung der AD von anderen primären Demenzformen ist deutlich niedriger [180, 181]. Diese Parameter sind für die Diagnostik in der frühen Phase der AD geeignet, lassen aber keine diagnostische Aussage über die Tau-Verteilung im Gehirn zu. Ihre Wertigkeit als Verlaufsmarker wird derzeit kontrovers diskutiert [182].

Obwohl erhöhte Tau-Werte auch im Blutplasma von Patienten mit AD, insbesondere in Spätstadien, nachgewiesen wurden, sind sie nach dem jetzigen Kenntnisstand als Biomarker der AD nicht geeignet [183].

3.3.12.2 Nachweis von Tau in nuklearmedizinischen Verfahren

In den letzten Jahren wurde eine Reihe von Radiopharmaka entwickelt, die an aggregiertes Tau in NFT binden und dadurch die Visualisierung der Tau-Verteilung im Gehirn mittels Positronen-Emissions-Tomographie (PET) ermöglichen. Aufgrund einer Korrelation zwischen der Dichte der Tau-Ablagerungen und dem Schweregrad des kognitiven Verfalls kann die Tau-PET, anders als die Amyloid-PET, nützlich sein, um das Erkrankungsstadium zu bestimmen, insbesondere in der frühen oder präklinischen Phase. Das kann in Zukunft helfen, präventive oder frühe Therapiestrategien zu entwickeln und deren Wirksamkeit im Krankheitsverlauf zu überwachen. Zu den Tau-Radiopharmaka zählen v. a. das Naphtholanalog $[^{18}F]$-FDDNP, Arylchinolin-Derivate (z. B. $[^{18}F]$-THK523, $[^{18}F]$-THK5351 oder $[^{18}F]$-THK5117), das Benzothiazol-Derivat $[^{11}C]$-PBB3 und andere ($[^{18}F]$ AV-1451 (T807) und $[^{18}F]$T808). Diese Radiopharmaka befinden sich in unterschiedlichen Studienphasen, manche von ihnen erreichten sogar die Phase III [144]. Kürzlich wurde gezeigt, dass ein Radiopharmakon, $[^{18}F]$-THK5351, auch an die Monoaminooxidase-B in Astrozyten bindet. Da dieses Enzym im Gehirn sehr verbreitet ist, ist die diagnostische Aussagekraft solcher PET-Aufnahmen in Bezug auf die Tau-Pathologie eingeschränkt [184]. Eine solche Affinität anderer Tau-Radiopharmaka ist nicht auszuschließen und wird derzeit untersucht.

3.3.12.3 Tau und Therapieansätze bei der Alzheimer-Krankheit

Therapeutische Ansätze bei der AD im Hinblick auf das Tau-Protein richten sich hauptsächlich darauf, die Hyperphosphorylierung und Aggregation von Tau zu hemmen. Dieses Ziel kann durch die Inhibition der Aktivität der Proteinkinasen erreicht werden, insbesondere der GSK3β. Tideglusib ist ein Beispiel eines GSK-Inhibitors, der an Tiermodellen zur Reduktion der Aggregation von hyperphosphoryliertem Tau-Protein führte. Tideglusib befindet sich in Phase II der klinischen Prüfung, konnte aber bisher keinen klinischen Nutzen zeigen [185]. Die Hyperphosphorylierung kann auch durch die Aktivierung von PP, insbesondere von PP2A und PP2B beeinflusst werden, wodurch das Tau-Protein vermehrt dephosphoryliert wird [186]. Inhibitoren der β-N-Acetylglucosamindase (des Enzyms, das für das Entfernen von O-GlcNAc zuständig ist), z. B. Thiamet-G, erhöhen die O-GlcN-Acylierung und reduzieren die Tau-Phosphorylierung. Die Aggregation von Tau kann auch durch selektive Hemmer direkt beeinflusst werden. Ein Beispiel dafür ist das Methylthioninium-chlorid (Methylenblau) und seine Derivate (wie z. B. LMTX), die Tau-Fibrillen auflösen. Die Ergebnisse der bisherigen Phase-II- und -III-Studien sind vielversprechend [187, 188].

Andere Therapiestrategien zielen darauf ab, Mikrotubuli zu stabilisieren, zelleigene Abfallsysteme (Autophagie, Ubiquitin-Proteasom-Systeme) zu aktivieren und die Expression des MAPT-Gens mittels Antisense-Oligonukleotiden oder kleiner RNA-Moleküle (*small interfering RNA*) niederzuregulieren. An Tiermodellen konnte auch eine Immunisierung mittels Antikörper gegen Phosphoepitope des Tau-Proteins durchgeführt werden, mit dem Ergebnis, die Menge an Tau-Ablagerungen zu reduzieren [189].

Bisher ist die Studienlage zum therapeutischen Nutzen aller dieser Wirkstoffe noch unzureichend. Somit steht die Entwicklung von Tau-orientierten Therapien bei der AD noch am Anfang [190].

Michael T. Heneka
3.4 Neuroinflammation bei der Alzheimer-Krankheit

3.4.1 Einleitung

Für Jahrzehnte galt das zentrale Nervensystem als immunologisch privilegiertes Organ, in dem Entzündung bei Infektionen oder Autoimmunerkrankungen nur nach dem Zusammenbruch der Bluthirnschranke und im Wesentlichen durch Einwanderung peripherer Immunzellen auftritt. Heute weiß man, dass es im ZNS mit Mikrogliazellen auch immunkompetente Zellen des angeborenen Immunsystems gibt, die über spezielle Rezeptoren (*pattern recognition receptors – PRRs*) Gefahrensignale erkennen und eine Entzündungskaskade auslösen können. Neben molekularen Strukturen von Krankheitserregern (*pathogen-associated molecular patterns – PAMPs*), wie z. B. dem bakteriellen Membranbestandteil LPS, erkennen bestimmte Rezeptoren auch körpereigene Strukturen wie beispielsweise freie DNA oder ATP, die als Gefahrensignale im Rahmen von Entzündungen mit oder ohne Zelluntergang entstehen (*danger-associated molecular patterns – DAMPs*).

Als Liganden solcher Rezeptoren konnten mittlerweile auch fehlgefaltete und aggregierte Proteine und Nukleinsäuren identifiziert werden, die auf charakteristische Weise bei vielen neurodegenerativen Erkrankungen auftreten. Die dadurch ausgelöste proinflammatorische Reaktion beeinträchtigt die homöostatische Funktion von Mikrogliazellen und trägt über deren inflammatorische Zytokinsekrektion zur Entstehung und Progression dieser Erkrankungen bei. Angesichts der Misserfolge bisheriger Therapieansätze, die auf einer stark proteindominierten Sichtweise beruhen, eröffnen solche neuroinflammatorischen Mechanismen eine völlig neue Perspektive auf neurodegenerative Erkrankungen im Allgemeinen und auf den M. Alzheimer im Speziellen.

Im folgenden Artikel werden zunächst die Grundlagen des angeborenen Immunsystems im ZNS zusammengefasst und eine Übersicht über Mechanismen gegeben, die krankheitsübergreifend eine Rolle spielen. Im Anschluss erfolgt die Darstellung krankheitsspezifischer Erkenntnisse zur Rolle von Inflammation bei M. Alzheimer.

3.4.2 Das angeborene Immunsystem im ZNS

Wenngleich an der Erkennung von Gefahrensignalen sowie an der Orchestrierung der immunologischen Antwort auch Wechselwirkungen mit Neuronen und Astrozyten eine Rolle spielen, stellen Mikrogliazellen die zellulären Hauptvertreter des angeborenen Immunsystems im ZNS dar [191]. Sie entstammen myeloiden Vorläuferzellen, die zwischen Embryonaltag 8,5 und 9,5 im mesodermalen Dottersack nachweisbar sind, zu einem Zeitpunkt, an dem die Bluthirnschranke Zellmigration in das ZNS noch nicht verhindert [192–194]. Mit regionalen Unterschieden bestehen bis zu 16 % der lokalen Zellpopulation aus Mikroglia, die in regelmäßiger Anordnung wie ein Gitter das ZNS-Parenchym durchziehen [195].

An ihrer Oberfläche besitzen Mikrogliazellen zahlreiche Transporter, Kanäle und Rezeptoren, darunter Bindungsstellen für Neurotransmitter, Neuromodulatoren, Zytokine und Chemokine sowie PRRs zur Erkennung von PAMPs und DAMPs. Im physiologischen Zustand besitzen sie ein kleines Soma mit zahlreichen und weit verzweigten Fortsätzen, die in ständiger Bewegung sind und Kontakte zu Neuronen, Astrozyten und Blutgefäßen herstellen [196–198]. Während der Embryonalentwicklung unterstützen Mikrogliazellen die Ausbildung von Synapsen durch Wachstumsfaktoren [199]. Später überwachen sie mit ihren Fortsätzen synaptische Aktivität und phagozytieren beschädigte oder fehlerhafte Synapsen [196, 200]. Weiteren Einfluss nehmen sie wahrscheinlich über die Sekretion des *brain-derived neurotrophic factors* (BDNF), der bei lernabhängigen Plastizitätsvorgängen eine wichtige Rolle spielt [201]. Darüber hinaus konnte ein Einfluss von Mikroglia auf die adulte Neurogenese gezeigt werden [202].

Zusammengefasst tragen Mikrogliazellen entscheidend zur lokalen Gewebshomöostase sowie zum Erhalt neuronaler und synaptischer Funktion bei. An dieser Schnittstelle zwischen Immun- und Nervensystem ist es naheliegend, dass eine Störung mikroglialer Funktionen im Rahmen von Entzündungsprozessen zur Krankheitsentstehung oder -entwicklung neurodegenerativer Erkrankungen wie des M. Alzheimer beitragen muss.

3.4.3 Immunaktivierung bei neurodegenerativen Erkrankungen

Bei unterschiedlichen neurodegenerativen Erkrankungen sind Mikrogliazellen unphysiologisch hohen Konzentrationen von Immunaktivatoren ausgesetzt. So aktivieren beispielsweise Proteinaggregate wie das β-Amyloid (Aβ) oder α-Synuclein membranständige PRRs, insbesondere die Toll-like-Rezeptoren 2 (TLR2), TLR4 und TLR6 sowie eine Reihe von Co-Rezeptoren wie CD36 und CD14 [203–206]. Da sich die anschließenden Signalkaskaden durch PAMPs und DAMPs stark überlappen und Mikrogliazellen damit zwischen diesen körpereigenen Strukturen und Erregern nicht unterscheiden können, entsteht eine proinflammatorische Antwort, die primär darauf ausgerichtet ist, das ZNS-Parenchym gegen invasive Erreger zu rüsten. Zur Ausbildung eines proinflammatorischen Phänotyps kommt es neben diesen spezifischen Aktivierungsmechanismen aber auch mit zunehmendem Alter. Dieser *senescence-associated secretory phenotype (SASP)* ist gekennzeichnet durch dystrophe Mikrogliazellen mit retrahierten Fortsätzen [207] und einer vermehrten Expression von TLRs [208], Aktivierungsmarkern wie dem MHCII-Komplex [209] sowie proinflammatorischer Zytokine wie z. B. IL-1 [210]. Angesichts der Tatsache, dass Alter ein Risikofaktor bei allen neurodegenerativen Erkrankungen darstellt, erscheint es wahrscheinlich, dass Alterungs- und Krankheitsmechanismen hier in synergistischer Weise neuroinflammatorische Prozesse gemeinsam induzieren und vorantreiben.

Auch im Hinblick auf die Produktion proinflammatorischer Mediatoren und Effektormoleküle gibt es Gemeinsamkeiten zwischen verschiedenen neurodegenerativen Erkrankungen. Über die Induktion oder Aktivierung der NADPH-Oxidase, der Myeloperoxidase und der induzierbaren NO-Synthase kommt es zur Freisetzung von reaktiven Sauerstoffspezies (ROS) und dem Radikal Stickstoffmonoxid (NO) [211–214]. Außerdem sezernieren Mikrogliazellen Zytokine der Interleukin-1β-Familie wie IL-1β und IL-18. Diese Zytokine werden als inaktive Vorstufen synthetisiert und durch Caspasen aktiviert, die unter der Kontrolle von sog. Inflammasomen stehen. Hierbei handelt es sich um intrazelluläre Proteinkomplexe, die beispielsweise aus einem PRR der NOD-like-Rezeptorenfamilie (*NLR*) als Sensor, dem Adaptormolekül *ASC* und Caspase-1 als Effektor bestehen [215, 216]. Bei akuten und chronischen Entzündungen besonders gut untersucht ist das sog. NLRP3-Inflammasom, das zahlreiche aggregierte Moleküle erkennen kann. Andere Inflammasome wie NLRP1, NLRP2 oder AIM2 (*absent in melanoma*) wurden im ZNS bisher nur im Kontext traumatischer Parenchymverletzungen untersucht [217–219].

Die Auswirkung dieser mikroglialen Aktivierung auf die Funktion von Neuronen ist vielseitig und noch nicht vollständig verstanden. Es konnte gezeigt werden, dass Neuroinflammation axonale Transportvorgänge und die adulte Neurogenese stört [220], Autophagozytose beeinträchtigt [221], sowie zu einer reduzierten Freisetzung neurotropher Faktoren führt [222]. In aktiviertem Zustand kommt es außerdem zu einer Retraktion mikroglialer Fortsätze. Unter diesen Umständen ist es vorstellbar, dass es zu einer Beeinträchtigung der Überwachung von Synapsen und des parenchymatösen Mikromilieus kommt. Darüber hinaus führt eine proinflammatorische Stimulation von Mikrogliazellen zur einer reduzierten Phagozytoseleistung von fehlgefalteten und aggregierten Proteinen [223–225]. All diese Mechanismen scheinen, möglicherweise abhängig vom Krankheitsstadium und der betroffenen Hirnregion, bei M. Alzheimer eine pathogenetisch bedeutsame Rolle zu spielen. Im Folgenden wird auf krankheitsspezifische Mechanismen näher eingegangen.

3.4.4 Alzheimer-Krankheit

Die Alzheimer-Krankheit ist histopathologisch durch neuronalen Zelluntergang in Anwesenheit extrazellulärer sog. seniler Aβ-Ablagerungen (Plaques) sowie intrazellulärer Neurofibrillenbündel aus phosphoryliertem Tau-Protein definiert. Ebenso charakteristisch, jedoch häufig missachtet, ist der Nachweis entzündlicher Infiltrate und aktivierter Mikrogliazellen innerhalb und in direkter Umgebung seniler Plaques [226] (Abb. 3.18). Nach aktuellem Krankheitsverständnis beginnt die Ablagerung von β-Amyloid Jahrzehnte vor einem nachweisbaren Anstieg von Tau-Parametern im Liquor und der Entwicklung kognitiver Defizite [227]. Das Amyloid-β-Peptid besteht aus 40–42 Aminosäuren ($Aβ_{40-42}$) und wird durch die Abfolge zweier Proteinasen, der β- und γ-Sekretase, kontinuierlich aus dem transmembranösen Amyloid-Vorläuferprotein (APP) abgespalten [228]. Zur Aggregation seniler Plaques kommt es, wenn das Gleichgewicht zwischen der Bildung und Beseitigung von β-Amyloid gestört ist. Bei den familiären Formen der Alzheimer-Krankheit wird aufgrund bekannter Mutationen in den Genen für APP und der γ-Sekretase (PSEN1 oder PSEN2) primär eine Überproduktion von Aβ als krankheitsverursachend angesehen [229]. Bei der sporadischen Form der Erkrankung wird eine Störung des Abbaus und der Beseitigung von Aβ aus dem ZNS als Ursache vermutet [230].

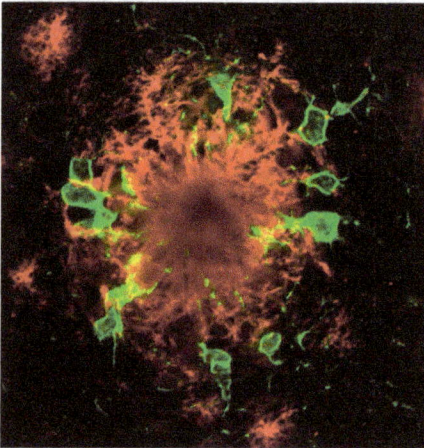

Abb. 3.18: Die immunhistochemische Färbung zeigt grün gefärbte Iba-1-positive Mikrogliazellen, die von einer Aβ-Plaque (in Rot) umgeben sind.

3.4.4.1 Risikofaktor Neuroinflammation

Für eine kausale Rolle neuroinflammatorischer Mechanismen im Rahmen der Alzheimer-Krankheit gibt es epidemiologische, bildgebende und genetische Hinweise. Epidemiologisch konnten zahlreiche Studien zeigen, dass die Einnahme nichtsteroidaler antiinflammatorischer Medikamente (NSAIDs) das Risiko für M. Alzheimer signifikant reduziert [231, 232]. Indirekte Hinweise geben zudem mehrere Risikofaktoren der

Alzheimer-Krankheit, wie z. B. schwere und chronische Infektionen, Fettleibigkeit oder Bewegungsmangel, bei denen es zu systemisch erhöhten Konzentrationen proinflammatorischer Zytokine kommt [233–239]. So zeigten beispielsweise Überlebende einer Sepsis anhaltende kognitive Einschränkungen, eine Hippocampus-Atrophie und EEG-Veränderungen [240]. Auch das Schädel-Hirn-Trauma, das mit einer lokalen Entzündungsreaktion einhergeht, stellt einen Risikofaktor der Alzheimer-Krankheit dar [241]. Bildgebend konnte mit dem PET-Liganden [^{11}C](R)-PK11195 bei Alzheimer-Patienten, nicht jedoch bei gesunden Kontrollen, eine regionale Aktivierung von Mikroglia im entorhinalen, temporoparietalen und cingulären Kortex nachgewiesen werden [242]. Der Nachweis dieser Aktivierung bei Patienten mit leichter kognitiver Beeinträchtigung (MCI) hatte darüber hinaus einen prognostischen Wert im Hinblick auf die Entwicklung einer manifesten Alzheimer-Demenz [243].

Genetische Hinweise auf eine Rolle neuroinflammatorischer Prozesse fanden sich bei Expressionsanalysen und einer Reihe genomweiter Assoziationsstudien (GWAS). So konnte in einer Genregulationsanalyse in postmortalem Gewebe ein Cluster von Genen identifiziert werden, das mit angeborener Immunität und Mikrogliazellen in Verbindung steht [244]. Interessanterweise zeigte sich dabei auch eine Beteiligung von Signalwegen der Phagozytose und damit ein Hinweis auf eine Beteiligung der mikroglialen Beseitigung von Aβ. GWAS bei sporadischen Formen der Alzheimer-Krankheit ergaben u. a. ein erhöhtes Erkrankungsrisiko bei Variationen im Gen des Komplementrezeptors 1 und von CD33 [245, 246]. CD33 ist ein Rezeptor auf der Oberfläche myeloider Zellen, dessen Stimulation die Produktion proinflammatorischer Zytokine durch Monozyten und die mikrogliale Phagozytose von Aβ unterdrückt [247, 248]. Als weiterer genetischer Risikofaktor konnten vor kurzem bestimmte Varianten des TREM2-Rezeptors *(triggering receptor expressed on myeloid cells 2)* identifiziert werden [249, 250]. Dieser Rezeptor befindet sich ebenfalls auf der Oberfläche von Zellen des angeborenen Immunsystems und bildet einen Komplex mit TYROBP (TYRO protein tyrosine kinase-binding protein), das in Genexpressionsanalysen den stärksten Zusammenhang mit M. Alzheimer aufwies [244]. TYROBP wird in transgenen APP-Mausmodellen in Mikrogliazellen in der Umgebung von Aβ-Ablagerungen verstärkt exprimiert [251], unterdrückt jedoch auch die inflammatorische Antwort auf die Aktivierung von TLRs [252].

3.4.4.2 Inflammatorische Krankheitsmechanismen

Als initialer Trigger einer Immunantwort wird angenommen, dass aggregiertes Aβ den CD36-Rezeptor auf der Oberfläche von Mikrogliazellen stimuliert, in dessen Folge es über die Heterodimerisierung des TLR2 und TLR6 zu einer Aktivierung des nukleären Faktors κB (NF-κB) kommt [204, 253]. Da auch einige Bakterien und Pilze auf ihrer Oberfläche βFibrillen *(curli fibers)* exprimieren [254–256], kann spekuliert werden, dass sich dieser Rezeptor im Rahmen der Evolution als Teil des angeborenen Immunsystems gegen Mikroorganismen entwickelt hat. Der Stimulation mikroglialer

TLRs durch Aβ und der NF-κB-abhängigen Induktion zahlreicher Vorstufen proinflammatorischer Mediatoren *(priming)* folgt die Aktivierung des NLRP3-Inflammasoms. Diese Aktivierung geschieht, nachdem Aβ durch Phagozytose aufgenommen wurde und nach weiterer Aggregation zusammen mit Cathepsin B aus anschwellenden und brüchigen Lysosomen ins Zytosol freigesetzt wird [257]. Auch an dieser Aggregation innerhalb des endolysosomalen Kompartiments ist CD36 beteiligt [258]. Die Aktivierung des NLRP3-Inflammasoms führt über das Adapterprotein ASC und Caspase-1 zu einer proteolytischen Aktivierung und Sekretion von IL-1β. Dieses Zytokin ist bei Alzheimer-Patienten in erhöhter Konzentrationen sowohl postmortal neuropathologisch [259] als auch im Liquor [260] nachweisbar. Auf molekularer Ebene hemmt es sowohl die Ausbildung von Synapsen [261] als auch die Phagozytoseleistung von Mikrogliazellen [262]. Dazu passend konnte in transgenen APP/PS1-Mäusen vor kurzem eindrücklich gezeigt werden, dass bei einem Knock-out der Gene für NLRP3 das Auftreten Alzheimer-typischer histopathologischer Befunde, der Verlust kognitiver Funktionen und die Aβ-induzierte Beeinträchtigung synaptischer Plastizität ausbleiben [263].

Über den NF-κB-Signalweg induzieren TLR-Liganden und proinflammatorische Zytokine wie IL-1β oder TNFα auch die NO-Synthase 2 (iNOS) [264]. Eine erhöhte Expression von iNOS zeigte sich im Rahmen von M. Alzheimer in Neuronen und Mikrogliazellen [213, 214]. Die Auswirkungen von NO scheinen dabei vielseitig zu sein. Auf der einen Seite wurden direkte neurotoxische Effekte diskutiert, beispielsweise eine Schädigung von Axonen und Synapsen, eine Beeinträchtigung der mitochondrialen Atmungskette sowie die Induktion von Apoptose. Auf der anderen Seite ist Aβ selbst eine Zielstruktur. Die Nitrierung der Aminosäure Tyrosin an Position 10 des Aβ-Peptids konnte sowohl in Patientengewebe als auch in Mausmodellen der Alzheimer-Krankheit nachgewiesen werden [265]. Diese posttranslationale Modifikation erhöht seine Aggregationsneigung und findet sich v. a. im Zentrum seniler Plaques. Im Vergleich zu unverändertem Aβ führt nitriertes Aβ außerdem zu einer noch stärkeren Unterdrückung synaptischer Plastizität. Auf Verhaltensebene verhinderte dementsprechend eine genetische oder pharmakologische Unterdrückung der iNOS in einem APP/PS1-Mausmodell der Alzheimer-Krankheit Störungen des räumlichen Gedächtnisses [265].

3.4.4.3 Verhältnis zur Tau-Pathologie

Die Aβ-Ablagerung geht der Entstehung von Neurofibrillenbündeln *(neurofibrillary tangles – NFTs)* Jahre bis Jahrzehnte voraus. NFTs bestehen aus hyperphosphoryliertem Tau-Protein, dessen normale Funktion die Stabilisierung von Mikrotubuli ist. Hinweise darauf, dass NFTs durch mikroglial vermittelte Neuroinflammation entstehen, kommen aus Experimenten, in denen systemische Entzündung durch LPS-Injektionen oder andere immunologische Trigger in transgenen Mausmodellen Tau-Pathologie induzierte [266, 267]. Im Rahmen des M. Alzheimer könnte hierzu eine lokale, in der Umgebung der Neuronen stattfindende Neuroinflammation ausreichen.

So ging im transgenen P301S-Mausmodell die Aktivierung von Mikroglia der Entstehung der Tau-Pathologie voraus und eine immunsuppressive Behandlung unterdrückte die NFT-Entstehung und erhöhte die Lebenserwartung der Tiere [268]. Auch in nichttransgenen Mäusen konnte – in Abhängigkeit von TLR4 und des IL-1-Rezeptors – die Entstehung von phosphoryliertem Tau-Protein durch eine Aktivierung von Mikrogliazellen mittels LPS induziert werden [269]. Diese Befunde legen nahe, dass Neuroinflammation ein Bindeglied zwischen Amyloid- und Tau-Pathologie darstellt.

Zusammengefasst gibt es mittlerweile eine Fülle von Hinweisen auf eine elementare Rolle neuroinflammatorischer Mechanismen in der Entwicklung des M. Alzheimer. β-Amyloid triggert vermutlich als DAMP eine immunologische Reaktion, in deren Folge es über die Ausschüttung von Zytokinen zu einem chronischen Entzündungsprozess kommt, der durch mehrere Risikofaktoren der Erkrankung weiter stimuliert wird. Neuroinflammation ist darüber hinaus eine mögliche Erklärung für den Zusammenhang zwischen den zwei definierenden histopathologischen Merkmalen der Alzheimer-Krankheit, β-Amyloid und phosphoryliertem Tau.

3.4.5 Perspektive

Entzündung per se ist eine physiologische Antwort des Immunsystems, die der Wiederherstellung der Gewebshomöostase dient. Durch Infektionen, Gewebeschäden oder metabolische Störungen kommt es zu einer inflammatorischen Antwort, die Pathogene bekämpft, Gewebe repariert und schädliche Metaboliten beseitigt. Bei neurodegenerativen Erkrankungen scheint es durch aberrante Proteine oder Nukleinsäuren zu einer chronischen Inflammation zu kommen, die nicht nur ein Epiphänomen darstellt, sondern schon früh und ursächlich an Krankheitsentstehung und -verlauf beteiligt ist.

Zahlreiche Fragen bleiben für zukünftige Studien offen. Grundsätzlich stellt sich die Frage, bei welchen anderen neurodegenerativen Erkrankungen Neuroinflammation eine relevante Rolle spielt. Mechanistische Fragen stellen sich u. a. im Hinblick auf die Bedeutung neuroinflammatorischer Prozesse für die z. T. krankheitstypische Ausbreitung der zugrunde liegenden Pathologie von einer Hirnregion zur nächsten oder die besondere Vulnerabilität bestimmter Hirnregionen bei einzelnen neurodegenerativen Erkrankungen. Außerdem ist zu klären, auf welche Weise andere Zellen des ZNS-Parenchyms, beispielsweise Astrozyten oder Endothelzellen, an neuroinflammatorischen Prozessen beteiligt sind. Von zentraler Bedeutung ist jedoch die zukünftige Identifikation von Angriffspunkten für therapeutische Interventionen, besonders die Charakterisierung von immunmodulatorischen Rezeptoren, die supportive und neuroprotektive Aufgaben von Mikrogliazellen stimulieren und proinflammatorische Wirkungen dämpfen. Aufgrund überlappender neuroinflammatorischer Mechanismen könnte ein solcher therapeutischer Ansatz bei verschiedenen neurodegenerativen Erkrankungen gleichermaßen effektiv sein.

Ilker Karaca, Holger Wagner, Alfredo Ramirez

3.5 Genetik der Alzheimer-Krankheit

Die genetische Forschung hat seit mehr als 25 Jahren systematisch dazu beigetragen, die Genetik der Alzheimer-Krankheit (AD) besser zu verstehen. Schätzungen zufolge machen genetische Faktoren bis zu 80 % des zurechenbaren Risikos in allgemeinen AD-Formen aus [270, 271]. Es ist deshalb nachvollziehbar, dass die meisten pathophysiologischen Mechanismen der AD von genetischen Determinanten angetrieben werden oder diese einschließen. Daher ist die Kenntnis der Genetik der AD wahrscheinlich eine der besten Möglichkeiten, unser Wissen über die zugrunde liegenden pathophysiologischen Prozesse zu verbessern. Diese genetische Entdeckungsreise begann in den späten 1980er-Jahren mit der Entdeckung voll-penetrierender autosomal-dominanter Mutationen in den Genen für das Amyloid-Vorläuferprotein *(APP)*, Presenilin 1 *(PSEN1)* und Presenilin 2 *(PSEN2)*. Diese Mutationen führen zur sog. früh beginnenden AD *(Early onset AD* – EOAD; mit einem Krankheitsbeginn < 65 Jahre) [272–274].

3.5.1 Genetik der monogenen Formen der Alzheimer-Krankheit

Verschiedene Gruppen konnten 1987 die Sequenz des amyloiden β-Proteins (Aβ), dem Hauptbestandteil der großen extrazellulär akkumulierenden Protein-Ablagerungen, seinem Vorläufer APP zuordnen und dabei das Gen auf Chromosom 21 lokalisieren [275, 276]. Interessanterweise war *APP* das erste Gen, das beschrieben wurde, welches eine pathologische Mutation für EOAD trägt [272]. St. George-Hyslop et al. haben 1987 über eine Verknüpfung genetischer Marker in der Nähe von APP berichtet [277], jedoch stellte sich später heraus, dass die analysierten Familien Mutationen in *PSEN1* trugen [274]. Kurz danach wurden weitere Mutationen im *PSEN1* homolog *PSEN2* identifiziert [274, 278]. Derzeit sind mehr als 200 familiäre Mutationen in *APP* und *PSEN1* bzw. *PSEN2* beschrieben.

Die Entdeckung dieser voll-penetrierenden, pathogenen Mutationen hat wichtige Hinweise auf die Krankheitsausbildung der AD gegeben. Im Falle der Preseniline konnte im Folgenden gezeigt werden, dass sie die katalytische Untereinheit des γ-Sekretase-Komplexes bilden. Dieser besteht im Weiteren aus PEN-2 (PS-Enhancer 2), Nicastrin und APH-1 (anterior-pharynx defekt) [279]. Die γ-Sekretase übernimmt die Spaltung einer Reihe von Typ-I-Membranproteinen, zu denen auch APP gehört [280, 281]. Die metabolische Prozessierung von APP erfolgt auf einem von zwei verschiedenen Wegen: auf dem nichtamyloiden bzw. amyloiden Weg. Entscheidend hierbei ist die erste Spaltung. Findet zuerst eine Spaltung durch die α-Sekretase (nichtamyloider Weg) statt, entsteht ein 83 Aminosäuren langes, membranständiges C-terminales Fragment (C83), das im Nachfolgenden durch die γ-Sekretase weiter gespalten wird. Hierbei entstehen die pathologisch unbedeutenden Peptide AICD und P3. Findet allerdings zuerst eine Spaltung von APP durch die β-Sekretase/BACE (amyloider Weg) statt, entsteht ein C-terminales Fragment (CTF) mit 99 Aminosäuren (C99). Dieses dient ebenfalls als Substrat für die γ-Sekretase, wird jedoch in P3 und Aβ gespalten und ist somit pathologisch von großer Bedeutung. Der amyloide Weg ist v. a. in Neuronen zu finden, weil hier die Expression von APP, BACE besonders erhöht ist. Die γ-Sekretase-vermittelte Spaltung von C99 ist ein enzymatischer Vorgang, bei dem Aβ in verschiedenen Längen entsteht und schrittweise verkürzt wird. Es gibt zwei Haupt-Aβ-Spezies: $Aβ_{1-40}$ (90 %), $Aβ_{1-42}$ (9 %), jedoch auch weitere verkürzte Formen die zwischen 37 und 46 Aminosäuren lang sein können (1 %) [282, 283]. Hierbei sind $Aβ_{1-42}$-Spezies aggregationsfreudiger und lassen sich dementsprechend häufiger in Amyloid-Plaques in Gehirnen von AD-Patienten finden.

Auf der einen Seite beeinträchtigen die meisten Mutationen in *PSEN1* und *PSEN2* die γ-Sekretase-vermittelte Spaltung von APP zu Aβ, was zu einem erhöhten Verhältnis von $Aβ_{1-42}$ zu $Aβ_{1-40}$ führt – entweder durch eine erhöhte $Aβ_{1-42}$-Produktion, durch eine verminderte $Aβ_{1-40}$-Produktion oder durch eine Kombination von beiden [284]. Auf der anderen Seite können Mutationen in *APP*, wie z. B. die sog. schwedische Mutation, die Gesamterzeugung aller Aβ-Isoformen mit einer erhöhten Aggregationsneigung zur Folge haben [285, 286]. Mutationen in *APP* beeinflussen im Allgemeinen die Proteolyse zugunsten der Entstehung von $Aβ_{1-42}$ und fördern daher auch die Aggregation in Aβ-Oligomeren und Fibrillen [287]. Darüber hinaus wurden bei Familien mit EOAD autosomal-dominate Formen mit *APP*-Duplikationen festgestellt [288]. Zudem zeigen Patienten mit Trisomie 21 eine Triplikation von *APP*, und damit einhergehend ein erhöhtes Risiko AD-ähnliche Phänotypen mit Aβ-Pathologie zu entwickeln [289]. Alle diese Erkenntnisse haben die zentrale Rolle der Aβ-Homöostase, im Speziellen der Aβ-Produktion, in der Pathologie der AD verstärkt.

Allerdings sind Mutationen in diesen drei Genen, mit einer insgesamt geschätzten Prävalenz unter 1 %, sehr selten. Mutationen in *PSEN1*, *PSEN2* und *APP* finden sich nur in 5–10 % der EOAD und lassen die meisten AD-Fälle genetisch somit ungelöst [290, 291]. Das bedeutet, dass weitere, noch unbekannte Gene diesen ungeklärten EOAD-Fällen zugrunde liegen können. Darüber hinaus ist zu beachten, dass EOAD-Patienten nur 2–10 % aller AD-Fälle ausmachen und somit die überwiegende Mehrheit der AD-Patienten mit dem späten Beginn der Erkrankung (LOAD, Alter bei Krankheitsbeginn > 65 Jahre) negativ auf Mutationen in diesen drei Genen getestet werden. LOAD gilt als multifaktorielle Erkrankung, d. h. das individuelle Krankheitsrisiko wird durch genetische, ökologische und demographische Faktoren sowie Interaktionen zwischen ihnen bestimmt. Die genetische Komponente selbst ist komplex bzw. heterogen und schließt mehrere genetische Faktoren ein, die das Risiko an der AD zu erkranken modulieren, aber allein nicht ausreichen, um die Krankheit zu verursachen. Es ist daher schwieriger, genetische Loci in LOAD zu identifizieren.

3.5.2 Genetik komplexer Formen der Alzheimer-Krankheit

Für mehr als 20 Jahre war der einzige bekannte genetische Suszeptibilitätsfaktor der LOAD das *ApoE*-Gen, das das Apoliprotein E (ApoE) auf dem Chromosom 19 an Position 19q13 kodiert [292, 293]. In *ApoE* wurden drei hauptsächliche/bedeutende Allelvarianten gefunden, die als *ApoE-ε2*, *ApoE-ε3* und *ApoE-ε4* bezeichnet werden. Entscheidend für die Allelvarianten ist die Kodierung der Aminosäuren an Position 112 bzw. Position 158 der Aminosäuresequenz, die jeweils ein Cystein oder ein Arginin sein können. Hieraus ergeben sich folgende Isoformen: Für ε2 cys112/cys158, für ε3 cys112/arg158 und für ε4 arg112/arg158 [294]. In den frühen 1990er-Jahren identifizierten genetische Studien in familiärer und sporadischer LOAD eine starke genetische Assoziation zwischen dem *ApoE-ε4*-Allel und der Suszeptibilität für LOAD [295]. In der Tat ist *ApoE* der stärkste Risikofaktor für LOAD, hierbei erhöht ein *ApoE-ε4*-Allel das AD-Risiko 3-fach und zwei *ApoE-ε4*-Allele das AD-Risiko um das 12- bis 15-Fache [296, 297]. Darüber hinaus hat *ApoE-ε4* eine dosisabhängige Wirkung auf das Manifestationsalter. Das geschätzte Risiko an AD zu erkranken beträgt bei *ApoE-ε4/ε4*-Homozygoten mehr als 50 % und 20–30 % für *ApoE-ε3/ε4*-Heterozygoten. Im Vergleich hierzu beträgt das Gesamtrisiko an AD zu erkranken, unabhängig von der *ApoE*-Allel-Kombination, bei Männern 11 % und bei Frauen 14 % [298, 299]. Interessanterweise wurde für *ApoE-ε2* eine schützende Wirkung mit einem späteren Beginn der Krankheit dokumentiert [300, 301]. *ApoE-ε3* hingegen ist ein neutrales Allel in Bezug auf die Suszeptibilität für AD.

Die Wirkung von ApoE auf das AD-Risiko wird vermutlich durch seine Fähigkeit an Aβ zu binden vermittelt und bewirkt die Beseitigung von löslichen Aβ-Formen und Aβ-Aggregaten. In dieser Hinsicht hat die Forschung gezeigt, dass *ApoE-ε4* weniger wirksam bei der Vermittlung der Aβ-Beseitigung im Vergleich zu *ApoE-ε3* und *ApoE-ε2* zu sein scheint [297]. Diese Ergebnisse untermauern eine weitestgehend akzeptierte Hypothese des Krankheitsverlaufs, die Amyloid-Kaskade, bei der die Aβ-Homöostase eine zentrale Rolle in der Pathogenese darstellt. Allerdings deutet einiges darauf hin, dass die starke Wirkung des *ApoE-ε4*-Allels auf das LOAD-Risiko über seine Fähigkeit hinausgeht Aβ zu binden. Zum Beispiel wird ApoE in mehreren Geweben wie der Leber, dem Gehirn, sowie in Makrophagen und Monozyten exprimiert und ist an mehreren Prozessen in den Organismen beteiligt, einschließlich des Transports von Cholesterin und anderen Lipiden, neuronalem Wachstum, an Heilungsprozessen nach Gewebeverletzung, Neurogenese, synaptischer Plastizität und Wirbelsäulenintegrität, Neuroentzündung sowie der Aktivierung von lipolytischen Enzymen [302]. Interessanterweise sind die meisten dieser Prozesse auch an der AD-Pathogenese beteiligt. Zudem hat die Forschung gezeigt, dass in einigen von diesen Fällen ApoE die AD-Pathologie in einer Aβ-unabhängigen Weise moduliert [303]. Zum Beispiel zeigen Träger von *ApoE-ε4* und *ApoE-ε2* drastische Unterschiede nach einer traumatischen Hirnverletzung. Träger des *ApoE-ε2* zeigen eine bessere und effizientere Erholung von traumatischen Hirnverletzungen. Darüber hinaus sind Herz-Kreislauf-Erkrankungen bekannte Risikofaktoren der LOAD und *ApoE* wiederum ist ein Risikofaktor für verschiedene kardiovaskuläre Erkrankungen einschließlich Hyperlipidämie, koronarer Herzkrankheiten und Arteriosklerose. Somit könnte *ApoE* das Risiko der LOAD durch seine Wirkung auf Herz-Kreislauf-Erkrankungen modulieren.

Interessanterweise wurden zusätzliche genetische Signale in der Nähe von *ApoE* auf Chromosom 19 identifiziert, die einen Einfluss auf die Suszeptibilität der AD haben. Diese Signale befinden sich entweder in oder in der Nähe der Gene *TOMM40*, *EXOC3L2*, *CD33* und *PLD3* [304]. Allerdings ist die Beteiligung dieser Loci an der AD umstritten, weil die Assoziation dieser Loci nach einer statistischen Korrektur für das *ApoE*-Signal in einigen Fällen nicht mehr vorliegt [304].

Obwohl *ApoE* der stärkste genetische Risikofaktor der LOAD ist, beträgt der Anteil des *ApoE-ε4*-Allels lediglich 27,3 % der geschätzten Erblichkeit von 80 %. Somit bleibt der Großteil der Erblichkeit der AD ungeklärt (fehlende Erblichkeit) [305].

3.5.2.1 Genomweite Assoziationsstudien

Mit Einführung der hypothesenfreien genomweiten Assoziationsstudien (GWAS) wurde eine große Hürde zur Identifizierung dieser fehlenden Erblichkeit genommen. Üblicherweise werden in der klassischen GWAS zwei Gruppen von Individuen (Kontroll- und Patientengruppen) miteinander verglichen. Hierbei werden alle Individuen aus beiden Gruppen genomweit, sowohl in kodierenden als auch in nichtkodierenden genomischen Regionen, unter Verwendung einzelner Nukleotidpolymorphismen (SNPs), genotypisiert. Mithilfe statistischer Analysen können signifikant unterschiedliche Allelfrequenzen zwischen den Gruppen identifiziert und in Form des Quotenverhältnisses (Odds Ratio – OR) ausgedrückt werden. Die OR stellt hierbei die fundamentale Einheit dar, die die Effektgröße einer genetischen Variante anzeigt. Ist die OR größer als 1, erhöht sich die Wahrscheinlichkeit für Träger eines bestimmten SNP, die Krankheit zu entwickeln. Beträgt die OR weniger als 1 hat der relevante SNP eine schützende Wirkung auf die Suszeptibilität der Erkrankung. Die anschließende Meta-Analyse mehrerer unabhängiger GWAS hat dazu beigetragen, die statistische Teststärke (power) zu erhöhen und die falsch-positiven Assoziationen zu reduzieren.

So bestätigten die ersten beiden großen internationalen kollaborativen GWAS im Jahr 2009 *ApoE* als den stärksten genetischen Faktor der LOAD und haben darüber hinaus die Anzahl der identifizierten genetischen Risikoloci erhöht. In den folgenden Jahren haben weitere GWAS- und Meta-Analysen zusätzliche Signale identifiziert, die mit der LOAD assoziiert sind [245, 307].

Im Jahr 2013 stellte das Internationale Genomics of Alzheimer's Disease Project (IGAP) eine Mega-Meta-Analyse vor, in der mit einer Stichprobengröße von 74.046 Personen die Anzahl der genomweiten signifikanten Suszeptibilitätsloci für AD verdoppelt wurde. Im Gegensatz zu *ApoE* erhöhte keines dieser neuen Signale die Suszeptibilität der LOAD mehr als 2-fach (OR = 2) [308]. Somit sind, in Anbetracht ihrer kleinen OR, keine genetischen Varianten innerhalb dieser Loci allein krankheitsverursachend. Trotzdem unterstützen die durch die GWAS identifizierten Kandidatenrisikogene die Amyloid-Kaskaden-Hypothese, da einige dieser Gensignale mit der Aβ-Homöostase und/oder der Tau-Pathologie im Zusammenhang zu stehen scheinen [296]. Durch einteilen der Risikogen-Kandidaten in Gruppen nach ihren metabolischen und zellulären Funktionen, lassen sich drei Hauptgruppen identifizieren, die neben Aβ- und Tau-Pathologie bei LOAD eine Rolle zu spielen scheinen: (1) Cholesterin und Lipidstoffwechsel, (2) Immunsystem und Entzündungsreaktion und (3) endosomaler Vesikeltransport. Diese Beobachtung wurde durch einen alternativen Ansatz für die klassische Fall-Kontrolle GWAS, die als Signalweganalyse bezeichnet wurde, weiter unterstützt [309, 310]. Hierbei werden signifikante SNPs aus GWAS mittels In-silico-Analysen ihrer Gen-Ontologie kategorisiert und anschließend daraufhin überprüft, ob sie in Signalwegen vorliegen, die bei AD-Patienten überrepräsentiert sind.

Im folgenden Abschnitt werden diese drei Hauptsignalwege beschrieben sowie verschiedene SNPs vorgestellt, die Signale in der Nähe oder innerhalb der Kandidatengene zeigen (Tab. 3.4).

3.5.2.2 Cholesterinstoffwechsel

Seit der Identifizierung von *ApoE-ε4* als stärkster Risikofaktor der AD im Jahr 1993 wurden umfangreiche Untersuchungen durchgeführt, um die Rolle des Cholesterinstoffwechsels in der Pathogenese zu analysieren. Derzeit enthält Pubmed mehr als 2.000 Artikel, die unter den Schlagwörtern Alzheimer- und Cholesterinstoffwechsel zu finden sind. Die Bedeutung des Cholesterinstoffwechsels wurde darüber hinaus verstärkt, als zusätzliche GWA-Studien weitere Gene identifizierten, die an diesem Stoffwechsel beteiligt sind, wie z. B. *CLU* oder *ABCA7*.

Clusterin (CLU): Das Clusterin- oder Apolipoprotein-J-Gen (*CLU*) befindet sich an Position 8p21-p12 auf dem Chromosom 8 und kodiert ein etwa 75–80-kDa-Protein. Es gehört zur Familie der Hitzeschockproteine und ist neben ApoE das zweithäufigste Lipoprotein im Gehirn [317]. Ähnlich wie bei ApoE vermittelt Clusterin den Lipidtransport und fungiert außerdem auch als molekularer Chaperon in einem ATP-unabhängigen Prozess indem es die Faltung von sezernierten Proteinen unterstützt. Darüber hinaus reguliert Clusterin die Immunantwort über das Komplementsystem und ist für die Zell-Zell-Interaktion notwendig [310]. Die Hauptaufgabe von Clusterin ist vermutlich die Modulation des programmierten Zelltods. Durch alternatives Splicing können drei verschiedene Isoformen mit verschiedenen zellulären Lokalisierungen (im Zellkern, im Zytoplasma oder für die Sekretion) und entgegengesetzten Funktionen gebildet werden. Interessanterweise induziert das kernlokalisierte Clusterin die BAX-vermittelte Apoptose [319], während eine Überexpression der zytoplasmatischen und der sekretorischen Isoformen die Apoptose hemmen [320]. Zwei unabhängige GWA-Studien von

Tab. 3.4: Die drei Hauptsignalwege mit verschiedenen SNPs.

Gen	Chromosom	Genomische Position (hg19)	Locus (Ensembl)	Pathway/Funktion	Referenz	SNP	MAF (1000 Genomes)
SORL1	11	121,322,912–121,504,471	11q24.1	Endozytose; Lipid Transport; APP Metabolismus	Rogaeva E, Meng Y, Lee JH, et al. The neuronal sortilin-related receptor SORL1 is genetically associated with Alzheimer disease. Nat Genet. 2007; 39: 168–177. [311]	rs12285364	T = 10,38
CR1	1	207,669,473–207,815,110	1q32.2	Immunreaktion	Lambert JC, Heath S, Even G, et al. Genome-wide association study identifies variants at CLU and CR1 associated with Alzheimer's disease. Nat Genet. 2009; 41: 1094–1099. [245]	rs3818361, rs6656401	A oder T = 24,86; A = 6,67
CLU	8	27,454,434–27,472,328	8p21.1	Immunreaktion; Cholesterol/Lipid Metabolismus	Harold D, Abraham R, Hollingworth P, et al. Genome-wide association study identifies variants at CLU and PICALM associated with Alzheimer's disease. Nat Genet. 2009; 41: 1088–1093. [307]	rs2279590, rs11136000, rs9331888	A oder T = 24,06; T = 37,82; C oder G = 33,35 (35,7 ExAC)
PICALM	11	85,668,214–85,780,139	11q14.2	Endozytose; APP Metabolismus	Harold D, Abraham R, Hollingworth P, et al. Genome-wide association study identifies variants at CLU and PICALM associated with Alzheimer's disease. Nat Genet. 2009; 41: 1088–1093. [307]	rs3851179, rs541458	A oder T = 31,49; C = 35,2
BIN1	2	127,805,599–127,864,903	2q14.3	Endozytose; TAU Metabolismus	Seshadri S, Fitzpatrick AL, Ikram MA, et al. Genome-wide analysis of genetic loci associated with Alzheimer disease. JAMA. 2010; 303 (18): 1832–1840. [312]	rs744373, rs7561528	G = 35,8; A = 20,01

Tab. 3.4: (fortgesetzt)

Gen	Chromo-som	Genomische Position (hg19)	Locus (Ensembl)	Pathway/Funktion	Referenz	SNP	MAF (1000 Genomes)
ABCA7	19	1,040,102-1,065,570	19p13.3	Cholesterol; APP Metabolismus	Hollingworth P, Harold D, Sims R, et al. Common variants at ABCA7, MS4A6A/MS4A4E, EPHA1, CD33 and CD2AP are associated with Alzheimer's disease. Nat Genet. 2011; 43: 429–435. [246]	rs3764650	G = 20,25
MS4A6A	11	59,939,971–59,952,139	11q12.2	Immunreaktion	Hollingworth P, Harold D, Sims R, et al. Common variants at ABCA7, MS4A6A/MS4A4E, EPHA1, CD33 and CD2AP are associated with Alzheimer's disease. Nat Genet. 2011; 43: 429–435. [246]	rs610932	T = 45,35/2271
CD2AP	6	47,445,525–47,594,996	6p12.3	Endozytose	Hollingworth P, Harold D, Sims R, et al. Common variants at ABCA7, MS4A6A/MS4A4E, EPHA1, CD33 and CD2AP are associated with Alzheimer's disease. Nat Genet. 2011; 43: 429–435. [246]	rs9296559, rs9349407	C = 19,39; C = 19,25
CD33	19	51,728,335–51,743,274	19q13.41	Immunreaktion	Hollingworth P, Harold D, Sims R, et al. Common variants at ABCA7, MS4A6A/MS4A4E, EPHA1, CD33 and CD2AP are associated with Alzheimer's disease. Nat Genet. 2011; 43: 429–435. [246]	rs3865444, rs3826656	TodA = 21,13; G = 36,58
EPHA1	7	143,088,205–143,105,985	7q35	Immunreaktion; Endozytose	Hollingworth P, Harold D, Sims R, et al. Common variants at ABCA7, MS4A6A/MS4A4E, EPHA1, CD33 and CD2AP are associated with Alzheimer's disease. Nat Genet. 2011; 43: 429–435. [246]	rs11771145, rs11767557	A = 43,21; C = 19,77

Tab. 3.4: (fortgesetzt)

Gen	Chromosom	Genomische Position (hg19)	Locus (Ensembl)	Pathway/ Funktion	Referenz	SNP	MAF (1000 Genomes)
FERMT2	14	53,323,989– 53,417,815	14q22.1	Cytoskelett/ Axon Entwicklung; TAU Metabolismus	Lambert JC, Ibrahim-Verbaas CA, Harold D, et al. Meta-analysis of 74,046 individuals identifies 11 new susceptibility loci for Alzheimer's disease. Nat Genet. 2013; 45: 1452–1458. [308]	rs17125944	C = 11,10
INPP5D	2	233,925,036– 234,116,549	2q37.1	Immunreaktion; APP Metabolismus	Lambert JC, Ibrahim-Verbaas CA, Harold D, et al. Meta-analysis of 74,046 individuals identifies 11 new susceptibility loci for Alzheimer's disease. Nat Genet. 2013; 45: 1452–1458. [308]	rs35349669	T = 21,05
MEF2C	5	88,014,058– 88,199,922	5q14.3	Endozytose	Lambert JC, Ibrahim-Verbaas CA, Harold D, et al. Meta-analysis of 74,046 individuals identifies 11 new susceptibility loci for Alzheimer's disease. Nat Genet. 2013; 45: 1452–1458. [308]	rs190982	G = 21,85
SLC24A4	14	92,790,152– 92,967,825	14q32.12	Cholesterol	Lambert JC, Ibrahim-Verbaas CA, Harold D, et al. Meta-analysis of 74,046 individuals identifies 11 new susceptibility loci for Alzheimer's disease. Nat Genet. 2013; 45: 1452–1458. [308]	rs10498633	T = 15,28
CASS4	20	54,987,314– 55,034,396	20q13.31	Immunreaktion; TAU Metabolismus	Lambert JC, Ibrahim-Verbaas CA, Harold D, et al. Meta-analysis of 74,046 individuals identifies 11 new susceptibility loci for Alzheimer's disease. Nat Genet. 2013; 45: 1452–1458. [308]	rs7274581, rs6024870, rs16979934	C = 9,40; A = 5,49; C = 0,0467
NME8	7	37,888,199– 37,940,002	7p14.1	Cytoskelett/ Axon Entwicklung	Lambert JC, Ibrahim-Verbaas CA, Harold D, et al. Meta-analysis of 74,046 individuals identifies 11 new susceptibility loci for Alzheimer's disease. Nat Genet. 2013; 45: 1452–1458. [308]	rs2718058	G = 33,67

Tab. 3.4: (fortgesetzt)

Gen	Chromosom	Genomische Position (hg19)	Locus (Ensembl)	Pathway/Funktion	Referenz	SNP	MAF (1000 Genomes)
HLA-DRB5-1	6	32,485,154–32,498,006	6p21.32	Immunreaktion und Entzündung	Lambert JC, Ibrahim-Verbaas CA, Harold D, et al. Meta-analysis of 74,046 individuals identifies 11 new susceptibility loci for Alzheimer's disease. Nat Genet. 2013; 45: 1452–1458. [308]	rs9271192	C = 23,74
PTK2B	8	27,182,996–27,316,908	8p21.2	Endozytose	Lambert JC, Ibrahim-Verbaas CA, Harold D, et al. Meta-analysis of 74,046 individuals identifies 11 new susceptibility loci for Alzheimer's disease. Nat Genet. 2013; 45: 1452–1458. [308]	rs28834970	C = 31,57
TRIP4	15	64,680,003–64,747,502	15q22.31	Transkriptionsfaktor; Zellerhaltung und Zellschutz	Ruiz A, Heilmann S, Becker T, et al. Follow-up of loci from the International Genomics of Alzheimer's Disease Project identifies TRIP4 as a novel susceptibility gene. Transl Psychiatry. 2014; 4: e358. [313]	rs74615166	C = 0,74
TP53INP1	8	95,938,200–95,961,615	8q22.1	Regulation der Autophagy; Zellzyklusarrest	Escott-Price V, Bellenguez C, Wang LS, et al. Gene-Wide Analysis Detects Two New Susceptibility Genes for Alzheimer's Disease. Plos One. 2014; 9 (6): e94661. [314]	rs4735333, rs1713669, rs896855	A = 49,64; G = 27,10; G = 49,46
IGHV1-67	14	107,132,620–107,137,059	14q32.33	Adaptives Immunsystem	Escott-Price V, Bellenguez C, Wang LS, et al. Gene-Wide Analysis Detects Two New Susceptibility Genes for Alzheimer's Disease. Plos One. 2014; 9 (6): e94661. [314]	rs2011167, rs1961901	G = 14,52; T = 18,29
DSG2	18	29,078,027–29,128,814	18q12.1	Cytoskelett/Axon Entwicklung	Lambert JC, Ibrahim-Verbaas CA, Harold D, et al. Meta-analysis of 74,046 individuals identifies 11 new susceptibility loci for Alzheimer's disease. Nat Genet. 2013; 45: 1452–1458. [308]	rs8093731	T = 11,6

Tab. 3.4: (fortgesetzt)

Gen	Chromosom	Genomische Position (hg19)	Locus (Ensembl)	Pathway/Funktion	Referenz	SNP	MAF (1000 Genomes)
ZCWPW1	7	99,998,495–100,026,431	7q22.1	Epigenetische Regulation	Lambert JC, Ibrahim-Verbaas CA, Harold D, et al. Meta-analysis of 74,046 individuals identifies 11 new susceptibility loci for Alzheimer's disease. Nat Genet. 2013; 45: 1452–1458. [308]	rs1476679	C = 21,15
CELF1	11	47,487,489–47,510,576	11p11.2	Cytoskelett/Axon Entwicklung	Lambert JC, Ibrahim-Verbaas CA, Harold D, et al. Meta-analysis of 74,046 individuals identifies 11 new susceptibility loci for Alzheimer's disease. Nat Genet. 2013; 45: 1452–1458. [308]	rs10838725	C = 26,32
ApoE4	19	45,409,039–45,412,650	19q13.32	Cholesterol; APP Metabolismus	Strittmatter WJ, Saunders AM, Sschmechel D, et al. Apolipoprotein E: High-avidity binding to B-amyloid and increased frequency of type 4 allele in late-onset familial Alzheimer disease. Proc Natl Acad Sci USA. 1993; 90: 1977–1981. [292]	rs8106922	G = 29,73
ADAM10	15	58,888,510–59,042,177	15q21.3	APP Metabolismus	Kim M, Suh J, Romano D, et al. Potential late-onset Alzheimer's disease-associated mutations in the ADAM10 gene attenuate {alpha}-secretase activity. Hum Mol Genet. 2009; 18: 3987–3996. [315]	rs2305421	G = 24,84
RIN3	14	92,980,125–93,155,334	14q32.12	Endozytose	Lambert JC, Ibrahim-Verbaas CA, Harold D, et al. Meta-analysis of 74,046 individuals identifies 11 new susceptibility loci for Alzheimer's disease. Nat Genet. 2013; 45: 1452–1458. [308]	rs10498633	T = 15,28
PLD3	19	40,854,332–40,884,390	19q13.2	Signaltranduktion; Lipid Metabolismus	Cruchaga C, Karch CM, Jin SC, et al. Rare coding variants in the phospholipase D3 gene confer risk for Alzheimer's disease. Nature. 2014; 505: 550–554. [316]	rs145999145	A = 0,06 (ExAC 0,31)

Lambert et al. und Harold et al. assoziierten den SNP rs11136000 in Clusterin mit einer OR = 0,86 (95 % CI = 0,81–0,90; P = 7,5 × 10^{-9}) mit der AD [245, 307]. Später beschreiben Szymanski et al. eine weitere Risikovariante in *Clusterin*, die mit der Alzheimer-Krankheit assoziiert ist (rs9331888). Interessanterweise ging diese Variante mit einem erhöhten Risiko für die AD und einem erhöhten relativen Niveau einer alternativen Splicingvariante einher [321]. Mehrere Studien schlugen Clusterin als möglichen Biomarker vor, der teilweise mit dem Progressionsverlauf [321–323] und einer hirnregionsspezifischen Atrophie [324] korreliert. Tatsächlich wurde festgestellt, dass SNPs in *CLU* eine protektive Wirkung auf die Progression von Patienten mit leichter kognitiver Beeinträchtigung (mild cognitive impairment – MCI) zu der AD haben [325]. Jedoch ist die genaue Rolle von Clusterin in den molekularen Prozessen der AD-Pathogenese ungeklärt. Interessanterweise zeigten frühe Proteomanalysen der Amyloid-Plaques eine Akkumulation von Clusterin innerhalb dieser Ablagerungen, was auf eine potenzielle pathogene Rolle von Clusterin in AD hindeutet [326–328]. Darüber hinaus konnte an einem Clusterin-Tiermodell eine signifikante Reduktion der fibrillären Aβ-Formen gezeigt werden [329]. Clusterin wirkt als Transporter für Aβ und vermittelt die Translokation vom Zytoplasma in den extrazellulären Bereich des Gehirns.

ATP binding casette subfamily A member 7 (ABCA7): In einer großangelegten Fall-Kontrolle-GWA-Studie aus dem Jahr 2011 wurde von Hollingworth et al. über eine genomweit signifikante Assoziation des Gens *ABCA7* (rs3764650, P-meta = 4,5 × 10^{-17}) mit der AD berichtet [246].

ABCA7 vermittelt v. a. den Transport von Lipiden und anderen Substraten durch zelluläre Membranen und wird verstärkt im Gehirn exprimiert, wo es in zwei verschiedenen Transkriptvarianten vorkommt [330]. Besonders Mikrogliazellen zeigen eine hohe ABCA7-Expressionsrate, wodurch ABCA7 auch eine entscheidende Rolle bei der Phagozytose von apoptotischen Zellen zu spielen scheint [330, 331]. Ferner fördert ABCA7 die Sekretion von Phospholipiden und die Bindung an lipidarmem Apolipoprotein A1 [332, 333].

3.5.2.3 Immunsystem

Die Immunantwort und verwandte Prozesse spielen eine wichtige Rolle bei der Suszeptibilität der LOAD. Vor allem durch GWA-Studien innerhalb der letzten 10 Jahre konnte eine Vielzahl an Risikovarianten identifiziert werden, die mit einer Immunantwort assoziiert sind.

Complement Receptor 1 (CR1): Das Gen für den Rezeptor CR1 befindet sich auf dem Chromosom 1 an Position 1q32 in einem Cluster zusammen mit verschiedenen Immunregulationsgenen. CR1 ist ein Typ-I-Membranprotein und Teil der Komplementantwort. Die höchste Expression wird in phagozytischen Zellen gefunden und vermittelt die Immunantwort durch Bindung an Zelldebris, Liganden und andere Partikel [334].

Zwei SNPs innerhalb des *CR1*-Gens sind mit einem erhöhten Risiko für die LOAD assoziiert (rs1408077, OR = 1,17; 95 % CI = 1,14–1,29; P = 3,7 × 10^{-9}; und rs3818361, OR = 1,17; 95 % CI = 1,09–1,25; P = 9,2 × 10^{-6}) [245, 307]. Patienten, die diese Varianten tragen, zeigten eine verstärkte Abnahme der kognitiven Leistungsfähigkeit [335], erhöhte Plaquebelastung [336] und haben zudem eine erhöhte Konzentration an Komplementfaktoren in den betroffenen Hirnregionen [337]. Darüber hinaus wurde festgestellt, dass eine Kopienzahlvariation innerhalb des *CR1*-Gens mit einer veränderten Proteininaktivität und dem Abbau von $A\beta_{1-42}$ assoziiert ist [338–340].

CD33: CD33 gilt als Myeloid-spezifisches (hauptsächlich mikrogliales) Transmembranprotein, das auch als Sialinsäure-bindendes Ig-artiges Lektin 3 (Siglec3) bekannt ist [341, 342]. CD33 enthält zwei extrazelluläre Immunglobulin-Domänen und ein intrazelluläres inhibitorisches Tyrosinkinase-Motiv (ITIM) [343]. Die Bindung des Liganden Sialinsäure verursacht eine Hemmung der Monozytenproliferation [344] und blockiert darüber hinaus die Freisetzung freier Sauerstoffradikale (ROS) in phagozytotischen Prozessen [345].

In dem *CD33*-Gen wurden zwei SNPs mit entgegengesetzten Auswirkungen auf die Krankheitssuszeptibilität identifiziert. Patienten, die Träger des SNPs rs3865444 und damit des C-Allels sind, zeigten eine Abnahme der Zelloberflächenexpression, zusammen mit einem erhöhten Risiko für die Entwicklung der Alzheimer-Krankheit im Vergleich zu Trägern des Allels A (t31 = 8,48; P = 1,4 × 10^{-9}) [247, 346]. Dieser SNP ist zudem mit einer reduzierten Mikrogliaaktivität und einem weniger effizienten Abbau von $A\beta_{1-42}$ assoziiert [248]. Der zweite SNP, rs12459419, hat sich als protektiv erwiesen. Träger des selteneren Allels zeigten eine erhöhte Expression einer Spleißvariante ohne Exon 2 und einen stimulierenden Effekt auf die Mikrogliaaktivität [347]. In der Meta-Analyse von Lambert et al. im Jahr 2013, erreichte *CD33* (rs3865444) jedoch nicht das GWAS-Signifikanzniveau, was Zweifel an dem Beitrag dieses Gens zur AD-Suszeptibilität weckt [308]. Dennoch unterstreichen die biochemischen und physiologischen Ergebnisse der *CD33*-Varianten zweifellos ihre Relevanz für AD-bezogene Prozesse [249, 250].

3.5.2.4 Endozytose

Die Endozytose und der endozytotische Transport spielen eine entscheidende Rolle bei der proteolytischen Prozessierung von APP. Eine Vielzahl von Studien hat gezeigt, dass ein fehlgeleiteter intrazellulärer Transport eng mit der amyloidogenen Spaltung von APP verbunden ist (weitere Details finden Sie bei Haass et al. [65]).

Bridging Integrator 1 (BIN1): *BIN1* befindet sich auf dem Chromosom 2 an Position 2q14.3 und kodiert sieben Isoformen, die durch alternatives Splicing gebildet werden. Diese sind direkt an der Regulation endozytotischer Transportprozesse beteiligt [308]. Zusammen mit Clathrin und dem Adapterprotein 2 (AP2) bildet BIN1 einen Komplex, der maßgeblich an der Membraneinstülpung beteiligt ist [348]. Weiterhin interagiert BIN1 mit Proteinen wie Dynanim, Synaptojanin oder Endophilin [308].

Drei SNPs innerhalb des *BIN1*-Gens wurden mit der Suszeptibilität für AD assoziiert: rs6733839, rs59335482 und rs744373. Es hat sich gezeigt, dass sie sich im gleichen Kopplungsungleichgewichtsblock (linkage disequilibrium block) befinden. Ferner sind sie mit einer erhöhten Tau-Pathologie und einer erhöhten Expression von BIN1 bei AD-Patienten verbunden [349]. Darüber hinaus ist BIN1 am intrazellulären Transport und an der proteolytischen Prozessierung von APP beteiligt [350].

Phosphatidyl-Inositol-bindendes Clathrin-Assemblierungsprotein (PICALM): *PICALM* liegt auf dem Chromosom 11 an Position 11q14.2 und besitzt mehr als 20 verschiedene Isoformen [351]. GWAS- und Meta-Analysen haben eine konsistente Assoziation von SNPs in *PICALM* mit der AD gefunden [245, 307, 308]. Mehrere Varianten, einschließlich der SNPs rs561655 (OR = 0,87; P = $1,0 \times 10^{-10}$) und rs3851179 (OR = 0,86; P = $1,3 \times 10^{-9}$) wurden beschrieben.

Zusammen mit BIN1 und AP2 spielt PICALM eine zentrale Rolle bei der Membrankrümmung und der Bildung Clathrin-beschichteter endozytotischer Vesikel in neuronalen Zellen [352, 353]. PICALM ist dadurch maßgeblich am Membran-Recycling, dem nukleozytotischen Transport, aber auch am endozytotischen Transport vesikulärer Organellen beteiligt [354–356]. Dies führt zu einer direkten Korrelation von PICALM und APP in endozytotischen Transport-Vesikeln und kann somit auch direkt auf die APP-Prozessierung wirken [357, 358]. Zunächst wurde für PICALM ein protektiver Effekt bei der Aβ-induzierten Toxizität in neuronalen Zellen beschrieben, später jedoch auch eine Beteiligung an der Transzytose durch die Bluthirnschranke und dem damit einhergehenden Abbau von Aβ [360]. Jedoch haben Untersuchungen an transgenen Mäusen auch gezeigt, dass die Überexpression der AD-assoziierten *PICALM*-Varianten eine Erhöhung der Plaquebelastung zur Folge hat [357].

Sortilin-bezogener Rezeptor L (DL) 1 (SORL1): Die Expression von neuronalem SORL1 dient in erster Linie als Rezeptor für ApoE und ist darüber hinaus am vesikulären Transport zwischen der Plasmamembran und den Golgi-Kompartimenten beteilig [361, 362]. *SORL1* befindet sich auf Chromosom 11 an Position 11q23 und wurde als Risikofaktor in Kandidatengenansätzen identifiziert [311] und später in GWAS-Analysen von Lambert et al. im Jahr 2013 bestätigt [308]. Die von Lambert et al. identifizierte und signifikante *SORL1*-Variante, rs11218343, scheint einen protektiven Einfluss auf die Krankheitssuszeptibilität zu haben (OR = 0,77; P = $9,7 \times 10^{-15}$) [308].

Ähnlich wie bei BIN1 und PICALM ist SORL1 direkt am endozytotischen Transport von APP beteiligt [311]. Hierbei kann SORL1 die proteolytische Prozessierung von APP modulieren und somit die Entstehung von Aβ-Peptiden beeinflussen. Die Überexpression von SORL1 verschiebt die subzelluläre Lokalisation von APP zu den Golgi-Kompartimenten und induziert die Erzeugung von $Aβ_{1-42}$ [363]. Jedoch kann die Interaktion von SORL1 mit BACE1 auch die Bindung von APP an BACE1 verhindern [364].

Durch die Möglichkeit ApoE zu binden und endozytotisch aufzunehmen, stellt SORL1 ein interessantes Protein dar, das zwei AD-assoziierte metabolische Vorgänge (Endozytose und Lipidstoffwechsel) miteinander verbindet [311, 365].

Die Zahl der häufigen Risikovarianten, die mit der LOAD assoziiert sind, nimmt kontinuierlich zu, wobei gleichzeitig die Funktion der Gene in der AD-Pathologie besser verstanden wird (Tab. 3.4). Wichtig ist zu erwähnen, dass sich einige dieser Genfunktionen nicht auf die APP-Homöostase beschränken. Dies führt zu der Annahme, dass die Amyloid-Kaskaden-Hypothese allein nicht ausreicht, um die pathologischen Prozesse, die der AD zugrunde liegen, zu erklären. Durch die Erweiterung der Liste der Gene, die mit der AD verbunden sind, wird das Verständnis darüber, wie Prozesse verknüpft werden könnten und wie bestimmte zelluläre Prozesse die Pathologie der LOAD beeinflussen könnten, ausgebaut.

3.5.2.5 Seltene genetische Varianten

Während die vergangenen 7 Jahre große Fortschritte beim Verständnis der Genetik der LOAD gebracht haben, zeigte sich jedoch auch, dass die genetische Forschung noch lange nicht ihr Ziel erreicht hat. Ridge et al. vermuten, dass ca. 69 % der genetischen Varianz der AD mithilfe der bereits bekannten Risikofaktoren nicht erklärt werden können [366] und somit ein wichtiger Teil der Erblichkeit der LOAD im Verborgenen bleibt. Mit dem Ziel diese fehlende Erblichkeit zu identifizieren, wurde durch die Entwicklung neuer Ansätze die Suche nach seltenen Varianten vorangetrieben. Damit ist es möglich Genvarianten mit einer Allelfrequenz < 1 % zu identifizieren, die nicht mit klassischen GWAS-Analysen zu finden sind.

Vor allem durch neuere Sequenziermethoden (next generation sequencing – NGS), bei denen z. B. das gesamte Exom sequenziert wird (whole exome sequencing (WES)), wurden bereits krankheitsverursachende familiäre Mutationen bzw. sporadische Fälle, die nicht mit Kopplungsanalysen zu erklären sind, identifiziert. Zu diesen Varianten zählen z. B. Mutationen in *ABCA7* [367], *SORL1* [368] und *TREM2* [249, 250]. Darüber hinaus hat die NGS auch die Identifizierung seltener Varianten in *APP*, *PSEN1* und *PSEN2* erlaubt, die das Risiko für die Krankheit in LOAD-Familien erhöhen [369]. Diese Studien unterstreichen den Wert dieser Technologie bei der Suche nach seltenen Varianten in familiären und sporadischen Fällen, die keine Mutationen in den klassischen voll-penetrierenden AD-Genen besitzen, aber auch bei Untersuchungen kleinerer Probenzahlen.

Spezielle Erwähnung verdient TREM2 (Triggering Receptor Expressed on Myeloid cells 2), ein Typ-I-Membranprotein, das – ähnlich wie APP – an der Zelloberfläche durch ADAM10 gespalten wird. Das verbleibende C-terminale Fragment ist, wie bei den APP-CTFs, ein Substrat für den γ-Sekretase-Komplex [370].

Zunächst wurden Mutationen in *TREM2* nur bei Patienten mit der Nasu-Hakola-Erkrankung identifiziert. Diese autosomal-rezessive und seltene Form von Demenz äußert sich durch Knochenzysten und eine erhöhte Knochenfrakturneigung [371]. Später wurden zudem Mutationen in TREM2 identifiziert, die eine frontotemporale Demenz verursachen [372]. Erst im Jahr 2013 haben zwei unabhängige Studien über die seltene, kodierende Variante p.R47H in TREM2 berichtet, die in einer kaukasischen Population eine Suszeptibilität für die AD mit einer Effektgröße ähnlich der von *ApoE* zeigt (rs75932628, OR = 2,90; 95 % CI = 2,16–3,91; P = $2,1 \times 10^{-12}$) [249, 250]. Dieser Zusammenhang wurde darüber hinaus in mehreren unabhängigen Stichproben bestätigt [373–377]. Interessanterweise konnte der Zusammenhang, der für die europäischen Populationen berichtet wurde, nicht in der asiatischen Bevölkerung repliziert werden [378]. Neben der p.R47H ist nur die Kodierungsvariante p.R62H signifikant mit der Suszeptibilität für die AD assoziiert [379].

Studien zur p.R47H-Variante zeigen einen Funktionsverlust, der mit einer beeinträchtigten Mikrogliaaktivität und somit einer veränderten Immunantwort einhergeht [380, 381]. Darüber hinaus konnte TREM2 mit dem Lipidstoffwechsel und insbesondere mit ApoE verknüpft werden. Untersuchungen haben gezeigt, dass gerade die p.R47H-Variante einen Funktionsverlust aufweist und somit zu einer Veränderung der Lipidhomöostase führen könnte [382–384]. Jedoch zeigt der jetzige Stand der Forschung, dass die Rolle von TREM2 in der AD-Pathologie noch weitestgehend ungeklärt ist.

3.5.2.6 Endophänotypen der Alzheimer-Demenz

Auch wenn unser Wissen über die Genetik der LOAD in den letzten Jahren deutlich vorangeschritten ist, ist es noch weit davon entfernt vollständig zu sein und die Entschlüsselung der sog. fehlenden Erblichkeit bleibt gegenwärtig eine der größten Herausforderungen. Um dieses Problem zu lösen, ist eine Erhöhung der Individuenzahl der GWAS-Analysen nötig, um die Charakterisierung neuer genetischer Risikofaktoren zu ermöglichen, was in ähnlicher Form für andere multifaktorielle Krankheiten wie Diabetes und Schizophrenie bereits durchgeführt wurde [385, 386]. Ein alternativer Ansatz ist die Kombination von Genetik mit Endophänotypen oder Biomarkern, die im Zusammenhang mit der LOAD stehen. Bennett et al. zeigten, dass der Endophänotyp mehr Wirksamkeit hat, genetische Varianten zu identifizieren, als klassische Fall-/Kontroll-Studien [387]. Als Grundsatzbeweis für diese Strategie in der Alzheimer-Forschung haben Cruchaga et al. gezeigt, dass unter Verwendung von Endophänotypen, wie Tau- und Phospho-Tau-Spiegel in CSF, neue genetische Risikovarianten durch genomweite Assoziation identifiziert werden können [388]. Ähnliche Ansätze identifizierten CYP46 unter Verwendung des Aβ-Ablagerungsgrades und der Menge an Phospho-Tau als Endophänotypen [389]. Darüber hinaus zeigten Ramirez et al., dass die genetische Variation in SUCLG2 sowohl den Pegel von $Aβ_{1\text{-}42}$ modulieren als auch den Krankheitsverlauf beeinflussen kann, wenn die Kohorten nach $Aβ_{1\text{-}42}$ stratifiziert werden [390]. Es ist bemerkenswert, dass die in diesen Studien enthaltenen Probengrößen um mehrere Größenordnungen kleiner sind als diejenigen, die in einem Fall-/Kontroll-Ansatz verwendet werden. Durch die Verwendung von quantitativen Endophänotypen anstelle des qualitativen Fall-/Kontroll-Status als Phänotyp für eine genetische Studie ist es möglich, die Heterogenität in der klinischen Diagnostik zu reduzieren und damit die statistische Aussagekraft zur Erkennung genetischer Assoziationen zu erhöhen [391]. Darüber hinaus kann dieser Ansatz spezifischere Hypothesen für biologische Signalwege liefern, wodurch neue Varianten identifiziert werden, die entweder den Krankheitsverlauf modulieren oder in Zusammenhang mit Biomarkern stehen könnten [392]. Weitere Beispiele für Endophänotypen sind neuropsychologische Beurteilungen [393], MRT-Analysen bei Patienten mit einer Atrophie des Hippocampus, oder volumetrische Hirn-Analysen [312, 394].

3.5.3 Klinische Anwendung

Das ultimative Ziel der genetischen Erforschung der AD ist die Suche nach Ansätzen, um Befunde routinemäßig in die klinische Praxis einzubringen. Aus translationaler Sicht hat die Identifikation der voll-penetrierenden Mutationen in *APP*, *PSEN1* und *PSEN2* zu wertvollen Erkenntnissen geführt, die derzeit in der Diagnose und Arzneimittelentwicklung Anwendung finden [290, 395]. Obwohl gerade die Bedeutung dieser Mutationen für die klinische Diagnostik eher eingeschränkt ist, weil sie nur einen sehr geringen Anteil der AD einnehmen, spielen sie dennoch eine wichtige Rolle in der personalisierten Medizin. Mithilfe spezifischer, prädiktiver Test können Mitglieder aus Familien mit dominanten AD-Mutationen darauf untersucht werden, ob eine Vererbung betroffener Gene vorliegt. Somit können v. a. weitreichende Konsequenzen für das Privat- und Sozialleben abgeschätzt werden. Eine entscheidende Rolle nimmt hier ein multidisziplinäres Team aus Klinikern, Genetikern und Psychologen ein, das sorgfältig abwägt, welche Patienten oder bedrohte Personen tatsächlich von diesen Gentests profitieren können [290, 396].

Für GWAS-Befunde ist die Anwendung in der klinischen Praxis aus zwei wesentlichen Gründen schwieriger. Erstens stellen GWAS-Signale höchstwahrscheinlich nicht die ursächliche Mutation dar, sondern liegen vermutlich nur in chromosomaler Nähe der tatsächlichen Mutationen [397]. Zweitens zeigten alle Varianten eine moderate bis niedrige Wirkung auf das Krankheitsrisiko, was eine Unterscheidung dieser Signale zwischen Patienten- und Kontrollgruppen erschwert. Sogar das Allel für *ApoE-ε4*, das immer noch die höchste OR aufweist, ist nicht ausreichend, um die AD zu verursachen.

Um die Signale aus GWA-Studien besser analysieren und effektiver nutzen zu können, wird vermehrt auf die Bildung eines genetischen Risiko-Scores (GRS) hingearbeitet. Dieser basiert auf kumulativen Effekten aus individuellen Suszeptibilitätsvarianten. Jedoch sind die Ergebnisse aus Studien, basierend auf einem GRS aus allen oder einem Teil der GWAS-Signale, derzeit für die klinische Diagnose und für eine Prädiktion der Erkrankung noch nicht eindeutig [325, 398, 399]. Interessanterweise untersuchte eine aktuelle Studie die Prognosegenauigkeit unter Verwendung genomweiter genetischer Daten, unabhängig davon, ob Varianten konsequent mit LOAD assoziiert sind oder nicht. Mit mehr als 300.000 genomweiten Varianten, kombiniert in einem einzigen GRS, erreichten die Autoren in dieser Arbeit eine Vorhersagegenauigkeit für die Krankheit von ca. 78 % [400].

3.5.4 Schlussbemerkungen

Auch wenn die Ergebnisse von GWA-Studien in der klinischen Praxis noch nicht anwendbar sind, so zeigen sie doch den Nutzen genetischer Risiko-Scores zur algorithmischen Identifikation von Personen mit erhöhtem Alzheimer-Risiko. Zusätzliche Forschungsbemühungen haben nun zum Ziel, die tatsächlich kausalen Genvarianten zu identifizieren, die den GWAS-Signalen zugrunde liegen, um Gen-Gen- und Gen-Umwelt-Interaktionen untersuchen zu können. Jede zusätzliche genetische Information wird mit Sicherheit zu einer Verbesserung prädiktiver Algorithmen führen, die vornehmlich nichtgenetische Biomarker und klinische Daten enthalten.

Literatur

[1] Alzheimer A. Ueber eine eigenartige Erkrankung der Hirnrinde. Allg Zschr Psych. 1907; 64: 146–148.

[2] Haass C, Koo EH, Mellon A, Hung AY, Selkoe DJ. Targeting of cell-surface beta-amyloid precursor protein to lysosomes: alternative processing into amyloid-bearing fragments. Nature. 1992; 357 (6378): 500–503.

[3] Kumar S, Rezaei-Ghaleh N, Terwel D, et al. Extracellular phosphorylation of the amyloid beta-peptide promotes formation of toxic aggregates during the pathogenesis of Alzheimer's disease. The EMBO journal. 2011; 30 (11): 2255–2265.

[4] Saido TC, Iwatsubo T, Mann DM, Shimada H, Ihara Y, Kawashima S. Dominant and differential deposition of distinct beta-amyloid peptide species, A beta N3 (pE), in senile plaques. Neuron. 1995; 14 (2): 457–466.

[5] Willem M, Tahirovic S, Busche MA, et al. eta-Secretase processing of APP inhibits neuronal activity in the hippocampus. Nature. 2015.

[6] Zhang Z, Song M, Liu X, et al. Delta-secretase cleaves amyloid precursor protein and regulates the pathogenesis in Alzheimer's disease. Nat Commun. 2015; 6: 8762.

[7] Masters CL, Simms G, Weinman NA, Multhaup G, McDonald BL, Beyreuther K. Amyloid plaque core protein in Alzheimer disease and Down syndrome. Proc Natl Acad Sci USA. 1985; 82: 4245–4249.

[8] Glenner GG, Wong CW. Alzheimer's disease: initial report of the purification and characterization of a novel cerebrovascular amyloid protein. Biochemical and biophysical research communications. 1984; 120 (3): 885–890.

[9] Gouras GK, Tsai J, Naslund J, et al. Intraneuronal Abeta42 accumulation in human brain. Am J Pathol. 2000; 156 (1): 15–20.

[10] Roher AE, Lowenson JD, Clarke S, et al. Structural alterations in the peptide backbone of beta-amyloid core protein may account for its deposition and stability in Alzheimer's disease. The Journal of biological chemistry. 1993; 268 (5): 3072–3083.

[11]   Thal DR, Rüb U, Schultz C, et al. Sequence of Abeta-protein deposition in the human me-
       dial temporal lobe. Journal of neuropathology and experimental neurology. 2000; 59 (8):
       733–748.
[12]   Thal DR, Rüb U, Orantes M, Braak H. Phases of Abeta-deposition in the human brain and its
       relevance for the development of AD. Neurology. 2002; 58: 1791–1800.
[13]   Braak H, Braak E. Neuropathological stageing of Alzheimer-related changes. Acta neuropa-
       thologica. 1991; 82 (4): 239–259.
[14]   Thal DR, Griffin WS, Braak H. Parenchymal and vascular Abeta-deposition and its effects on
       the degeneration of neurons and cognition in Alzheimer's disease. J Cell Mol Med. 2008; 12
       (5B): 1848–1862.
[15]   Thal DR, Ghebremedhin E, Rüb U, Yamaguchi H, Del Tredici K, Braak H. Two types of sporadic
       cerebral amyloid angiopathy. J Neuropathol Exp Neurol. 2002; 61 (3): 282–293.
[16]   Thal DR, Papassotiropoulos A, Saido TC, et al. Capillary cerebral amyloid angiopathy iden-
       tifies a distinct APOE epsilon4-associated subtype of sporadic Alzheimer's disease. Acta
       neuropathologica. 2010; 120: 169–183.
[17]   Calhoun ME, Burgermeister P, Phinney AL, et al. Neuronal overexpression of mutant amyloid
       precursor protein results in prominent deposition of cerebrovascular amyloid. Proc Natl Acad
       Sci USA. 1999; 96 (24): 14088–14093.
[18]   Weller RO, Massey A, Newman TA, Hutchings M, Kuo YM, Roher AE. Cerebral amyloid angiopa-
       thy: amyloid beta accumulates in putative interstitial fluid drainage pathways in Alzheimer's
       disease. Am J Pathol. 1998; 153 (3): 725–733.
[19]   Mandybur TI. Cerebral amyloid angiopathy: the vascular pathology and complications. Jour-
       nal of neuropathology and experimental neurology. 1986; 45 (1): 79–90.
[20]   Thal DR, Capetillo-Zarate E, Larionov S, Staufenbiel M, Zurbruegg S, Beckmann N. Capillary
       cerebral amyloid angiopathy is associated with vessel occlusion and cerebral blood flow
       disturbances. Neurobiology of Aging. 2009; 30: 1936–1948.
[21]   Takahashi RH, Milner TA, Li F, et al. Intraneuronal Alzheimer abeta42 accumulates in mul-
       tivesicular bodies and is associated with synaptic pathology. Am J Pathol. 2002; 161 (5):
       1869–1879.
[22]   Hartmann T, Bieger SC, Bruhl B, et al. Distinct sites of intracellular production for Alzheimer's
       disease A beta40/42 amyloid peptides. Nature medicine. 1997; 3 (9): 1016–1020.
[23]   Rajendran L, Honsho M, Zahn TR, et al. Alzheimer's disease beta-amyloid peptides are relea-
       sed in association with exosomes. Proc Natl Acad Sci USA. 2006; 103 (30): 11172–11177.
[24]   Takahashi RH, Almeida CG, Kearney PF, et al. Oligomerization of Alzheimer's beta-amyloid
       within processes and synapses of cultured neurons and brain. The Journal of neuroscience:
       the official journal of the Society for Neuroscience. 2004; 24 (14): 3592–3599.
[25]   Wirths O, Multhaup G, Czech C, et al. Intraneuronal Abeta accumulation precedes plaque for-
       mation in beta-amyloid precursor protein and presenilin-1 double-transgenic mice. Neurosci
       Lett. 2001; 306 (1–2): 116–120.
[26]   Akiyama H, Schwab C, Kondo H, et al. Granules in glial cells of patients with Alzheimer's
       disease are immunopositive for C-terminal sequences of beta-amyloid protein. Neurosci Lett.
       1996; 206 (2–3): 169–172.
[27]   Funato H, Yoshimura M, Yamazaki T, et al. Astrocytes containing amyloid beta-protein (Abeta)-
       positive granules are associated with Abeta40-positive diffuse plaques in the aged human
       brain. Am J Pathol. 1998; 152 (4): 983–992.
[28]   Thal DR, Hartig W, Schober R. Diffuse plaques in the molecular layer show intracellular
       A beta(8–17)-immunoreactive deposits in subpial astrocytes. Clin Neuropathol. 1999; 18 (5):
       226–231.

[29] Thal DR, Schultz C, Dehghani F, Yamaguchi H, Braak H, Braak E. Amyloid beta-protein (Abeta)-containing astrocytes are located preferentially near N-terminal-truncated Abeta deposits in the human entorhinal cortex. Acta neuropathologica. 2000; 100 (6): 608–617.

[30] Yamaguchi H, Sugihara S, Ogawa A, Saido TC, Ihara Y. Diffuse plaques associated with astroglial amyloid beta protein, possibly showing a disappearing stage of senile plaques. Acta neuropathologica. 1998; 95 (3): 217–222.

[31] Utter S, Tamboli IY, Walter J, et al. Cerebral small vessel disease-induced apolipoprotein E leakage is associated with Alzheimer disease and the accumulation of amyloid beta-protein in perivascular astrocytes. Journal of neuropathology and experimental neurology. 2008; 67: 842–856.

[32] Deane R, Sagare A, Hamm K, et al. apoE isoform-specific disruption of amyloid beta peptide clearance from mouse brain. The Journal of clinical investigation. 2008; 118 (12): 4002–4013.

[33] Dickson DW, Kouri N, Murray ME, Josephs KA. Neuropathology of frontotemporal lobar degeneration-tau (FTLD-tau). J Mol Neurosci. 2011; 45: 384–389.

[34] Goedert M, Spillantini MG, Cairns NJ, Crowther RA. Tau proteins of Alzheimer paired helical filaments: abnormal phosphorylation of all six brain isoforms. Neuron. 1992; 8 (1): 159–168.

[35] Braak E, Braak H, Mandelkow EM. A sequence of cytoskeleton changes related to the formation of neurofibrillary tangles and neuropil threads. Acta neuropathologica. 1994; 87 (6): 554–567.

[36] Thal DR, Holzer M, Rüb U, et al. Alzheimer-related tau-pathology in the perforant path target zone and in the hippocampal stratum oriens and radiatum correlates with onset and degree of dementia. Experimental neurology. 2000; 163 (1): 98–110.

[37] Clavaguera F, Bolmont T, Crowther RA, et al. Transmission and spreading of tauopathy in transgenic mouse brain. Nature cell biology. 2009; 11 (7): 909–913.

[38] Attems J, Thomas A, Jellinger K. Correlations between cortical and subcortical tau pathology. Neuropathology and applied neurobiology. 2012; 38 (6): 582–590.

[39] Braak H, Thal DR, Ghebremedhin E, Del Tredici K. Stages of the pathological process in Alzheimer's disease: Age categories 1 year to 100 years. Journal of neuropathology and experimental neurology. 2011; 70: 960–969.

[40] Mirra SS, Heyman A, McKeel D, et al. The Consortium to Establish a Registry for Alzheimer's Disease (CERAD). Part II. Standardization of the neuropathologic assessment of Alzheimer's disease. Neurology. 1991; 41 (4): 479–486.

[41] Josephs KA, Murray ME, Whitwell JL, et al. Staging TDP-43 pathology in Alzheimer's disease. Acta neuropathologica. 2014; 127 (3): 441–450.

[42] Dickson DW, Ksiezak-Reding H, Davies P, Yen SH. A monoclonal antibody that recognizes a phosphorylated epitope in Alzheimer neurofibrillary tangles, neurofilaments and tau proteins immunostains granulovacuolar degeneration. Acta neuropathologica. 1987; 73 (3): 254–258.

[43] Funk KE, Mrak RE, Kuret J. Granulovacuolar Degeneration Bodies of Alzheimer's Disease Resemble Late-stage Autophagic Organelles. Neuropathology and applied neurobiology. 2011; 37: 295–306.

[44] Kumar S, Wirths O, Stuber K, et al. Phosphorylation of the amyloid beta-peptide at Ser26 stabilizes oligomeric assembly and increases neurotoxicity. Acta neuropathologica. 2016; 131 (4): 525–537.

[45] Schwab C, DeMaggio AJ, Ghoshal N, Binder LI, Kuret J, McGeer PL. Casein kinase 1 delta is associated with pathological accumulation of tau in several neurodegenerative diseases. Neurobiology of Aging. 2000; 21 (4): 503–510.

[46] Kadokura A, Yamazaki T, Kakuda S, et al. Phosphorylation-dependent TDP-43 antibody detects intraneuronal dot-like structures showing morphological characters of granulovacuolar degeneration. Neurosci Lett. 2009; 463 (1): 87–92.

[47] Thal DR, Del Tredici K, Ludolph AC, et al. Stages of granulovacuolar degeneration: their relation to Alzheimer's disease and chronic stress response. Acta neuropathologica. 2011; 122 (5): 577–589.

[48] Hyman BT, Phelps CH, Beach TG, et al. National Institute on Aging – Alzheimer's Association guidelines for the neuropathologic assessment of Alzheimer's disease. Alzheimers Dement. 2012; 8: 1–13.

[49] Rijal Upadhaya A, Kosterin I, Kumar S, et al. Biochemical stages of amyloid β-peptide aggregation and accumulation in the human brain and their association with symptomatic and pathologically-preclinical Alzheimer's disease. Brain. 2014; 137: 887–903.

[50] Thal DR, Beach TG, Zanette M, et al. [18F]flutemetamol amyloid PET in preclinical and symptomatic Alzheimer's disease: Specific detection of advanced phases of Aβ pathology. Alzheimer's & dementia: the journal of the Alzheimer's Association. 2015; 11: 975–985.

[51] Schwarz A, Yu P, Miller BB, et al. Regional profiles of the candidate tau PET ligand [18F]-AV-1541 recapitulate key features of Braak histopathological stages. Brain. 2016; 139: 1539–1550.

[52] Thal DR, Vandenberghe R. Monitoring the progression of Alzheimer's disease with tau-PET. Brain. 2016; 139 (5): 1318–1320.

[53] Mandelkow EM, Mandelkow E. Biochemistry and cell biology of tau protein in neurofibrillary degeneration. Csh Perspect Med. 2012; 2: a006247.

[54] Bakota L, Brandt R. Tau biology and tau-directed therapies for Alzheimer's disease. Drugs. 2016; 76: 301–313.

[55] Selkoe DJ. Alzheimer's disease: genes, proteins, and therapy. Physiol Rev. 2001; 81: 741–766.

[56] Glenner GG, Wong CW. Alzheimer's disease and Down's syndrome: sharing of a unique cerebrovascular amyloid fibril protein. Biochem Biophys Res Commun. 1984; 122: 1131–1135.

[57] Armstrong RA, Lantos PL, Cairns NJ. What determines the molecular composition of abnormal protein aggregates in neurodegenerative disease? Neuropathology. 2008; 28: 351–365.

[58] Thal DR, Capetillo-Zarate E, Del Tredici K, Braak H. The development of amyloid beta protein deposits in the aged brain. Sci Aging Knowledge Environ. 2006; re1.

[59] Kang J, Lemaire HG, Unterbeck A, et al. The precursor of Alzheimer's disease amyloid A4 protein resembles a cell-surface receptor. Nature. 1987; 325: 733–736.

[60] Müller UC, Zheng H. Physiological functions of APP family proteins. Cold Spring Harb Perspect Med. 2012; 2: a006288.

[61] Vassar R, Kandalepas PC. The β-secretase enzyme BACE1 as a therapeutic target for Alzheimer's disease. Alzheimers Res Ther. 2011; 3: 20.

[62] Fluhrer R, Capell A, Westmeyer G, et al. A non-amyloidogenic function of BACE-2 in the secretory pathway. J Neurochem. 2002; 81: 1011–1020.

[63] Strooper B de, Iwatsubo T, Wolfe MS. Presenilins and γ-secretase: structure, function, and role in Alzheimer Disease. Cold Spring Harb Perspect Med. 2012; 2: a006304.

[64] Sannerud R, Esselens C, Ejsmont P, et al. Restricted Location of PSEN2/γ-Secretase Determines Substrate Specificity and Generates an Intracellular Aβ Pool. Cell. 2016; 166: 193–208.

[65] Haass C, Kaether C, Thinakaran G, Sisodia S. Trafficking and proteolytic processing of APP. Cold Spring Harb Perspect Med. 2012; 2: a006270.

[66] Becker-Pauly C, Pietrzik CU. The Metalloprotease Meprin β Is an Alternative β-Secretase of APP. Front Mol Neurosci. 2016; 9: 159.

[67] Beckmann AM, Glebov K, Walter J, et al. The intact Kunitz domain protects the amyloid precursor protein from being processed by matriptase-2. Biol Chem. 2016; 8: 777–790.

[68] Selkoe DJ, Hardy J. The amyloid hypothesis of Alzheimer's disease at 25 years. EMBO Mol Med. 2016; 8: 595–608.

[69] Holtzman DM, Herz J, Bu G. Apolipoprotein E and apolipoprotein E receptors: normal biology and roles in Alzheimer disease. Cold Spring Harb Perspect Med. 2012; 2: a006312.

[70] Huang YWA, Zhou B, Wernig M, Südhof TC. ApoE2, ApoE3, and ApoE4 Differentially Stimulate APP Transcription and Aβ Secretion. Cell. 2017; 168: 427–441.e21.

[71] Bateman RJ, Munsell LY, Morris JC, Swarm R, Yarasheski KE, Holtzman DM. Human amyloid-beta synthesis and clearance rates as measured in cerebrospinal fluid in vivo. Nat Med. 2006; 12: 856–861.

[72] Abdul-Hay SO, Bannister TD, Wang H, et al. Selective Targeting of Extracellular Insulin-Degrading Enzyme by Quasi-Irreversible Thiol-Modifying Inhibitors. ACS Chem Biol. 2015; 10: 2716–2724.

[73] Leissring MA. Aβ degradation-the inside story. Front Aging Neurosci. 2014; 6: 229.

[74] Leissring MA, Selkoe DJ. Structural biology: enzyme target to latch on to. Nature. 2006; 443: 761–762.

[75] Peng W, Achariyar TM, Li B, et al. Suppression of glymphatic fluid transport in a mouse model of Alzheimer's disease. Neurobiol Dis. 2016; 93: 215–225.

[76] Ren H, Luo C, Feng Y, et al. Omega-3 polyunsaturated fatty acids promote amyloid-β clearance from the brain through mediating the function of the glymphatic system. FASEB J. 2017; 31: 282–293.

[77] Wostyn P, Groot V de, van Dam D, Audenaert K, Killer HE, Deyn PP de. Age-related macular degeneration, glaucoma and Alzheimer's disease: amyloidogenic diseases with the same glymphatic background? Cell Mol Life Sci. 2016; 73: 4299–4301.

[78] Jessen NA, Munk ASF, Lundgaard I, Nedergaard M. The Glymphatic System: A Beginner's Guide. Neurochem Res. 2015; 40: 2583–2599.

[79] Achariyar TM, Li B, Peng W, et al. Glymphatic distribution of CSF-derived apoE into brain is isoform specific and suppressed during sleep deprivation. Mol Neurodegener. 2016; 11: 74.

[80] Kang JE, Lim MM, Bateman RJ, et al. Amyloid-beta dynamics are regulated by orexin and the sleep-wake cycle. Science. 2009; 326: 1005–1007.

[81] Bell RD, Deane R, Chow N, et al. SRF and myocardin regulate LRP-mediated amyloid-beta clearance in brain vascular cells. Nat Cell Biol. 2009; 11: 143–153.

[82] Bell RD, Zlokovic BV. Neurovascular mechanisms and blood-brain barrier disorder in Alzheimer's disease. Acta Neuropathol. 2009; 118: 103–113.

[83] Chiti F, Dobson CM. Protein Misfolding, Amyloid Formation, and Human Disease: A Summary of Progress Over the Last Decade. Annu Rev Biochem. 2017; 86: 27–68.

[84] Thal DR, Walter J, Saido TC, Fändrich M. Neuropathology and biochemistry of Aβ and its aggregates in Alzheimer's disease. Acta Neuropathol. 2015; 129: 167–182.

[85] Nussbaum JM, Schilling S, Cynis H, et al. Prion-like behaviour and tau-dependent cytotoxicity of pyroglutamylated amyloid-β. Nature. 2012; 485: 651–655.

[86] Kumar S, Walter J. Phosphorylation of amyloid beta (Aβ) peptides – a trigger for formation of toxic aggregates in Alzheimer's disease. Aging (Albany NY). 2011; 3: 803–812.

[87] Benilova I, Karran E, Strooper B de. The toxic Aβ oligomer and Alzheimer's disease: an emperor in need of clothes. Nat Neurosci. 2012; 15: 349–357.

[88] Kayed R, Lasagna-Reeves CA. Molecular mechanisms of amyloid oligomers toxicity. J Alzheimers Dis. 2013; 33 (1): S67–78.

[89] Morris M, Maeda S, Vossel K, Mucke L. The many faces of tau. Neuron. 2011; 70: 410–426.

[90] Roberson ED, Scearce-Levie K, Palop JJ, et al. Reducing endogenous tau ameliorates amyloid beta-induced deficits in an Alzheimer's disease mouse model. Science. 2007; 316: 750–754.

[91] Duyckaerts C, Delatour B, Potier MC. Classification and basic pathology of Alzheimer disease. Acta Neuropathol. 2009; 118: 5–36.

[92] Barghorn S, Mandelkow E. Toward a unified scheme for the aggregation of tau into Alzheimer paired helical filaments. Biochemistry. 2002; 41: 14885–14896.

[93] Goedert M, Baur CP, Ahringer J, et al. PTL-1, a microtubule-associated protein with tau-like repeats from the nematode Caenorhabditis elegans. J Cell Sci. 1996; 109: 2661–2672.

[94] Cambiazo V, Gonzalez M, Maccioni RB. Dmap-85 – a Tau-Like Protein from Drosophila-Melanogaster Larvae. J Neurochem. 1995; 64: 1288–1297.

[95] Liu Y, Xia J, Ma DL, Faber DS, Fischer I. Tau-like proteins in the nervous system of goldfish. Neurochem Res. 1997; 22: 1511–1516.

[96] Lee G, Cowan N, Kirschner M. The Primary Structure and Heterogeneity of Tau-Protein from Mouse-Brain. Science. 1988; 239: 285288.

[97] Nelson PT, Stefansson K, Gulcher J, Saper CB. Molecular evolution of tau protein: Implications for Alzheimer's disease. J Neurochem. 1996; 67: 1622–1632.

[98] Binder LI, Frankfurter A, Rebhun LI. The Distribution of Tau in the Mammalian Central Nervous-System. Journal of Cell Biology. 1985; 101: 1371–1378.

[99] Buee L, Bussiere T, Buee-Scherrer V, Delacourte A, Hof PR. Tau protein isoforms, phosphorylation and role in neurodegenerative disorders. Brain Res Rev. 2000; 33: 95–130.

[100] Weingarten MD, Lockwood AH, Hwo SY, Kirschner MW. A protein factor essential for microtubule assembly. Proc Natl Acad Sci USA. 1975; 72: 1858–1862.

[101] Alzheimer A. Über eigenartige Krankheitsfälle des späteren Alters. Z ges Neurol Psychiat. 1911; 4: 356385.

[102] Dutcher SK. The tubulin fraternity: alpha to eta. Curr Opin Cell Biol. 2001; 13: 49–54.

[103] Brinkley W. Microtubules: a brief historical perspective. J Struct Biol. 1997; 118: 84–86.

[104] Etienne-Manneville S. Actin and microtubules in cell motility: Which one is in control? Traffic. 2004; 5: 470–477.

[105] Garcia ML, Cleveland DV. Going new places using an old MAP: tau, microtubules and human neurodegenerative disease. Curr Opin Cell Biol. 2001; 13: 41–48.

[106] Mohan R, John A. Microtubule-associated proteins as direct crosslinkers of actin filaments and microtubules. Iubmb Life. 2015; 67: 395–403.

[107] Ulloa L, Dombradi V, Diaznido J, et al. Dephosphorylation of Distinct Sites on Microtubule-Associated Protein Map1b by Protein Phosphatases 1, 2a and 2b. Febs Lett. 1993; 330: 85–89.

[108] Neve RL, Harris P, Kosik KS, Kurnit DM, Donlon TA. Identification of Cdna Clones for the Human Microtubule-Associated Protein Tau and Chromosomal Localization of the Genes for Tau and Microtubule-Associated Protein-2. Mol Brain Res. 1986; 1: 271–280.

[109] Sergeant N, Delacourte A, Buee L. Tau protein as a differential biomarker of tauopathies. Biochim Biophys Acta. 2005; 1739: 179–197.

[110] Goedert M, Spillantini MG, Jakes R, Rutherford D, Crowther RA. Multiple isoforms of human microtubule-associated protein tau: sequences and localization in neurofibrillary tangles of Alzheimer's disease. Neuron. 1989; 3: 519–526.

[111] Andreadis A, Broderick JA, Kosik KS. Relative Exon Affinities and Suboptimal Splice-Site Signals Lead to Non-Equivalence of 2 Cassette Exon. Nucleic Acids Res. 1995; 23: 3585–3593.

[112] Conrad C, Vianna C, Freeman M, Davies P. A polymorphic gene nested within an intron of the tau gene: Implications for Alzheimer's disease. Proc Natl Acad Sci USA. 2002; 99: 7751–7756.

[113] Ghetti B, Oblak AL, Boeve BF, Johnson KA, Dickerson BC, Goedert M. Invited review: Frontotemporal dementia caused by microtubule-associated protein tau gene (MAPT) mutations: a chameleon for neuropathology and neuroimaging. Neuropath Appl Neuro. 2015; 41: 24–46.

[114] Foster NL, Wilhelmsen K, Sima AAF, et al. Frontotemporal dementia and parkinsonism linked to chromosome 17: A consensus conference. Ann Neurol. 1997; 41: 706–715.

[115] Tacik P, DeTure M, Hinkle KM, et al. A Novel Tau Mutation in Exon 12, p.Q336H, Causes Hereditary Pick Disease. J Neuropathol Exp Neurol. 2015; 74: 1042–1052.

[116] Rademakers R, Dermaut B, Peeters K, et al. Tau (MAPT) mutation Arg406Trp presenting clinically with Alzheimer disease does not share a common founder in western Europe. Hum Mutat. 2003; 22: 409–411.

[117] Tacik P, DeTure MA, Carlomagno Y, et al. FTDP-17 with Pick body-like inclusions associated with a novel tau mutation, p.E372G. Brain Pathol. 2016.

[118] Stancu IC, Vasconcelos B, Terwel D, Dewachter I. Models of beta-amyloid induced Tau-pathology: the long and "folded" road to understand the mechanism. Mol Neurodegener. 2014; 9.

[119] Baker M, Litvan I, Houlden H, et al. Association of an extended haplotype in the tau gene with progressive supranuclear palsy. Hum Mol Genet. 1999; 8: 711–715.

[120] Houlden H, Baker M, Morris HR, et al. Corticobasal degeneration and progressive supra-nuclear palsy share a common tau haplotype. Neurology. 2001; 56: 1702–1706.

[121] Zabetian CP, Hutter CM, Factor SA, et al. Association analysis of MAPT H1 haplotype and subhaplotypes in Parkinson's disease. Ann Neurol. 2007; 62: 137–144.

[122] Allen M, Kachadoorian M, Quicksall Z, et al. Association of MAPT haplotypes with Alzheimer's disease risk and MAPT brain gene expression levels. Alzheimers Res Ther. 2014; 6.

[123] Baker M, Graff-Radford D, DeVrieze FW, et al. No association between TAU haplotype and Alzheimer's disease in population or clinic based series or in familial disease. Neuroscience Letters. 2000; 285: 147–149.

[124] Pastor P, Moreno F, Clarimon J, et al. MAPT H1 Haplotype is Associated with Late-Onset Alz-heimer's Disease Risk in APOE epsilon 4 Noncarriers: Results from the Dementia Genetics Spanish Consortium. Journal of Alzheimers Disease. 2016; 49: 343–352.

[125] Himmler A, Drechsel D, Kirschner MW, Martin DW Jr. Tau consists of a set of proteins with repeated C-terminal microtubule-binding domains and variable N-terminal domains. Mol Cell Biol. 1989; 9: 1381–1388.

[126] Goedert M, Jakes R. Expression of separate isoforms of human tau protein: correlation with the tau pattern in brain and effects on tubulin polymerization. The EMBO journal. 1990; 9: 4225–4230.

[127] Goode BL, Chau M, Denis PE, Feinstein SC. Structural and functional differences between 3-repeat and 4-repeat tau isoforms – Implications for normal tau function and the onset of neurodegenerative disease. J Biol Chem. 2000; 275: 38182–38189.

[128] Schmidt ML, Zhukareva V, Newell KL, Lee VM, Trojanowski JQ. Tau isoform profile and phos-phorylation state in dementia pugilistica recapitulate Alzheimer's disease. Acta Neuropathol. 2001; 101: 518–524.

[129] Preuss U, Biernat J, Mandelkow EM, Mandelkow E. The 'jaws' model of tau-microtubule interaction examined in CHO cells. J Cell Sci. 1997; 110: 789–800.

[130] Brandt R, Leger J, Lee G. Interaction of tau with the neural plasma membrane mediated by tau's amino-terminal projection domain. The Journal of cell biology. 1995; 131: 1327–1340.

[131] Jung D, Filliol D, Miehe M, Rendon A. Interaction of Brain Mitochondria with Microtubules Reconstituted from Brain Tubulin and Map2 or Tau. Cell Motil Cytoskel. 1993; 24: 245–255.

[132] Avila J, Lucas JJ, Perez M, Hernandez F. Role of tau protein in both physiological and patholo-gical conditions. Physiol Rev. 2004; 84: 361–384.

[133] Kar S, Fan J, Smith MJ, Goedert M, Amos LA. Repeat motifs of tau bind to the insides of micro-tubules in the absence of taxol. Embo Journal. 2003; 22: 70–77.

[134] Amos LA. Microtubule structure and its stabilisation. Org Biomol Chem. 2004; 2: 2153–2160.

[135] Goode BL, Feinstein SC. Identification of a Novel Microtubule-Binding and Assembly Domain in the Developmentally-Regulated Inter-Repeat Region of Tau. Journal of Cell Biology. 1994; 124: 769–782.

[136] Mandelkow EM, Schweers O, Drewes G, et al. Structure, microtubule interactions, and phosphorylation of tau protein. Neurobiology of Alzheimer's Disease. 1996; 777: 96–106.

[137] Gong CX, Liu F, Grundke-Iqbal I, Iqbal K. Post-translational modifications of tau protein in Alzheimer's disease. J Neural Transm. 2005; 112: 813–838.

[138] Fauquant C, Redeker V, Landrieu I, et al. Systematic Identification of Tubulin-interacting Fragments of the Microtubule-associated Protein Tau Leads to a Highly Efficient Promoter of Microtubule Assembly. J Biol Chem. 2011; 286: 33358–33368.

[139] Delacourte A, Buee L. Normal and pathological tau proteins as factors for microtubule assembly. Int Rev Cytol. 1997; 171: 167–224.

[140] Chen J, Kanai Y, Cowan NJ, Hirokawa N. Projection Domains of Map2 and Tau Determine Spacings between Microtubules in Dendrites and Axons. Nature. 1992; 360: 674–676.

[141] Takei Y, Teng JL, Harada A, Hirokawa N. Defects in axonal elongation and neuronal migration in mice with disrupted tau and map1b genes. Journal of Cell Biology. 2000; 150: 989–1000.

[142] Jenkins SM, Johnson GVW. Tau complexes with phospholipase C-gamma in situ. Neuroreport. 1998; 9: 67–71.

[143] Brady RM, Zinkowski RP, Binder LI. Presence of Tau in Isolated-Nuclei from Human Brain. Neurobiol Aging. 1995; 16: 479–486.

[144] Dani M, Brooks DJ, Edison P. Tau imaging in neurodegenerative diseases. Eur J Nucl Med., Mol I. 2016; 43: 1139–1150.

[145] Busciglio J, Lorenzo A, Yeh J, Yankner BA. Beta-Amyloid Fibrils Induce Tau-Phosphorylation and Loss of Microtubule-Binding. Neuron. 1995; 14: 879–888.

[146] Novak M, Kabat J, Wischik CM. Molecular Characterization of the Minimal Protease Resistant Tau-Unit of the Alzheimers-Disease Paired Helical Filament. Embo Journal. 1993; 12: 365–370.

[147] Biernat J, Gustke N, Drewes G, Mandelkow EM, Mandelkow E. Phosphorylation of Ser(262) Strongly Reduces Binding of Tau-Protein to Microtubules – Distinction between Phf-Like Immunoreactivity and Microtubule-Binding. Neuron. 1993; 11: 153–163.

[148] Tashiro K, Hasegawa M, Ihara Y, Iwatsubo T. Somatodendritic localization of phosphorylated tau in neonatal and adult rat cerebral cortex. Neuroreport. 1997; 8: 2797–2801.

[149] Kopke E, Tung YC, Shaikh S, Alonso AD, Iqbal K, Grundkeiqbal I. Microtubule-Associated Protein-Tau – Abnormal Phosphorylation of a Non-Paired Helical Filament Pool in Alzheimer-Disease. J Biol Chem. 1993; 268: 24374–24384.

[150] Kenessey A, Yen SHC. The Extent of Phosphorylation of Fetal-Tau Is Comparable to That of Phf-Tau from Alzheimer Paired Helical Filaments. Brain Research. 1993; 629: 40–46.

[151] Wang YP, Mandelkow E. Tau in physiology and pathology. Nat Rev Neurosci. 2016; 17: 5–21.

[152] Goedert M, Spillantini MG, Potier MC, Ulrich J, Crowther RA. Cloning and Sequencing of the Cdna-Encoding an Isoform of Microtubule-Associated Protein Tau Containing 4 Tandem Repeats – Differential Expression of Tau Protein Messenger-Rnas in Human-Brain. Embo Journal. 1989; 8: 393–399.

[153] Kim HS, Kim EM, Lee JP, et al. C-terminal fragments of amyloid precursor protein exert neurotoxicity by inducing glycogen synthase kinase-3 beta expression. Faseb J. 2003; 17: 1951–1953.

[154] Cho JH, Johnson GVW. Glycogen synthase kinase 3 beta phosphorylates tau at both primed and unprimed sites – Differential impact on microtubule binding. J Biol Chem. 2003; 278: 187–193.

[155] Matsuo ES, Shin RW, Billingsley ML, et al. Biopsy-Derived Adult Human Brain Tau Is Phosphorylated at Many of the Same Sites as Alzheimers-Disease Paired Helical Filament-Tau. Neuron. 1994; 13: 989–1002.

[156] Drewes G, Trinczek B, Illenberger S, et al. Microtubule-associated protein/microtubule affinity-regulating kinase (p110mark). A novel protein kinase that regulates tau-microtubule

interactions and dynamic instability by phosphorylation at the Alzheimer-specific site serine 262. The Journal of biological chemistry. 1995; 270: 7679–7688.

[157] Hanger DP, Anderton BH, Noble W. Tau phosphorylation: the therapeutic challenge for neurodegenerative disease. Trends Mol Med. 2009; 15: 112–119.

[158] Gong CX, Singh TJ, Grundkeiqbal I, Iqbal K. Phosphoprotein Phosphatase-Activities in Alzheimer-Disease Brain. J Neurochem. 1993; 61: 921–927.

[159] Morishimakawashima M, Hasegawa M, Takio K, Suzuki M, Titani K, Ihara Y. Ubiquitin Is Conjugated with Amino-Terminally Processed Tau in Paired Helical Filaments. Neuron. 1993; 10: 1151–1160.

[160] Liu F, Iqbal K, Grundke-Iqbal I, Hart GW, Gong CX. O-GlcNAcylation regulates phosphorylation of tau: A mechanism involved in Alzheimer's disease. Proc Natl Acad Sci USA. 2004; 101: 10804–10809.

[161] Liu F, Zaidi T, Iqbal K, Grundke-Iqbal I, Gong CX. Aberrant glycosylation modulates phosphorylation and dephosphorylation of microtubule-associated protein tau. J Neurochem. 2001; 78: 140.

[162] Ledesma MD, Bonay P, Colaco C, Avila J. Analysis of Microtubule-Associated Protein-Tau Glycation in Paired Helical Filaments. J Biol Chem. 1994; 269: 21614–21619.

[163] Guillozet-Bongaarts AL, Garcia-Sierra F, Reynolds MR, et al. Tau truncation during neurofibrillary tangle evolution in Alzheimer's disease. Neurobiol Aging. 2005; 26: 1015–1022.

[164] Watanabe A, Takio K, Ihara Y. Deamidation and isoaspartate formation in smeared tan in paired helical filaments – Unusual properties of the microtubule-binding domain of tau. J Biol Chem. 1999; 274: 7368–7378.

[165] Schweers O, Mandelkow EM, Biernat J, Mandelkow E. Oxidation of Cysteine-322 in the Repeat Domain of Microtubule-Associated Protein-Tau Controls the in-Vitro Assembly of Paired Helical Filaments. Proc Natl Acad Sci USA. 1995; 92: 8463–8467.

[166] Reyes JF, Fu YF, Vana L, Kanaan NM, Binder LI. Tyrosine Nitration within the Pro line-Rich Region of Tau in Alzheimer's Disease. American Journal of Pathology. 2011; 178: 2275–2285.

[167] Reynolds MR, Berry RW, Binder LI. Site-specific nitration and oxidative dityrosine bridging of the tau protein by peroxynitrite: Implications for Alzheimer's disease. Biochemistry. 2005; 44: 1690–1700.

[168] Murray ME, Kouri N, Lin WL, Jack CR, Dickson DW, Vemuri P. Clinicopathologic assessment and imaging of tauopathies in neurodegenerative dementias. Alzheimers Res Ther. 2014; 6.

[169] Kovacs GG. Neuropathology of tauopathies: principles and practice. Neuropath Appl Neuro. 2015; 41: 3–23.

[170] Barrio JR, Small GW, Wong KP, et al. In vivo characterization of chronic traumatic encephalopathy using [F-18]FDDNP PET brain imaging. Proc Natl Acad Sci USA. 2015; 112: E2039–E2047.

[171] Tacik P, Sanchez-Contreras M, Rademakers R, Dickson DW, Wszolek ZK. Genetic Disorders with Tau Pathology: A Review of the Literature and Report of Two Patients with Tauopathy and Positive Family Histories. Neurodegener Dis. 2016; 16: 12–21.

[172] Uchihara T. Pretangles and neurofibrillary changes: Similarities and differences between AD and CBD based on molecular and morphological evolution. Neuropathology. 2014; 34: 571–577.

[173] Nasreddine ZS, Loginov M, Clark LN, et al. From genotype to phenotype: A clinical, pathological, and biochemical investigation of frontotemporal dementia and parkinsonism (FTDP-17) caused by the P301L tau mutation. Ann Neurol. 1999; 45: 704–715.

[174] van Swieten JC, Stevens M, Rosso SM, et al. Phenotypic variation in hereditary frontotemporal dementia with tau mutations. Ann Neurol. 1999; 46: 617–626.

[175] Crowther RA. Straight and Paired Helical Filaments in Alzheimer-Disease Have a Common Structural Unit. Proc Natl Acad Sci USA. 1991; 88: 2288–2292.

[176] Reiman EM, Quiroz YT, Fleisher AS, et al. Brain imaging and fluid biomarker analysis in young adults at genetic risk for autosomal dominant Alzheimer's disease in the presenilin 1 E280A kindred: a case-control study. Lancet Neurology. 2012; 11: 1048–1056.

[177] Arriagada PV, Growdon JH, Hedley-Whyte ET, Hyman BT. Neurofibrillary tangles but not senile plaques parallel duration and severity of Alzheimer's disease. Neurology. 1992; 42: 631–639.

[178] Spillantini MG, Goedert M, Crowther RA, Murrell JR, Farlow MR, Ghetti B. Familial multiple system tauopathy with presenile dementia: A disease with abundant neuronal and glial tau filaments. Proc Natl Acad Sci USA. 1997; 94: 4113–4118.

[179] Schraen-Maschke S, Dhaenens CM, Delacourte A, Sablonniere B. Microtubule-associated protein tau gene: a risk factor in human neurodegenerative diseases. Neurobiol Dis. 2004; 15: 449–460.

[180] Jellinger KA, Janetzky B, Attems J, Kienzl E. Biomarkers for early diagnosis of Alzheimer disease: 'ALZheimer ASsociated gene' – a new blood biomarker? J Cell Mol Med. 2008; 12: 1094–1117.

[181] Anoop A, Singh PK, Jacob RS, Maji SK. CSF Biomarkers for Alzheimer's Disease Diagnosis. Int J Alzheimers Dis. 2010; 2010.

[182] Frankfort SV, Tulner LR, van Campen JP, Verbeek MM, Jansen RW, Beijnen JH. Amyloid beta protein and tau in cerebrospinal fluid and plasma as biomarkers for dementia: a review of recent literature. Curr Clin Pharmacol. 2008; 3: 123–131.

[183] Mattsson N, Zetterberg H, Janelidze S, et al. Plasma tau in Alzheimer disease. Neurology. 2016; 87: 1827–1835.

[184] Ng KP, Pascoal TA, Mathotaarachchi S, et al. Monoamine oxidase B inhibitor, selegiline, reduces 18F-THK5351 uptake in the human brain. Alzheimers Res Ther. 2017; 9: 25.

[185] Lovestone S, Boada M, Dubois B, et al. A Phase II Trial of Tideglusib in Alzheimer's Disease. Journal of Alzheimers Disease. 2015; 45: 75–88.

[186] Gong CX, Wegiel J, Lidsky T, et al. Regulation of phosphorylation of neuronal microtubule-associated proteins MAP1b and MAP2 by protein phosphatase-2A and -2B in rat brain. Brain Research. 2000; 853: 299–309.

[187] Wischik CM, Staff RT, Wischik DJ, et al. Tau aggregation inhibitor therapy: an exploratory phase 2 study in mild or moderate Alzheimer's disease. J Alzheimers Dis. 2015; 44: 705–720.

[188] Wilcock GK, Gauthier S, Frisoni GB, et al. Potential of Low Dose Leuco-Methylthioninium Bis(Hydromethanesulphonate) (LMTM) Monotherapy for Treatment of Mild Alzheimer's Disease: Cohort Analysis as Modified Primary Outcome in a Phase III Clinical Trial. J Alzheimers Dis. 2018; 61: 435–457.

[189] Sigurdsson EM. Tau-focused immunotherapy for Alzheimer's disease and related tauopathies. Curr Alzheimer Res. 2009; 6: 446–450.

[190] Holtzman DM, Carrillo MC, Hendrix JA, et al. Tau: From research to clinical development. Alzheimer's & dementia: the journal of the Alzheimer's Association. 2016; 12: 1033–1039.

[191] Ransohoff RM, Cardona AE. The myeloid cells of the central nervous system parenchyma. Nature. 2010; 468: 253–262.

[192] Kierdorf K, et al. Microglia emerge from erythromyeloid precursors via Pu.1- and Irf8-dependent pathways. Nat Neurosci. 2013; 16: 273–280.

[193] Ginhoux F, et al. Fate mapping analysis reveals that adult microglia derive from primitive macrophages. Science. 2010; 330: 841–845.

[194] Alliot F, Godin I, Pessac B. Microglia derive from progenitors, originating from the yolk sac, and which proliferate in the brain. Brain Res Dev Brain Res. 1999; 117: 145–152.

[195] Lawson LJ, Perry VH, Dri P, Gordon S. Heterogeneity in the distribution and morphology of microglia in the normal adult mouse brain. Neuroscience. 1990; 39: 151–170.

[196] Wake H, Moorhouse AJ, Jinno S, Kohsaka S, Nabekura J. Resting microglia directly monitor the functional state of synapses in vivo and determine the fate of ischemic terminals. J Neurosci Off J Soc Neurosci. 2009; 29: 3974–3980.

[197] Davalos D, et al. ATP mediates rapid microglial response to local brain injury in vivo. Nat Neurosci. 2005; 8: 752–758.

[198] Nimmerjahn A, Kirchhoff F, Helmchen F. Resting microglial cells are highly dynamic surveillants of brain parenchyma in vivo. Science. 2005; 308: 1314–1318.

[199] Rigato C, Buckinx R, Le-Corronc H, Rigo JM, Legendre P. Pattern of invasion of the embryonic mouse spinal cord by microglial cells at the time of the onset of functional neuronal networks. Glia. 2011; 59: 675–695.

[200] Tremblay M-È, Lowery RL, Majewska AK. Microglial interactions with synapses are modulated by visual experience. PLoS Biol. 2010; 8: e1000527.

[201] Parkhurst CN, et al. Microglia promote learning-dependent synapse formation through brain-derived neurotrophic factor. Cell. 2013; 155: 1596–1609.

[202] Vukovic J, Colditz MJ, Blackmore DG, Ruitenberg MJ, Bartlett PF. Microglia modulate hippocampal neural precursor activity in response to exercise and aging. J Neurosci Off J Soc Neurosci. 2012; 32: 6435–6443.

[203] Fellner L, et al. Toll-like receptor 4 is required for α-synuclein dependent activation of microglia and astroglia. Glia. 2013; 61: 349–360.

[204] Stewart CR, et al. CD36 ligands promote sterile inflammation through assembly of a Toll-like receptor 4 and 6 heterodimer. Nat Immunol. 2010; 11: 155–161.

[205] Udan MLD, Ajit D, Crouse NR, Nichols MR. Toll-like receptors 2 and 4 mediate Aβ(1-42) activation of the innate immune response in a human monocytic cell line. J Neurochem. 2008; 104: 524–533.

[206] Jin JJ, Kim HD, Maxwell JA, Li L, Fukuchi KI. Toll-like receptor 4-dependent upregulation of cytokines in a transgenic mouse model of Alzheimer's disease. J Neuroinflammation. 2008; 5: 23.

[207] Streit WJ, Sammons NW, Kuhns AJ, Sparks DL. Dystrophic microglia in the aging human brain. Glia. 2004; 45: 208–212.

[208] Letiembre M, et al. Innate immune receptor expression in normal brain aging. Neuroscience. 2007; 146: 248–254.

[209] Frank MG, et al. mRNA up-regulation of MHC II and pivotal pro-inflammatory genes in normal brain aging. Neurobiol Aging. 2006; 27: 717–722.

[210] Sheng JG, Mrak RE, Griffin WST. Enlarged and phagocytic, but not primed, interleukin-1α-immunoreactive microglia increase with age in normal human brain. Acta Neuropathol. (Berl.). 1998; 95: 229–234.

[211] Shimohama S, et al. Activation of NADPH oxidase in Alzheimer's disease brains. Biochem Biophys Res Commun. 2000; 273: 5–9.

[212] Reynolds WF, et al. Myeloperoxidase polymorphism is associated with gender specific risk for Alzheimer's disease. Exp Neurol. 1999; 155: 31–41.

[213] Heneka MT, et al. Neuronal and glial coexpression of argininosuccinate synthetase and inducible nitric oxide synthase in Alzheimer disease. J Neuropathol Exp Neurol. 2001; 60: 906–916.

[214] Vodovotz Y, et al. Inducible nitric oxide synthase in tangle-bearing neurons of patients with Alzheimer's disease. J Exp Med. 1996; 184: 1425–1433).

[215] Latz E. The inflammasomes: mechanisms of activation and function. Curr Opin Immunol. 2010; 22: 28–33.

[216] Strowig T, Henao-Mejia J, Elinav E, Flavell R. Inflammasomes in health and disease. Nature. 2012; 481: 278–286.

[217] de Rivero Vaccari JP, et al. Therapeutic neutralization of the NLRP1 inflammasome reduces the innate immune response and improves histopathology after traumatic brain injury. J Cereb Blood Flow Metab Off J Int Soc Cereb Blood Flow Metab. 2009; 29: 1251–1261.

[218] Adamczak SE, et al. Pyroptotic neuronal cell death mediated by the AIM2 inflammasome. J Cereb Blood Flow Metab Off J Int Soc Cereb Blood Flow Metab. 2014; 34: 621–629.

[219] Minkiewicz J, de Rivero Vaccari JP, Keane RW. Human astrocytes express a novel NLRP2 inflammasome. Glia. 2013; 61: 1113–1121.

[220] Monje ML, Toda H, Palmer TD. Inflammatory blockade restores adult hippocampal neurogenesis. Science. 2003; 302: 1760–1765.

[221] Alirezaei M, Kiosses WB, Flynn CT, Brady NR, Fox HS. Disruption of neuronal autophagy by infected microglia results in neurodegeneration. PloS One. 2008; 3: e2906.

[222] Nagatsu T, Sawada M. Inflammatory process in Parkinson's disease: role for cytokines. Curr Pharm Des. 2005; 11: 999–1016.

[223] Koenigsknecht-Talboo J, Landreth GE. Microglial phagocytosis induced by fibrillar beta-amyloid and IgGs are differentially regulated by proinflammatory cytokines. J Neurosci Off J Soc Neurosci. 2005; 25: 8240–8249.

[224] Sheng JG, et al. Lipopolysaccharide-induced-neuroinflammation increases intracellular accumulation of amyloid precursor protein and amyloid beta peptide in APPswe transgenic mice. Neurobiol Dis. 2003; 14: 133–145.

[225] Qiao X, Cummins DJ, Paul SM. Neuroinflammation-induced acceleration of amyloid deposition in the APPV717F transgenic mouse. Eur J Neurosci. 2001; 14: 474–482.

[226] Haga S, Akai K, Ishii T. Demonstration of microglial cells in and around senile (neuritic) plaques in the Alzheimer brain: An immunohistochemical study using a novel monoclonal antibody. Acta Neuropathol. (Berl.). 1989; 77: 569–575.

[227] Jack CR Jr, et al. Tracking pathophysiological processes in Alzheimer's disease: an updated hypothetical model of dynamic biomarkers. Lancet Neurol. 2013; 12: 207–216.

[228] Querfurth HW, LaFerla FM. Alzheimer's disease. N Engl J Med. 2010; 362: 329–344.

[229] Bertram L, Lill CM, Tanzi RE. The genetics of Alzheimer disease: back to the future. Neuron. 2010; 68: 270–281.

[230] Mawuenyega KG, et al. Decreased Clearance of CNS β-Amyloid in Alzheimer's Disease. Science. 2010; 330: 1774–1774.

[231] Breitner JC. The role of anti-inflammatory drugs in the prevention and treatment of Alzheimer's disease. Ann Rev Med. 1996; 47: 401–411.

[232] In t' Veld BA, et al. Nonsteroidal antiinflammatory drugs and the risk of Alzheimer's disease. N Engl J Med. 2001; 345: 1515–1521.

[233] Iwashyna TJ, Ely EW, Smith DM, Langa KM. Long-term cognitive impairment and functional disability among survivors of severe sepsis. JAMA J Am Med Assoc. 2010; 304: 1787–1794.

[234] Holmes C, et al. Systemic inflammation and disease progression in Alzheimer disease. Neurology. 2009; 73: 768–774.

[235] Whitmer RA, Gunderson EP, Quesenberry CP Jr, Zhou J, Yaffe K. Body mass index in midlife and risk of Alzheimer disease and vascular dementia. Curr Alzheimer Res. 2007; 4: 103–109.

[236] Larson EB, et al. Exercise is associated with reduced risk for incident dementia among persons 65 years of age and older. Ann Intern Med. 2006; 144: 73–81.

[237] Scarmeas N, et al. Physical activity, diet, and risk of Alzheimer disease. JAMA J Am Med Assoc. 2009; 302: 627–637.

[238] Kamer AR, et al. Inflammation and Alzheimer's disease: possible role of periodontal diseases. Alzheimers Dement J Alzheimers Assoc. 2008; 4: 242–250.

[239] Sparks Stein P, et al. Serum antibodies to periodontal pathogens are a risk factor for Alzheimer's disease. Alzheimers Dement J Alzheimers Assoc. 2012; 8: 196–203.

[240] Semmler A, et al. Persistent cognitive impairment, hippocampal atrophy and EEG changes in sepsis survivors. J Neurol Neurosurg Psychiatry. 2012. doi: 10.1136/jnnp-2012-302883.

[241] Sivanandam TM, Thakur MK. Traumatic brain injury: a risk factor for Alzheimer's disease. Neurosci Biobehav Rev. 2012; 36: 1376–1381.

[242] Cagnin A, et al. In-vivo measurement of activated microglia in dementia. Lancet. 2001; 358: 461–467.

[243] Yasuno F, et al. Increased binding of peripheral benzodiazepine receptor in mild cognitive impairment-dementia converters measured by positron emission tomography with [11C]DAA1106. Psychiatry Res. 2012; 203: 67–74.

[244] Zhang B, et al. Integrated Systems Approach Identifies Genetic Nodes and Networks in Late-Onset Alzheimer's Disease. Cell. 2013; 153: 707–720.

[245] Lambert JC, Heath S, Even G, et al. Genome-wide association study identifies variants at CLU and CR1 associated with Alzheimer's disease. Nat Genet. 2009; 41: 1094–1099.

[246] Hollingworth P, Harold D, Sims R, et al. Common variants at ABCA7, MS4A6A/MS4A4E, EPHA1, CD33 and CD2AP are associated with Alzheimer's disease. Nat Genet. 2011; 43: 429–435.

[247] Bradshaw EM, et al. CD33 Alzheimer's disease locus: altered monocyte function and amyloid biology. Nat Neurosci. 2013; 16: 848–850.

[248] Griciuc A, et al. Alzheimer's disease risk gene CD33 inhibits microglial uptake of amyloid beta. Neuron. 2013; 78: 631–643.

[249] Guerreiro R, et al. TREM2 variants in Alzheimer's disease. N Engl J Med. 2013; 368: 117–127.

[250] Jonsson T, et al. Variant of TREM2 associated with the risk of Alzheimer's disease. N Engl J Med. 2013; 368: 107–116.

[251] Frank S, et al. TREM2 is upregulated in amyloid plaque-associated microglia in aged APP23 transgenic mice. Glia. 2008; 56: 1438–1447.

[252] Hamerman JA, et al. Cutting edge: inhibition of TLR and FcR responses in macrophages by triggering receptor expressed on myeloid cells (TREM)-2 and DAP12. J Immunol Baltim Md 1950. 2006; 177: 2051–2055.

[253] El Khoury JB, et al. CD36 mediates the innate host response to beta-amyloid. J Exp Med. 2003; 197: 1657–1666.

[254] Chapman MR, et al. Role of Escherichia coli curli operons in directing amyloid fiber formation. Science. 2002; 295: 851–855.

[255] Epstein EA, Chapman MR. Polymerizing the fibre between bacteria and host cells: the biogenesis of functional amyloid fibres. Cell Microbiol. 2008; 10: 1413–1420.

[256] Hammer ND, et al. The C-terminal repeating units of CsgB direct bacterial functional amyloid nucleation. J Mol Biol. 2012; 422: 376–389.

[257] Halle A, et al. The NALP3 inflammasome is involved in the innate immune response to amyloid-beta. Nat Immunol. 2008; 9: 857–865.

[258] Sheedy FJ, et al. CD36 coordinates NLRP3 inflammasome activation by facilitating the intracellular nucleation from soluble to particulate ligands in sterile inflammation. Nat Immunol. 2013; 14: 812–820.

[259] Griffin WS, et al. Brain interleukin 1 and S-100 immunoreactivity are elevated in Down syndrome and Alzheimer disease. Proc Natl Acad Sci USA. 1989; 86: 7611–7615.

[260] Blum-Degen D, et al. Interleukin-1 beta and interleukin-6 are elevated in the cerebrospinal fluid of Alzheimer's and de novo Parkinson's disease patients. Neurosci Lett. 1995; 202: 17–20.

[261] Tong L, et al. Brain-derived neurotrophic factor-dependent synaptic plasticity is suppressed by interleukin-1β via p38 mitogen-activated protein kinase. J Neurosci Off J Soc Neurosci. 2012; 32: 17714–17724.

[262] Cameron B, et al. Loss of interleukin receptor-associated kinase 4 signaling suppresses amyloid pathology and alters microglial phenotype in a mouse model of Alzheimer's disease. J Neurosci Off J Soc Neurosci. 2012; 32: 15112–15123.

[263] Heneka MT, et al. NLRP3 is activated in Alzheimer's disease and contributes to pathology in APP/PS1 mice. Nature. 2013; 493: 674–678.

[264] Pautz A, et al. Regulation of the expression of inducible nitric oxide synthase. Nitric Oxide. 2010; 23: 75–93.

[265] Kummer MP, et al. Nitration of tyrosine 10 critically enhances amyloid β aggregation and plaque formation. Neuron. 2011; 71: 833–844.

[266] Kitazawa M, Oddo S, Yamasaki TR, Green KN, LaFerla FM. Lipopolysaccharide-induced inflammation exacerbates tau pathology by a cyclin-dependent kinase 5-mediated pathway in a transgenic model of Alzheimer's disease. J Neurosci Off J Soc Neurosci. 2005; 25: 8843–8853.

[267] Lee CYD, Landreth GE. The role of microglia in amyloid clearance from the AD brain. J Neural Transm. Vienna Austria 1996. 2010; 117: 949–960.

[268] Yoshiyama Y, et al. Synapse loss and microglial activation precede tangles in a P301S tauopathy mouse model. Neuron. 2007; 53: 337–351.

[269] Bhaskar K, et al. Regulation of tau pathology by the microglial fractalkine receptor. Neuron. 2010; 68: 19–31.

[270] Gatz M, et al. Heritability for Alzheimer's disease: the study of dementia in Swedish twins. J Gerontol A Biol Sci Med Sci. 1997; 52: M117–125.

[271] Gatz M, et al. Role of genes and environments for explaining Alzheimer disease. Arch Gen Psychiatry. 2006; 63: 168–174.

[272] Goate A, et al. Segregation of a missense mutation in the amyloid precursor protein gene with familial Alzheimer's disease. Nature. 1991; 349: 704–706.

[273] Rogaev EI, et al. Familial Alzheimer's disease in kindreds with missense mutations in a gene on chromosome 1 related to the Alzheimer's disease type 3 gene. Nature. 1995; 376: 775–778.

[274] Sherrington R, et al. Cloning of a gene bearing missense mutations in early-onset familial Alzheimer's disease. Nature. 1995; 375: 754–760.

[275] Tanzi RE, et al. Amyloid beta protein gene: cDNA, mRNA distribution, and genetic linkage near the Alzheimer locus. Science. 1987; 235: 880–884.

[276] Goldgaber D, Lerman MI, McBride OW, Saffiotti U, Gajdusek DC. Characterization and chromosomal localization of a cDNA encoding brain amyloid of Alzheimer's disease. Science. 1987; 235: 877–880.

[277] St George-Hyslop P, et al. Search for the familial Alzheimer's disease gene. J Neural Transm Suppl. 1987; 24: 13–21.

[278] Levy-Lahad E, et al. A familial Alzheimer's disease locus on chromosome 1. Science. 1995; 269: 970–973.

[279] Selkoe DJ, Wolfe MS. Presenilin: running with scissors in the membrane. Cell. 2007; 131: 215–221.

[280] De Strooper B, et al. Deficiency of presenilin-1 inhibits the normal cleavage of amyloid precursor protein. Nature. 1998; 391: 387–390.

[281] Wolfe MS, et al. Two transmembrane aspartates in presenilin-1 required for presenilin endoproteolysis and gamma-secretase activity. Nature. 1999; 398: 513–517.

[282] Wiltfang J, et al. Highly conserved and disease-specific patterns of carboxyterminally truncated Abeta peptides 1-37/38/39 in addition to 1-40/42 in Alzheimer's disease and in patients with chronic neuroinflammation. J Neurochem. 2002; 81: 481–496.

[283] Citron M, et al. Evidence that the 42- and 40-amino acid forms of amyloid beta protein are generated from the beta-amyloid precursor protein by different protease activities. Proc Natl Acad Sci USA. 1996; 93: 13170–13175.

[284] Scheuner D, et al. Secreted amyloid beta-protein similar to that in the senile plaques of Alzheimer's disease is increased in vivo by the presenilin 1 and 2 and APP mutations linked to familial Alzheimer's disease. Nat Med. 1996; 2: 864–870.

[285] Citron M, et al. Mutation of the beta-amyloid precursor protein in familial Alzheimer's disease increases beta-protein production. Nature. 1992; 360: 672–674.

[286] Haass C, et al. The Swedish mutation causes early-onset Alzheimer's disease by beta-secretase cleavage within the secretory pathway. Nat Med. 1995; 1: 1291–1296.

[287] Jarrett JT, Berger EP, Lansbury PT Jr. The carboxy terminus of the beta amyloid protein is critical for the seeding of amyloid formation: implications for the pathogenesis of Alzheimer's disease. Biochemistry. 1993; 32: 4693–4697.

[288] Rovelet-Lecrux A, et al. APP locus duplication causes autosomal dominant early-onset Alzheimer disease with cerebral amyloid angiopathy. Nat Genet. 2006; 38: 24–26.

[289] Lemere CA, et al. The lysosomal cysteine protease, cathepsin S, is increased in Alzheimer's disease and Down syndrome brain. An immunocytochemical study. Am J Pathol. 1995; 146: 848–860.

[290] Goldman JS, et al. Genetic counseling and testing for Alzheimer disease: joint practice guidelines of the American College of Medical Genetics and the National Society of Genetic Counselors. Genet Med. 2011; 13: 597–605.

[291] Van Cauwenberghe C, Van Broeckhoven C, Sleegers K. The genetic landscape of Alzheimer disease: clinical implications and perspectives. Genet Med. 2016; 18: 421–430.

[292] Strittmatter WJ, et al. Apolipoprotein E: high-avidity binding to beta-amyloid and increased frequency of type 4 allele in late-onset familial Alzheimer disease. Proc Natl Acad Sci USA. 1993; 90: 1977–1981.

[293] Corder EH, et al. Gene dose of apolipoprotein E type 4 allele and the risk of Alzheimer's disease in late onset families. Science. 1993; 261: 921–923.

[294] Xu M, et al. Apolipoprotein E Gene Variants and Risk of Coronary Heart Disease: A Meta-Analysis. Biomed Res Int. 2016; 2016: 3912175.

[295] Saunders AM, et al. Association of apolipoprotein E allele epsilon 4 with late-onset familial and sporadic Alzheimer's disease. Neurology. 1993; 43: 1467–1472.

[296] Lambert JC, Amouyel P. Genetics of Alzheimer's disease: new evidences for an old hypothesis? Curr Opin Genet Dev. 2011; 21: 295–301.

[297] Michaelson DM. APOE epsilon4: the most prevalent yet understudied risk factor for Alzheimer's disease. Alzheimers Dement. 2014; 10: 861–868.

[298] Genin E, et al. APOE and Alzheimer disease: a major gene with semi-dominant inheritance. Mol Psychiatry. 2011; 16: 903–907.

[299] Scheltens NM, et al. The identification of cognitive subtypes in Alzheimer's disease dementia using latent class analysis. J Neurol Neurosurg Psychiatry. 2016; 87: 235–243.

[300] Corder EH, et al. Protective effect of apolipoproteinE type 2 allele for late onset Alzheimer disease. Nat Genet. 1994; 7: 180–184.

[301] Farrer LA, et al. Effects of age, sex, and ethnicity on the association between apolipoprotein E genotype and Alzheimer disease. A meta-analysis. APOE and Alzheimer Disease Meta Analysis Consortium. JAMA. 1997; 278: 1349–1356.

[302] Liu CC, Kanekiyo T, Xu H, Bu G. Apolipoprotein E and Alzheimer disease: risk, mechanisms and therapy. Nat Rev Neurol. 2013; 9: 106–118.

[303] Yu JT, Tan L, Hardy J. Apolipoprotein E in Alzheimer's disease: an update. Annu Rev Neurosci. 2014; 37: 79–100.

[304] Chouraki V, Seshadri S. Genetics of Alzheimer's disease. Adv Genet. 2014; 87: 245–294.

[305] Ridge PG, Mukherjee S, Crane PK, Kauwe JS, Alzheimer's Disease Genetics Consortium. Alzheimer's disease: analyzing the missing heritability. PLoS One. 2013; 8: e79771.

[306] Evangelou E, Ioannidis JP. Meta-analysis methods for genome-wide association studies and beyond. Nat Rev Genet. 2013; 14: 379–389.

[307] Harold D, Abraham R, Hollingworth P, et al. Genome-wide association study identifies variants at CLU and PICALM associated with Alzheimer's disease. Nat Genet. 2009; 41: 1088–1093.

[308] Lambert JC, Ibrahim-Verbaas CA, Harold D, et al. Meta-analysis of 74,046 individuals identifies 11 new susceptibility loci for Alzheimer's disease. Nat Genet. 2013; 45: 1452–1458.

[309] Jones L, et al. Genetic evidence implicates the immune system and cholesterol metabolism in the aetiology of Alzheimer's disease. PLoS One. 2010; 5: e13950.

[310] Jones L, et al. Convergent genetic and expression data implicate immunity in Alzheimer's disease. Alzheimers Dement. 2015; 11: 658–671.

[311] Rogaeva E, Meng Y, Lee JH, et al. The neuronal sortilin-related receptor SORL1 is genetically associated with Alzheimer disease. Nat Genet. 2007; 39: 168–177.

[312] Seshadri S, et al. Genome-wide analysis of genetic loci associated with Alzheimer disease. JAMA. 2010; 303: 1832–1840.

[313] Ruiz A, Heilmann S, Becker T, et al. Follow-up of loci from the International Genomics of Alzheimer's Disease Project identifies TRIP4 as a novel susceptibility gene. Transl Psychiatry. 2014; 4: e358.

[314] Escott-Price V, Bellenguez C, Wang LS, et al. Gene-Wide Analysis Detects Two New Susceptibility Genes for Alzheimer's Disease. Plos One. 2014; 9 (6): e94661.

[315] Kim M, Suh J, Romano D, et al. Potential late-onset Alzheimer's disease-associated mutations in the ADAM10 gene attenuate {alpha}-secretase activity. Hum Mol Genet. 2009; 18: 3987–3996.

[316] Cruchaga C, Karch CM, Jin SC, et al. Rare coding variants in the phospholipase D3 gene confer risk for Alzheimer's disease. Nature. 2014; 505: 550–554.

[317] Lin CC, et al. Apolipoprotein J, a glucose-upregulated molecular chaperone, stabilizes core and NS5A to promote infectious hepatitis C virus virion production. J Hepatol. 2014; 61: 984–993.

[318] Jones SE, Jomary C. Clusterin. Int J Biochem Cell Biol. 2002; 34: 427–431.

[319] Koltai T. Clusterin: a key player in cancer chemoresistance and its inhibition. Onco Targets Ther. 2014; 7: 447–456.

[320] Sansanwal P, Li L, Sarwal MM. Inhibition of intracellular clusterin attenuates cell death in nephropathic cystinosis. J Am Soc Nephrol. 2015; 26: 612–625.

[321] Szymanski M, Wang R, Bassett SS, Avramopoulos D. Alzheimer's risk variants in the clusterin gene are associated with alternative splicing. Transl Psychiatry. 2011; 1.

[322] Xing YY, et al. Blood clusterin levels, rs9331888 polymorphism, and the risk of Alzheimer's disease. J Alzheimers Dis. 2012; 29: 515–519.

[323] Schurmann B, et al. Association of the Alzheimer's disease clusterin risk allele with plasma clusterin concentration. J Alzheimers Dis. 2011; 25: 421–424.

[324] Thambisetty M, et al. Association of plasma clusterin concentration with severity, pathology, and progression in Alzheimer disease. Arch Gen Psychiatry. 2010; 67: 739–748.

[325] Lacour A, et al. Genome-wide significant risk factors for Alzheimer's disease: role in progression to dementia due to Alzheimer's disease among subjects with mild cognitive impairment. Mol Psychiatry. 2017; 22: 153–160.

[326] May PC, et al. Dynamics of gene expression for a hippocampal glycoprotein elevated in Alzheimer's disease and in response to experimental lesions in rat. Neuron. 1990; 5: 831–839.

[327] Matsubara E, Frangione B, Ghiso J. Characterization of apolipoprotein J – Alzheimer's A beta interaction. J Biol Chem. 1995; 270: 7563–7567.

[328] Oda T, et al. Clusterin (apoJ) alters the aggregation of amyloid beta-peptide ($A\beta_{1-42}$) and forms slowly sedimenting A beta complexes that cause oxidative stress. Exp Neurol. 1995; 136: 22–31.

[329] DeMattos RB, et al. Clusterin promotes amyloid plaque formation and is critical for neuritic toxicity in a mouse model of Alzheimer's disease. Proc Natl Acad Sci USA. 2002; 99: 10843–10848.

[330] Kim WS, Weickert CS, Garner B. Role of ATP-binding cassette transporters in brain lipid transport and neurological disease. J Neurochem. 2008; 104: 1145–1166.

[331] Iwamoto N, Abe-Dohmae S, Sato R, Yokoyama S. ABCA7 expression is regulated by cellular cholesterol through the SREBP2 pathway and associated with phagocytosis. J Lipid Res. 2006; 47: 1915–1927.

[332] Abe-Dohmae S, et al. Serum amyloid A generates high density lipoprotein with cellular lipid in an ABCA1- or ABCA7-dependent manner. J Lipid Res. 2006; 47: 1542–1550.

[333] Wang N, et al. ATP-binding cassette transporter A7 (ABCA7) binds apolipoprotein A-I and mediates cellular phospholipid but not cholesterol efflux. J Biol Chem. 2003; 278: 42906–42912.

[334] Liu D, Niu ZX. The structure, genetic polymorphisms, expression and biological functions of complement receptor type 1 (CR1/CD35). Immunopharmacol Immunotoxicol. 2009; 31: 524–535.

[335] Karch CM, et al. Expression of novel Alzheimer's disease risk genes in control and Alzheimer's disease brains. PLoS One. 2012; 7: e50976.

[336] Shulman JM, et al. Genetic susceptibility for Alzheimer disease neuritic plaque pathology. JAMA Neurol. 2013; 70: 1150–1157.

[337] Eikelenboom P, Stam FC. Immunoglobulins and complement factors in senile plaques. An immunoperoxidase study. Acta Neuropathol. 1982; 57: 239–242.

[338] Krych-Goldberg M, Moulds JM, Atkinson JP. Human complement receptor type 1 (CR1) binds to a major malarial adhesin. Trends Mol Med. 2002; 8: 531–537.

[339] Velazquez P, Cribbs DH, Poulos TL, Tenner AJ. Aspartate residue 7 in amyloid beta-protein is critical for classical complement pathway activation: implications for Alzheimer's disease pathogenesis. Nat Med. 1997; 3: 77–79.

[340] Rogers J, et al. Peripheral clearance of amyloid beta peptide by complement C3-dependent adherence to erythrocytes. Neurobiol Aging. 2006; 27: 1733–1739.

[341] Garnache-Ottou F, et al. Expression of the myeloid-associated marker CD33 is not an exclusive factor for leukemic plasmacytoid dendritic cells. Blood. 2005; 105: 1256–1264.

[342] Hernandez-Caselles T, et al. A study of CD33 (SIGLEC-3) antigen expression and function on activated human T and NK cells: two isoforms of CD33 are generated by alternative splicing. J Leukoc Biol. 2006; 79: 46–58.

[343] Crocker PR, Hartnell A, Munday J, Nath D. The potential role of sialoadhesin as a macrophage recognition molecule in health and disease. Glycoconj J. 1997; 14: 601–609.

[344] Linnartz B, Neumann H. Microglial activatory (immunoreceptor tyrosine-based activation motif)- and inhibitory (immunoreceptor tyrosine-based inhibition motif)-signaling receptors for recognition of the neuronal glycocalyx. Glia. 2013; 61: 37–46.

[345] Claude J, Linnartz-Gerlach B, Kudin AP, Kunz WS, Neumann H. Microglial CD33-related Siglec-E inhibits neurotoxicity by preventing the phagocytosis-associated oxidative burst. J Neurosci. 2013; 33: 18270–18276.

[346] Walker DG, et al. Association of CD33 polymorphism rs3865444 with Alzheimer's disease pathology and CD33 expression in human cerebral cortex. Neurobiol Aging. 2015; 36: 571–582.

[347] Malik M, et al. CD33 Alzheimer's risk-altering polymorphism, CD33 expression, and exon 2 splicing. J Neurosci. 2013; 33: 13320–13325.

[348] Tsutsui K, Maeda Y, Seki S, Tokunaga A. cDNA cloning of a novel amphiphysin isoform and tissue-specific expression of its multiple splice variants. Biochem Biophys Res Commun. 1997; 236: 178–183.

[349] Chapuis J, et al. Increased expression of BIN1 mediates Alzheimer genetic risk by modulating tau pathology. Mol Psychiatry. 2013; 18: 1225–1234.

[350] Thinakaran G, Koo EH. Amyloid precursor protein trafficking, processing, and function. J Biol Chem. 2008; 283: 29615–29619.

[351] Parikh I, Medway C, Younkin S, Fardo DW, Estus S. An intronic PICALM polymorphism, rs588076, is associated with allelic expression of a PICALM isoform. Mol Neurodegener. 2014; 9: 32.

[352] Tebar F, Bohlander SK, Sorkin A. Clathrin assembly lymphoid myeloid leukemia (CALM) protein: localization in endocytic-coated pits, interactions with clathrin, and the impact of overexpression on clathrin-mediated traffic. Mol Biol Cell. 1999; 10: 2687–2702.

[353] Sorkin A, von Zastrow M. Endocytosis and signalling: intertwining molecular networks. Nat Rev Mol Cell Biol. 2009; 10: 609–622.

[354] Miller SE, et al. The molecular basis for the endocytosis of small R-SNAREs by the clathrin adaptor CALM. Cell. 2011; 147: 1118–1131.

[355] Vecchi M, et al. Nucleocytoplasmic shuttling of endocytic proteins. J Cell Biol. 2001; 153: 1511–1517.

[356] Baig S, et al. Distribution and expression of picalm in Alzheimer disease. J Neuropathol Exp Neurol. 2010; 69: 1071–1077.

[357] Xiao Q, et al. Role of phosphatidylinositol clathrin assembly lymphoid-myeloid leukemia (PICALM) in intracellular amyloid precursor protein (APP) processing and amyloid plaque pathogenesis. J Biol Chem. 2012; 287: 21279–21289.

[358] Treusch S, et al. Functional links between Abeta toxicity, endocytic trafficking, and Alzheimer's disease risk factors in yeast. Science. 2011; 334: 1241–1245.

[359] Tian Y, Chang JC, Fan EY, Flajolet M, Greengard P. Adaptor complex AP2/PICALM, through interaction with LC3, targets Alzheimer's APP-CTF for terminal degradation via autophagy. Proc Natl Acad Sci USA. 2013; 110: 17071–17076.

[360] Zhao Z, et al. Central role for PICALM in amyloid-beta blood-brain barrier transcytosis and clearance. Nat Neurosci. 2015; 18: 978–987.

[361] Yamazaki H, Bujo H, Saito Y. A novel member of the LDL receptor gene family with eleven binding repeats is structurally related to neural adhesion molecules and a yeast vacuolar protein sorting receptor. J Atheroscler Thromb. 1997; 4: 20–26.

[362] Willnow TE, Andersen OM. Sorting receptor SORLA – a trafficking path to avoid Alzheimer disease. J Cell Sci. 2013; 126: 2751–2760.

[363] Andersen OM, et al. Neuronal sorting protein-related receptor sorLA/LR11 regulates processing of the amyloid precursor protein. Proc Natl Acad Sci U S A. 2005; 102: 13461–13466.

[364] Spoelgen R, et al. Interaction of the cytosolic domains of sorLA/LR11 with the amyloid precursor protein (APP) and beta-secretase beta-site APP-cleaving enzyme. J Neurosci. 2006; 26: 418–428.

[365] Louwersheimer E, et al. Rare Genetic Variant in SORL1 May Increase Penetrance of Alzheimer's Disease in a Family with Several Generations of APOE-varepsilon4 Homozygosity. J Alzheimers Dis. 2017; 56: 63–74.

[366] Ridge PG, et al. Assessment of the genetic variance of late-onset Alzheimer's disease. Neurobiol Aging. 2016; 41: 200. e13–20.

[367] Steinberg S, et al. Loss-of-function variants in ABCA7 confer risk of Alzheimer's disease. Nat Genet. 2015; 47: 445–447.

[368] Pottier C, et al. High frequency of potentially pathogenic SORL1 mutations in autosomal dominant early-onset Alzheimer disease. Mol Psychiatry. 2012; 17: 875–879.

[369] Cruchaga C, et al. Rare variants in APP, PSEN1 and PSEN2 increase risk for AD in late-onset Alzheimer's disease families. PLoS One. 2012; 7: e31039.

[370] Wunderlich P, et al. Sequential proteolytic processing of the triggering receptor expressed on myeloid cells-2 (TREM2) protein by ectodomain shedding and gamma-secretase-dependent intramembranous cleavage. J Biol Chem. 2013; 288: 33027–33036.

[371] Bianchin MM, et al. Nasu-Hakola disease (polycystic lipomembranous osteodysplasia with sclerosing leukoencephalopathy – PLOSL): a dementia associated with bone cystic lesions. From clinical to genetic and molecular aspects. Cell Mol Neurobiol. 2004; 24: 1–24.

[372] Guerreiro R, et al. Novel compound heterozygous mutation in TREM2 found in a Turkish frontotemporal dementia-like family. Neurobiol Aging, 2013; 34: 2890. e1–5.

[373] Lill CM, et al. The role of TREM2 R47H as a risk factor for Alzheimer's disease, frontotemporal lobar degeneration, amyotrophic lateral sclerosis, and Parkinson's disease. Alzheimers Dement. 2015; 11: 1407–1416.

[374] Ruiz A, et al. Assessing the role of the TREM2 p.R47H variant as a risk factor for Alzheimer's disease and frontotemporal dementia. Neurobiol Aging. 2014; 35: 444. e1–4.

[375] Benitez BA, et al. TREM2 is associated with the risk of Alzheimer's disease in Spanish population. Neurobiol Aging. 2013; 34: 1711. e15–17.

[376] Hooli BV, et al. The rare TREM2 R47H variant exerts only a modest effect on Alzheimer disease risk. Neurology. 2014; 83: 1353–1358.

[377] Slattery CF, et al. R47H TREM2 variant increases risk of typical early-onset Alzheimer's disease but not of prion or frontotemporal dementia. Alzheimers Dement. 2014; 10: 602–608. e4.

[378] Huang M, et al. Lack of genetic association between TREM2 and Alzheimer's disease in East Asian population: a systematic review and meta-analysis. Am J Alzheimers Dis Other Demen. 2015; 30: 541–546.

[379] Jin SC, et al. Coding variants in TREM2 increase risk for Alzheimer's disease. Hum Mol Genet. 2014; 23: 5838–5846.

[380] Wang,Y, et al. TREM2 lipid sensing sustains the microglial response in an Alzheimer's disease model. Cell. 2015; 160: 1061–1071.

[381] Glebov K, Wunderlich P, Karaca I, Walter J. Functional involvement of gamma-secretase in signaling of the triggering receptor expressed on myeloid cells-2 (TREM2). J Neuroinflammation. 2016; 13: 17.

[382] Bailey CC, DeVaux LB, Farzan M. The Triggering Receptor Expressed on Myeloid Cells 2 Binds Apolipoprotein E. J Biol Chem. 2015; 290: 26033–26042.

[383] Atagi Y, et al. Apolipoprotein E Is a Ligand for Triggering Receptor Expressed on Myeloid Cells 2 (TREM2). J Biol Chem. 2015; 290: 26043–26050.

[384] Song W, et al. Alzheimer's disease-associated TREM2 variants exhibit either decreased or increased ligand-dependent activation. Alzheimers Dement. 2016; 13: 4.

[385] Replication DIG, et al. Genome-wide trans-ancestry meta-analysis provides insight into the genetic architecture of type 2 diabetes susceptibility. Nat Genet. 2014; 46: 234–244.

[386] Schizophrenia Working Group of the Psychiatric Genomics C. Biological insights from 108 schizophrenia-associated genetic loci. Nature. 2014; 511: 421–427.

[387] Bennett DA, De Jager PL, Leurgans SE, Schneider JA. Neuropathologic intermediate phenotypes enhance association to Alzheimer susceptibility alleles. Neurology. 2009; 72: 1495–1503.

[388] Cruchaga C, et al. GWAS of cerebrospinal fluid tau levels identifies risk variants for Alzheimer's disease. Neuron. 2013; 78: 256–268.

[389] Papassotiropoulos A, et al. Increased brain beta-amyloid load, phosphorylated tau, and risk of Alzheimer disease associated with an intronic CYP46 polymorphism. Arch Neurol. 2003; 60: 29–35.

[390] Ramirez A, et al. SUCLG2 identified as both a determinator of CSF $A\beta_{1-42}$ levels and an attenuator of cognitive decline in Alzheimer's disease. Hum Mol Genet. 2014; 23: 6644–6658.

[391] Schott JM, Investigators A. Using CSF biomarkers to replicate genetic associations in Alzheimer's disease. Neurobiol Aging. 2012; 33: 1486. e9–15.

[392] Ridge PG, Ebbert MT, Kauwe JS. Genetics of Alzheimer's disease. Biomed Res Int. 2013; 2013: 254954.

[393] McQueen MB, et al. Exploring candidate gene associations with neuropsychological performance. Am J Med Genet B Neuropsychiatr Genet. 2007; 144B: 987–991.

[394] Potkin SG, et al. Hippocampal atrophy as a quantitative trait in a genome-wide association study identifying novel susceptibility genes for Alzheimer's disease. PLoS One. 2009; 4: e6501.

[395] Schneider LS, et al. Clinical trials and late-stage drug development for Alzheimer's disease: an appraisal from 1984 to 2014. J Intern Med. 2014; 275: 251–283.

[396] Gauthier S, Leuzy A, Rosa-Neto P. How can we improve transfer of outcomes from randomized clinical trials to clinical practice with disease-modifying drugs in Alzheimer's disease? Neurodegener Dis. 2014; 13: 197–199.

[397] Hardy J, Singleton A. Genomewide association studies and human disease. N Engl J Med. 2009; 360: 1759–1768.

[398] Sleegers K, et al. A 22-single nucleotide polymorphism Alzheimer's disease risk score correlates with family history, onset age, and cerebrospinal fluid Abeta42. Alzheimers Dement. 2015; 11: 1452–1460.

[399] Louwersheimer E, et al. Alzheimer's disease risk variants modulate endophenotypes in mild cognitive impairment. Alzheimers Dement. 2016; 12: 872–881.

[400] Escott-Price V, et al. Common polygenic variation enhances risk prediction for Alzheimer's disease. Brain. 2015; 138: 3673–3684.

4 Risikofaktoren und Prävention

Tobias Luck, Francisca Savéria Rodriguez, Steffi G. Riedel-Heller

4.1 Umwelt- und lebensstilbezogene Risikofaktoren

4.1.1 Alzheimer-Demenzen: Begrenzte Behandlungsmöglichkeiten, Hoffnung auf Prävention

Demenzen sind nicht nur für die Betroffenen selbst und deren Angehörige folgenschwer, sondern stellen auch aufgrund ihrer weiten Verbreitung in der Bevölkerung die gesundheitlichen Versorgungssysteme insgesamt vor enorme Herausforderungen [1]. Die Herausforderungen erscheinen umso schwerwiegender, weil gerade für die Alzheimer-Demenz (AD) als der häufigsten Demenzform nur begrenzte Behandlungsmöglichkeiten vorliegen. So erlauben die verfügbaren symptomatischen medikamentösen Behandlungsansätze zwar, den progredienten kognitiven Abbau um einen umschriebenen Zeitraum zu verzögern, eine Heilung ist zum gegenwärtigen Zeitpunkt jedoch noch nicht möglich [2–4]. Neben der dringend notwendigen Suche nach neuartigen medikamentösen Behandlungsansätzen [4] liegt in der AD-Forschung seit einigen Jahren deshalb wieder zunehmend ein Fokus auf der Identifikation effektiver (Primär-)Präventionsstrategien [5].

4.1.2 Kohorteneffekte: Hinweise auf sinkende Prävalenz- und Inzidenzraten von Demenzen in der Bevölkerung

Dieser inhaltliche Fokus wird nicht zuletzt durch Befunde aktueller epidemiologischer Studien motiviert, in denen v. a. für westliche Industrienationen sog. *Kohorteneffekte*, d. h. mögliche Unterschiede in der Prävalenz und Inzidenz von Demenzen zwischen früher und später geborenen Bevölkerungsgruppen (Kohorten) untersucht wurden [6]. Einer der diesbezüglich relevantesten Befunde konnte von der Arbeitsgruppe um Prof. Carol Brayne im Rahmen der *Medical Research Council Cognitive Function and Ageing Study (MRC CFAS)* ermittelt werden [7]: So wurden in der Studie im Abstand von 20 Jahren in *denselben* Untersuchungsgebieten (Cambridgeshire, Newcastle und Nottingham in England) mit *identischen* Untersuchungsmethoden zwei verschiedene bevölkerungsbasierte Kohorten von über 65-jährigen Personen (Kohorte CFAS I: Erhebungszeitraum: 1989 bis 1994; Kohorte CFAS II: Erhebungszeitraum 2008

https://doi.org/10.1515/9783110411003-005

bis 2011) untersucht. Wie die Ergebnisse zeigen, hätten ausgehend von den alters- und geschlechtsspezifischen Prävalenzraten der früher geborenen Bevölkerungskohorte (CFAS I) 8,3 % der später geborenen Bevölkerungskohorte (CFAS I) eine Demenz aufweisen müssen. Die ermittelte tatsächliche Prävalenz in der später geborenen Bevölkerungskohorte betrug jedoch lediglich 6,5 % und stellt somit einen Indikator für einen möglichen Kohorteneffekt im Sinne eines niedrigeren *Demenzprävalenzrisikos* bei später geborenen Personen dar [7]. Auch wenn die Befundlage insgesamt nicht konsistent ist [8], so stützen doch Befunde verschiedener weiterer aktueller Studien die Möglichkeit solch eines Kohorteneffekts bzw. deuten zumindest auf stabilbleibende Prävalenzraten – und dies z. T. trotz einer zunehmend alternden Bevölkerung [6, 8–13].

Einen weiteren Indikator für mögliche Kohorteneffekte stellen darüber hinaus auch die Ergebnisse aktueller Studien zur Demenzinzidenz dar, indem sie ein ebenfalls niedrigeres Risiko bei später geborenen Personen zeigen bzw. andeuten [11, 14, 15]. Gleiches gilt für Studien zur Kognition, die eine niedrigere Prävalenz kognitiver Beeinträchtigungen [16, 17] bzw. eine bessere kognitive Leistungsfähigkeit [18] für später geborene Alterskohorten berichten konnten.

4.1.3 Kohorteneffekte: Hohe Bedeutung von umwelt- und lebensstilbezogenen Faktoren

Als Ursachen für die möglichen Kohorteneffekte in der Prävalenz und Inzidenz von Demenzen und kognitiven Beeinträchtigungen in westlichen Industrienationen werden eine Reihe von tiefgreifenden Umwelt- und sozialen Veränderungen wie auch medizinische und Lebensstilveränderungen diskutiert (für einen Überblick s. [6, 8, 12, 19]). So waren gerade im letzten Jahrhundert die verschiedenen Geburtskohorten in stark unterschiedlichem Ausmaß von fundamentalen Umwelteinflüssen wie Kriegen (z. B. Erster und Zweiter Weltkrieg), Hungersnöten (z. B. niederländische Hungersnot 1944) oder Infektionserkrankungen (z. B. Spanische Grippe 1918) betroffen, die wiederum einen substanziellen Einfluss auf die erlebten Lebensbedingungen, auf Wachstum und Entwicklung, körperliche und geistige Gesundheit im frühen sowie auf kognitive Leistungsfähigkeit im späteren Lebensalter in den verschiedenen Generationen ausübten [6]. Gerade die Nachkriegsgenerationen dürften hier von deutlich verbesserten Bedingungen profitiert haben [6]. So ist unter den sozialen Bedingungen hier beispielsweise eine bessere Bildung für die später geborenen Kohorten der betrachteten Industrienationen zu nennen, die u. a. im Sinne einer erhöhten *kognitiven Reserve* [20] zu einem reduzierten Demenzrisiko beitragen kann [7, 8, 12, 21]. Als ein Meilenstein unter den medizinischen Veränderungen wiederum können die stark verbesserten Präventions- und Versorgungsansätze vaskulärer Risikofaktoren bzw. Erkrankungen in den letzten Dekaden angesehen werden, die ebenfalls das Demenzrisiko substanziell beeinflussen [5–8, 12]. Und nicht zuletzt war und ist auch der Lebensstil starken Veränderungen und Trends unterworfen. So sind u. a. geringe körperliche Aktivität und Rauchen Lebensstilfaktoren, für die in systematischen Übersichtsarbeiten ein deutlich erhöhtes AD-Risiko (82 % erhöhtes AD-Risiko bei körperlich inaktiven Personen und 59 % erhöhtes Risiko bei Rauchern) ermittelt werden konnte [5, 22, 23]. In Deutschland lässt sich in den letzten Jahren der Trend einer Abnahme der beiden Risikofaktoren in der Erwachsenenbevölkerung beobachten, was vorsichtigen Anlass zur Hoffnung zumindest für einen Rückgang des Anteils dieser beiden Risikofaktoren an der AD-Prävalenz gibt [24–26].

Inwieweit sich mögliche positive Kohorteneffekte im Sinne einer reduzierten Demenz-Prävalenz und/oder -Inzidenz in der Bevölkerung auch zukünftig fortschreiben lassen könnten, bleibt abzuwarten. So stehen den beschriebenen positiven Trends (Zunahme sportlicher Aktivität, Abnahme des Tabakkonsums) durchaus auch negative Trends, wie beispielsweise die Zunahme metabolischer Risikokonstellationen wie Adipositas im mittleren Lebensalter (60 % erhöhtes AD-Risiko bei Adipositas im mittleren Lebensalter entsprechend der Übersichtsarbeit von Barnes et al. [5]) und Diabetes mellitus (46 % erhöhtes AD-Risiko bei Diabetes mellitus entsprechend der Meta-Analyse von Cheng et al. [27]), gegenüber, die sich wohl auch in den nächsten Jahren noch fortsetzen werden [26, 28, 29]. Zudem muss sich auch der verbesserte medizinische Fortschritt paradoxerweise nicht unbedingt ausschließlich positiv auf die Anzahl von Demenzfällen in der Bevölkerung auswirken. So dürfte beispielsweise die erhöhte Überlebenswahrscheinlichkeit nach einem Schlaganfall eher mit einem erhöhten Demenzrisiko verbunden sein [12]. Berücksichtigt werden müssen zudem mögliche Auswirkungen einer erhöhten Lebenserwartung auf die Demenzprävalenz. Folgt man z. B. den Prognosen von Jacqmin-Gadda et al. [30], so ist durchaus denkbar, dass Public-Health-Maßnahmen auf Bevölkerungsebene, wie beispielsweise eine Reduktion des Bluthochdruckes, zwar die Inzidenz von Demenz und die Mortalität reduzieren könnten, sich jedoch die absolute Anzahl an Menschen mit Demenz (d. h. die Prävalenz) aufgrund der erhöhten Lebenserwartung bzw. der damit verbundenen höheren Anzahl älterer Menschen mit wiederum erhöhtem Demenzrisiko nicht substanziell verändert. Hingegen argumentieren Norton et al. [31], dass sich durch Präventionsmaßnahmen ja auch die Lebenserwartung der Menschen erhöhen würde, die keine Demenz entwickeln, und so in der Relation von Menschen mit und ohne Demenz der Effekt der reduzierten Mortalität auf die Demenzprävalenz entsprechend vernachlässigbar sein könnte [26]. Auch zeigen aktuelle Ergebnisse zu Krankenkassendaten speziell aus Deutschland für die letzten Jahre (Vergleich 2009/10 mit 2006/07) zwar eine reduzierte Demenzinzidenz, jedoch eher eine erhöhte Mortalität bei Demenz (signifikant für Frauen); die Ergebnisse deuten daher eher auf eine Reduktion („*compression*") als auf eine Expansion der Lebensjahre mit Demenz in der Bevölkerung hin [14].

4.1.4 Primärprävention von Alzheimer-Demenzen: Das Potenzial einer Reduktion bedeutsamer Umwelt- und Lebensstil-bezogener Risikofaktoren

Grundsätzlich zeigen die Ergebnisse zu den möglichen Kohorteneffekten, dass Public-Health-Anstrengungen gerade in Bezug auf die Reduktion *potenziell modifizierbarer* Umwelt- und Lebensstil-bezogener Risikofaktoren substanzielle Effekte auf das Demenzrisiko in der Bevölkerung haben könnten. In den letzten Jahren wurden diesbezüglich vielbeachtete Hochrechnungen speziell für das AD-Risiko veröffentlicht. So kalkulierten Barnes et al. in einer 2011 veröffentlichten Studie [5] beispielsweise, dass bis zu 51 % aller senilen AD-Fälle weltweit (17,2 Millionen attributable AD-Fälle) auf sieben etablierte, jedoch potenziell modifizierbare Risikofaktoren zurückgeführt werden könnten und somit zumindest theoretisch vermeidbar wären. Neben den bereits oben erwähnten Faktoren niedrige Bildung, körperliche Inaktivität, Rauchen, Adipositas im mittleren Lebensalter und Diabetes mellitus wurden in die Hochrechnungen als Risikofaktoren auch Bluthochdruck im mittleren Lebensalter sowie Depression einbezogen, für die ebenfalls fundierte meta-analytisch ermittelte Befunde zu einem erhöhten AD-Risiko vorliegen [5, 32].

Die von Barnes et al. [5] durchgeführten Hochrechnungen sind komplex und beruhen auf verschiedenen methodischen Annahmen, auf die hier nur eingeschränkt eingegangen werden kann (für eine diesbezüglich ausführliche Diskussion möglicher methodischer Einschränkungen s. [5, 31]). Ein zentraler Kritikpunkt ist, dass in den Berechnungen die Risikofaktoren als voneinander unabhängig betrachtet werden, was nicht der Realität entspricht, berücksichtigt man beispielsweise den Zusammenhang von Diabetes, Bluthochdruck und Adipositas als metabolischem Syndrom bzw. den Zusammenhang dieses Syndroms wiederum mit Faktoren wie körperlicher Inaktivität [31].

Übergeordnetes Ziel von Hochrechnungen einer 2014 veröffentlichten Folgearbeit von Norton et al. [31] war es entsprechend, statistisch für den Zusammenhang der sieben Risikofaktoren untereinander zu adjustieren. Als Resultat dieser Adjustierung wurde der kalkulierte Gesamteinfluss der Risikofaktoren auf die weltweite AD-Prävalenz zwar auf 28,2 (9,6 Millionen attributable AD-Fälle) reduziert, dennoch zeigen die Ergebnisse eindrucksvoll, dass potenziell modifizierbare Umwelt- und Lebensstil-bezogene Risikofaktoren von AD einen exzellenten Anknüpfungspunkt für primärpräventive Maßnahmen darstellen können und so möglicherweise zu einer substanziellen Reduktion der Krankheitslast von AD auf Bevölkerungsebene führen könnten [5, 31].

Dem methodischen Vorgehen von Norton et al. folgend, konnten entsprechende Hochrechnungen für ein mögliches Präventionspotenzial bezüglich AD aktuell auch für Deutschland bereitgestellt werden [26]. Wie hier die Ergebnisse zeigen, könnten in Deutschland theoretisch ebenfalls ca. drei von zehn aktuellen AD-Fällen (30,5 %; 305.000 AD-Fälle insgesamt) auf die sieben betrachteten Risikofaktoren zurückgeführt werden (Tab. 4.1). Unterschiede zu den internationalen Hochrechnungen

Tab. 4.1: Potentieller Anteil der aktuellen AD-Fälle in Deutschland, der auf ausgewählte Risikofaktoren zurückgeführt werden könnte [26].

Risikofaktor	Prävalenz in der Bevölkerung	Relatives Risiko (95-%-KI)*	PAR (Konfidenzbereich)	Anzahl der attributablen Fälle (Konfidenzbereich)**
Diabetes mellitus	9,3 %	1,46 (1,20–1,77)	4,1 % (1,8–6,7)	41.000 (18.000–67.000)
Bluthochdruck im mittleren Lebensalter	13,4 %	1,61 (1,16–2,24)	7,6 % (2,1–14,2)	76.000 (21.000–142.000)
Adipositas im mittleren Lebensalter	10,4 %	1,60 (1,34–1,92)	5,9 % (3,4–8,7)	59.000 (34.000–87.000)
Depression	15,7 %	1,65 (1,42–1,92)	9,3 % (6,2–12,6)	93.000 (62.000–126.000)
Körperliche Inaktivität	33,7 %	1,82 (1,19–2,78)	21,7 % (6,0–37,5)	217.000 (60.000–375.000)
Rauchen	29,7 %	1,59 (1,15–2,20)	14,9 % (4,3–26,3)	149.000 (43.000–263.000)
Niedrige Bildung	13,7 %	1,59 (1,35–1,86)	7,5 % (4,6–10,5)	75.000 (46.000–105.000)
Gesamt*	–	–	**30,5 % (13,9–45,4)**	**305.000 (139.000–454.000)**

KI, Konfidenzintervall; PAR, populationsbezogenes attributables Risiko;
* analog zu den verwendeten Relativen Risiken in der Arbeit von Norton et al. [31];
** bezogen auf eine geschätzte Prävalenz von aktuell einer Million AD-Fällen in Deutschland [33, 34];
*** adjustiert für Abhängigkeit der Risikofaktoren.

bestehen lediglich in den attributablen Anteilen der einzelnen Risikofaktoren an den AD-Fällen. So ist, weltweit gesehen, niedrige Bildung der theoretisch bedeutsamste Einflussfaktor auf AD unter den sieben betrachteten (19 % attributable AD-Fälle), während in den westlichen Industrienationen USA, UK und Deutschland sowie in Europa insgesamt körperliche Inaktivität der größte Anteil an der AD-Prävalenz (20–22 %) zugeordnet werden muss [5, 26, 31]. Unrühmlicher „Spitzenreiter" im Vergleich zu den USA und UK ist Deutschland jedoch bei dem prognostizierten Anteil des Rauchens an der AD-Prävalenz (15 % attributable AD-Fälle vs. 11 % in den USA und UK), was – optimistisch formuliert – allerdings gleichzeitig auch ein mögliches hohes Präventionspotenzial bedeutet. Wäre es beispielsweise in der Vergangenheit gelungen, durch Präventionsmaßnahmen die Prävalenz des Rauchens zu halbieren, so wären nach den durchgeführten Hochrechnungen theoretisch 69.000 der ca. 1 Million aktuellen AD-Fälle in Deutschland vermeidbar gewesen. Bei einer Halbierung

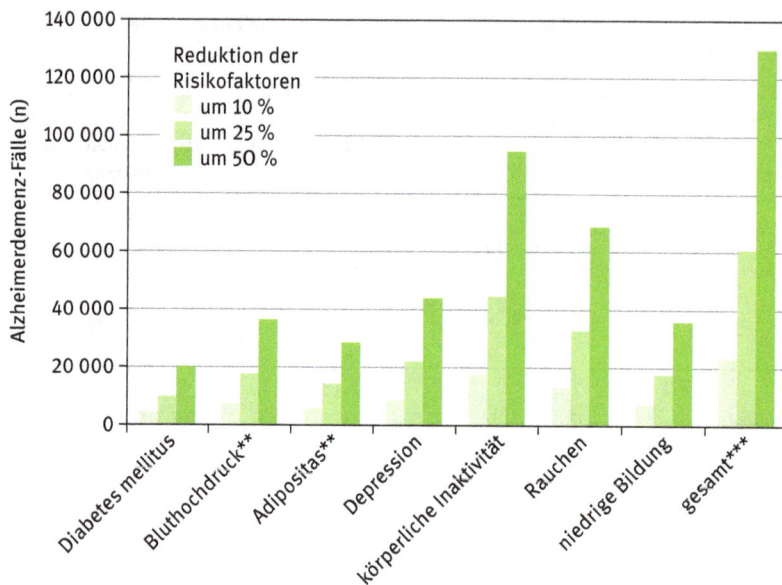

Abb. 4.1: Potentielle Anzahl von aktuellen AD-Fällen in Deutschland, die durch eine Reduktion der Prävalenz ausgewählter Risikofaktoren vermeidbar gewesen wäre* [26] (* bezogen auf eine geschätzte Prävalenz von aktuell 1 Million AD-Fällen in Deutschland [33, 34]; ** im mittleren Lebensalter; *** adjustiert für Abhängigkeit der Risikofaktoren untereinander).

der Prävalenz aller sieben betrachteten Risikofaktoren wäre die aktuelle Prävalenz von AD in Deutschland theoretisch sogar um 130.000 Fälle geringer ausgefallen [26] (Abb. 4.1).

4.1.5 Umwelt- und Lebensstil-bezogene Schutz- und Risikofaktoren für Alzheimer-Demenzen: Ein Überblick

Bei der Abschätzung des Präventionspotenzials von AD ist zu berücksichtigen, dass die Anzahl der in der Forschung diskutierten Umwelt- und Lebensstil-bezogenen Schutz- und Risikofaktoren für Alzheimer-Demenzen deutlich über die sieben oben aufgeführten Faktoren – niedrige Bildung, körperliche Inaktivität, Rauchen, Adipositas und Bluthochdruck im mittleren Lebensalter, Diabetes mellitus und Depression – hinausgeht. Einen diesbezüglich guten Überblick geben die Arbeiten von Mangialasche et al. [35], Solomon et al. [36] und Sindi et al. [37], deren Ergebnisse in Tab. 4.2 dargestellt sind.

Bei der Betrachtung der einzelnen Faktoren muss allerdings auch beachtet werden, dass die Befundlage für deren Zusammenhang mit AD empirisch unterschiedlich gesichert ist. Während beispielsweise Barnes et al. [5] und Norton et al. [31] den Zusammenhang der sieben genannten Faktoren mit dem AD-Risiko durch Ergebnisse von Meta-Analysen und Übersichtsarbeiten als ausreichend belegt sehen, ist der World Alzheimer Report von 2014 diesbezüglich differenzierter [38]. So wurde in dem Report für die verschiedenen potenziellen Einflussfaktoren beurteilt, (1) ob für diese genügend Kohortenstudien vorliegen, um aussagekräftige Schlussfolgerungen ziehen zu können (ja/nein), (2) wie konsistent die Studienergebnisse bezüglich eines möglichen Zusammenhangs sind (hoch/moderat/niedrig) und (3) wie stark die erzielte Evidenz insgesamt anzusehen ist (robust/moderat/ungenügend). Bei dieser Beurteilung erzielten zwei Faktoren – Bluthochdruck im mittleren Lebensalter und Diabetes mellitus im späteren Lebensalter – Höchstwerte in allen drei Kategorien (genügend Studien, hohe Konsistenz, robuste Evidenz). Bei zwei weiteren Faktoren gab es lediglich Einschränkungen in einer Kategorie – Bildung (genügend Studien und robuste Evidenz, aber moderate Konsistenz) und Depression im höheren Lebensalter (genügend Studien und hohe Konsistenz, aber moderate Evidenz) [38]. Als problematisch hinsichtlich Depression wird hierbei die noch nicht endgültig beantwortete Frage angesehen, ob die beobachteten Assoziationen einen tatsächlich vorhandenen kausalen Einfluss des Risikofaktors auf das AD-Risiko widerspiegeln oder ob eher ein entgegengerichteter Einfluss im Sinne einer umgekehrten Kausalität (*reverse causality*; die frühen kognitiven Defizite im neurodegenerativen Prozess einer Demenz führen zu den vermehrten depressiven Symptomen) vorliegt [31, 38].

Betrachtet man die aktuelle S3-Leitlinie „Demenzen" der Deutschen Gesellschaft für Psychiatrie und Psychotherapie, Psychosomatik und Nervenheilkunde (DGPPN) und der Deutschen Gesellschaft für Neurologie (DGN), so sind in dem Kapitel *Prävention und Risikofaktoren* Depressionen bzw. eine depressive Symptomatik folgerichtig (noch) nicht aufgeführt [3]. In den Empfehlungen der Fachgesellschaften wird sich vielmehr auf die empirisch gut belegten Einflüsse der vaskulären Risikofaktoren und Erkrankungen sowie von körperlicher, geistiger und sozialer Aktivität (Tab. 4.2) fokussiert [5, 31]. So heißt es wörtlich bei Empfehlungsgrad B: „Vaskuläre Risikofaktoren und Erkrankungen (z. B. Hypertonie, Diabetes mellitus, Hyperlipidämie, Adipositas, Nikotinabusus) stellen auch Risikofaktoren für eine spätere Demenz dar. Daher trägt deren leitliniengerechte Diagnostik und frühzeitige Behandlung zur Primärprävention einer späteren Demenz bei." (S. 107) sowie „Regelmäßige körperliche Bewegung und ein aktives geistiges und soziales Leben sollten empfohlen werden." (S. 108) [3].

Bei den letztgenannten Empfehlungen leider noch nicht ausreichend beantwortet ist die Frage, welche körperlichen, geistigen und sozialen Aktivitäten in besonderer Weise zu einem reduzierten Demenzrisiko beitragen können. So stammen beispielsweise die durchaus vielversprechenden Ergebnisse zu dem vielbeachteten positiven Einfluss körperlicher Aktivität insbesondere aus Beobachtungsstudien und randomisiert-kontrollierten Interventionsstudien (*Randomized Controlled Trials – RCTs*) mit eher kürzeren Beobachtungszeiträumen; es bedarf jedoch weiterer RCTs, die differenziert und über einen substanziellen Zeitraum untersuchen, (1) welche Arten von Aktivität, (2) in welcher Intensität und (3) in welcher Dauer/Häufigkeit

Tab. 4.2: Umwelt- und Lebensstilbezogene Schutz- und Risikofaktoren für Demenz im höheren Lebensalter und Alzheimer-Erkrankung (Tabelle adaptiert nach Mangialasche et al. [35], Solomon et al. [36], Sindi et al. [37]).

Risikofaktoren	Schutzfaktoren
Vaskuläre und metabolische Faktoren – zerebrovaskuläre Läsionen – kardiovaskuläre Erkrankungen – Diabetes mellitus und Prädiabetes	**Lebensstil** – moderater Alkoholkonsum – körperliche Aktivität
(Positive Assoziationen im mittleren Lebensalter, jedoch negative Assoziationen im höheren Lebensalter) – Bluthochdruck – hoher Body-Mass-Index (Übergewicht/Adipositas) – hohes Serumcholesterin	**Ernährung** – „mediterrane Ernährung" – mehrfach ungesättigte Fettsäuren, Fisch-assoziierte Fettsäuren – Vitamine B_6 und B_{12} und Folsäure – Vitamine A, C und E (Antioxidantien) – Vitamin D
Lebensstil – Rauchen – hoher Alkoholkonsum	**Psychosoziale Faktoren** – hohe Bildung und sozioökonomischer Status – hohes Komplexität der beruflichen Tätigkeit – breites soziales Netzwerk, hohe soziale Aktivität – geistig anregende Aktivität
Ernährung – gesättigte Fettsäuren – erhöhter Homozysteinspiegel[1]	
Psychosoziale und andere Faktoren – Depression – Schädel-Hirn-Trauma – Arbeitsbezogene Expositionen – Infektionserreger	

1 Anmerkungen Luck et al.: Ein erhöhter Homocysteinspiegel/Hyperhomocysteinämie ist multifaktoriell bedingt. Ernährung (z. B. ernährungsbedingter Folsäure-, Vitamin-B_{12}-Mangel [38]) ist ein Faktor, der hierzu beitragen kann.

zu einem reduzierten Demenzrisiko beitragen können [38]. Gerade vor dem Hintergrund einer Vielzahl identifizierter positiver Einflüsse körperlicher Aktivität auf das Gehirn (positive vaskuläre/metabolische Wirkung: z. B. Blutdruckreduktion, Verbesserung der Glukosetoleranz und Reduktion von Insulinresistenz, bessere Versorgung mit Sauerstoff und Glukose, antiinflammatorische und antioxidative Wirkungen; positive Wirkung auf Hirnstruktur und -funktion: z. B. Reduktion des Neuronenverlustes im Hippocampus, erhöhte Neurogenese, verbesserte synaptische Funktion und erhöhte Neurotransmittersynthese; positive Wirkung auf Demenz-assoziierte Neuropathologie: verminderte Amyloid-Belastung [38, 39]) sollten entsprechende Forschungsbemühungen unbedingt weiter verfolgt werden.

Tab. 4.2: (fortgesetzt)

Kombinierte Effekte für ein erhöhtes Risiko	Kombinierte Effekte für ein reduziertes Risiko
Genetische und Umweltfaktoren im mittleren Alter – erhöhtes Demenz und AD-Risiko durch hohen Alkoholkonsum, Rauchen, körperliche Inaktivität und hohe Einnahme gesättigter Fettsäuren insbesondere unter Trägern des ApoE-ε4-Allels	**Genetische und Umweltfaktoren im mittleren Alter** – hohe Bildung reduziert den negativen Einfluss des ApoE-ε4-Allels – körperliche Aktivität wirkt dem erhöhten Risiko durch das ApoE-ε4-Allel entgegen
Vaskuläre und metabolische Faktoren im mittleren Alter – additiver negativer Effekt des gemeinsamen Auftretens von Bluthochdruck, Adipositas, Hypercholesterinämie und/oder körperlicher Inaktivität	**Umweltfaktoren im mittleren Alter** – ein sehr hohes Ausmaß von Komplexität bei der beruflichen Tätigkeit könnte einen modulierenden Effekt auf das erhöhtes Demenzrisiko bei niedriger Bildung erzielen
Vaskuläre und metabolische Faktoren/Erkrankungen im höheren Alter – erhöhtes Risiko bei Menschen mit Profil für eine zerebrale Hypoperfusion: chronischer Herzfehler, niedriger Pulsdruck, niedriger diastolischer Blutdruck – erhöhtes Risiko bei Menschen mit Profil für eine Arteriosklerose: hoher systolischer Blutdruck, Diabetes mellitus oder Prädiabetes, Schlaganfall	**Genetische und Umweltfaktoren im höheren Alter** – eine aktive Freizeitgestaltung (mental, sozial, physisch) oder die Abwesenheit vaskulärer Risikofaktoren wirkt dem erhöhten Risiko durch das ApoE-ε4-Allel entgegen

AD = Alzheimer-Demenz; ApoE-ε4 = Apolipoprotein E ε4.

Betrachtet man hohe geistige Aktivität, so rückt hier zunehmend auch die geistige Aktivität im Beruf als ein möglicher wichtiger Schutzfaktor für senile Demenz und AD in den Fokus der Forschung, weil diese *zusätzlich* zu dem Einfluss von Bildung zu einer kognitiven Reserve [20] beitragen könnte. Einen kurzen Überblick zu der aktuellen Befundlage wie auch zu eigenen empirischen Ergebnissen zu diesem Einflussfaktor gibt Exkurs 1.

> **Exkurs 1: Geistige Aktivität im Beruf als möglicher Schutzfaktor für demenzielle Erkrankungen**
> Die Tätigkeit im Beruf nimmt für die Mehrheit der Bevölkerung einen Großteil ihrer Lebenszeit in Anspruch und legt maßgeblich die Quantität und Qualität der täglichen geistigen Aktivität fest. Dementsprechend ist davon auszugehen, dass geistige Aktivitäten im Beruf einen Einfluss auf die kognitive Leistungsfähigkeit ausüben und den Prozess des kognitiven Abbaus im Alter langfristig verschieben könnten. In der Tat zeigten Analysen der bevölkerungsbezogenen Leipziger Gesundheitsstudie (LIFE) einen Zusammenhang zwischen einem höheren Niveau der geistigen Anforderun-

gen im Beruf und einer besseren kognitiven Leistungsfähigkeit [40]. Die Ergebnisse deuten zudem darauf hin, dass dieser Zusammenhang unabhängig von Bildung und Intelligenz besteht und sogar bis ins Rentenalter, also langzeitlich, fortzubestehen scheint.

Forschungsergebnisse aus Langzeitstudien bestätigen diese Annahmen und weisen außerdem darauf hin, dass einige spezielle geistige Aktivitäten im Beruf dabei besonders ausschlaggebend zu sein scheinen. So berichtete eine schwedische Langzeitstudie zum Altern von Zwillingen (*Swedish Adoption Twin Study of Aging*), dass die Zwillingspartner, die eine größere berufliche Komplexität im Umgang mit Menschen und Daten hatten, im Alter eine bessere Leistungsfähigkeit hatten als die Zwillingspartner mit einer geringeren beruflichen Komplexität [41]. Ergebnisse der bevölkerungsbezogenen *Leipziger Langzeitstudie in der Altenbevölkerung* (LEILA75+) wiederum heben hervor, dass geistige Aktivitäten im Beruf, die besonders die exekutiven kognitiven Funktionen beanspruchen (d. h. selbstständiges Planen und Koordinieren von Aufgaben) mit einem langsameren kognitiven Abbau im Alter und einem niedrigeren Demenzrisiko assoziiert sind [42, 43]. Ähnliche Effekte wurden auch für geistige Aktivitäten beobachtet, die die sprachlichen Fähigkeiten beanspruchen. Derartige Forschungsergebnisse sind erst vor kürzerer Zeit entstanden und es bedarf dringend weiterer Forschungsinitiativen, um diese Erkenntnisse zu vertiefen. Zumal eine aktuelle systematische Literaturrecherche zu der bisher vorliegenden weltweiten Evidenzlage bestätigt, dass schützende Effekte einiger geistiger Aktivitäten (z. B. analysierende Tätigkeiten, sprachliches und logisches Denkvermögen, Herausforderungen am Arbeitsplatz, ein großer Tätigkeitsspielraum, große Komplexität im Umgang mit Menschen und Daten) auf die kognitive Leistungsfähigkeit und speziell den kognitiven Abbau im Alter bis hin zur Demenz vorzufinden sind [44].

Man geht davon aus, dass geistige Aktivitäten im Beruf ein kontinuierliches Training der kognitiven Leistungsfähigkeiten darstellen und so das Risiko einer demenziellen Erkrankung beeinflussen. Wie experimentelle Studien bestätigen, kann solch ein Training nachweislich die Leistungsfähigkeit dosisabhängig erhöhen [45, 46]. Wissenschaftler vermuten, dass bei niedrigen geistigen Anforderungen einige Gehirnregionen nicht genutzt werden und dass das Gehirn dann in einem automatischen Informationsverarbeitungsprozess arbeitet, entsprechend der „plastischen Aufmerksamkeitsressourcen-Theorie" [47]. Nur bei höheren geistigen Anforderungen werden übergeordnete Gehirnfunktionen aktiv, die dann bei langfristiger Nutzung dazu beitragen, eine gute Leistungsfähigkeit bis ins hohe Alter zu erhalten. Wissenschaftstheoretisch wird davon ausgegangen, dass hohe geistige Aktivitäten im Laufe des Lebens (wie im Beruf) somit eine „kognitive Reserve" aufbauen, die dann vor Demenz und kognitivem Abbau schützt [48]. Als kognitive Reserve wird hierbei die Fähigkeit verstanden, trotz bereits vorliegender pathologischer Schäden im Gehirn, eine gute kognitive Leistungsfähigkeit aufrechtzuerhalten. Indem die täglichen geistigen Aktivitäten im Berufsalltag ebenfalls substanziell zu einer kognitiven Reserve beitragen, begünstigen sie also eine gute kognitive Leistungsfähigkeit auch im hohen Alter [49] und könnten somit präventiv gegen demenzielle Erkrankungen wirken. Präventive Anstrengungen, die spezielle mentale Anforderungen in der Arbeitswelt – wie beispielsweise das selbstständige Planen und Koordinieren – fördern, könnten daher durchaus die Prävalenzen und den Verlauf von Demenzerkrankungen nachhaltig beeinflussen.

Neben den psychosozialen Einflussfaktoren wie Bildung oder berufliche Tätigkeit steht auch der thematische Komplex Ernährung im Fokus der Demenzforschung (Tab. 4.2). So gibt es beispielsweise Arbeiten, die zeigen, dass ein (auch durch das Ernährungsverhalten verursachter) hoher Homocysteinspiegel im Blut mit erhöhten Demenz- und AD-Risiken einhergeht [38, 50]. Demgegenüber liegen wiederum vielversprechende Übersichtsarbeiten vor, die zeigen, dass bestimmte Ernährungsmuster, wie beispielsweise *mediterrane Ernährung* (viel frischen Fisch, Obst und Gemüse, wenig Fleisch etc.), zu einem reduzierten Risiko für AD/neurodegenerative Erkrankungen beitragen könnten [51, 52]. Für eine abschließende Beurteilung solcher potenziell protektiven Effekte sind jedoch noch weitere Studien nötig [38]. Gleiches gilt für die Beurteilung möglicher protektiver Einflüsse von einzelnen Nährstoffen, wie beispielsweise der Folsäure, den Vitaminen B_6, B_{12} und D oder den Antioxidanzien Vitamin A, C und E, für die die Befundlage jedoch stark inkonsistent ist [38, 53].

Bei der Untersuchung des Einflusses von Ernährung auf das Demenz- und AD-Risiko muss allerdings auch berücksichtigt werden, dass man die Wirkung der einzelnen Ernährungsparameter häufig nicht voneinander isoliert betrachten kann bzw. Ernährung stark mit anderen Einflussfaktoren assoziiert ist, so beispielsweise mit höherer Bildung, höherem sozioökonomischen Status oder anderen gesundheitsbewussten Verhaltensweisen, wie z. B. höherer körperlicher Aktivität oder geringerem Tabakkonsum. Vor dem Hintergrund des starken Einflusses vaskulärer und metabolischer Faktoren sollte es jedoch insgesamt zumindest nachvollziehbar sein, dass Ernährung grundsätzlich ebenfalls einen Einfluss auf das Demenz- und AD-Risiko ausüben dürfte. Bis hier weitere differenzierte Forschungsergebnisse vorliegen, sind deswegen auch die Empfehlungen der deutschen Fachgesellschaften DGPPN und DGN [3] zu einer ausgewogenen Ernährung zur allgemeinen Risikoreduktion sicher nicht falsch.

Weiterer Forschungsbemühungen bedarf es auch zum Zusammenhang zwischen Alkoholkonsum und AD-Risiko: Während beispielsweise hoher Alkoholkonsum aufgrund seiner toxischen Wirkung einen Risikofaktor für kognitive Defizite und neurodegenerative Erkrankungen darstellt, gibt es bezüglich eines moderaten Konsums einige Studien, die eher ein reduziertes AD-Risiko zeigen. Allerdings ist die Studienlage hier ebenfalls stark inkonsistent [54]. So müssen bei der Beurteilung dieser Befunde neben noch nicht abschließend beantworteten Fragen, wie beispielsweise nach der *optimalen Dosis* zur Prävention oder der Abhängigkeit von der Getränkeart, v. a. mögliche methodische Aspekte in den zugrunde liegenden Studien berücksichtigt werden. Insbesondere ist stets zu prüfen, ob in der Gruppe der Alkoholabstinent lebenden Menschen auch für den vorangegangenen Alkoholkonsum im Leben ausreichend kontrolliert wurde und ob beispielsweise trockene Alkoholiker, die ja wiederum ein erhöhtes Demenzrisiko aufweisen, hier mit eingeschlossen wurden. Zudem kann Alkohol-Abstinenz weitere wichtige Ursachen haben. Gerade im höheren Alter gibt es beispielsweise eine wesentliche Anzahl von Menschen, die aufgrund bestimmter Vorerkrankungen bzw. der damit verbundenen Medikamenteneinnahme auf alkoholische Getränke verzichten müssen. Hier ist ebenfalls zu prüfen, ob in den Studien für diese Vorerkrankungen, die z. T. ja auch wieder mit einem erhöhten AD-Risiko einhergehen (z. B. Diabetes mellitus), ausreichend kontrolliert wurde, um auszuschließen, dass das erhöhte AD-Risiko abstinent lebender im Vergleich zu moderat trinkenden Menschen nicht ausschließlich durch diese zusätzlichen gesundheitlichen Risikofaktoren begründet werden kann. Hier sind weitere Forschungsbemühungen notwendig. Bis auf Weiteres wird regelmäßiger Alkoholkonsum jedoch gerade aufgrund der Abhängigkeitsgefahr und der bereits erwähnten toxischen Eigenschaften nicht zur Prävention von Demenzen empfohlen [3].

In den aktuellen Leitlinienwerden wegen inkonsistenter bzw. kontroverser Studienlage Hormontherapie und Ginkgo biloba [3, 55, 56] ebenfalls nicht zur Prävention von Demenzen empfohlen. Betrachtet man die Forschungsliteratur, so sollte zur AD- und Demenzprävention zumindest noch die Vermeidung von Verhaltensweisen, die mit einer erhöhten Wahrscheinlichkeit von Schädel-Hirn-Traumen einhergehen, nicht unerwähnt bleiben, weil diese Traumen ebenfalls mit einem erhöhten Erkrankungsrisiko assoziiert sein können (Tab. 4.2) [57] (für einen Überblick über mögliche biologische Prozesse solcher mechanischen Einflüsse auf die Alzheimer-Pathologie s. [58]). Selbstverständlich sollten Schädel-Hirn-Traumen jedoch nicht nur in Bezug auf ein erhöhtes Demenz- und AD-Risiko vermieden werden. Gleiches gilt für Infektionserkrankungen, bei denen für einige Erreger, wie beispielsweise Herpes-simplex-Virus Typ I, Spirochäten oder Chlamydophila pneumoniae, ebenfalls empirische Hinweise vorliegen, dass diese das AD-Risiko erhöhen könnten (Tab. 4.2) [59]. Für endgültige Aussagen über den Einfluss von Infektionserregern wie auch von arbeitsbezogenen Expositionen (Schwermetalle, niederfrequente elektromagnetische Felder; s. Tab. 4.2 [60, 61]) auf das AD-Risiko bedarf es jedoch ebenfalls noch weiterer Forschungsbemühungen.

4.1.6 Umwelt- und Lebensstil-bezogene Schutz- und Risikofaktoren für Alzheimer-Demenzen: Bedeutung von Interaktionen und Wirkzeitpunkt in der Lebensspanne

Bei der Erforschung des Zusammenhangs zwischen Umwelt- und Lebensstil-bezogenen Schutz- und Risikofaktoren und AD sollte grundsätzlich auch der genaue Wirkzeitpunkt des jeweiligen Faktors in der Lebensspanne bestimmt werden. So gibt es Faktoren, wie beispielsweise Bluthochdruck oder Adipositas, die sich negativ auf das spätere AD-Risiko auswirken, wenn sie im mittleren Lebensalter vorliegen, im höheren Lebensalter jedoch keinen Einfluss ausüben (Tab. 4.2) [5, 31]. Kennt man den Wirkzeitpunkt eines Faktors, so ist hierdurch auch das mögliche zeitliche *„window of opportunities"* definiert, in dem entsprechende Präventionsmaßnahmen ansetzen könnten [19].

Neben der Bestimmung des Wirkzeitpunkts ist es zudem unerlässlich, die einzelnen Einflussfaktoren nicht isoliert, sondern in ihrem möglichen Zusammenhang zu betrachten [19]. In den letzten Jahren konnten hier verschiedene interessante kombinierte Effekte bzw. Interaktionseffekte von Umwelt-/Lebensstilfaktoren untereinander sowie von Umwelt-/Lebensstilfaktoren mit genetischen Faktoren ermittelt werden (Tab. 4.2). So zeigen beispielsweise ältere Menschen, die bestimmte vaskuläre Risikoprofile bestehend aus mehreren Risikofaktoren aufweisen (zerebrales

Hypoperfusionsprofil: chronischer Herzfehler, niedriger Pulsdruck und niedriger diastolischer Blutdruck; Arterioskleroseprofil: hoher systolischer Blutdruck, Diabetes mellitus oder Prädiabetes und Schlaganfall), ein deutlich erhöhtes Demenz- und AD-Risiko (Tab. 4.2) [62]. Andere Forschungsergebnisse wiederum sprechen dafür, dass Menschen, die Träger des Allels *Apolipoprotein E ε4* (ApoE-ε4-Allel) sind und somit ein erhöhtes genetisches Risiko für AD aufweisen, besonders vulnerabel gegenüber dem negativen Einfluss von Umwelt- und Lebensstil-bezogenen Risikofaktoren sind (z. B. substanziell erhöhtes Demenz- und AD-Risiko durch hohen Alkoholkonsum, Rauchen, körperliche Inaktivität und hohe Einnahme gesättigter Fettsäuren im mittleren Lebensalter; additiver negativer Effekt von ApoE-ε4-Allel und körperlicher Inaktivität auf das AD-Risiko im höheren Lebensalter) und so in besonderer Weise von entsprechenden Präventionsmaßnahmen profitieren könnten (Tab. 4.2) [63, 64].

4.1.7 Umwelt- und Lebensstil-bezogene Schutz- und Risikofaktoren für Alzheimer-Demenzen: Ein Fazit

Die aktuelle Forschungsliteratur erwähnt zahlreiche Umwelt- und Lebensstil-bezogene Faktoren, die das Risiko für die Entwicklung einer Alzheimer-Demenz im Alter potenziell beeinflussen. Während der Einfluss von einigen Faktoren, insbesondere von verschiedenen vaskulären und metabolischen Faktoren (z. B. Bluthochdruck im mittleren Lebensalter und Diabetes mellitus) sowie von Bildung eher als empirisch ausreichend gesichert gilt, bedarf es bei anderen Faktoren (z. B. moderater Alkoholkonsum, verschiedene Ernährungskomponenten, Infektionserkrankungen) für eine abschließende Beurteilung zwingend weiterer Studien. Vielversprechende neue Ergebnisse zu einem potenziellen protektiven Effekt auf das AD-Risiko zeigen sich v. a. auf dem Gebiet körperlicher, sozialer und geistiger Aktivitäten – letzteres sowohl in der Freizeit als auch insbesondere im Beruf. Der Einfluss anderer Faktoren wiederum (z. B. Ginkgo) gilt in zahlreichen Forschungskreisen als nahezu widerlegt bzw. ist zumindest stark umstritten. Zudem gibt es Faktoren, wie beispielsweise Depression, für die zwar ein Zusammenhang mit dem AD-Risiko empirisch nachgewiesen werden konnte, es jedoch unklar ist, ob diese Faktoren tatsächlich einen kausalen Einfluss ausüben. Neben einer weiteren Untersuchung dieser Zusammenhänge sollte zukünftige Forschung (wie in den letzten Jahren bereits zunehmend geschehen) einen verstärkten Augenmerk (1) auf die zugrunde liegenden biologischen Mechanismen des Einflusses der Umwelt- und Lebensstil-bezogenen Faktoren auf das AD-Risiko, (2) auf möglich Kombinations- und Interaktionseffekte der Faktoren untereinander sowie mit anderen Faktoren (z. B. Umwelt-Umwelt-Interaktionen, Gen-Umwelt-Interaktionen) und (3) auf den genauen Wirkzeitpunkt der Einflussfaktoren in der Lebensspanne legen.

Die bisher vorliegenden empirischen Ergebnisse zu den Einflüssen der einzelnen Faktoren auf das AD-Risiko und zu möglichen – auch durch Umwelt- und

Lebensstilveränderungen vermittelten – Kohorteneffekten stabil bleibender oder gar sinkender Prävalenz- und Inzidenzraten von Demenzen in westlichen Industrienationen wie auch die aktuellen Hochrechnungen zum Einfluss verschiedener Risikofaktoren auf die gegenwärtigen und zukünftigen AD-Raten deuten jedoch bereits heute auf ein grundsätzlich hohes Potenzial Umwelt- und Lebensstil-bezogener Faktoren zur Primärprävention von AD. Es bleibt hoffnungsvoll abzuwarten, ob und inwieweit die ersten schon aktuell implementierten großen multimodalen Präventionsstudien zur Verhinderung von kognitivem Abbau, Demenz und AD bei älteren Menschen (z. B. FINGER, MAPT, PreDIVA [37]) dieses angedeutete Potenzial bestätigen können.

Johannes Kornhuber
4.2 Prävention

4.2.1 Einleitung

Bislang kann die Alzheimer-Demenz nur symptomatisch, entweder medikamentös [65] oder nichtmedikamentös [66–68], behandelt werden. Auch bei Kombination dieser Ansätze sind die Effekte begrenzt. Inzwischen sind deutliche Fortschritte in der Entwicklung wirksamerer und kausaler Therapien der Alzheimer-Krankheit zu verzeichnen; zuletzt ein Erfolg in der Antikörper-basierten Anti-Amyloid-Therapie [69]. Prävention ist jedoch einer Therapie vorzuziehen. Gerade in diesen Jahren werden die Ergebnisse von kürzlich abgeschlossenen Präventionsstudien publiziert; andere Präventionsstudien laufen noch oder werden initiiert [70, 71]. Die Weltgesundheitsorganisation hat Prioritäten zur Reduktion der Belastung durch Demenz entwickelt; als mit Abstand höchste Priorität wurde ein besseres Verständnis von einfach- oder multimodalen Ansätzen zur Primär- oder Sekundärprävention von Demenzen genannt [72].

4.2.2 Zeitlicher Verlauf der Alzheimer-Pathologie

Entsprechend dem Kaskadenmodell der Alzheimer-Krankheit treten zunächst messbare Veränderungen im Aβ-Stoffwechsel auf, dann folgt die Tau-Pathologie [73]. Bei der sporadischen Alzheimer-Krankheit entwickelt sich die Tau-Pathologie langsam im Gehirn. Die ersten Veränderungen sind in der transentorhinalen Region etwa 30 Jahre vor Beginn der ersten klinischen Symptome zu beobachten [74]. Dies deckt sich mit dem Verlauf bei familiärer Alzheimer-Krankheit. Die Beobachtungsstudie des Dominantly Inherited Alzheimer Network (DIAN) verglich die Biomarker zwischen Mutationsträgern und Nichtträgern für autosomal-dominante Alzheimer-Krankheit. Bei Mutationsträgern ist $A\beta_{42}$ im Nervenwasser als frühester Biomarker bereits 25 Jahre vor

Eintritt der klinischen Symptome verändert [75]. Die lange Dauer der präsymptomatischen Phase bietet Chancen für präventive Interventionen.

4.2.3 Risikofaktoren aus Beobachtungsstudien

Im Kapitel 3.2 dieses Buches werden die bekannten Risikofaktoren der Alzheimer-Demenz dargestellt. Zu den modifizierbaren Risikofaktoren gehören Diabetes mellitus, arterielle Hypertonie im mittleren Lebensalter, Übergewicht im mittleren Lebensalter, körperliche Inaktivität, Depression, Rauchen und niedriges Bildungsniveau [5]. Tabelle 4.3 zeigt eine Übersicht modifizierbarer Risiko- und schützender Faktoren. Eine Reduktion dieser Risikofaktoren um 10–20 % pro Dekade könnte zu einer Verminderung der Prävalenz der Alzheimer-Demenz bis zum Jahr 2050 um 8–15 % führen [31]; und eine Verzögerung des Demenzeintritts um 5 Jahre könnte eine Reduk-

Tab. 4.3: Potenziell modifizierbare Risikofaktoren und schützende Faktoren.

Risikofaktoren	Schützende Faktoren
Vaskuläre Faktoren – Atherosklerose – Kardiovaskuläre Erkrankung – Diabetes mellitus und Prädiabetes – Hypertonie im mittleren Lebensalter – Übergewicht im mittleren Lebensalter – Hypercholesterinämie im mittleren Lebensalter	**Psychosoziale Einflüsse** – Hoher Bildungsstand und sozioökonomischer Status – Komplexe Arbeit – Soziales Netzwerk und soziales Engagement – Geistig stimulierende Aktivität – Lebenssinn – Kohärenzgefühl
Lebensstil – Sitzender Lebensstil – Nikotinkonsum – Ausgeprägter Alkoholkonsum	**Lebensstil** – Körperliche Aktivität – Leichter bis mäßiger Alkoholkonsum
Ernährung – Gesättigte Fette – Hyperhomocysteinämie – Hypovitaminosen B6, B12 und Folsäure	**Ernährung** – Mediterrane Kost – Ungesättigte Fette, Fette aus Fischen – Vitamin B6, B12, Folsäure – Antioxidative Vitamine A, C, E – Vitamin D
Andere Faktoren – Depression – Schädel-Hirn-Trauma – Berufliche Exposition, z.B. Schwermetalle – Infektionen, z.B. Herpes simplex I – Schlafstörungen	**Medikamente** – Antihypertensiva – Statine – Hormonersatztherapie – Nichtsteroidale antiinflammatorische Substanzen

Modifiziert nach [71]

tion der gesamten Krankheitsfälle um 50 % über 50 Jahre zur Folge haben [76, 77]. Diese Zahlen zeigen das Potenzial präventiver Maßnahmen. Allerdings basieren diese Schätzungen auf Beobachtungsstudien und auf der Annahme eines kausalen Einflusses des Lebensstils auf die Alzheimer-Pathophysiologie; die wahren Effekte von Interventionen sind noch nicht ausreichend bekannt. Auch ist denkbar, dass es trotz Prävention aufgrund der steigenden Lebenserwartung [78] zu einer absoluten Zunahme der Demenzfälle kommen wird.

Die altersbezogene Prävalenz der Demenzen sinkt offensichtlich in den letzten Dekaden [7, 11, 15]. Dies könnte ursächlich mit einer Modifikation von Demenzrisikofaktoren zusammenhängen, beispielsweise einer gesünderen Lebensweise, besserer Behandlung von Demenzrisikofaktoren wie arterieller Hypertonie, Hypercholesterinämie oder Diabetes mellitus, oder Wissensvermittlung und Schutz vor Schädel-Hirn-Trauma. Insbesondere Frauen haben in den letzten Dekaden eine bessere Bildung erhalten; dies könnte über einen Kohorteneffekt ebenfalls zu einer sinkenden altersbezogenen Prävalenz führen. Allerdings gab es in den letzten Dekaden eine Zunahme von Übergewicht und Diabetes [79], die steigende altersbezogene Prävalenzen zur Folge haben sollten. Die Gründe für eine Abnahme der altersbezogenen Prävalenzraten müssen daher noch besser verstanden werden.

4.2.3.1 Risiko-Score

Unter Nutzung der Daten aus der populationsbasierten Kohortenstudie Cardiovascular Risk Factors, Aging, and Dementia (CAIDE) [80] wurde der CAIDE-Score entwickelt, der das Risiko einer Demenz im Verlauf von 20 Jahren bei Personen im mittleren Lebensalter (40–65 Jahre) prädizieren soll [81] (Tab. 4.4). Der CAIDE-Score wurde in einer separaten Kohorte mit einer Population im Alter von 40–55 Jahren und 40-jährigem Verlauf bestätigt [82]; hierbei handelt es sich ebenfalls um eine retrospektive Kohortenstudie. Die CAIDE-Score-Risikoabschätzung ist auch als App verfügbar [83]; damit kann die Wirkung einzelner Risikofaktoren auf das spätere Demenzrisiko spielerisch visualisiert werden. Der CAIDE-Score muss jedoch im Kontext der zugrunde liegenden Daten interpretiert werden, nämlich Kohortenstudien mit Fokus auf vaskuläre Risikofaktoren. Es besteht ein deutliches Potenzial zur Weiterentwicklung von Risiko-Scores unter Nutzung von Daten beispielsweise zur Ernährung oder zu psychosozialen Einflüssen (Tab. 4.3) oder unter Nutzung von Daten aus prospektiven Interventionsstudien (Tab. 4.5 und 4.6).

Tab. 4.4: CAIDE Risk Score.

	Punkte
Alter (Jahre)	
< 47	0
47–53	3
> 53	4
Ausbildung (Jahre)	
> 9	0
7–9	2
< 7	3
Geschlecht	
Weiblich	0
Männlich	1
Blutdruck (systolisch, mmHg)	
≤ 140	0
> 140	2
Body-Mass-Index (kg/m^2)	
≤ 30	0
> 30	2
Gesamt-Cholesterin (mmol/l)	
≤ 6.5	0
> 6.5	2
Körperliche Aktivität	
Ja	0
Nein	1

4.2.4 Klassifikation der Prävention

Prävention kann nach dem zeitlichen Verlauf der Alzheimer-Krankheit in primäre, sekundäre und tertiäre Prävention unterteilt werden. Je nach Zielgruppe wird von universeller, selektiver und indizierter Prävention gesprochen. Im Zusammenhang mit Lebensstil ist die Unterteilung nach Interventionsansatz wichtig; damit ist die Verhältnis- und Verhaltensprävention gemeint.

4.2.4.1 Verhältnisprävention

Die Verhältnisprävention fokussiert auf die Verhältnisse. Hier sind die Politik und der Gesetzgeber gefordert. Einige nachfolgende Beispiele sollen dies verdeutlichen. Schädel-Hirn-Traumata gelten als Risikofaktoren für die Alzheimer-Demenz und können beispielsweise durch Helmpflicht im Straßenverkehr für Fahrer und Beifahrer von Krafträdern (Straßenverkehrsverordnung) oder durch Helmpflicht in Betrieben bei entsprechendem Gefährdungspotenzial (Arbeitsschutzgesetz) reduziert

Tab. 4.5: Beispiele von Interventionen in abgeschlossenen Alzheimer-Präventionsstudien (angelehnt an [70]).

AD-spezifische pharmakologische Intervention – Galantamin + Memantin [84]	Unspezifisches kognitives Training – Kognitives Trainingsprogramm [85]
Unspezifische pharmakologische Interventionen – Celecoxib [86]	Spezifisches Kognitives Training – Gedächtnistraining [87]
Antihypertensiva – Candesartan [88]	Unspezifische körperliche Intervention – Körperliche Aktivität [89]
Hormonersatztherapie – Östrogen [90]	Spezifische körperliche Intervention – Yoga oder Gehen [91] – Aerobes Training [92] – Mehrkomponenten-Training [93]
Andere pharmakologische Interventionen – Ginkgo Biloba [94]	Multimodale Interventionen – Computer- und aerobes Training [92] – Multimodale Beratung zum Lebensstil [95] – Beratung, Informationsmaterial, Belohnung für Adhärenz [96] – Intensives multimodales Management von Risikofaktoren [97]
Ernährungsinterventionen – Vitamin B12 [98] – Omega-3-Fettsäuren [99] – Vitamine E [100] – Regelmäßige Diätberatung [101]	

Für jede Interventionsart wurden lediglich einzelne Beispiele genannt. Für weitere Studien in den einzelnen Bereichen s. [70].

werden. Stress gilt als Risikofaktor für die Alzheimer-Demenz und kann am Arbeitsplatz durch Erfassung und Reduktion psychischer Belastungen bei der Beurteilung der Arbeitsbedingungen (Arbeitsschutzgesetz) gemindert werden. Eine gute Bildung durch allgemeine Schulpflicht sowie Aufbau von Bildungseinrichtungen wie Universitäten, Fachhochschulen oder Volkshochschulen reduziert das Risiko einer Alzheimer-Demenz. Die Belastung durch potenzielle Gefahrstoffe am Arbeitsplatz oder beispielsweise durch Zusatzstoffe in Kosmetika oder Nahrungsmitteln kann durch Risikobewertungen vermindert werden (Bundesinstitut für Risikobewertung).

4.2.4.2 Verhaltensprävention

Die Verhaltensprävention zielt auf die Modifikation des individuellen Verhaltens. Auch hier können Politik, Gesetzgebung und Betriebe Einfluss nehmen, wie die folgenden Beispiele erläutern: Die verpflichtende Nährwertkennzeichnung für vorverpackte Lebensmittel in der Europäischen Union und das Verbot irreführender

Tab. 4.6: Prospektive multimodale Interventionsstudien (angelehnt an [71]).

	Studien-teilnehmer	Einschluss-kriterium	Alter bei Einschluss (Jahre)	Studiendesign	Intervention	Dauer (Jahre)	Zielgröße	Ergebnis
Multimodal								
FINGER [95, 102]	1.260 Personen aus Allgemein-bevölkerung	CAIDE Risiko-Score > 6	60–77	Multicenter, prospektiv, randomisiert, kontrolliert, Parallelgruppen	Ernährung, körperliche Aktivität, kognitives Training, soziale Aktivität, vaskuläre Risikofaktoren	2 + 5 Follow-up	P: Kognitive Funktion	Bessere Kognition in Interventions-gruppe
MAPT [103–106]	1.680, rekrutiert in Gedächtnis-ambulanzen	Gebrechlichkeit: Subjektive Ge-dächtnisstörung, reduzierte Geh-geschwindigkeit, IADL-Einschrän-kungen	≥ 70	Multicenter, prospektiv, randomisiert, kontrolliert, Parallelgruppen	Omega-3 Fette und/oder Ernährungsbe-ratung, körperliche Aktivität, kognitive Stimulation	3 + 2 Follow-up	P: Gedächtnis	Bessere Kognition in Kombinations-gruppe
PreDIVA [107, 108]	3.526, rekrutiert in Allgemeinarzt-praxen	Keine Demenz	70–78	Multisite, prospektiv, Cluster-randomisiert, kontrolliert, Parallelgruppen	Pflege-gestützte Behandlung vasku-lärer Risikofaktoren, Ernährungsberatung, Anleitung zu körperli-cher Aktivität	6	P: Demenz und Behinderung	Keine Wirkung

Tab. 4.6: (fortgesetzt)

Studien-teilnehmer	Einschluss-kriterium	Alter bei Einschluss (Jahre)	Studiendesign	Intervention	Dauer (Jahre)	Zielgröße	Ergebnis
Multimodal							
HATICE [109, 110] 2.600 Personen aus Allgemein-bevölkerung	Keine Demenz, erhöhtes kardiovaskuläres Risiko	≥ 62	Multinational, multicenter, prospektiv, randomisiert, kontrolliert, Parallelgruppen	Internetgestütztes Selbstmanagement-programm	1,5	P: BMI, Blutdruck, LDL. S: Kognition	Studie noch nicht abgeschlossen
Finish diabetes prevention study [111, 112] Teilstudie der Finish Diabetes Prevention Study	BMI > 25 und gestörte Glukosetoleranz	40–65	Multicenter, prospektiv, randomisiert, kontrolliert, Parallelgruppen	Beratung zu Ernährung, körperlicher Aktivität und Gewicht; Fitness-studio	4 + 5 Follow-up	P: Typ II Diabetes. S: Kognition	Bessere Kognition bei Verzehr von wenig Gesamtfett, wenig gesättigten Fetten und häufiger körperlicher Aktivität
Multidomain Lifestyle Modification and Cognitive Function in Older Adults [96] 23602 460 Personen aus der Allgemeinbevöl-kerung	Keine Demenz	≥ 60	Multisite, prospektiv, randomisiert, kontrolliert, offen, Parallelgruppen	Besuche von Ge-sundheitsberatern, Anleitung zu körper-licher und sozialer Aktivität, gesunder Er-nährung, Belohnung für Interventionsadhärenz	1,5	P: MMSE. S: Teilnahme an körperlichen, kognitiven und sozialen Aktivitäten; Ernährung	Bessere Kognition durch multimodale Intervention, insbesondere kognitive Aktivitäten

Zielgröße P: primäre Zielgröße; Zielgröße S: sekundäre Zielgröße. Weitere multimodale Studien sind in [70] beschrieben.

Werbung bei Nahrungsmitteln unterstützen den Verbraucher bei der Wahl gesunder Lebensmittel. Auf regionaler Ebene können Bildungsprogramme, Ernährungsberatung oder Angebote zur Raucherentwöhnung ebenfalls das individuelle Verhalten günstig beeinflussen. Auf Betriebsebene können attraktive Angebote für gesundes Essen wie mediterrane Kost in der Mensa bei einer gesunden Diät unterstützen. Fitnessräume in den Betrieben oder das Angebot von Stehpulten können eine überwiegend sitzende Tätigkeit auflockern.

4.2.5 Prävention modifizierbarer Risikofaktoren

4.2.5.1 Randomisierte kontrollierte Studien

Nichtinterventionelle Beobachtungsstudien haben wichtige Erkenntnisse zu modifizierbaren Risikofaktoren ergeben. Allerdings folgt daraus nicht automatisch, dass eine Modifikation dieser Risikofaktoren wirksam ist. So gab es vielversprechende Hinweise aus Beobachtungsstudien zur Wirkung einer Hormonersatztherapie oder zu nichtsteroidalen antientzündlichen Medikamenten, die sich dann aber in prospektiven randomisierten kontrollierten Studien nicht bestätigt haben [90, 113, 114]. Von den verschiedenen bis jetzt untersuchten Medikamenten haben bisher nur Antihypertensiva einen protektiven Effekt gegen Demenz gezeigt [115]. Ob die Modifikation von Risikofaktoren tatsächlich zu einer Veränderung von altersbezogener Inzidenz oder Prävalenz führt, kann daher nur durch großangelegte prospektive randomisierte kontrollierte Interventionsstudien geprüft werden. Das Design von Präventionsstudien unterscheidet sich deutlich von dem therapeutischer Studien und bietet besondere Herausforderungen. Wenn der Übergang zur Demenz als Endpunkt einer Präventionsstudie verwendet wird, dann muss eine hohe Zahl kognitiv gesunder Personen im mittleren Lebensalter über viele Jahre einem Präventionsansatz ausgesetzt werden. Daher werden oftmals Anreicherungsstrategien verfolgt; so werden beispielsweise Personen im höheren Lebensalter und mit MCI oder vaskulären Risikofaktoren eingeschlossen. Eine alternative Strategie besteht in der Verwendung anderer primärer Endpunkte, beispielsweise Biomarker aus der Bildgebung des Gehirns oder aus der neurochemischen Analyse des Nervenwassers [116]. In der Collaboration for Alzheimer Prevention (CAP) werden die Voraussetzungen zur effektiven Durchführung von Alzheimer-Präventionsstudien geschaffen [116]. Um den Verlauf der Alzheimer-Krankheit günstig zu beeinflussen, sollte die Intervention schon früh, d. h. während der präklinischen Phase, beginnen. Die Intervention muss über viele Jahre erfolgen und es sollten möglichst mehrere Risikofaktoren gleichzeitig verändert werden, um messbare Effekte zu erzielen [117]. Die idealen Bedingungen des randomisierten kontrollierten Designs lassen sich bei Lebensstilintervention nicht immer erfüllen: (1) Eine doppelte Verblindung ist oftmals unmöglich. (2) Es entstehen ethische Probleme: Vaskuläre Risikofaktoren müssen auch in der Kontrollgruppe behandelt werden, um Herzinfarkte zu vermeiden. (3) Nicht alle Risikofaktoren lassen sich unter realen Bedingungen aus dem pathologischen Bereich in den Idealbereich verschieben; oftmals sind nur graduelle Änderungen möglich. So gelingt nur Wenigen eine Gewichtsabnahme über einen längeren Zeitraum. Auch kann die individuelle Stressempfindlichkeit nicht so einfach verändert werden. Im Ernährungsbereich ist die Adhärenz bei randomisierten Zuteilungen teilweise gering. Bestimmte Nahrungsmittel wie Fisch werden nicht von allen gern gegessen; die Vermeidung von Alkohol oder Nikotin interferiert mit Suchtmechanismen.

Aus den Ergebnissen der Kohortenstudien zum Lebensstil lassen sich Risikofaktoren ableiten (Tab. 4.3), deren Modifikation derzeit in RCTs untersucht wird. Tabelle 4.5 zeigt beispielhaft, welche Interventionen durchgeführt worden sind, um die Kognition günstig zu beeinflussen bzw. eine spätere Abnahme zu verhindern. In den bislang vorliegenden prospektiven multimodalen Interventionsstudien wurde v. a. der Einfluss vaskulärer Risikofaktoren, von Ernährung, körperlicher Aktivität und kognitiver Stimulation untersucht. Es gibt eine Reihe weiterer potenziell modifizierbarer Risikofaktoren aus Kohortenstudien (Tab. 4.3), die einer Bestätigung in prospektiven randomisierten Interventionsstudien bedürfen. Tabelle 4.6 zeigt die Details einiger der abgeschlossenen bzw. derzeit laufenden multimodalen Interventionsstudien mit einer Interventionsdauer von mehr als 1 Jahr. Die in Tab. 4.5 und 4.6 aufgeführten Studien erheben keinen Anspruch auf Vollständigkeit. Für einen umfassenderen Überblick siehe [70].

Die bislang durchgeführten bzw. begonnenen multimodalen Interventionsstudien (Tab. 4.5 und 4.6) sind sehr heterogen bezüglich der Art der Intervention, der Dosis der Intervention, der Art und Weise, wie die Intervention vermittelt wird (z. B. Gruppen- vs. Einzelsitzungen, im Studienzentrum vs. Zuhause, Training supervidiert vs. unsupervidiert, kognitives Training mit Computer vs. mit Papier und Stift). Die Studien unterscheiden sich auch bezüglich Dauer der Interventionen, Vergleichsgruppen (Wartegruppe vs. aktive Gruppen geringerer Intensität), primärer Endpunkte (beginnende Demenz, beginnendes MCI, kognitive Funktion, Veränderung von Biomarkern), Zielpopulation (ältere Personen ohne Risikofaktoren, Risikopersonen, kognitiv eingeschränkte Personen) sowie statistischem Vorgehen (Fallzahlschätzung, binärer vs. metrischer Endpunkt). Eine wichtige Aufgabe besteht daher in der Harmonisierung der Methodik.

4.2.5.2 Tierexperimentelle Studien

Prospektive Interventionsstudien lassen sich tierexperimentell leichter durchführen als beim Menschen. Oft werden genetisch veränderte Mäuse verwendet, um auch während einer nur kurzen Lebensdauer die typischen Veränderungen wie bei Alzheimer-Demenz untersuchen zu können. Hier werden beispielhaft einige der bislang vorliegenden tierexperimentellen Interventionsstudien dargestellt. Eine angereicherte Umgebung vermindert die Aβ-Spiegel und Amyloid-Ablagerungen im Gehirn von „Alzheimer-Mäusen". Der Effekt ist besonders ausgeprägt bei denjenigen

Mäusen, die sich spontan viel bewegen [118]. In Tg4-42-Mäusen führt eine angereicherte Umgebung zu verbesserter Motorik, verbesserter Kognition, und sie vermindert die Abnahme von hippocampalen Neuronen [119]. In dem APPswe/PS1dE9 transgenen Modell verbessern Fischöl-enthaltende Diät und insbesondere die Hinzugabe weiterer Mikronährstoffe die Kognition [120]. Die gestörte Neurogenese in einem 3-fach-transgenen Alzheimer-Mausmodell wird durch freiwilliges Laufen und eine interessante Umgebung normalisiert [121]. In APPswe/PS1ΔE9-Mäusen werden die Störungen der Neurogenese, synaptischen Plastizität und Neuropathologie durch eine komplexe Umgebung verbessert [122]. Damit sind die bislang vorliegenden tierexperimentellen Studien zu modifizierbaren Risikofaktoren gut vereinbar mit bislang vorliegenden Ergebnissen aus Kohortenstudien und randomisierten prospektiven Interventionsstudien beim Menschen.

4.2.5.3 Übergeordnete Eigenschaften und Fähigkeiten

Welche Personen schaffen es, einen gesunden Lebensstil zu praktizieren? Die Finish Diabetes Prevention Study zeigt beispielsweise, dass es 86 % der Studienteilnehmer gelingt, eines von fünf vorgegebenen Zielen für den Lebensstil zu erreichen, aber nur 3 % erreichen alle Lebensstilziele [111]. Die alleinige Vermittlung von Wissen reicht meistens nicht aus; ebenso bedeutsam sind übergeordnete psychologische Eigenschaften bzw. Fähigkeiten. Nachfolgend werden beispielhaft das Kohärenzgefühl, der Lebenssinn und die Selbstregulation genannt. Das von Antonovky eingeführte Konzept „Kohärenzgefühl" beschreibt Sinnhaftigkeit für das eigene Leben zu empfinden, die eigene Person betreffende Ereignisse verstehen zu können und mit Anforderungen umgehen zu können. Es handelt sich um ein anlagebedingtes, aber auch erlerntes Merkmal einer Person. Das Kohärenzgefühl beeinflusst offensichtlich den Lebensstil: Personen mit hohem Kohärenzgefühl beschreiben eine bessere wahrgenommene Gesundheit, insbesondere psychische Gesundheit [123]. Diese Personen sind häufiger Nichtraucher, weniger häufig physisch inaktiv, essen mehr Früchte/Gemüse und mehr Faserstoffe. Die Effekte sind unabhängig von der sozialen Schicht und Bildung. Für körperliche Aktivität und Verzehr von Früchten/Gemüse waren die Effekte des Kohärenzgefühls sogar größer als diejenigen der sozialen Schicht und Bildung. Ein starkes Kohärenzgefühl ist mit einer 20 % geringeren Mortalität über einen 8-Jahreszeitraum assoziiert; und 12 % dieses Zusammenhangs werden durch Ernährung erklärt (Früchte, Gemüse, Ballaststoffe), unabhängig von etablierten Risikofaktoren [124–126]. Daraus lässt sich die Vermutung ableiten, dass ein hohes Kohärenzgefühl vor Demenz schützt. Erste Hinweise darauf gibt die Aichi Gerontological Evaluation Study (AGES) [127]; in dieser prospektiven Kohortenstudie war ein hohes Kohärenzgefühl mit einer niedrigeren Inzidenz von Demenz assoziiert und scheint daher schützend zu wirken [128]. Das Kohärenzgefühl kann durch Training verbessert werden [129, 130]; dies ermöglicht prospektive randomisierte Interventionsstudien. Eine mit dem Kohärenzgefühl verwandte Eigenschaft ist der gefühlte Lebenssinn.

Personen mit einem höheren Sinnerleben zeigen besseres präventives Verhalten [131–133]. Eine Kohortenstudie zeigt ein reduziertes Risiko für die Entwicklung von MCI und AD bei älteren Personen mit höherem Sinnerleben [134]. Daher könnten auch Lebenssinn-zentrierte Interventionen [135] einen präventiven Effekt auf die Entwicklung einer AD haben. Eine weitere Eigenschaft, die die Ausbildung eines gesunden Lebensstils beeinflusst, ist die Selbstregulation. So zeigen viele Patienten mit Essstörungen und Übergewicht eine veränderte Selbstregulation [136]. Training der Selbstregulation führt zu einer Gewichtsreduktion bei übergewichtigen Patienten [137] und könnte daher auch helfen, den Lebensstil insgesamt positiv zu beeinflussen und damit einer Demenz vorzubeugen.

4.2.6 Prävention mit Anti-Amyloid-Therapie

Die genetische Risikokonstellation bei Familien mit Autosomal Dominant Alzheimer Disease (ADAD) führt oft zu einem intensiveren Krankheitsprozess mit früherem Krankheitsbeginn. Für die Prävention bei genetischer Risikokonstellation ist die Modifikation des Lebensstils vermutlich nicht ausreichend. Mit der Entwicklung von Anti-Amyloid-Therapeutika im Sinne einer aktiven und/oder passiven Immunisierung [69] sowie der Amyloid-Bildgebung [138] können Anti-Amyloid-Therapien präventiv genutzt werden.

Im DIAN-Netzwerk [139] wurde die DIAN Trial Unit (DIAN-TU) aufgebaut [140]. Dort werden Präventionsstudien u. a. mit monoklonalen Antikörpern initiiert [141]. In der DIAN-TU-Biomarkerstudie wird Solanezumab verwendet; im DIAN-TU Adaptive Prevention Trial steht die Auswahl des Therapeutikums noch nicht fest [116]. In der Alzheimer's Prevention Initiative (API) werden klinische Präventionsstudien bei ADAD-Familien geplant und durchgeführt [139, 142]. Konkret wird der monoklonale Antikörper Crenezumab bei Familienmitgliedern mit PSEN1-E280A-Mutation eingesetzt (API-ADAD-Studie) [143]. Eine weitere API-Studie verwendet CAD106 bei ApoE4-homozygoten Personen (API ApoE4*). CAD106 stimuliert die Bildung spezifischer Anti-Aβ-Antikörper [144].

Wie oben beschrieben werden zur Vermeidung der sporadischen Alzheimer-Demenz überwiegend Lebensstil-modifizierende Ansätze gewählt. Aber auch bei der sporadischen Alzheimer-Demenz ist natürlich eine Anti-Amyloid-Therapie möglich. In der ADCS-A4-Präventionsstudie zur Behandlung einer präklinischen AD wird Solanezumab eingesetzt [139, 145].

4.2.7 Leitlinien zur Prävention

Entsprechend der aktuellen S3-Leitlinie „Demenzen" der DGPPN und DGN (Stand 2016) [146] sollen die Ergebnisse der aktuell laufenden prospektiven randomisierten kontrollierten Studien abgewartet werden, um abschließende Präventionsempfehlungen aussprechen zu können. Die vorläufigen Präventionsempfehlungen ergeben sich aus den bekannten Risikofaktoren und gelten ab dem mittleren Lebensalter: „Vaskuläre Risikofaktoren und Erkrankungen (z. B. Hypertonie, Diabetes mellitus, Hyperlipidämie, Adipositas, Nikotinabusus) stellen auch Risikofaktoren für eine spätere Demenz dar. Daher trägt deren Leitlinien-gerechte Diagnostik und frühzeitige Behandlung zur Primärprävention einer späteren Demenz bei." „Eine ausgewogene Ernährung (z. B. mediterrane Diät) wird zur allgemeinen Risikoreduktion empfohlen." „Regelmäßige körperliche Bewegung und ein aktives geistiges und soziales Leben sollten empfohlen werden." Alkoholkonsum, Ginkgo biloba und Hormontherapie sollen vermieden bzw. nicht angeboten werden. Die NICE-Leitlinie (Stand 2016) [147] empfiehlt in ähnlicher Weise zur Sekundärprävention von Demenz die Überprüfung und ggf. Modifikation von Risikofaktoren im mittleren Lebensalter, wie Nikotinkonsum, exzessiver Alkoholkonsum, Übergewicht, Diabetes, Hypercholesterinämie und arterielle Hypertonie.

4.2.8 Ökonomische Auswirkungen der Prävention

Angesichts unterschiedlicher pathophysiologischer Wege, die zur Alzheimer-Krankheit führen, liegt ein großes Potenzial in multimodalen Interventionen. Weltweit eingesetzte präventive Interventionen müssen preiswert, sicher und einfach sein. Gerade hier liegt das Potenzial multimodaler Lebensstil-modifizierender Interventionen mit Fokus z. B. auf körperlicher Aktivität, Ernährung, kognitivem Training und Management kardiovaskulärer Risikofaktoren. Hinzu kommt, dass solche Interventionen günstige Effekte nicht nur auf die Entwicklung einer Alzheimer-Demenz, sondern auch bezüglich kardiovaskulärer Krankheiten haben [148]. Wenn Demenzen im höheren Lebensalter vermieden werden sollen, dann müssen Präventionsmaßnahmen auf breite Bevölkerungsschichten vom mittleren bis ins höhere Lebensalter angewendet werden. Präventionsmaßnahmen für breite Bevölkerungsschichten verursachen Kosten, wobei aufgrund des engen Zusammenhangs zwischen Alter und Inzidenz der Demenzen zunächst nur ein kleiner Prozentsatz an Demenzen vermieden wird. Hier stellt sich die Frage nach der Kosteneffektivität. Eine Analyse zur Kosteneffektivität einer pharmakologischen Behandlung von kardiovaskulären Risikofaktoren und Bewerbung eines gesunden Lebensstils findet geringe Kosten eines multimodalen Interventionsprogramms im Vergleich zur Pflege von Personen mit Demenz [149].

4.2.9 Zusammenfassung und Schlussfolgerungen

In den letzten Dekaden wurde eine Reihe modifizierbarer Risikofaktoren und schützender Faktoren identifiziert, die mit der Entwicklung der Kognition bzw. einer Demenz assoziiert sind. Derzeit laufen prospektive Interventionsstudien, die klären sollen, ob die Veränderung der identifizierten Risikofaktoren tatsächlich die Kognition und Demenzentwicklung günstig beeinflusst. Die Ergebnisse einiger Studien sind teilweise vorhanden; die Resultate anderer Studien müssen noch abgewartet werden.

Die bislang vorliegenden Ergebnisse sind ermutigend und zeigen, dass Lebensstilinterventionen günstige Effekte haben können; insbesondere multimodale Interventionen, die auf Ernährung, körperliche Aktivität, kognitives Training, soziale Aktivität und Optimierung kardiovaskulärer Risikofaktoren abzielen. Einschränkend ist festzuhalten, dass es bislang keine einzige Studie gibt, die mit angemessener Methodik, z. B. großer Fallzahl, einen Effekt der multimodalen Intervention auf die Inzidenz der Alzheimer-Demenz zeigt. Aufgrund der bislang verwendeten heterogenen Methodik können die Effektstärken der einzelnen Interventionen schlecht verglichen werden. Auch ist noch nicht klar, welche Zielpopulation am besten profitiert, in welchem Lebensalter die Intervention beginnen sollte und welche Intervention bzw. Kombination von Interventionen am besten wirken. Die Ergebnisse der bislang vorliegenden Präventionsstudien zeigen Effekte bei älteren Risikopatienten und einer relativ kurzen Interventionsdauer von einigen Jahren. Daher besteht die Hoffnung auf deutlich größere Effekte, wenn die Intervention schon im mittleren Lebensalter beginnt und damit nicht nur wenige Jahre, sondern Dekaden lang einwirkt. Da Lebensstilinterventionen nicht gefährlich sind und dazu auch noch günstige Effekte gegen kardiovaskuläre Erkrankungen haben, werden sie allen Personen ab dem mittleren Lebensalter empfohlen.

In den bisherigen Interventionsstudien wurden diejenigen Faktoren untersucht, die einer randomisierten Gruppenzuteilung leicht zugänglich sind. Dazu gehören körperliche Aktivität, kardiovaskuläre Risikofaktoren, Ernährung und kognitive Stimulation. Darüber dürfen weitere potenziell modifizierbare Risikofaktoren, wie erholsamer Schlaf, Schädel-Hirn-Trauma oder soziale Kontakte, nicht vergessen werden. Einige dieser Faktoren, wie Nikotinkonsum oder Schädel-Hirn-Trauma, sind aus ethischen Gründen nicht untersuchbar. Andere Faktoren, wie erholsamer Schlaf, sind schwer randomisiert prospektiv zu untersuchen.

Wir alle wissen, wie schwer es sein kann, seine Ernährung und seinen Lebensstil zu ändern. Künftige Studien müssen daher auch klären, ob die Beeinflussung übergeordneter motivationaler Aspekte, einschließlich Kohärenzgefühl, Lebenssinn und Selbstregulation, die Einhaltung eines günstigen Lebensstils verbessern können.

Literatur

[1]   Prince M, Bryce R, Albanese E, Wimo A, Ribeiro W, Ferri CP. The global prevalence of dementia: a systematic review and metaanalysis. Alzheimers Dement. 2013; 9: 63–75. e2.

[2]   Ballard C, Gauthier S, Corbett A, Brayne C, Aarsland D, Jones E. Alzheimer's disease. Lancet. 2011; 377: 1019–1031.

[3]   Deutsche Gesellschaft für Psychiatrie und Psychotherapie, Psychosomatik und Nervenheilkunde (DGPPN), Deutsche Gesellschaft für Neurologie (DGN), Hrsg. S3-Leitlinie „Demenzen" (Langversion – Januar 2016) [Internet]; 2016 [Zugriff 3. 2. 2016]. URL:

www.dgppn.de/fileadmin/user_upload/_medien/download/pdf/kurzversion-leitlinien/
S3-LL-Demenzen-240116-1.pdf.

[4]   Schneider LS, Mangialasche F, Andreasen N, et al. Clinical trials and late-stage drug development for Alzheimer's disease: an appraisal from 1984 to 2014. J Intern Med. 2014; 275:
251–283.

[5]   Barnes DE, Yaffe K. The projected effect of risk factor reduction on Alzheimer's disease prevalence. Lancet Neurol. 2011; 10: 819–828.

[6]   Wu YT, Fratiglioni L, Matthews FE, et al. Dementia in western Europe: epidemiological evidence and implications for policy making. Lancet Neurol. 2016; 15: 116–124.

[7]   Matthews FE, Arthur A, Barnes LE, et al.; Medical Research Council Cognitive Function and
Ageing Collaboration. A two-decade comparison of prevalence of dementia in individuals
aged 65 years and older from three geographical areas of England: results of the Cognitive
Function and Ageing Study I and II. Lancet. 2013; 382: 1405–1412.

[8]   Doblhammer G, Fink A, Fritze T. Short-term trends in dementia prevalence in Germany between the years 2007 and 2009. Alzheimers Dement. 2015; 11: 291–299.

[9]   Lobo A, Saz P, Marcos G, Día JL, De-la-Cámara C. The prevalence of dementia and depression
in the elderly community in a southern European population. The Zaragoza study. Arch Gen
Psychiatry. 1995; 52: 497–506.

[10]   Lobo A, Saz P, Marcos G, et al.; ZARADEMP Workgroup. Prevalence of dementia in a southern
European population in two different time periods: the ZARADEMP Project. Acta Psychiatr
Scand. 2007; 116: 299–307.

[11]   Qiu C, von Strauss E, Bäckman L, Winblad B, Fratiglioni L. Twenty-year changes in dementia
occurrence suggest decreasing incidence in central Stockholm, Sweden. Neurology. 2013; 80:
1888–1894.

[12]   Rocca WA, Petersen RC, Knopman DS, et al. Trends in the incidence and prevalence of Alzheimer's disease, dementia, and cognitive impairment in the United States. Alzheimers Dement.
2011; 7: 80–93.

[13]   Wiberg P, Waern M, Billstedt E, Ostling S, Skoog I. Secular trends in the prevalence of dementia and depression in Swedish septuagenarians 1976–2006. Psychol Med. 2013; 43:
2627–2634.

[14]   Doblhammer G, Fink A, Zylla S, Willekens F. Compression or expansion of dementia in Germany? An observational study of short-term trends in incidence and death rates of dementia
between 2006/07 and 2009/10 based on German health insurance data. Alzheimers Res
Ther. 2015; 7: 66.

[15]   Schrijvers EM, Verhaaren BF, Koudstaal PJ, Hofman A, Ikram MA, Breteler MM. Is dementia
incidence declining? Trends in dementia incidence since 1990 in the Rotterdam Study. Neurology. 2012; 78: 1456–1463.

[16]   Langa KM, Larson EB, Karlawish JH, et al. Trends in the prevalence and mortality of cognitive
impairment in the United States: is there evidence of a compression of cognitive morbidity?
Alzheimers Dement. 2008; 4: 134–144.

[17]   Manton KC, Gu XL, Ukraintseva SV. Declining prevalence of dementia in the U.S. elderly
population. Adv Gerontol. 2005; 16: 30–37.

[18]   Christensen K, Thinggaard M, Oksuzyan A, et al. Physical and cognitive functioning of people
older than 90 years: a comparison of two Danish cohorts born 10 years apart. Lancet. 2013;
382: 1507–1513.

[19]   Riedel-Heller SG. Sinkende Neuerkrankungsraten für Demenzen? – Implikationen für eine
public-health-orientierte Prävention. Psychiatr Prax. 2014; 41: 407–409.

[20]   Stern Y. Cognitive reserve. Neuropsychologia. 2009; 47: 2015–2028.

[21]   Meng X, D'Arcy C. Education and dementia in the context of the cognitive reserve hypothesis: a systematic review with meta-analyses and qualitative analyses. PLoS One. 2012; 7: e38268.

[22]   Hamer M, Chida Y. Physical activity and risk of neurodegenerative disease: a systematic review of prospective evidence. Psychol Med. 2009; 39: 3–11.

[23]   Peters R, Poulter R, Warner J, Beckett N, Burch L, Bulpitt C. Smoking, dementia and cognitive decline in the elderly, a systematic review. BMC Geriatr. 2008; 8: 36.

[24]   Krug S, Jordan S, Mensink GB, Müters S, Finger J, Lampert T. Körperliche Aktivität. Ergebnisse der Studie zur Gesundheit Erwachsener in Deutschland (DEGS1). Bundesgesundheitsblatt – Gesundheitsforschung – Gesundheitsschutz. 2013; 56: 765–771.

[25]   Lampert T, von der Lippe E, Müters S. Verbreitung des Rauchens in der Erwachsenenbevölkerung in Deutschland. Ergebnisse der Studie zur Gesundheit Erwachsener in Deutschland (DEGS1). Bundesgesundheitsblatt – Gesundheitsforschung – Gesundheitsschutz. 2013; 56: 802–808.

[26]   Luck T, Riedel-Heller SG. Prävention von Alzheimerdemenz in Deutschland – Eine Hochrechnung des möglichen Potentials der Reduktion ausgewählter Risikofaktoren. Nervenarzt. 2016; 87: 1194–1200.

[27]   Cheng G, Huang C, Deng H, Wang H. Diabetes as a risk factor for dementia and mild cognitive impairment: a meta-analysis of longitudinal studies. Intern Med J. 2012; 42: 484–491.

[28]   Heidemann C, Du Y, Schubert I, Rathmann W, Scheidt-Nave C. Prävalenz und zeitliche Entwicklung des bekannten Diabetes mellitus. Ergebnisse der Studie zur Gesundheit Erwachsener in Deutschland (DEGS1). Bundesgesundheitsblatt – Gesundheitsforschung – Gesundheitsschutz. 2013; 56: 668–677.

[29]   Mensink GBM, Schienkiewitz A, Haftenberger M, Lampert T, Ziese T, Scheidt-Nave C. Übergewicht und Adipositas in Deutschland. Ergebnisse der Studie zur Gesundheit Erwachsener in Deutschland (DEGS1). Bundesgesundheitsblatt – Gesundheitsforschung – Gesundheitsschutz. 2013; 56: 786–794.

[30]   Jacqmin-Gadda H, Alperovitch A, Montlahuc C, et al. 20-Year prevalence projections for dementia and impact of preventive policy about risk factors. Eur J Epidemiol. 2013; 28: 493–502.

[31]   Norton S, Matthews FE, Barnes DE, Yaffe K, Brayne C. Potential for primary prevention of Alzheimer's disease: an analysis of population-based data. Lancet Neurol. 2014; 13: 788–794.

[32]   Diniz BS, Butters MA, Albert SM, Dew MA, Reynolds CF 3rd. Late-life depression and risk of vascular dementia and Alzheimer's disease: systematic review and meta-analysis of community-based cohort studies. Br J Psychiatry. 2013; 202: 329–335.

[33]   Deutsche Alzheimer Gesellschaft e. V. Selbsthilfe Demenz: Das Wichtigste 1 – Die Häufigkeit von Demenzerkrankungen [Internet]. 2014 [Zugriff 3. 2. 2016]. URL: https://www.deutsche-alzheimer.de/fileadmin/alz/pdf/factsheets/infoblatt1_haeufigkeit_demenzerkrankungen_dalzg.pdf.

[34]   Duthey B. Priority Medicines for Europe and the World "A Public Health Approach to Innovation". Update on 2004. Background Paper written by Saloni Tanna. Background Paper 6.11 Alzheimer Disease and other Dementias. World Health Organization; 2013.

[35]   Mangialasche F, Kivipelto M, Solomon A, Fratiglioni L. Dementia prevention: current epidemiological evidence and future perspective. Alzheimers Res Ther. 2012; 4: 6.

[36]   Solomon A, Mangialasche F, Richard E, et al. Advances in the prevention of Alzheimer's disease and dementia. J Intern Med. 2014; 275: 229–250.

[37]   Sindi S, Mangialasche F, Kivipelto M. Advances in the prevention of Alzheimer's Disease. F1000Prime Rep. 2015; 7: 50.

[38]   Prince M, Albanese E, Guerchet M, Prina M. World Alzheimer Report 2014 – Dementia and Risk Reduction: An analysis of protective and modifiable factors. Dementia Alzheimer's Di-

sease International (ADI) [Internet]; 2014 [Zugriff 18. 1. 2016]. URL: www.alz.co.uk/research/
WorldAlzheimerReport2014.pdf.

[39] Rolland Y, Abellan van Kan G, Vellas B. Physical activity and Alzheimer's disease: from prevention to therapeutic perspectives. J Am Med Dir Assoc. 2008; 9: 390–405.

[40] Then FS, Luck T, Luppa M, et al. Association between High Mental Demands at Work and
Cognitive Functioning – Results of the Health Study of the Leipzig Research Centre for Civi-
lization Diseases (LIFE). J Occup Med Toxicol. 2014; 9: 23.

[41] Andel R, Crowe M, Pedersen NL, et al. Complexity of work and risk of Alzheimer's disease: a
population-based study of Swedish twins. J Gerontol Psychol Sci Soc Sci. 2005; 60: 251–258.

[42] Then FS, Luppa M, Schroeter ML, König HH, Angermeyer MC, Riedel-Heller SG. Enriched
environment at work and the incidence of dementia: results of the Leipzig longitudinal study
of the aged (LEILA 75+). PLoS One. 2013; 8: e70906.

[43] Then FS, Luck T, Luppa M, Angermeyer MC, Riedel-Heller SG. Differential effects of enriched
environment at work on cognitive decline in old age: Results of the Leipzig Longitudinal Study
of the Aged (LEILA 75+). Neurology. 2015; 84: 2169–2176.

[44] Then FS, Luck L, Luppa M, et al. Systematic review of the effect of the psychosocial working
environment on cognition and dementia. Occup Environ Med. 2014; 71: 358–365.

[45] Jaeggi SM, Buschkuehl M, Jonides J, Perrig WJ. Improving fluid intelligence with training on
working memory. Proc Natl Acad Sci USA. 2008; 105: 6829–6833.

[46] Tranter LJ, Koutstaal W. Age and flexible thinking: An experimental demonstration of the
beneficial effects of increased cognitively stimulating activity on fluid intelligence in healthy
older adults. Neuropsychol Dev Cogn B Aging Neuropsychol Cogn. 2008; 15: 184–207.

[47] Young MS, Stanton NA. Malleable attentional resources theory: A new explanation for the
effects of mental underload on performance. Hum Factors. 2002; 44: 365–375.

[48] Valenzuela MJ, Sachdev P. Brain reserve and dementia: a systematic review. Psychol Med.
2006; 36: 441–454.

[49] Stern Y. Cognitive reserve in ageing and Alzheimer's disease. Lancet Neurology. 2012; 11:
1006–1012.

[50] Garcia A, Zanibbi K. Homocysteine and cognitive function in elderly people. CMAJ. 2004; 171:
897–904.

[51] Scarmeas N, Stern Y, Mayeux R, Luchsinger JA. Mediterranean diet, Alzheimer disease, and
vascular mediation. Arch Neurol. 2006; 63: 1709–1717.

[52] Sofi F, Abbate R, Gensini GF, Casini A. Accruing evidence on benefits of adherence to the
Mediterranean diet on health: an updated systematic review and meta-analysis. Am J Clin
Nutr. 2010; 92: 1189–1196.

[53] Anastasiou CA, Yannakoulia M, Scarmeas N. Vitamin D and cognition: an update of the current evidence. J Alzheimers Dis. 2014; 42 (3): 71–80.

[54] Piazza-Gardner AK, Gaffud TJ, Barry AE. The impact of alcohol on Alzheimer's disease: a
systematic review. Aging Ment Health. 2013; 17: 133–146.

[55] Charemboon T, Jaisin K. Ginkgo biloba for prevention of dementia: a systematic review and
meta-analysis. J Med Assoc Thai. 2015; 98: 508–513.

[56] Henderson VW. Alzheimer's disease: review of hormone therapy trials and implications for
treatment and prevention after menopause. J Steroid Biochem Mol Biol. 2014; 142: 99–106.

[57] Mayeux R, Stern Y. Epidemiology of Alzheimer disease. Cold Spring Harb Perspect Med. 2012;
2, pii: a006239.

[58] Levy Nogueira M, Epelbaum S, Steyaert JM, Dubois B, Schwartz L. Mechanical stress models
of Alzheimer's disease pathology. Alzheimers Dement. 2015; pii: 1552–5260 (15) 02952-0.

[59] Bu XL, Yao XQ, Jiao SS, et al. A study on the association between infectious burden and
Alzheimer's disease. Eur J Neurol. 2015; 22: 1519–1525.

[60] García AM, Sisternas A, Hoyos SP. Occupational exposure to extremely low frequency electric and magnetic fields and Alzheimer disease: a meta-analysis. Int J Epidemiol. 2008; 37: 329–340.

[61] Santibáñez M, Bolumar F, García AM. Occupational risk factors in Alzheimer's disease: a review assessing the quality of published epidemiological studies. Occup Environ Med. 2007; 64: 723–732.

[62] Qiu C, Xu W, Winblad B, Fratiglioni L. Vascular risk profiles for dementia and Alzheimer's disease in very old people: a population-based longitudinal study. J Alzheimers Dis. 2010; 20: 293–300.

[63] Kivipelto M, Rovio S, Ngandu T, et al. Apolipoprotein E epsilon4 magnifies lifestyle risks for dementia: a population-based study. J Cell Mol Med. 2008; 12: 2762–2771.

[64] Luck T, Riedel-Heller SG, Luppa M, et al. Apolipoprotein E epsilon 4 genotype and a physically active lifestyle in late life: analysis of gene-environment interaction for the risk of dementia and Alzheimer's disease dementia. Psychol Med. 2014; 44: 1319–1329.

[65] Tan CC, Yu JT, Wang HF, et al. Efficacy and safety of donepezil, galantamine, rivastigmine, and memantine for the treatment of Alzheimer's disease: a systematic review and meta-analysis. J Alzheimers Dis. 2014; 41: 615–31.

[66] Olazarán J, Reisberg B, Clare L, et al. Nonpharmacological therapies in Alzheimer's disease: a systematic review of efficacy. Dement Geriatr Cogn Disord. 2010; 30: 161–78.

[67] Gates NJ, Sachdev PS, Fiatarone Singh MA, Valenzuela M. Cognitive and memory training in adults at risk of dementia: a systematic review. BMC Geriatr. 2011; 11: 55.

[68] Graessel E, Stemmer R, Eichenseer B, et al. Non-pharmacological, multicomponent group therapy in patients with degenerative dementia: a 12-month randomizied, controlled trial. BMC Med. 2011; 9: 129.

[69] Sevigny J, Chiao P, Bussière T, et al. The antibody aducanumab reduces Abeta plaques in Alzheimer's disease. Nature. 2016; 537: 50–56.

[70] Andrieu S, Coley N, Lovestone S, Aisen PS, Vellas B. Prevention of sporadic Alzheimer's disease: lessons learned from clinical trials and future directions. Lancet Neurol. 2015; 14: 926–944.

[71] Winblad B, Amouyel P, Andrieu S, et al. Defeating Alzheimer's disease and other dementias: a priority for European science and society. Lancet Neurol. 2016; 15: 455–532.

[72] Shah H, Albanese E, Duggan C, et al. Research priorities to reduce the global burden of dementia by 2025. Lancet Neurol. 2016; 15: 1285–1294.

[73] Jack CR Jr, Knopman DS, Jagust WJ, et al. Hypothetical model of dynamic biomarkers of the Alzheimer's pathological cascade. Lancet Neurol. 2010; 9: 119–128.

[74] Braak H, Braak E. Frequency of stages of Alzheimer-related lesions in different age categories. Neurobiol Aging. 1997; 18: 351–357.

[75] Bateman RJ, Xiong C, Benzinger TLS, et al. Clinical and biomarker changes in dominantly inherited Alzheimer's Disease. N Engl J Med. 2012; 367: 795–804.

[76] Brookmeyer R, Gray S, Kawas C. Projections of Alzheimer's disease in the United States and the public health impact of delaying disease onset. Am J Public Health. 1998; 88: 1337–1342.

[77] Jorm AF, Dear KBG, Burgess NM. Projections of future numbers of dementia cases in Australia with and without prevention. Aust N Z J Psychiatry. 2005; 39: 959–963.

[78] Lutz W, Sanderson W, Scherbov S. The coming acceleration of global population ageing. Nature. 2008; 451: 716–719.

[79] Ng M, Fleming T, Robinson M, et al. Global, regional, and national prevalence of overweight and obesity in children and adults during 1980–2013: a systematic analysis for the Global Burden of Disease Study 2013. Lancet. 2014; 384: 766–781.

[80] Kivipelto M, Helkala EL, Hänninen T, et al. Midlife vascular risk factors and late-life mild cognitive impairment: A population-based study. Neurology. 2001; 56: 1683–1689.

[81] Kivipelto M, Ngandu T, Laatikainen T, Winblad B, Soininen H, Tuomilehto J. Risk score for the prediction of dementia risk in 20 years among middle aged people: a longitudinal, population-based study. Lancet Neurol. 2006; 5: 735–741.

[82] Exalto LG, Quesenberry CP, Barnes D, Kivipelto M, Biessels GJ, Whitmer RA. Midlife risk score for the prediction of dementia four decades later. Alzheimers Dement. 2014; 10: 562–570.

[83] Sindi S, Calov E, Fokkens J, et al. The CAIDE Dementia Risk Score App: The development of an evidence-based mobile application to predict the risk of dementia. Alzheimers Dement (Amst). 2015; 1: 328–333.

[84] Peters O, Lorenz D, Fesche A, et al. A combination of galantamine and memantine modifies cognitive function in subjects with amnestic MCI. J Nutr Health Aging. 2012; 16: 544–548.

[85] Diamond K, Mowszowski L, Cockayne N, et al. Randomized controlled trial of a healthy brain ageing cognitive training program: effects on memory, mood, and sleep. J Alzheimers Dis. 2015; 44: 1181–1191.

[86] Lyketsos CG, Breitner JCS, Green RC, et al. Naproxen and celecoxib do not prevent AD in early results from a randomized controlled trial. Neurology. 2007; 68: 1800–1808.

[87] Ball K, Berch DB, Helmers KF, et al. Effects of cognitive training interventions with older adults: a randomized controlled trial. JAMA. 2002; 288: 2271–2281.

[88] Hajjar I, Hart M, Chen YL, et al. Effect of antihypertensive therapy on cognitive function in early executive cognitive impairment: a double-blind randomized clinical trial. Arch Intern Med. 2012; 172: 442–444.

[89] Lautenschlager NT, Cox KL, Flicker L, et al. Effect of physical activity on cognitive function in older adults at risk for Alzheimer disease: A randomized trial. JAMA. 2008; 300: 1027–1037.

[90] Shumaker SA, Legault C, Kuller L, et al. Conjugated equine estrogens and incidence of probable dementia and mild cognitive impairment in postmenopausal women: Women's Health Initiative Memory Study. JAMA. 2004; 291: 2947–2958.

[91] Oken BS, Zajdel D, Kishiyama S, et al. Randomized, controlled, six-month trial of yoga in healthy seniors: effects on cognition and quality of life. Altern Ther Health Med. 2006; 12: 40–47.

[92] Barnes DE, Santos-Modesitt W, Poelke G, et al. The Mental Activity and eXercise (MAX) trial: a randomized controlled trial to enhance cognitive function in older adults. JAMA Intern Med. 2013; 173: 797–804.

[93] Makizako H, Doi T, Shimada H, et al. Does a multicomponent exercise program improve dual-task performance in amnestic mild cognitive impairment? A randomized controlled trial. Aging Clin Exp Res. 2012; 24: 640–646.

[94] Vellas B, Coley N, Ousset PJ, et al. Long-term use of standardised ginkgo biloba extract for the prevention os Alzheimer's disease (GuidAge): a randomised placebo-controlled trial. Lancet Neurol. 2012; 11: 851–859.

[95] Ngandu T, Lehtisalo J, Solomon A, et al. A 2 year multidomain intervention of diet, exercise, cognitive training, and vascular risk monitoring versus control to prevent cognitive decline in at-risk elderly people (FINGER): a randomised controlled trial. Lancet. 2015; 385: 2255–2263.

[96] Lee KS, Lee Y, Back JH, et al. Effects of a multidomain lifestyle modification on cognitive function in older adults: an eighteen-month community-based cluster randomized controlled trial. Psychother Psychosom. 2014; 83: 270–278.

[97] Ihle-Hansen H, Thommessen B, Fagerland MW, et al. Multifactorial vascular risk factor intervention to prevent cognitive impairment after stroke and TIA: a 12-month randomized controlled trial. Int J Stroke. 2014; 9: 932–938.

[98]   Clarke R, Bennett D, Parish S, et al. Effects of homocysteine lowering with B vitamins on cognitive aging: meta-analysis of 11 trials with cognitive data on 22,000 individuals. Am J Clin Nutr. 2014; 100: 657–666.

[99]   Sydenham E, Dangour AD, Lim WS. Omega 3 fatty acid for the prevention of cognitive decline and dementia. Cochrane Database Syst Rev. 2012; 6: CD005379.

[100]   Petersen RC, Thomas RG, Grundman M, et al. Vitamin E and donepezil for the treatment of mild cognitive impairment. N Engl J Med. 2005; 352: 2379–2388.

[101]   Kwok TCY, Lam LCW, Sea MMM, Goggins W, Woo J. A randomized controlled trial of dietetic interventions to prevent cognitive decline in old age hostel residents. Eur J Clin Nutr. 2012; 66: 1135–1140.

[102]   Kivipelto M, Solomon A, Ahtiluoto S, et al. The Finnish Geriatric Intervention Study to Prevent Cognitive Impairment and Disability (FINGER): study design and progress. Alzheimers Dement. 2013; 9: 657–665.

[103]   Carrie I, van Kan GA, Gillette-Guyonnet S, et al. Recruitment strategies for preventive trials. The MAPT study (MultiDomain Alzheimer Preventive Trial). J Nutr Health Aging. 2012; 16: 355–359.

[104]   Vellas B, Carrie I, Gillette-Guyonnet S, et al. MAPT study: a multidomain approach for preventing Alzheimer's disease: design and baseline data. J Prev Alzheimers Dis. 2014; 1: 13–22.

[105]   Delrieu J, Andrieu S, Pahor M, et al. Neuropsychological profile of "cognitive frailty" subjects in MAPT study. J Prev Alzheimers Dis. 2016; 3: 151–159.

[106]   Lilamand M, Cesari M, del Campo N, et al. Brain amyloid deposition is associated with lower instrumental activities of daily living abilities in older adults. Results from the MAPT study. J Gerontol A Biol Sci Med Sci. 2016; 71: 391–397.

[107]   Richard E, Van den Heuvel E, Moll van Charante EP, et al. Prevention of dementia by intensive vascular care (PreDIVA): a cluster-randomized trial in progress. Alzheimer Dis Assoc Disord. 2009; 23: 198–204.

[108]   Moll van Charante EP, Richard E, Eurelings LS, et al. Effectiveness of a 6-year multidomain vascular care intervention to prevent dementia (preDIVA): a cluster-randomised controlled trial. Lancet. 2016; 388: 797–805.

[109]   Richard E, Jongstra S, Soininen H, et al. Healthy Ageing Through Internet Counselling in the Elderly: the HATICE randomised controlled trial for the prevention of cardiovascular disease and cognitive impairment. BMJ Open. 2016; 6: e010806.

[110]   Jongstra S, Beishuizen C, Andrieu S, et al. Development and validation of an interactive internet platform for older people: The Healthy Ageing Through Internet Counselling in the Elderly Study. Telemed J E Health. 2016.

[111]   Lehtisalo J, Lindström J, Ngandu T, et al. Association of long-term dietary fat intake, exercise, and weight with later cognitive function in the Finnish diabetes prevention study. J Nutr Health Aging. 2016; 20: 146–154.

[112]   Luchsinger JA, Lehtisalo J, Lindström J, et al. Cognition in the Finnish diabetes prevention study. Diabetes Res Clin Pract. 2015; 108: e63–e66.

[113]   Shumaker SA, Legault C, Rapp SR, et al. Estrogen plus progestin and the incidence of dementia and mild cognitive impairment in postmenopausal women: the Women's Health Initiative Memory Study: a randomized controlled trial. JAMA. 2003; 289: 2651–2662.

[114]   Martin BK, Szekely C, Brandt J, et al. Cognitive function over time in the Alzheimer's Disease Anti-inflammatory Prevention Trial (ADAPT): results of a randomized, controlled trial of naproxen and celecoxib. Arch Neurol. 2008; 65: 896–905.

[115]   Peters R, Beckett N, Forette F, et al. Incident dementia and blood pressure lowering in the Hypertension in the Very Elderly Trial cognitive function assessment (HYVET-COG): a double-blind, placebo controlled trial. Lancet Neurol. 2008; 7: 683–689.

[116] Reiman EM, Langbaum JB, Tariot PN, et al. CAP – advancing the evaluation of preclinical Alzheimer disease treatments. Nat Rev Neurol. 2016; 12: 56–61.

[117] Kryscio RJ. Secondary prevention trials in Alzheimer disease: the challenge of identifying a meaningful end point. JAMA Neurol. 2014; 71: 947–949.

[118] Lazarov O, Robinson J, Tang YP, et al. Environmental enrichment reduces Aβ levels and amyloid deposition in transgenic mice. Cell. 2005; 120: 701–713.

[119] Hüttenrauch M, Brauß A, Kurdakova A, et al. Physical activity delays hippocampal neurodegeneration and rescues memory deficits in an Alzheimer disease mouse model. Transl Psychiatry. 2016; 6: e800.

[120] Koivisto H, Grimm MO, Rothhaar TL, et al. Special lipid-based diets alleviate cognitive deficits in the APPswe/PS1dE9 transgenic mouse model of Alzheimer's disease independent of brain amyloid deposition. J Nutr Biochem. 2014; 25: 157–169.

[121] Rodriguez JJ, Noristani HN, Olabarria M, et al. Voluntary running and environmental enrichment restores impaired hippocampal neurogenesis in a triple transgenic mouse model of Alzheimer's disease. Curr Alzheimer Res. 2011; 8: 707–717.

[122] Hu YS, Xu P, Pigino G, Brady ST, Larson J, Lazarov O. Complex environment experience rescues impaired neurogenesis, enhances synaptic plasticity, and attenuates neuropathology in familial Alzheimer's disease-linked APPswe/PS1ΔE9 mice. FASEB J. 2010; 24: 1667–1681.

[123] Eriksson M, Lindström B. Antonovsky's sense of coherence scale and the relation with health: a systematic review. J Epidemiol Community Health. 2006; 60: 376–381.

[124] Wainwright NWJ, Surtees PG, Welch AA, Luben RN, Khaw KT, Bingham SA. Healthy lifestyle choices: could sense of coherence aid health promotion? J Epidemiol Community Health. 2007; 61: 871–876.

[125] Wainwright NWJ, Surtees PG, Welch AA, Luben RN, Khaw KT, Bingham SA. Sense of coherence, lifestyle choices and mortality. J Epidemiol Community Health. 2008; 62: 829–831.

[126] Lindmark U, Stegmayr B, Nilsson B, Lindahl B, Johansson I. Food selection associated with sense of coherence in adults. Nutr J. 2005; 4: 9.

[127] Nishi A, Kondo K, Hirai H, Kawachi I. Cohort profile: the ages 2003 cohort study in Aichi, Japan. J Epidemiol. 2011; 21: 151–157.

[128] Shirai K, Iso H, Hirai H, Kondo K. Sense of Coherence (SOC) and the incidence of dementia among Japanese elderly men and women: the AGES study.; 137st APHA Annual Meeting and Exposition 2009; 2009.

[129] Tan KK, Chan SWC, Wang W, Vehviläinen-Julkunen K. A salutogenic program to enhance sense of coherence and quality of life for older people in the community: A feasibility randomized controlled trial and process evaluation. Patient Educ Couns. 2016; 99: 108–116.

[130] Vastamäki J, Moser K, Paul KI. How stable is sense of coherence? Changes following an intervention for unemployed individuals. Scand J Psychol. 2009; 50: 161–171.

[131] Holahan CK, Suzuki R. Motivational factors in health promoting behavior in later aging. Act Adaption Aging. 2006; 30: 47–60.

[132] Wells JNB, Bush HA, Marshall D. Purpose-in-life and breast health behavior in Hispanic and Anglo women. J Holist Nurs. 2002; 20: 232–249.

[133] Kim ES, Strecher VJ, Ryff CD. Purpose in life and use of preventive health care services. Proc Natl Acad Sci USA. 2014; 111: 16331–16336.

[134] Boyle PA, Buchman AS, Barnes LL, Bennett DA. Effect of a purpose in life on risk of incident Alzheimer disease and mild cognitive impairment in community-dwelling older persons. Arch Gen Psychiatry. 2010; 67: 304–310.

[135] Parks AC, Schueller SM. Promoting Meaning and Purpose in Life. In: Shin JY, Steger MF, Hrsg. The Wiley Blackwell Handbook of Positive Psychological Interventions. John Wiley & Sons. 2014.

[136] McClelland J, Dalton B, Kekic M, Bartholdy S, Campbell IC, Schmidt U. A systematic review of temporal discounting in eating disorders and obesity: Behavioural and neuroimaging findings. Neurosci Biobehav Rev. 2016; 71: 506–528.

[137] McKee HC, Ntoumanis N. Developing self-regulation for dietary temptations: intervention effects on physical, self-regulatory and psychological outcomes. J Behav Med. 2014; 37: 1075–1081.

[138] Morris E, Chalkidou A, Hammers A, Peacock J, Summers J, Keevil S. Diagnostic accuracy of ^{18}F amyloid PET tracers for the diagnosis of Alzheimer's disease: a systematic review and meta-analysis. Eur J Nucl Med Mol Imaging. 2016; 43: 374–385.

[139] Miller G. Alzheimer's research. Stopping Alzheimer's before it starts. Science. 2012; 337: 790–792.

[140] Moulder KL, Snider BJ, Mills SL, et al. Dominantly inherited Alzheimer network: facilitating research and clinical trials. Alzheimers Res Ther. 2013; 5: 48.

[141] Bateman RJ, Benzinger TL, Berry S, et al. The DIAN-TU Next Generation Alzheimer's prevention trial: Adaptive design and disease progression model. Alzheimers Dement. 2016; 7; 13: 8–19.

[142] Reiman EM, Langbaum JBS, Fleisher AS, et al. Alzheimer's Prevention Initiative: A plan to accelerate the evaluation of presymptomatic treatments. J Alzheimers Dis. 2011; 26 (3): 321–329.

[143] Langbaum J, Tariot P, Reiman E, et al. The Alzheimer's Prevention Initiative (API) Autosomal Dominant Alzheimer's Disease (ADAD) trial. Neurobiology of Aging. 2016; 39: S8–S9.

[144] Farlow MR, Andreasen N, Riviere ME, et al. Long-term treatment with active Aβ immunotherapy with CAD106 in mild Alzheimer's disease. Alzheimers Res Ther. 2015; 7: 23.

[145] Sperling RA, Rentz DM, Johnson KA, et al. The A4 study: stopping AD before symptoms begin? Sci Transl Med. 2014; 6: 228fs13.

[146] Deuschl G, Maier W, Jessen F, Spottke A. S3-Leitlinie Demenzen. DGN, DGPPN; 2016. Report No.: AWMF-Register-Nummer: 038-013.

[147] Dementia. Supporting people with dementia and their carers in health and social care. National Collaborating Centre for Mental Health, Commissioned by the Social Care Institute for Excellence. National Institute for Health and Clinical Excellence; 2016. Report No.: Clinical Guideline 42.

[148] Perk J, De BG, Gohlke H, et al. European Guidelines on cardiovascular disease prevention in clinical practice (version 2012). The Fifth Joint Task Force of the European Society of Cardiology and other Societies on Cardiovascular Disease Prevention in Clinical Practice (constituted by representatives of nine societies and by invited experts). Eur Heart J. 2012; 33: 1635–1701.

[149] Zhang Y, Kivipelto M, Solomon A, Wimo A. Cost-effectiveness of a health intervention program with risk reductions for getting demented: results of a Markov model in a Swedish/Finnish setting. J Alzheimers Dis. 2011; 26: 735–744.

5 Ethik und rechtliche Fragen

Dieter Sturma
5.1 Selbstbestimmung und Demenz

5.1.1 Einleitung

Demenzielle Erkrankungen sind durch den fortschreitenden Verlust kognitiver Fähigkeiten gekennzeichnet. Dieser Verlust wirkt sich unmittelbar auf die Fähigkeit der
betroffenen Person aus, ihr Leben selbstbestimmt zu gestalten, und führt schließlich zu Zäsuren in der Lebensführung und Bewertungspraxis. In den späten Phasen
demenzieller Erkrankungen verschwinden insbesondere die kommunikativen und ex-
pressiven Fähigkeiten zur Teilhabe am sozialen Leben.

Die sich mit den Auswirkungen demenzieller Erkrankungen verbindenden psychischen und normativen Herausforderungen kommen in der Forschungsliteratur wie
in den vielfältigen öffentlichen Diskussionen ausführlich zur Darstellung. Die semantischen Klärungen der in diesem Zusammenhang einschlägigen Bestimmungen „Person", „Selbstbestimmung" oder „Autonomie" erfolgen dagegen nur ansatzweise.

5.1.2 Die Selbstbestimmung der Person

Die Verwendungsweise des Ausdrucks Selbstbestimmung orientiert sich semantisch
und normativ an der epistemischen und praktischen Selbstständigkeit von Personen.
Zu dem Kernbereich seines semantischen Feldes gehören außerdem die Begriffe der
Autonomie, der informierten Einwilligung, der Willensfreiheit, der Zurechenbarkeit
und des natürlichen Willens.

Der normative Umgang mit Selbstbestimmung gestaltet sich schwierig, weil das
Leben von Personen kein statischer Zustand ist, sondern im Verlauf von Kindheit und
Adoleszenz über die verschiedenen Stadien des Erwachsenenlebens bis hin zur Se-
neszenz eine eigene Dynamik aufweist, mit der sich jeweils eigene ethische Anforderungen und normative Reaktionsformen verbinden.

Unter Personen sind Akteure zu verstehen, die über die Fähigkeit verfügen, sich zu
anderen Personen und zu sich selbst zu verhalten sowie aus Gründen differenzieren

https://doi.org/10.1515/9783110411003-006

und handeln zu können [1]. Das personale Leben wird gleichermaßen von aktiven wie passiven Komponenten bestimmt. Personen haben Erwartungen gegenüber sich selbst und anderen Personen, erheben Ansprüche und gehen Verpflichtungen ein. Sie sind aber auch Adressaten von Erwartungen, Ansprüchen und Verpflichtungen seitens anderer Personen. Die passiven Komponenten nehmen am Anfang und Ende menschlichen Lebens breiten Raum ein. Dieser Sachverhalt ist der Ausgangspunkt von besonderen Formen praktischer wie ethischer Berücksichtigung. Diese hat sicherzustellen, dass das einheitliche Gefüge der aktiven und passiven Komponenten personalen Lebens gewahrt bleibt. Die Loslösung der passiven Komponenten findet sich etwa in paternalistischen Ansätzen, die das Verblassen der aktiven Komponenten zum Anlass nehmen, die normative Zuständigkeit für die erkrankte Person von anderer Seite vertreten zu lassen.

Für den ethischen Umgang mit demenziellen Erkrankungen ist von entscheidender Bedeutung, dass im Falle von Erkrankungen, Verletzungen und Behinderungen, die die Fähigkeit der aktiven Lebensgestaltung auf gravierende Weise schädigen, die passiven Komponenten in der Form von Verpflichtungen und Anerkennungen bestehen bleiben. Der Wegfall der Aktivitäten zieht Kompensationsphänomene nach sich, die zur Berücksichtigung der Wünsche und Interessen der erkrankten Person durch andere Personen führen bzw. führen sollen.

Der Ausdruck Autonomie erfasst Formen ethisch rechtfertigungsfähiger Selbstbestimmung. In ihrer klassischen Form ist die Ethik der Autonomie von Rousseau und Kant entwickelt worden. Ihr zufolge kann einer Person Autonomie zugeschrieben werden, wenn sie auf prinzipiell begründbare Weise ihre Ermessens- und Handlungsspielräume nutzt. Der selbstständige Umgang mit eigenen Handlungsoptionen ermöglicht, sich unabhängig von externer oder interner Fremdbestimmung selbst zu bestimmen und Gesetze, Prinzipien und Maximen zu formulieren, nach denen das eigene Leben geführt werden soll bzw. geführt werden sollte.

Es sind verschiedene Formen der Ausübung von Autonomie zu unterscheiden. Sie reichen von formeller Zustimmung über aktuelle bzw. situationsbedingte Zustimmung bis hin zu reflektierten und höherstufigen Zustimmungen mit ausdrücklichen Begründungen und Rechtfertigungen.

Die Ausübung von Formen der Autonomie und Selbstbestimmung ist an eine Vielzahl von Bedingungen geknüpft. Zu ihnen gehören neben kognitiver Kompetenz Selbstbewusstsein, Authentizität und Unabhängigkeit bzw. Abwesenheit von Manipulation, Instrumentalisierung und Bevormundung. In Gänze werden diese Bedingungen allenfalls von höherstufiger Autonomie erfüllt. Eine Anforderung, die für jeden Fall von Selbstbestimmung erfüllt werden muss, ist das auf Kant zurückgehende Instrumentalisierungsverbot [2], nach dem Personen niemals *bloß* als Mittel gebraucht werden dürfen. Das Instrumentalisierungsverbot bildet die Grundlage für den normativ rechtfertigungsfähigen Umgang mit Personen.

Der Verlust von kognitiven Fähigkeiten hat keineswegs das Fehlen von normativen Anlässen für Autonomie und Selbstbestimmung zur Folge. Die normativen

Schutzfunktionen werden nicht durch kognitive Beeinträchtigungen eingeschränkt. Beim Vergehen kognitiver Fähigkeiten zeigt sich etwa, dass das normative Korrelat von Selbstbestimmung, das Instrumentalisierungsverbot, als nicht hintergehbares ethisches Prinzip intakt bleibt. Es ist seiner formalen Bestimmung nach von dem Verlust der Möglichkeit, autonom handeln zu können, nicht unmittelbar betroffen. Ohnehin kann eine von Demenz betroffene Person über lange Phasen ihrer Erkrankung nachvollziehbar ausdrücken, was sie situativ vorzieht und was sie zu einem gegebenen Zeitpunkt anstrebt.

Der Lebensplan einer Person äußert sich in langfristigen und höherstufigen Bewertungen situationsabhängiger Wünsche und Absichten, die dadurch mit Intentionen zweiter Stufe in Beziehung gesetzt werden. In diesem Sinne ist der Lebensplan ein Orientierungsrahmen für die Identifizierung von Bewertungshierarchien und den sich damit verbindenden praktischen Prioritäten. Diese Identifizierung grenzt den Verhaltensspielraum für die reflektierende Person auf prinzipiell nachvollziehbare Weise ein.

Bei der Bewertung des eigenen Lebens stehen zwei Orientierungsperspektiven zur Verfügung: die des übergreifenden Lebensplans (*critical interests*) und die episodischer oder situativer Erlebnisse (*experiential interests*) [3]. Beide Optionen sind gut begründbar. Für den Fall einer demenziellen Erkrankung kann die betroffene Person genauso ein Interesse daran haben, dass ihr Leben zumindest in der Außenperspektive nur für kurze Abschnitte mit der Erkrankung identifiziert wird wie an der langfristigen Sicherung von positiv erlebten Zuständen – unabhängig von der Möglichkeit, sich epistemisch orientieren oder autonom verhalten zu können. Die wertende Person hat deshalb vorgreifend eine folgenreiche Entscheidung darüber herbeizuführen, welchen zeitlichen Anteil sie der Erkrankung in ihrem Leben einräumen will. Diese Entscheidung muss unter Bedingungen großer epistemischer Unsicherheit gefällt werden und bleibt über die Zeit hinweg revisionsanfällig.

Vorgreifende Entscheidungen für den Fall demenzieller Erkrankungen greifen mittelbar oder unmittelbar auf prädiktives Wissen zurück. Der konkrete Stellenwert prädiktiven Wissens im Leben einer Person hängt davon ab, ob es sich in einen Lebensplan integrieren lässt. Frühdiagnosen können prinzipiell die Handlungsspielräume für die einzelne Person erweitern. Weil prädiktives Wissen probabilistisch und individuell unscharf ist, fällt es aber nicht unmittelbar mit praktischem Wissen zusammen. Für dieses gilt, dass es im alltäglichen Leben individuell und kontextsensitiv verfügbar ist oder verfügbar sein muss. Die Kluft zwischen prädiktivem und praktischem Wissen kann eine Quelle für Verunsicherung sein. Der Wunsch nach Abschätzung eines individuellen Erkrankungsrisikos ist eine genauso gut begründbare Option wie die Absicht, unter den Bedingungen probabilistischer bzw. epistemischer Unsicherheit, das Recht auf Nichtwissen wahrzunehmen. Die Schwierigkeit besteht v. a. darin, dass keine sicheren Vorhersagen darüber getroffen werden können, wie die betreffende Person die späten Phasen der Erkrankung tatsächlich erleben wird [4].

5.1.3 Normative Herausforderungen demenzieller Erkrankungen

Im Verlauf einer demenziellen Erkrankung verliert die betroffene Person Zug um Zug die Fähigkeit, den herkömmlichen Anforderungen an Selbstbestimmung und Autonomie zu entsprechen. Die normative Herausforderung besteht darin, rechtfertigungsfähige Regeln für den Verlustprozess in einer Weise zu entwickeln, dass sie den ethischen Schutz der Interessen der erkrankten Person gewährleisten und ggf. auch rechtliche Gestalt annehmen können. Da in späteren Phasen demenzieller Erkrankungen die sozialen Praktiken informierter Zustimmung nicht mehr greifen, geht es v. a. darum, indirekte Zugänge zur Umsetzung von Lebensplänen und Wünschen der betroffenen Personen zu finden [5].

Unter den Bedingungen des Fehlens ausdrücklicher Verabredungen, Erklärungen und Zustimmungen sind die Ausdeutungen gestörter Ausdrucksweisen durch Angehörige sowie durch pflegendes und medizinisches Personal von normativ entscheidender Bedeutung. Die jeweiligen Interpretationen der Beteiligten sind in alltagspraktischer wie in existenzieller Hinsicht überaus folgenreich. Das zeigt sich etwa in Fällen, in denen Abwehrverhalten bei der Nahrungsaufnahme als Anzeichen für einen fehlenden Lebenswillen aufgefasst wird. Derartige Deutungen erfolgen im Rahmen von angespannten Behandlungs- und Betreuungssituationen, die von hoher epistemischer Unsicherheit geprägt sind. Den jeweiligen Vorkehrungen und Handlungen entspricht denn auch kein verlässliches Wissen im Hinblick auf die jeweiligen Gefühls- und Interessenlagen der Patienten.

Probleme des Verstehens von Fremdpsychischem im Sinne von Perspektiven anderer bewusstseinsfähiger Wesen treten in allen sozialen Verständigungsverhältnissen auf. Im Fall einer schweren Demenz ist bei Situationsbewertungen aber von einem grundsätzlichen Auseinandertreten der Erlebensperspektive der erkrankten Person und des Blicks des äußeren Beobachters auf die von der Erkrankung bestimmten Verhaltensweisen auszugehen.

Das Vorliegen von Patientenverfügungen ist beim Umgang mit verschärften Problemstellungen des Fremdpsychischen hilfreich. Patientenverfügungen werden gemeinhin als ein Mittel betrachtet, das grundrechtlich garantierte Recht auf Selbstbestimmung für Behandlungssituationen am Lebensende abzusichern, in denen die erkrankte Person nicht mehr in der Lage ist, eigene Entscheidungen zu fällen. Dabei wird zumindest implizit unterstellt, dass der Umstand, nicht mehr in der Lage zu sein, selbstbestimmt zu handeln, die Wahrscheinlichkeit erhöht, in unerträgliche oder würdelose Situationen zu geraten.

Die praktische Bedeutung von Patientenverfügungen liegt in der Bereitstellung von zumindest für den Zeitpunkt der Abfassung authentischen Informationen zu Einstellungen von Personen, die ein wichtiger Beitrag für das Verständnis der Verläufe von Bewertungen ihres Lebens über die Zeit hinweg sind. Die Patientenverfügung ändert jedoch nichts an der grundsätzlichen Schwierigkeit, einen epistemisch gesicherten Zugang zum *aktuellen* Willen der erkrankten und nicht mehr zustimmungsfähigen Person zu finden.

Mit dem einfachen Vorgang des Abfassens einer Verfügung verbinden sich gravierende epistemische und normative Probleme. Die zeitliche Distanz, die sich zwischen dem Abfassen der Verfügung und dem Eintritt des Regelungsbedarfs nach und nach aufbaut, erzeugt Unter- bzw. Unbestimmtheitssyndrome. Es lässt sich nicht mit hinreichender Verlässlichkeit feststellen, ob die Regelungen der Patientenverfügung den aktuellen Willen des Patienten tatsächlich erreichen. Einstellungen und Präferenzen können sich aus lebensgeschichtlichen Gründen ändern. Es ist aber auch möglich, dass Zustände, die durch die Verfügung eigentlich beendet werden sollten, nun nicht mehr als unerträglich oder unangenehm erlebt werden. Zudem kann nicht ausgeschlossen werden, dass sich aufgrund von Durchbrüchen in der medizinischen Forschung Therapie- und Versorgungsmöglichkeiten durchgreifend verbessern werden.

Die Patientenverfügung erweist sich aufgrund der Dynamik personalen Lebens in vielen Fällen als zu starr. Es ist immer mit dem Fall zu rechnen, dass die Kontinuität zwischen *früherer* und *späterer* Person zerbricht. Zudem ist vom Ansatz der Verfügung her nahegelegt, dass im Fall des Fehlens identifizierbarer Willensbekundungen die *frühere* Person für die *spätere* Person „entscheidet".

Es wird i. d. R. angenommen, dass der Ausgangspunkt der Patientenverfügung eine autonome Entscheidung der betroffenen Person ist. Es sind aber vermehrt Zweifel aufgekommen, ob Personen im Zuge der Abfassung einer Verfügung tatsächlich die Anforderungen an eine wirklich informierte Zustimmung und Autonomie erfüllen. Es ist nicht auszuschließen, dass Erwartungen aus dem persönlichen Umfeld dabei genauso eine Rolle gespielt haben wie in ihren Gründen und informativen Grundlagen nicht durchsichtige Befürchtungen. Andererseits kann aber auch nicht einfach angenommen werden, dass die in der Verfügung hinterlegten Vorkehrungen zum gegebenen Zeitpunkt *nicht* im Interesse der nunmehr kommunikationsunfähigen Person liegen. Eine Patientenverfügung lässt damit gerade den Entscheidungsraum offen, der mit ihr der Intention nach geschlossen werden soll.

Strukturelle Differenzen, die denen zwischen Eigen- und Fremdperspektive vergleichbar sind, bauen sich im Verlauf des fortschreitenden Verlustes kognitiver Fähigkeiten sukzessiv auch in den Erlebensverläufen der erkrankten Person auf. Die in Patientenverfügungen zugrunde gelegten Annahmen zu zukünftigen Zuständen sind an die vorgängigen Bewertungen und Entscheidungen gebunden und haben keinen unmittelbaren Anhalt in den nunmehr eingetretenen psychischen Zuständen der demenziell schwer erkrankten Person. Die Erkrankung löst das Erleben biographischer Kontinuität auf und verhindert zunehmend, die vergangenen Lebensverläufe als *eigene* Lebensgeschichte zu erleben. Die Erlebnisse und Bewertungen der eigenen Vergangenheit werden zu etwas Äußerlichem und Fremdem.

Eine wesentliche Bestimmung selbstbestimmten Handelns ist praktisches Wissen, das eine epistemische Orientierung für den Lebensplan und die individuellen Lebensvorzüge bereitstellt. Biologische bzw. medizinische Informationen – etwa in der Gestalt prädiktiven Wissens – sind als solche noch kein praktisches Wissen (s. Abschnitt 5.1.2). Das gilt v. a. auch für Daten, die im Rahmen von Frühdiagnosen zum möglichen Auftreten von Alzheimer-Demenz in späteren Lebensphasen gewonnen werden. Es stellt sich insofern die Frage, unter welchen Bedingungen prädiktives Wissen in praktisches Wissen transformiert werden kann. Dabei sind unterschiedliche Perspektiven von Betroffenheit und Verpflichtung zu berücksichtigen: die der erkrankten Person (*Standpunkt der ersten Person*), die der Angehörigen, Pfleger und behandelnden Ärzte (*Standpunkt der zweiten Person*) sowie die der sozialen Institutionen (*Standpunkt der dritten Person*).

Während soziale Institutionen und die medizinische Forschung prädiktives Wissen i. d. R. gut nutzen können, stellen sich in den Perspektiven der ersten und zweiten Person Fragen nach möglichen Einschränkungen der Lebensqualität durch Krankheitserwartungen, die zu Befangenheit und psychischen Belastungen führen können. Diese Einschränkungen werden auch dann auftreten, wenn sich eine Person bewusst entscheidet, das individuelle Erkrankungsrisiko auf dem Wege der Frühdiagnostik abschätzen zu lassen, um sich nicht zuletzt in die Lage zu versetzen, Vorsorge für sich und Angehörige zu treffen.

Eine besondere Schwierigkeit beim ethischen Umgang mit demenziellen Erkrankungen besteht darin, dass es bislang nicht möglich ist, den durch Biomarker gestützten frühdiagnostischen Möglichkeiten im präklinischen Stadium therapeutische Optionen für den Fall des Ausbruchs der demenziellen Erkrankung an die Seite zu stellen [6]. Ohne Therapiemöglichkeiten sind Diagnosen schwerer Erkrankungen immer existenziell belastend und können unter institutionell ungünstigen Bedingungen sogar einen diskriminierenden Effekt haben. Der Belastung steht die Erwartung gegenüber, dass das im Rahmen der Frühdiagnostik gewonnene medizinische Wissen einen Beitrag zur Entwicklung künftiger Therapien liefert.

Die Möglichkeiten der Frühdiagnostik fordern v. a. die langfristigen Formen von Selbstbestimmung in der Gestalt von Lebensplänen und Wertungen zweiter Stufe heraus. Es geht dabei nicht vorrangig um die prinzipielle Einsichts- und Einwilligungsfähigkeit von Personen, sondern darum, an welchen normativen Kriterien sie ihre Lebensführung über die Zeit hinweg ausrichten wollen. Für die Sicherung von Vorsorgeoptionen sprechen genauso rechtfertigungsfähige Gründe wie für die Wahrnehmung des Rechts auf Nichtwissen.

Die Frühdiagnostik von demenziellen Erkrankungen kann nur probabilistisches Wissen zur Verfügung stellen, und es ist damit zu rechnen, dass Personen im Verlauf des Lebens ihr normatives Entscheidungsgefüge ändern oder sogar revidieren. Zur Selbstbestimmung von Personen gehört die Möglichkeit, Entscheidungen zum Umgang mit praktischem Wissen zu treffen. Personen kann zumindest in Fällen, in denen keine unmittelbare Fremdgefährdung besteht, nicht auferlegt werden, Vorsorgemaßnahmen zu nutzen und Vorsorgeplanungen vorzunehmen. Eine Person hat grundsätzlich das Recht, einen Stand von Nichtwissen im Hinblick auf ihr künftiges gesundheitliches Schicksal beizubehalten.

Die Beeinträchtigungen von kognitiven Funktionen, Gedächtnisleistungen, sprachlichem und emotionalem Ausdruck sowie erratisches Agieren, das in seinen Ursachen und Gründen nicht durchsichtig ist, wirken sich nicht zuletzt auf das Schmerzverhalten von demenziell erkrankten Personen aus. In späten Erkrankungsphasen lassen sich aus ihrem Verhalten nicht mehr ohne Weiteres Hinweise auf konkrete Schmerzzustände entnehmen. Auf diese informative Unterbestimmtheit ist mit einer Ausweitung der Diagnoseverfahren zu reagieren, die hinter erratischem Verhalten ggf. konkrete Schmerzzustände aufspüren.

Es ist ein gleichermaßen hartes wie unabwendbares Schicksal, dass Personen im Verlauf einer demenziellen Erkrankung die Möglichkeit verlieren, ihre Lebensplanung weiterzuverfolgen, und nicht mehr imstande sein werden, unter veränderten Bedingungen einen neuen Lebensplan zu entwerfen – eine Möglichkeit, die bei anderen schweren Erkrankungen durchaus bestehen bleiben kann.

5.1.4 Lösungen: An den Grenzen der Selbstbestimmung

Lösungen für die vielfältigen Herausforderungen, die sich in den späten Stadien der Alzheimer-Demenz normativ und praktisch stellen, müssen auf der Grundlage der medizinethischen Prinzipien [7, 8] der Autonomie, des Wohltuns, der Schadenvermeidung und der Gerechtigkeit entwickelt werden [9]. Der Ansatz ist darin begründet, dass diese Prinzipien sich unabhängig von den unterschiedlichen methodischen Ableitungen, die in den Hauptströmungen der Ethik zu finden sind, in hohem Maße als konsensfähig erwiesen haben. Eine überaus bedeutsame Vorgabe der medizinethischen Prinzipien besteht darin, dass die Selbstbestimmung von erkrankten Personen nicht mit paternalistischen bzw. quasi-paternalistischen Vorkehrungen überdeckt werden darf.

Offene oder versteckte Formen von Instrumentalisierung, Paternalismus und Heteronomie lassen sich mithilfe asymmetrischer Anerkennungen vermeiden, die im Übrigen auch prohibitiv gegen eine einseitige Orientierung an Autonomie und kognitiven Fähigkeiten wirken. Die normativen Grundlagen asymmetrischer Anerkennungen sind die passiven Komponenten personalen Lebens (s. Abschnitt 5.1.2). Diese schaffen der Bestimmung nach normative Anlässe, jede Form von Instrumentalisierung auszuschließen und die Interessen der erkrankten Person zu schützen. Denn mit Personen, die nicht mehr in der Lage sind, ihre Selbstbestimmung aktiv auszuüben, lassen sich weiterhin Interessen und Standpunkte verbinden. Auch sind sie nach wie vor Bezugspunkte für die Zuschreibung von besseren und schlechteren Zuständen, die mit denen anderer Personen vergleichbar sind.

Bezieht man die medizinethischen Prinzipien in der Perspektive asymmetrischer Anerkennungen auf demenziell erkrankte Personen, ergibt sich ein spezifisches normatives Forderungsprofil. Ihm zufolge haben Patienten einen Anspruch darauf, dass in Pflegesituationen unter den Bedingungen zunehmender Unselbstständigkeit ihre

Selbstzweckhaftigkeit gewahrt, das Instrumentalisierungsverbot bestehen bleibt (*Autonomie*), ihr Wohlergehen gefördert, den besonderen psychischen und sozialen Folgen des Verlustes kognitiver Leistungen fürsorgend Rechnung getragen (*Wohltun und Fürsorge*), ihre psychische genauso wie ihre körperliche Integrität gewahrt, unbeabsichtigte Selbstschädigung und vermeidbares Leiden unterbunden (*Schadenvermeidung*) sowie die gerechte bzw. faire Teilhabe an den Mitteln der Betreuung und medizinischen Versorgung garantiert wird (*Gerechtigkeit*).

Den epistemischen Unsicherheiten bei der Feststellung des aktuellen Willens von demenziell erkrankten Personen ist mit genauer Beobachtung nichtsprachlicher Äußerungen zu begegnen, die überdies in ihrem zeitlichen Verlauf festzuhalten sind. Dabei ist die Uneindeutigkeit von Gesten und Reaktionen zu beachten. Über irreversible Maßnahmen ist unter den Bedingungen einer umgekehrten Beweislast zu entscheiden: Es muss prinzipiell ausgeschlossen werden können, dass die jeweiligen Maßnahmen *nicht* im Interesse oder Willensspektrum der betroffenen Person liegen.

Es ist auch erwogen worden, im späten Stadium der Erkrankung die Perspektive der Selbstbestimmung gegenüber der des Wohlergehens zurücktreten zu lassen [10]. Ein solcher Schritt kann nicht umstandslos eingefordert werden, weil Selbstbestimmung ethisch unhintergehbar ist und ihre Aufhebung immer Einschränkungen der Grundrechte der betreffenden Person zur Folge hat. Allerdings ist unterhalb der Ebene ausdrücklicher Formen der Willensbekundungen ohnehin die Lebensqualität der Patienten der verbleibende Anhalt für ethisch rechtfertigungsfähige Behandlungsmaßnahmen. Davon sind lediglich die Fälle auszunehmen, bei denen Vorkehrungen getroffen worden sind, die langfristige Lebensplanung der betroffenen Personen – ihre *critical interests* – zu sichern.

Im Rahmen von Versuchen, dem Willen bzw. dem mutmaßlichen Willen von Personen in dem späten Stadium einer demenziellen Erkrankung jenseits der ausdrücklichen Zustimmungs- und Kommunikationsfähigkeit auf die Spur zu kommen, wird auf den sog. natürlichen Willen einer Person Bezug genommen, der als rechtsbeachtlich gilt. Der Begriff des natürlichen Willens bezieht sich auf einen epistemisch und kommunikativ nur sehr schwer zugänglichen Zustand, der von herkömmlichen Willensakten weit entfernt ist. Auf ethisch rechtfertigungsfähige Weise kann er nur bei Entscheidungssituationen herangezogen werden, in denen nicht ohne Weiteres zu klären ist, welche Vorkehrungen, Behandlungsweisen und Umgangsformen im Sinne der erkrankten Person liegen. In solchen Situationen befindet sich die betroffene Person in einem bedrängten Zustand, dessen Erlebnisqualität für andere Personen epistemisch nur ansatzweise oder gar nicht mehr zugänglich ist (*radikales Problem des Fremdpsychischen*). Interpretationen des Ausdrucks und Verhaltens von Personen im Fall der Abwesenheit von ausdrücklichen Willensbekundungen sind denn auch selten eindeutig (*Vieldeutigkeit von Routinen*).

Der normativen Intention nach soll der natürliche Wille unangesehen seines epistemisch unklaren Status die Autorität haben, in Konfliktsituationen zeitlich vorgängige Willensakte aufzuheben. Solche Situationen können dann auftreten, wenn

Unsicherheit aufkommt, ob zeitlich zurückliegende Verfügungen dem mutmaßlichen Willen des Erkrankten noch entsprechen. Falls das nicht der Fall ist, transformiert sich der ursprünglicher Akt der Autonomie in Fremdbestimmung (*Problem der internen Fremdbestimmung*). Weil sich die Einstellungen einer Person im Laufe ihres Lebens auf nicht sicher zu antizipierende Weise verändern, sind Vorausverfügungen zum Zeitpunkt ihrer Einlösung nicht zwangsläufig Ausdruck von Autonomie. Autonome Entscheidungen bleiben prozessual in Lebensvollzüge eingebettet. Sie sind normative Wegmarken der Lebensgeschichte, aber keine stehenden und bleibenden Wertsetzungen (s. Abschnitt 5.1.3).

Im eigentlichen Sinne handelt es sich beim natürlichen Willen nicht mehr um einen Willen (*Inflationsproblem*), weil er nicht mehr die Strukturelemente von Willensakten – einen epistemischen Zustand, Intentionen und Abwägungen sowie Umsetzungen praktischen Wissens – anzeigt. Trotz aller semantischen Inkohärenz verfügt der Ausdruck „natürlicher Wille" als Metapher über normative Kraft. Denn er steht im unmittelbaren Zusammenhang mit den Lebensvollzügen der erkrankten Person und bietet Anlässe, über ihre Befindlichkeit nachzudenken und auf sie zu reagieren.

Das unklare epistemische Umfeld des natürlichen Willens ist eigentlich nicht gut geeignet, ihn bei Entscheidungen über Leben und Tod heranzuziehen. Eine Bezugnahme drängt sich aber auf, weil sich Angehörige, Pflegepersonal und Ärzte in einer Situation befinden, in der Entscheidungen unter Bedingungen epistemischer und kommunikativer Unsicherheit getroffen werden *müssen*. Sie können sich nicht *nicht* zum Patienten verhalten. Derartige Situationen erzeugen paternalismusanfällige Stellvertretungssyndrome: Es sind ethisch und existenziell überaus folgenreiche Entscheidungen *für* eine Person zu treffen, die erlebt, ihre Befindlichkeit aber allenfalls ansatzweise ausdrücken und ihre Interessen gar nicht mehr wahrnehmen kann. Der Umstand, dass der eigene Standpunkt praktisch von einer anderen Person vertreten wird, widerspricht Selbstbestimmung und Autonomie, die der ethischen Bestimmung nach unvertretbar sind.

Der natürliche Wille bereitet den äußeren Beobachtern – Angehörigen, Ärzten und Pflegepersonal – im Rahmen von Fürsorge- und Behandlungssituationen große epistemische Schwierigkeiten, für die es keine hermeneutischen Lösungen gibt. Der natürliche Wille ist dementsprechend nicht als eine Ausdrucksform von Selbstbestimmung oder gar Autonomie zu verstehen [11]. Gleichwohl entfaltet er zumindest mittelbar ethische Wirksamkeit, wenn die Möglichkeit besteht, die jeweilige Erlebens- und Ausdruckssituation mit belastbaren Informationen zum Lebensplan der erkrankten Person in Beziehung zu setzen.

Wenn der natürliche Wille keine mittelbare Ausdrucksform von Selbstbestimmung und Autonomie ist, ergibt sich die Schwierigkeit, warum er dann überhaupt als Quelle von Revisionen infrage kommen soll. Es stellt sich somit die unbefriedigende Situation ein, dass wir es einerseits mit Willensäußerungen zu tun haben, die aufgrund der epistemischen Unbestimmtheit praktisch nicht berücksichtigt werden können, es andererseits aber auch nicht möglich ist, von dem Fehlen einer Bekundung auszugehen [12]. Diese Schwierigkeit soll mit einem sog. *Ulysses contract* umgangen werden, mit dem der Widerruf bzw. die Revision früherer Verfügungen ausgeschlossen wird. Einem solchen Vertrag fehlt aber vom Ansatz her die Grundlage, als Form von Selbstbestimmung gelten zu können, weil er im Falle der schweren Erkrankung die Möglichkeit der Revision ausschließt, die eine notwendige Bedingung von Autonomie und Selbstbestimmung ist.

Handeln ist Ausdruck von Selbstbestimmung und solange wir dieses bei einer demenziell erkrankten Person noch unterstellen können, haben wir Anlässe für die Annahme selbstbestimmten Verhaltens. Die normativ entscheidende Aufgabe besteht darin, die Frage zu beantworten, worauf es in den späten Stadien der Alzheimer-Demenz ankommt. Bei der Beantwortung kann auf die Identität der Person, das Bewusstsein ihrer Identität, ihr Selbstbewusstsein und Erleben, Selbstbewusstsein über die Zeit hinweg sowie die reduzierte Lebensqualität zurückgegriffen werden. Es zeichnet sich allerdings kein konsensfähiges Szenario für eine eindeutige Antwort ab. Es gibt gute Gründe für alle Optionen. Prioritäten können sich allein aus dem jeweiligen Lebenskontext ergeben, der sich im Fortgang der demenziellen Erkrankung aber zunehmend schlechter erfassen lässt.

Daniel Strech, Tim Götzelmann
5.2 Forschungsethik bei Demenz

Viele internationale Institutionen heben in Leitlinien die hohe Relevanz von Gesundheitsforschung hervor, u. a. die „Deklaration von Helsinki" des Weltärztebundes [13] oder die „International Ethical Guidelines for Health-Related Research Involving Human Subjects" des Council for International Organizations of Medical Sciences (CIOMS) [14]. Forschung zu den Ursachen der Alzheimer-Demenz und zu den diagnostischen, präventiven, therapeutischen und pflegerischen Möglichkeiten und Grenzen wird als eine bedeutsame Ressource der Gesundheitsforschung angesehen. Somit erlangt auch die Forschung mit Patienten mit Alzheimer-Demenz ihre ethische Rationale und grundsätzliche Legitimation. In gleicher Weise argumentieren auch Selbsthilfeorganisationen z. B. im Rahmen des Reports „The Ethics of Dementia Research" von Alzheimer-Europe [15].

In den genannten Leitlinien und Berichten wird zugleich die hohe Relevanz der Einhaltung ethischer Standards für Gesundheitsforschung hervorgehoben. Dies gilt selbstverständlich auch für die Forschung zur Alzheimer-Demenz. Deshalb muss in einem ersten Schritt konkretisiert werden, was die in den Leitlinien formulierten ethischen Standards im Kontext der Alzheimer-Forschung bedeuten und wie sie in der Praxis umzusetzen sind.

Im Folgenden werden die ethischen Standards klinischer Forschung vorgestellt. Diese Vorstellung orientiert sich an einem international weit etablierten Rahmengerüst von acht sich gegenseitig ergänzenden ethischen Standards für Forschung mit

Menschen [16]. Dieses Rahmengerüst bildet auch die Grundlage für die deutschen „Empfehlungen zur Begutachtung klinischer Studien durch Ethikkommissionen" [17].

Ethische Standards in der klinischen Forschung

1. Wissenschaftlicher und gesundheitlicher (sozialer) Wert („social value")
2. Wissenschaftliche Validität („scientific validity")
3. Faire Auswahl der Studienteilnehmer („fair participant selection")
4. Unabhängige Begutachtung („independent review")
5. Respekt gegenüber Studienteilnehmern („respect for participants")
6. Gemeinschaftliche Teilhaberschaft („collaborative partnership")
7. Vorteilhaftes Verhältnis von Nutzen- und Schadenspotentialen („favorable risk-benefit-ratio")
8. Informierte Einwilligung („informed consent")

Aufgrund der besonderen Herausforderungen im Kontext klinischer Forschung zur Alzheimer-Demenz werden die beiden ethischen Standards „Informierte Einwilligung" und „Vorteilhaftes Verhältnis von Nutzen- und Schadenspotenzialen" ausführlicher und kontextspezifischer beschrieben.

5.2.1 Sozialer (wissenschaftlicher und gesundheitlicher) Wert („social value")

Eine Grundbedingung ethischer Forschung mit Menschen ist, dass die entsprechende Studie einen sozialen Wert verspricht. Klinische Studien ohne sozialen Wert, die aber Studienteilnehmern Belastungen und Risiken aussetzen und weitere, z. B. finanzielle, Ressourcen verbrauchen sind unethisch, unabhängig davon, ob z. B. eine informierte Einwilligung (s. u.) vorliegt. Ein sozialer Wert im Kontext der klinischen Forschung kann dabei in zweierlei Hinsicht entstehen. Einmal als *wissenschaftlicher* Wert, wenn die Erkenntnisse einer Studie zur Hypothesenbildung beitragen und weitere Forschungsprojekte sinnvoll informieren. Oder als *gesundheitlicher* Wert, wenn die jeweilige Studie bzw. i. d. R. die weiterführende klinische Forschung schließlich zu einer besseren medizinischen Versorgung führt.

Erst wenn ein sozialer Wert vorliegt, lässt sich im Anschluss bestimmen, ob das studienspezifische Verhältnis von Nutzen- und Schadenspotenzialen angemessen ist oder nicht (s. u.).

Forschungsvorhaben sollten explizit begründen, ob sie einen sozialen Wert erzielen können. Wurde z. B. angemessen geprüft (durch einen systematischen Literatur-Review), ob die Forschungsfrage nicht schon erschöpfend beantwortet wurde? Ansonsten wäre die Forschung ohne sozialen Wert. Oftmals fehlen solche „Systematic Reviews" im Vorfeld klinischer Studien [18]. Weiterhin haben all die Forschungsvorhaben keinen sozialen Wert, die ihre Ergebnisse nicht oder nur verzerrt der Öffentlichkeit bzw. den zur „Wertschöpfung" befähigten Personen zur Verfügung stellen. Immer noch werden beendete Studien häufig nicht oder nur mit großer zeitlichen Verzögerung in Fachzeitschriften oder Registern veröffentlicht [19]. Auch die Registrierung klinischer Studien in öffentlich einsehbaren Studienregistern erhöht deren sozialen Wert [20].

5.2.2 Wissenschaftliche Validität („scientific validity")

Solange Forschung nicht zuverlässige und valide Daten produziert, die von den Adressaten wie Ärztinnen und Ärzten, Patientinnen und Patienten und weiteren entscheidungsverantwortlichen Personen in der Gesundheitsversorgung angemessen interpretiert und verwendet werden können, beinhaltet sie wiederum keinen sozialen Wert. Das Studiendesign muss darum in einer Weise gestaltet sein, dass die jeweilige Forschung zuverlässige und valide Daten produziert. Bei der Beantwortung der Frage, wann ein Studiendesign im Vergleich zu alternativen Designs in angemessener Weise zu validen und reliablen Ergebnissen führen kann, spielen neben wissenschaftlichen Argumenten auch Werturteile eine erhebliche Rolle [21].

5.2.3 Faire Auswahl der Studienteilnehmer („fair participant selection")

Historisch betrachtet wurden Gemeinschaften, die arm oder bildungsfern waren oder in anderer Weise machtlos waren, ihre eigenen Interessen zu verteidigen, z. T. selektiv für Hochrisikoforschung ausgewählt, während erfolgversprechende Forschung wie in den 1990er-Jahren im Bereich HIV/Aids zunächst privilegierteren Individuen vorbehalten blieb [22]. Eine faire Auswahl der Studienteilnehmer hingegen verlangt, dass die Forschungsziele (Stichwort: sozialer Wert) und die wissenschaftliche Validität die primäre Basis darstellen, um die Eignung der Studienteilnehmer festzulegen. Sobald auf Basis dieser wissenschaftlichen Erwägungen die Zielpopulation bestimmt ist, werden Überlegungen der Risikominimierung, Nutzensteigerung, Verringerung der Vulnerabilität, Durchführbarkeit und partnerschaftlichen Teilhaberschaft (s. u.) entscheidend.

5.2.4 Unabhängige Begutachtung („independent review")

Eine unabhängige ethische Begutachtung klinischer Forschung durch Ethikkommissionen wird seit den 1980er-Jahren als notwendig erachtet, um die komplexen Urteile zur Nutzen-Schaden-Abwägung oder Angemessenheit der Aufklärungs- und Einwilligungsmaterialien möglichst professionell und frei von Interessenkonflikten durchzuführen. Forschende haben unweigerlich mehrere (legitime) Interessen. Sie wollen eine valide Studie mit hohem Erkenntnisgewinn durchführen, die Studienergebnisse publizieren, die Sicherheit der Studienteilnehmer gewähren, Drittmittel einwerben, Karriere machen, Geld verdienen usw. Solche für sich jeweils legitimen Interessen können jedoch zu (bewussten oder unbewussten) Konflikten und unerwünschten Folgen führen. Eine Begutachtung durch Personen, die nicht in die entsprechende Studie eingebunden und von ihrer Durchführung abhängig sind, kann helfen, unerwünschte Folgen solcher Interessenkonflikte zu minimieren.

5.2.5 Respekt gegenüber Studienteilnehmern („respect for participants")

Auch nach dem Start einer im Vorfeld unabhängig begutachteten Studie sind Forschende verpflichtet, die Teilnehmer mit Respekt zu behandeln. Respekt vor den Teilnehmenden beinhaltet, die Gesundheit und das Wohlbefinden der Studienteilnehmer im Auge zu behalten und einzugreifen, wenn ihnen (unerwarteterweise) aufgrund der Teilnahme an der Studie Schaden droht. Weiter ist im Umgang mit den Studienteilnehmern und den personenspezifischen Studiendaten Diskretion zu wahren. Auch gehört zum Respekt vor den Teilnehmenden, ihnen die freie Möglichkeit zu lassen, ihre Meinung im Verlauf der Studie zu ändern und die Teilnahme ohne Nachteile abbrechen zu können. Schließlich sollten auch Pläne ausgearbeitet werden, wie die Behandlung/Pflege der Teilnehmenden nach Beendigung der Studie aussehen könnte, u. a. in den Fällen, in denen eine wirksame Studienintervention noch nicht in der Routineversorgung verfügbar ist.

5.2.6 Gemeinschaftliche Teilhaberschaft („collaborative partnership")

Damit medizinische Forschung nicht *an* Menschen, sondern *mit* Menschen durchgeführt wird, sollte die Gemeinschaft bzw. Patientengruppe, in der diese Forschung durchgeführt wird, in bestimmten Settings am Forschungsvorhaben mitarbeiten können. Dieses Prinzip hat seine besondere Bedeutung im Kontext multinationaler und kulturübergreifender medizinischer Forschung gewonnen, wird aber in den letzten Jahren zunehmend als wichtiges Prinzip zur Förderung patientenorientierter Forschung in Forschungsleitlinien eingearbeitet [15]. Die Bemühung um die Zustimmung und den Beitrag einer Gemeinschaft hilft dabei sicherzustellen, dass diese Gemeinschaft nicht ausgenutzt wird. Zudem kann sie dabei helfen – wenngleich nicht garantieren –, dass die Gemeinschaft einen Nutzen bzw. einen fairen Ausgleich aus der Forschungsteilnahme erzielen kann. Das Prinzip der gemeinschaftlichen Teilhaberschaft verbessert auch die Möglichkeit der jeweiligen Gemeinschaft, für sich selbst zu bestimmen, ob das Forschungsvorhaben akzeptabel ist und auf die Gesundheitsprobleme der betroffenen Patientengruppe eingeht (Stichwort: patientenorientierte Forschung). Schließlich ist gemeinschaftliche Teilhaberschaft auch von praktischer Bedeutung: Ohne das Engagement von Forschenden und Mitgliedern der Gemeinschaft ist es weniger wahrscheinlich, dass die Forschung einen nachhaltigen Effekt mit sich bringt.

5.2.7 Vorteilhaftes Verhältnis von Nutzen- und Schadenspotenzialen ("favorable risk-benefit-ratio")

Jedes klinische Forschungsvorhaben birgt Risiken bzw. Schadenspotenziale. Klinische Forschung sollte versuchen, individuellen Studienteilnehmern ein vorteilhaftes Verhältnis von Nutzen- und Schadenspotenzialen zu bieten. In diesen Fällen wird teilweise von *potenziell eigennütziger* Forschung gesprochen. Der Begriff eigennützig, auch in Kombination mit „potenziell", wäre aber fehlleitend, wenn damit suggeriert wird, dass es sich bei der Studienteilnahme um Therapie handelt. Im Gegenteil, bei der Aufklärung möglicher Studienteilnehmer über Nutzen- und Schadenspotenziale muss darauf geachtet werden, die Fehlwahrnehmung zu vermeiden, es handle sich um ein Therapieangebot (Stichwort: Therapeutic Misconception). Die Wahrscheinlichkeit, dass die in einer klinischen Studie zu untersuchende Intervention „erfolgreich" ist, im Sinne einer späteren Marktzulassung, beträgt gemäß einer Untersuchung von über 7.000 klinischen Studien im Zeitraum von 2003 bis 2011 bei Phase-I-Studien 10 %, bei Phase-II-Studien 16 % und bei Phase-III-Studien ca. 50 % [23]. Im Bereich psychiatrischer Erkrankungen sind die Zahlen für Phase I und II noch niedriger (7 % und 12 %) [23].

In Fällen, in denen mögliche Risiken den wahrscheinlichen Nutzen für den individuellen Studienteilnehmer übersteigen („Netto-Risiko"), muss neben der informierten Zustimmung der Teilnehmenden (oder ihrer Vertreter) der soziale Wert der Studie „ausreichend" hoch sein, um diese „Netto-Risiken" zu rechtfertigen. Zudem sollten „Netto-Risiken" nur minimal sein (Stichwort: minimal-risks). In diesen Fällen wird z. T. von sog. *fremdnütziger* Forschung gesprochen. Der Fremdnutzen besteht darin, dass durch die klinische Studie Erkenntnisse gewonnen werden („sozialer Wert"), die zukünftige Forschung informiert und somit in Zukunft zu einer besseren Behandlung bestimmter Patientengruppen führen können. Betrifft dieser Erkenntnisgewinn primär die Patientengruppe, der die Studienteilnehmer selber angehören, wird z. T. auch von *gruppennütziger* Forschung gesprochen.

Die Bestimmung des Nutzen-Schaden-Verhältnisses und die Festlegung, was als minimale Risiken bezeichnet werden soll, stellt eine hohe Herausforderung für Ethikkommissionen dar. Um das öffentliche Vertrauen in diese anspruchsvollen Abwägungsprozesse zu erhalten, sind besondere Bemühungen um eine hohe Qualität der Abwägungsprozesse innerhalb von Ethikkommissionen notwendig.

Bevor Studien mit Nichteinwilligungsfähigen durchgeführt werden, sollten bereits Studien mit Einwilligungsfähigen in angemessenem Umfang und angemessener Qualität vorliegen. Diese sollten zudem aufzeigen, dass ein relevantes Nutzenpotenzial für Nichteinwilligungsfähige vorliegt. Entsprechende Begründungen sollten in Studienprotokollen aufgeführt werden und müssen durch Ethikkommissionen explizit geprüft werden.

5.2.7.1 Besondere Schadenspotenziale bei klinischen Studien mit symptomfreien, aber Biomarker-positiven Personen (präklinische Alzheimer-Demenz)

Aufgrund der hohen Rate fehlgeschlagener Therapieansätze bei Patienten mit bereits klinischer Symptomatik der Alzheimer-Demenz wird in jüngerer Zeit besondere Hoffnung auf sekundärpräventive Therapieansätze gelegt. Unter Sekundärprävention wäre die vorsorgliche Behandlung von Personen zu verstehen, die keine Alzheimer-Demenz-typischen Symptome zeigen, die aber auf bestimmte, prädiktive Biomarker positiv getestet wurden. In den letzten Jahren wurden Konzepte für diese präklinischen [21] bzw. asymptomatischen [22] Risikogruppen erarbeitet, die aber zunächst explizit nur für die Anwendung in der klinischen Forschung vorgesehen sind.

Viele dieser Biomarker-positiven Personen werden gar nicht oder erst lange nach der Testung klinische Symptome entwickeln. Nichtsdestotrotz können durch die Mitteilung der Testergebnisse im Rahmen klinischer Studien besondere Schadenspotenziale wie emotionaler Stress und Angst, Belastungen durch folgende Anschlussuntersuchungen, Übertherapie, gesellschaftliches Stigma (Stichwort: „Social Distancing") Probleme beim Versicherungsschutz bis hin zu möglichen Problemen bei der Arbeitssuche entstehen [24]. Vor diesem Hintergrund muss die Mitteilung der Information „Biomarker-positiv" umsichtig geschehen, sodass die genannten Schadenspotenziale bestmöglich reduziert werden. Was in dieser Hinsicht als Best-practice-Standards zu bezeichnen ist, muss zukünftig noch ausführlicher erarbeitet werden [25, 26].

Vorteilhaft bei Studien mit asymptomatischen Patienten ist, dass die Teilnehmer einwilligungsfähig sind und somit die Risiken und den Nutzen der Studie bewusst gegeneinander abwägen können, um eine eigenständige informierte Einwilligung zu geben [27].

5.2.8 Informierte Einwilligung („informed consent")

Zweck der informierten Einwilligung ist es, den Respekt vor der Autonomie der Studienteilnehmer einzuhalten. Dadurch, dass man Individuen die Wahl lässt zu entscheiden, ob – und wie – sie zur Forschung beitragen wollen, respektiert die informierte Einwilligung die Personen und deren Autonomie. Eine gültige informierte Einwilligung setzt voraus, dass die einwilligende Person

1. relevante Informationen über die Studie erhält;
2. folgende Fähigkeiten hat:
   (A) Informationen zu verstehen („understanding"),
   (B) Informationen auf die eigene Situation zu beziehen („appreciation"),
   (C) Entscheidungsoptionen abzuwägen und sich für eine Option zu entscheiden („reasoning") und
   (D) eine Entscheidung klar zu kommunizieren („expression of choice") [28];
3. freiwillig, ohne Zwang, zustimmt.

5.2.8.1 Klärung und Förderung der Einwilligungsfähigkeit

Bei Forschung mit potenziell eingeschränkt Einwilligungsfähigen muss im Vorfeld geprüft werden, ob die o. g. kognitiven Fähigkeiten ausreichend vorliegen [29]. Personen mit Alzheimer-Demenz dürfen dabei nicht pauschal als nichteinwilligungsfähig eingeschätzt werden [30]. Durch patientenadaptierte Kommunikation, wie den Gebrauch einfacher Sprache, Wiederholung relevanter Informationen, die Zuhilfenahme von Angehörigen und der visuellen Darstellung bestimmter Aspekte, sollte versucht werden, die Möglichkeit einer informierten Einwilligung zu fördern [31–33].

5.2.8.2 Forschung mit Nichteinwilligungsfähigen

Um den oben beschriebenen ethischen Standards „sozialer Wert", „wissenschaftliche Validität" und „faire Auswahl von Studienteilnehmern" gerecht zu werden, kann es bei Forschung zur Alzheimer-Demenz geboten sein, auch Forschung an Nichteinwilligungsfähigen durchzuführen. Zum Einen, um ein besseres Krankheitsverständnis bei mittelgradigen und schweren AD-Stadien zu gewinnen, die i. d. R. mit Nichteinwilligungsfähigkeit zusammenfallen. Bei entsprechenden „Grundlagenstudien" handelt es sich nach obiger Definition i. d. R. um sog. *gruppennützige* Studien. Zum anderen aber auch, um gezielt nachzuweisen, dass Therapiestrategien, die bereits bei Studien mit Einwilligungsfähigen ein vorteilhaftes Nutzen-Schaden-Profil aufgewiesen haben, ebenfalls bei nichteinwilligungsfähigen Patienten angemessen wirksam und sicher sind. Diese Therapiestudien wären als *eigennützige* Studien einzuordnen.

Wenngleich also starke ethische Argumente für die Forschung mit nichteinwilligungsfähigen Patienten mit Alzheimer-Demenz sprechen, ist zugleich die besondere Schutzbedürftigkeit dieser vulnerablen Patientengruppe durch flankierende Maßnahmen (Safeguards) angemessen zu berücksichtigen.

Im Folgenden werden vier Safeguards in der Forschung mit Nichteinwilligungsfähigen vorgestellt [34].

Safeguards in der Forschung mit Nichteinwilligungsfähigen

1. Zustimmung („assent") oder Ablehnung („dissent") durch Nichteinwilligungsfähige
2. Übernahme der informierten Einwilligung durch einen gesetzlichen Vertreter („proxy decision-making")
3. Vorliegen einer Probandenerklärung/Forschungsverfügung („research advance directives")
4. Einschränkungen in Bezug auf die Art der Studie („restrictions on the type of research")

Zustimmung („assent") oder Ablehnung („dissent") durch Nichteinwilligungsfähige:
Assent und Dissent werden i. d. R. als breit definierte Konzepte verstanden, deren Ermittlung in der Praxis davon abhängig ist, wie Nichteinwilligungsfähige ihre Präferenzen ausdrücken können (z. B. Sprache, Verhalten, Emotionen) [32]. Eine Zustimmung im Sinne eines „assent" setzt jedoch ebenfalls ein bestimmtes minimales Verständnis des betreffenden Sachverhalts voraus und die Fähigkeit, eine aussagekräftige Wahl zu

treffen. Assent und Dissent bilden nur schwache Safeguards und sollten nur in Kombination mit der informierten Einwilligung durch einen gesetzlichen Vertreter (s. u.) praktische Relevanz gewinnen. Maßnahmen zur Erfassung von Assent und Dissent sollten auch nicht vom Ausmaß der Studienrisiken oder Nutzenpotenziale abhängig gemacht werden [32].

Übernahme der informierten Einwilligung durch einen gesetzlichen Vertreter ("proxy decision-making"): Die informierte Einwilligung durch einen gesetzlichen Vertreter ist in der Behandlung von Nichteinwilligungsfähigen oder auch im Kontext der Organspende bereits ein akzeptierter Standard (s. a. "Patientenrechtegesetz") [35]. Die Entscheidung des Stellvertreters soll anhand des vermuteten Willens des Studienteilnehmers getroffen werden ("substituted judgement"). Dabei muss sich der legale Vertreter stets an einer evtl. vorliegenden Patienten- bzw. Forschungsverfügung (s. u.) orientieren ("advance directive"). Außerdem könnte der betroffene Patient vor einem weiteren Progress der Alzheimer-Demenz einen gewünschten legalen Vertreter vorschlagen (in Analogie zur Vorsorgevollmacht), was dessen Legitimation erhöhen würde.

Vorliegen einer Probandenerklärung/Forschungsverfügung ("research advance directive"): Da es bei der informierten Einwilligung durch einen legalen Vertreter auch zu Fehleinschätzungen in Bezug auf den vermuteten Willen kommen kann, wäre eine spezielle Forschungsverfügung ("research advance directive") als weiterer Safeguard zu überlegen. In dem vom Bundestag im November 2016 abgestimmten Gesetz zur Ermöglichung gruppennütziger Forschung an nicht einwilligungsfähigen Erwachsenen wurde einer solchen Verfügung der offizielle Name "Probandenerklärung" gegeben. Sie würde von der Grundidee her einer Patientenverfügung bzw. einem Organspendeausweis ähneln. Mithilfe einer Forschungsverfügung kann eine einwilligungsfähige Person festlegen, zu welcher Art von potenziell eigen- und/oder gruppennütziger Forschung sie unter welchen Umständen bereit wäre, wenn sie aufgrund einer Alzheimer-Demenz zu späterer Zeit nicht mehr einwilligungsfähig ist [36]. Auch wenn in US-amerikanischen Umfragestudien eine hohe theoretische Bereitschaft zur Umsetzung von Forschungsverfügungen signalisiert wurde, besitzen in der Praxis jedoch noch sehr wenige Personen mit Alzheimer-Demenz ein entsprechendes Dokument [37]. Die Machbarkeit, Akzeptanz (bei Patienten, Angehörigen und Studienverantwortlichen) und die tatsächlichen erwünschten und unerwünschten Effekte von Forschungsverfügungen als Grundbedingung gruppennütziger Forschung mit Nichteinwilligungsfähigen sollten wissenschaftlich evaluiert werden.

Einschränkungen in Bezug auf die Art der Studie ("restrictions on the type of research"): Theoretisch wäre es möglich, dass ein Assent, ein "proxy consent" und/oder eine Forschungsverfügung vorliegen, für fremdnützige Forschung mit Nichteinwilligungsfähigen bei einem mehr als minimalem Studienrisiko. Um Nichteinwilligungsfähige vor entsprechenden Szenarien zu schützen, müssten neben den genannten Safeguards zur Einwilligung auch Einschränkungen in Bezug auf die Art von Studien festgelegt werden. Es sollten nur solche Studien mit Nichteinwilligungsfähigen durchgeführt werden (eine angmessene Form von „proxy consent" oder Forschungsverfügung vorausgesetzt), die aus wissenschaftlichen Gründen nicht an anderen Studienpopulationen durchgeführt werden können („necessity requirement" oder „subject's condition requirement"). So sollten nichteinwilligungsfähige Patienten mit schwerer Alzheimer-Demenz nur an (gruppennützigen) Studien zur schweren Alzheimer-Demenz teilnehmen, aber nicht an z. B. klassischen onkologischen Studien, auch wenn der entsprechende Krebs als Komorbidität bei dem entsprechenden Demenzpatienten vorliegt.

Weiterhin sollten gruppennützige Grundlagenstudien mit Nichteinwilligungsfähigen nur minimale Risiken oder Belastungen aufweisen, wie z. B. Blutentnahme bei bereits vorhandenem Venenzugang, kognitive Tests oder Durchführung möglichst wenig belastender, bildgebender Verfahren.

5.2.9 Situation in Deutschland

Im Kontext der Umsetzung der EU-Verordnung (Nr. 536/2014) hat der Deutsche Bundestag im November 2016 das „Vierte Gesetz zur Änderung arzneimittelrechtlicher und anderer Vorschriften" verabschiedet. Der Punkt „Forschung mit Nichteinwilligungsfähigen" war einer der zentralen Diskussionspunkte im Vorfeld der Verabschiedung. Die gruppennützige Forschung mit nichteinwilligungsfähigen Erwachsenen bleibt grundsätzlich verboten. Sie soll allerdings zulässig sein, wenn alle vier beschriebenen Safeguards (s. Textbox 2) eingehalten werden. Bei Menschen, die auch nach Erreichen der Volljährigkeit nichteinwilligungsfähig bleiben, ist eine gruppennützige klinische Prüfung weiterhin verboten, weil diese Menschen keine Patientenverfügung abgeben können.

Hermann-Josef Gertz
5.3 Rechtlicher Rahmen: Einwilligungsfähigkeit und ihre Substitute, Fahrtauglichkeit

5.3.1 Einleitung

Im Folgenden wird eine Auswahl rechtlicher Fragestellungen vorgestellt und diskutiert, die in der medizinischen Betreuung von Demenzkranken eine besondere Rolle spielen: die Einwilligungsfähigkeit und ihre Substitute, das Problem des Sterbenlassens sowie die Beurteilung der Fahrtauglichkeit. Andere wichtige juristische Themen in der Gerontopsychiatrie, wie die Testierfähigkeit oder besondere Konstellationen der Schuldunfähigkeit bei Dementen, können hier nicht behandelt werden. Es wird auf ausführliche Darstellungen an anderer Stelle verwiesen [38]. Die Rechtsprechung und in deren Folge die Gesetzgebung haben die Selbstbestimmung des Kranken immer wieder und immer deutlicher hervorgehoben und nach Lösungen gesucht, die Autonomie eines Patienten auch bei chronischen Krankheiten, bei Einschränkungen der kognitiven Leistungsfähigkeit und auch im Umfeld des Sterbens nicht aufgeben zu müssen. Vom klinisch Machbaren hat sich die Gesetzgebung in manchen Vorstellungen recht weit entfernt.

5.3.2 Juristische Fragen, die in der Krankenversorgung eine Rolle spielen

5.3.2.1 Einwilligungsfähigkeit

Die Einwilligungsfähigkeit ist im Gesetz über den Verkehr mit Arzneimitteln (AMG) im Kontext der allgemeinen Voraussetzungen für klinische Studien definiert (§ 40 Abs. 3 a AMG). Es heißt hier, dass „die betroffene Person [...] in der Lage ist, Wesen, Bedeutung und Tragweite der klinischen Prüfung zu erkennen und ihren Willen hiernach auszurichten". Die Einwilligungsfähigkeit ist nicht allgemein festzustellen, sondern nur bezogen auf die konkrete geplante Maßnahme.

Obwohl das Einholen der Einwilligung seit vielen Jahren im klinischen Alltag üblich ist und in der Rechtsprechung seit langem vorausgesetzt wird, sind Informationspflicht und Einwilligung erst seit 2013 in der Patientenversorgung außerhalb von wissenschaftlichen Studien gesetzlich verankert. Das sog. Patientenrechtegesetz präzisiert in den §§ 630d und 630e des Bürgerlichen Gesetzbuchs (BGB) Informationspflichten des Arztes und die Einwilligung des Patienten. Der Patient kann auf die Informationen verzichten, wenn er das möchte, der Arzt, von seltenen Ausnahmen abgesehen, aber nicht auf dessen Einwilligung.

Die §§ 630c, 630d und 630e BGB bedienen sich einer Sprache, die so tut, als wenn sich Arzt und Patient in einem symmetrischen Verhältnis zueinander befinden, wie irgendwelche Vertragspartner, die Geschäfte miteinander abschließen. Der § 630c BGB im Patientenrechtegesetz trägt z. B. die Überschrift „Mitwirkung der Vertragsparteien; Informationspflichten". Tatsächlich kann das Arzt-Patienten-Verhältnis nicht symmetrisch sein, schon wegen des ja erwünschten Informationsvorsprungs des ausgebildeten Mediziners gegenüber einem Patienten.

Der Kranke befindet sich fast immer in einer Position der Schwäche, weil er eben krank, hilfebedürftig und beeinträchtigt ist, auch wenn er einwilligungsfähig ist.

Information und Aufklärung können in verschiedene Schritte untergliedert werden [39]:
- Informationsvermittlung
- Informationsverständnis
- Freiheit der Entscheidung über die konkrete medizinische Maßnahme
- Einwilligung in die konkrete medizinische Maßnahme

Dem Arzt obliegt die Aufgabe, dem Patienten die Informationen über die geplanten medizinischen Maßnahmen vorzutragen. Zugleich muss er sich aber davon ein Bild machen und entscheiden, ob der Patient die Informationen versteht und in der Lage ist, für die konkrete geplante Maßnahme eine „freie" Entscheidung zu treffen. Sofern ein Patient in der Lage ist, die ihm vorgetragenen Informationen zu verstehen und diesbezüglich zu einer Entscheidung zu kommen, bestimmt ausschließlich der Patient, was gemacht wird und was nicht. Der Arzt ist verpflichtet, der Entscheidung des Patienten zu folgen. Dies ist unabhängig davon, ob der Patient mit der medizinischen Maßnahme einverstanden ist oder sie ablehnt.

Verschiedene Autoren haben darauf hingewiesen, dass eine formalisierte Aufklärung die Anzahl der nichteinwilligungsfähigen Patienten ansteigen lässt. Dies geschieht insbesondere dann, wenn man die Patienten zur Prüfung des Informationsverständnisses auffordert, die gegebenen Informationen zu wiederholen oder zusammenzufassen.

Hier wird man als Behandler ohne pragmatische Kompromisse nicht zurechtkommen.

Ab welchem Ausmaß an kognitiver Beeinträchtigung man orientierend die Einwilligungsfähigkeit als nicht mehr gegeben ansehen kann ist schwer festzulegen, zumal die kognitiven Anforderungen für das Verständnis und damit für die Einwilligung von der Komplexität der geplanten Maßnahme abhängt. Bei einem MMSE < 19 wird man an der Einwilligungsfähigkeit aufgrund fehlenden Verständnisses der dargebotenen Informationen allerdings regelmäßig zweifeln müssen.

Sind Patienten nicht einwilligungsfähig, sei es weil sie nicht in der Lage sind, die vorgetragenen Informationen zu verstehen und/oder weil sie nicht zu einer freien Entscheidung diesbezüglich fähig sind, gibt es eine Reihe von gesetzlichen Regelungen, die unter bestimmten Voraussetzungen auch bei nichteinwilligungsfähigen Patienten Diagnostik und Behandlung ermöglichen.

5.3.2.2 Substitute der Einwilligungsfähigkeit ohne gerichtliches Procedere

Rechtfertigender Notstand: Zur Abwehr von Gefahren für Leib und Leben eines Patienten oder auch eines Dritten darf bzw. muss ein Arzt die notwendigen Untersuchungs- und Behandlungsmaßnahmen auch ohne Einwilligung des Patienten durchführen. Dies gilt nicht nur bei medizinischen Notfällen, die mit Bewusstseinsstörungen, Delirien, Erregungszuständen u. Ä. einhergehen, sondern auch bei medizinischen Notfällen bei Dementen, wenn entgegenstehende Patientenverfügungen oder widersprechende Bevollmächtigte nicht sofort zur Stelle sind.

Dieses Vorgehen ist durch den § 34 des Strafgesetzbuchs (StGB) (rechtfertigender Notstand) gedeckt. Auch in den §§ 630d und 630e BGB wird auf die Notwendigkeit einer Behandlung ohne Einwilligung hingewiesen, wenn diese erforderlich ist. Die Fixierung eines Patienten ist auf der Grundlage eines rechtfertigenden Notstands für mehrere Tage möglich (OLG Bamberg, Urteil vom 5. 12. 2011 – 4 U 72/11).

Mutmaßlicher Wille: Der mutmaßliche Wille eines Patienten ist eine von Dritten angestellte Vermutung über die Entscheidung, die der Patient selbst in dieser Situation getroffen hätte. Die Frage nach dem mutmaßlichen Willen kann sich dann stellen, wenn keine Patientenverfügung vorliegt oder wenn eine vorhandene Patientenverfügung nicht auf die aktuelle Situation anwendbar ist (s. u.). „Der mutmaßliche Wille ist aufgrund konkreter Anhaltspunkte zu ermitteln. Zu berücksichtigen sind insbesondere frühere mündliche oder schriftliche Äußerungen, ethische oder religiöse Überzeugungen und sonstige persönliche Wertvorstellungen [...]." (§ 1901a Abs. 2 BGB). Der Bundesgerichtshof (BGH) hat keine hohen Beweisanforderungen für die Feststellung des mutmaßlichen Willens gefordert (BGH, Beschluss vom 17. 9. 2014 – XII ZB 202/13).

Der zitierte Gesetzestext lässt erkennen, dass der mutmaßliche Wille nicht immer leicht zu ermitteln sein wird und dass seine Feststellung in jedem Falle Zeit braucht. Der mutmaßliche Wille soll nach Empfehlung der Bundesärztekammer [40] in einem gemeinsamen Entscheidungsprozess von Arzt und einem geeigneten Vertreter des Patienten bestimmt werden, d. h., es werden Gespräche zwischen Arzt und Angehörigen notwendig sein, die in Ruhe die Standpunkte zur Sprache bringen, bevor eine Entscheidung anstehen kann.

Dies ist in der Praxis nur für langfristig planbare Vorhaben möglich.

In welchem Umfang und mit welcher Sorgfalt solche Bestimmungen des mutmaßlichen Willens überhaupt durchgeführt werden, welche Schwierigkeiten auftreten und zu welchen Ergebnissen sie führen, ist wenig bekannt.

Vorsorgevollmacht: Die Vorsorgevollmacht ist ein Spezialfall der Vollmachterteilung, die sich auf mögliche medizinische Maßnahmen im Falle zukünftiger fehlender Einwilligungsfähigkeit bezieht. Der Vollmachtgeber **bevollmächtigt eine Person seines Vertrauens**, im Falle einer Situation, in der er selbst nicht mehr entscheidungsfähig ist, für ihn Entscheidungen zu treffen. Dies kann sich auf alle oder nur auf bestimmte festgelegte medizinische Maßnahmen beziehen. Die Vorsorgevollmacht impliziert zwar zunächst keine spezifizierten Handlungsanweisungen oder Wünsche, in welcher Weise entschieden werden soll, gleichwohl muss auch der Bevollmächtigte den mutmaßlichen Willen des dann nicht Einwilligungsfähigen berücksichtigen (§ 1901a Abs. 2 und 5 BGB). Sehr häufig, und mit Recht, werden Ehepartner oder andere nahestehende Verwandte benannt, bei denen man eine gute Kenntnis dessen, was sich der Patient für sich selbst wünschen würde voraussetzen kann.

Ein Bevollmächtigter kann nahezu alle Aufgaben übernehmen, die auch ein gesetzlicher Betreuer wahrnehmen kann. Er muss allerdings entsprechend beauftragt werden. Dies gilt insbesondere für ärztliche Zwangsmaßnahmen, die „ausdrücklich" in einer schriftlich erteilten Vollmacht benannt werden müssen (§ 1906 Abs. 5 BGB).

Die Bevollmächtigung setzt Geschäftsfähigkeit voraus. Die Vollmacht muss also frühzeitig erteilt werden, bevor einschränkende kognitive Störungen auftreten.

Die nahen Angehörigen erteilte Vollmacht scheint derzeit die bei weitem am besten geeignete Lösung zu sein, eine würdige Behandlung und Versorgung eines Demenzkranken zu planen und durchzusetzen, ggf. in Kombination mit einer Patientenverfügung.

Patientenverfügung: Mit einer Patientenverfügung legt eine Person in schriftlicher Form fest, welche medizinische Maßnahmen für den Fall, dass sie ihren Willen nicht mehr (wirksam) erklären kann, durchgeführt werden sollen und welche nicht. Sie kann jederzeit formlos widerrufen werden. Sie muss nicht mit einer Vorsorgevollmacht verbunden sein. Der Gesetzgeber hat festgelegt, dass niemand zur Errichtung einer Patientenverfügung gezwungen werden kann und dass diese nicht zur Bedingung bei einem Vertragsabschluss gemacht werden darf (§ 1901a Abs. 4 BGB).

Die gewünschten Behandlungsentscheidungen müssen konkret benannt werden (BGH, Beschluss vom 6. 7. 2017 – XII ZB 61/16). Meist steht eine Patientenverfügung im Zusammenhang mit der Ablehnung lebensverlängernder Maßnahmen. Eine Patientenverfügung kann sich aber auch auf die Behandlung bzw. Nichtbehandlung rezidivierender Krankheitsepisoden beziehen und hierfür Festlegungen treffen – eine Konstellation, die den Behandler vor nahezu unlösbare Aufgaben stellen kann (Bundesverfassungsgericht, Beschluss vom 14. 7. 2015 – 2 BvR 1549/14).

28 % der Deutschen haben für sich eine Patientenverfügung verfasst (Deutsches Ärzteblatt 2014). Der Wert einer Patientenverfügung ist insbesondere in klinischen Notfallsituationen zweifelhaft. Demgegenüber werden Patientenverfügungen von Palliativmedizinern für wertvoll gehalten. Selbst wenn eine Patientenverfügung nicht völlig auf die konkrete Situation passt, kann sie doch als Anhaltspunkt für die Bestimmung des mutmaßlichen Patientenwillens dienen.

5.3.2.3 Substitute der Einwilligungsfähigkeit mit gerichtlichem Procedere

Gesetzliche Betreuung: Der Nutzen einer gesetzlichen Betreuung als isoliertes Instrument im Finden und Durchsetzen von Entscheidungen über medizinische Maßnahmen wird i. d. R. überschätzt. Eine gesetzliche Betreuung ist kein Instrument, um freie Entscheidungen eines Patienten, sofern sie diagnostische oder therapeutische Maßnahmen betreffen, zu umgehen oder infrage zu stellen. Die gesetzliche Betreuung hat primär das Ziel, jemanden, der „seine Angelegenheiten nicht selbst besorgen kann" zu unterstützen. Insbesondere durch die weitgehende Gleichstellung von gesetzlicher Betreuung und Vorsorgevollmacht ist die Notwendigkeit einer gesetzlichen Betreuung immer seltener gegeben. Angelegenheiten, für die ein Bevollmächtigter benannt wurde, bedürfen keiner Regelung durch eine gesetzliche Betreuung. Daher kann in diesen Fällen keine gesetzliche Betreuung eingerichtet werden. Im Gesetz werden auch nichtformalisierte Regelungen vor die Einrichtung einer gesetzlichen Betreuung gestellt, wenn Angelegenheiten „durch andere Hilfen ebenso gut wie durch einen Betreuer besorgt werden können" (§ 1896 Abs. 2 BGB). Hierzu gehören z. B. einvernehmlich auf gegenseitigem Vertrauen beruhende Hilfen durch Angehörige, auch wenn diese keine ausdrückliche formale Vollmacht besitzen. Allerdings enden deren

Befugnisse, wenn es um eine „rechtsgeschäftliche Vertretung" geht, d. h. wenn z. B. ein Vertrag mit einem Heim unterschrieben werden muss.

Für diesen Fall ist eine Vollmacht oder eben eine Betreuung erforderlich. Ist der Betreute geschäftsfähig bzw. einwilligungsfähig, hat die gesetzliche Betreuung keine Auswirkung auf diese Eigenschaften. Der Betreute selbst entscheidet, was der Betreuer für ihn unternehmen und durchsetzen soll.

Die gesetzliche Formulierung „gegen den freien Willen kann eine Betreuung nicht eingerichtet werden" (§ 1896 Abs. 1a BGB), impliziert, dass der zu Betreuende einen freien Willen hat. Ist dies nicht der Fall, dann kann auch eine Betreuung gegen seinen „natürlichen Willen", d. h. krankheitsbedingt nicht freien Willen, eingerichtet werden. Dies trifft auch für Patienten mit Demenz zu.

Aufgabenkreis: Ein Betreuer kann für verschiedene Aufgabenkreise bestellt werden. Wenn es um medizinische Fragen in der Gerontopsychiatrie geht, sind Bereiche wie Heilbehandlungen und Aufenthaltsbestimmung von besonderer Wichtigkeit. Der Aufgabenkreis der Aufenthaltsbestimmung umfasst auch die Entscheidung über eine Unterbringungsmaßnahme.

Entscheidungen bei medizinischen Maßnahmen im engeren Sinne: Ist ein Patient einwilligungsfähig, dann entscheidet er selbst über alle medizinischen Maßnahmen, die an ihm vorgenommen werden und welche nicht, auch wenn er unter gesetzlicher Betreuung steht. Der Betreuer hat ggf. bei der Realisierung und Durchsetzung zu helfen. Ist ein Patient nichteinwilligungsfähig, dann entscheidet der Betreuer für ihn. Wenn eine Patientenverfügung vorhanden ist, die auf die konkrete Situation passt, muss diese die Grundlage bei der Entscheidung des Betreuers sein (§ 1901a Abs. 1 BGB).

Liegt keine oder keine auf die konkrete Situation passende Vorsorgevollmacht vor gilt wieder der mutmaßliche Wille des nichteinwilligungsfähigen Patienten, den der Betreuer durchsetzen muss (§ 1901a Abs. 2 BGB). Der Betreuer lässt sich die medizinischen Informationen vortragen, die für die Entscheidungsfindung notwendig sind. Er führt das Aufklärungsgespräch mit dem Arzt und unterschreibt ggf. auch entsprechende Dokumente in Vertretung des Betreuten.

Besteht allerdings „die begründete Gefahr [...], dass der Betreute aufgrund der Maßnahme stirbt oder einen schweren und länger dauernden gesundheitlichen Schaden erleidet", muss das Amtsgericht informiert werden und zustimmen (§ 1904 Abs. 1 BGB). Die Gefahr z. B. der Amputation einer Gliedmaße muss naheliegend und konkret sein, nicht nur hypothetisch. Die Genehmigung darf nicht zu einer Verzögerung führen, die ihrerseits eine Gefahr bedeutet (§ 1904 Abs. 1 BGB).

Anders als bei anderen Aufgabenkreisen der gesetzlichen Betreuung kann es für medizinische Maßnahmen keinen Einwilligungsvorbehalt geben.

Unterbringung: Die Unterbringung eines Betreuten, die mit Freiheitsentziehung verbunden ist, ist möglich, bedarf aber wie auch für den Bevollmächtigten immer der
Genehmigung durch das Betreuungsgericht. Die Unterbringung eines Betreuten ohne
Genehmigung ist nur zulässig, wenn mit dem Aufschub Gefahr verbunden ist, die
Genehmigung muss in diesen Fällen nachgeholt werden (§ 1906 Abs. 2 BGB). Die Unterbringung ist nur möglich „auf Grund einer psychischen Krankheit oder geistigen
oder seelischen Behinderung des Betreuten" (§ 1906 Abs. 1 BGB), also nicht allein z. B.
aufgrund einer internistischen Erkrankung. Als Gründe für eine Unterbringung nennt
das Gesetz, die Gefahr, dass „der Betreute sich selbst tötet oder erheblichen gesundheitlichen Schaden zufügt" oder dass „zur Abwendung eines drohenden erheblichen
gesundheitlichen Schadens [...]" (§ 1906 Abs. 1 Nr. 1 und 2 BGB). Die Unterbringung
nach dem Betreuungsrecht ist nicht möglich zum Schutze Dritter, sondern ist ausschließlich auf die Bedürfnisse des psychisch Kranken oder Behinderten selbst abge-
stellt. Ort der Unterbringung ist i. d. R. eine psychiatrische Klinik. Als Sicherungsmaßnahmen nennt das Gesetz „mechanische Vorrichtungen", also etwa Bettgitter oder
Fixierung und erstaunlicherweise „Medikamente" (§ 1906 Abs. 4 BGB). Da primär zur
Sedierung eingesetzte Medikamente wie Antipsychotika insbesondere bei alten Menschen gefährliche unerwünschte Arzneimittelwirkungen haben können, deren Risiko
durch die gesetzliche Regelung nicht vermindert wird, scheint diese Option, also die
Freiheitsentziehung durch Sedierung, aus medizinischer Sicht kein gangbarer Weg
zu sein.

Die im Gesetz genannten Sicherungsmaßnahmen können auch ohne Unterbringung außerhalb von Kliniken, z. B. in einem „Heim oder in einer sonstigen Einrichtung", angewendet werden (§ 1906 Abs. 4 BGB).

Es ist im Klinikalltag eine interessante und wichtige Frage, ab welcher Dauer z. B.
eine Fixierung bei einem Betreuten durch das Amtsgericht genehmigt werden muss.
Im Gesetz heißt es, dass eine Genehmigung nötig ist, wenn einem Betreuten „über
einen längeren Zeitraum oder regelmäßig die Freiheit entzogen werden soll" (§ 1906
Abs. 4 BGB). Die Unterbringung muss beendet werden, wenn die Voraussetzungen
nicht mehr gelten.

Ärztliche Zwangsmaßnahme: Ärztliche Zwangsmaßnahmen sind indizierte diagnostische oder therapeutische Entscheidungen, mit denen der Patient krankheitsbedingt
nicht einverstanden ist, die also dem natürlichen, d. h. krankheitsbedingt nicht freien,
Willen eines Patienten widersprechen. Sie sind bei einem Betreuten vom Betreuungsgericht zu genehmigen.

Die Einwilligung des Betreuers in die Durchführung ärztlicher Zwangsmaß-
nahmen ist vom Gesetzgeber an explizite Auflagen gebunden, die allerdings auch
Selbstverständlichkeiten ärztlichen Handelns darstellen. Dazu gehört u. a., dass der
Behandler zuvor versucht hat, „den Betreuten von der Notwendigkeit der ärztlichen
Maßnahme zu überzeugen", dass „die ärztliche Zwangsmaßnahme erforderlich ist,
um einen drohenden erheblichen gesundheitlichen Schaden abzuwenden" und

dass es außerdem keine andere zumutbare Möglichkeit der Behandlung gibt (§ 1906 Abs. 3 BGB).

5.3.2.4 Unterbringung und Zwangsbehandlung auf der Grundlage der Gesetze zum Schutz psychisch Kranker (PsychKG)

Die Gesetze zum Schutz psychisch Kranker sind Gesetze der Länder. Sie sind historisch aus den Polizeigesetzen entstanden. Ihre ursprüngliche Intention war es, die öffentliche Ordnung zu sichern. Die meisten Bundesländer haben in den vergangenen Jahren aufgrund von Vorgaben des Verfassungsgerichts die Gesetze zum Schutz psychisch Kranker novelliert. Sie regeln u. a. die zwangsweise Unterbringung und ggf. die zwangsweise Behandlung von psychisch Kranken gegen deren Willen.

Sie sind nur anwendbar, wenn psychisch kranke Menschen infolge ihrer Krankheit ihr Leben oder ihre Gesundheit „erheblich gefährden" oder „eine erhebliche gegenwärtige Gefahr für Rechtsgüter Anderer" darstellen. Die entsprechenden Formulierungen sind in verschiedenen PsychKG der Länder ähnlich. Ein wesentlicher Unterschied gegenüber dem Betreuungsgesetz ist, dass auch die Gefahr für Dritte Voraussetzung für die Unterbringung sein kann.

Ein weiterer für die Praxis kaum zu überschätzender Vorzug ist ihre unmittelbare Anwendbarkeit ohne Zeitverzögerung, die nach dem Betreuungsrecht i. d. R. nicht gelingt, auch wenn sie rechtlich möglich wäre. Anders als in anderen europäischen Ländern wird in Deutschland die Entscheidung über die zwangsweise Unterbringung nicht von einem Arzt, sondern immer vom Gericht getroffen. Allerdings gibt es das Recht, psychisch Kranke vor Einholung des Gerichtsbeschlusses auf der Grundlage der ärztlichen Einschätzung des Risikos für Selbst- oder Fremdgefährdung für maximal 24 Stunden vorläufig unterzubringen (zurückzuhalten).

Die Problematik der Sicherung vs. Behandlung ist in neuerer Zeit intensiv problematisiert worden. In der Demenzbehandlung sind Unterbringungen nach PsychKG eher selten, nicht zuletzt wegen der Zunahme der Vollmachterteilung.

5.3.2.5 Sterben lassen

Das Thema „Sterben lassen" kann aus verschiedenen Perspektiven betrachtet werden. Zum einen gibt es eine ärztlich ethische Herangehensweise, die beispielhaft in den „Grundsätzen der Bundesärztekammer zur ärztlichen Sterbehilfe" von 2011 formuliert worden ist. Daneben gibt es eine zivilrechtliche und eine strafrechtliche Ebene. Es spricht daher manches dafür, die ärztlich-ethische Sicht in den Vordergrund zu stellen und juristischen Regeln als Hilfe anzusehen, diese umzusetzen und nicht umgekehrt vorzugehen.

Die Tötung eines anderen Menschen und damit natürlich auch eines Patienten ist strafbar. Dies gilt auch für die sog. Tötung auf Verlangen, wenn also ein entsprechender Todeswunsch an den Arzt herangetragen worden ist (§ 216 StGB). Ebenso wie die Mitwirkung des Arztes bei einer Suizidhandlung kann das Töten auf Verlangen keine

eigentliche ärztliche Aufgabe sein. Seit 2015 ist auch ausdrücklich die „geschäftsmä-
ßige" Beihilfe zur Selbsttötung unter Strafe gestellt (§ 217 StGB).

Wie bei allen medizinischen und ärztlichen Handlungen, die nicht in die Kategorie des gesetzlich Verbotenen fallen, gilt auch beim „Sterben lassen" der Wille des
Patienten bzw., wenn er diesen nicht mehr artikulieren kann, sein mutmaßlicher, ge-
wissermaßen rekonstruierter Wille als oberste Entscheidungsinstanz. Sterben lassen
kann im Nichtergreifen von technisch möglichen Maßnahmen bestehen, aber auch
in der Beendigung bzw. im Abbruch solcher Maßnahmen. Der BGH hat den Unterschied zwischen Nichtbeginn einer Maßnahme und deren Beendigung nicht mehr
akzeptiert (BGH, Urteil vom 25. 7. 2010 – 2 StR 454/09). In ihren Grundsätzen zur ärztlichen Sterbebegleitung führt die Bundesärztekammer u. a. aus, dass es Aufgabe des
Arztes ist, „Sterbenden bis zum Tode beizustehen. Die ärztliche Verpflichtung zur Le-
benserhaltung besteht daher nicht unter allen Umständen." Es sei aber eine ärztliche
Aufgabe, bei „Sterbenden, d. h. Kranken oder Verletzten mit irreversiblem Versagen
einer oder mehrerer vitaler Funktionen, bei denen der Eintritt des Todes in kurzer Zeit
zu erwarten ist so zu helfen, dass sie menschenwürdig sterben können". Ausdrücklich wird erwähnt, dass „dazu [...] nicht immer Nahrungs- und Flüssigkeitszufuhr gehören" – nämlich zur geforderten Basisbetreuung. „Maßnahmen, die den Todesein-
tritt nur verzögern, sollen unterlassen oder beendet werden. [...] Bei Sterbenden kann
die Linderung des Leidens so im Vordergrund stehen, dass eine möglicherweise dadurch bedingte unvermeidbare Lebensverkürzung hingenommen werden darf." (passive Sterbehilfe).

Wichtig ist es auch, dass Bevollmächtigte oder Angehörige über das nahende Sterben und die möglichen Maßnahmen unterrichtet werden. Es geht um ein gemeinsames Abwägen des medizinisch Möglichen mit dem ethisch Sinnvollen. Verbindlich für
die Entscheidung ist aber der (angenommene) Wille des Patienten, dessen Feststellung aber auch bei Vorliegen einer Vollmacht schwierig sein kann (BGH, Beschluss
vom 6. 7. 2016 – Az. XII ZB 61/16).

5.3.2.6 Fahrtauglichkeit

Rechtsvorschriften: Im § 11 der Fahrerlaubnisverordnung (FeV) wird die Zulassung
von Personen zum Straßenverkehr geregelt. Es werden „schwere Altersdemenz und
schwere Persönlichkeitsveränderungen durch pathologische Alterungsprozesse" als
Gründe dafür genannt, dass die erkrankte Person kein Fahrzeug mehr führen kann.

Bewertung der Fahrtauglichkeit: Wenn wir von Fahrtauglichkeit sprechen, meinen
wir eine prognostische Festlegung im Sinne einer geringen Unfallwahrscheinlichkeit.

Wenn ein gesunder Mensch mit einer Blutalkoholkonzentration (BAK) von 0,5 ‰
einen Pkw steuert, ist die Unfallwahrscheinlichkeit erhöht. Dennoch erlaubt der Gesetzgeber das Autofahren in diesem Fall und akzeptiert die damit auftretenden zusätzlichen Risiken.

Für die Fähigkeit, Auto zu fahren, werden allgemeine kognitive Leistungen, aber insbesondere auch Aufmerksamkeit, exekutive Funktionen, Reaktionsvermögen und visuelle Fähigkeiten für wichtig erachtet. Im klinischen Alltag – die Frage nach der Fahrtauglichkeit stellt sich häufig – ist es notwendig, kurze praktikable Testungen oder Interviews zur Verfügung zu haben, um zu brauchbaren Einschätzungen der Fahrtauglichkeit zu gelangen. Der Zahlen-Verbindungs-Test (ZVT), der Aufmerksamkeit und Exekutivfunktionen untersucht, soll ein besonders guter Prädiktor für das erfolgreiche Bestehen einer praktischen Fahrprobe sein [41]. Für den MMSE trifft dies eigentlich nicht zu. Wegen seiner breiten Anwendung ist ein orientierender Punktwert, der bei ≤ 24 liegt [42], als annäherungsweise Grenze für die Fahrtauglichkeit dennoch hilfreich. Ein weiterer ganz wesentlicher Hinweis auf die Fahruntauglichkeit kann aus der Fremdanamnese gewonnen werden, wenn Angehörige als Beifahrer das Fahrverhalten des Kranken beobachten konnten und über Unsicherheiten beim Fahren, Fahrfehler oder Unfälle berichten. Die Selbsteinschätzung des Fahrers ist kein brauchbares Kriterium für die Fahrtauglichkeit.

Die Nichtwahrnehmung von kognitiven oder auch emotionalen Veränderungen durch die Kranken verhindert häufig die realistische Einschätzung ihrer Alltagskompetenz und damit auch des Fahrvermögens.

> Kriterien, die die Fähigkeit zum Steuern eines Pkw bei beginnender Demenz als nicht gegeben erscheinen lassen (modifiziert nach [42]):
> - CDR 0,5 oder 1
> - MMSE ≤ 24
> - von Beifahrern beobachtbare Unsicherheiten oder Fehler beim Fahren
> - freiwillige Einschränkung der Fahrleistung oder selbst berichtetes Vermeiden
> - aggressives oder impulsives Verhalten

Es ist nicht belegt, dass spezialisierte, z. T. aufwendige und teure neuropsychologische, computergestützte Verfahren die Prädiktion von Fahrfehlern und damit die Beurteilung der Fahrtauglichkeit verbessern. Fast alle Demenzerkrankungen sind progrediente Störungen, sodass bei der Einschätzung grundsätzlich eine mögliche Verschlechterung im anstehenden Zeitraum mit zu berücksichtigen ist.

Patienten, die an einer frontotemporalen Demenz mit im Vordergrund stehenden Verhaltensauffälligkeiten erkrankt sind, können grundsätzlich nicht mehr zuverlässig Auto fahren.

Wegen ihrer fehlenden Krankheitswahrnehmung misslingt es häufiger Patienten mit FTD als Patienten mit AD davon zu überzeugen, freiwillig auf das Fahren zu verzichten [43]. Patienten, die zusätzlich zur Demenz Bewegungsstörungen haben, wie Patienten mit Demenz bei Parkinson-Krankheit oder Menschen mit vaskulärer Demenz, sollten das Autofahren unterlassen. Die Einnahme insbesondere von sedierenden Medikamenten (Benzodiazepine, sedierende Neuroleptika und Antidepressiva) bei beginnender Demenz schließt das Autofahren aus.

Patienten, die aus ärztlicher Sicht wegen kognitiver Störungen oder Verhaltensauffälligkeiten nicht mehr in der Lage sind einen Pkw zu führen, wird man vom Autofahren abraten und man wird versuchen, auf einen freiwilligen Verzicht auf das Autofahren hinzuarbeiten. Hierbei kann es hilfreich sein, die Kranken ausführlich über die Diagnose und die zu erwartenden Symptome aufzuklären und in diesen Kontext das Autofahren einzubetten. Die Hinzuziehung der Familie kann hilfreich sein und führt in den allermeisten Fällen zum Erfolg. Familienmitglieder und Ehepartner sind häufig anderer Meinung als der Kranke über dessen Fähigkeit zum Autofahren, sodass sich hier auch häufig ein Konfliktfeld auftut und der drohende Entzug der Fahrerlaubnis als Kränkung und Demütigung empfunden werden kann. Der Hinweis, dass die entsprechenden Informationsgespräche mit dem Kranken und seinen Angehörigen sorgfältig dokumentiert werden müssen, ist richtig. Zu bedenken ist aber, dass durch die Dokumentation nicht unbedingt sichergestellt ist, dass der Kranke die Informationen auch verstanden und aufgenommen hat, insbesondere, wenn er seine Defizite nicht wahrnimmt.

Die rechtlichen Möglichkeiten, ein Fahrverbot gegen den Willen eines Kranken durchzusetzen, sind in Deutschland gering. Die Verpflichtung zur ärztlichen Schweigepflicht gilt als ein sehr hohes Rechtsgut. Das in der Schweiz vorhandene ärztliche „Melderecht", das nicht an die Entbindung von der Schweigepflicht gebunden ist, würde man sich in der Praxis häufig wünschen. Werden allerdings bei einem Kranken besonders schwerwiegende und gefährliche Risiken beim Autofahren bekannt, so kann es gerechtfertigt sein, die zuständige Ordnungsbehörde oder das Kraftverkehrsamt zu informieren. Dies setzt voraus, dass alle Versuche den Patienten freiwillig zur Aufgabe des Autofahrens zu bewegen, bereits ausgeschöpft sind und erfolglos blieben. Es besteht allerdings keine Verpflichtung für den Arzt, eine solche Meldung unter Verletzung seiner Schweigepflicht vorzunehmen.

Literatur

[1] Sturma D, Heinrichs B, Hrsg. Handbuch Bioethik. Stuttgart: Metzler; 2015. S. 129–136.
[2] Kant I. Grundlegung zur Metaphysik der Sitten. Hamburg: Meiner. S. 52 ff. (AA IV 426 ff.).
[3] Dworkin R. Life's Dominion: An Argument About Abortion, Euthanasia, and Indvidual Freedom. New York: Vintage; 1993. S. 210 ff., 229 ff.
[4] McMahan J. The Ethics of Killing: Problems at the Margins of Life. Oxford: OUP; 2002. S. 493 ff.
[5] Kruse A. Lebensqualität demenzkranker Menschen. In: Deutscher Ethikrat, Hrsg. Demenz – Ende der Selbstbestimmung? Berlin: Deutscher Ethikrat; 2012. S. 33 ff.
[6] Klöppel S, Boldt J, Sturma D, Schroeter ML. Frühdiagnostik neurodegenerativer Erkrankungen: Nur mit umfassender Beratung. In: Deutsches Ärzteblatt. 2016; 113 (29): A 1376–1380.
[7] Beauchamp TL, Childress JF. Principles of biomedical ethics. 7. Auflage. New York: Oxford University Press; 2013. S. 101–301.
[8] Sturma D, Heinrichs B. Bioethik – Hauptströmungen, Methoden und Disziplinen. In: Sturma D, Heinrichs B, Hrsg. Handbuch Bioethik. Stuttgart: Metzler; 2015. S. 1–8.

[9] Sturma D. Ethische Überlegungen zum Umgang mit demenziell erkrankten Personen. In: Maier W, Dibelius O, Hrsg. Versorgungsforschung für demenziell erkrankte Menschen. Stuttgart: Kohlhammer; 2011. S. 93 ff.

[10] Jox R. Der „natürliche Wille" bei Kindern und Demenzkranken: Kritik an einer Aufdehnung des Autonomiebegriffs. In: Wiesemann C, Simon A, Hrsg. Patientenautonomie: theoretische Grundlagen – praktische Anwendungen. Münster: Mentis; 2013. S. 329–339.

[11] Jox R, Ach SJ, Schöne-Seifert B. Der natürliche Wille und seine ethische Einordnung: Patienten-verfügungen bei Demenz. Deutsches Ärzteblatt. 2014; 111 (10): A-394–396.

[12] Deutscher Ethikrat. Demenz und Selbstbestimmung: Stellungnahme. Berlin: Deutscher Ethik-rat; 2012. S. 56 ff., 93.

[13] World Medical Association. Declaration of Helsinki: Ethical Principles for Medical Research Involving Human Subjects, Fortaleza. In; 2013.

[14] CIOMS. International Ethical Guidelines for Health-Related Research Involving Human Sub-jects. Geneva: Council for International Organizations of Medical Sciences; 2016.

[15] Alzheimer Europe Report. The Ethics of Dementia Research. In: Luxembourg: Alzheimer Europe; 2011.

[16] Emanuel EJ, Wendler D, Grady C. What makes clinical research ethical? JAMA. 2000; 283 (20): 2701–2711.

[17] Strech D, Mertz M. Forschungsethische Grundprinzipien. In: Raspe H, Hüppe A, Strech D, Taupitz J, Hrsg. Empfehlungen zur Begutachtung klinischer Studien durch Ethik-Kommissionen. Volume 2. Berlin: Deutscher Ärzteverlag; 2012. S. 1–8.

[18] Clark T, Berger U, Mansmann U. Sample size determinations in original research protocols for randomised clinical trials submitted to UK research ethics committees: review. BMJ. 2013; 346: 1135.

[19] Chen R, Desai NR, Ross JS, et al. Publication and reporting of clinical trial results: cross sectio-nal analysis across academic medical centers. BMJ. 2016; 352: i637.

[20] Strech D. Normative arguments and new solutions for the unbiased registration and publica-tion of clinical trials. Journal of Clinical Epidemiology. 2012; 65 (3): 276–281.

[21] Sperling RA, Aisen PS, Beckett LA, et al. Toward defining the preclinical stages of Alzheimer's disease: recommendations from the National Institute on Aging-Alzheimer's Association workgroups on diagnostic guidelines for Alzheimer's disease. Alzheimers Dement. 2011; 7 (3): 280–292.

[22] Dubois B, Feldman HH, Jacova C, et al. Advancing research diagnostic criteria for Alzheimer's disease: the IWG-2 criteria. The Lancet Neurology. 2014; 13 (6): 614–629.

[23] Hay M, Thomas DW, Craighead JL, Economides C, Rosenthal J. Clinical development success rates for investigational drugs. Nat Biotechnol. 2014; 32 (1): 40–51.

[24] Kim SYH, Karlawish J, Berkman BE. Ethics of genetic and biomarker test disclosures in neuro-degenerative disease prevention trials. Neurology. 2015; 84 (14): 1488–1494.

[25] Green RC, Roberts JS, Cupples LA, et al. Disclosure of APOE genotype for risk of Alzheimer's disease. N Engl J Med. 2009; 361 (3): 245–254.

[26] Christensen KD, Roberts JS, Uhlmann WR, Green RC. Changes to perceptions of the pros and cons of genetic susceptibility testing after APOE genotyping for Alzheimer disease risk. Genet Med. 2011; 13 (5): 409–414.

[27] Sperling RA, Karlawish J, Johnson KA. Preclinical Alzheimer disease – the challenges ahead. Nat Rev Neurol. 2013; 9 (1): 54–58.

[28] Appelbaum PS, Roth LH. Competency to consent to research: a psychiatric overview. Arch Gen Psychiatry. 1982; 39 (8): 951–958.

[29] Karlawish JH, Casarett DJ, James BD. Alzheimer's disease patients' and caregivers' capacity, competency, and reasons to enroll in an early-phase Alzheimer's disease clinical trial. J Am Geriatr Soc. 2002; 50 (12): 2019–2024.
[30] Karlawish J. Measuring Decision-Making Capacity in Cognitively Impaired Individuals. Neurosignals. 2008; 16 (1): 91–98.
[31] Schicktanz S, Schweda M, Ballenger JF, et al. Before it is too late: professional responsibilities in late-onset Alzheimer's research and pre-symptomatic prediction. Front Hum Neurosci. 2014; 8: 921.
[32] Black BS, Rabins PV, Sugarman J, Karlawish JH. Seeking assent and respecting dissent in dementia research. Am J Geriatr Psychiatry. 2010; 18 (1): 77–85.
[33] Roberts JS, Dunn LB, Rabinovici GD. Amyloid imaging, risk disclosure and Alzheimer's disease: ethical and practical issues. Neurodegener Dis Manag. 2013; 3 (3): 219–229.
[34] Johnson RA, Karlawish J. A review of ethical issues in dementia. International Psychogeriatrics. 2015; 27 (10): 1635–1647.
[35] ZEKO (Zentrale Ethikkommission bei der Bundesärztekammer). Umgang mit Vorsorgevollmacht und Patientenverfügung in der ärztlichen Praxis. Deutsches Ärzteblatt. 2013; 110 (33): A1580–1585.
[36] Kim SYH. The ethics of informed consent in Alzheimer disease research. Nature Reviews Neurology. 2011; 7 (7): 410–414.
[37] Wendler D, Martinez RA, Fairclough D, Sunderland T, Emanuel E. Views of potential subjects toward proposed regulations for clinical research with adults unable to consent. The American journal of psychiatry. 2002; 159 (4): 585–591.
[38] Gertz HJ. Demenz, Wahn und bloßes Altsein: Regeln und Besonderheiten der Schuldfähigkeitsbegutachtung älterer Straftäter. In: Kunz F, Gertz HJ, Hrsg. Straffälligkeit älterer Menschen. Interdisziplinäre Befunde aus Forschung und Praxis. Springer Verlag; 2015.
[39] Klie Th, Vollmann J, Pantel J. Autonomie und Einwilligungsfähigkeit bei Demenz als interdisziplinäre Herausforderung für Forschung, Politik und klinische Praxis. Informationsdienst Altersfragen. 2014; 41 (4).
[40] Grundsätze der Bundesärztekammer zur ärztlichen Sterbebegleitung. Dtsch Arztebl. 2011; 108 (7): A-346
[41] Mosimann UP, Bächli-Biétry J, Boll J, et al. Konsensusempfehlungen zur Beurteilung der medizinischen Mindestanforderungen für Fahreignung bei kognitiver Beeinträchtigung. Praxis (Bern 1994). 2012; 101 (7): 451–464
[42] Iverson DJ, Gronseth GS, Reger MA, Classen S, Dubinsky RM, Rizzo M. Quality Standards Subcomittee of the American Academy of Neurology, Practice parameter update: evaluation and management of driving risk in dementia: report of the Quality Standards Subcommittee of the American Academy of Neurology. Neurology. 2010; 74: 1316–1324.
[43] Ernst J, Krapp S, Schuster T, Förstl H, Kurz A, Diehl-Schmid J. Fahrtauglichkeit bei Patienten mit frontotemporaler und Alzheimer-Demenz. Nervenarzt. 2010; 81: 79–85.

6 Diagnostische Methoden

Lucrezia Hausner, Lutz Frölich

6.1 Klinische Untersuchung, Schweregradeinschätzung und Alltagskompetenz

6.1.1 Vorbemerkungen

Die klinische Untersuchung kognitiv gestörter älterer Patienten ist komplex und beinhaltet besondere Herausforderungen für den Untersucher. Neben den psychopathologischen Auffälligkeiten aufgrund der neurodegenerativen Erkrankung (z. B. Alzheimer-Krankheit) bestehen bei dieser Patientenklientel häufig chronische internistische Erkrankungen, oft im Sinne einer nur unzureichend kompensierten Multimorbidität. Einschränkungen des Bewegungsapparates und eine generell verminderte Belastbarkeit führt funktionell zur Gebrechlichkeit („Frailty") mit Auswirkungen auf die Kooperationsfähigkeit bei der Untersuchung. Dazu kommen Kommunikationseinschränkungen aufgrund sensorischer Defizite (z. B. Hör- oder Sehminderungen). Dies kann die Diagnostik der psychiatrischen Grunderkrankung, deren Schweregradeinschätzung und letztlich eine adäquate Therapie und soziale Versorgung komplizieren.

Eine gerontopsychiatrische Versorgung geht gemäß einer geriatrischen Grundhaltung von zwei wichtigen Perspektiven aus: (1) Es wird eine langfristige Versorgung chronisch kranker Patienten erwartet und (2) Funktionserhalt und Stabilisierung der Lebensqualität sind die wichtigsten therapeutischen Ziele.

Somit ist eine reliable Beurteilung des Verlaufs der Erkrankung von besonderer Bedeutung: Hierfür ist die Verwendung von validierten psychometrischen und funktionellen Skalen zur Beobachter-unabhängigen Beurteilung der kognitiven und funk-

https://doi.org/10.1515/9783110411003-007

tionellen Einschränkungen in der Primärdiagnostik und zur Verlaufsdokumentation empfohlen. Skalen sind zumeist dem intuitiven subjektiven Eindruck des Arztes überlegen, mit der Einschränkung, dass sie eben nur die operationalisierten Domänen der jeweiligen Skala erfassen und somit nicht zur Skala gehörige Bereiche der Symptomatik ausblenden und auch keine integrative Bewertung der Gesamtheit der Veränderungen vornehmen. Deswegen empfiehlt es sich für die klinische Praxis, die Verlaufsdokumentation nicht nur mittels einer – oftmals auf die kognitiven Symptome fokussierten – Skala wie z. B. dem Mini-Mental-Status-Test (MMST) [1] vorzunehmen, sondern zusätzlich eine Skala zur globalen Einschätzung des Schweregrads, wie z. B. das Clinical Dementia Rating – sum-of-the-boxes (CDRsob) [2] zu nutzen.

6.1.2 Klinische Untersuchung: Anamnese, psychopathologischer Befund und psychometrische Objektivierung

6.1.2.1 Anamnese und Fremdanamnese

Der Erhebung der **Anamnese** über Angaben des Patienten als auch über eine Fremdanamnese durch eine mit dem Patienten vertraute Bezugsperson kommt bei der Diagnostik der Alzheimer-Demenz in allen Stadien und dann im Weiteren auch zur Verlaufsbeurteilung eine besondere Bedeutung zu. Ihre umfassende Erhebung und kritische Bewertung durch den untersuchenden Arzt ist oft mit einem hohen Zeitaufwand verbunden, ermöglicht jedoch in mehr als 75 % der Fälle bereits eine korrekte Diagnose [3, 4].

Symptom-orientiert werden die Hauptbeschwerden, die Entwicklung der aktuellen psychiatrischen Krankheit auf Grundlage der psychiatrischen und somatischen Vorgeschichte erfasst, und eine biographische, soziale und familiäre Anamnese erhoben.

Der Untersucher sollte versuchen, den älteren Menschen mittels Einfühlungsvermögen und emotionaler Zugewandtheit im Erstkontakt „kennenzulernen" und ein „Gefühl des Zuhörens" zu vermitteln. Eine weitere solide Arzt-Patienten-Beziehung, die durch „Vertrauen zum Arzt" und Kooperationswillen des Patienten als integrale Bestandteile geprägt ist, ist essenziell in der Behandlung von Patienten mit einer chronisch progredienten Erkrankung wie der Alzheimer-Demenz, die über die Zeit zu weiteren Einschränkungen des Patienten führen wird.

Die **Fremdanamnese** ist für die Beschreibung des Ausgangsniveaus (u. a. Charaktereigenschaften, Fähigkeiten vor Erkrankungsbeginn, prämorbide kognitive Fähigkeiten, frühere Kompetenzen zur praktischen Lebensbewältigung, Persönlichkeitsstruktur des Patienten) essenziell. Auf Grundlage dieser Informationen können die entwickelten Verluste und aktuell bestehenden Defizite sowie Krankheitsprozesse verlässlicher eingeschätzt werden.

Oft unterscheidet sich die Wahrnehmung von Krankheitssymptomen, sowohl in deren Präsenz und Ausprägung als auch in dem damit einhergehenden Leidensdruck und der Verminderung von Lebensqualität, zwischen Patient und Angehörigen. Gerade am Anfang einer Alzheimer-Krankheit, d. h. im prodromalen Erkrankungsstadium (leichte kognitive Störung aufgrund einer Alzheimer-Krankheit) als auch im Stadium der leichten Alzheimer-Demenz, kompensieren und dissimulieren Patienten häufig kognitive Störungen und Alltagsdefizite. Die Fremdanamnese erbringt für den Untersucher hier oft sehr wichtige Informationen wie z. B. das Vorhandensein und die Ausprägung von Defiziten im Alltag, was die Diagnosestellung wesentlich beeinflusst. Erfolgt die Erstdiagnostik im fortgeschrittenen Krankheitsstadium, sind z. B. auch biographische Inhalte z. T. nur über die Bezugsperson zu erfahren. In fortgeschrittenen Stadien der Demenzerkrankung sind die Patienten nicht mehr in der Lage, umfassend ihre körperlichen Beschwerden zu schildern, weil sie viele Dinge letztlich vergessen, z. B. das Datieren von vorangegangenen Beschwerden, wie z. B. Medikamentenunverträglichkeiten: Die ausgeprägten kognitiven Defizite werden vom Patienten selbst unvollständig oder verändert erlebt bzw. können nicht mehr abstrahiert geschildert werden. Weitere psychiatrische Begleitsymptome wie z. B. Apathiesymptome, Störungen des Tag-Nacht-Rhythmus und Verhaltensänderungen sind dann nur über die Bezugsperson oder durch Verhaltensbeobachtung im stationären Setting zu erfahren.

Neben der gemeinsamen Untersuchung des Patienten im Beisein des Angehörigen ist eine kurze getrennte Befragung beider gegen Ende der Exploration empfohlen. Hier können u. a. mit Scham besetzte Inhalte seitens des Patienten (z. B. sexuelle Funktionsstörungen bei Männern), aber auch Konflikt-behaftete Symptome seitens des Angehörigen (z. B. sexuelle Enthemmungsphänomene, Verhaltensstörungen) wertfrei und offen ohne Kränkung des Patienten geäußert werden.

Für einen umfassenden Eindruck des aktuellen Beschwerdebildes ist idealerweise die Erhebung von Anamnese und Fremdanamnese im Erstkontakt empfohlen, sowie zur Verlaufsuntersuchung und bei akuten Problemen. Die diagnostische Sensitivität für die Erfassung kognitiver Defizite kann durch den Einsatz von semi-strukturierten Interviews weiter erhöht werden [5]. Darüber hinaus sollten bestehende Krankenakten, Arztberichte und Vorbefunde berücksichtigt werden.

6.1.2.2 Psychopathologischer Befund

Im psychopathologischen Befund wird der geistige und seelische Zustand des Patienten zum Untersuchungszeitpunkt auf Grundlage des vom Arzt beobachteten Verhaltens des Patienten in der Untersuchung sowie den überprüfbaren Leistungen (z. B. kognitive Störungen) und das vom Patienten berichtete Erleben in einem strukturierten Querschnittsbild dargestellt. Zuerst soll die äußere Erscheinung und das Interaktionsverhalten des Patienten abgebildet werden, danach Bewusstseinslage, Wahrnehmung, kognitive Funktionen, inhaltliches und formales Denken, Affektivität mit spezifischen Ängsten und Zwängen, Antrieb, Psychomotorik, Vegetativsymptome und Substanzkonsum. Gesondert sollten Krankheits- und Therapieeinsicht, Urteils- und

Steuerungsfähigkeit und Suizidalität beurteilt werden. Die hier dargestellte Folge der zu beurteilenden Dimensionen wird der allgemein anerkannten Notwendigkeit gerecht, dass psychiatrische Befunde auch interindividuell vergleichbar sein sollen.

Das Dokumentationssystem der Arbeitsgemeinschaft für Gerontopsychiatrie (AGP) [6] mit dem entsprechenden Manual hat sich im deutschsprachigen Raum durchgesetzt, nachdem es aus dem AMDP-System weiterentwickelt wurde [7]. Im AGP-System werden die Befunde anhand einer freien psychiatrischen Exploration einschließlich einer Eigen- und Fremdanamnese und allgemeinmedizinischer und neurologisch-körperlicher Untersuchungen dokumentiert. Die Comprehensive Assessment and Referral Evaluation (CARE) von Gurland [8] und die Cambridge Examination for Mental Disorders of the Elderly (CAMDEX) [9] finden im englischsprachigen Raum eine häufige Verwendung. Das speziell auf gerontopsychiatrische Bedürfnisse hin entwickelte CARE-Interview ist genauso detailliert wie das AMDP- und AGP-System. Das CAMDEX integriert erprobte Kurztestungsinstrumente.

Es stehen auch deutlich kürzere Dokumentationssysteme zur Verfügung, die im Wesentlichen auf spezifische psychopathologische Unterpunkte fokussiert sind: Die Brief Psychiatric Rating Scale (BPRS) [10, 11] wird überwiegend bei jüngeren Patienten eingesetzt, die Sandoz Clinical Assessment-Geriatric(SCAG)-Skala [14] ist für gerontopsychiatrische Patienten entwickelt worde (Tab. 6.1).

6.1.2.3 Psychometrische Objektivierung

Die Diagnose einer Alzheimer-Demenz fußt – Stadien-unabhängig – auf dem progressiven Verlust von kognitiven Fähigkeiten einhergehend mit einem zunehmenden Funktionsverlust des Patienten, und progressiven Verhaltens- und Wesensveränderungen. Es wurden zahlreiche Patienten- oder Angehörigen-bezogene Bewertungsskalen entwickelt, um Demenz-bedingte Symptome objektiv und reliabel sowie über den Verlauf standardisiert zu dokumentieren. Psychometrische Bewertungsskalen sind weniger komplex als eine neuropsychologische Untersuchung und bilden i. d. R. nur einen bestimmten Syndromkomplex der Erkrankung vereinfacht ab. Wegen der im Vergleich zu neuropsychologischen Tests geringeren Standardisierung muss der Untersucher genügend Erfahrung mit der Bewertungsskala besitzen. Die psychometrische Objektivierung von Symptomen der Alzheimer-Krankheit soll die klinische Entscheidungsfindung vereinfachen, den Krankheitsverlauf dokumentieren und Restfunktionen des Patienten erfassen. Eine psychometrische Objektivierung und Quantifizierung von Symptomen ist in den Bereichen Kognition, Funktion, Verhalten, Lebensqualität, Depression bei Demenz, Pflegepersonbelastung und Schweregradeinschätzung der Demenzerkrankung möglich, wobei dem kognitiven Leistungsniveau eine gesonderte Bedeutung zukommt. Vom konzeptuellen Aufbau her lassen sich Selbstbeurteilungsverfahren, Fremdbeurteilungsverfahren und Leistungsprüfungsverfahren unterscheiden.

Tab. 6.1: Skalen zur operationalisierten Erfassung psychopathologischer Symptome und Diagnose-instrumente für Demenzen (Angaben zur Untersuchungsdauer nach [12, 13]).

AMDP	Arbeitsgemeinschaft für Methodik und Dokumentation in der Psychiatrie	umfassende Fremdbeurteilungsskala für psychopathologische Symptome	[7]	30–60 min
AGP	Arbeitsgemeinschaft für Gerontopsychiatrie der AMDP e. V.	umfassende Fremdbeurteilungsskala für psychopathologische Symptome im Alter; computerisierte Dokumentation	[6]	45–90 min
CARE	Comprehensive Assessment and Referral Evaluation	ähnlich umfangreich wie AMDP- und AGP-System und speziell auf gerontopsychiatrische Belange hin entwickelt	[8]	45–90 min
SCAG	Sandoz Clinical Assessment-Geriatric	psychopathologische Fremdeinschätzungsskala für Demenzen und Depressionen	[14]	15–20 min
GMSS-AGECAT	Geriatric Mental State Schedule	standardisiertes Diagnoseverfahren zur Differentialdiagnose, computerisierte Version: Automated Geriatric Examination for Computer Assisted Taxonomy GMSS-AGECAT	[15]	40–45 min
SIDAM	strukturiertes Interview für die Diagnose einer Demenz vom Alzheimer-Typ, Multiinfarktdemenz und Demenzen anderer Ätiologie	standardisiertes Diagnoseverfahren für klinische Diagnose nach ICD-10 und DSM-IV, Schweregradbestimmung durch Integration des MMST, im deutschen Sprachraum validiert	[16]	30 min
CAMDEX	Cambridge Examination for Mental Disorders of the Elderly	klinisches Diagnoseverfahren und Schweregradbestimmung durch Integration verschiedener Skalen (MMSE, IMCT)	[9]	60 min

6.1.2.4 Psychometrische Kurztests auf kognitive Störungen

Kognitive Kurztestungsverfahren lassen sich einfach handhaben und finden im Klinikalltag eine breite Anwendung, weil sie nur eine kurze Untersuchungszeit (i. d. R. < 20 Minuten) beanspruchen und Hinweise auf das mögliche Vorliegen einer Erkrankung geben. Sie sollten nicht als Screening-Untersuchungen angewendet werden und liefern nur nach Ausschluss interferierender Erkrankungen, z. B. Delir oder Depression, valide Ergebnisse. Der Untersucher sollte mit dem Kurztest Erfahrung besitzen und unter fachlicher Anleitung trainiert worden sein. Die Kürze dieser Tests kann zu einer Untersuchungspraxis verführen, die nicht normiert ist [17]. Im Folgenden werden die in der Diagnostik der Alzheimer-Demenz geläufigsten psychometrischen Kurztests im deutschsprachigen Raum kurz erläutert:

Mini-Mental State Examination (MMSE) [1]: Der MMSE ist der wohl am häufigsten angewandte psychometrische Kurztest für demenzielle Erkrankungen nicht nur im deutschen Raum (deutsche Bearbeitung durch Kessler et al. 1990), sondern wahrscheinlich auch weltweit. Dieser Kurztest besteht aus 30 Fragen bzw. Aufforderungen des Untersuchers an den Patienten, nachdem akute oder reversible kognitive Störungen (z. B. ein Delir oder eine Depression mit relevanten kognitiven Störungen) ausgeschlossen wurden. Die Durchführungszeit liegt bei etwa 15 Minuten. Der Mini-Mental-Status-Test (MMST) prüft breitgefächert unterschiedliche kognitive Domänen, was neben seiner einfachen Anwendung seine Beliebtheit in der Praxis erklärt: die Orientierung zu Zeit, Ort und Situation (zehn Fragen), unmittelbare Merkfähigkeit (drei Fragen) und Erinnerungsfähigkeit (drei Fragen). Weiterhin prüft er kurz Aufmerksamkeits- und Rechenfähigkeit (fünf Fragen), die Wortfindung (drei Fragen), die Praxie (drei Fragen) sowie die Schreibfähigkeit (eine Frage) und visuokonstruktiven Fähigkeiten (eine Frage). Die Punkte werden einzeln bewertet und zu einem Gesamtpunktwert addiert. Der Maximal-Score ist 30 Punkte. Da kein sicherer Cut-off-Wert für das Vorliegen einer Demenz etabliert ist, sollte der MMST von einem in der Demenzdiagnostik erfahrenen Arzt bewertet werden mit Berücksichtigung des Bildungsniveaus des Patienten. In der klinischen Praxis wird häufig ein Cut-off-Wert von ≤ 24 Punkten für eine krankheitswertige, d. h. demenziell bedingte Beeinträchtigung herangezogen. Allerdings liegt die Sensitivität des MMST dann nur bei 66 %, die Spezifität bei 99 %. Hebt man den Cut-off-Wert für das Vorliegen einer Demenz auf ≤ 27 Punkte an, erhöht sich die Sensitivität auf 89 %, mit Abnahme der Spezifität auf 78 % [18].

Montreal Cognitive Assessment (MoCA) [19]: Der MoCA ist ein neuerer Kurztest für die Erfassung von demenziellen Störungen in der Praxis, der sich aufgrund seiner klinischen Relevanz als mögliche Alternative zum MMST gut im klinischen Alltag etablieren konnte. Er wurde ursprünglich als Instrument für die Erfassung der leichten kognitiven Störung (MCI) entwickelt, ist jedoch auch zur Erfassung einer Demenz geeignet. Wie der MMST kann er nach einem kurzen Training von jedem Arzt angewendet werden und dauert etwa 10 Minuten. Auch hier sollen vor der Anwendung akute oder vorübergehende kognitive Störungen ärztlich ausgeschlossen werden. Der MoCA prüft die Domänen Aufmerksamkeit und Konzentration, exekutive Funktionen, konzeptionelles Denken, Gedächtnis, Sprache, Rechnen und die Orientierung. Die Einzelwerte werden zu einem maximalen Gesamt-Score von 30 Punkten zusammengerechnet. Eine Punktzahl von bereits 25 oder weniger Punkten kann hier als krankheitsbedingte kognitive Störung bewertet werden. Da er Exekutivfunktionen erfasst, ist er auch sehr gut zum Erfassung von vaskulärer Demenz bzw. vaskulär bedingten kognitiven Störungen geeignet.

Uhrenzeichen-Test (Clock drawing test – CDT) [20]: Beim Uhrenzeichen-Test wird der Patient aufgefordert, in einen Kreis, der eine mechanische Uhr darstellen soll, das Zifferblatt einer Uhr mit den zwölf Zahlen einzuzeichnen. Danach soll er die Uhrzeit „10 nach 11" mit korrekter Zeigerstellung (Stunden- und Minutenzeiger) einzeichnen. Vor der Anwendung sollten mögliche Hilfsmittel für den Patienten wie z. B. eine Wanduhr oder die Armbanduhr des Patienten beseitigt worden sein, um die Reliabilität dieses sehr schnellen und einfachen Tests zu erhalten. Der CDT wurde als orientierender Test für Demenz entwickelt und zeigt hier eine gute Sensitivität bei geringer Spezifität. Neben seiner Kürze und sehr einfachen Durchführbarkeit ist ein weiterer Vorteil, dass der Untersucher außer einer kurzen Erklärung keiner Schulung bedarf. Sein Nachteil ist, dass er nur visuokonstruktive Fähigkeiten und Abstraktionsvermögen testet. Es sind verschiedene Scoring-Algorithmen etabliert [21], die die Defizite wie folgt abbilden: (1) perfekte Uhr (Ziffern und Uhrzeit richtig), (2) leichte visuell-räumliche Fehler, (3) die Uhr ist richtig, aber die Uhrzeit ist fehlerhaft dargestellt oder keine Uhrzeit eingezeichnet, (4) mittelgradige visuell-räumliche Orientierungsprobleme, sodass ein korrektes Einzeichnen der Uhr unmöglich wird, (5) schwere visuell-räumliche Orientierungsprobleme (die unter (4) erfassten Defizite sind noch stärker ausgeprägt) und (6) es wird überhaupt keine Uhr mehr dargestellt.

Test zur Früherkennung von Demenzen mit Depressionsabgrenzung (TFDD) [22]: Auch der TFDD gehört zu den moderneren Kurztests. Er wurde entwickelt, um besonders depressionsbedingte kognitive Defizite besser von demenziell bedingten Defiziten abzugrenzen, weil auch Depressionen kognitive Funktionen beeinträchtigen und auch gleichzeitig mit einer Demenz vorliegen können. Der erste Teil dient der frühen Diagnostik einer Demenz (Demenzteil). Im zweiten Teil erfolgt eine Einschätzung zum Ausschluss einer Depression (Depressionsteil). Der Patient soll Wortlisten sofort und zeitlich verzögert wiederholen und Anweisungen des Untersuchers zum Ausführen bestimmter aufeinander folgender Bewegungen befolgen innerhalb neun verschiedener Teststufen. Der Uhrenzeichen-Test ist in den TFDD integriert. In zwei Untertests werden Depression und Demenz voneinander unterschieden. Die Auswertung derer erfolgt mittels zehnstufiger Skala in Fremd- und einer Selbstbeurteilung. Im Demenzteil kann eine Gesamtpunktezahl von 50 Punkten erreicht werden, wobei weniger als 35 Punkte auf eine Demenz hindeuten. Im Depressionsteil sprechen mehr als 8 von 20 möglichen Punkten für kognitive Einbußen durch Depression.

Demenz-Detektionstest (DemTect) [23]: Der DemTect ist ein weiterer häufig verwendeter orientierender Test für Demenz und besteht aus fünf Untertests. Zuerst soll der Patient zehn vom Untersucher vorgelesene Wörter sofort auswendig wiederholen und im Gedächtnis behalten. Dann sollen Zahlen als Zahlwort und Zahlwörter als Zahlen vom Patienten geschrieben werden. In einer weiteren Aufgabe soll der Patient in einem Supermarkt erhältliche Dinge in 1 Minute frei aus dem Gedächtnis nennen, wobei der Untersucher deren Anzahl notiert. Weiter sollen Zahlenfolgen in umgekehrter Reihenfolge vom Patienten wiederholt werden. Zuletzt sollen die initial vom Untersucher genannten zehn Begriffe verzögert erinnert werden. Der DemTect wird mit einer Umrechnungstabelle unter Berücksichtigung des Alters des Patienten (jünger oder älter als 60 Jahre) ausgewertet. Hierbei erhalten die jeweiligen Untertests gesondert Punkte, die zu einem Gesamtergebnis addiert werden. Anhand des ermittelten Gesamt-Scores wird zwischen einer „altersgemäßen Leistung", „leichter kognitiver Beeinträchtigung" und „Demenz-Verdacht" unterschieden.

Im englischsprachigen Raum haben sich noch weitere Kurztestungen für Demenz etabliert, die hier genannt, jedoch nicht gesondert erläutert sind: Abbreviated Mental Test Score (AMTS) [24], Mini-Cog [25], 6-CIT [26], Test Your Memory [27], General Practitioner assessment of Cognition (GPCOG) [28], Memory Impairment Screen [29], Addenbrookes Cognitive Assessment ACE [30].

Zusammenfassend ist zu betonen, dass sog. orientierende Kurztests zwar Leistungsdefizite in unterschiedlichen kognitiven Domänen erfassen, aber keine kognitive „Globalerfassung" darstellen [31]. Deshalb kann eine gezielt gewählte Kombination von Kurztestungen (z. B. MMST und Uhrenzeichen-Test) die Sensitivität und Spezifität einer Früherkennung von Demenzen erhöhen [32] (Tab. 6.2). Darauf aufbauend wurden komplexere Untersuchungsmethoden entwickelt wie z. B. der Mikro-Mental-Test [33], der einen modifizierten MMST und den Uhrenzeichen-Test [20] beinhaltet, bis hin zu strukturierten Interviews wie dem „Strukturiertes Interview für die Diagnose einer Demenz vom Alzheimer-Typ, der Multiinfarkt- (oder vaskulären) Demenz und Demenzen anderer Ätiologie nach DSM-III-R, DSM-IV und ICD-10" (SIDAM) [16].

6.1.3 Das klinische Globalurteil (GCI)

Das klinische Globalurteil wird im Allgemeinen genutzt, um die Symptomausprägung, Behandlungseffekte und die Effektivität einer Therapie auch bei der Alzheimer-Krankheit zu bewerten. Es beschreibt zusammenfassend den Krankheitszustand eines Alzheimer-Patienten anhand einer Vielzahl von Beobachtungsebenen.

Diese ganzheitliche Betrachtung des Patienten ist der Einzelbetrachtung von Funktionen wie z. B. Gedächtnis, Aufmerksamkeit usw. überlegen. Darin sind jedoch auch die Schwierigkeiten der Operationalisierung von einbezogenen Teilleistungen sowie deren objektive Gewichtung in der Endbewertung des Untersuchers beinhaltet. Es ist insgesamt schlecht in einzelnen Skalen zu erfassen. Zusätzlich kommt erschwerend hinzu, dass es trotz gleicher Erkrankungsstadien eine deutliche interindividuelle Varianz der Eigendynamik und damit Symptomatik der Alzheimer-Demenz von Patienten gibt und auch Behandlungseffekte bei verschiedenen Patienten in unterschiedlichen Funktionsbereichen erkenntbar werden. Häufig werden Teilleistungen über- bzw. unterbewertet.

Tab. 6.2: Instrumente zur Schweregradbeschreibung von Demenzen und psychometrische Kurztestungen (Angaben zur Untersuchungsdauer nach [12, 13]).

CIBI	Clinical Interview-Based Impression	klinisches Globalurteil bei Alzheimer-Patienten	[34]	10–40 min
CGI	Clinical Global Impressions	klinisches Globalurteil bei unterschiedlichen Krankheitsbildern	[35]	10–40 min
GDS	Global Deterioration Scale	kurze Fremdbeurteilungsskala (7 Stufen)	[36, 37]	5–10 min
BCRS	Brief Cognitive Rating Scale	differenzierte Fremdbeurteilungsskala (7 Stufen auf 10 Achsen)	[36, 37]	15 min
CDR	Clinical Dementia Rating	differenzierte Fremdbeurteilungsskala für Demenzen	[2, 38]	40 min
IMCT	Information Memory Concentration Test	„Blessed-Demenz-Test"; früher Demenztest (4 Bereiche)	[39]	10–15 min
MMSE	Mini-Mental-Status Examination	meist benutzter klinischer Kurztest, vielfach außenvalidiert	[1, 40]	10–15 min
SKT	Syndrom-Kurz-Test	kurzes Leistungsprüfungsverfahren; 5 Parallelformen	[41]	10–15 min
DemTect		5 demenzsensitive Subtests; Früherkennung	[23]	6–8 min
TFDD	Test zur Früherkennung der Demenz mit Depressionsabgrenzung	Kombination von 6 kurzen Leistungsprüfungen mit Selbst- und Fremdeinschätzung von Depressivität	[22]	5–10 min

Das klinische Globalurteil sollte durch einen in der Diagnostik und Therapie der Alzheimer-Erkrankung erfahrenen Untersucher, der den Patienten und die vorliegenden Befunde in Einzelbereichen umfassend kennt, unter Berücksichtigung der Informationen durch mögliche Bezugspersonen des Patienten erstellt werden. In der Erhebung finden nur Effekte Berücksichtigung, die durch Außenstehende beobachtbar und somit alltagsrelevant sind. Gleichzeitig sollen diese durch klinische Konzepte und Erfahrung der Behandler gefiltert werden, damit Veränderungen und Behandlungseffekte in ihrer Relevanz für den Patienten abgebildet werden.

Im stationären Rahmen sind die Bewertungsmaßstäbe der unterschiedlichen Berufsgruppen, die am Diagnostik- und Therapieprozess mitwirken und die den verschiedenen Problembereichen der Alzheimer-Erkrankung unterschiedliches Gewicht beimessen, zu berücksichtigen. Dadurch können die Diskrepanzen in der Bewertung z. B. von Ärzten, die sich v. a. auf Psychopathologie begründet, und von Pflegekräften, die häufig der zu beobachtenden Alltagskompetenz eine große Bedeutung bemessen [42], im Sinne des Patienten genutzt werden. Die Kommunikation unter Bezugspersonen, Pflegepersonal und Ärzten über aktuelle Befunde und mögliche Therapieeffekte erhöht das Gesamtverständnis für die Alzheimer-Erkrankung und trägt zur Patienten-zufriedenheit bei, ohne tiefgreifende Kenntnis vorauszusetzen.

Formal entsprechen dem klinischen Globalurteil am ehesten Instrumente wie das globale Arzturteil (Clinical Global Impression (CGI) Scale, Clinical Interview-Based Impression – CIBI), sie werden Alzheimer-Patienten jedoch aufgrund der vorgenann-ten Gründe nicht voll gerecht.

Clinical Global Impression (CGI) Scale [35]: Der CGI wurde entwickelt, um einen kur-zen Überblick über das Funktionsniveau eines Patienten vor und unter einer spezi-fischen Behandlung zu geben. Er sollte nur von einem Erkrankungsbild-erfahrenen Untersucher angewendet werden, dauert dann allerdings nur einige Minuten. Der CGI besteht aus zwei Subskalen. Die CGI-S (Clinical Global Impression of Severity) erfasst die Symptomausprägung siebenstufig vor Beginn einer Therapie. „1" bedeutet, dass der Patient überhaupt nicht krank erscheint, „7", dass er sehr schwer krank erscheint. Unter Behandlung soll die CGI-C (Clinical Global Impression of Change) Scale, die Symptomveränderungen bezogen auf die CGI-S-Ausgangswerte erfassen. „1" bedeutet eine starke Verbesserung, „4" keine Verbesserung und „7" eine starke Verschlechte-rung [43].

Clinical Interview-Based Impression (CIBI) [34]: Dieses semi-strukturierte Interview wurde aus dem CGI weiterentwickelt und dauert etwa 40 Minuten in der Durchfüh-rung. Der CIBI ist in vier Hauptkategorien unterteilt, die dann nochmals in Domänen unterstrukturiert sind:
1. Allgemeines: relevante Vorgeschichte, Beobachtungen
2. Mentaler/kognitiver Zustand: Erregung/Wachheit/Aufmerksamkeit/Konzentra-tion, Orientierung, Gedächtnis, Sprache und Sprechen, Praxie, Urteilsfähigkeit/ Problemlöseverhalten und Einsichtsfähigkeit
3. Verhalten: inhaltliches Denken, Halluzinationen/Wahn/Illusion, Verhalten/ Stimmung/Schlaf/Appetit/neurologische Symptome/psychomotorische Aktivi-tät
4. Aktivitäten des täglichen Lebens (ADL): basale ADL/komplexe ADL (IADL), soziale Funktion

Jede Domäne ist nochmals mittels Hilfsbegriffen vorstrukturiert. Der Untersucher be-fragt zuerst die Bezugsperson und im Anschluss den Patienten zu den genannten Be-reichen. Nach Abschluss des Interviews fügt der Untersucher weitere Informationen z. B. aus dem MMSE oder ADAS-Cog zur Vervollständigung ein. Die Schwere der Er-krankung wird aufgrund dieser Informationen auf der Skala von „1" – unauffällig bis „7" – schwerst krank benotet, was dem CIBIS-Score entspricht. Auf einer Analogskala gibt der Untersucher an, welche der vier Kategorien in welcher Ausprägung dazu bei-getragen hat, den CIBIS-Score zu ermitteln. Jede Kategorie sollte hierbei unabhängig bewertet werden. Im 3- bis 6-monatigen Verlauf ist eine Beurteilung der Veränderung der genannten Kategorien möglich auf Grundlage der einzelnen und kombinierten Beurteilung des Bezugspersonen- und des Patienten-Teils, wobei siebenstufig zwischen „sehr verbessert" bis hin zu „merklich verschlechtert" bewertet wird.

6.1.3.1 Instrumente zur Einschätzung des Schweregrads einer Demenz

Die differenzierte Einschätzung des Schweregrads einer Demenz ist in der Diagnostik und Therapie aufgrund der beinhalteten therapeutischen Implikationen von besonderer Relevanz und überschneidet sich in einzelnen Punkten mit dem klinischen Globalurteil, das aber dimensional urteilt, während die Schweregrade kategorial unterteilt werden.

Der Ausmaß der kognitiven Störung und teilweise die Verhaltensstörungen bestimmen im Wesentlichen die alltagsrelevanten Defizite, die die Grundlage der Beurteilung der Demenzschwere darstellen. Grundsätzlich wird die Alzheimer-Demenz in folgende Schweregrade eingeteilt:

1. Leichte Demenz
   Kernsymptome: Vergesslichkeit und zeitliche Orientierungsprobleme. Die Patienten können noch vollständig autark leben.
2. Mittelschwere Demenz
   Kernsymptome: stärkere Defizite im Erinnerungsvermögen, in der Rechen- und Erkennungsfähigkeit, in der Kommunikation und beim Lernen. Die Körperhygiene nimmt ab, komplexe Handlungsabläufe sind nicht mehr realisierbar. Orientierungslosigkeit und Sprachstörungen nehmen zu, einige Patienten leiden unter Wahnvorstellungen. Die Selbstständigkeit ist eingeschränkt.
3. Schwere Demenz
   Kernsymptome: starker Gedächtniszerfall, Inkontinenz, Erkennungsstörungen und Sprachzerfall, Hilflosigkeit in der Selbstversorgung. Die Betroffenen benötigen rund um die Uhr Betreuung und Pflege.

Im deutschen Sprachraum ist die Schweregrad- und Verlaufseinschätzung der Alzheimer-Demenz mit der gut validierten **Reisberg-Skala** [37, 44] möglich. Die Einstufung erfolgt nach Beobachtung des Patienten durch einen erfahrenen Untersucher auf einer siebenstufigen Skala („1" = keine kognitiven Einbußen bis „7" = sehr schwere kognitive Einbußen). Zur Dokumentation des Krankheitsverlaufs ist eine halbjährliche Durchführung sinnvoll.

Die **Global Deterioration Scale (GDS)** ist eine 15-minütige Fremdbeurteilungsskala und bildet auf einer siebenstufigen Likert-Skala die sieben möglichen Stadien einer Demenz (keine bis schwer) ab. Hierbei sind die Krankheitsstadien auf dem Erhebungsbogen nach klinischen Kriterien operationalisiert. Die Beurteilung des Patienten erfolgt nach Durchführung eines klinischen Interviews. Die GDS ist für den deutschen Sprachraum auch mittels PET [40] validiert. Die Wiederholungsreliabilität ist 0,92.

Ähnlich kann im **Clinical Dementia Rating (CDR)** die Schweregradeinstufung für leichte bis mittelschwere Demenzen vorgenommen werden [2, 38]. Es handelt sich um ein strukturiertes etwa 30-minütiges Interview des Patienten und folgend der Bezugsperson. Auf Grundlage sechs verschiedener kognitiver und funktioneller Leistungsbereiche (Gedächtnis, Orientierung, Beurteilungs-/Problemlöseverhalten, Geldangelegenheiten, Heim/Hobbys, Selbstversorgung) wird durch den erfahrenen Untersucher zuletzt der CDR-Gesamt-Score vergeben (CDR 0 = keine Demenz bis CDR 3 = schwere Demenz). Auch die leichte kognitive Störung wird mit einem CDR 0,5 = fragliche Demenz in diesem Test berücksichtigt.

Die 20-minütige **Brief Cognitive Rating Scale (BCRS)** [37, 44] erfasst die Demenzschwere noch detaillierter. Sie ist als GDS-Erweiterung eine operationalisiertere Form dieser. In zehn Unterskalen (fünf Haupt- und fünf Nebenskalen) wird die Symptomatik – besonders die der Alzheimer-Demenz – differenziert innerhalb der sieben Stadien der Demenz (Tab. 6.3) bewertet.

Tab. 6.3: Haupt- und Nebenskalen zur Demenzsymptomatik.

Hauptskalen		Nebenskalen	
I	Konzentration	VI	Sprache
II	Kurzzeitgedächtnis	VII	Psychomotorik
III	Langzeitgedächtnis	VIII	Stimmung und Verhalten
IV	Orientierung	IX	Konstruktive Zeichenfähigkeit
V	Alltagskompetenz und selbstständige Versorung	X	Rechenfähigkeit

Beim Rating sollten alle klinischen Informationen herangezogen werden. Die Hauptskalen ermöglichen eine einfache Zuordnung des Schweregrads, die Nebenskalen eine differenzierte Beurteilung unter Hinzunahme des **Functional Assessment Staging (FAST)**. Die Interraterübereinstimmung des BCRS für die Hauptskalen ist $r = 0,76$ und $r = 0,97$ [45] und $r = 0,96$ für den Summenwert [36]. Der FAST ist eine 15-minütige differenziertere Operationalisierung des Beurteilungsbereichs 5 („Alltagskompetenz und selbstständige Versorgung der Person") der BCRS. Hier werden die schweren Demenzstadien des BCRS (Stadium 6 und 7) weiter in Unterstadien ausgespreizt.

6.1.4 Alltagskompetenz

Die Alzheimer-Demenz ist im Erkrankungsverlauf durch einen progressiven Verlust der Alltagsfunktionen charakterisiert, die in dem Verlust kognitiver Funktionen und Ressourcen und dem Ausmaß nichtkognitiver Störungen begründet ist [46]. Allerdings können nicht nur diese Defizite zur Störung der ADL und IADL führen, sondern auch motorische Defizite (z. B. Gleichgewichts und Geschicklichkeitsstörungen) und Störungen der Wahrnehmung (einschließlich sensorischer Defizite). Bei der operationalen Erfassung der ADL/IADL im Rahmen einer Demenz sollen die motorisch- und wahrnehmungsbedingten Defizite in der Alltagskompetenz nicht mit in die Bewertung eingehen. Darüber hinaus muss die Fähigkeit eines Patienten zur Vervollständigung einer Aufgabe (physische und/oder kognitive Fähigkeiten) von der Fähigkeit, zu erkennen, dass eine Aufgabe erledigt werden muss, ohne dazu aufgefordert zu werden (kognitive Fähigkeit) unterschieden werden. Deshalb sollte die Anwendung der ADL- und IADL-Skalen bei Patienten mit Alzheimer-Krankheit klar operationalisiert erfolgen. Es sollte eindeutig festgelegt sein, dass die Skala abbildet, was eine Person tatsächlich selbst ausführt und nicht das, was sie nach Einschätzung anderer ausführen könnte.

ADL-/IADL-Defizite stellen ein Kernkriterium in der Diagnose der Alzheimer-Demenz dar, d. h. des Demenzstadiums bei Alzheimer-Krankheit.

Man unterscheidet basale Aktivitäten des täglichen Lebens (ADL) von komplexen instrumentellen Aktivitäten des täglichen Lebens (IADL). ADL umfassen Tätigkeiten, die die Selbstversorgung des Patienten betreffen (z. B. Essen, Körperpflege). Sie werden bereits früh im Leben erworben und gemeistert und bleiben im Krankheitsverlauf relativ länger erhalten als komplexere Alltagsfunktionen, d. h., Defizite in den ADL treten später im Verlauf der Erkrankung auf [47]. IADL sind komplexere Alltagsaktivitäten, die besonders das soziale Leben des Patienten betreffen (z. B. Benutzen von öffentlichen Transportmitteln, Finanzverwaltung). IADL sind empfindlich gegenüber frühen kognitiven Störungen [47, 48]. Es herrscht Uneinigkeit, ob bei der leichten kognitiven Störung aufgrund einer Alzheimer-Krankheit bereits Defizite in komplexeren Aktivitäten des täglichen Lebens objektivierbar sind [49–51].

Eine Abhängigkeit in den ADL ist für Patienten mit verminderter Lebensqualität korreliert [52, 53], ebenso mit erhöhten Kosten in der medizinischen Versorgung und einem erhöhten Mortalitätsrisiko [54, 55] sowie häufiger Institutionalisierung [56, 57].

Sowohl ADL als auch IADL werden mittels Patienten- und v. a. Pflege- und Bezugspersonen-fokussierten Rating-Skalen erfasst.

Kognitive Kurztests wie der MMSE korrelieren nur mäßig mit ADL/IADL-Skalen, weil sie unterschiedliche Konstrukte erfassen und durch unterschiedliche Parameter, wie z. B. Bildungsgrad und prämorbide Intelligenz, beeinflusst sind. ADL-/IADL-Skalen ermöglichen bei niedrig gebildeten Personen eine bildungsunabhängige Einschätzung der Demenzschwere [58]. Die Fähigkeit, sein Leben selbstständig und eigenverantwortlich zu führen, ist aber, insbesondere bei geistiger Behinderung, nur unter Berücksichtigung aller Untersuchungsbefunde und des Lebensumfeldes zu bewerten.

6.1.4.1 Messinstrumente zur Erfassung von Störungen der Alltagskompetenz

Eine Vielzahl von Bewertungsskalen wurde über Jahrzehnte entwickelt und die im deutschsprachigen Raum gängigsten (Tab. 6.4) werden im Folgenden kurz erläutert.

Tab. 6.4: Fremdbeurteilungsskalen zur Einschätzung der Alltagskompetenz (ADL- und IADL-Funktionen) (Angaben zur Untersuchungsdauer [12, 13]).

ADL/IADL	Basic and Instrumental Activities of Daily Life	14 Items; 3–5 Skalenstufen gut operationalisiert	[59]	10 min
BI	Barthel-Index	10 basale ADL-Bereiche; 2-stufige Skala: „mit/ohne Hilfe"	[60]	5 min
ADFACS	Alzheimer's Disease Functional Assessment and Change Scale	10 IADL- Items werden auf einer 5-stufigen, 7 ADL- Items auf einer 6-stufigen Skala beurteilt	[61]	20 min
B-ADL	Bayer-ADL- Skala	Fremdbeurteilungsskala für Alltagsaktivitäten bei leichter bis mittelschwerer Demenz; sie umfasst 25 Items (Fragebogen für informierte Pflegeperson)	[62]	10–15 min
MOSES	Multidimensional Observation Scale for Elderly Subjects	über 40 Items in 5 Funktionsbereichen der instrumentellen Aktivitäten des täglichen Lebens	[63]	25 min
MAI	Multilevel Assessment Instrument	7 ADL- und 9 IADL-Items (3-stufige Skala); zusätzlich „Activity Index" (Sport, Kultur, Reisen usw.)	[64]	45–70 min
NOSGER	Nurses'Observation Scale for Geriatric Patients	30 Items in 6 Bereichen (Gedächtnis, Selbstversorgung, ADL/IADL, Stimmung, Sozialverhalten, störendes Verhalten)	[65]	20 min
NAB	Nürnberger Altersbeobachtungsskala	erfasst für den deutschen Sprachraum sowohl ADL- als auch IADL-Bereiche (3-stufige Skalen)	[66]	8 min
ADCS-ADL	Alzheimer's Disease Cooperative Study Activities of Daily Living Inventory	19–23 Items (auch IADL in der 23-Items-Version)	[61]	15–20 min
Katz-ADL	Katz Activities of Daily Living	6 basale ADL-Funktionen	[67]	5 min
DAD	Disability Assessment for Dementia	40 ADL/IADL/Hobbys	[68]	20 min
A-IADL-Q	Amsterdam IADL Questionnaire	70 komplexe IADL	[69]	45 min

6.1.4.2 Messinstrumente zur ADL-Erfassung

Barthel Index (BI) [60]: Der BI ist das wahrscheinlich älteste und am häufigsten genutzte Messinstrument zur systematischen Erfassung der BADL. Dabei werden vom Arzt oder vom Pflegepersonal folgende zehn unterschiedliche Tätigkeitsbereiche mit Punkten bewertet: Essen, Baden, Körperpflege, An-/Auskleiden, Stuhlkontinenz, Urinkontinenz, Bett- und Stuhltransfer, Toilettenbenutzung, Mobilität, Treppensteigen. Der Untersucher bewertet innerhalb von etwa 5 Minuten, ob der Patient abhängig bzw. unabhängig bei einer Tätigkeit ist, je nach Item wird das Ausmaß der nötigen Unterstützung noch bewertet. Ein Maximal-Score von 100 kann erreicht werden. Der BI ist reliabel, valide und sensitiv [70].

KATZ-Activities of Daily Life (Katz-ADL-Score) [67]: Der Katz-ADL-Score ist wohl das gängigste Messinstrument zur Erfassung der basalen Alltagskompetenz. Die sechs für die Grundversorgung relevantesten praktisch-motorischen Fähigkeiten des Patienten werden bewertet: Waschen/Baden, Ankleiden, Toilettenbenutzung, Bett-Stuhl-Transfer, Harn- und Stuhlkontinenz sowie Essen. Jede ADL wird binär als „unabhängig – (1)" oder „abhängig – (0)" bewertet und der Gesamt-Score (maximal 6) summiert. Ein höherer Gesamt-Score zeigt stärkere Selbstständigkeit an. Dieser 5-minütige Score kann auch zur Bewertung der Pflegebedürftigkeit herangezogen werden.

Bayer-ADL-Skala (B-ADL) [62]: Die B-ADL ist als Fremdbeurteilungsinstrument zur Erfassung und Verlaufsbeurteilung von Einschränkungen der Alltagskompetenz bei Patienten mit kognitiven Defiziten aufgrund einer Demenzerkrankung geeignet und dauert etwa 15 Minuten. Es werden insgesamt 25 ADL-Funktionen aus verschiedenen Bereichen (u. a. Körperpflege, Konversation, Haushaltsorganisation) auf einer jeweils zehnstufigen Likert-Skala bewertet – 1 steht dabei für „nie", 10 für „immer" vorhandene Schwierigkeiten. Der Globalwert, ein Wert zwischen 1 und 10, wird durch Aufsummierung aller Werte und das Teilen durch die Anzahl der beantworteten Items ermittelt. Sie kann auch als orientierender Kurztest für Demenz im ambulanten Bereich (z. B. Hausarztpraxis) verwendet werden.

Alzheimer's Disease Cooperative Study Activities of Daily Living Inventory (ADCS-ADL) [61]: Die ADCS-ADL-Skala gehört zu den neueren ADL-Instrumenten. Man unterscheidet eine 19-Item-Version (ADCS-ADL-19) und eine 23-Item-Version (ADCS-ADL-23). Die ADCS-ADL-19 umfasst grundlegende ADLs (u. a. Anziehen, Essen, Baden) und ist für die Beurteilung von Alzheimer-Patienten mit mäßiger bis schwerer Demenz geeignet. Die ADCS-ADL-23 umfasst auch komplexere IADLs (Lesen von Büchern oder Zeitschriften, Hobbys, Aktivitäten im Haushalt) und ist für die Beurteilung der leichten bis mäßigen Alzheimer-Demenz konzipiert. Die Anwendung des strukturierten Interviews dauert etwa 15–20 Minuten und basiert auf Informationen des Patienten und der Bezugspersonen bezogen auf Aktivitäten. Die Durchführung ADLs in den letzten 4 Wochen wird mittels Hauptfragen (ja/nein/weiß nicht) erfragt und die Darstellung des Patienten wird in standardisierten Unterfragen erfasst (unabhängig, unter Aufsicht, mit Hilfe). Der Gesamt-Score der 23-Item-Version reicht von 0 bis 78, wobei höhere Werte eine geringere funktionelle Beeinträchtigung anzeigen.

6.1.4.3 Messinstrumente zur IADL-Erfassung

Multidimensional Observation Scale for Elderly Subjects (MOSES) [63]: Der MOSES-Score ist ein etwa 25-minütiges, 40 Items umfassendes Instrument. MOSES wurde ursprünglich entwickelt, um die psychosoziale Funktion von älteren Erwachsenen, die in Pflegeheimen leben, abzubilden. Dementsprechend stellt er folgende fünf Bereiche deren Verhaltens dar: Selbstversorgung, Desorientierung, Depression, Reizbarkeit und sozialer Rückzug. Jedes Element wird auf einer 4-Punkte-Skala bewertet (1 = geringste Beeinträchtigung, 4 = höchste Beeinträchtigung). Dieser Score wird am besten durch in die Versorgung des Patienten unmittelbar einbezogene Personen durchgeführt. Neben Selbstversorgung und Orientierung werden hier auch kurz Verhaltensänderungen des Patienten erfasst.

6.1.4.4 Messinstrumente zur ADL- und IADL-Erfassung

Activities of Daily Life (ADL) und Instrumental Activities of Daily Life (IADL) [59]: Lawton und Brody entwickelten den KATZ-ADL-Score weiter und integrierten IADL-Funktionen. So werden neben den sechs KATZ-ADL-Funktionen zusätzlich auch acht zentrale IADL-Funktionen der Patienten durch den Untersucher erfragt: Telefonbenutzung, Einkaufen, Kochen, Haushaltsführung, Wäsche, Verkehrsmittelbenutzung, Medikamente und Geldgeschäfte. Jede IADL-Funktion wird in einer vorgegebenen Auswahl als abhängig (0) oder unabhängig (1) bewertet. Die IADL-Funktionen können einen Maximal-Score von 8 erreichen. Ein höherer Punktwert impliziert vermehrte Selbstständigkeit in den IADL-Funktionen. Da sich vier von den acht abgefragten IADL-Funktionen auf hauswirtschaftliche Tätigkeiten beziehen, die traditionell vermehrt von Frauen ausgeübt werden, muss das Ergebnis geschlechtsabhängig und bezogen auf die früheren IADL-Kompetenzen interpretiert werden. Diese zeiteffektive (10 Minuten) kombinierte Erfassung von ADL- und IADL-Funktionen gibt ein umfassendes Bild über die zentrale verbliebene Funktion des Patienten im Alltag. Beide Testteile können auch getrennt angewendet werden.

Alzheimer's Disease Functional Assessment and Change Scale (ADFACS) [61]: Der ADFACS ist ein 18 Items umfassendes Instrument, das breit sowohl ADLs als auch IADLs einschließt. Ihre Bewertung der Alltagsfunktion von Alzheimer-Patienten hat besonders Einzug in klinische Studien gehalten. Der Score ist Bezugspersonen-basiert und dauert in der Durchführung etwa 20 Minuten. Er besteht aus 10 IADL-Items: Telefonieren, Haushaltsführung, Verwendung von Haushaltsgeräten, Finanzen, Einkaufen, Kochen, Selbstständigkeit zu Hause und unterwegs, Freizeitaktivitäten, Umgang mit Post und Erfassen von Situationen oder Erklärungen. Diese werden auf einer 5-Punkte-Skala bewertet: 1 = „keine Einschränkung" bis 5 = „nicht mehr vorhanden" bewertet. Auf einer 6-Punkte-Skala (sehr schwere Beeinträchtigung, eingeschlossen) werden sieben ADLs zusätzlich beurteilt: Toilettenbenutzung, Essen, Ankleiden, persönliche Hygiene und Waschen, Körperpflege und Baden. Die Skala wurde aus 45 Aktivitäten des täglichen Lebens entwickelt, wobei sich die ausgewählten Items als sensitiv für Veränderungen über 12 Monate erwiesen haben, mit dem MMSE korrelieren und eine gute Test-Retest-Zuverlässigkeit aufweisen.

Multilevel Assessment Instrument (MAI) [64]: Der MAI, ein etwa 50-minütiges Interview, wurde entworfen, um den allgemeinen Gesundheitszustand von älteren Personen, die v. a. betreut leben, zu messen. Der MAI erfasst sieben Gesundheitsbereiche: körperliche Gesundheit, Kognition, Aktivitäten des täglichen Lebens, Zeitmanagement, soziale Beziehungen/Interaktionen, **individuelle Betreuung** (personal adjustment) und Umweltwahrnehmung. Die meisten Bereiche werden in Subskalen (insgesamt 14 Subskalen) unterteilt, wobei jede Subskala zwischen 3 und 24 Items enthält. Der MAI besteht aus insgesamt 147 Items, die die sieben Dimensionen beschreiben, sowie zusätzlich 81 Items, die medizinische und demographische Informationen erfassen. Der MAI wurde v. a. auf Grundlage des OAR Multidimensional Functional Assessment Questionnaire (OMFAQ) entwickelt. Während einige Informationen für den MAI von der älteren Person selbst bezogen werden müssen, können viele Informationen auch von einem Ehepartner oder Betreuer erfragt werden.

Nurses' Observation Scale for Geriatric Patients (NOSGER) [65]: Die NOSGER wird zur Beurteilung psychisch gesunder und auffälliger älterer Menschen, die zu Hause oder in Pflegeeinrichtungen leben, verwendet. Sie ermöglicht Querschnittsvergleiche zwischen einzelnen Probanden und verschiedenen Gruppen [71] sowie Verlaufsdarstellungen dieser, weshalb sie gut in Studien angewendet werden kann. Die NOSGER umfasst 30 Items, die gleichmäßig auf folgende fünf Bereiche aufgeteilt sind: Gedächtnis, IADL, ADL, Stimmung, soziale Interaktion und störendes Verhalten. Die Items werden nach der Frequenz ihres Auftretens auf einer 5-Punkte-Skala (nie „5" bis immer „1") bewertet. Negativ-Items werden umgekehrt bewertet (nie „1" bis immer „5"). Die minimale Punktezahl pro Bereich ist 5, der Maximalwert ist 25. Niedrige Bereich-Scores entsprechen keinen bzw. geringen Einbußen, hohe Scores ausgeprägten Defiziten bzw. Störungen in diesen Bereichen. Ihre Erfassung dauert etwa 20 Minuten.

Nürnberger-Alters-Beobachtungs-Skala (NAB) [66]: Die NAB ist eine etwa 8-minütige Beurteilungsskala zur Beurteilung der Selbstständigkeit bzw. Pflegebedürftigkeit älterer Menschen mittels Befragung einer Bezugsperson. Sie ist Teil des Nürnberger Altersinventars (NAI) [72] und erfasst ADLs und IADLs in fünf Bereichen: Ernährung, Mobilität, Körperhygiene, Selbstversorgung, komplexere Handlungen (Geld, Telefon u. a.).

Insgesamt werden 15 Items erfasst und dreistufig (selbstständig, mit Hilfe, nicht [allein] durchführbar) bewertet. Maximale Selbstständigkeit entspricht 0 Punkten, maximale Abhängigkeit 30 Punkten. Die NAB hat eine Beurteilungsreliabilität (Cronbachs Alpha) von 0,74–0,76.

Disability Assessment for Dementia (DAD) [68]: Die von Gelinas entwickelte DAD bewertet die basalen und instrumentellen ADLs älterer Menschen speziell mit Alzheimer-Demenz in Bezug auf die letzten 2 Wochen. Die Skala erfasst spezifisch die ADLs und IADLs sowie Hobbys. Mittels einer 40-Punkte-Skala, die verschiedene Funktionsbereiche (Essen, Essensvorbereitung, Telefonieren, Hygiene, Ankleiden, Medikamente, Finanzen, Freizeit und Hausarbeit) adressiert, werden zum Darstellen der kognitiven Einschränkungen der AD schwerpunktmäßig Exekutivfunktionen (Initiation, Planung und Organisation, Ausführung) erfasst. Die einzelnen Items werden mit „JA" (1) bei selbstständiger Durchführung und „NEIN" (0) bei assistierter Durchführung bewertet und es wird ein prozentualer Gesamt-Score berechnet, der die Einschränkung des Patienten wiedergibt. Je höher der Gesamt-Score, desto selbstständiger der Patient. Das Bezugspersonen-basierte Interview dauert etwa 20 Minuten. Die DAD hat eine hohe Reliabilität mit einem internen Konsistenzkoeffizienten von 0,96 und einer intraklassischen Korrelation von 0,96. Ihre Test-Retest-Zuverlässigkeit ist ebenfalls ausgezeichnet. Die konvergente Validität der DAD wird durch die Korrelation mit einem psychometrischen Instrument wie der Global Deterioration Scale (GDS) erhöht. Die DAD ist zur aktuellen Patienteneinschätzung als auch Verlaufsbeurteilung sehr gut geeignet.

6.1.4.5 Modernisierte Messinstrumente zur IADL-Erfassung

Ein Problem der älteren IADL-Skalen ist, dass die erfassten Items überwiegend nicht mehr zeit- und rollengerecht sind und Aktivitäten wie Computer- und Internetgebrauch gar nicht erfassen. Deshalb wurde von Sikkes et al. [69] das **Amsterdam IADL Questionnaire (A-IADL-Q) entwickelt** [69]. Der A-IADL-Q ist ein Computer-basierter Fragebogen, der Einschränkungen in komplexen IADLs darstellt. Die Patientenangaben werden durch Informationen einer Bezugsperson vervollständigt. Der A-IADL-Q besteht aus 70 Items, die jeweils auf einer 5-Punkte-Skala bewertet werden. Für jedes Item gibt es individualisierte Einzelantworten, um die prämorbiden individuellen Unterschiede in der Durchführung der einzelnen IADLs besser zu berücksichtigen. Hat der Patient die IADL in den letzten 4 Wochen nicht durchgeführt, wird diese nicht bewertet. Die Gesamtpunktezahl wird nach der Item-Response-Theory(IRT)-Methode berechnet. IRT geht davon aus, dass geordnete kategoriale Item-Antworten einen Basiswert darstellen, hier die IADL-Ausführung von „eingeschränkt zu unabhängig" [73]. Ein hoher Gesamt-Score zeigt ein besseres Funktionsniveau in den IADL. Für den A-IADL-Q ist eine gute Konstruktvalidität, gute Inhaltsvalidität, eine hohe interne Konsistenz (IRT-Reliabilitätskoeffizient: 0,97) und eine hohe Test-Retest-Validität belegt [39, 69]. Dieses Inventar ist in der Praxis noch nicht sehr weit verbreitet und wird auch in klinischen Studien noch nicht häufig eingesetzt, ist aber ein vielversprechendes, neues Instrument.

Michael Wagner, Ingo Frommann

6.2 Neuropsychologische Diagnostik

Die Alzheimer-Krankheit hat einen langen, klinisch stummen Frühverlauf. Ab Beginn des klinischen Stadiums manifestiert sie sich in zunehmenden kognitiven Leistungsminderungen, die früher oder später auch die Alltagsfunktionen so gravierend einschränken, dass die Diagnose einer Demenz gestellt werden kann. Klinische Skalen und ausführliche neuropsychologische Testbatterien können Ausmaß und Profil der kognitiven Störungen quantifizieren und liefern einen wichtigen Beitrag zur Diagnosestellung, Differentialdiagnostik und Verlaufsmessung.

Nach einer kurzen Darstellung zentraler neuropsychologischer Funktionsbereiche beschreibt dieses Kapitel die wesentlichen kognitiven Einschränkungen im Verlauf einer Alzheimer-Krankheit (AD), diskutiert Fragen der Differentialdiagnostik und stellt einige Testverfahren vor, die in deutschen Gedächtnisambulanzen weithin in Gebrauch sind. Abschließend behandelt es den für die Forschung wichtigen Bereich der leichten neurokognitiven Störungen und der subjektiven kognitiven Verschlechterung als mögliche Indikatoren der prodromalen oder präklinischen Alzheimer-Krankheit.

6.2.1 Neuropsychologische Funktionen

Neuropsychologisch erfasste Funktionen lassen sich zu kognitiven Domänen gruppieren, auch wenn weitere Differenzierungen und auch selektive Beeinträchtigungen innerhalb von Domänen möglich sind. Die Grundlage dieser Gruppierungen von Funktionen zu Domänen sind Faktorenanalysen von Testleistungen in klinischen Kollektiven, Validierungsstudien von Einzelverfahren, klinische Erfahrung hinsichtlich typischer Störungsmuster und letztlich Konsens und Konvention. Im DSM-5 [74] werden sechs Domänen zur Beschreibung von neurokognitiven Störungen unterschieden, in Lehrbüchern und systematisch entwickelten, breitangelegten neuropsychologischen Testbatterien [75, 76] finden sich ähnliche Taxonomien kognitiver Funktionsbereiche.

Für die fünf erstgenannten neurokognitiven Domänen des DSM-5 existiert eine Fülle von bewährten neuropsychologischen Testverfahren, einige typische Verfahren sind in Tab. 6.5 aufgelistet, umfangreichere Darstellungen im Zusammenhang mit Neurokognition und Alzheimer-Krankheit finden sich bei [75, 93–96]. Der Bereich der sozialen Kognition wird im klinischen Alltag i. d. R. durch Verhaltensbeobachtung, Angehörigenbefragung und Ratingskalen erfasst, auch wenn es Ansätze zu einer

Tab. 6.5: Neurokognitive Domänen im DSM-5 und beispielhafte Testverfahren.

Kognitive Domäne	Beispielhafte Teilbereiche	Beispielhafte Verfahren
Komplexe Aufmerksamkeit	Daueraufmerksamkeit, geteilte Aufmerksamkeit, selektive Aufmerksamkeit, Verarbeitungs- geschwindigkeit	Zahlen-Symbol-Test [77], Symbol Digit Modalities Test [78], d2 [79], Trail Making Test A [80]
Exekutivfunktionen	Planen, Entscheiden, Arbeitsgedächtnis, mentale Flexibilität, Verwerten von Feedback, Verhaltenshemmung	Wisconsin Card Sorting Test [81], Trail Making Test B [80], Farb-Wort-Interferenztest [82, 83], Zahlenspanne rückwärts [84], Hayling-Satzergänzungstest [85]
Lernen und Gedächtnis	Unmittelbares Gedächtnis, Kurzzeitgedächtnis, semantisches und autobiographisches Ultralangzeitgedächtnis	VLMT [86], CERAD-Wortliste [87], FCSRT-IR [88], Brief Visuospatial Memory Test – Revised [89], Zahlenspanne vorwärts [84]
Sprache	Sprachproduktion (einschließlich Benennen, Wortfindung, Wortflüssigkeit, Grammatik, Syntax) und Sprachverständnis	Semantische Flüssigkeit [87], Objektbenennung [87]
Perzeptiv-motorisch	Visuelle Wahrnehmung, Visuokonstruktion, perzeptuell-motorische Fähigkeiten, Praxis, Gnosis	VOSP Battery [90], Figuren-Abzeichnen [87], Uhrentest [91], Mosaik-Test [84]
Soziale Kognition	Erkennen von Emotionen, Theory of Mind	Reading the Mind in the Eyes Test [92]

standardisierten Erfassung von Aspekten der sozialen Kognition, etwa der Emotions-
erkennung und Empathie, gibt [92, 97].

6.2.2 Welche kognitiven Funktionsstörungen liegen bei der Alzheimer-Krankheit vor?

Entsprechend den progredienten neuropathologischen Veränderungen, die zuerst im
Bereich des mediotemporalen Kortex auftreten, sind im frühen klinischen Stadium
der Alzheimer-Krankheit meistens zuerst das Erlernen und Behalten von neuem
Material gestört (Neugedächtnis, episodisches Gedächtnis), auch eine Reduktion der
semantischen Wortflüssigkeit (die auf dem Abruf aus dem semantischen Gedächtnis
basiert) ist sehr früh zu beobachten [98]. Zeitliche und räumliche Orientierungsstö-

rungen (die sich auch als Gedächtnisstörungen auffassen lassen) treten ebenfalls früh auf und differenzieren zwischen neuropathologisch verifizierten Alzheimer-Demenzen und frontotemporalen Demenzen [99]. Lern- und Gedächtnisstörungen sind somit die zentrale neurokognitive Veränderung bei der typischen Form der AD und werden in allen internationalen klinischen und forschungsorientierten Diagnosesystemen hervorgehoben [100, 101].

Kennwerte für die absolute Höhe der freien Wiedergabe und für die Behaltensleistung (Anteil der erinnerten an erlernten Items) differenzieren am besten zwischen gesunden älteren Personen und Patienten mit leichten Demenzen vom Alzheimer-Typ [102, 103]. Bei der sensitiven Erkennung und bei der Abgrenzung der Alzheimer-typischen „hippocampalen" Gedächtnisstörung von Abrufstörungen oder von aufmerksamkeitsbedingten Enkodierungsstörungen, wie sie bei anderen psychischen und neurologischen Erkrankungen auftreten können, hat sich der Free and Cued Selective Reminding Test (FCSRT) in verschiedenen Varianten [88, 101] bewährt. Weil er als paradigmatischer Test zur Diagnostik der AD-typischen Gedächtnisstörung gilt, wird er in Abb. 6.1 näher beschrieben.

Beschrieben wurden auch qualitative Merkmale des Lernens, die auf eine Alzheimer-Krankheit hinweisen, z. B. ein verminderter Primacy-Effekt bei Listenlernaufgaben (was auf Schwierigkeiten beim Transfer vom Arbeitsgedächtnis in das episodische Gedächtnis hinweist) [107], eine erhöhte Rate von Intrusionsfehlern bei Abruf und Wiedererkennung [106, 108, 109] sowie eine geringere Konsistenz der abgerufenen Inhalte über mehrere Durchgänge einer Lernliste hinweg [110].

6.2.3 Atypische Formen der Alzheimer-Krankheit

Bei den selteneren atypischen Formen der Alzheimer-Demenz stehen zu Beginn unterschiedliche, nicht das Gedächtnis betreffende, kognitive Störungen im Vordergrund: bei der posterioren kortikalen Atrophie (PCA) Störungen der visuellen und visuell-räumlichen Wahrnehmung [111], bei der logopenischen Variante der primären progressiven Aphasie (lvPPA) Schwierigkeiten, spontan einzelne Wörter in Gesprächen oder beim Benennen abzurufen und Störungen beim Wiederholen von Sätzen [112]. Bei einer dritten atypischen AD-Variante fallen zuerst Verhaltensänderungen oder dysexekutive kognitive Störungen auf [113]. Relativ deutliche Beeinträchtigungen in visuell-perzeptiven, sprachlichen oder exekutiven Aufgaben können also in einem frühen klinischen Stadium auf eine atypische Alzheimer-Demenz hinweisen. Eine clusteranalytische neuropsychologische Studie mit knapp 2.000 Demenzpatienten mit AD-typischem Liquorprofil fand, dass Alzheimer-Patienten mit relativ gut erhaltenem Gedächtnis im Vergleich zu den „typischen" AD-Patienten jünger waren, seltener das ApoE4-Risikoallel und häufiger eine posteriore Hirnatrophie aufwiesen [114]. Klinisch werden diese atypischen Syndrome der AD im Kapitel 6.8 dieses Bandes näher beschrieben.

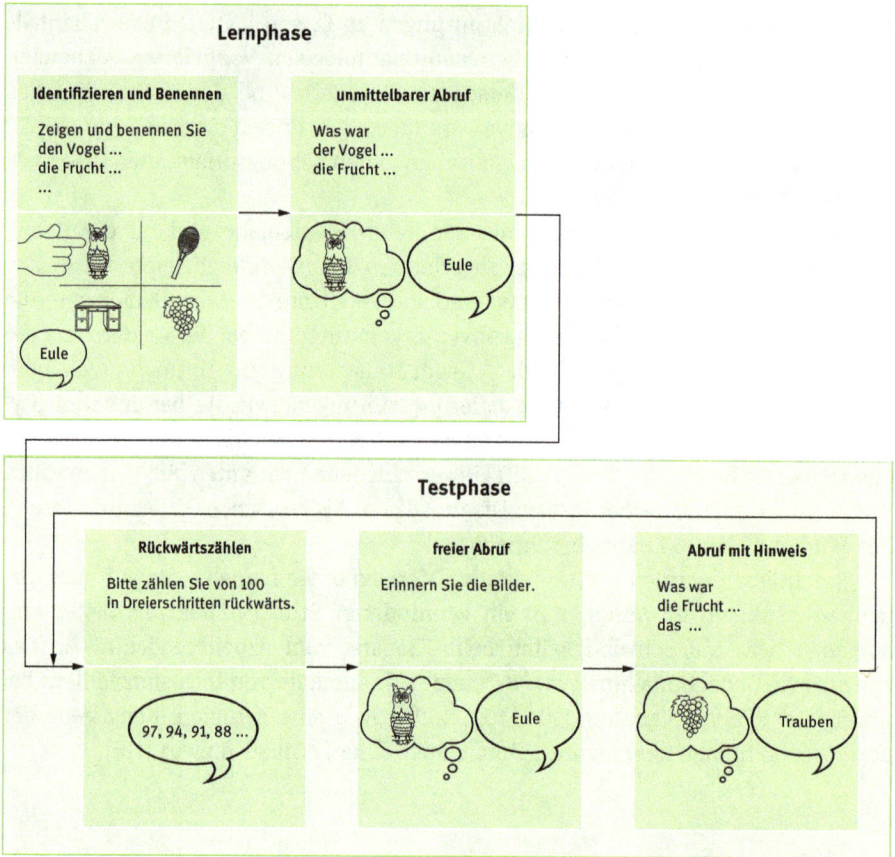

Abb. 6.1: Der FCSRT ist ein assoziativer Gedächtnistest mit 16 konkreten Begriffen, der je nach Version das Lernen durch bildliche Darstellung und/oder durch semantische Hinweisreize erleichtert, beim FCSRT-IR (immediate recall) erfolgt beim Lernen zudem eine Zwischenabfrage nach jeweils vier gezeigten Reizen (Lernphase – unmittelbarer Abruf). Dadurch wird die Enkodierung der Reize sichergestellt. Nach einer das Arbeitsgedächtnis beanspruchenden Aufgabe (Rückwärtszählen) sollen die 16 Reize in der Abrufphase zunächst frei erinnert werden. Bei nicht frei erinnerten Reizen wird der semantisch assoziierte Hinweis als Abrufhilfe gegeben, was bei Patienten ohne mediotemporale Pathologie zu einer Normalisierung des Abrufs führt; ein auch dann noch nicht erinnerter Reiz wird erneut zur Erinnerung präsentiert (selektives Erinnern). Im Laufe der dreimaligen Wiederholung von Ablenkung, freiem und unterstütztem Abruf können so 48 Wörter ohne bzw. mit Hinweisreiz erinnert werden. Eine trotz semantischer Hinweisreize geringe Erinnerungsleistung gilt als Ausdruck einer genuinen Speicherstörung [88] und ist bei Patienten mit leichten kognitiven Störungen mit einem AD-typischen Liquorprofil [104] und einer hohen Progressionsrate zur Alzheimer-Demenz assoziiert [105]. Die typische (gedächtnisbetonte) Form der AD kann anhand des FCSRT gut von anderen neurodegenerativen Erkrankungen und der Depression diskriminiert werden [106]. Der freie Abruf im FCSRT ist, aufgrund der kontrollierten Lernbedingungen und der Aufgabenschwierigkeit, zudem ein besonders sensitiver Parameter im Frühverlauf der AD. Die Leistung in der Arbeitsgedächtnisaufgabe ist als Maß der mentalen Kontrolle zusätzlich nutzbar.

6.2.4 Früher vs. später Beginn der Alzheimer-Demenz

Während die große Mehrzahl der Patienten mit einer sporadischen Alzheimer-Krankheit erst im hohen Lebensalter Symptome entwickeln, gibt es auch Patienten mit einem „atypisch" frühen Krankheitsbeginn. Konventionell werden Fälle mit Erkrankungsbeginn vor dem 65. Lebensjahr als „Early Onset"-Alzheimer-Demenzen (EOAD) bezeichnet. Patienten mit jüngerem Erkrankungsalter haben initial häufiger nicht-amnestische neuropsychologische Defizite als Patienten mit spätem Erkrankungsbeginn [115]. Das entspricht teilweise auch den initial vorgebrachten Beschwerden. Eine multizentrische Studie von 7.815 Patienten in der amerikanischen NACC-Datenbank mit einer klinisch diagnostizierten Alzheimer-Demenz fand, dass Personen mit früherem Erkrankungsbeginn beim Erstkontakt häufiger Störungen in den Bereichen Problemlösung, Sprache und visuell-räumliche Funktionen berichteten [116]; allerdings standen auch in der Gruppe der unter 60-Jährigen mit beginnender Alzheimer-Demenz Klagen über Gedächtnisstörungen im Vordergrund. In Bezug auf die neuropsychologischen Daten zeigten sich in der gleichen Studie bei EOAD-Patienten stärkere Beeinträchtigungen in den Bereichen Visuokonstruktion (Abzeichnen der überlappenden Fünfecke im MMSE) und Arbeitsgedächtnis (Zahlenspanne). Bei relativ jungen Patienten ist also häufiger mit einer etwas anderen Symptompräsentation der Alzheimer-Krankheit zu rechnen.

6.2.5 Differentialdiagnostische Fragestellungen

Im Folgenden werden häufige Fragestellungen in der Abgrenzung der Alzheimer-Demenz zu anderen Erkrankungen mit Störungen kognitiver Funktionen angesprochen, umfassendere Darstellungen finden sich andernorts [95, 117, 118]. In Tab. 6.6 finden sich typische kognitive Defizite der häufigsten Demenzen, in Tab. 6.7 sind die in der S3-Leitlinie „Demenzen" genannten Verfahren zur vertieften Diagnostik dieser Defizite aufgeführt.

Depressionen, die erstmalig im höheren Lebensalter auftreten, können prodromale Symptome neurodegenerativer Erkrankungen darstellen. Aber auch seit langem depressive Patienten können zusätzlich im Alter an einer neurodegenerativen Erkrankung oder vaskulär bedingten kognitiven Störung leiden. Ältere Depressive, die im weiteren Verlauf keine Demenz entwickeln, weisen nur geringe kognitive Störungen auf [120]. Insofern ist das Vorliegen depressiver Symptome, zu denen auch oft ausgeprägte Klagen über Konzentrations- und Merkstörungen gehören, kein Grund, objektivierte kognitive mnestische Störungen älterer Patienten nur als Folge einer Depression zu werten, wie der irreführende Begriff der Pseudodemenz suggeriert. Neben der im Allgemeinen geringeren Ausprägung von objektivierbaren Störungen ist das Leistungsprofil depressiver Patienten v. a. durch Störungen in Aufmerksamkeit und psychomotorischer Geschwindigkeit sowie im Arbeitsgedächtnis und in anderen Exe-

Tab. 6.6: Differentialdiagnostische Merkmale beginnender Demenzen (modifiziert nach [118]).

	Alzheimer-Demenz	Lewy-Body-Demenz	Fronto-temporale Demenz (bv-FTD)	Semantische Demenz, Logopenische Aphasie	Vaskuläre Demenz
Gedächtnis	+++	+	(+)	(+)	(+)
Sprache	++	+	o	+++	(+)
Exekutive Funktionen	++	++	+++	o	+++
Aufmerksamkeit	++	+++	+	o	+++
Visuoperzeption/-konstruktion	++	+++	o	o	(+)
Praxie	+	+	o	o	o
Verhalten/Persönlichkeit	(+)	(+)	+++	(+)	+
Affekt	(+)	(+)	++	(+)	+
Verlauf	Langsam progredient	Fluktuierender Beginn, langsamer Verlauf	Langsam progredient	Langsam progredient	Rascher Beginn, fluktuierender Verlauf

Typische Beeinträchtigung: o keine, + leicht, ++ mittel, +++ schwer

kutivfunktionen gekennzeichnet, während das episodische Gedächtnis (Lernen neuer Inhalte), das Sprachverständnis und die Visuokonstruktion eben gerade nicht oder nur relativ gering betroffen sind. Soweit Gedächtnisstörungen nur im Rahmen einer Depression bestehen, lassen sie sich als Folge der eingeschränkten Aufmerksamkeit oder als Abrufstörung charakterisieren, denn die Wiedererkennung und der Abruf mit semantischen Hinweisreizen sind deutlich weniger gestört [106, 121].

Ähnliches gilt auch für die neuropsychologische Abgrenzung der typischen Alzheimer-Demenz von vaskulären Demenzen. Auch hier sind die episodischen Gedächtnisstörungen initial geringer und die exekutiven Funktionen stärker beeinträchtigt [122, 123].

Bei der Lewy-Body-Demenz gehen kognitive Symptome dem Parkinson-Syndrom voraus; in dieser Frühphase unterscheidet sie sich von der Alzheimer-Krankheit durch Aufmerksamkeitsminderungen und -fluktuationen sowie durch visuell-räumliche Störungen, die auch in rein perzeptiven Aufgaben (z. B. beim Erkennen von fragmentierten Buchstaben oder von verzerrten Objekten) deutlich werden [124–126]. In einer großen Gedächtnisambulanz-Studie zeigten nichtdemente Patienten mit leichten nichtamnestischen kognitiven Störungen (Aufmerksamkeit, Visuomotorik) eine hohe Progressionsrate zu einer Lewy-Body-Demenz [127].

Tab. 6.7: Übersicht neuropsychologischer Testverfahren in der S3-Leitlinie „Demenzen" [119] (für Referenzen wird auf die Leitlinie verwiesen).

Basisdiagnostik	
Kurztest (z. B. MMST, DemTect, TFDD, MoCA)	Grobquantifizierung kognitiver Defizite, Schweregradabschätzung, Verlaufsuntersuchung

Vertiefte neuropsychologische Diagnostik	
Klinische und vermutete Erkrankung	**Beispiele zu untersuchender kognitiver Domänen und Testverfahren**
Alzheimer-Demenz	Prüfung des episodischen Gedächtnisses, Free and Cued Selective Reminding Test (FCSRT-IR), Prüfung der Vergessensrate über die Zeit, Fehler (nicht Auslassungen) in der Rekognitionsleistung, semantische Wortflüssigkeit (z. B. CERAD, RWT)
Vaskuläre oder Multiinfarktdemenz	Prüfung der Geschwindigkeit und Seitendifferenzen in der visuellen Suche, phonologische vs. semantische Wortflüssigkeit, Arbeitsgedächtnisleistung und kognitive Flexibilität als Exekutivfunktionsparameter
Frontotemporale Demenz (behaviorale Variante)	Prüfung der kognitiven Flexibilität und der Exekutivfunktionen (z. B. TAP Reaktionswechsel, Wisconsin Card Sorting Test, BADS-Arbeitsgedächtnistest) sowie der Motorik (z. B. Antisakkaden, Lurija-Motoriktest)
Frontotemporale Demenz (primär progressive Aphasie)	Prüfung des Sprachverständnisses, der Wortflüssigkeit (speziell phonologische Wortflüssigkeit, z. B. LPS 50+), Benennleistung, Rechtschreibung und des Kopfrechnens.
Lewy-Körperchen-Demenz	Prüfung der visuellen Wahrnehmungsleistung (z. B. VOSP – unvollständige Buchstaben, BORB – überlappende Figuren, Boston Naming Test) und der Aufmerksamkeitsleistung (z. B. TAP Alertness und geteilte Aufmerksamkeit: Reaktionsvariabilität)
Parkinson-Demenz	Prüfung des Verhältnisses verzögerter freier Abruf zur Wiedererkennungsleistung, visuokonstruktiver Planungs-, nicht aber visuoperzeptiver Wahrnehmungsleistung (z. B. Mosaik-Test vs. VOSP) und Exekutivfunktionen

Die Verhaltensvariante der frontotemporalen Demenz (behavioral variant – bv-FTD) zeigt sich klinisch in Persönlichkeits- und Verhaltensänderungen (z. B. Distanzlosigkeit, Apathie, Empathieminderung, Stereotypien, Veränderung der Ernährungsgewohnheiten). Neuropsychologisch sind initial nur wenige Einschränkungen bei klassischen Testverfahren festzustellen, die aktuellen Kriterien [128] nennen Störungen in exekutiven Funktionen, wie Störungen der Wortflüssigkeit, der Verhaltenshemmung und der mentalen Flexibilität, als diagnostisch informativ. Die mnestischen und visuokonstruktiven Funktionen sind i. d. R. weniger deutlich betroffen als bei der Alzheimer-Demenz. Die Frontal Assessment Battery (FAB) ist eine kurze klinische Skala, die einige der bei FTD betroffenen Funktionen prüft [129], deren differentialdiagnostischer Mehrwert jedoch noch der weiteren Evaluation bedarf.

Die semantische Demenz ist eine weitere Form der frontotemporalen Lobärdegeneration, die neuropsychologisch mit einem Verlust semantischen Wissens über die Bedeutung von Wörtern und Objekten einhergeht; die semantische Wortflüssigkeit ist bei dieser Erkrankung stärker betroffen als die lexikalische Flüssigkeit. Patienten mit semantischer Demenz haben keine Schwierigkeiten beim Nachsprechen von Wörtern, können aber die damit bezeichneten Objekte (z. B. ein „Schneeglöckchen") nicht unter einer Menge ähnlicher Objekte (z. B. Abbildungen verschiedener Blumen) erkennen; Patienten mit der logopenischen, nichtflüssigen Form der primären progressiven Aphasie, weisen das spiegelbildliche Fehlermuster in diesem Repeat-and-Point-Test auf [130].

Die Erkenntnis, dass einerseits die gleichen neuropathologischen (z. B. Alzheimer-typischen) Veränderungen, je nach initial betroffener Hirnregion, zu unterschiedlichen klinisch-neuropsychologischen Profilen führen und andererseits unterschiedliche biologische Ursachen ähnliche klinische Bilder bedingen können, zeigt die Grenzen der neuropsychologischen Differentialdiagnostik auf. Gleichzeitig werden die vormals nur klinisch differenzierbaren Demenzsyndrome immer besser biologisch charakterisiert und voneinander unterschieden. Mit der zunehmenden Entwicklung und klinischen Verfügbarkeit von pathologienahen Biomarkern wird daher die differentialdiagnostische Bedeutung der neuropsychologischen Diagnostik eher abnehmen. Hingegen wird ihr, v. a. mit der Entwicklung von neuen krankheitsbeeinflussenden Therapien, eine wichtige und wachsende Rolle bei der Frühdiagnostik neurodegenerativer Erkrankungen zukommen. Zunehmend besser ist es möglich, kognitive Defizite von altersbedingten Veränderungen abzugrenzen, wozu das Forschungskonzept der leichten kognitiven Beeinträchtigung (s. weiter unten in diesem Kapitel) wesentlich beigetragen hat. Für diese Abgrenzung sind gut normierte Testverfahren zentral. Zudem stellen Messungen von kognitive Funktionen und deren Änderung über die Zeit neben der Erfassung von Alltagsfunktionen, einen zentralen klinischen Parameter für die Wirksamkeitsbeurteilung von Interventionen dar.

6.2.6 Neuropsychologische Basisdiagnostik

Die aktuelle S3-Leitlinie „Demenzen" [119] unterscheidet zwischen einer Basisdiagnostik zur Grobquantifizierung von kognitiven Störungen und einer vertieften neuropsychologischen Diagnostik, die eine höhere Sensitivität bei leichten bzw. fraglichen Störungen aufweist und die ein differenziertes Leistungsbild zeichnen kann. Als geeignete Kurztests zur orientierenden Einschätzung kognitiver Störungen werden in der Leitlinie die auch international gebräuchlichen Verfahren Mini Mental State Examination (MMSE) [1] und Montreal Cognitive Assessment (MoCA) [19] sowie die deutschen Kurzverfahren DemTect [23] und TFDD [22] genannt. Bei jedem Patienten mit Demenz oder Demenzverdacht sollte Leitlinien-konform bereits bei der Erstdiagnose eine Quantifizierung der kognitiven Leistungseinbußen erfolgen. Die Leitlinien wei-

sen allerdings auch auf die geringe Sensitivität dieser Kurztests für die Differentialdiagnostik der Demenzen und für die Früherkennung hin. Eine Früherkennung demenzieller Erkrankungen bei Personen mit Symptomen und Beschwerden wird nach
aktuellem Leitlinienkonsens empfohlen, während ein generelles Demenzscreening
mittels Kurztests bei beschwerdefreien Personen abgelehnt wird.

6.2.7 Vertiefte neuropsychologische Diagnostik

Eine vertiefte neuropsychologische Diagnostik verlangt Expertise, ist aufwendig und
erfolgt in spezialisierten Einrichtungen, etwa in Gedächtnisambulanzen.

Sie ist Teil eines diagnostischen Prozesses, der immer eine ausführliche Anamnese, auch durch Befragung von Lebenspartnern oder anderen Begleitpersonen, eine
körperliche und psychopathologische Untersuchung, meist eine strukturelle Bildgebung sowie zunehmend diverse Biomarkeruntersuchungen erfordert.

Soziodemographische Faktoren wie Bildung und Alter sowie leistungsrelevante
Faktoren wie sensorische Störungen, Medikamentenwirkungen und somatische Erkrankungen sind bei der Auswertung und Interpretation von Testbefunden zu berücksichtigen. Die meisten im Rahmen der Alzheimer-Diagnostik verwendeten Verfahren
sind zumindest in dem Bereich des mittleren und höheren Lebensalters altersnor-
miert, bei vielen Verfahren können zusätzlich auch Bildung und Geschlecht berücksichtigt werden, soweit sie einen Einfluss auf die Testleistung haben. Auch Kurztests
(z. B. der DemTect, MMSE aus der CERAD-Testbatterie) bieten teilweise eine Adjustierung für Bildung und Alter; für den zunehmend populären MoCA ist die Gültigkeit der
soziodemographisch stratifizierten Grenzwerte [131] für den Gebrauch in Deutschland
noch nicht etabliert.

Eine Konormierung verschiedener Testverfahren an einer Stichprobe erleichtert
die Profilinterpretation, können doch sonst allein schon unterschiedliche Normierun-
gen zu nur scheinbaren spezifischen Defiziten führen. Meta-analytische Normen, die
dieses Problem reduzieren, sind bisher nur für wenige Testverfahren verfügbar [132].
Einheitlich normierten Batterien wie der CERAD-plus neuropsychologischen Testbatterie kommt daher für die vertiefte neuropsychologische Diagnostik besondere Bedeutung zu.

6.2.8 CERAD-plus

Das unter dem Akronym CERAD bekannte amerikanische Forschungskonsortium zur
Erforschung der Alzheimer-Krankheit entwickelte in den 1980er-Jahren eine kurze
neuropsychologische Testbatterie (CERAD-NTB), die auf diejenigen Funktionsbereiche abzielt, die bei der Alzheimer-Krankheit im Vordergrund stehen [87], die also
insbesondere Gedächtnis, Sprache, konstruktive Praxis und Orientierung umfassen.

Die CERAD-NTB besteht aus acht Untertests: Semantische Flüssigkeit, Kurzform des Boston Naming Tests, dem MMSE, einer Wortliste mit Lern-, Abruf- und Wiedererkennungsdurchgängen, konstruktive Praxis sowie dem Abruf der konstruktiven Praxis. Diese Batterie ist heute, dank einer nicht profitorientierten Verbreitung, weltweit in Gebrauch, u. a. existieren spanische, italienische, finnische, koreanische und chinesische Übersetzungen.

Die Baseler Memory Clinic hat eine autorisierte deutsche Version Ende der 1990er-Jahre normiert und diese als regressionsbasierte (kontinuierliche) Normen verfügbar gemacht [133]. Diese berücksichtigen die soziodemographischen Einflüsse von Alter, Bildung und Geschlecht [134]. Dabei wurden später zur besseren Erkennung von exekutiven Funktionsstörungen und psychomotorischer Verlangsamung noch drei zusätzliche Verfahren (Trail Making Test A und B, lexikalische Wortflüssigkeit) ergänzt. Die gemeinsame Normierung der Subtests erleichtert eine Profilinterpretation.

Im deutschsprachigen Bereich ist die in 30–45 Minuten durchzuführende CERAD-plus-Batterie in den meisten Gedächtnisambulanzen die Grundlage der neuropsychologischen Diagnostik.

Validierungsstudien bestätigten mehrfach die sehr gute Sensitivität der CERAD [135]. Diehl et al. [136] fanden eine gute Differenzierung von Patienten mit semantischer Demenz und frontotemporaler Demenz von Alzheimer-Patienten anhand von Wortflüssigkeit, Boston Naming Test und MMSE. Depressive Patienten weisen in den meisten Verfahren der CERAD-NTB geringere Defizite als leichte Demenzpatienten auf [137], insbesondere sind Gedächtnisdefizite weniger ausgeprägt und der MMSE-Score ist höher.

Vielfach wird die CERAD-NTB mit anderen Einzeltests kombiniert, um etwa die Raumwahrnehmung und das Arbeitsgedächtnis (z. B. mit der Zahlen- oder Blockspanne) besser zu erfassen, oder um das episodische Gedächtnis vertieft zu prüfen. Ein illustratives längsschnittliches Leistungsprofil einer Patientin der Bonner Gedächtnisambulanz findet sich in Abb. 6.2.

Ähnlich wie die CERAD-Testbatterie ist auch die *Repeatable Battery for the Assessment of Neuropsychological Status* (RBANS) [138] eine kurze und im englischsprachigen Bereich weit verbreitete Testbatterie, die speziell auch für Demenzen entwickelt wurde und für die Parallelversionen für den wiederholten Einsatz im Verlauf existieren. Der RBANS Total Score trennt gut zwischen MCI-Patienten und Kontrollen und ist auch als kognitiver Endpunkt in klinischen Studien etabliert. Leider liegt bisher keine deutsche Fassung der RBANS für den diagnostischen Einsatz und keine deutsche Normierung vor.

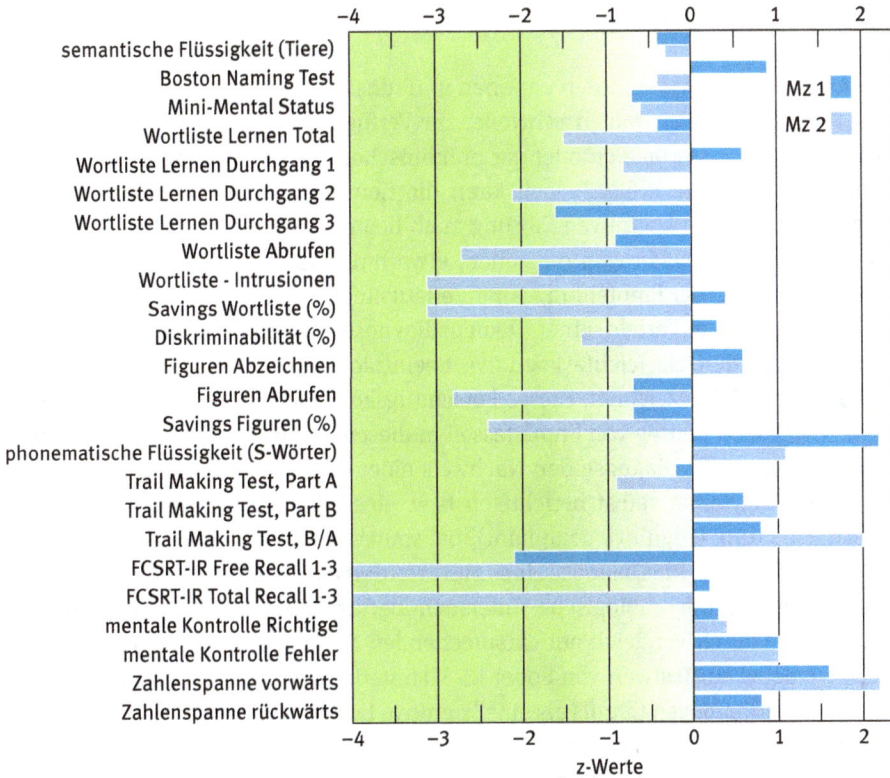

Abb. 6.2: Leistungsprofil einer 69-jährigen Patientin der Bonner Gedächtnisambulanz im Verlauf. Die Patientin beschrieb bei Erstvorstellung (MZ 1) eine seit 3 Jahren langsam progrediente Gedächtnisverschlechterung. Der MMSE war mit 29 Punkten unauffällig. Es wurde zunächst eine subjektive kognitive Störung diagnostiziert, weil die neuropsychologischen Defizite gering und wenig konsistent waren. Qualitativ ist im Lichte des weiteren Verlaufs interessant, dass die Patientin beim MZ 1 wenig von der wiederholten Darbietung der Wortliste profitierte und vermehrt Intrusionen (Falschnennungen) bei deren Abruf aufwies. Im FCSRT-IR waren die Leistungen während des freien Abrufs verringert. Dieses Defizit konnte jedoch zunächst durch semantische Hinweise kompensiert werden. In der Verlaufsuntersuchung nach ca. 30 Monaten (MZ 2) erzielte die Patientin erneut 29 Punkte im MMSE, wies aber nun deutliche und konsistente Defizite bei verbalen und visuellen Gedächtnistests auf (z. B. Wortliste lernen, Wortliste abrufen, Figuren abrufen). Im FCSRT-IR konnten Schwierigkeiten beim freien Abruf durch semantische Hinweise nicht mehr kompensiert werden. Die anderen Leistungsbereiche waren noch nicht betroffen. Die nun durchgeführte Liquoruntersuchung ergab ein Alzheimer-typisches Liquorprofil. Zum Zeitpunkt der Verlaufskontrolle wurde die Diagnose eines amnestischen MCI infolge einer Alzheimer-Krankheit gestellt. Die z-Werte sind bezüglich Alter, Geschlecht und Ausbildung korrigiert. Die Werte für die CERAD-Testbatterie wurden nach den veröffentlichten Normdaten berechnet. Die Werte für den FCSRT-IR, die Prüfung der Mentale Kontrolle und Zahlenspanne wurden auf Basis einer eigenen Normierungsstudie berechnet.

6.2.9 Mild Cognitive Impairment und Mild Neurocognitive Disorder

Solange keine wirksamen Interventionen im Frühstadium der Alzheimer-Krankheit, also vor Erreichen der Demenzschwelle, zur Verfügung stehen, spielt die Frage der Erkennung von prodromalen oder gar präklinischen Erkrankungsfällen v. a. im Forschungskontext eine Rolle. Jedoch kann die neuropsychologische Objektivierung einer leichtgradigen kognitiven Störung auch heute schon eine wichtige Grundlage für klinische Entscheidungen darstellen, etwa hinsichtlich weiterer diagnostischer Maßnahmen oder der Empfehlung einer Verlaufsuntersuchung.

Die bereits im Vorfeld einer Demenzdiagnose zu beobachtenden kognitiven Störungen werden als leichte kognitive Beeinträchtigung oder als *Mild Cognitive Impairment* (MCI) bezeichnet. Dieses Forschungskonzept hat sich als sehr fruchtbar erwiesen. Wie im Beitrag von Frank Jessen in diesem Band (s. Kap. 6.7) beschrieben, beinhaltet eine MCI-Diagnose den Nachweis einer objektiven kognitiven Leistungseinschränkung, einer selbst berichteten bzw. einer fremdbeobachteten kognitiven Verschlechterung (cognitive complaint), bei weitgehend erhaltener Unabhängigkeit der Lebensführung. Die Diagnose eines MCI erfordert eine mehrere kognitive Bereiche umfassende neuropsychologische Untersuchung, um mnestische und nichtmnestische Defizite durch Vergleich mit entsprechenden Normen objektivieren zu können. Meist gilt dabei ein Testwert von 1 oder 1,5 SD unterhalb der alters-, ausbildungs- und geschlechtsabhängigen Cutoffs als eine kognitive Beeinträchtigung.

Das DSM-5 hat das Konzept des MCI unter dem Begriff der leichten neurokognitiven Störung (*minor neurocognitive disorder* – minor NCD) aufgenommen [74], während die Demenz als *schwere neurokognitive Störung* (major NCD) bezeichnet wird. Der Begriff neurokognitiv meint die mit neuropsychologischen Tests erfassbaren Leistungsdefizite, als deren Ursache eine Störung bestimmter Hirnfunktionen vermutet wird. In der deutschen Übersetzung des DSM-5 wird überwiegend der Begriff NCD (als Abkürzung) verwendet.

Die diagnostischen Kriterien der leichten NCD erfordern eine „mäßige" Beeinträchtigung der kognitiven Leistungsfähigkeit in einem oder in mehreren kognitiven Bereichen, was im DSM-5 als Leistungsfähigkeit im Bereich von ein bis zwei Standardabweichungen unterhalb einer Norm definiert wird, wobei Alter, Ausbildung und kultureller Hintergrund berücksichtigt werden sollten. Für die schwere NCD (Demenz) werden zwei Standardabweichungen als Schwelle festgelegt, wobei auch hier (im Unterschied zur Demenz nach ICD 10) die Beeinträchtigung einer einzelnen neurokognitiven Domäne ausreicht.

Personen mit MCI weisen ein erhöhtes Risiko für eine weitere kognitive und funktionale Verschlechterung und für eine Progression zur Demenz auf.

Die Unbestimmtheit der MCI-Definition in Bezug auf die genauen Messverfahren und auf die Zahl der Indikatoren je Domäne hat der verbreiteten Nutzung dieses Konzepts keinen Abbruch getan, vielmehr dürfte diese technische Unschärfe mit dazu beigetragen haben, dass man mit unterschiedlichen Operationalisierungen im Forschungskontext je nach Zielsetzung pragmatisch arbeiten konnte. Beobachtungsstudien wie die des Deutschen Kompetenznetzes Demenzen [139] verwendeten ein sehr liberales neuropsychologisches MCI-Kriterium (eine Standardabweichung – Defizit in einem von insgesamt neun Parametern), um sensitiv auch frühe Prodromalstadien der AD einschließen und untersuchen zu können. Natürlich ist bei einem derartigen Vorgehen die Rate an Probanden, die im Bereich einer kognitiven Beeinträchtigung liegen, schon aus rein statistischen Gründen hoch. Mistridis et al. (2015) [140] demonstrierten dies eindrücklich mit den Daten des gesunden Normkollektivs der CERAD-Testbatterie: mehr als 70 % des Normkollektivs wiesen in zumindest einem von insgesamt zehn Testparametern der CERAD-Testbatterie einen Wert < 1 SD auf, auch bei einem konservativeren Schwellenwert von 1,5 SD waren immer noch fast 50 % in einem oder in mehreren Testparametern formal auffällig. Erst bei drei oder mehr Defiziten > 1,5 SD, oder bei fünf und mehr Defiziten > 1 SD sinkt diese Basisrate auf etwa 10 %. Dies gibt Anhaltspunkte dafür, ab wann einzelne Einschränkungen im Rahmen einer umfangreicheren Testbatterie vermutlich **klinisch** relevant sind.

Trotz des zuvor angesprochenen Basisratenproblems ist allerdings nur ein geringer Teil von gesunden Älteren in **mehreren** Tests der **gleichen** kognitiven Domäne auffällig [141], was die klinische Praxis bestätigt, die Konsistenz von Defiziten besonders zu beachten. Rein klinische Gewichtungen und Beurteilungen sind jedoch in vielen diagnostischen Situationen – nicht nur im Bereich der Neuropsychologie – weniger genau als algorithmische, statistische Regeln. Ein Vorschlag zur algorithmischen Formalisierung der MCI-Kriterien stammt von Jak und Bondi [142]. Einerseits versucht diese Operationalisierung umfassend zu sein, insofern neben mnestischen auch sprachliche und exekutive Störungen berücksichtigt werden. Andererseits ist sie sensitiv, indem bereits eine Einschränkung von einer Standardabweichung pro Domäne als auffällig gilt (analog zur DSM-5-Schwelle), und sie ist robust in dem Sinne, dass zwei Testwerte einer Domäne jenseits dieser Schwelle liegen müssen. Natürlich sind für einen solchen Algorithmus grundsätzlich andere Schwellen, weitere Domänen und mehr Verfahren je Domäne denkbar. Eine Reanalyse von Daten der ADNI-Studie zeigte, dass nach diesem Jak/Bondi-Algorithmus als MCI klassifizierte Patienten häufiger eine Progression zur Alzheimer-Demenz zeigten und auch häufiger positive AD-Biomarker aufwiesen als diejenigen, die das ADNI-MCI-Kriterium erfüllten, d. h. eine geminderte (1,5 SD) Testleistung im verzögerten Abruf einer kurzen Geschichte [143].

Auch die Anwendung der Jak/Bondi-MCI-Definition bei einer deutschen Stichprobe nichtdementer Gedächtnisambulanzpatienten zeigte, dass Patienten jenseits dieser MCI-Schwelle ein hohes Risiko (41 %) für die Entwicklung einer Demenz innerhalb von 2–3 Jahren aufwiesen und ebenfalls häufig (50 %) ein AD-typisches Biomarkerprofil hatten [144]. Die Patienten unterhalb dieser Jak/Bondi-Schwelle eines MCI hatten zwar ein geringeres, aber immer noch substanzielles Risiko einer baldigen Demenzentwicklung (16 %) oder eines AD-typischen Biomarkerprofils (34 %).

Soweit es also Patienten von Gedächtnisambulanzen betrifft, hat bereits ein konsistentes leichtes Defizit in einer Domäne (wie im DSM-5 für die leichte NCD beschrieben) klinisch hohe Relevanz. Andererseits weisen in diesem klinischen Kontext auch Patienten mit ausschließlich subjektiven (d. h. vom Zufall kaum abgrenzbaren objektiven) Störungen ein erhöhtes AD-Risiko auf, was die Empfehlung einer Verlaufskontrolle rechtfertigen kann.

Eine operationale Alternative zur Jak/Bondi-Definition von MCI stellt die Aggregation von Informationen aus einer Testbatterie in Form eines Summen-Scores oder eines Globalwertes dar. Ein bekanntes Beispiel ist der CERAD Total Score, der durch Summation der Rohwerte der meisten CERAD-Untertests gewonnen wird [145]. Diese Summe hat sich als sehr guter Prädiktor einer späteren Demenzentwicklung (und somit als prädiktiv relevante MCI-Operationalisierung) erwiesen [146, 147]. Zur diagnostischen Anwendung bedarf es der Berücksichtigung demographischer Faktoren; basierend auf den Baseler Normdaten haben Ehrensperger et al. (2010) [148] eine Formel zur demographischen Adjustierung des CERAD Total Score publiziert.

6.2.10 Subjektive kognitive Störungen

Selbst wahrgenommene oder von anderen beobachtete kognitive Leistungsminderungen sind ein integraler Bestandteil der diagnostischen Definitionen von MCI und dienen dort der Qualifizierung einer querschnittlich objektivierten kognitiven Störung als kognitive Verschlechterung (in Abgrenzung zu einer nichtprogredienten und somit vermutlich nicht AD-bezogenen kognitiven Störung). Die subjektive oder beobachtete kognitive Verschlechterung im Alltag soll hier also die Spezifität einer kognitiven Störung als Anzeichen einer neurodegenerativen Erkrankung sicherstellen.

Subjektive kognitive Störungen können jedoch auch bei fehlenden (bzw. mit bisherigen Verfahren nicht nachweisbaren) objektiven Einschränkungen als frühestes klinisches Zeichen einer neurodegenerativen Erkrankung vorhanden sein. Zahlreiche Studien haben gezeigt, dass nicht nur in klinischen Settings Art und Ausprägung subjektiver Beschwerden prädiktiv für die Entwicklung einer Demenz sind [149, 150]. Es ist daher eine wichtige Forschungsfrage, welche spezifischen Aspekte der subjektiv erlebten und von Angehörigen beobachteten Einschränkungen besonders relevant sind.

Bisher ist die Erfassung von SCD (Subjective Cognitive Decline) nicht einheitlich operationalisiert. Die subjektiv erlebte kognitive Leistungsminderung wird auf sehr unterschiedliche Weise erfragt [151], sodass ein Vergleich von Ergebnissen über Studien hinweg erschwert ist. In manchen Studien wird SCD durch eine einzelne Frage erfasst (z. B. „Haben Sie das Gefühl, dass Ihr Gedächtnis schlechter geworden ist?"), andere Untersuchungen verwenden eine unterschiedliche Anzahl von Fragen, die inhaltlich stark differieren. Auch der Zeitraum, in dem die Verschlechterung aufgetreten sein soll, wird entweder gar nicht oder sehr unterschiedlich definiert. Hier besteht weiter Forschungs- und Harmonisierungsbedarf; eine internationale Arbeitsgruppe hat vor kurzem einen theoretischen Rahmen für SCD als Prä-MCI-Stadium der Alzheimer-Krankheit [152] und Empfehlungen zur Umsetzung des SCD-Konzepts in die Forschungspraxis [153] entwickelt.

6.2.11 Neuropsychologische Maße im Rahmen klinischer Studien

Die klinische Prüfung von pharmakologischen oder anderen Interventionen zur Behandlung oder Prävention der Alzheimer-Krankheit bedarf einerseits der Definition einer auch neuropsychologisch eingegrenzten Zielpopulation (z. B. Patienten mit amnestischem MCI oder Probanden mit positivem Amyloid-PET *ohne* kognitive Beeinträchtigung). Andererseits erfordern klinisch-interventionelle Studien eine reliable Messung des Verlaufs der kognitiven Leistung über Monate oder gar über Jahre hinweg, um den Wirksamkeitsnachweis für eine Intervention erbringen zu können. Die Erfordernisse einer Gruppendefinition sind mit der Anwendung neuropsychologischer Verfahren im diagnostischen Prozess weitgehend identisch; Ober- bzw. Untergrenzen einer kognitiven und funktionalen Beeinträchtigung sind zu definieren und diese Einschlusskriterien im Einzelfall zu prüfen. Verlaufsmessungen zur Prüfung der Wirksamkeit einer Intervention erfordern jedoch auch eine für die Änderungen im jeweiligen Erkrankungsstadium sensitive Testbatterie, deren Ergebnisse zu einem Globalwert zusammengefasst werden, der als primäres Zielkriterium einer interventionellen Studie dienen kann. Die klassische kognitive Skala für den Bereich klinischer Studien im Alzheimer-Feld ist die ADAS-Cog-Skala, die zunächst aus zehn Subtests bestand [154] und dann um drei weitere Subtests erweitert wurde (ADAS-Cog13), um die Sensitivität für leichte kognitive Störungen zu erhöhen [155].

Retrospektive Analysen von Verlaufsdaten von MCI-Patienten haben gezeigt, dass eine Untermenge von ADAS-Cog-Skalen stärker änderungssensitiv ist als der Gesamt-Score [156]. Dies hängt auch mit den Deckeneffekten einzelner ADAS-Cog-Subskalen bei nichtdementen Patienten zusammen. In aktuellen klinischen Studien im Bereich der prodromalen oder präklinischen Alzheimer-Krankheit finden daher Kompositscores Anwendung, die ausgewählte ADAS-Cog-Unterskalen (meist sind das Skalen zu Gedächtnis und Orientierung), oft kombiniert mit dem MMSE und Maßen der Alltagsfunktion, als primäres Zielkriterium verwenden. Der so entwickelte AD Composite Score (ADCOMS) [157] weist eine sehr gute Änderungssensitivität auf, sodass mögliche Behandlungseffekte im Stadium der prodromalen Alzheimer-Krankheit leichter (d. h. mit kleineren Fallzahlen) nachweisbar wären. Für den präklinischen Bereich (z. B. für Amyloid-positive Studienteilnehmer) wurde der Preclinical-Alzheimer-Composite-Score (PACC) entwickelt und validiert; er beinhaltet Maße des FCSRT-IR, den MMSE sowie ein psychomotorisches Maß [158]; die internationale DIAN-Interventionsstudie bei asymptomatischen Trägern dominanter AD-Gene verwendet ein sehr ähnliches neuropsychologisches Kompositmaß [159]. Nicht nur für die Interventionsforschung, sondern auch für die Grundlagenforschung spielen psychometrisch validierte Kompositmaße, etwa in Form von neuropsychologischen Domänen analog DSM-5, eine wachsende Rolle, um zahlreiche neuropsychologische Einzeltestergebnisse interpretierbar zusammenzufassen und damit die Teststärke zu erhöhen [160, 161].

6.2.12 Neue Entwicklungen

Eine Reihe neuartiger, bisher noch experimenteller neuropsychologischer Verfahren, die das Potenzial haben, kognitive Veränderungen zu detektieren, bevor sie mit üblichen standardisierten Testverfahren messbar werden, beschreiben Rentz et al. [162] und werden auch in dem Kap. 6.9 von Emrah Düzel in diesem Band vorgestellt. Einige dieser Testverfahren, wie z. B. der *„Short Term Memory Binding Test"* [163] und der *„Face Name Associative Recognition Test"* [164] konnten zwischen Personen mit einer lediglich subjektiven kognitiven Verschlechterung und Personen ohne solche subjektiven Störungen differenzieren.

Durch die intensive Nutzung von Smartphones und des Internets auch durch ältere Menschen ergeben sich künftig neue Möglichkeiten für eine hochfrequente Selbst-Prüfung kognitiver und motorischer Funktionen, sodass eine individuelle Leistungsabnahme leichter erkennbar werden könnte [165]. Die Sensitivität und Reliabilität solcher Instrumente für die Erfassung frühester kognitiver Veränderungen im Einzelfall ist jedoch noch nicht klar. Der mögliche Nutzen hoch sensitiver Testverfahren in der klinischen Routine wird auch von den therapeutischen Optionen im Frühstadium der AD abhängen. Ob maximal abbausensitive Testverfahren jenseits der Forschung auch einen Nutzen für die individuelle Diagnostik erlangen, wird einerseits von der psychometrischen Qualität der Verfahren, andererseits von den künftigen therapeutischen Optionen für das prodromale Stadium der Alzheimer-Krankheit abhängen.

Sandra Dick, Michael A. Rapp
6.3 Erfassung von psychischen und Verhaltenssymptomen

6.3.1 Einleitung

Symptome des Verhaltens und des Affekts gehören zu den häufigsten Symptomen bei Patienten mit einer moderaten bis schweren Demenz [166–170]. Hohe Prävalenzraten zwischen 75 % [171] und mehr als 90 % [172] wurden für das Auftreten von Verhaltenssymptomen bei Demenz berichtet. Die am meisten verbreiteten Symptome sind hierbei Agitiertheit und depressive Stimmung. Der Begriff „Agitiertheit" bezieht sich auf eine heterogene Gruppe von Verhaltensstörungen, wie z. B. verbal- und körperlich-aggressives Verhalten [172]. Agitierte Verhaltensweisen sind mit verminderter Lebensqualität der Patienten und Pflegekräfte [173], früher Institutionalisierung [174] und häufiger Hospitalisierung assoziiert [175]. Weiterhin führt Agitiertheit zur erhöhten

Verschreibung von Antipsychotika [176, 177], die mit schweren Nebeneffekten bei älteren Menschen assoziiert sind [178], sowie mit erhöhter Mortalität v. a. bei Patienten, die an Alzheimer-Demenz erkrankt sind [179]. In Hinblick auf Pflegekräfte führen agitierte Verhaltensweisen zu einer herabgesetzten Berufszufriedenheit [180] sowie zu Einschränkungen hinsichtlich der Professionalität [181] und einem erhöhten Burnout-Risiko [182]. Zusammengefasst ist Agitiertheit eine der häufigsten herausfordernden Verhaltensweisen, die in Verbindung mit erhöhten Kosten für das nationale Gesundheitssystem steht.

Affektive Symptome sind in allen Stadien der Demenz geläufig [183, 184], wobei Prävalenzraten zwischen 30 und 50 % erreicht werden [185]. Bereits aufgetretene depressive Episoden in der Biographie des Patienten zeigten sich als Risikofaktor für Demenz [186] und persistierende Symptome von Depression scheinen kognitive und funktionale Verluste bei kognitiv beeinträchtigten Patienten zu beschleunigen [187]. Im Gegensatz zur Agitiertheit werden affektive Symptome bei Pflegeheimbewohnern mit Demenz oft unterdiagnostiziert [188, 189], weil sie sich (1) mit anderen Symptomen wie Apathie überschneiden [167, 190], (2) anders in Erscheinung treten als Depressionen von kognitiv nicht beeinträchtigten Menschen [191, 192] und (3) Patienten mit einer schweren Demenz unfähig sein können, ihre emotionale Notlage adäquat auszudrücken.

Im folgenden Kapitel sollen gängige Verfahren zur Beurteilung von verhaltensbezogenen und affektiven Symptomen bei Demenz vorgestellt werden, die sich zum Einsatz in der Praxis und zu Forschungsfragen bewährt haben.

6.3.2 Die Erfassung von verhaltensbezogenen Symptomen bei Demenz

Die Erfassung von Verhaltenssymptomen bei Demenz wurde durch die Entwicklung standardisierter, beobachtungsbasierter Ratingskalen in den späten 1980er- und 1990er-Jahren des letzten Jahrhunderts bedeutend erleichtert. Im Anhang des International Psychogeriatrics Journals aus dem Jahr 1996 kann eine Reihe einflussreicher Arbeiten hierzu gefunden werden [Vol. 8 (3)]. Die Auswahl der entsprechenden Verfahren kann zum einen anhand der zu erfassenden Zielsymptome und zum anderen bezüglich des erhebenden Personals (z. B. Krankenpflegepersonal, Pflegepersonal und Ärzte) erfolgen.

Je nach Einsatzgebiet existiert eine Vielzahl von ausführlichen Verfahren zur Erfassung eines breiten Symptomspektrums. Dazu gehören das NPI (Neuropsychiatrisches Inventar [193, 194]), die NOSGER-Skala (Nurses Observation Scale for Geriatric Patients [65])und BEHAVE-AD (Behavioral Pathology in Alzheimer's Disease [195]). Eine spezifischere Messung erlaubt das Cohen-Mansfield-Agitiertheit-Inventar für die Bewertung von Agitiertheit und Aggression (Cohen-Mansfield Agitation Inventory – CMAI [172, 196]), von dem auch eine Kurzversion entwickelt wurde (Brief Agitation Rating Scale [196]).

Auch die Kurzversion der Pittsburgh-Agitiertheit-Skala (Pittsburgh Agitation Scale – PAS [197]) erlaubt die Erhebung von agitiertem Verhalten mithilfe von nur 4 Items. Im Folgenden sollen die jeweiligen Verfahren detaillierter vorgestellt werden.

6.3.2.1 Neuropsychiatrisches Inventar (NPI)

Das NPI wurde ursprünglich für Kliniker entwickelt mit dem Ziel, typische neuropsychiatrische Auffälligkeiten bei Patienten mit Alzheimer-Demenz darzustellen [193, 194]. Es wird typischerweise mit den betreuenden Angehörigen bzw. dem betreuenden Pflegepersonal durchgeführt. Im Jahr 2000 wurde eine Pflegeheimversion vorgestellt, die speziell für die Anwendung durch Pflegeheimkräfte ausgearbeitet wurde und ein Item beinhaltet, das die Belastung der professionellen Pflegekräfte misst. Die ursprüngliche Version des NPI beinhaltet 10 Items und wurde auf 12 Items erweitert, einschließlich der Erfassung von Schlaf- und Ernährungsverhalten [193, 194]. Im Jahr 1998 wurde eine Pflegekraft-Belastungsbewertung hinzugefügt (Neuropsychiatric Inventory Caregiver Distress Scale [198]). Die ursprünglichen 10 Items erfassen Symptome wie Halluzinationen, Wahnvorstellungen, Agitiertheit/Aggression, Dysphorie/Depression, Ängstlichkeit, Reizbarkeit, Enthemmung, Euphorie, Apathie sowie motorische Unruhe und werden mit entsprechenden Unterskalen aus ca. sieben bis acht Fragen zu den jeweiligen Items abgefragt. Vor der Durchführung der Unterskalen muss zunächst eine entsprechende Leitfrage beantwortet werden (z. B. „Scheint der Patient traurig und deprimiert zu sein?"), wobei nur bei positiver Beantwortung weiterführend die entsprechende Unterskala erfragt wird (z. B. „Scheint der Patient sehr mutlos zu sein oder sagt er, dass er keine Zukunft hat?"). Mithilfe von mehrstufigen Beurteilungsskalen werden darüber hinaus die Häufigkeit, der Schweregrad und die Belastungsausprägung der jeweiligen Symptome/Auffälligkeiten erfasst. Die Bearbeitungszeit liegt je nach Ausprägung und Umfang des Störungsspektrums zwischen 5 und 30 Minuten. Das NPI sollte hierbei von erfahrenen Klinikern durchgeführt werden. Bezüglich der Reliabilität und Validität des NPI konnten in mehreren Studien zufriedenstellende Ergebnisse nachgewiesen werden [177, 193, 194, 199, 200].

6.3.2.2 Behavioral Pathology in Alzheimer's Disease Rating Scale (BEHAVE-AD)

Ursprünglich zur ausführlichen Messung von verhaltensbezogenen und psychischen Symptomen bei Alzheimer-Demenz entwickelt [195], wurde das BEHAVE-AD im Jahr 2001 erweitert, um eine frequenzgewichtete Messung des Schweregrades zu ermöglichen (BEHAVE-AD-FW [201]). Es handelt sich bei der BEHAVE-AD um ein Fremdbeurteilungsinterview (Durchführung wie bei NPI mit Angehörigen oder betreuendem Personal), für das 10–20 Minuten benötigt werden. Die Skala umfasst sieben Bereiche, wobei jeder Bereich aus verschiedenen Items zur Erfassung von Wahnvorstellungen, Halluzinationen, Aktivitätsstörungen, Aggressivität, Tag-Nacht-Rhythmus-Störungen, affektiven Störungen und Ängstlichkeit besteht. Ein allgemeines Rating bewertet darüber hinaus den Belastungsgrad der Pflegekräfte. Zu jedem Bereich gehört eine kombinierte Auftretenshäufigkeit/Schweregrad-Beurteilung auf einer 4-Punkte-Skala. Die Skala weist eine exzellente Inter-Rater-Reliabilität [202] auf und zeigte sich sensitiv für Veränderungsmessungen in einer Vielzahl von pharmakologischen Studien, die darauf abzielten, verhaltensbezogene Symptome zu verringern [203, 204]. Ein Erklärungsansatz für die hohe Sensitivität des BEHAVE-AD sehen die Autoren des Verfahrens in der ausführlichen Erfassung von Symptomen in den jeweiligen Verhaltensbereichen: Das Vorliegen wahnhafter Ideenbildung wird z. B. nicht nur als anwesend oder abwesend kodiert, sondern es werden auch demenztypische wahnhafte Symptome wie Wahninhalte in Bezug auf Diebstahl und Verkennung erfasst [201].

6.3.2.3 Nurses' Observation Scale for Geriatric Patients (NOSGER-Skala)

Die NOSGER-Skala wurde ursprünglich in der Schweiz entwickelt und später für den englischsprachigen Raum übersetzt und validiert [65]. Die Skala umfasst insgesamt 30 Items zur Beurteilung eines weiten Spektrums von Verhaltensaspekten wie z. B. Erinnerungsfähigkeit, Aktivitäten des alltäglichen Lebens, Affektivität, soziale Angemessenheit und herausforderndes Verhalten. Die 30 Items werden mithilfe einer fünfstufigen Skala („immer" bis „nie") hinsichtlich der Häufigkeit ihres Auftretens in den letzten 14 Tagen eingeschätzt. Die Durchführung benötigt ungefähr 10–15 Minuten. Die Skala weist moderate bis gute Inter-Rater-Reliabilität (von 0,53 für störendes Verhalten bis 0,80 für erweiterte Aktivitäten im täglichen Leben) und eine hohe (> 0,75) Test-Retest-Reliabilität auf. Sie wurde extern validiert mit einer nur moderaten Validität für die Variable „störendes Verhalten" [65]. Insgesamt gibt es jedoch Hinweise für eine gute Veränderungssensitivität der NOSGER-Skala [205]. Bei der Durchführung sollte beachtet werden, dass das durchführende Personal zum einen gut geschult in dem Verfahren ist und zum anderen zur validen Beurteilung der erfassten Verhaltensbereiche mindestens 6 Stunden pro Woche regelmäßigen Kontakt mit dem/der Betroffenen hat.

6.3.2.4 Cohen-Mansfield Agitation Inventory (CMAI)

Der CMAI [172, 196] erlaubt die spezifische Erfassung von agitiertem und aggressivem Verhalten, kann durch (in dem Verfahren trainiertes) Pflegepersonal durchgeführt werden und stellt das am häufigsten genutzte Verfahren für die hiermit erfassten Verhaltensauffälligkeiten bei Demenz dar.

Die vollständige Durchführung des CMAI umfasst ca. 20 Minuten. Agitiertheitssymptome werden im Original mit einer standardisierten 29-Item-Version des Cohen-Mansfield-Agitiertheit-Inventars (CMAI [172, 196]) bewertet, wobei jedes Item auf einer 7-Punkte-Skala bezüglich der Frequenz dieser Verhaltensweisen über die letzte Woche hinweg eingestuft wird (1 = nie; 7 = mehrmals in der Stunde). Mithilfe von verschiedenen Faktorenanalysen konnten die Autoren des Verfahrens nachweisen, dass die 29 Items je nach angewandtem Setting auf unterschiedlichen Faktoren luden, je nachdem z. B., ob die betroffenen Personen im Pflegeheim oder zu Hause wohnten. Seit der ursprünglichen Publikation im Jahr 1997 wurden vielzählige weitere Faktorenanalysen für das Verfahren veröffentlicht [170, 172, 206–210], in deren Rahmen u. a. eine ausreichende Konstruktvalidität, allgemeine psychometrische Eigenschaften der Skala und Validierungen nichtenglischer Versionen der Skala vorgestellt wurden.

Die auf einer verbal/körperlichen und einer aggressiv/nichtaggressiven Dichotomie von Agitiertheitssymptomen beruhenden Faktorenstrukturen konnten hierbei von den meisten Studien repliziert werden [210]. In einer Faktorenanalyse mit 408 Pflegeheimbewohnern [172] wurden vier Subsyndrome von Agitiertheit gefunden: (1) aggressives, (2) körperlich nichtaggressives, (3) verbal agitiertes Verhalten und (4) Verstecken und Horten, das nur während des Tages beobachtet wurde. Die ersten drei Faktoren konnten durch die folgenden Faktorenanalysen bestätigt werden, nur wenige zusätzliche Faktoren wurden vorgeschlagen [170, 209, 210]. Somit kann der CMAI als valides Maß für die Subtypen Aggression und Agitiertheit angesehen werden. Darüber hinaus weisen aktuelle Studien auf eine gute Änderungssensitivität des Verfahrens in Bezug auf komplexere Interventionen hin [211–213].

6.3.2.5 Pittsburgh Agitation Scale (PAS)

Die PAS [197] wurde zum Einsatz als kurzes Beurteilungsinstrument für Pflegepersonal von demenzerkrankten Patienten entwickelt. Die Durchführung dauert ungefähr 5 Minuten. Sie besteht aus 4 Items, die (1) abnormale verbale Äußerungen, (2) motorische Agitiertheit, (3) aggressives Verhalten und (4) Widerstand gegenüber der Pflege messen. Jedes Item wird auf einer 5-Punkte-Skala bewertet. Zwar weist die PAS eine hohe Inter-Rater-Reliabilität (0,80 [197]) auf, Studien bezüglich der externalen Validität stehen aber noch aus [214].

6.3.2.6 Zusammenfassung

In den vorherigen Abschnitten wurde eine Auswahl verschiedener Verfahren zur Beurteilung von Verhaltenssymptomen bei Demenz vorgestellt. Hierbei unterscheiden sich die Verfahren in vielerlei Punkten, wie z. B. ob generelle Symptomspektren erfasst werden oder spezifische Symptome, der Fachrichtung und verfahrensbasierten Spezialisierung des durchführenden Personals, aber auch der Reliabilität, externalen Validität und Änderungssensitivität des jeweiligen Instruments. Bei der Auswahl des entsprechenden Verfahrens zum Einsatz in der Klinik oder zur Beantwortung von Forschungsfragen spielen all diese Faktoren eine wichtige Rolle. Tabelle 6.8 gibt daher nochmal einen kompakten Überblick über die Eigenschaften der jeweiligen Verfahren zur Bestimmung von Verhaltenssymptomen bei Demenz.

Tab. 6.8: Übersicht über Verfahren von verhaltensbezogenen Symptomen bei Demenz. Abkürzungen sind im Text erläutert. ++ bezeichnet hohe, + moderate und (+) erste Evidenz.

Skala	Durch-führungs-zeit	Anwendungsbereich	Spezifika	Messskala	Reliabilität	Validität	Verän-derungs-sensitivität
NPI(-NH)	5–30 min	Umfassende Messung von psychopatho-logischen Items	12 Items einschließlich Wahnvorstellung, Halluzinationen, Agitation/Aggression, Enthemmung, Ängstlichkeit, Dysphorie/Depression, Reizbarkeit, Euphorie, Apathie, Schlaf, Appetit, motorische Veränderungen	Dichotome Items, Einschätzung der Schwere und Frequenz, wenn vorhanden	++	++	+
BEHAVE-AD	20 min	Umfassende Messung von verhaltens-bezogenen und psychologischen Symptomen	7 Bereiche einschließlich Wahnvorstellung, Halluzinationen, Unruhen bzgl. der Aktivität, Aggression, Schlaf, affektive Unruhen und Ängstlichkeit, Stress der Pflegekräfte	Jeder Bereich mit mehreren Items auf einer 4-Punkte Skala	++	++	++
NOSGER	15 min	Umfassende Auswahl von Funktionen	Bereiche beinhalten Kognition, Aktivitäten des täglichen Lebens, Stimmung sowie soziale und störendes Verhalten	Jeder Bereich mit mehreren Items (anwesend vs. abwesend)	+	+	+
CMAI	20 min	Spezifische Bewertung von Agitation und Aggression	Bewährte faktorielle Struktur mit drei Faktoren, die aggressives Verhalten, physisch nicht-aggressives Verhalten, verbal agitiertes Verhalten sowie Horten und Verstecken umfassen	Jeder Faktor mit mehreren Items auf einer 7-Punkte Skala	++	++	++
PAS	5 min	Spezifische Bewertung von Agitation und Aggression	4 Items einschließlich verbale Äußerungen, motorische Agitation, aggressives Verhalten und Widerstand gegenüber der Pflege	Jedes Item auf einer 5-Punkte Skala	++	(+)	

6.3.3 Die Bewertung von affektiven Symptomen bei Demenz

Mit zunehmendem Schweregrad der demenziellen Erkrankung erhöht sich auch das Risiko affektiver Symptome, was insbesondere für Pflegeheimbewohner gilt [215]. Obwohl valide Selbstauskunftsskalen für die Erfassung depressiver Symptome bei älteren Erwachsenen existieren, wie z. B. die Geriatrische Depressionsskala (GDS [216]), werden die meisten Studien bei moderater und schwerer Demenz den Gebrauch solcher Instrumente ausschließen. Der Grund hierfür ist die durch kognitive Beeinträchtigungen eingeschränkte Verlässlichkeit von Selbstauskünften demenzerkrankter Patienten. Daher beruhen die meisten Instrumente zur Erfassung von affektiven Symptomen bei moderater bis schwerer demenzieller Ausprägung auf der Erhebung von Fremdauskünften, was wiederum die Reliabilität in dieser Population beeinträchtigen könnte. Im Übrigen variieren affektive Symptome bei demenzerkrankten Patienten und können sich u. a. als depressive Stimmung, Apathie oder sogar als Reizbarkeit in verschiedenen Situationen darstellen [217]. Es existieren jedoch verfügbare Skalen, die eine zufriedenstellende Reliabilität für depressive Stimmung (Cornell-Skala für Depression bei Demenz – CSDD [218]; National Institute of Mental Health – NIMH; Demenzielle Stimmungsbewertungsskala – DMAS [219, 220]) und Apathie bei Demenz aufweisen (Apathy Evaluation Scale – AES [190, 221]). Diese Skalen, in Kombination mit spezifischen Skalen für Reizbarkeit und Agitiertheit, ermöglichen die zuverlässige Erfassung affektiver Symptome (und damit verbundener Verhaltenssymptome) bei demenzerkrankten Patienten und sollen daher im Folgenden ausführlicher vorgestellt werden.

6.3.3.1 Cornell-Depressionsskala bei Demenz (CSDD)

Die CSDD wurde speziell für Depressionen bei kognitiv beeinträchtigten Personen entwickelt [218]. Sie beruht in erster Linie auf der Erfassung von Verhaltensbeobachtungen des betreuenden Personals oder von pflegenden Personen des Betroffenen. Der Beurteilungszeitraum bezieht sich auf die vergangene Woche. Die Skala besteht aus 19 Items, die auf einer kombinierten 3-Punkte-Skala hinsichtlich der Auftretenshäufigkeit der hiermit erfassten Symptome und deren Schweregrad beurteilt werden. Die Items beziehen sich u. a. auf Ängstlichkeit, Traurigkeit, Anhedonie, Reizbarkeit und Agitiertheit sowie Mangel an Interesse und depressive Gedankeninhalte. Die Erfassung körperlicher Symptome, Schlafstörungen und Appetit ist ebenfalls in der Skala beinhaltet. Für die Durchführung werden ungefähr 20 Minuten benötigt. Ein Cut-off-Wert von 8 deutet auf das Vorliegen einer Depression bei Demenz hin [218]. Die CSDD weist eine hohe Sensitivität und ebenfalls gute Spezifität für die Anwesenheit von Depression bei der Alzheimer-Krankheit auf (90 % Sensitivität, 75 % Spezifität [219]). Die externe Validität erreichte moderate bis hohe Werte [220]. Die CSDD erwies sich darüber hinaus als veränderungssensitiv hinsichtlich pharmakologischer [221] und nichtpharmakologischer Interventionen [222].

6.3.3.2 Dementia Mood Assessment Scale (DMAS)

Die DMAS [223, 224] ist ein Instrument, das für die Beurteilung von depressiven Symptomen bei demenzerkrankten Menschen am National Institute of Mental Health entwickelt wurde. Bei der Entwicklung wurden differentialdiagnostische Schwierigkeiten wie die Überlappung kognitionsbezogener depressiver und demenzieller Symptome, aber auch die Überschätzung somatischer Symptome bei älteren Menschen durch eine sorgfältige Item-Konstruktion adressiert, sodass mithilfe dieses Instruments präzisere Aussagen zum Vorliegen depressiver Symptome bei kognitiv beeinträchtigen Personen getroffen werden können [225]. Die Durchführung der DMAS dauert ungefähr 20 Minuten und stützt sich sowohl auf Beobachtungen durch betreuende Personen als auch auf ein halbstrukturiertes Interview mit den Betroffenen selbst. Insgesamt wird die Skala für den Einsatz bei leicht- und mittelgradigen demenziellen Syndromen empfohlen. Sie erfasst in der Originalversion insgesamt 24 Symptome, wobei 17 Items den Schweregrad depressiver Symptome und weitere 7 Items den allgemeinen Schweregrad der Demenz erfassen. Im deutschsprachigen Raum wird die 17-Item-Version (nur depressionsbezogene Items) benutzt (s. u.). Auf einer 7-Punkte-Skala wird jeweils die Auftretenshäufigkeit des jeweiligen Symptoms beurteilt (0 = normal bis 6 = schwer beeinträchtigt). Die Items beinhalten u. a. motorische Aktivität, Schlaf, Appetit, Antrieb, Reizbarkeit, Agitiertheit, depressives Auftreten, Schuldgefühle und tageszeitabhängige Stimmungsschwankungen. Die Anwesenheit von depressiven Symptomen wurde mit einem Schwellen-Summenwert von > 17 Punkten definiert [223, 226]. Vergleiche mit dem NPI-NH zeigten eine befriedigende Validität des DMAS ($r = 0{,}71$ [211]). Eine Studie nimmt an, dass der DMAS veränderungssensitiv für Interventionen ist [227]. Für die deutschsprachige Version liegt eine Validitätsstudie vor [225], die für die ersten 17 (depressionsbezogenen) Items der DMAS zum einen drei Faktoren beschreibt, die insgesamt 72,4 % der Varianz aufklärten. Es handelt sich hierbei um (1) Agitiertheit/Klagsamkeit, (2) depressive Gestimmtheit und (3) Apathie. Im Rahmen dieser Studie konnte darüber hinaus auch für die deutsche Version gute Reliabilität und Validität nachgewiesen werden.

6.3.3.3 Apathy Evaluation Scale (AES)

Die AES ist ein Instrument zur spezifischen Bewertung von Apathie bei Patienten mit Demenz, wobei schwergradige Symptomausprägungen beinhaltet sind [190, 228]. Verschiedene Versionen der Skala stützen sich auf Beobachtungen von Klinikern (AES-C), Pflegekräften (AES-I) oder auf die subjektiven Antworten des Patienten selbst (AES-S). Die AES ist eine Skala mit insgesamt 18 Items, die 10–20 Minuten für die gesamte Durchführung benötigt. Die Items erfassen hierbei Veränderungen in drei verschiedenen Bereichen: (1) beobachtbares Verhalten, (2) Gedankeninhalte und (3) emotionale Ansprechbarkeit. Die Bewertungen der Items basieren auf einer 4-Punkte-Skala und messen die Auftretenshäufigkeit von Symptomen. Cut-off-Werte für die AES weisen einen Range zwischen 18 und 72 auf, wobei für die AES-C in der Anwendung mit Patienten, die älter als 60 Jahre alt sind ein Cut-off-Wert von 42 als Indikator für eine milde Apathie vorgeschlagen wurde. Die Inter-Rater-Reliabilität wurde als exzellent (0,94) ermittelt und die interne Konsistenz ist mit Alpha-Werten von 0,86 bis 0,94 [190, 222, 229] als hoch einzustufen. Im Vergleich zur Ratingskala des Apathie-Items im Neuropsychiatrischen Inventar (NPI) [191] zeigte sich eine hohe externe Validität des AES ($r = 0,76$) [211]. Die AES erwies sich darüber hinaus als veränderungssensitiv in nichtpharmakologischen Interventionen [213]. Die Ergebnisse einer Studie zur Reliabilität und Konstruktvalidität der deutschsprachigen Übersetzung sprechen darüber hinaus für eine Vergleichbarkeit der deutschsprachigen AES mit dem Original [230].

6.3.3.4 Zusammenfassung

Die hier vorgestellten Skalen für die Beurteilung von stimmungsbezogenen Symptomen leichtgradiger bis schwerer Demenz stellen nur einen Auszug aus den bestehenden Erfassungsinstrumenten dar. Sie reflektieren eher kontinuierliche als kategoriale Skalen zur Anwesenheit oder Abwesenheit von Symptomen und sind dadurch valide Indikatoren für die Ausprägung der Symptome. Während sowohl die CSDD als auch die DMAS stabile und vergleichbare psychometrische Eigenschaften aufzeigen, sollte erwähnt werden, dass die CSDD häufiger gebraucht wird und von manchen als der Goldstandard bei der Beurteilung von depressiven Symptomen bei Demenz angesehen wird. Ein Überblick über die jeweiligen Verfahren zu Beurteilung von affektiven Symptomen ist in Tab. 6.9 gegeben.

6.3.3.5 Allgemeine Zusammenfassung und Ausblick

Verhaltensbezogene und affektive Symptome können bei Patienten mit Demenz zuverlässig mithilfe bestehender Erfassungsinstrumente bewertet werden. Verfügbare kontinuierliche Beurteilungen sind relativ leicht anzuwenden, weisen eine hohe externale Validität auf und sind veränderungssensitiv für Effekte von Interventionen. Das vorangegangene Kapitel kann unter der Berücksichtigung von Kriterien wie Setting, Expertise des Anwenders und den zu erfassenden Variablen hilfreich bei der Auswahl des entsprechenden Instruments für die Anwendung im klinischen Alltag und bei Forschungsfragen sein. Die angegliederten Übersichtstabellen ermöglichen darüber hinaus einen schnellen Überblick über die jeweiligen Spezifika der hier vorgestellten Verfahren.

Tab. 6.9: Übersicht über Verfahren von affektiven Symptomen bei Demenz.

Skala	Durchführungszeit	Anwendungsbereich	Spezifika	Messskala	Reliabilität	Validität	Veränderungssensitivität
CSDD	20 min	Erfassung des Depressionsschweregrads bei demenziellen Erkrankungen	19 Items zur Erfassung von Ängstlichkeit, Traurigkeit, Anhedonie, Agitiertheit, Apathie, Reizbarkeit, Interessenverlust und depressive Gedankeninhalte	Dreifache Abstufungsskala, Einschätzung Schwere und Frequenz der Symptome	++	++	++
DMAS	20 min	Erfassung des Depressionsschweregrads bei demenziellen Erkrankungen	17 Items zur Erfassung u. a. von motorischer Aktivität, Schlaf, Appetit, Antrieb, Reizbarkeit, Agitiertheit, depressives Auftreten	Sieben-Punkte Skala, Einschätzung der Symptomfrequenz	++	++	+(+)
AES	10–20 min	Erfassung von Apathie bei demenziellen Erkrankungen	18 Items die Symptome aus den Bereichen beobachtbares Verhalten, Gedankeninhalte und emotionale Ansprechbarkeit erfassen	4-Punkte Skala, Erfassung, Einschätzung der Symptomfrequenz	++	++	+

Abkürzungen sind im Text erläutert.
++ bezeichnet hohe, + moderate und (+) erste Evidenz.

Ingo Kilimann, Michel Grothe, Stefan Teipel

6.4 Bildgebende Diagnostik – Magnetresonanztomographie

Die Anwendung von bildgebenden Verfahren in der Diagnostik von Demenzerkrankungen galt lange Zeit dem Erkennen von behandelbaren und damit potenziell reversiblen Ursachen von Gedächtnisstörungen wie dem Normaldruckhydrocephalus oder neoplastischen Erkrankungen. Mit der zunehmenden Verfügbarkeit der Magnetresonanztomographie (MRT) und der Weiterentwicklung von Verfahren zum Nachweis neurodegenerativer Prozesse hat das MRT in der Diagnostik von Gedächtnisstörungen an Relevanz gewonnen. Bereits jetzt wird das strukturelle MRT eingesetzt, um Veränderungen z. B. der Hippocampus-Formation darzustellen. Da der Hippocampus ebenso wie der entorhinale Kortex als Teil des **mesialen Temporallappens** eine hohe Vulnerabilität gegenüber Schädigungen durch die Alzheimer-Krankheit zeigt, ist er von besonderem diagnostischen Interesse. So zeigten Post-mortem-Studien bei Menschen mit Alzheimer-Demenz oder mit leichter kognitiver Störung (LKS) ausgeprägte neuronale Schädigungen des mesialen Temporallappens [231, 232]. Bereits vor längerer Zeit wurden visuelle Beurteilungsskalen entwickelt, um an MRT-Bildern die Veränderungen dieser diagnostisch interessanten Strukturen standardisiert zu beschreiben und für die Diagnostik der Alzheimer-Krankheit nutzbar zu machen. Von den verschiedensten Skalen unterschiedlichster Granulierung ist die Medial Temporal Atrophy(MTA) Scale ein sehr häufig angewandtes Rating [233]. Durch die Entwicklung von Analyseverfahren dreidimensionaler MRT-Bilder stehen zunehmend auch volumetrische Messungen zur Beschreibung atrophischer Veränderungen zur Verfügung, allerdings finden diese Verfahren bisher hauptsächlich im Forschungskontext Anwendung.

In der Regeldiagnostik von Gedächtnisstörungen ist eine visuelle radiologische Beurteilung der **weißen Substanz** bezüglich möglicher vaskulärer Schädigungen klinische Routine. Vaskuläre Schädigungen sind jedoch nicht die einzigen Veränderungen, die als sog. Leukoaraiosis oder *white matter hyperintensities* (WMH) in T2-MRT-Aufnahmen zu sehen und auch bei neurodegenerativen Erkrankungen von Bedeutung sind. Auch in der Forschung ist die Frage nach dem Beitrag von vaskulären Schädigungen bei der Entwicklung und Entstehung von neurodegenerativen Erkrankungen in den letzten Jahren vermehrt in den Fokus gerückt [234]. Eine Studie verglich MRT-Veränderungen der weißen Substanz mit histopathologischen Untersuchungen und konnte zeigen, dass periventrikuläre WMH zumeist gliöse oder postischämische Veränderungen zeigen, während in der tiefen weißen Substanz die WMH mit neurodegenerativen Prozessen wie z. B. Demyelinisierung oder axonaler Degeneration korrelieren [235]. Einige Untersuchungen legen sogar einen direkten Zusammenhang zwischen Amyloid-Pathologie und (mikrovaskulärer) Schädigung der weißen Substanz nahe [236, 237]. Es stehen verschiedenste Skalen zur Beschreibung der Veränderungen in der weißen Substanz zur Verfügung; eine relativ grobe Einteilung bietet z. B. die Fazekas-Skala, die häufig Anwendung findet. Weiterhin werden MRT-Verfahren zur direkten Identifikation neurodegenerativer Prozesse entwickelt. Manche neuere Verfahren, wie z. B. die Diffusionstensor-Bildgebung (DTI), konnten allerdings die Erwartungen und Hoffnungen bisher nicht erfüllen. In einer aktuellen Studie zur Prädiktion der Konversion von LKS zu Alzheimer-Demenz war die DTI der strukturellen MRT unterlegen [238]. Die Weiterentwicklung von MRT-Sequenzen zur Identifikation von neurodegenerativen Prozessen wird also weiterhin notwendig sein. Dies trifft umso mehr zu, weil viele der in der Entwicklung und Testung befindlichen krankheitsmodifizierenden Medikamente eine exakte ätiologische Einordnung von Gedächtnisstörung vor Therapiebeginn voraussetzen.

6.4.1 Internationale Diagnosekriterien für Klinik und Forschung

In den 1984 veröffentlichten und bis heute weltweit am häufigsten angewandten Diagnosekriterien für die Alzheimer-Krankheit von der Arbeitsgruppe des National Institute of Neurological and Communicative Disorders and Stroke und der Alzheimer's Disease and Related Disorders Association (NINCDS-ADRDA) wird lediglich die zerebrale CT als sinnvolle Ergänzung in der Diagnostik der Alzheimer-Krankheit zum Ausschluss von Differentialdiagnosen genannt [239]. Die im Jahr 2011 veröffentlichten Kriterien der *National Institute on Aging und der Alzheimer's Association (NIA-AA)* zur Diagnose einer Alzheimer-Krankheit wurden für verschiedene Krankheitsstadien gesondert verfasst, sodass es Ausarbeitungen für die Alzheimer-Demenz [100], die LKS bei Alzheimer-Krankheit [240] und die präklinische Alzheimer-Krankheit [241] gibt. Diese Kriterien integrieren in unterschiedlich breitem Umfang das MRT in den Diagnoseprozess. Eine Gesamtübersicht der Empfehlungen bzw. MRT-Bildgebung gibt die Tab. 6.10.

Alzheimer-Demenz: Der Einsatz der MRT als „Atrophie-Biomarker" mittels qualitativer Auswertung der MRT-Bilder analog zur klinischen Routine wird gegenüber der quantitativen empfohlen, weil es keine anerkannten Standards zur quantitativen Messung gibt [100].

LKS bei Alzheimer-Krankheit: Fokale ebenso wie globale Atrophien könnten unabhängig von β-Amyloid – und damit unabhängig von einem der neuropathologischen Hauptcharakteristika der Alzheimer-Krankheit – auftreten. Für die weitere Forschung wurden datengetriebene Ansätze der Bildanalysen oder multiregionalen Analysen als potenzielle Biomarker benannt, ebenso fMRT, DTI, MR-Spektroskopie und funktionelle Konnektivitätsanalysen.

Präklinische Alzheimer-Krankheit: Die MRT-Bildgebung kann erst im zweiten Stadium (zerebrale Amyloidose und Neurodegeneration) zur Identifikation atrophischer Veränderungen beitragen. Als mögliche Verfahren werden die Messung der korti-

Tab. 6.10: Übersicht der Empfehlung bezgl. MRT-Diagnostik.

Herausgeber	Modalität	Einsatz/Zielregion	Erscheinungsjahr	Quelle
NINCDS-ADRDA	CT	Ausschlussdiagnostik (z. B. Subduralhämatom)	1984	[239]
NICE	sMRT/CT	Ausschlussdiagnostik, Differentialdiagnostik	2006	[242]
IWG *Forschungskriterien Alzheimer-Krankheit*	sMRT	*Nachweis Atrophie mesio-temporaler Strukturen (visuelle Beurteilung oder quantitative Analyse)*	2007	[243]
NIA-AA Alzheimer-Demenz	sMRT	Nachweis globaler zerebraler Atrophie	2011	[100]
NIA-AA LKS bei Alzheimer-Krankheit	sMRT	Differentialdiagnostik (z. B. vaskuläre Demenz)	2011	[240]
NIA-AA LKS bei Alzheimer-Krankheit *Forschungskriterien*	sMRT	*Biomarker für neuronaler Zelluntergang: Zerebrale Atrophie, Hippocampus-Volumetrie*	2011	[240]
NIA-AA Präklinische Alzheimer-Krankheit	sMRT; fMRT	Nachweis regionaler Atrophie (kortikale Dicke, Hippocampus-Volumetrie); Nachweis synaptischer Dysfunktion (Default-mode-Netzwerk)	2011	[241]
IWG2 Alzheimer-Krankheit *Forschungskriterien*	sMRT	Ausschlussdiagnostik, Differentialdiagnostik, Phänotypisierung (bei atypischer Alzheimer-Krankheit)	2014	[101]
S3 Leitlinien DNG/DGPPN	sMRT/CT	*Ausschlussdiagnostik, Differentialdiagnostik, Nachweis Atrophie mesio-temporaler Strukturen*	2015	[244]
IWG Diagnosekriterien Präklinische Alzheimer-Krankheit	sMRT; fMRT	Keine Empfehlung*; keine Empfehlung	2016	[245]

* kann zur Verlaufsbeobachtung genutzt werden, um Patienten mit LKS und hohem Konversionsrisiko zu erkennen
sMRT = strukturelle MRT, fMRT = funktionelles MRT

kalen Dicke zum Nachweis regionalspezifischer Atrophien (temporal, parietal und posteriores Cingulum) und die Hippocampus-Volumetrie empfohlen. Als ein zukünftiges Verfahren zum Nachweis synaptischer Dysfunktion als frühauftretende Funktionsstörung bei der Alzheimer-Krankheit wird insbesondere das Potenzial der Default-mode-Netzwerk-Analyse im fMRT hervorgehoben [241]. Grundsätzlich bleibt festzuhalten, dass die Diagnose der präklinischen Alzheimer-Krankheit dem Forschungskontext vorbehalten bleibt, insbesondere im Rahmen von Therapiestudien, und nicht Gegenstand der Routinediagnostik oder von anlasslosen Screenings sein sollte.

Die **International Working Group** hatte bereits 2007 eine Revision der NINCDS-ADRDA-Kriterien zur Diagnostik der Alzheimer-Krankheit (IWG-1) entwickelt und zur Anwendung im Forschungskontext empfohlen [243]. In der 2014 nochmals aktualisierten Forschungsrichtlinie (IWG-2) sind die klinischen Kernkriterien zur Diagnostik der Alzheimer-Krankheit gegenüber den NINCDS-ADRDA-Kriterien auf Störungen des episodischen Gedächtnisses fokussiert und durch Biomarker ergänzt [101]. Im IWG-2-Ansatz wurde die Anwendung der strukturellen MRT und visueller Beurteilungsskalen bzw. quantitativer (volumetrischer) Verfahren zur Beurteilung der Hippocampus-Region, des entorhinalen Kortex und der Amygdala als unterstützendes Diagnosemerkmal der Alzheimer-Krankheit zugunsten des Positiv-Nachweises von pathologischen Amyloid-Werten in der Positronen-Emissions-Tomographie (PET) und Liquor bzw. Tau/Phosphotau im Liquor herausgenommen.

6.4.2 Leitlinien

Die 2016 revidierte *S3-Leitlinie „Demenzen"* gibt der Bildgebung in der Diagnostik von Demenzerkrankungen den höchsten der möglichen Empfehlungsgrade (A). Die CT wird zwar als ausreichend zum Ausschluss eines Subduralhämatoms oder eines Hydrocephalus bzw. zur Beurteilung möglicher vaskulärer Läsionskomponenten bewertet, jedoch wird der MRT aufgrund der fehlenden Strahlenbelastung und der im Vergleich zum CT höheren Sensitivität zur Darstellung von Ursachen für sekundäre Demenzsyndrome der Vorzug gegeben. Als spezifisches MRT-Verfahren beim Verdacht auf eine Alzheimer-Krankheit wird die visuelle Atrophiebeurteilung der Hippocampi, der Gyri parahippocapales und des Gesamtkortex empfohlen. Ähnlich wie in anderen Leitlinien wird auch in der S3-Leitlinie das Fehlen eines allgemeingültigen Standards bei der Anwendung von visuellen Rating-Skalen für o. g. Strukturen in der klinischen Praxis bemängelt. Im nun ergänzten Kapitel „Hausärztliche Versorgung" der Deutschen Gesellschaft für Allgemeinmedizin und Familienmedizin (DEGAM) wird auch weiterhin keine grundsätzliche Empfehlung zum generellen Einsatz der Bildgebung im Rahmen der Demenzdiagnostik ausgesprochen. Es heißt: „Die Indikation zur Bildgebung orientiert sich an Hinweisen auf potenziell behandelbare Demenzen, am Wunsch der Patienten nach Abklärung unter Berücksichtigung ihres klinischen Zustands und den möglicherweise aus der Bildgebung sich ergebenden Konsequenzen" [244]. Zu Recht findet sich in der Leitlinie somit der Hinweis, dass der generelle Einsatz der Bildgebung in der Diagnostik von Gedächtnisstörungen weiterhin umstritten ist. Hochaltrige und multimorbide Patienten könnten diese Diagnostik z. T. als sehr belastend empfinden. Ein Hinweis, der für viele diagnostische Untersuchung in dieser Altersklasse beherzigt werden sollte.

Die *Leitlinien des britischen National Institute of Health and Care Excellence (NICE)* aus dem Jahr 2006 sehen den Einsatz der strukturellen Bildgebung nur bei zwei Konstellationen vor. Beim Vorliegen einer „verdächtigen" Demenz (suspected dementia) – also einer Demenz mit atypischer klinischer Präsentation – (1) zum Ausschluss von zentralnervösen Erkrankungen abseits der Alzheimer-Krankheit und (2) zur besseren Einordnung der Demenz-Subtypen. Des Weiteren wird darauf hingewiesen, dass Patientengruppen mit mittelgradigen und schweren demenziellen Syndromen möglicherweise nicht mehr von einer Bildgebung profitieren.

6.4.3 ICD-10 und DSM-5

Die 1992 erschienene ICD-10 (International Codes of Diseases, Zehnte Edition) der Weltgesundheitsorganisation (WHO) sieht keine konkreten Empfehlungen zum Einsatz von bildgebenden Verfahren bei der Diagnostik der Alzheimer-Krankheit vor [246]. Im Gegensatz hierzu diskutiert die 2013 erschienene DSM-5 (Diagnostic and Statistical Manual of Mental Disorders, Fünfte Edition) der American Psychiatric Association den potenziellen Einsatz der strukturellen MRT zum Nachweis regionaler Atrophiemuster in der Diagnostik der Alzheimer-Krankheit („*majore*" oder „*minore*" *neurokognitive Störung aufgrund einer Alzheimer-Krankheit*"). Sie wird jedoch als zu unspezifisch und damit unzureichend valide für die Diagnose Alzheimer-Krankheit angesehen, sodass keine generelle Empfehlung ausgesprochen wird [247].

6.4.4 Visuelle Beurteilungsskalen zur Beurteilung der Atrophie des medialen Temporallappens (Scheltens-Skala)

Die im Jahr 1992 von Scheltens et al. vorgestellte Skala schlägt eine visuelle Beurteilung des medialen Temporallappens mit einer Einteilung von 0 bis 4 vor [249]. Für die Bewertung nutzt die Skala eine T1-gewichtete Aufnahme mit einer Schnittführung durch die mittlere Sagitallinie (parallel zur Hirnstammachse, Abb. 6.3). Bei der auch MTA-Skala (Medial Temporal Atrophy) genannten Bewertung werden vier Strukturen betrachtet und beurteilt (Tab. 6.11 und Abb. 6.4):

(A) Höhe der Hippocampus-Formation bestehend aus dem Gyrus dentatus, Ammonshorn, Subiculum sowie dem parahippocampalen Gyrus,

(B) Distanz zwischen Hirnstamm und Hippocampus-Formation,

(C) Weite der Fissura choroidea,

(D) Weite des Temporalhorns.

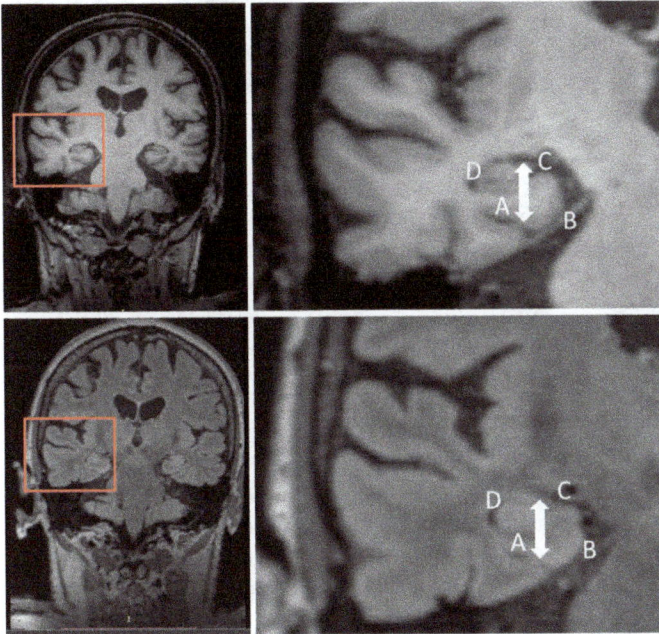

Abb. 6.3: Lage der in der MTA-Skala beurteilten Strukturen in einer T1-MRT-Aufnahme. A = Höhe Hippocampus-Formation, B = Distanz Hirnstamm/Hippocampus-Formation, C = Fissura choroidea, D = Temporalhorn.

Der Gesamt-Score ergibt sich dann aus der Kombination der Einzelbeobachtungen unter der Anwendung folgender Einteilung:

Tab. 6.11: Medial Temporal Atrophy Skala nach Scheltens.

MTA Score	Weite der Fissura choroidea	Weite des Unterhorns	Höhe der Hippocampus-formation
0	normal	normal	normal
1	↑	normal	normal
2	↑↑	↑	↓
3	↑↑↑	↑↑	↓↓
4	↑↑↑	↑↑↑	↓↓↓

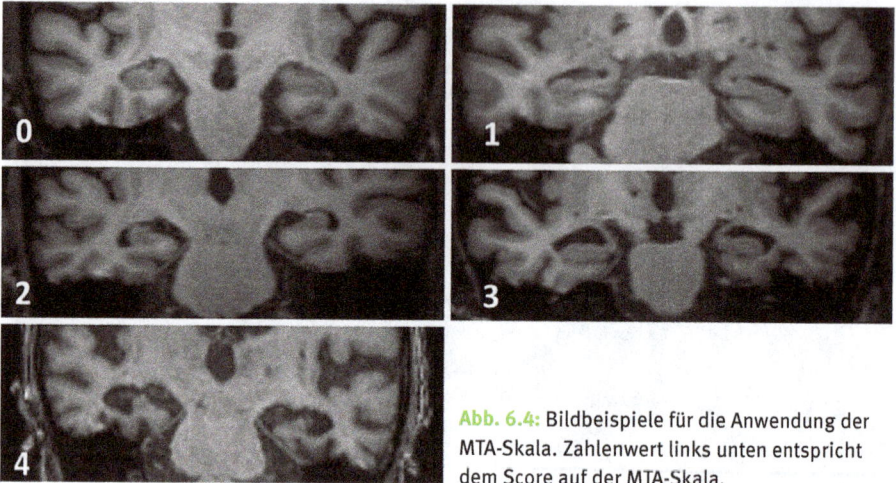

Abb. 6.4: Bildbeispiele für die Anwendung der MTA-Skala. Zahlenwert links unten entspricht dem Score auf der MTA-Skala.

Die Skala ist vergleichsweise einfach zu erlernen und viele Radiologie-Portale bieten Vergleichsbilder für die einzelnen Skalen-Werte an (www.radiologyassistant.nl/en/p43dbf6d16f98d/dementia-role-of-mri.html). Die Inter-Rater-Variabilität der MTA-Skala ist zufriedenstellend bis gut (Interclass Correlation Coefficient 0,79 und höher) [250]. In einer aktuellen Studie wurde die diagnostische Genauigkeit der MTA-Skala an 101 Menschen mit einer Alzheimer-Demenz und 73 kognitiv gesunden Kontrollpersonen untersucht. Als Vergleich diente die Diagnose aus der Post-mortem-Hirnautopsie, die bis heute als Goldstandard angesehen wird und die die einzige Methode zur Diagnose einer gesicherten Alzheimer-Krankheit ist. Auch in dieser Untersuchung zeigt die Skala eine gute Sensitivität von 89 % (korrektes Erkennen der Menschen mit Alzheimer-Krankheit), jedoch mit 64 % eine deutlich geringere Spezifität (Erkennen der Kontrollpersonen) [250]. Die MTA-Skala wird aufgrund des einfachen Einsatzes zur reliablen Beschreibung der Veränderungen der Hippocampus-Region weiterhin im Rahmen der klinischen Routine oder bei Studien zum Einsatz kommen. Die MTA-Skala ist jedoch aufgrund der schlechten Spezifität als Demenzscreening oder für den anlasslosen – also ohne klinische Hinweise auf das Vorliegen von Gedächtnisstörungen – und damit unspezifischen Einsatz als radiologische Zusatzleistung ungeeignet.

6.4.5 Skalen zur Beurteilung von Veränderungen in der weißen Substanz

Zur Beschreibung von Veränderungen in der weißen Substanz wurde der Begriff der *Leukoaraiosis* von Hachinski et al. eingeführt. Er beschreibt (flächige) Veränderungen der weißen Substanz in der CT und MRT [251]. In der CT stellt sich die Leukoaraiosis als eine Dichteminderung dar, in der T1-gewichteten MRT-Aufnahme als intensitätsgemindertes Areal und in der T2-gewichteten MRT-Aufnahme als gesteigerte Signalintensität. Im angloamerikanischen Raum hat sich zunehmend der Begriff der *white matter hyperintensities* oder auch *white matter lesions* durchgesetzt, der etwas besser punktförmige Schädigungen mit in die Beschreibung einbezieht. Von der Vielzahl der Skalen zur Beurteilung der Veränderungen in der weißen Substanz ist die von Fazekas et al. 1987 vorgestellte Skala sicherlich eines der am häufigsten angewandten Ratings [252]. Zumeist wird empfohlen, die Bewertung in T2-FLAIR-MRT-Aufnahmen vorzunehmen. Die Fazekas-Skala sieht eine getrennte Beurteilung des periventrikulären Marklagers und der tiefen weißen Substanz vor. Lakunäre Schädigungen und Vergrößerungen der perivaskulären Räume (Virchow-Robin'sche Räume) werden hierbei nicht berücksichtigt (Tab. 6.12 und Abb. 6.5). Die Intra-Rater-Reliabilität wird mit κ-Werten um 0,80 und die Inter-Rater-Reliabilität mit Werten um 0,70 angeben [253].

Tab. 6.12: Beurteilungssystem nach der Fazekas-Skala.

Periventrikuläres Marklager		
Punktwert	0	Keine Veränderungen
	1	„Kappenbildung" (caps) oder schmale streifenförmige Läsion
	2	Halobildung
	3	Veränderungen reichen bis an die tiefe weiße Substanz heran
Tiefe weiße Substanz		
Punktwert	0	Keine Veränderungen
	1	Punktförmige Läsionen
	2	Vereinzelt konfluierende Läsionen
	3	Deutlich konfluierende Läsionen

Wenn eine globale Skala nicht ausreicht und die Bewertung einzelner Hirnregionen gewünscht wird, so kann der Einsatz der Age-related white matter changes(ARWMC)-Skala sinnvoll sein. Die Bewertung erfolgt analog zur Fazekas-Skala für die tiefe weiße Substanz, allerdings werden frontale, parieto-occipitale, temporale und infratentorielle Hirnabschnitte seitengetrennt beurteilt. Hinzu kommt noch eine Skalierung von 0 bis 3 für Läsionen $\geq 5\,mm$ in Bereich der Basalganglien (0 = keine Läsion, 1 = eine fokale Läsion, 2 = mehrere fokale Läsionen, 3 = konfluierende Läsionen). Die Skala wurde für die Anwendung sowohl auf CT- als auch auf MRT-Bilder evaluiert, jedoch konnte bei der Anwendung auf MRT-Bilder eine höhere Inter-Rater-Reliabilität erreicht werden [254]. Eine semi-quantitative Beurteilung der Läsionen bietet eine von Scheltens et al. erarbeitete Skala. Bei dieser Skala werden ähnlich der AMWMC-Skala Hirnregionen gesondert und seitenspezifisch erfasst. Zusätzlich werden noch die Größe und Anzahl der Läsionen über Punktwerte von 1 ($\varnothing < 5\,mm$, $n \leq 5$) bis 5 ($\varnothing < 11\,mm$, $n \leq 1$) bzw. 6 (konfluierend) dokumentiert. Die Skala kann somit einen Maximal-Score von 90 Punkten erreichen, aufgeteilt in Subscores für tiefe weiße Substanz (24 Punkte), periventrikuläre weiße Substanz (6 Punkte), infratentorielle Hyperintensitäten (30 Punkte) und Basalganglien. Die Skala ermöglicht

Beispielbilder für Veränderungen in der tiefen weißen Substanz

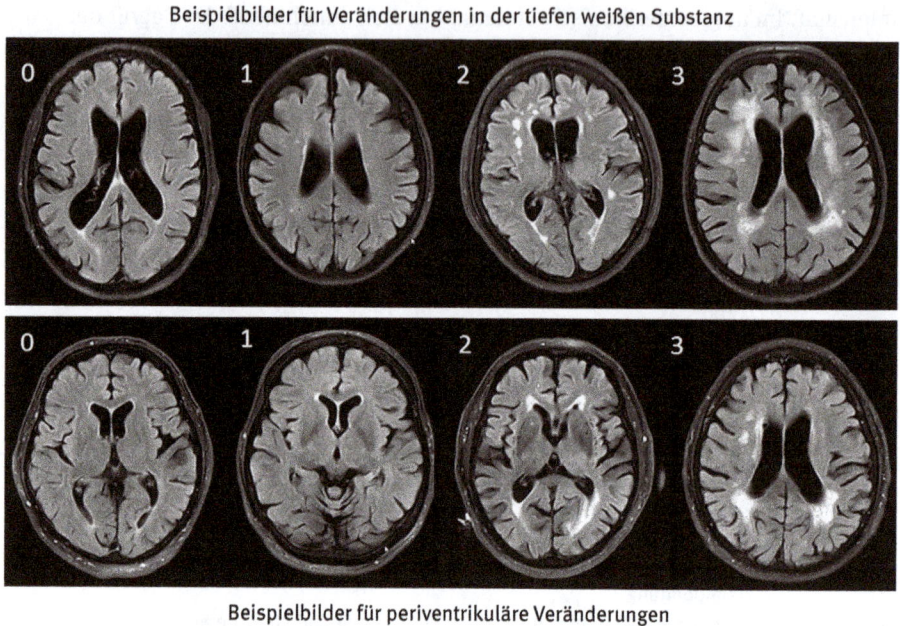

Beispielbilder für periventrikuläre Veränderungen

Abb. 6.5: Beispiele für die Fazekas-Skala.

hierdurch Veränderungen in der weißen Substanz sehr detailliert abzubilden [233]. Die Vergleichbarkeit zwischen den Skalen ist sehr unterschiedlich. Mäntylä et al. verglichen an 395 MRT-Aufnahmen die Ergebnisse von 13 unterschiedlichen Skalen zur visuellen Beurteilung der Veränderungen in der weißen Substanz. Die Untersuchung ergab, dass es zwar durchaus Skalen mit guter Vergleichbarkeit gibt (bis zu 80 % Übereinstimmung), andere jedoch wenig bis gar nicht übereinstimmen (18 % Übereinstimmung) [255].

6.4.6 Fazit

Die MRT bietet im Rahmen der Diagnostik relevante Informationen über die strukturelle Integrität wichtiger Regionen des Gehirnes und kann durch die Beurteilung möglicher Atrophiemuster neben der Identifikation von sekundären Demenzursachen auch zur ätiologische Einordnung von Gedächtnisstörungen beitragen. Die Autoren sehen die MRT als Teil der Regelversorgung in der Diagnostik von Demenzerkrankungen, auch wenn es noch weiterer Untersuchungen für die breite Anwendung in der Primärversorgung bedarf. Inwieweit für Patienten mit leichter kognitiver Störung eine MRT-Auswertung zur Abschätzung des Risikos einer weiteren Progression und Konversion zu Demenz hilfreich sein kann, ist bisher noch unklar. In jedem Fall sollte diese Fragestellung Expertenzentren wie Memory-Kliniken vorbehalten sein und auch dort nur nach ausführlicher Beratung des Patienten angeboten werden. Generell gilt, dass diagnostische Prozeduren in der Regel- und Spezialversorgung immer unter Abwägung der Wünsche oder Kontraindikationen des Patienten und mit Blick auf therapeutische Konsequenzen eingesetzt werden sollten. Ein radiologisches Screening auf neurodegenerative Erkrankungen ohne klinischen Hinweis auf eine Gedächtnisstörung, wie es bereits von einigen Anbietern beworben und durchgeführt wird, ist aufgrund der fehlenden Aussagekraft und des hohen Risikos falsch-positiver Ergebnisse eindeutig abzulehnen. Trigger einer bildgebenden Diagnostik in der Versorgung sollte immer die klinisch oder psychometrisch nachgewiesene Gedächtnisstörung sein. Die syndromale Diagnose einer Demenzerkrankung sollte allerdings umgekehrt vom Einsatz diagnostischer Biomarker abgekoppelt bleiben. Wird eine MRT-Bildgebung eingesetzt, so kann der Einsatz von Skalen zur Beurteilung der weißen Substanz und des mesialen Temporallappens hilfreich sein. Hierzu stehen verschiedenste Skalen mit unterschiedlicher Detailtiefe für die eigenen Bedürfnisse zur Auswahl. Wünschenswert, aber nicht absehbar, ist eine internationale Standardisierung der visuellen Beurteilung von MRT-Bildern bei der Diagnostik von Gedächtnisstörungen. Möglicherweise wird die Implementierung von halb- oder vollautomatischen Verfahren zur volumetrischen Messung in die diagnostische Routine einer solchen Entscheidung zuvorkommen, wie sie als Teil der methodischen Weiterentwicklung der MRT im Forschungskontext im Folgenden dargestellt wird.

6.4.7 Forschungsentwicklungen

Die Weiterentwicklung diagnostischer Bildgebungsmarker der MRT, von qualitativen visuellen Bewertungsskalen hin zu quantitativen und objektiv erfassten Maßen Alzheimer-typischer Veränderungen, ist derzeit Gegenstand intensiver Forschungsbemühungen. Dabei sollen die Bildgebungsmarker primär im Hinblick auf ihre Sensitivität und Spezifität optimiert werden, also möglichst früh und zuverlässig solche Veränderungen im Gehirn detektieren können, die typisch für eine Alzheimer-Krankheit sind. Neben der Bereitstellung von unterstützenden Informationen für die Differentialdiagnose einer Alzheimer-Demenz werden Bildgebungsmarker insbesondere auch im Hinblick auf ihren prognostischen Wert untersucht [256]. Dies beinhaltet zum einen Information über den zu erwartenden klinischen Verlauf einer anfänglichen Demenzsymptomatik, zum anderen auch eine Einschätzung des zukünftigen Demenzrisikos z. B. bei Patienten mit einer LKS. Um eine weitreichende klinische Anwendung zu ermöglichen, müssen die potenziellen Bildgebungsmarker zudem auch weiteren generellen Ansprüchen an einen diagnostischen Test genügen. Zunächst sollte sich die Messmethode nach standardisierten Kriterien richten, um eine Vergleichbarkeit des Tests über verschiedene klinische Zentren hinweg zu gewährleisten. Des Weiteren sollte der Test eine möglichst hohe Reliabilität aufweisen, sowohl in Bezug auf wiederholte Messungen innerhalb eines Zentrums (Retest-Reliabilität) als auch in Bezug auf Messungen an unterschiedlichen Zentren (Multizentren-Reliabilität). Letztlich sollte die Messung sowohl aus Gründen der Objektivität als auch der Kosteneffizienz automatisiert durch computergestützte Verfahren erfolgen.

6.4.8 Hippocampus-Volumetrie

Der bisher am besten untersuchte Ansatz zur Entwicklung eines quantitativen diagnostischen Bildgebungsmarkers der MRT besteht in der manuellen Vermessung des Hippocampus und benachbarter medialtemporaler Strukturen wie z. B. des entorhinalen Kortex (Abb. 6.6). Dieser Ansatz lässt sich als direkte Erweiterung der qualitativen MTA-Bewertungsskala nach Scheltens verstehen. Im Gegensatz zu Letzterer bietet die durch Vermessung gewonnene Information über das hippocampale Volumen allerdings ein objektives, kontinuierliches Maß, das nach Relativierung auf die Kopfgröße des Patienten als quantitativer Indikator der medialtemporalen Atrophie interpretiert werden kann.

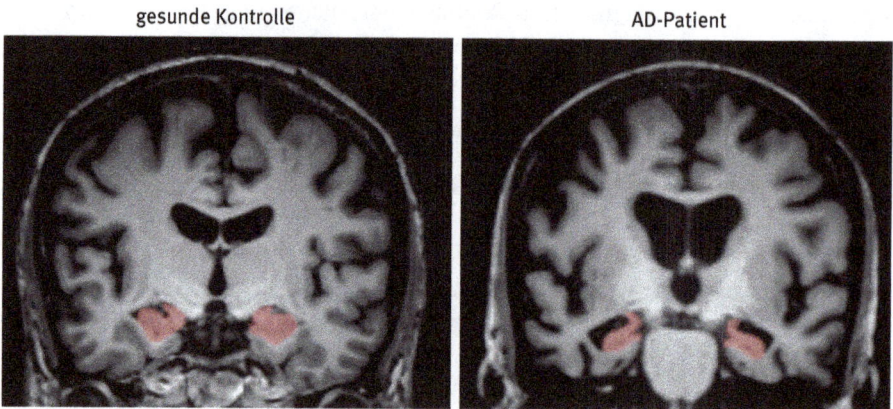

Abb. 6.6: Volumetrie des Hippocampus [256].

Durch autoptische Untersuchungen bei Alzheimer-Patienten konnte gezeigt werden, dass ein solcher MRT-basierter Marker des hippocampalen Volumens sehr gut mit histopathologischen Bestimmungen der Neuronendichte [257, 258] und der für die Tau-Pathologie typischen Neurofibrillen [259, 260] korreliert, während bei Patienten mit vaskulärer Demenz oder Hippocampus-Sklerose nur eine Assoziation mit der Neuronendichte, nicht jedoch mit den Neurofibrillen beschrieben wurde [261, 262]. Demnach kann das MRT-basierte hippocampale Volumen zwar als ein guter Surrogatmarker der neuronalen Schädigung angesehen werden, es bietet allerdings generell wenig Information über die pathologischen Ursachen dieser Schädigung.

Im Gegensatz zu den qualitativen Bewertungsskalen der medialtemporalen Atrophie erlauben die quantitativen Volumenmessungen auch eine sensitive Detektion fortschreitender neurodegenerativer Prozesse im medialen Temporallappen auf der Basis von seriellen MRT-Messungen [263]. So werden bei Patienten mit amnestischer LKS oder einer Alzheimer-Demenz hippocampale Atrophieraten zwischen 3 und 8 % pro Jahr gemessen, wohingegen die Werte bei kognitiv gesunden Kontrollen typischerweise Raten von 1 % pro Jahr nicht überschreiten [264, 265].

Mit Hinblick auf die diagnostische Güte MRT-basierter Volumenmessungen des Hippocampus oder des entorhinalen Kortex konnten in monozentrischen Studien mit gut charakterisierten Probandenkollektiven relativ hohe Trennschärfen von ca. 70–100 % für die Abgrenzung von Patienten mit einer Alzheimer-Demenz oder einer amnestischen LKS von gesunden Kontrollen gleichen Alters erreicht werden, je nach Schweregrad der demenziellen bzw. amnestischen Symptomatik bei der Patientengruppe [266–268]. Zudem konnten sowohl für Volumenmessungen des Hippocampus als auch des entorhinalen Kortex bereits Prädiktionsgenauigkeiten von ca. 80 % für den Übergang von einer amnestischen LKS zu einer klinisch manifesten Alzheimer-Demenz gefunden werden, wobei sich eine geringfügig bessere Prädiktionsgenauigkeit für das Volumen des entorhinalen Kortex gegenüber dem hippocampalen Volumen abzeichnete [269–271]. Die MRT-basierte Volumetrie medialtemporaler Strukturen kann demnach auch einen relevanten Beitrag zur individuellen Risikoeinschätzung für die zukünftige Entwicklung einer Demenz bei Patienten mit beginnenden amnestischen Gedächtnisstörungen liefern.

Da die detaillierte Vermessung des Hippocampus und anderer medialtemporaler Strukturen in hochaufgelösten MRT-Bildern sehr zeitaufwendig ist, sind Studien zum diagnostischen und prognostischen Wert der manuellen Volumetrie zumeist auf verhältnismäßig kleine, monozentrische Stichproben begrenzt. Durch die fortschreitende Entwicklung automatisierter, computergestützter Volumetrieverfahren können hippocampale Volumina heutzutage mit relativ geringem Arbeitsaufwand und hoher anatomischer Genauigkeit automatisiert segmentiert werden [272, 273], wodurch auch eine Überprüfung der Hippocampus-Volumetrie in großen multizentrischen Probandenkollektiven möglich ist. Die automatisierte Erfassung kann zudem die Retest-Reliabilität der Messung gegenüber manuellen Verfahren erhöhen, weil Letztere i. d. R. einer nicht zu vernachlässigenden Inter- und Intra-Rater-Variabilität unterliegen [274]. Dadurch wird die Sensitivität der Volumenmessungen für die Detektion fortschreitender neurodegenerativer Prozesse noch weiter erhöht und ermöglicht selbst die Erfassung subtiler Veränderungen über relativ kurze Zeitintervalle [275]. Die Überprüfung der diagnostischen Güte automatisiert extrahierter Hippocampus-Volumina in großen multizentrischen Probandenkollektiven hat Trennschärfen von ca. 85 % bei Patienten mit einer leichten Alzheimer-Demenz und ca. 70 % bei LKS-Patienten ergeben [276, 277]. Prädiktionsgenauigkeiten für den Übergang von einer LKS zu einer klinisch manifesten Alzheimer-Demenz lagen im Bereich von 65–70 % [273, 278, 279]. Da die automatisierten Verfahren in monozentrischen Studien vergleichbare diagnostische Trennschärfen zu der manuellen Volumenbestimmung zeigen [280, 281], sind die etwas niedrigeren Werte in den multizentrischen Studien wahrscheinlich auf eine höhere Varianz in der Bildqualität und der klinischen Charakterisierung der Patientenkollektive zurückzuführen.

Eine weitreichende klinische Anwendung der Hippocampus-Volumetrie als diagnostischer Marker setzt voraus, dass die Messmethode nach standardisierten Kriterien erfolgt und somit eine Vergleichbarkeit der Testwerte über verschiedene klinische Zentren hinweg gegeben ist [283]. Systematische Übersichtsarbeiten haben gezeigt, dass es in der wissenschaftlichen Literatur eine fast unüberschaubare Anzahl an verschiedenen Messprotokollen für die MRT-basierte Vermessung des Hippocampus gibt, mit teilweise deutlich voneinander abweichenden anatomischen Kriterien, die sich in Volumenunterschieden von bis zu 250 % niederschlagen können [284, 285]. In einem großangelegten internationalen Projekt wurden daher die am häufigsten in der Alzheimer-spezifischen Biomarkerforschung verwendeten Kriterien der Hippocampus-Volumetrie durch eine Arbeitsgruppe internationaler Experten zu einem standardisierten Protokoll harmonisiert, das anhand spezifischer anatomischer Landmarken und Entscheidungskriterien eine standardisierte Definition der Hippocampus-Konturen in strukturellen MRT-Bildern ermöglicht (Abb. 6.7) [282, 286].

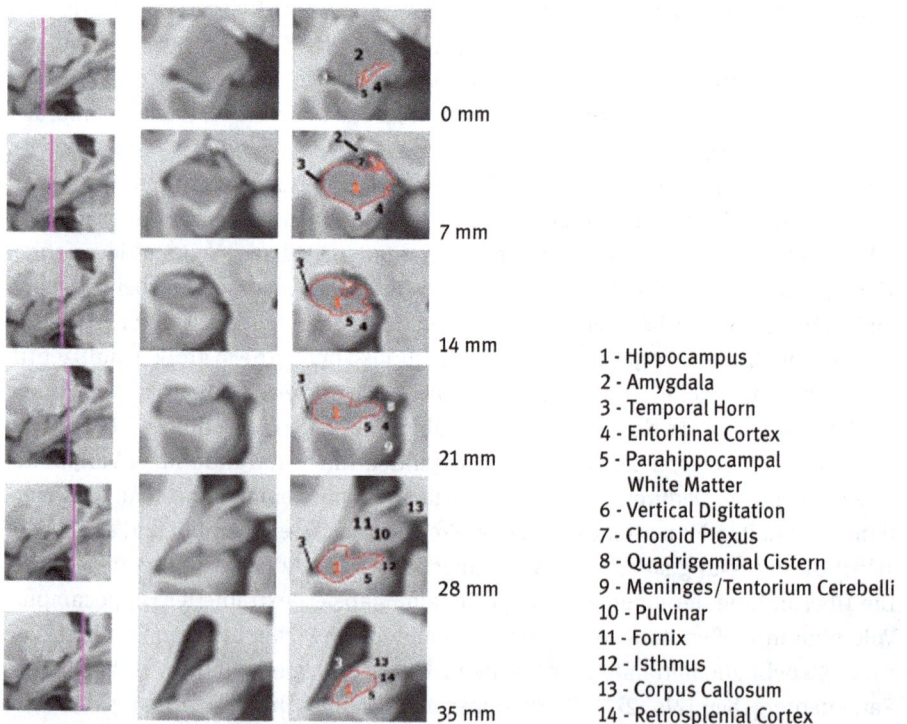

0 mm
7 mm
14 mm
21 mm
28 mm
35 mm

1 - Hippocampus
2 - Amygdala
3 - Temporal Horn
4 - Entorhinal Cortex
5 - Parahippocampal White Matter
6 - Vertical Digitation
7 - Choroid Plexus
8 - Quadrigeminal Cistern
9 - Meninges/Tentorium Cerebelli
10 - Pulvinar
11 - Fornix
12 - Isthmus
13 - Corpus Callosum
14 - Retrosplenial Cortex

Abb. 6.7: Die standardisierte Definition der Hippocampus-Konturen in strukturellen MRT-Bildern [282].

Diese standardisierte Definition der Hippocampus-Anatomie kann über eine Web-basierte Trainingsplattform auf der Basis von zertifizierten Hippocampus-Vermessungen einer großen Anzahl von gesunden und degenerierten Hippocampi gelernt werden und ist sowohl für die Standardisierung manueller als auch automatisierter Hippocampus-Segmentierungen geeignet [287].

Eine umfassende klinische Verwendung der Hippocampus-Volumetrie als diagnostischer Test in der Versorgung wird nicht zuletzt von Daten zum wirklichen diagnostischen Nutzen und der Kosteneffizienz des Tests im realen Versorgungssystem abhängen [289].

6.4.9 Erforschung detaillierter regionaler Bildgebungsmarker

Durch die zunehmende Verfügbarkeit von Hochfeld-MR-Tomographen, mit magnetischen Feldstärken von 3 bis hin zu 7 Tesla, können regionale neurodegenerative Prozesse mit stetig zunehmendem Detail detektiert werden. Die detaillierte Untersuchung der hippocampalen Atrophie im Verlauf der Alzheimer-Krankheit anhand hochaufgelöster MRT-Daten konnte demnach ein differenzielles regionales Atrophiemuster der verschiedenen zytoarchitektonischen Einheiten des Hippocampus aufzeigen, das im guten Einklang mit neuropathologischen Befunden des regionalen Neuronenverlustes steht [290, 291]. Demnach sind in frühen, prodromalen Stadien der Erkrankung insbesondere die Regionen des Subiculums und des Cornu-Ammonis-Feldes CA1 betroffen, während eine deutliche Ausbreitung der atrophischen Veränderungen in die Felder CA2-4 und Gyrus dentatus i. d. R. erst in späteren, klinisch manifesten Krankheitsstadien gefunden wird (Abb. 6.8).

Folgerichtig konnte die detaillierte Vermessung des CA1-Volumens in ersten monozentrischen Studien auch eine höhere diagnostische Trennschärfe für die Unterscheidung zwischen LKS-Patienten und gesunden Kontrollen erreicht werden als dies für das konventionelle (gesamte) Hippocampus-Volumen der Fall war [292, 293]. Zudem konnte die Vermessung der subregionalen Hippocampus-Atrophie in einer klinischen Verlaufsstudie über 10 Jahre, einen zukünftigen Übergang von kognitiver Gesundheit zu einer Alzheimer-Demenz mit ca. 90 % Genauigkeit prädizieren. Obwohl diese Einzelbefunde vorerst noch in größeren Studien verifiziert werden müssen, deuten sie doch auf einen potenziell hohen klinischen Nutzen der hippocampalen Subfeld-Volumetrie hin. Mit Hinblick auf die klinische Anwendbarkeit dieser Methodik ist allerdings zu bemerken, dass die detaillierte Vermessung der hippocampalen Subfelder gegenüber der konventionellen Hippocampus-Volumetrie nochmals deutlich zeit- und arbeitsaufwendiger ist. Zudem besteht noch eine sehr große Vielfalt in der verwendeten Volumetriemethodik und in den anatomischen Definitionen der einzelnen hippocampalen Subfelder. Analog zu der Entwicklung eines harmonisierten Protokolls für die Definition der globalen Hippocampus-Konturen gibt es daher derzeit Bemühungen, die anatomische Definition und MRT-basierte Vermessung der hippo-

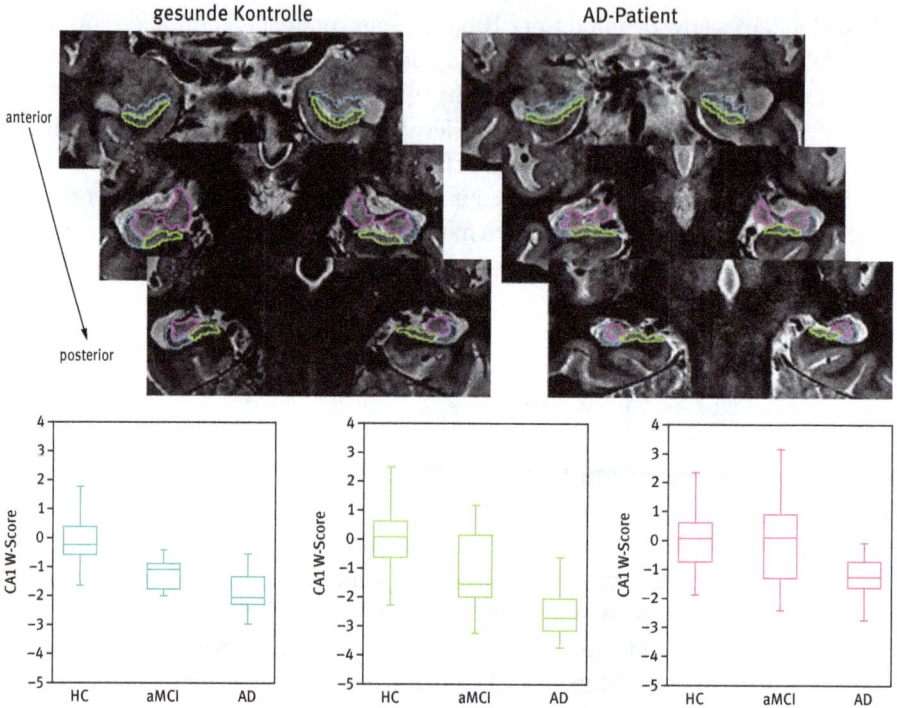

Abb. 6.8: Atrophische Veränderungen in spezifischen hippocampalen Subfeldern bei der Alzheimer-Krankheit [292].

campalen Subfelder innerhalb eines internationalen Konsortiums zu standardisieren [294]. Hierdurch soll der Messvorgang weitestgehend automatisiert und dadurch auch größeren, multizentrischen Studien zugänglich gemacht werden [295, 296].

Während die Erforschung MRT-basierter diagnostischer Marker der Alzheimer-Krankheit einen deutlichen Schwerpunkt auf der Detektion neurodegenerativer Prozesse im medialen Temporallappen hat, wurden in den letzten Jahren vermehrt auch weitere Schlüsselregionen der Alzheimer-Krankheit-assoziierten Neurodegeneration im Hinblick auf ihr diagnostisches Potenzial untersucht. Von besonderer Bedeutung sind in diesem Zusammenhang die cholinergen Kerngebiete des basalen Vorderhirns, deren massiver Neuronenuntergang bei der Alzheimer-Demenz bereits in sehr frühen autoptischen Untersuchungen zu Beginn der 1980er-Jahre aufgefallen war [297]. Der Verlust cholinerger Zellen lieferte letztlich auch die Rationale für die antidementive Behandlung der Alzheimer-Demenz mittels Acetylcholinesterasehemmern [298, 299]. Erst durch die stereotaktische Kartierung des cholinergen basalen Vorderhirns mittels Post-mortem-MRT und histologischer Charakterisierung [300, 301] und deren Kombination mit modernen Verfahren der automatisierten Analyse hochaufgelöster MRT-Daten, konnte diese Hirnregion detaillierten strukturellen In-vivo-Untersuchungen zugänglich gemacht werden (Abb. 6.9) [302, 303].

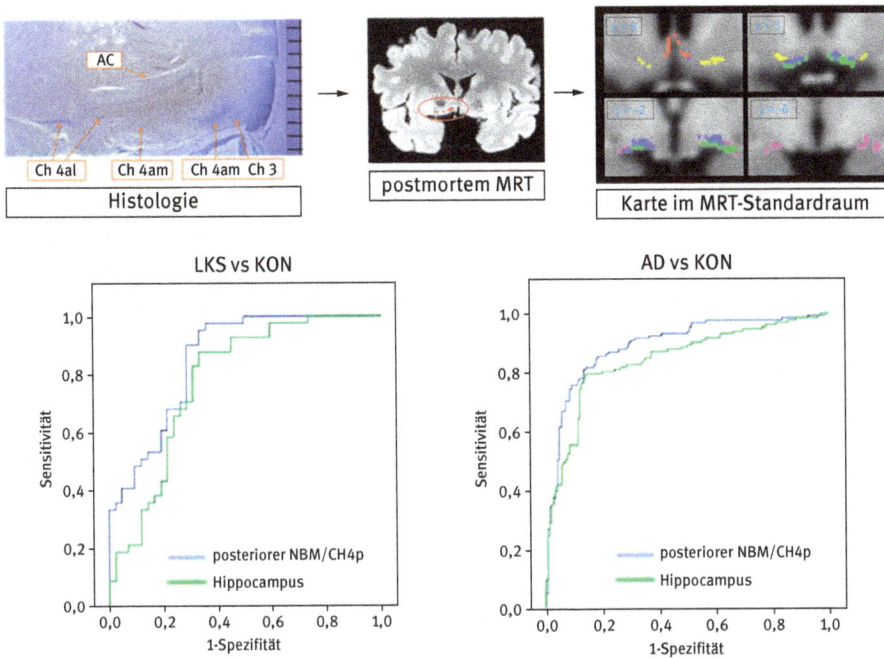

Abb. 6.9: Volumetrie des cholinergen basalen Vorderhirns bei der Alzheimer-Krankheit. Oberer Bildabschnitt illustriert die stereotaktische Kartierung des cholinergen basalen Vorderhirns mittels Post-mortem-MRT und histologischer Charakterisierung. Unterer Bildabschnitt zeigt ROC-Kurven für die diagnostische Trennung zwischen LKS-Patienten und Kontrollen (links) sowie Alzheimer-Patienten und Kontrollen (rechts). ROC = Receiver Operating Characteristic (ROC), AC = Anteriore Kommisur, NBM = Nucleus basalis Meynert, Ch3 = cholinerge Kerngebiete des diagonalen Band von Broca, Ch4am/al/p = cholinerge Kerngebiete des anterior-medialen, anterior-lateralen und posterioren Nucleus basalis Meynert.

Dabei zeigte sich eine progressive Reduktion des Volumens des basalen Vorderhirns von präklinischen über prodromale bis hin zu klinisch manifesten Stadien der Alzheimer-Krankheit, wobei das Ausmaß der atrophischen Veränderungen vergleichbar zu den Volumenveränderungen des Hippocampus war [302, 304]. Demnach konnten sowohl in mono- als auch in multizentrischen Studien mittels Volumetrie des basalen Vorderhirns der Hippocampus-Volumetrie vergleichbare diagnostische Trennschärfen für die Detektion einer LKS oder Alzheimer-Demenz erzielt werden (Abb. 6.9) [302, 305]. Im Gegensatz zur Hippocampus-Atrophie zeigte sich die Atrophie des basalen Vorderhirns bei den LKS-Probanden zudem auch prädiktiv für das Vorliegen einer Biomarker-verifizierten Amyloid-Pathologie [277], womit die basale Vorderhirn-Volumetrie einen zusätzlichen Nutzen für die ätiologische Diagnostik beginnender Gedächtnisstörungen haben könnte.

6.4.10 Ganzheitliche Erfassung des Atrophiemusters

Während die detaillierten regionalen Bildgebungsmarker auf eine möglichst sensitive Detektion der neurodegenerativen Prozesse in Schlüsselregionen der Alzheimer-Krankheit-assoziierten Neurodegeneration abzielen, so vernachlässigen sie potenziell wichtige Informationen über das globale Verteilungsmuster der atrophischen Veränderungen. Sogenannte Voxel-basierte Morphometrieverfahren können Volumenunterschiede der grauen Substanz zwischen Patientengruppen und gesunden Kontrollen automatisiert über alle Bildelemente des dreidimensionalen MRT-Scans (Voxel für engl. „Volume Element") erfassen und als statistische Karten des Gruppenunterschieds wiedergeben [248]. Die Verwendung solcher Voxel-basierter Erfassungen der Atrophiemuster bei Kohorten in unterschiedlichen klinischen Stadien der Alzheimer-Krankheit zeigt dabei ein sehr konsistentes Muster progressiver Neurodegeneration im Verlauf der Alzheimer-Krankheit, das eine hohe Ähnlichkeit mit den neuropathologisch bestimmten Stadien der regional fortschreitenden Neurofibrillenlast aufweist [306, 307]. Demnach breiten sich die neurodegenerativen Veränderungen bereits im Prodromalstadium der LKS vom medialen Temporallappen lateral zu temporoparietalen Regionen hin aus und umfassen im Stadium der Alzheimer-Demenz auch Teile des frontalen Kortex (Abb. 6.10). Kortikale Regionen der primär sensorischen und

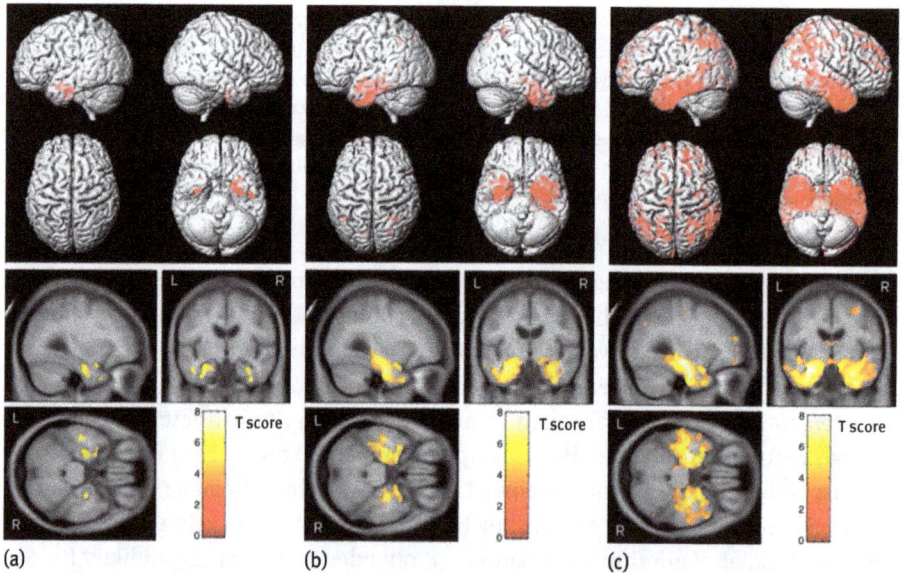

Abb. 6.10: Globale Verteilungsmuster der atrophischen Veränderungen in verschiedenen Stadien der Alzheimer-Krankheit. (a) 3 Jahre vor der klinischen Diagnose einer Alzheimer-Demenz, (b) 1 Jahr vor der klinischen Diagnose einer Alzheimer-Demenz, (c) zum Zeitpunkt der klinischen Diagnose einer Alzheimer-Demenz [306].

motorischen Areale sowie das Cerebellum bleiben dahingegen selbst bis in relativ fortgeschrittene klinische Stadien weitestgehend verschont.

Bei der Entwicklung von umfassenden Bildgebungsmarkern, die auf eine ganzheitlichere Erfassung des hirnweiten Atrophiemusters abzielen, werden verschiedene Techniken zur multiregionalen Integration der volumetrischen Information exploriert. Diese reichen von einfachen Kombinationsmarkern, in denen die Bildinformation über die verschiedenen „AD-typischen" Regionen hinweg gemittelt wird [308] bis hin zu fortgeschrittenen Verfahren der multivariaten Mustererkennung mittels maschinellen Lernens [309, 310]. Insbesondere die multivariaten Mustererkennungsverfahren konnten bereits vielversprechende diagnostische Trennschärfen für die Detektion von LKS und Alzheimer-Demenz im Bereich von 80–100 % erreichen [309, 311–313]. Auch im direkten Vergleich mit Beurteilungen durch trainierte Radiologen zeigten sie eine vergleichbare bis sogar höhere Übereinstimmung mit der klinischen Diagnose [314]. Prädiktionsgenauigkeiten für den Übergang von einer LKS zu einer Alzheimer-Demenz erzielen allerdings auch unter Verwendung dieser fortgeschrittenen Analyseverfahren selten Werte über 80 % [315–318] und der zusätzliche prädiktive Wert dieser anspruchsvollen Verfahren gegenüber einfacheren Markern der regionalen Neurodegeneration ist zum derzeitigen Stand noch ungewiss [312]. Ein deutlicher Vorteil der ganzheitlichen Mustererkennung scheint jedoch im differentialdiagnostischen Kontext der Demenzdiagnose zu bestehen. So sind verschiedene neurodegenerative Demenzen zwar jeweils durch charakteristische Atrophiemuster gekennzeichnet, diese können sich regional allerdings stark überlappen [319]. Als Beispiel sei hier die frontotemporale Lobärdegeneration genannt, die ähnlich der Alzheimer-Krankheit mit einer ausgeprägten Hippocampus-Atrophie assoziiert sein kann. Durch eine ganzheitliche Erfassung des hirnweiten Atrophiemusters können diese Demenzformen allerdings i. d. R. sehr gut voneinander unterschieden werden [314, 319].

Ein weiterer Vorteil diagnostischer Marker auf Basis multivariater statistischer Modelle ist, dass zusätzlich verfügbare klinische, demographische oder auch genetische Informationen in das Prädiktionsmodell integriert und so zu einem deutlichen Anstieg der diagnostischen/prognostischen Genauigkeit führen können [320, 321]. In der nahen bis mittelfristigen Zukunft werden integrierte Expertensysteme automatisierte Auswertungen des radiologischen Bildmaterials direkt mit klinischen, demographischen und genetischen Variablen innerhalb multivariater statistischer Modelle zusammenführen, um den untersuchenden Arzt mit einer probabilistischen Aussage über die wahrscheinliche Diagnose oder den zukünftigen klinischen Verlauf eines Patienten zu unterstützen.

6.4.11 Zusammenfassung

Zusammenfassend stellt die strukturelle MRT einen nützlichen In-vivo-Surrogat-marker neurodegenerativer Veränderungen bereit, mit dessen Hilfe für die Alzheimer-Krankheit typische Veränderungen der Hirnstruktur bereits im Prodromalstadium der Erkrankung detektiert werden können. Die Methoden der Erfassung dieser Veränderungen unterliegen derzeit einer rasanten Entwicklung und reichen in ihrer Komplexität von einfachen qualitativen Bewertungsskalen über manuelle und automatisierte volumetrische Bestimmungsmethoden bis hin zur multivariaten Mustererkennung mittels Verfahren des maschinellen Lernens. Generell ist dabei mit steigender Komplexität der Methodik auch eine zunehmende Sensitivität und Spezifität der Detektion Alzheimer-Krankheit typischer Veränderungen zu beobachten. Allerdings unterliegen die komplexen automatisierten Verfahren i. d. R. auch einer höheren Störanfälligkeit gegenüber variabler Bildqualität; ein Faktor der im realen klinischen Versorgungskontext oft nicht gut kontrollierbar ist. Zudem liegen selbst für die am weitesten fortgeschrittenen Methoden die Erkennungsraten für die Prädiktion eines Übergangs von einer LKS zu einer Alzheimer-Demenz nur bei ca. 80 % Genauigkeit. Obwohl die prognostische Genauigkeit MRT-basierter Marker damit noch deutlich unter den klinischen Maßstäben für einen definitiven diagnostischen Test liegen, so ist sie doch vergleichbar mit prädiktiven Werten einer detaillierten klinischen und neuropsychologischen Untersuchung und häufig komplementär zu dieser. Damit können die MRT-basierten Marker für die Alzheimer-Krankheit typische Veränderungen dem behandelnden Arzt wichtige zusätzliche Informationen über den Krankheitszustand eines Patienten liefern und somit den diagnostischen Entscheidungsprozess unterstützen. Eine weitreichende klinische Verwendung MRT-basierter Informationen im klinischen Alltag wird neben dem eigentlichen diagnostischen Wert auch noch von praktischen Eigenschaften des Tests abhängen, so z. B. dessen Implementierbarkeit innerhalb der bestehenden Versorgungsinfrastruktur, des Kostenaufwandes und nicht zuletzt auch der Standardisierbarkeit der Messung über verschiedene klinische Zentren hinweg. In diesem Sinne ist die automatisierte Hippocampus-Volumetrie unter den derzeit in experimenteller Erprobung stehenden MRT-Markern bereits am weitesten fortgeschritten. Eine direkte Implementierung dieser Messung innerhalb eines in der Scanner-Software integrierten radiologischen Expertensystems scheint demnach praktikabel und könnte bereits in absehbarer Zeit ihren Einzug in den klinisch-radiologischen Alltag finden. Der behandelnde Arzt würde somit neben der typischen Ausschlussdiagnostik (Negativmarker) auch über evtl. Abweichungen des für das Alter, Geschlecht und die Kopfgröße des Patienten zu erwartenden Hippocampus-Volumens als Positivmarker einer neurodegenerativen Erkrankung informiert werden. Allerdings setzt eine sinnvolle Verwendung dieser Information innerhalb eines diagnostischen Entscheidungsprozesses auch eine fundierte Kenntnis über die Aussagekraft dieses Tests bei dem behandelnden Arzt voraus.

Alexander Drzezga

6.5 Bildgebende Diagnostik – Nuklearmedizinische Verfahren

Die Diagnostik der Demenz erfolgt im klinischen Alltag gemäß aktueller Leitlinien anhand von mehreren diagnostischen Schritten.

6.5.1 Sicherung der Diagnose einer manifesten Demenz

Dies erfolgt auf der Basis von klinischen Diagnosekriterien, z. B.: ICD-10 (*ICD-10, Kapitel V (F), 3. Aufl., 1999*) oder Kriterien des National Institute on Aging und der Alzheimer's Association (NIA-AA) [100] anhand von anamnestischen Angaben des Patienten und seiner Angehörigen sowie mittels neuropsychologischer Tests. Allerdings gelingt eine Abschätzung der zugrunde liegenden Pathologie (definiert durch die Postmortem-Histopathologie) mittels reiner klinischer Beurteilung des symptomatischen Erscheinungsbildes nicht zuverlässig [322–325]. Auch gemäß S3-Leitinie „Demenzen" [244] wird eine ätiologische Einschätzung anhand von klinischen Merkmalen nicht als zuverlässig bewertet.

Limitiert ist die klinische Diagnostik insbesondere auch hinsichtlich der Frühdiagnostik der Demenzerkrankungen, weil heute davon ausgegangen wird, dass die Erkrankungspathologie bereits Jahre bis Jahrzehnte vor dem Auftreten erster klinisch fassbarer Symptome beginnt [326, 327]. Die manifeste klinische Demenz stellt aus dieser Sicht ein neuropathologisches Spätstadium der Erkrankung dar. Die frühe Diagnose gewinnt aber hinsichtlich möglicher neuer Therapieoptionen zunehmend an Bedeutung, weil kausale Therapieansätze eher in frühen Erkrankungsstadien wirksam sein könnten (d. h. bevor irreversible neuronale Schäden aufgetreten sind). In neueren NIA-AA-Kriterien wird die Alzheimer-Krankheit (AD) daher heute in eine präklinische, prodromale und demenzielle Phase eingeteilt [100, 240, 241]. Auch für die Verlaufsbeobachtung und Therapiekontrolle ergeben sich Schwächen der klinischen Beobachtung aufgrund der relativ langsamen Entwicklung der Demenzerkrankungen und der teils fluktuierenden Symptomatik.

In der S3-Leitlinie „Demenzen" wird festgehalten: „Eine frühzeitige syndromale und ätiologische Diagnostik ist Grundlage der Behandlung und Versorgung von Patienten mit Demenzerkrankungen und deshalb allen Betroffenen zu ermöglichen". Aus diesem Grund wird als weiterer Schritt das Hinzuziehen von weiteren Labor-/ technischen Verfahren bzw. Biomarkern in der Abklärung empfohlen.

6.5.2 Ausschluss/Nachweis nichtneurodegenerativer Erkrankungen

Zu diesem Schritt gehört einmal die Labordiagnostik (z. B. Blutbild, Elektrolyte, Blutzucker, TSH, Entzündungsparameter, Leber-/Nierenwerte, Vitamin B_{12} etc.). Dazu kommt die ebenfalls obligatorisch empfohlene morphologische Bildgebung (d. h. Kernspintomographie bzw. Computertomographie), mit der z. B. Tumoren, entzündliche oder vaskuläre Veränderungen detektiert werden können. Bezüglich der Differenzierung und frühen Diagnostik verschiedener Arten der Neurodegeneration sind jedoch auch diese Methoden limitiert. Auch in den aktuellen S3-Leitlinien wird die Spezifität der strukturellen MRT als zu gering erachtet, um allein darauf die Differenzierung der Alzheimer-Demenz oder der frontotemporalen Demenz von anderen neurodegenerativen Demenzen zu begründen.

6.5.3 Spezifische Biomarker der Neurodegeneration

Kernmerkmale der Alzheimer-Erkrankung sind die extrazellulären β-Amyloid-Ablagerungen (Amyloid-Plaques) und die intraneuronalen Tau-Aggregationen (Neurofibrillen oder Tangles). Die sichere Diagnostik der Alzheimer-Erkrankung war bis dato nur durch den neuropathologischen, d. h. histologischen Nachweis dieser Veränderungen im Gehirngewebe post mortem möglich. Bei der rein klinischen Diagnose einer Alzheimer-Demenz (AD) handelte es sich somit bisher um eine Verdachtsdiagnose. Neue Biomarker erlauben allerdings Rückschlüsse auf die zugrunde liegende Pathologie bei kognitiven Störungen in vivo sowie auch bereits in prädemenziellen und sogar in präsymptomatischen Stadien. Dazu zählen einmal indirekte Marker wie die Analyse von Amyloid- bzw. Tau-Proteinen im Liquor mittels Lumbalpunktion. Ein direkter Nachweis ablaufender Pathologien im Gehirn ist mittels moderner nichtinvasiver Verfahren der Neurobildgebung möglich. In neueren Empfehlungen wird bezüglich des Einsatzes dieser Verfahren in der Detektion einer Alzheimer-Erkrankung ein mehrstufiges Konzept vorgeschlagen, das sich an der angenommenen Chronologie der beteiligten Faktoren orientiert: (1) Nachweis von Amyloid-Pathologie allein (mittels Amyloid-Bildgebung oder Liquor-Analyse): isoliert noch relativ geringes Risiko für eine ablaufende Alzheimer-Krankheit, (2) zusätzlich Nachweis neuronaler Schädigung (mittels FDG-PET, MRT oder Tau-Nachweis in der Liquor-Analyse): mittleres Risiko und (3) zusätzlich Nachweis kognitiver Beeinträchtigung (auch in milder Form): hohes Risiko [100, 240, 241, 243]. Eine aktualisierte Version dieses Konzeptes fächert diese Gliederung noch weiter in der Form auf, als dass Tau-Ablagerung und neuronale Schädigung nochmals gesondert betrachtet werden [328]. Aus diesem Konzept der Biomarker-gestützten Diagnostik ergibt sich insofern ein großes Potenzial für die nuklearmedizinische Diagnostik, als dass für jede der drei Biomarkerstufen heute Verfahren der molekularen Bildgebung zur Verfügung stehen, die im Folgenden näher erläutert werden sollen.

6.5.3.1 Amyloid-Bildgebung

Seit einigen Jahren stehen Verfahren der molekularen Bildgebung zur Verfügung, die in vivo eine Erfassung von Amyloid-Ablagerungen im Gehirn ermöglichen. Der Goldstandard [^{11}C]PiB (Pittsburgh Compound B) [329] ist durch seine Markierung mit dem kurzlebigen Nuklid 11C (Halbwertszeit von 20 Minuten) nur für Zentren mit Zyklotron-Zugang geeignet. Eine Reihe von ^{18}F-markierten Komponenten erlauben aber aufgrund der längeren Halbwertszeit (109 Minuten) eine weitere Verbreitung. Drei dieser Tracer sind bereits seitens der FDA als auch der EMEA für die klinische Anwendung zugelassen und kommerziell verfügbar. Dazu zählen das [^{18}F]-Florbetaben (NeuraCeq™) der Firma Piramal Healthcare, [^{18}F]-Florbetapir (Amyvid™) von Lilly Pharma AG/Avid Radiopharmaceuticals und [^{18}F]-Flutemetamol (Vizamyl™) der Firma GE Healthcare. Eine ausführliche Validierung dieser Tracer inklusive In-vivo- vs. Post-mortem-Vergleiche [330–332] belegte eine klare Korrelation zwischen Amyloid-Tracer-Uptake in vivo und dem realen Ausmaß der Amyloid-Pathologie im Gehirn [333–340].

Interpretation: Generell gibt die Amyloid-Bildgebung als Biomarker lediglich Aufschluss über das Vorliegen von Amyloid-Ablagerungen. Sie erlaubt für sich allein keine Diagnose einer AD. Folgende Aussagen können in der Interpretation getroffen werden:

- *Bedeutung eines negativen Scans*: Ein negativer (unauffälliger) Scan spricht für ein fehlendes oder geringes Ausmaß von β-Amyloid-Plaques, was nicht konsistent ist mit der Diagnose einer AD. Bei symptomatischen Patienten kann bei einem negativen Amyloid-Scan somit eine Alzheimer-Krankheit als Ursache der kognitiven Einbußen mit hoher Wahrscheinlichkeit ausgeschlossen werden. Andere Demenzerkrankung können jedoch nicht ausgeschlossen werden.
- *Bedeutung eines positiven Scans*: Ein positiver Scan ist für sich allein nicht gleichzusetzen mit der Diagnose einer Alzheimer-Demenz. Der Nachweis einer Amyloid-Pathologie wird jedoch für die zuverlässige ätiologische Diagnose der Alzheimer-Krankheit gefordert. Ein positiver Amyloid-Scan kann daher bei Patienten mit manifester Demenz als starker Hinweis auf eine Alzheimer-Krankheit gewertet werden und bei Patienten mit leichten kognitiven Problemen prognostisch in Richtung einer möglichen Progression zu einer Alzheimer-Demenz weisen [341–346].
- *Erschwert wird die Interpretation eines positiven Scans durch folgende Faktoren*:
  (a) Amyloid-positive „Gesunde": Bei bis zu 30 % älterer kognitiv gesunder Personen finden sich bereits positive Amyloid-Scans [347–351]. Auch wenn es Hinweise darauf gibt, dass Amyloid-positive Gesunde bereits an einer präklinischen Form der Alzheimer-Krankheit leiden könnten [352–354], ist dies bisher nicht gesichert. In Ermangelung von therapeutischen Optionen ist daher eine Anwendung der Amyloid-Bildgebung im asymptomatischen Stadium bisher nur im Rahmen von Studien empfohlen.

(b) Duale Pathologien/Amyloid als Kofaktor: Generell können Amyloid-Ablagerungen auch gleichzeitig mit anderen Erkrankungen vorliegen, ohne zwingend die alleinige bzw. führende Ursache für die Symptomatik zu bilden. Es konnte gezeigt werden, dass die Wahrscheinlichkeit eines positiven Amyloid-Scans mit dem Lebensalter ansteigt (auch bei kognitiv noch gesunden Personen) [351, 355]. Dies geht einher mit einer ebenfalls steigenden Prävalenz von anderen Erkrankungen des ZNS im Alter, z. B. vaskulären Veränderungen [351, 355]. Gerade bei älteren Patienten könnte somit z. B. eine zerebrovaskuläre Problematik in Verbindung mit Amyloid-Ablagerungen vorliegen und ggf. bestimmend für die konkrete Symptomatik sein. Das Vorliegen mehrerer Pathologien sollte daher bei älteren Patienten besonders in Betracht gezogen werden.

(c) Sonderfall Demenz mit Lewy-Körperchen (DLB): Diese Demenzform ist gekennzeichnet durch fluktuierende kognitive Defizite, visuelle Halluzinationen und Parkinson-typische Symptomatik [356]. Histopathologisch sind für die DLB-Ablagerungen des Proteins α-Synuclein (Lewy-Körperchen) namensgebend [357]. Allerdings ist bekannt, dass sich histopathologisch wie auch in der Amyloid-Bildgebung in einem hohen Prozentsatz (teils > 80 %) der DLB-β-Amyloid-Ablagerungen ähnlich wie bei der AD finden lassen [358–361]. Eine sichere Differentialdiagnostik zwischen der DLB und der AD kann somit mittels Amyloid-Bildgebung nicht erfolgen. Hier eignet sich als nuklearmedizinisches Verfahren die Dopamintransporter-Bildgebung, die bei der DLB einen pathologischen Befund erbringt [362] (Abb. 6.12).

Indikationen gemäß AUC-Guidelines: Auf der Basis des aktuellen Wissensstandes wurde seitens der Alzheimer's Association und der Society for Nuclear Medicine and Molecular Imaging eine Leitlinie für die geeignete Anwendung der Amyloid-Bildgebung erstellt („appropriate use criteria"), die folgende Indikationen empfiehlt [363]:

Frühdiagnostik:

> Leichte kognitive Beeinträchtigung unklarer Ursache (MCI), die objektivierbar und persistent bzw. progredient ist.

Bei MCI-Patienten wurde in 50–60 % eine deutliche Anreicherung des Amyloid-Plaque-Tracers im Gehirn gezeigt, während sich in etwa 40 % eine relativ unauffällige Tracerverteilung findet [341, 348, 364, 365]. Erste longitudinale Verlaufsstudien konnten demonstrieren, dass der Amyloid-Nachweis bei MCI-Patienten mit einem höheren Risiko korreliert, eine klinische AD zu entwickeln [341–346]. Ein prädiktiver Wert der Amyloid-Plaque-Bildgebung im Stadium MCI für eine Progression zur AD ist somit anzunehmen. Eine genaue Abschätzung der Zeit bis zur Konversion ist anhand der Amyloid-PET bisher nicht möglich.

Differentialdiagnostik:

Patienten mit einer atypischen klinischen Präsentation oder in atypisch jungem Alter (< 65 Jahre).

Differentialdiagnostisch kann die Amyloid-Bildgebung in folgenden Fällen hilfreich sein (Abb. 6.11 und 6.12):

(a) Fälle, die klinisch wie einer Alzheimer-Demenz imponieren, aber eine andere ätiologische Ursache haben. Zahlreiche Studien belegen, dass Fälle, die gemäß Expertengutachten einer klinisch „typischen" Alzheimer-Demenz entsprechen, oft gar keine Alzheimer-Pathologie aufweisen [325]. Dies stellt insbesondere beim Einschluss von Patienten für spezifische Therapieoptionen ein Problem dar, aber auch hinsichtlich Prognose und Abklärung/Therapie anderer möglicher Ursachen der Demenz. Mittels Amyloid-Bildgebung ist hier eine Differenzierung nichtinvasiv und zuverlässig möglich.

(b) Fälle, die sich klinisch nicht wie eine Alzheimer-Demenz darstellen, denen aber ätiologisch eine Alzheimer-typische Pathologie zugrunde liegt. Für diese Fälle hat sich der Begriff der atypischen Alzheimer-Demenz etabliert [366]. Diese Fälle können klinisch z. B. mit den frontotemporalen lobärdegenerativen Erkrankungen (FTLD) überlappen, die häufig in jüngerem Alter auftreten (< 65 Jahre) und üblicherweise nicht mit Amyloid-Ablagerungen, sondern mit anderen Neuropathologien assoziiert werden, z. B. Tau- oder TDP-43-Ablagerungen [367, 368]. Es wird angenommen, dass es klinisch häufig Verwechselungen mit der AD gibt [322, 323]. Folgende atypische Erscheinungsformen der Alzheimer-Demenz sind beschrieben:

– Die logopenische Variante der progressiven Aphasie: Die progressiven Aphasien, welche durch Sprachstörungen charakterisiert sind, werden dem FTLD-Formenkomplex zugeordnet [369–372]. Drei Varianten werden unterschieden: (a) die nonfluent/agrammatische Form (Sprachbildungsstörungen), (b) die semantische Form (Wortbedeutungs-Störungen) und (c) die logopenische Form (Wortfindungsstörungen) [324, 373]. Speziell bei der logopenischen Variante wurden allerdings sowohl neuropathologisch als auch in der Amyloid-Bildgebung in vielen Fällen Amyloid-Ablagerungen demonstriert [324, 366, 373–375]. Diese Fälle werden heute als atypische Erscheinungsform der Alzheimer-Krankheit betrachtet. Entscheidend ist, dass sich diese Fälle vom Erscheinungsbild her nicht zwingend von Fällen unterscheiden, die histologisch andere Veränderungen, wie Tau- oder TDP-Pathologie aufwiesen. Auch bei der semantischen und der nonfluenten Aphasie findet sich post mortem in ca. 25 % eine Alzheimer-typische Pathologie [324]. Die Amyloid-Bildgebung kann hier somit in der ätiologischen Zuordnung dieser Fälle eine wesentliche Rolle spielen [376].

- Die frontal/exekutive Variante der AD: Als weitere atypische Erscheinungsform ist auch eine frontale Variante der Alzheimer-Krankheit beschrieben, die primär durch betonte Verhaltensauffälligkeiten bzw. dysexekutive Probleme (Störung von Planung, abstraktem Denken etc.) auffällig wird [377]. Diese Erscheinungsform kann zu Verwechselungen mit der behavioralen Form der frontotemporalen Demenz führen [378], die ihrerseits üblicherweise mit Tau-Pathologie assoziiert wird [324]. Auch in der ätiologischen Differenzierung dieser Erscheinungsformen ist somit der Nutzen der Amyloid-Bildgebung naheliegend [113, 377, 379].
- Die posteriore kortikale Atrophie: Patienten mit dieser Erkrankung weisen zunächst häufig noch eine erhaltene Gedächtnisleistung auf, zeigen aber Störungen der visuellen Funktionen [111, 380]. In späteren Stadien zeigt sich eine ausgeprägte Gehirnsubstanzminderung im Bereich der posterioren parietalen und okzipitalen Anteile des Gehirns, was zur Namensgebung dieser Erkrankung geführt hat. Gemäß histopathologischer Post-mortem-Analysen sowie anhand der In-vivo-Amyloid-Bildgebung konnten Amyloid-Ablagerungen in diesen Patienten belegt werden, sodass ebenfalls von einer atypischen Erscheinungsform der Alzheimer-Demenz ausgegangen wird [381, 382].

Als Grundvoraussetzung für eine Amyloid-PET-Untersuchung wird gefordert, dass: (a) die kognitiven Beeinträchtigungen objektiv fassbar sind, (b) die Alzheimer-Krankheit generell als Diagnose infrage kommt, aber auch nach klinischer Untersuchung durch einen Demenzexperten nicht gesichert erscheint und (c) die Kenntnis über das Vorliegen/Fehlen einer Amyloid-Pathologie die diagnostische Sicherheit voraussichtlich erhöht und das Management verändern kann.

Neben den üblichen Kontraindikationen für eine PET-Untersuchung wie z. B. Schwangerschaft etc. (s. ggf. Packungsbeilagen) wird eine Amyloid-PET-Bildgebung **nicht** empfohlen bei Patienten ohne kognitive Symptome (z. B. nur aufgrund einer Familienanamnese) und ohne vorherige klinische Testung, bei Patienten mit typischer Alzheimer-Demenz (> 65 Jahre), zur Bestimmung des Demenzschweregrades, anstelle einer Genotypisierung oder aus nichtmedizinischen Gründen.

Einige der Einschränkungen könnten sich in Zukunft verändern, insbesondere bei Auftreten neuer Anti-Amyloid-Therapieoptionen. Die Empfehlung, die Amyloid-Bildgebung bei „klinisch typischer Alzheimer-Demenz" nicht durchzuführen, wäre kaum aufrechtzuerhalten angesichts aktueller Daten aus Therapiestudien, die belegen, dass teils > 30 % der von Experten klinisch als typische Alzheimer-Demenz klassifizierten Fälle keine Amyloid-Pathologie im Gehirn aufwiesen [325]. Schon heute ist eine positive Amyloid-Bildgebung Einschlusskriterium vieler Therapiestudien, die teils sogar bei asymptomatischen Personen durchgeführt werden [383].

Komplexer ist die Bewertung eines Nutzens in der Therapiekontrolle, weil sich im Erkrankungsverlauf keine lineare Zunahme der Amyloid-Ablagerungen zeigt und keine gute Korrelation zwischen Amyloid-Last und kognitiven Symptomen besteht

[384]. Im Verlauf zeigt sich eine Zunahme der Amyloid-Plaque-Ablagerung von gesunden Amyloid-Positiven über das Stadium der leichten kognitiven Störungen, die sich bis zur leichten Alzheimer-Demenz fortsetzt [344]. Im Stadium der manifesten Alzheimer-Demenz zeigen Studien dagegen ein Plateau bzw. nur noch eine geringe Zunahme der Amyloid-Ablagerungen [385, 386] trotz zunehmender Symptomatik. Die Amyloid-Bildgebung stellt somit kein gutes Maß für den Erkrankungsprogress dar. Dagegen wäre der Beweis einer abnehmenden Amyloid-Last unter Therapie durchaus von relevanter Bedeutung. In ersten Studien konnten bereits rückläufige Amyloid-Tracer-Anreicherungen unter Anti-Amyloid-Therapien mit der Bildgebung dokumentiert werden [387, 388], in der jüngsten Arbeit von Sevigny et al. auch korrelierend mit einem symptomatischen Effekt. Allerdings ist bisher nicht geklärt, inwieweit die gemessenen Veränderungen in der Bildgebung das tatsächliche Ausmaß an Veränderungen im Gehirn quantitativ wiedergeben.

6.5.3.2 Tau-Bildgebung

Tracer für die Bildgebung der Tau-Ablagerungen müssen bis in die Nervenzelle gelangen, weil sich die Tangles intraneuronal ablagern. Vor kürzerer Zeit wurden erste erfolgreiche Tracer für die Tau-Bildgebung vorgestellt und erprobt, so z. B. der Tracer [^{18}F]-T807/AV1451 oder der Tracer [^{18}F]-THK5351 [389–392]. Die Anreicherungsmuster dieser Tracer korrespondieren zum Teil gut mit dem erwarteten neuropathologischen Verteilungsmuster (nach Braak und Braak) [393]. Dennoch sind diese Tracer bisher noch eher experimentell, eine In-vivo- vs. Post-mortem-Evaluation ist bisher nicht systematisch erfolgt. Allerdings wurde für den Tracer [18F]-THK5351 kürzlich unspezifische Bindung an die Monoaminooxidase B (MAO B) gezeigt, was den Nutzen dieses Tracers für die spezifische Tau-Bindung in Frage stellt [394].

Hinsichtlich des theoretischen klinischen Nutzens der Tau-Bildgebung lässt sich festhalten, dass die Tau-Pathologie ein obligatorisches Kernmerkmal der Alzheimer-Krankheit darstellt, sodass der fehlende Nachweis von Tau-Ablagerungen nicht mit der Diagnose einer Alzheimer-Demenz vereinbar wäre. Die Bewertung eines differentialdiagnostischen Nutzens der Tau-Bildgebung ist dadurch komplex, dass sich Tau-Ablagerungen nicht nur bei der Alzheimer-Krankheit, sondern auch bei vielen anderen Formen von neurodegenerativen Demenzerkrankungen finden (sog. Tauopathien) [395]. Hierzu zählen einige FTLD-Syndrome (z. B. ist die behaviorale Form der frontotemporalen Demenz häufig durch Tau-Aggregate gekennzeichnet). Auch die progressive supranukleäre Blickparese (PSP) und das kortikobasale Syndrom (CBS) sind typische Tauopathien. Anders als die Alzheimer-Demenz sind diese Formen Amyloid-negativ. Durch die alleinige Aussage Tau-positiv/-negativ wäre somit keine Differentialdiagnostik zwischen den verschiedenen Tauopathien möglich. Allerdings belegen erste Studien, dass sich die Muster der Tau-Ablagerungen zwischen den verschiedenen Tauopathien erheblich unterscheiden, sodass sich anhand typischer

Verteilungsmuster der Tau-Ablagerungen bestimmte Erkrankungstypen identifizieren lassen könnten.

Hierfür muss aber das genaue Bindungsverhalten der vorhandenen Tau-Tracer noch genauer aufgeklärt werden. Es existieren verschiedene Haplotypen und Isoformen des Tau-Proteins, phosphorylierte Formen und verschiedene strukturelle Aggregationsformen (sog. straight/helical filaments, coiled bodies etc.), die sich teils in Neuronen, teils auch in Gliazellen finden können [396]. Inwieweit diese Faktoren auch in der Bildgebung je nach verwendetem Tracer ein unterschiedliches Bindungsverhalten bedingen ist derzeit noch Gegenstand der Forschung. Zudem ist für die Tau-Tracer ein noch unklares unspezifisches Bindungsverhalten z. B. in den Basalganglien beschrieben [389, 390]. Anders als die Amyloid-Ablagerungen ist bereits aus der Neuropathologie bekannt, dass das Ausmaß der Tau-Ablagerungen einen engeren Zusammenhang mit dem Verlust kognitiver Fähigkeiten zeigt [397]. Dies scheint sich auch in der Bildgebung zu bestätigen [392]. Neue Arbeiten der multimodalen Bildgebung zeigen, dass die Tau-Ablagerungen eng mit dem Nervenzellfunktionsverlust im Gehirn korrespondieren (dokumentiert anhand der FDG-PET), was einen direkten schädlichen Einfluss der Tau-Pathologie auf die Nervenzellfunktion impliziert [398]. Ein Wert der Tau-Bildgebung im Verlaufsmonitoring der Neurodegeneration ist somit anzunehmen.

Die Sensitivität für eine sehr frühe Vorhersage einer Alzheimer-Krankheit ist nach bisherigen Erkenntnissen dagegen möglicherweise weniger hoch als mit der Amyloid-Bildgebung, weil es zahlreiche Amyloid-positive Fälle ohne Tau-Nachweis zu geben scheint [399]. Allerdings könnte die Tau-Bildgebung besser geeignet sein, den Beginn der tatsächlichen neurodegenerativen Schädigung von Nervengewebe zu erbringen, z. B. bei Amyloid-positiven Risikopersonen. Auch als Einschlusskriterium und für eine Erfolgskontrolle von neuen, gegen Tau-Ablagerungen gerichteten Therapieformen würde sich die Tau-Bildgebung anbieten.

6.5.3.3 [^{18}F]-FDG-PET

Die FDG-PET-Bildgebung des zerebralen Glukosemetabolismus kann als das bisher bestetablierte nuklearmedizinische Bildgebungsverfahren mit dem breitesten Indikationsspektrum in der Abklärung der neurodegenerativen Erkrankungen betrachtet werden. Die zerebrale Aufnahme des Tracers FDG gilt als Maß für die Funktion von Nervenzellen, weil die neuronale/synaptische Aktivität eng an den Stoffwechsel von Glukose gekoppelt ist [400]. Für viele neurodegenerative Erkrankungen sind charakteristische Muster von Stoffwechselstörungen beschrieben, die Auskunft über den Ort und das Ausmaß der ablaufenden Neurodegeneration geben [401]. Typisch für die AD ist ein Hypometabolismus im Bereich des temporoparietalen und frontalen Kortex sowie im Bereich des posterioren cingulären Kortex, wogegen sensomotorischer und visueller Kortex und das Cerebellum typischer Weise ausgespart sind [402] (Abb. 6.11).

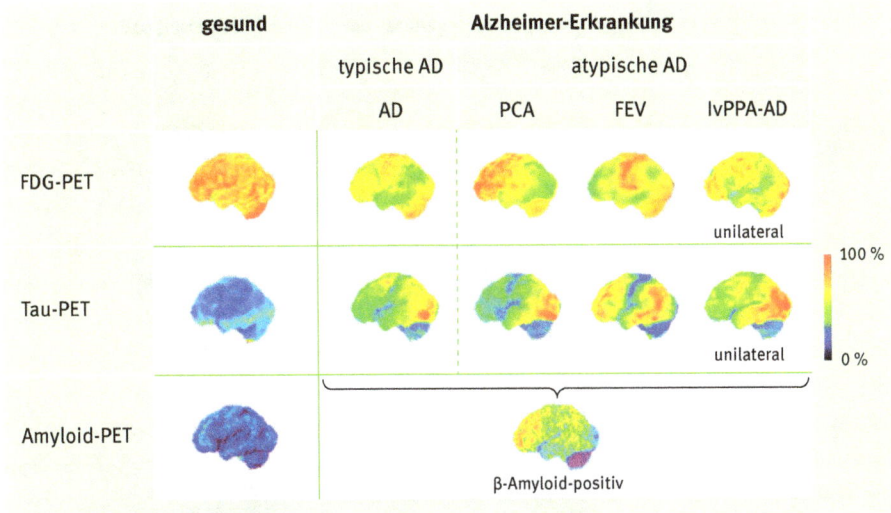

Abb. 6.11: Links laterale Ansichten von 3D-Oberflächenprojektionen der [^{18}F]-FDG-PET (1. Zeile), der Tau-PET (2. Zeile) und der Amyloid-PET (3. Zeile) bei einer kognitiv gesunden Person (1. Spalte), der typischen Alzheimer-Demenz (AD, 2. Spalte) und verschiedenen atypischen Formen der Alzheimer-Krankheit (3.–5. Säule). AD = Alzheimer-Demenz, PCA = posteriore kortikale Atrophie, FEV = frontal-exekutive Variante, lvPPA-AD = logopenische Variante der progressiven Aphasie (bei Amyloid-positivem Befund als Variante der Alzheimer-Krankheit gewertet).

Die Überlegenheit der FDG-PET gegenüber der reinen klinisch-neuropsychologischen Einschätzung konnte mittels histopathologischer Post-mortem-Evaluation belegt werden [403]. Die FDG-PET hat auch einen hohen Wert bezüglich der frühen Prädiktion bzw. des Ausschlusses einer zu erwartenden AD im Stadium MCI [402, 404]. Auch für die Differentialdiagnose der Alzheimer-Demenz zu anderen Demenzformen eignet sich die FDG-PET gut [405] (Abb. 6.11 und 6.12). Die FDG-Stoffwechselmuster verschiedener Erkrankungen spiegeln dabei das symptomatische Erscheinungsbild. So zeigt z. B. die DLB eine okzipitale Beteiligung, passend zum Symptombild der Halluzinationen [406]. Typische Erscheinungsmuster sind auch für die FTLD-Erkrankungen beschrieben [376, 378, 407–411]: Die bvFTD zeigt betont frontale und temporal-polare Veränderungen [412], die svPPA zeigt einen bilateral temporal-polar betonten Hypometabolismus [376, 413, 414] und lvPPA sowie nfvPPA zeigen beide einen asymmetrischen typischerweise links-hemisphärischen Hypometabolismus des temporalen Kortex, teils mit Beteiligung des Broca-Areals (nfvPPA) bzw. des lateralen temporalen, des parietalen und frontalen Kortex sowie des Präcunues (lvPPA) [375, 415–419]. Grundsätzlich erlaubt die FDG-PET eine Einordnung aber nur anhand der Erkrankungsmuster und damit keine definitive ätiologische Diagnose. Wie oben ausgeführt, können unterschiedliche neuropathologische Prozesse (Tau, TDP-43 etc.) zu ähnlichen symptomatischen Erscheinungsbildern und damit auch zu ähnlichen

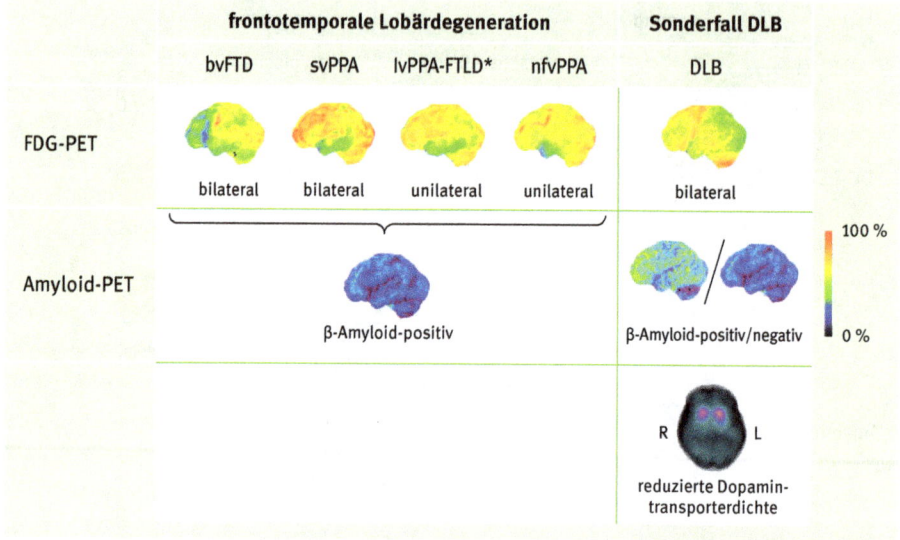

Abb. 6.12: Links laterale Ansichten von 3D-Oberflächenprojektionen der [^{18}F]-FDG-PET (1. Zeile) und der Amyloid-PET (2. Zeile) bei verschiedenen Formen der frontotemporalen lobärdegenerativen Erkrankungen (1.–4. Säule) sowie bei der Demenz mit Lewy-Körperchen (DLB, 5. Spalte). Axialer Schnitt einer Dopamintransporter-SPECT Aufnahme (5. Spalte, 3. Zeile). bvFTD = behaviorale Variante der frontotemporalen Demenz, svPPA = semantische Variante der primär progressiven Aphasie, lvPPA-AD = logopenische Variante der progressiven Aphasie (bei Amyloid-negativem Befund als Variante der frontotemporalen lobärdegenerativen Erkrankungen gewertet), DLB = Demenz mit Lewy-Körperchen.

Stoffwechselveränderungen führen [324, 373]. Umgekehrt können unterschiedliche Erscheinungsbilder auf der identischen Alzheimer-Pathologie beruhen. So zeigen die o. g. verschiedenen atypischen Erscheinungsformen der Alzheimer-Krankheit auch charakteristisch unterschiedliche Hypometabolismusmuster: frontal betont bei der frontal/exekutiven Variante, einseitig betont temporoparietal und frontal bei der logopenischen Aphasie [375, 420] und bilateral occipitoparietal bei der posterioren kortikalen Atrophie [380, 421] (Abb. 6.11). Eine ätiologische Klärung kann in diesen Fällen mittels Amyloid-Bildgebung herbeigeführt werden. Zu guter Letzt kann die FDG-PET auch eine wichtige Rolle in der Differentialdiagnostik der Demenz mit Depression vs. der Depression mit kognitiven Störungen spielen, weil sich nur bei ersterer charakteristisch ausgeprägte Stoffwechselstörungen finden [422].

Zusammenfassend kann festgestellt werden, dass es moderne Verfahren der nuklearmedizinischen Bildgebung erlauben molekular-pathologische Ursachen der Demenzerkrankungen und deren Auswirkungen auf die Nervenzellfunktion in vivo nicht-invasiv hochempfindlich nachzuweisen. Es ergibt sich ein hoher diagnostischer Nutzen in Früh- und Differentialdiagnostik, in der Verlaufskontrolle und der Auswahl von Patienten für wissenschaftliche Studien.

Jonathan Vogelgsang, Evgeni Neychev, Jens Wiltfang
6.6 Neurochemische Diagnostik

6.6.1 Einleitung

Die Biomarker-gestützte Diagnostik der Alzheimer-Demenz (AD) hat sich von einer primären Ausschluss- zur Positivdiagnostik entwickelt. Biomarker der Positivdiagnostik sind Verfahren der Positronen-Emissions-Tomographie (PET), wie das Glukose-PET und das Amyloid-PET, sowie die Liquor-basierte neurochemische Demenzdiagnostik (Liquor-NDD) [244, 423, 424]. In den 1984 veröffentlichten klinischen Kriterien zur Alzheimer-Diagnostik fanden laborchemische Untersuchungen des Blutes und Liquors nur Berücksichtigung zum Ausschluss anderer Erkrankungen, wie Infektionserkrankungen [239]. Sowohl in den revidierten Kriterien zur Diagnostik der Alzheimer-Krankheit von 2007 und 2011 [100, 243] als auch in den diagnostischen Kriterien der „international working group" (IWG) [425] werden bildgebende Verfahren und neurochemische Biomarker (Liquor) inzwischen zur Positivdiagnostik der AD eingesetzt. Der Schwerpunkt der vorliegenden Übersichtsarbeit liegt auf dem Einsatz von Biomarkern im Liquor für die verbesserte Früh- und Differentialdiagnostik der AD. S3-Leitlinien-validierte Liquorbiomarker der AD sind die Bestimmung des Tau-Proteins, mit unspezifischer Bestimmung einer Vielzahl von Tau-Varianten (Gesamt-Tau) und Messung der Subfraktion phosphorylierter Varianten (Phospho-181-Tau), sowie die Quantifizierung der sog. Amyloid-β-Peptide (Aβ-Peptide), hier spezifisch der 42 Aminosäuren langen Variante (Aβ_{1-42}). Unter diesen Biomarkern spiegelt der Anstieg des Tau-Proteins im Liquor die neuronale Schädigung der AD wieder und ist damit weniger spezifisch, während die Erniedrigung von Aβ_{1-42} eher als „trait marker" der molekularen Pathophysiologie der Alzheimer-Krankheit interpretiert werden kann. Aβ_{1-42} ist daher aufgrund des mehr als 10-jährigen präklinischen Verlaufs der Alzheimer-Demenz als Korrelat der zugrunde liegenden Pathologie besonders früh verändert, eignet sich jedoch nicht als Surrogatmarker für das Monitoring des Schweregrads der Alzheimer-Demenz („state marker") [426].

Darüber hinaus gibt es eine Vielzahl weiterer Biomarkerkandidaten, sowohl im Liquor als auch im Blut, die jedoch zunächst in weiteren unabhängigen Studien bestätigt werden müssen, um als validierte Biomarker Eingang in internationale Leitlinienempfehlungen zu finden.

Dieses Kapitel fokussiert auf die Liquor-NDD und die in der aktuellen S3-Leitlinie „Demenzen" (Stand 2016) der neuropsychiatrischen Fachgesellschaften empfohlenen Demenzbiomarker (www.dgppn.de und www.dgn.org). Zusätzlich werden ausgewählte Ansätze zur Etablierung einer Blut-basierten neurochemischen Demenzdiagnostik vorgestellt.

6.6.2 Aβ-Peptide im Liquor

Aβ-Peptide werden aus dem sog. Amyloid-Precursor-Protein (APP) endoproteolytisch durch die kombinierte Aktivität der β- und γ-Sekretase freigesetzt. Bei der Alzheimer-Krankheit tritt eine deutlich gesteigerte Oligomerisierung initial löslicher und im Verlauf größerer unlöslicher Aβ-Peptidaggregate auf, was sich immunhistochemisch im Gehirn der Patienten als Amyloid-β-Plaques nachweisen lässt [427]. Zunehmend wird deutlich, dass weniger das unlösliche Plaque-assoziierte Aβ-Peptid, sondern eher die noch löslichen oligomeren Aβ-Peptidaggregate die Aβ-assoziierte Neurotoxizität tragen [428–430]. Bezogen auf die löslichen monomeren Aβ-Varianten im Liquor, dominiert mit etwa 60 % aller Fragmente das 40 Aminosäure lange $A\beta_{1-40}$, gefolgt von carboxyterminal verkürzten Varianten, wie das $A\beta_{1-38}$ (ca. 15 % der Gesamtfraktion), und dem carboxyterminal verlängerten $A\beta_{1-42}$ (ca. 10 % der Gesamtfraktion) [431]. Aminoterminal verkürzte Varianten (z. B. $A\beta_{4-42}$) oder carboxyterminal verlängerte Fragmente, wie das $A\beta_{1-42}$, sind besonders amyloidogen, was wahrscheinlich z. T. erklärt, warum aminoterminal verkürzte und carboxyterminal verlängerte Aβ-Peptide in den Amyloid-β-Plaques stark angereichert sind (u. a. $A\beta_{1-42}$, $A\beta_{4-42}$) [432–434] und in der monomer löslichen Fraktion im Liquor um etwa 50 % erniedrigt gemessen werden ($A\beta_{1-42}$) [435, 436].

Diagnostisch kann eine Abnahme von $A\beta_{1-42}$ mittels immunchemischer Assays (ELISA) routinemäßig gemessen werden. Blennow und Hampel zeigen in ihrer Übersichtsarbeit, dass durch die Messung von $A\beta_{1-42}$ eine Sensitivität von etwa 86 % bei einer Spezifität von etwa 90 % zur Unterscheidung von Patienten mit AD und nicht-dementen Kontrollpatienten erreicht werden kann (ELISA von „Innogenetics") [426].

$A\beta_{1-42}$ kann jedoch außer bei der AD auch bei anderen neurodegenerativen Erkrankungen im Liquor vergleichbar deutlich erniedrigt sein, ohne dass gleichzeitig in höherem Ausmaß Amyloid-β-Plaques im Gehirn nachweisbar werden, beispielsweise bei Patienten mit einer Creutzfeldt-Jakob-Demenz [437]. Aus diesem Grunde sollte die Liquor-NDD nicht allein auf der Messung von $A\beta_{1-42}$ oder des Quotienten $A\beta_{1-42}/A\beta_{1-40}$ (s. u.) beruhen, sondern die Erhöhung von Gesamt-Tau und Phospho-Tau mit berücksichtigen.

Zum aktuellen Zeitpunkt bieten die Demenzmarker im Liquor jedoch keine ausreichende Trennschärfe, um unterschiedliche Demenzformen sicher voneinander zu differenzieren [244, 423, 424], somit kann die Liquor-NDD nur einen Teil der Demenzdiagnostik darstellen und muss im Kontext anderer Befunde, wie beispielsweise Eigen-/Fremdanamnese, Blut-basierte klinisch-chemische Ausschlussdiagnostik, klinischer Verlauf, körperlicher Untersuchungsbefund, psychometrische Testverfahren und bildgebende Befunde, interpretiert werden.

6.6.2.1 Der Aβ-Peptidquotient 1-42/1-40 im Liquor

Insbesondere bei Patienten, die konstitutiv sehr hohe oder auch niedrige Gesamtkonzentrationen von Aβ-Peptiden im Liquor zeigen (ca. 10 % der Patienten), erhöht die Messung des Quotienten $Aβ_{1-42}/Aβ_{1-40}$ die diagnostische Zuverlässigkeit der Liquor-NDD. Durch den Bezug auf $Aβ_{1-40}$, das als Surrogatmarker für die Gesamt-Aβ-Peptidmenge betrachtet werden kann, wird $Aβ_{1-42}$ für sehr hohe oder niedrige Aβ-Peptidkonzentrationen im Liquor normalisiert [438, 439].

Inzwischen belegen mehrere Arbeiten, dass der Aβ-Peptidquotient $Aβ_{1-42}/Aβ_{1-40}$ der alleinigen Analyse von $Aβ_{1-42}$ überlegen ist [439–441], wobei auch die Übereinstimmung mit Amyloid-PET-Befunden insbesondere in sehr frühen Erkrankungsphasen signifikant verbessert wird [442].

Auch zeigt sich, dass bei Patienten, bei denen die Liquorparameter Gesamt-Tau/Phospho-Tau einerseits und $Aβ_{1-42}$ andererseits nicht konkordant die neurochemische Diagnose der AD stützen, das Verhältnis von $Aβ_{1-42}/Aβ_{1-40}$ die diagnostische Zuverlässig erhöhen kann [443]. Die aktuell vorliegenden gemeinsamen S3-Leitlinien der nationalen neuropsychiatrischen Fachgesellschaften berücksichtigen den Aβ-Peptidquotienten noch nicht [244], es ist jedoch zu erwarten, dass der Aβ-Peptidquotient aufgrund der zwischenzeitlich vorliegenden neueren Arbeiten Einzug in die nächste Revision der Leitlinien nehmen wird.

6.6.3 Tau-Proteine im Liquor

Das Tau-Protein ist ein mikrotubuliassoziiertes Protein mit 80 Serin-/Threonin- und 5 Tyrosin-Phosphorylierungsepitopen, wobei die bei neurodegenerativen Demenzen nachweisbare Hyper- und/oder Dysphosphorylierung physiologische Funktionen des Proteins beeinträchtigen soll [444].

Tau-Proteine sind die häufigsten mikrotubuliassoziierten Proteine im menschlichen Gehirn [445] und durch alternatives Spleißen im ZNS entstehen sechs verschiedene Tau-Isoformen [446]. Im Rahmen der Gehirnentwicklung überwiegen die höher phosphorylierten Formen, wobei der Quotient von phosphorylierten und unphosphorylierten Isoformen im Erwachsenengehirn dann etwa 1 : 1 beträgt [447].

In Abhängigkeit von pathologischer Phosphorylierung verliert das Protein seine stabilisierende Wirkung auf die Mikrotubuli, was zu einer axonalen Degeneration führt. Der axonalen Schwellung, die früh bei AD auftritt, liegt vermutlich eine Vesikeltransportstörung zugrunde. Diese ist durch das Wegfallen der Mikrotubulus-stabilisierenden Tau-Wirkung bedingt [448]. Mit zunehmender Phosphorylierung aggregiert das Tau-Protein, lagert sich in den schon von Alois Alzheimer nachgewiesenen intrazellulären neurofibrillären Bündeln ab [449, 450] und wirkt zunehmend zytotoxisch [451].

Bei der AD ist Gesamt-Tau und Phospho-Tau schon im prädemenziellen Stadium der AD erhöht, d. h. bei leichter kognitiver Beeinträchtigung (mild cognitive impairment – MCI) und gleichzeitigem Vorliegen der Alzheimer-Krankheit. Noch früher, d. h. bereits in frühen präklinischen Stadien, wenn noch kein Hinweis auf höhergradige neuronale Schädigung nachweisbar ist, tritt bereits die Erniedrigung von $A\beta_{1-42}$ im Liquor auf. Tau-Proteine sind damit weniger spezifisch für die molekulare Pathophysiologie der Alzheimer-Krankheit als $A\beta_{1-42}$, sind jedoch enger mit der zunehmenden neuronalen Degeneration korreliert (neuronale Destruktionsmarker). Phospho-Tau soll allerdings im Vergleich mit Gesamt-Tau enger mit der neurofibrillär bedingten Neuropathie in Verbindung stehen [452]. Damit ist die Erhöhung von Gesamt-Tau allerdings mehr durch das Ausmaß und die Akuität der neuronalen Schädigung erklärt als durch die Krankheitsätiologie. Phospho-181-Tau nimmt hier eine intermediäre Stellung ein: bei der rasch progredienten Neurodegeneration bei Creutzfeldt-Jakob-Krankheit (CJD) werden beispielsweise extreme Erhöhungen von Gesamt-Tau beobachtet, aber deutlich geringere Anstiege von Phospho-Tau [453].

6.6.4 Multiparametrische Liquor-NDD

Zwischenzeitlich ist meta-analytisch gesichert, dass durch die multiparametrische Liquor-NDD ($A\beta_{1-42}$, Gesamt-Tau, Phospho-Tau) die diagnostische Zuverlässigkeit mit hoher klinischer Relevanz gesteigert werden kann, wobei für die Differentialdiagnostik der AD gegen Krankheitskontrollen eine Sensitivität von etwa 89 % und eine Spezifität von etwa 90 % erreicht werden kann [454]. Da eine gesicherte Diagnose AD nur mittels immunhistochemischer Verfahren nach Autopsie oder in vivo durch Nachweis pathologischer Punktmutationen der insgesamt seltenen autosomal-dominaten genetischen AD erbracht werden kann, war für die klinische Akzeptanz der neurochemischen Demenzdiagnostik die Absicherung durch autopsiekontrollierte Studien essenziell, die nun geleistet wurde [455, 456].

Eine weiterer Ansatz der integrativen Berücksichtigung der Demenzbiomarker im Liquor, der eine Wahrscheinlichkeit der diagnostischen Sicherheit einführt, wurde von Lewczuk et al. vorgeschlagen [457]. Durch die Summation von Punktwerten für pathologische Messwerte der Parameter $A\beta_{1-42}$, $A\beta_{1-42}/A\beta_{1-40}$-Quotient, Gesamt-Tau und Phospho-Tau wird eine Klassifikation der Patienten in die Kategorien „kein Hinweis auf zentralnervöse organische Erkrankung", „unwahrscheinliche Alzheimer-Krankheit", „mögliche Alzheimer-Krankheit" und „wahrscheinliche Alzheimer-Krankheit" empfohlen.

6.6.5 Differentialdiagnostische Untersuchungen

Die Liquor-NDD sollte nicht allein, sondern integriert in den allgemeinen neurochemischen Liquorbefund interpretiert werden, also beispielsweise Parameter der Blut-Liquor-Schrankenfunktionsstörung und Indikatoren akut- oder chronisch-entzündlicher Erkrankungen erfassen (u. a. Zellzahl, intrathekale Antikörpersynthese, oligo-klonale Banden) (www.dgln.de).

Differentialdiagnostisch sollten zudem reversible Ursachen einer Demenz mit sekundärer ZNS-Beteiligung ausgeschlossen werden. Nach der Leitlinienempfehlung „Demenzen" [244] (www.dgppn.de und www.dgn.org) sollten folgende klinisch-chemische Parameter im Blut untersucht werden: Blutbild, Blutzucker, TSH, CRP, AST, ALT, yGT, Kreatinin (eGFR), Harnstoff, Folsäure und Vitamin B_{12}. Darüber hinaus wird eine erweiterte Blutdiagnostik bei spezifischer Indikation empfohlen: Differentialblut-bild, Blutgasanalyse (BGA), Drogenscreen, Urinuntersuchungen, Erregerdiagnostik (Lues-Serologie, HIV-Serologie, Borrelien-Serologie), Phosphat, Homocystein, fT3, fT4, Schilddrüsenantikörper, Kortisol, Parathormon, Coeruloplasmin, Vitamin B_6, Schwermetalle (Quecksilber, Blei) [423, 424].

6.6.6 Liquor-basierte prädiktive Diagnostik der Alzheimer-Demenz

Die selektive Erniedrigung von $A\beta_{1-42}$ im Liquor – bezogen auf $A\beta_{1-40}$, das sich über den Krankheitsverlauf nicht signifikant ändert – tritt mehrere Jahre vor der Erhöhung von Gesamt-Tau und Phospho-Tau im Liquor auf.

Erste Veränderungen im Verlauf der Alzheimer-Krankheit (Erniedrigung von $A\beta_{1-42}$ im Liquor) treten bereits etwa 20 Jahre vor Erreichen des klinisch manifes-ten Demenzstadiums auf [458–462], auf die im zeitlichen Verlauf die Kaskade von weiteren bildgebenden und psychometrischen Veränderungen folgen. Dies bestätigt ein von Jack et al. vorgeschlagenes allgemeines Modell zur zeitlichen Dynamik der Biomarkerveränderungen bei der AD [463]. Diese Interpretation wird durch aktuelle Ergebnisse von Palmqvist et al. unterstützt, wonach die Erniedrigung von $A\beta_{1-42}$ im Liquor schon vor Auftreten der Amyloid-β-Plaques nachweisbar ist [464]. Für eine Biomarker-gestützte pathophysiologische Modellbildung ist in diesem Zusammen-hang relevant, dass die frühe selektive Abnahme von $A\beta_{1-42}$ eher als „trait marker" mit der spezifischen molekularen Pathophysiologie der Alzheimer-Krankheit assoziiert ist, die Erhöhung von Gesamt-Tau – und bedingt von Phospho-Tau – dagegen eher Surrogatmarker der später einsetzenden neuronalen Zellschädigung sind [465].

Für die prädiktive molekulare Diagnostik der AD konnten mehrere unabhängige Arbeitsgruppen zeigen, dass die präklinische AD im Prodromalstadium der MCI durch die multiparametrische Liquor-NDD mit negativ und positiv prädiktiven Werten von etwa 90 % vorhergesagt werden kann [426, 456, 466–469]. Bei einer Prävalenz der prä-demenziellen AD innerhalb der ätiologisch heterogenen MCI-Kohorte von etwa 20 % sind Vorhersagegenauigkeiten von etwa 90 % von hoher klinischer Relevanz. Da die dringend benötigten präventiven Therapieoptionen noch fehlen, liegt diese klinische Bedeutung, wie oben ausgeführt, zurzeit weniger in der klinischen Routinediagnostik, sondern in dem optimierten Design von klinischen Präventionsstudien.

Langzeitverläufe von MCI zu AD mit maximalen Beobachtungszeiträumen von 12 Jahren legen nahe, dass die Höhe der Gesamt-Tau- und Phospho-Tau-Konzentration im Liquor bei der Eingangsuntersuchung im MCI-Stadium – im Gegensatz zu $A\beta_{1-42}$ – mit der Akuität der klinischen Progression korreliert: Patienten mit leichter Erhöhung von Tau-Protein waren deutlich langsamer progredient als solche mit deutlich erhöhten Tau-Konzentrationen [466, 470].

6.6.7 Qualitätskontrolle der Liquor-basierten neurochemischen Demenzdiagnostik

Bedingt durch den Einzug der Liquor-NDD in die Routinediagnostik und aufgrund der hohen klinischen Relevanz einer prototypischen AD-Biomarkersignatur im Liquor für den betroffenen Patienten und seine Bezugspersonen, gewinnt die präanalytische und analytische Qualitätskontrolle der Liquor-NDD zunehmend an Bedeutung. Bezüglich Durchführung der Lumbalpunktion zur Liquorgewinnung, Verwendung von Probengefäßen (möglichst aus Polypropylen) und Verschickung der Proben an qualifizierte Laboratorien (möglichst zügig bei Raumtemperatur) verweisen wir auf die jeweils aktualisierten Empfehlungen der Deutschen Gesellschaft für Liquordiagnostik und Klinische Neurochemie (www.dgln.de).

Mehrere internationale Konsortien und Forschungsverbünde haben in diesem Zusammenhang optimierte Kriterien für Probengewinnung, Probenlagerung, Probentransport und Assay-Durchführung erarbeitet [471–474]. Zur Verbesserung der Assay-Formate liegt ein Forschungsschwerpunkt auf der Integration mehrerer Parameter (u. a. $A\beta_{1-42}$, $A\beta_{1-40}$, $A\beta_{1-38}$), die nicht nur weniger Volumen benötigen als multiple Einzel-Assays, sondern wegen des homogenen Assay-Formats methodische Vorteile im Sinne geringerer Variationskoeffizienten bieten [439]. Neue methodische Arbeiten belegen, dass zukünftig auch hochgradig automatisierte Immunoassays die methodische Zuverlässigkeit der Liquor-NDD deutlich verbessern werden (Elecsys β-Amyloid, Roche Diagnostics; Lumipulse, Fujirebio; EUROIMMUN RA Analyzer, Euroimmun). Ein weiterer, prinzipieller Nachteil bei Immunoassays ist die schwer zu kontrollierende Varianz in unterschiedlichen Chargen monoklonaler Antikörper. Dies erfordert eine ständige Überprüfung und ggf. Nachjustierung diagnostisch relevanter Grenzwertkonzentrationen, die international jedes Schwerpunktlabor für sich aufbauen sollte. Hier besteht ein hoher Bedarf für Entwicklung und zuverlässige Bereitstellung von international konzertierten Referenz-Liquorproben [472], die dann weltweit von Laboren angefordert werden könnten. Auch international wird an antikörperunabhängigen und gleichzeitig multiplexfähigen Methoden gearbeitet, die voraussichtlich nicht für die Hochdurchsatzanalytik der Proben eingesetzt werden können, sondern als Referenzmethode („Goldstandard") für Antikörper-basierte Analytik dient. In diesem Zusammenhang sind massenspektrometrische Ansätze besonders erfolgversprechend [475].

6.6.8 Blut-basierte Diagnostik der Alzheimer-Demenz

Da die Alzheimer-Demenz durch eine lange prodromale Phase gezeichnet ist, kann durch die oben beschriebene Liquor-NDD bereits in präklinischen Stadien oder im prädemenziellen Stadium der MCI eine Alzheimer-Pathologie identifiziert werden. Für die Durchführung großer multizentrischer Präventionsstudien wäre jedoch eine Blut-basierte Früh- und Differentialdiagnostik der Alzheimer-Demenz besonders hilfreich, weil durch eine vergleichsweise minimal-invasive und kostengünstige Diagnostik (Bluttest, psychometrische Methoden) populationsbasiert Hochrisikopersonen identifiziert werden könnten („Screening"), die anschließend durch bildgebende Verfahren (z. B. Amyloid-PET) verifiziert werden. Zwischenzeitlich erscheint eine multiparametrische Blut-basierte prädemenzielle Diagnostik der AD realisierbar, obwohl die publizierten Parameter in weiteren unabhängigen multizentrischen Studien weiter validiert werden müssen und eine solche Demenzdiagnostik klinisch noch nicht zur Verfügung steht [476]. Nachfolgend sollen innovative Ansätze zur Entwicklung zukünftiger Assays vorgestellt werden, wobei hier kein repräsentativer Überblick gegeben werden kann.

Aufgrund der Bluthirnschranke kann über Blutparameter prinzipiell nur eingeschränkt über kausale Veränderungen von Biomarkern im ZNS rückgeschlossen werden [477]. Dabei muss zwischen der Bluthirnschranke und der für kleinere Proteine und insbesondere Peptide vergleichsweise gut permeablen Blutliquorschranke differenziert werden.

$A\beta_{1-42}$ und $A\beta_{1-40}$ sind bis dato die meistuntersuchten Blut-basierten Biomarkerkandidaten der AD, wobei eine reduzierte $A\beta_{1-42}$-Konzentration im Plasma mit einem erhöhten Erkrankungsrisiko für eine AD korreliert und als Frühdiagnostikmarker untersucht wird [478]. Dabei ist allerdings keine enge Korrelation zwischen Liquor und Blutspiegeln für $A\beta_{1-42}$ und $A\beta_{1-40}$ nachweisbar [479]. Aufgrund unterschiedlicher Testverfahren, die z. T. auch unter Gesichtspunkten der Qualitätskontrolle (u. a. Inter- und Intra-Assay-Varianzen, Wiederfindungsrate, untere Quantifizierungsgrenze und Signal-Rausch-Verhältnis) noch nicht ausreichend für die anspruchsvolle Matrix Blut optimiert wurden, sind die meisten Forschungsergebnisse allerdings sehr widersprüchlich [476]. Ein neuer Immunosensor-basierter Ansatz mittels Fouriertransformierter Nahe-Infrarotspektroskopie, der nicht primär auf der Messung einer veränderten Konzentration von $A\beta$-Peptiden in Liquor oder Blut beruht, sondern erstmals in Körperflüssigkeiten die Anreicherung von β-Faltblattstrukturen nachweist, konnte kürzlich von der eignen Arbeitsgruppe vorgestellt werden [480, 481].

Ein weiterer, innerhalb der Liquor-NDD etablierter Biomarker, das Tau-Protein, ist auch im Blut in fragmentierter Form als Tau-A, Tau-C und Tau-A/Tau-C-Quotient in Patienten mit AD nachweisbar. Vergleichbar zu den $A\beta$-Peptiden gilt auch hier, dass keine signifikante Korrelation für die Veränderungen der Tau-Proteine zwischen Blut- und Liquorkompartiment nachgewiesen werden konnte [482, 483].

Neben den für die Liquor-NDD etablierten Biomarkern der AD wurden zuletzt auch weitere Biomarkerkandidaten zur Blut-basierten Diagnostik vorgestellt.

Ein vielversprechender Biomarkerkandidat ist das aminoterminal verlängerte Aβ-Peptide 3–40, das wahrscheinlich endoproteolytisch aus dem APP freigesetzt wird und entsprechend der APP-Nomenklatur auch als $APP_{669-711}$ bezeichnet werden kann. Das Verhältnis zwischen $Aβ_{3-40}$ und $Aβ_{1-42}$ ist bei Patienten mit erhöhter Amyloid-β-Plaquedichte (Amyloid-PET) bereits präklinisch im Blut erhöht [484]. Auch hier steht eine Reproduktion in größeren Validierungsstudien noch aus.

Ein weiterer Biomarkerkandidat ist Clusterin, das mit hippocampaler Atrophie assoziiert sein soll, jedoch als einzelner Parameter weniger für eine zuverlässige Blut-basierte Demenzdiagnostik geeignet erscheint [485].

Die aktuelle Datenlage macht ohnehin eher wahrscheinlich, dass eine klinisch einsetzbare Blut-basierte Demenzdiagnostik nur über multiparametrische Verfahren (Biomarkerpanel) realisiert werden kann [476].

Die Blut-Biomarkerpanel IL-1ra, IL-6, IL-10, TNF-α, und IL-13 sollen beispielsweise mit Gehirnatrophie, und das Biomarkerpanel IL-4, IL-10, G-CSF, IL-2, IFN-γ, und PDGF mit dem Ausmaß des kognitiven Abbaus assoziiert sein [486]. Damit könnten sich derartige Biomarkerpanel weniger für die Blut-basierte Diagnostik, mehr aber für das Monitoring der Effektivität innovativer neuroprotektiver Therapieansätze eignen.

Das Biomarkerpanel bestehend aus Transthyretin, Clusterin, Cystatin C, A1AcidG, ICAM1, Komplementfaktor C4, PEDF, A1AT, RANTES, und ApoC3, unter zusätzlicher Berücksichtigung des ApoE-Genotyps, soll eine Blut-basierte Frühdiagnostik und auch eine prädemenzielle Diagnostik der AD ermöglichen [487]. Auch hier fehlen allerdings bisher größere unabhängige Validierungsstudien.

Weitere interessante Biomarkerkandidaten könnten auch der Nachweis AD-spezifischer Veränderungen nichtkodierender microRNA-Panel im Blut [488] oder der Nachweis AD-spezifischer proteomischer Biomarkerpanel in subzellulären Kompartimenten (u. a. Synaptosomen, „microvesicles") im Blut sein [489].

Frank Jessen
6.7 Diagnostische Kriterien der Alzheimer-Krankheit

Die diagnostische Konzeption der Alzheimer-Demenz bzw. der Alzheimer-Krankheit unterliegt einer dynamischen Entwicklung, die in erster Linie durch die Etablierung von molekularen Biomarkern und dem damit einhergehenden zunehmenden Verständnis der zeitlichen Dynamik von Pathologie und klinischen Symptomen angetrieben wird.

6.7.1 NINCDS-ADRDA-Kriterien

Die ersten Kriterien, die für die Entwicklung der aktuellen Alzheimer-Forschung inklusive der heute verfügbaren Antidementiva wegweisend waren, wurden 1984 von dem *National Institute of Neurological and Communicative Disorders and Stroke (NINCDS)* und der *Alzheimer's Disease and Related Disorders Association (ADRDA)* einwickelt und publiziert [100]. Dieser Kriteriensatz bezieht sich auf die damals ausschließlich diskutierte Alzheimer-Demenz, nicht aber auf Prodromalstadien der Erkrankung. Biomarker für die Erkrankung waren damals nicht verfügbar. Die Feststellung der die Krankheit definierenden Neuropathologie war nur post mortem möglich. Es wurde daher von dem klinischen Syndrom auf eine zugrunde liegende Neuropathologie geschlossen.

Die genannten NINCDS-ADRDA-Kriterien für die Alzheimer-Krankheit erforderten zunächst das Vorliegen einer Demenz an sich, definiert durch eine chronische, meist progrediente Verschlechterung der Leistungsfähigkeit in mehreren kognitiven Domänen, die zu einer Beeinträchtigung von Alltagstätigkeiten führen. In Abhängigkeit von der symptomatischen Ausgestaltung der Demenz und Befunden von Laboruntersuchungen oder weitergehenden technischen Diagnostika, die spezifische Ursachen ei-

Tab. 6.13: NINCDS-ADRDA-Kriterien [239].

Wahrscheinliche Alzheimer-Krankheit (probable Alzheimer's disease)
- Demenzsyndrom durch klinische und neuropsychologische Untersuchung bestätigt
- Progressive kognitive Beeinträchtigung in mindestens zwei Domänen**, inklusive Gedächtnis
- Beginn der Symptome zwischen dem 40. und 90. Lebensjahr
- Keine Bewusstseinsstörung
- Ausschluss von anderen Erkrankungen, die eine Demenz verursachen können

Mögliche Alzheimer-Krankheit (possible Alzheimer's disease)
- Demenz mit atypischem Beginn, symptomatischer Ausprägung oder Progression
- Bei Vorliegen einer Erkrankung, die kognitive Störungen bedingen kann, die aber nicht als Ursache der Demenz angesehen wird
- Bei Vorliegen eine progressiven Beeinträchtigung in nur einer kognitiven Domäne ohne andere erkennbare Ursachen (nur im Forschungskontext)

Definitive Alzheimer-Krankheit (definite Alzheimer's disease)
- Klinische Kriterien der wahrscheinlichen Alzheimer-Krankheit
- Histopathologischer Nachweis der Alzheimer-Krankheit bei Autopsie

Eigenschaften einer Demenz, die gegen eine Alzheimer-Krankheit sprechen
- Plötzlicher Beginn
- Vorliegen fokal-neurologischer Defizite oder von epileptischen Anfällen oder Gangstörungen früh im Krankheitsbeginn

---

* Bezüglich weiterer supportiver Merkmale wird auf die Originalpublikation verwiesen.
** NINCDS-ADRDA kognitive Domänen: Gedächtnis, Sprache, Wahrnehmung, Aufmerksamkeit, Visuo-Konstruktion, Orientierung, Problemlösung, funktionelle Fähigkeiten.

ner Demenz ausschließen, wurden die Kategorien einer möglichen (*possible*), einer wahrscheinlichen (*probable*) und einer definitiven Alzheimer-Erkrankung festgelegt. Die definitive Alzheimer-Erkrankung kann nur nach diesen Kriterien post mortem diagnostiziert werden (Tab. 6.13).

6.7.2 Die leichte kognitive Störung

Ein wesentlicher Schritt für die Konzeption der klinischen Prodromalphasen der Alzheimer-Demenz war die Etablierung des Konzepts der *leichten kognitiven Störung* (*mild cognitive impairment*). Bereits seit dem 19. Jahrhundert war aus klinischer und seit dem 20. Jahrhundert auch aus epidemiologischer Sicht bekannt, dass sich die Alzheimer-Demenz langsam entwickelt. Die Patienten durchlaufen ein Stadium von bis zu mehreren Jahren, in denen kognitive Beeinträchtigungen spürbar und nachweisbar sind, aber die Selbstständigkeit erhalten ist und somit keine Demenz vorliegt. Es existierten zahlreiche Bezeichnungen und Definitionen für diese Übergangsphase, die sich im Detail unterschieden, aber im Wesentlichen alle die prodromale symptomatische Entwicklung der Alzheimer-Demenz beschrieben. Der Begriff *mild cognitive impairment* (*MCI*) wurde im Jahr 1988 durch Reisberg für diese Phase eingeführt [490]. International durchgesetzt und als ein breit akzeptiertes Konzept etabliert wurde er im Rahmen einer internationalen Konsensuskonferenz im Jahr 2003 mit der Darlegung der Kriterien (Tab. 6.14) in einer entsprechenden Publikation [491].

Tab. 6.14: Leichte kognitive Störung, mild cognitive impairment [491].

– Eigen- und/oder fremdanamestischer Bericht über Vorliegen einer kognitiven Verschlechterung
– Objektiver Nachweis einer kognitiven Beeinträchtigung
– Erhaltene oder nur minimal beeinträchtigte Fähigkeiten zu Aktivitäten des täglichen Lebens
– Ausschluss einer Demenz, Ausschluss eines kognitiv unbeeinträchtigten Status

Im Kern beschreibt die MCI einen Zustand, bei dem selbst bemerkte und/oder beobachtete sowie objektivierbare Beeinträchtigung in einer oder mehreren kognitiven Leistungsbereichen vorliegen, die Alltagsfähigkeiten des Betroffenen allerdings gar nicht oder nur leichtgradig beeinträchtigt sind, sodass keine Demenz besteht. Wesentlich ist, dass es viele Ursachen für die leichte kognitive Störung gibt und nur ein Teil der Patienten mit diesem Syndrom tatsächlich eine Alzheimer-Erkrankung hat bzw. in der Zukunft eine Alzheimer-Demenz entwickelt [150]. In klinischen und epidemiologischen Studien konnte herausgearbeitet werden, dass insbesondere Personen mit leichter kognitiver Störung, die eine Beeinträchtigung im Bereich des episodischen Gedächtnisses (*amnestic MCI*) entweder isoliert oder in Verbindung mit Beeinträchtigung in anderen kognitiven Bereichen (*single domain amnestic MCI, multi domain amnestic MCI*) aufweisen, ein besonders hohes Risiko haben, eine Alzheimer-Demenz zu entwickeln. Dahingegen haben Personen mit einer sog. nichtamnestischen leichten kognitiven Störung (*non-amnestic MCI*), d. h. mit kognitiven Beeinträchtigungen in anderen kognitiven Domänen als dem Gedächtnis, ein geringeres Risiko für die Alzheimer-Demenz [492].

6.7.3 NIA-AA-Kriterien

Im Jahr 2011 wurde eine Aktualisierung der NINCDS-ADRDA-Kriterien der Alzheimer-Krankheit von 1984 durch eine amerikanische Arbeitsgruppe des *National Institute on Aging* und der *Alzheimer's Association* (NIA-AA) formuliert [493]. Die Neukonzeption stand vor dem Hintergrund der Entwicklung von Markern für Amyloid- und Tau-Pathologie im Liquor und mittels Positronen-Emissions-Tomographie (PET). Basierend auf den Ergebnissen zahlreicher großer, multizentrischer Studien wurde in dieser Konzeption die Alzheimer-Krankheit differenziert in die Alzheimer-Pathologie und in die klinische Symptomatik. Durch Biomarker ist es möglich, die Pathologie der Alzheimer-Krankheit bereits vor jeglicher Symptomatik oder im Zustand nur sehr milder Symptome nachzuweisen. Man geht davon aus, das sich die pathologischen Veränderungen der Alzheimer-Erkrankung mehrere Jahrzehnte vor der Demenz entwickeln. Der langsamen, der Symptomatik vorlaufenden Entwicklung der Pathologie und der ebenfalls sich langsam und kontinuierlich entwickelnden Symptomatik wurde in den NIA-AA-Kriterien durch die Unterteilung in (1) die präklinische Alzheimer-Erkrankung, (2) die Phase des MCI und (3) die Phase der Demenz Rechnung getragen [100, 240, 241].

Die **präklinische Phase** bezeichnet die Phase, bei der die Erkrankung neuropathologisch vorliegt, aber noch keine Symptome bestehen. Basierend auf dem chronologischen Modell der Alzheimer-Krankheit [493], bei dem zunächst die Amyloid-Aggregation und im Anschluss die Tau-Pathologie auftritt, wurde die präklinische Phase in drei Stadien eingeteilt. Stadium 1 bezeichnet die reine Amyloid-Pathologie, Stadium 2 bezeichnet das Vorliegen von Amyloid- und Tau-Pathologie bzw. Neurodegeneration und Stadium 3 bezeichnet das Vorliegen von Amyloid-Pathologie und Tau-Aggregation bzw. Neurodegeneration sowie ersten milden Symptomen, die sich allerdings schwer objektivieren lassen (*subtle decline*) [241].

Nach der präklinischen Phase folgt die Phase der **leichten kognitiven Störung bei Alzheimer-Krankheit** (*MCI due to Alzheimer's disease*). Die Definition des MCI-Syndroms entspricht im Wesentlichen der bereits 2004 publizierten. Folgende Kriterien müssen vorliegen: (1) Sorgen (*concerns*) um die Verschlechterung der Kognition entweder des Patienten selbst, der Angehörigen oder des Arztes; (2) objektivierbare Beeinträchtigung in einer oder mehreren kognitiven Domänen (mögliche Domänen: Gedächtnis, exekutive Funktionen, Sprache, visuell-räumliche Fähigkeiten, Aufmerksamkeit) und (3) erhaltene Unabhängigkeit in der Durchführung von Alltagsaktivitäten. Für die Diagnose *MCI due to AD* müssen dann das Vorliegen der Alzheimer-Pathologie durch Biomarker festgestellt und andere Ursachen ausgeschlossen werden. Eine ausschließlich syndromale Diagnose von MCI ohne Biomarker ist aber auch weiterhin möglich. Sie soll verwendet werden, wenn keine Biomarkerinformation vorliegt oder die Ergebnisse der Biomarker nicht eindeutig interpretierbar sind [240]. Die Interpretation der Biomarker in Bezug auf das Vorliegen der Alzheimer-Krankheit bei MCI wird weiter unten zusammen mit der Interpretation bei Demenz dargestellt.

Bei der Konzeption der **Demenz der Alzheimer-Krankheit** (*dementia due to AD*) wurde ähnlich wie bei MCI verfahren. Das klinische Demenzsyndrom ist weiterhin diagnostizierbar. Die Demenz bei wahrscheinlicher Alzheimer-Krankheit (*probable Alzheimer's disease dementia*) wurde ähnlich den NINCDS-ADRDA-Kriterien [100] als schleichend beginnende und langsam fortschreitende Demenz definiert. Es werden die amnestische (typische) Variante beschrieben, die mit Gedächtnisstörungen beginnt, und die atypischen Varianten mit initial sprachbezogenen, visuokonstruktiven und dysexekutiven Präsentationen benannt. Auszuschließen sind andere Demenzursachen, wie z. B. Hinweise für ausgeprägt zerebrovaskuläre Schädigung. Auch die Demenz bei möglicher Alzheimer-Krankheit (*possible Alzheimer's disease dementia*) wird beibehalten bei nicht eindeutigen Präsentationen [100].

Neu an den NIA-AA-Kriterien ist die Einbindung der Biomarker zur Herstellung der Verbindung von klinischem Syndrom und Alzheimer-Krankheit. Hierfür wurden die verfügbaren Biomarker zunächst in zwei Kategorien eingeteilt. Die Marker für die Amyloid-Pathologie sind $A\beta_{1-42}$ im Liquor und Amyloid-PET, die Marker für Neurodegeneration bzw. neuronale Schädigung sind Tau und phosphoryliertes Tau (pTau) im Liquor, Atrophie des Hippocampus in der MRT und Hypometabolismus im FDG-PET. In Abhängigkeit von der Ergebniskonstellation der einzelnen Markertypen wurden unterschiedliche Wahrscheinlichkeitsniveaus für den Zusammenhang des jeweiligen klinischen Syndroms mit der Alzheimer-Pathologie bei einem Individuum definiert (niedrige, mittlere, hohe Wahrscheinlichkeit – low, medium, high likelihood). In Tab. 6.15 sind die unterschiedlichen Kombinationen und Interpretationen dargestellt.

Zusammenfassend besteht die Weiterentwicklung der NIA-AA-Kriterien gegenüber den NINCDS-ADRDA-Kriterien in zwei wesentlichen Neuerungen: Erstens werden die präklinische, d. h. asymptomatische, Phase der Alzheimer-Erkrankung definiert und Biomarker diagnostizierbar. Zweitens werden Biomarker eingesetzt zur Wahrscheinlichkeitsschätzung des ursächlichen Zusammenhangs der Alzheimer-Pathologie mit den klinischen Syndromen MCI und Demenz. Die NIA-AA-Kriterien befinden sich aktuell erneut in Überarbeitung. Die nächste Revision wird im Jahr 2018 erwartet.

Tab. 6.15: Zusammenhangswahrscheinlichkeit von klinischem Syndrom (MCI oder Demenz bei wahrscheinlicher Alzheimer-Krankheit) mit der Alzheimer-Pathologie basierend auf Biomarker-konstellationen (NIA-AA-Kriterien, 2011).

Amyloid-Marker[1]	Neurodegenerations-marker[2]	Wahrscheinlichkeit des Zusammenhangs von Syndrom und Alzheimer-Pathologie
normwertig	normwertig	niedrig
pathologisch	nicht vorliegend	mittel
nicht vorliegend	pathologisch	mittel
pathologisch	pathologisch	hoch
pathologisch	normwertig	isolierte Amyloid-Pathologie
normwertig	pathologisch	wahrscheinlich nicht-Amyloid-assoziierte Pathologie
normwertig	nicht vorliegend	nicht interpretierbar
nicht vorliegend	normwertig	nicht interpretierbar

1 $A\beta_{1-42}$ im Liquor oder Amyloid-PET.
2 Tau oder pTau im Liquor, Hippocampus-Atrophie im MRT, Hypometabolismus im FDG-PET.

6.7.4 IWG-Kriterien

Parallel zu der oben beschriebenen, in erster Linie durch amerikanische Arbeitsgruppen vorangetriebenen, diagnostischen Konzeptualisierung, gibt es die internationale Arbeitsgruppe (*International Working Group* – IWG), die ebenfalls eine Konzeption der Alzheimer-Erkrankung entwickelt hat. Die erste Arbeit der Gruppe erschien im Jahr 2007 [243]. Hier wurde erstmals der Begriff der prodromalen Alzheimer-Erkrankung eingeführt. Hierunter wurde verstanden, dass die Alzheimer-Erkrankung bereits diagnostizierbar ist, wenn ein charakteristisches Beeinträchtigungsbild vorliegt und Biomarker Hinweise auf das Vorliegen der Alzheimer-Pathologie geben. Die spezifische klinische Ausprägung, die gefordert wurde, ist ein hippocampales Gedächtnisdefizit, weil sich die Alzheimer-Pathologie in der frühen Phase, insbesondere im Bereich des Hippocampus auswirkt. Das hippocampale Gedächtnisdefizit ist charakterisiert durch das Fehlen der Verbesserung der Abrufleistung durch die Hinzunahme von Schlüsselreizen (*cued recall deficit*). Als Indikatoren für die Alzheimer-Pathologie wurden in der ersten Publikation im Jahr 2007 alle Biomarker (Amyloid-Marker, Tau-Marker, Hippocampus-Atrophie, Hypometabolismus) als gleichwertig angenommen. Ein pathologischer Befund bei einem der Marker reichte aus, um zusammen mit dem hippocampalen Gedächtnisdefizit die prodromale Alzheimer-Erkrankung zu diagnostizieren. Hiermit wurde erstmalig die Diagnose der (prodromalen) Alzheimer-Erkrankung ohne das Vorliegen einer Demenz möglich. Das Vorliegen einer Demenz mit Biomarkerhinweisen für die Alzheimer-Pathologie wurde als Alzheimer-Krankheit definiert. Das alleinige Vorliegen von Biomarkerhinweisen für die Alzheimer-Pathologie ohne Symptome wurde als asymptomatisches Risikostadium für die Alzheimer-Erkrankung bezeichnet. Träger von kausalen Genmutationen, die eine nahezu 100%ige Erkrankungswahrscheinlichkeit haben, wurden als

Personen mit präklinischer Alzheimer-Erkrankung definiert. In dieser Konzeption wurden entgegen der NIA-AA-Klassifikation die Begriffe Demenz bei wahrscheinlicher Alzheimer-Krankheit (*probable AD dementia*) und MCI nicht verwendet. Auch Zusammenhangswahrscheinlichkeiten von Symptomatik und Pathologie (niedrig, mittel, hoch) wurden nicht postuliert.

In einer Überarbeitung dieser Kriterien im Jahr 2014 wurden einige Änderungen eingefügt [101]. Der Begriff der prodromalen Alzheimer-Erkrankung in der Abgrenzung zur Demenz bei Alzheimer-Krankheit wurde im Wesentlichen verlassen. Die Alzheimer-Erkrankung ist nach dieser Konzeption diagnostizierbar beim Vorliegen einer typischen oder atypischen klinischen Präsentation und eines Biomarkernachweises der Alzheimer-Pathologie auch wenn keine Alltagsbeeinträchtigungen vorliegen. Die typische klinische Präsentation ist die amnestische Variante mit dem hippocampalen Gedächtnisdefizit. Die atypischen Varianten umfassen die sprachbezogene, die posteriore (visuoperzeptuelle) und die frontale Variante sowie das Down-Syndrom. Der Übergang von ersten Symptomen zur Demenz ist fließend und nicht exakt definiert, daher ist eine Kategorisierung in eine prodromale und eine Demenzphase nicht erforderlich.

Die Kriterien für den Biomarkernachweis der Alzheimer-Krankheit wurden ebenfalls überarbeitet. Nach der aktuellen Konzeption der IWG-Kriterien kann die Alzheimer-Pathologie nur über Marker für Amyloid ($A\beta_{42}$ im Liquor, Amyloid-PET) und Tau (Tau und/oder pTau im Liquor) oder durch den Nachweis einer kausalen Genmutation diagnostiziert werden. Basierend auf Liquor wird die Alzheimer-Pathologie definiert über das Vorliegen von pathologischen Werten sowohl für $A\beta_{42}$ als auch für Tau und/oder pTau. Basierend auf PET ist ein pathologischer Amyloid-Befund ausreichend. Tau-PET wurde im Jahr 2014 noch nicht gefordert, weil es noch in der sehr frühen Entwicklungsphase war. Das mit MRT oder FDG-PET gemessene Vorliegen einer Hippocampus-Atrophie oder eines Hypometabolismus wurde nicht mehr als Nachweis für die Alzheimer-Pathologie gewertet.

Das asymptomatische Risikostadium wurde für Personen definiert, die die o. g. Biomarkerkonstellationen für die Alzheimer-Pathologie zeigten, aber keine der beschriebenen Symptomkomplexe aufweisen bzw. vollständig symptomfrei sind. Asymptomatische Träger kausaler Gene sind nach IWG in der präklinischen Phase, wie bereits 2007 beschrieben.

In einer weiteren Publikation der Arbeitsgruppe aus dem Jahr 2016 wurde das Konzept noch weiter spezifiziert [245]. Hiernach werden die zwei Ebenen der Alzheimer-Pathologie und des symptomatischen Stadiums klar getrennt. Die Alzheimer-Erkrankung ist definiert durch die Pathologie und wird diagnostiziert durch deren Nachweis mittels Amyloid- und Tau-Biomarkern. Liegt nur eine von beiden Pathologien vor, handelt es sich um ein Risikostadium für die Alzheimer-Erkrankung. Unabhängig davon teilt man den klinischen Verlauf in eine asymptomatische und eine symptomatische Phase ein, wobei die symptomatische dort beginnt, wo ein charakteristisches Defizit in einer kognitiven Domäne, z. B. eine hippocampale Gedächtnisstörung, vorliegt.

Hiermit hat sich ein vollständiger Wandel der Konzeption der Alzheimer-Erkrankung als eine klinische Entität hin zu einer neuropathologisch definierten und durch Biomarker nachgewiesenen Krankheit vollzogen. Die Symptomatik ist eine darauf liegende Achse, die aber nicht mehr für die Krankheitsdefinition erforderlich ist. Die Diagnose der Alzheimer-Krankheit kann nach diesen Kriterien ohne die Anwendung von Biomarkern nicht mehr gestellt werden. Höchstwahrscheinlich wird sich die Neukonzeption der NIA-AA-Kriterien in ähnlicher Weise ausrichten.

6.7.5 DSM-5

In dem amerikanischen psychiatrischen Diagnostikmanual *Diagnostic and Statistical Manual of Mental Disorders, 5. Ausgabe* (DSM-5) ist die Kategorie der *neurokognitiven Störung* eingeführt worden [247]. Der Begriff der Demenz wird nur noch als sekundäre Option empfohlen. Unter der neurokognitiven Störung wird eine Beeinträchtigung kognitiver und Alltagsfunktionen verstanden, die auf eine spezifische Gehirnerkrankung zurückzuführen ist. Unterschieden wird die majore und minore neurokognitive Störung, wobei die majore kognitive Störung konzeptuell der Demenz entspricht und die minore kognitive Störung der leichten kognitiven Störung.

Innerhalb der neurokognitiven Störungen gibt es die neurokognitive Störung bei Alzheimer-Erkrankung. In Anlehnung an die klinischen Kriterien der oben beschriebenen Konzepte wird die (schwere) neurokognitive Störung bei Alzheimer-Erkrankung über eine spezifische Symptomausprägung diagnostiziert. Hierzu muss mindestens eine Beeinträchtigung in zwei kognitiven Domänen unter Einbezug des Gedächtnisses vorliegen. DSM-5 hat die folgenden kognitiven Domänen spezifiziert: Gedächtnis, exekutive Funktionen, Sprache, visuoperzeptuelle Fähigkeiten, Aufmerksamkeit und soziale Kognition. Die Beeinträchtigung der Kognition muss einen Ausprägungsgrad erreichen, der das Alltagsleben beeinträchtigt. Die Beeinträchtigung der Aktivitäten des täglichen Lebens ist hier über den Begriff der Unabhängigkeit (*Independency*) definiert. Bei typischer Symptomausprägung wird in Anlehnung an die NINCDS-ADRDA- bzw. die NIA-AA-Kriterien die schwere neurokognitive Störung bei wahrscheinlicher (*probable*) Alzheimer-Erkrankung diagnostiziert. Bei nicht-typischen Symptomausprägungen kann eine schwere neurokognitive Störung bei möglicher (*possible*) Alzheimer-Krankheit diagnostiziert werden.

Bei der leichten neurokognitiven Störung kann bei kognitiver Beeinträchtigung im Gedächtnisbereich und weiteren Domänen und bei noch erhaltener Unabhängigkeit im Alltagsleben maximal die Diagnose einer leichten neurokognitiven Störung bei möglicher (*possible*) Alzheimer-Erkrankung gegeben werden. Eine Verbindung der leichten neurokognitiven Störung mit einer wahrscheinlichen (*probable*) Alzheimer-Erkrankung ist nach DSM-5 nicht möglich. Dies ist begründet in der abnehmenden Spezifität klinischer Symptomatik mit abnehmendem Schweregrad der Symptomausprägung.

In Bezug auf die Biomarker ist DSM-5 zurückhaltend. Es wird ausgeführt, dass Biomarker auf die Neuropathologie hinweisen können, aber noch nicht ausreichend für den klinischen Einsatz validiert sind. Hintergrund dieser Aussage ist u. a. der Entwicklungsprozess von DSM-5, der sich über sehr viele Jahre erstreckt hat, sowie ein komplexes Konsensusverfahren. Wertend muss gesagt werden, dass diese Sichtweise, insbesondere in Bezug auf das Erscheinungsjahr des DSM-5 im Jahr 2013 nicht dem wissenschaftlichen Stand entspricht. Gleichzeitig wird dadurch weiterhin ermöglicht, die Alzheimer-Krankheit im Stadium der Demenz basierend auf rein klinischen Kriterien zu diagnostizieren, was in Versorgungsregionen oder -settings ohne Zugang zu Biomarkern erforderlich ist.

6.7.6 ICD-10

Die aktuelle Version des *International Classification of Diseases, 10. Version* (ICD-10) entstammt den 1980er- bis 1990er-Jahren [494]. Entsprechend ist hier die Diagnose der Alzheimer-Krankheit rein syndromal über die Alzheimer-Demenz operationalisiert. Die entsprechenden Kriterien sind das Vorliegen einer kognitiven Störung in einer oder mehreren Domänen, die zur Alltagsbeeinträchtigung führen und eine Mindestzeitdauer von 6 Monaten haben. Andere diagnostizierbare Ursachen für die Demenz müssen ausgeschlossen sein. In diesem Konzept ist die Alzheimer-Krankheit eine Ausschlussdiagnose. Die Entwicklung von ICD-11 ist weit fortgeschritten. Inwiefern die Biomarker-basierte Diagnose der Alzheimer-Krankheit gefordert werden wird oder ob es bei einer klinisch-syndromalen Definition bleibt, ist abzuwarten.

Zu erwähnen ist, dass im ICD-10 die Diagnose der leichten kognitiven Störung im spezifischen Kontext der Alzheimer-Erkrankung nicht existiert. Zwar gibt es die Kategorie F06.7 mit dem Begriff der leichten kognitiven Störung. Hierunter sind allerdings kognitive Beeinträchtigungen gefasst, die sekundär aufgrund von internistischen oder neurologischen Erkrankungen entstehen und nicht speziell die leichte kognitive Störung im Sinne des MCI als Vorstadium der Alzheimer-Demenz. Gleichzeitig könnte diese Kategorie heute im Kontext der Biomarker-basierten Feststellung der Alzheimer-Pathologie bei Patienten mit MCI zur Anwendung kommen. Rein deskriptiv sind manche Patienten mit einer leichten kognitiven Störung auch unter der Kategorie des amnestischen Syndroms (F04.0) abbildbar.

6.7.7 Forschungskonzept der subjektiven kognitiven Verschlechterung

Im Rahmen der Früherkennungs- und Präventionsforschung bei der Alzheimer-Krankheit ist eine möglichst frühe Identifikation von Personen mit erhöhtem Demenzrisiko notwendig. Aus epidemiologischen und klinischen Studien ist bekannt, dass ältere Menschen, die eine rein subjektive Verschlechterung ihrer kognitiven

Leistungsfähigkeit bei noch normwertiger Testleistung angeben, ein erhöhtes Risiko für kognitive Verschlechterung haben. Das unspezifische und im Kontext der Alzheimer-Krankheit noch nicht gut verstandene Konzept dieser subjektiven kognitiven Verschlechterung (*subjective cognitive decline* – SCD) gewinnt daher zunehmend an Interesse in der Früherkennungsforschung. Zur Verbesserung der Vergleichbarkeit von Forschung zu diesem Thema wurde die *subjective cognitive decline initiative* (SCD-I) gegründet, die in einem internationalen Konsensusprozess Forschungskriterien formuliert hat (Tab. 6.16) [152]. Basierend hierauf werden zunehmend klinische Studien durchgeführt, die SCD mit Biomarkern für die Alzheimer-Krankheit kombinieren. Möglicherweise wird SCD in Kombination mit Biomarkern in der Zukunft eine wesentliche Rolle in der Frühdiagnostik und Intervention bei Patienten spielen.

Tab. 6.16: Forschungskriterien der subjektiven kognitiven Verschlechterung (subjective cognitive decline – SCD) im Kontext der präklinischen Alzheimer-Krankheit* [152].

1. Subjektive erlebte persistierende Verschlechterung der kognitiven Leistungsfähigkeit im Vergleich zu einem früheren unbeeinträchtigten Zustand und nicht in Zusammenhang stehend mit einem akuten Ereignis
2. Normale alters-, geschlechts- und bildungsbezogene Leistung in standardisierten kognitiven Tests, die verwendet werden, um eine leichte kognitive Störung oder prodromale Alzheimer-Krankheit zu diagnostizieren
3. 1. und 2. müssen vorliegen

Ausschlusskriterien
- Leichte kognitive Störung, prodromale Alzheimer-Krankheit, Demenz
- Kann durch eine psychische oder neurologische (außer Alzheimer-Krankheit) oder internistische Erkrankung oder Medikation oder Substanzeinnahme erklärt werden

* Die präklinische Alzheimer-Krankheit ist definiert durch den Biomarker-basierten Nachweis der Alzheimer-Pathologie.

Klaus Fließbach, Jennifer Faber
6.8 Atypische Alzheimer-assoziierte Syndrome

6.8.1 Einleitung

Die Alzheimer-Krankheit ist histopathologisch definiert durch das Vorliegen extrazellulärer Amyloid-Aggregate und intrazellulärer Tau-Fibrillen mit assoziierter Degeneration von Neuronen. Klinisch äußert sich die Krankheit in der großen Mehrzahl der Fälle durch progrediente kognitive Störungen, die initial hauptsächlich die *episodische Neugedächtnisbildung* betreffen. Dieses klinische Syndrom war vor der Verfügbarkeit von Biomarkern ausschlaggebend für die Diagnosestellung einer Alzheimer-Krankheit zu Lebzeiten („Demenz vom Alzheimer-Typ"). Durch große neuropathologische Fallserien und die Verfügbarkeit von In-vivo-Biomarkern für die Alzheimer-Pathologie wissen wir inzwischen, dass

1. 10–20 % der Patienten mit einer „Demenz vom Alzheimer-Typ" keine Alzheimer-Pathologie aufweisen („suspected non-Alzheimer's pathology" – SNAP) oder andere Pathologien,
2. ein Teil der Patienten mit Alzheimer-Pathologie klinisch völlig anders geartete Syndrome aufweist („non-amnestic atypical Alzheimer's disease").

Mit anderen Worten sind Spezifität und Sensitivität des klinischen Syndroms „Demenz vom Alzheimer-Typ" für die Diagnose einer Alzheimer-Krankheit eingeschränkt.

Dieses Kapitel behandelt die unter 2. genannten klinischen Syndrome, die häufig auf einer Alzheimer-Pathologie basieren, aber nicht primär durch Gedächtnisstörungen gekennzeichnet sind. Wir bezeichnen sie als nichtamnestische (non-amnestic) oder atypische (atypical) Manifestationen der Alzheimer-Krankheit oder atypische Alzheimer-assoziierte Syndrome. Die im internationalen Sprachgebrauch übliche Verkürzung zu „atypical Alzheimer's disease" erscheint nicht exakt genug, da hier entweder ein atypisches neuropathologisches Muster oder eine atypische Klinik gemeint sein kann.

6.8.1.1 Atypische Alzheimer-assoziierte Syndrome

Neben der häufigsten amnestischen Symptomatik im Rahmen einer Alzheimer-Krankheit (Alzheimer's Disease – AD) wurde für folgende Syndrome eine Assoziation mit einer Alzheimer-Pathologie beschrieben:

– Ein Syndrom mit Störungen höherer visueller Verarbeitungsprozesse („visuell-räumlicher Typ", „posteriore kortikale Atrophie").
– Ein Syndrom mit einer durch Benennstörungen und Störungen des Nachsprechens charakterisierten nichtflüssigen Aphasie („sprachlicher Typ", „logopenische primär progressive Aphasie").
– Einem Syndrom mit behavioralen und dysexekutiven Störungen („behavioral/dysexekutiver Typ", „frontale Variante der AD).
– Ein Syndrom mit einem asymmetrischen rigide akinetischen Syndrom in Kombination mit kortikalen Werkzeugstörungen wie Apraxie oder Aphasie („kortikobasales Syndrom").

Daneben gibt es eine Vielzahl von einzelnen Fallberichten, in denen weitere Syndrome im Zusammenhang mit einer Alzheimer-Krankheit beschrieben wurden, deren erschöpfende Darstellung aber den Rahmen dieses Beitrags sprengen würde. Wir beschränken uns daher auf die Darstellung der atypischen Syndrome, die in den internationalen Konsensuskriterien (der International Working Group (IWG-2) [101] und des National Institute on Aging-Alzheimer's Association (NIA-AA) [100]) beinhaltet sind und das kortikobasale Syndrom, dessen Assoziation mit einer Alzheimer-

Pathologie erst in jüngerer Zeit beschrieben wurde, und das bei einer Revision der Kriterienkataloge zu berücksichtigen sein wird [495].

Atypische AD-Syndrome in den aktuellen Konsensuskriterien: In den IWG-2-Kriterien werden die atypischen Syndrome bei einer Alzheimer-Krankheit mit den Begriffen „posterior cortical atrophy", „logopenic variant" und „frontal variant" [101], in den NIA-AA-Kriterien mit „visuospatial presentation", „language presentation" und „executive dysfunction" bezeichnet [100]. Die in der IWG-2-Klassifikation genannten Bezeichnungen geben im Wesentlichen die gebräuchlichsten und historisch bedingten (in den jeweiligen erstbeschreibenden Veröffentlichungen verwendeten) Begriffe wieder. Nichtsdestotrotz sind die Begriffe problematisch, weil sie sich auf verschiedene diagnostische oder pathologische Ebenen beziehen: „Posteriore kortikale Atrophie" bezieht sich auf den makropathologischen Befund, „logopenischer Typ" auf das klinische Syndrom und bei dem Begriff „frontaler Typ" bleibt unklar, welche der beiden Ebenen gemeint ist (Frontalhirnatrophie? Frontalhirnsymptomatik?). Aus Sicht der Autoren ist es unabdingbar und in der Logik der Diagnosestellung begründet, zunächst die Symptomebene zu betrachten und diese von der makropathologischen (Atrophiemuster) und mikropathologischen (Histologie) Ebene eindeutig zu trennen. Eine entsprechende syndromale Nomenklatur wählt die NIA-AA-Klassifikation mit der Verwendung der Begriffe „visuospatial presentation", „language presentation" und „executive dysfunction". Hier wird allerdings nicht deutlich, dass z. T. sehr spezifische Syndrome gemeint sind, wie im Falle der „language presentation" die logopenische Variante der primär progressiven Aphasie (PPA), die von den anderen PPA-Varianten abzugrenzen ist. Da ein Handbuchartikel nicht geeignet ist, neue Begrifflichkeiten einzuführen, wählen wir im Folgenden einen Kompromiss und wählen die syndromalen Begriffe der NIA-AA-Klassifikation und ergänzen sie durch die spezifischen historischen Bezeichnungen, auf die sich die IWG-2-Klassifikation bezieht: visuell-räumliches Syndrom (posteriore kortikale Atrophie – PCA), sprachliches Syndrom (logopenische Variante der primär progressiven Aphasie – lvPPA), behavioral/dysexekutives Syndrom (frontale Variante – fvAD). Zusätzlich verwenden wir den klinisch hinlänglich etablierten Begriff des kortikobasalen Syndroms (CBS).

Assoziation mit der Alzheimer-Pathologie: Die Stärke der Assoziation dieser Syndrome mit einer Alzheimer-Pathologie ist sehr unterschiedlich bzw. unterschiedlich gut untersucht. Während das visuell-räumliche Syndrom (PCA) in über 80 % der Fälle mit einer Alzheimer-Pathologie einhergeht (also ähnlich häufig wie das typische, amnestische Syndrom), liegt die Assoziation beim sprachlichen Syndrom (lvPPA) bei 50–80 %, beim CBS bei 25–50 % und beim behavioral/dysexekutiven Syndrom bei unter 10 %, weil der weitaus überwiegende Teil hier durch die üblicherweise einer behavioralen frontotemporalen Demenz zugrunde liegenden Pathologien (also im Wesentlichen Tauopathien und TDP-43-Proteinopathien) verursacht ist.

Bei der Beurteilung dieser Assoziationsstärken ist zweierlei zu berücksichtigen:

1. Sie hängt stark von der Reliabilität der klinischen Diagnose ab. Diese hängt wiederum von der Güte existierender Kriterien ab, aber auch von der Disjunktheit der Symptome eines Syndroms zu anderen Syndromen. So kann die Abgrenzung einer lvPPA insbesondere von einer agrammatischen PPA schwerfallen und zu einer Reihe von „falsch-positiven" oder „falsch-negativen" Diagnosen führen. Darüber hinaus weisen auch die Biomarker, die bei In-vivo-Studien zur Bestimmung der Alzheimer-Pathologie verwendet werden, eine begrenzte Sensitivität und Spezifität auf.

2. Neurodegenerative Veränderungen treten häufig nicht isoliert, sondern in Form von Mischpathologien auf. Regelmäßig findet sich eine Koinzidenz einer Alzheimer-Pathologie mit einer Lewy-Körper-Pathologie [496] und einer TDP-43-Pathologie [497, 498]. In beiden Fällen kann man von einer gegenseitigen Interaktion der Pathologien ausgehen, d. h., die Koinzidenz wird nicht allein durch die jeweiligen Auftretenswahrscheinlichkeiten der Einzel-Pathologien erklärt. Selbstverständlich kommt auch das gemeinsame Auftreten einer Alzheimer-Pathologie mit anderen Tau-Pathologien wie einer Pick-Body-Tauopathie vor, was aber insgesamt selten zu sein scheint [497]. In Fällen mit gemischter Pathologie ist nicht klar, inwieweit die Alzheimer-Pathologie in erster Linie für die klinischen Symptome ursächlich ist.

Erkrankungsalter: Nach dem Erkrankungsalter (Auftreten der ersten Symptome) wird die Alzheimer-Krankheit in eine Form mit frühem Beginn vor dem 65. Lebensjahr („early-onset Alzheimer's disease" – EOAD) und mit spätem Beginn ab dem 65. Lebensjahr („late-onset Alzheimer's disease" – LOAD) unterteilt. Die Festlegung auf 65 Lebensjahre als Grenze ist willkürlich gewählt. Es ist evident, dass atypische klinische Manifestationen mit einem früheren Krankheitsbeginn assoziiert sind [115] und daher der Anteil an Patienten mit atypischen Symptomen bei EOAD wesentlich höher ist als bei LOAD [499].

Häufigkeit: Die Häufigkeit atypischer Syndrome der Alzheimer-Krankheit ist schwer abzuschätzen. Einerseits wird die Diagnose einer Alzheimer-Krankheit aufgrund der relativen Unbekanntheit der Assoziation zu diesen Syndromen von nichtspezialisierten Versorgern möglicherweise zu selten gestellt, andererseits findet sich an spezialisierten wissenschaftlichen Institutionen wahrscheinlich eine Überrepräsentation entsprechender Patienten, weil klinisch ungewöhnliche Fälle häufiger an diese Institutionen überwiesen werden. In einer retrospektiven Studie des Amsterdamer Demenz-Zentrums wiesen ein Drittel der Patienten mit EOAD und 6 % der Patienten mit LOAD eine atypische Klinik auf [499]. Vermutlich ist hier auch eine Verzerrung in der Richtung zu erwarten, dass Patienten mit zunehmendem Alter seltener zu einer Demenzabklärung überwiesen werden und somit in solchen Stichproben Patienten in sehr hohem Alter unterrepräsentiert sind, was wiederum zu einer Überschätzung des Anteils atypischer Symptome in der Gruppe der LOAD-Patienten führt.

6.8.2 Darstellung der verschiedenen Syndrome

6.8.2.1 Visuell-räumliches Syndrom („posteriore kortikale Atrophie")

Historie: Die Erstbeschreibung dieses Syndroms und dessen Assoziation zu einer Alzheimer-Pathologie geht auf Benson [500] zurück. Teilweise firmiert daher auch der Name „Benson's Syndrom". Prominente Betroffene sind der Science-Fiction-Schriftsteller Tarry Pratchett und die Pianistin Lilian Kallir, deren Fall Oliver Sacks in seinem Buch „Das innere Auge" (Sacks, 2011), beschrieben hat.

Klinik: Das Syndrom ist charakterisiert durch Störungen der höheren visuellen Wahrnehmung, gelegentlich in Kombination mit Störungen der Praxie. Mit höherer visueller Wahrnehmung sind Prozesse gemeint, die in den dem primären visuellen Kortex (V1) nachgeschalteten visuellen Arealen verarbeitet werden. Innerhalb dieser Prozesse können basalere (und weiter okzipital repräsentierte) Funktionen wie Raum-, Kontur-, Farb- oder Bewegungswahrnehmung von komplexeren (weiter distal in den visuellen Verarbeitungswegen repräsentierte) Funktionen wie Schrift-, Gesichts- und Objekterkennung unterschieden werden. Bei der PCA können sowohl basale als auch komplexere Prozesse betroffen sein. Neuropsychologisch kommt es zu verschiedenen Störungen der visuellen und visuell-räumlichen Wahrnehmung. Die Liste möglicher resultierender Symptome ist lang und die Nomenklatur nicht immer einheitlich. Es gibt Vorschläge für standardisierte klinische Kriterien, die aber bisher nur auf den Erfahrungen einzelner Zentren beruhen [501, 502].

Eine PCA sollte nur dann diagnostiziert werden, wenn der Verlauf dem einer neurodegenerativen Krankheit entspricht (schleichender Beginn und allmähliches Fortschreiten) und bei dem visuelle Wahrnehmungsstörungen im Vordergrund stehen, die nicht durch eine ophthalmologische Störung bedingt sind. Zu den regelhaft auftretenden Symptomen im Bereich der visuellen Wahrnehmung zählen verschiedene Formen der Stimulus-spezifischen Agnosie (Objekte, Gesichter, Buchstaben), eine Simultanagnosie (Schwierigkeiten mehrere Elemente eines Bildes gleichzeitig zu erkennen), eine gestörte räumliche Wahrnehmung mit Schwierigkeiten, sich im Raum zu bewegen („Enviromental disorientation"), eine „optische Ataxie" (Schwierigkeiten, die Distanz und Stellung von Objekten im Raum zu erkennen und entsprechendes „Danebengreifen") und eine Fehlsteuerung von Augenbewegungen, die auch als „okulomotorische Apraxie" bezeichnet wird. Die vier letztgenannten Elemente definieren ein Balint-Syndrom. Darüber hinaus kommt es oft zu einer Gliedmaßenapraxie, einer Acalculie, einer Agraphie, einer Fingeragnosie und einer Störung der Rechts-Links-Unterscheidung (diese vier letzten Elemente entsprechen einem Gerstmann-Syndrom). Nach neueren neurowissenschaftlichen Studien sind häufiger Funktionen des dorsalen (parietalen) visuellen Verarbeitungsweges wie Gestalterkennung und Objektlokalisation und weniger die des ventralen (inferior-temporalen) Verarbeitungsweges wie Gesichts- und Objekterkennung [503] betroffen. Inwieweit klar abgrenzbare Subtypen existieren (eine occipitotemporale und eine biparietale Variante, wie in den IWG-2-Kriterien vorgeschlagen) muss anhand größerer und längsschnittlicher Patientenkohorten weiter untersucht werden. Neben diesen „Ausfallsymptomen" sind für Patienten mit PCA außerdem bestimmte „positive" Wahrnehmungsphänomene wie eine verlängerte Wahrnehmung von Farbnachbildern oder die Wahrnehmung von Bewegung in statischer Umgebung charakteristisch, die gelegentlich zu einer Verwechselung mit visuellen Migräneauren führen [111].

Nicht selten finden sich bei Patienten mit Symptomen einer PCA außerdem initial oder im Verlauf neben der häufig auftretenden Apraxie andere motorische Symptome wie eine asymmetrische Rigidität/Akinese, Myokloni oder ein Alien-limb-Zeichen [504]. Hier sind die Übergänge zu einem kortikobasalen Syndrom unscharf. Ferner treten bei einem Teil der Patienten mit einer PCA-Symptomatik auch visuelle Halluzinationen und/oder REM-Schlaf-Störungen auf, sodass bei einem Teil der Patienten möglicherweise auch eine Lewy-Körper-Krankheit vorliegt (bei der die Ausfälle normalerweise speziell die Visuokonstruktion betreffen, die visuelle Wahrnehmung im engeren Sinne aber intakt ist).

Bildgebung: In der Bildgebung zeigt sich eine vorwiegend parieto-okzipitale Atrophie, die sowohl die graue Substanz als auch die weiße Substanz betrifft. Eine Schädigung der weißen Substanz wurde auch in Studien mit Diffusions-Tensor-Imaging nachgewiesen [505]. Im Vergleich zu gesunden Kontrollen ist auch der (mediale) Temporallappen betroffen, aber schwächer als bei Patienten mit typischer Demenz bei AD. Es gibt konsistente Hinweise auf eine Asymmetrie mit stärkerer Atrophie in der rechten Hemisphäre. Das deckt sich mit dem klinischen Befund, dass apraktische und sonstige motorische Zeichen im Rahmen einer PCA ganz überwiegend die linke Körperhälfte betreffen [504].

6.8.2.2 Sprachliche Präsentation („logopenische Variante der primär progressiven Aphasien – lvPPA")

Historie: Zunächst wurden bei der Beschreibung progredienter, neurodegenerativ bedingter Aphasien eine semantische und eine agrammatische, nichtflüssige Form als Folge einer anterior-temporalen Hirnatrophie bzw. einer inferior-frontalen Atrophie der sprachdominanten (meist linken) Hirnhälfte beschrieben. Sie wurden gemeinsam mit der behavioralen frontotemporalen Demenz unter den „frontotemporalen Demenzen" zusammengefasst [371]. Später wurde eine nicht in dieses Klassifikationsschema passende, nichtflüssige, aber auch nicht agrammatische Form beschrieben, die durch Störungen des Benennens von Objekten ohne Objektagnosie oder Störung des semantischen Wissens um das Objekt („object knowledge") und eine Störung des Nachsprechens gekennzeichnet ist und als logopenische („wortarme") progressive Aphasie bezeichnet wurde [506]. Diagnostische Kriterien für alle drei Prädominanztypen primär progressiver Aphasien wurden 2011 definiert [112]. Pathologische und Biomarkerstudien haben gezeigt, dass die häufigste Pathologie bei der lvPPA eine

Alzheimer-Pathologie ist. Vereinzelt wurden auch bei der agrammatischen Variante (avPPA) Fälle mit zugrunde liegender Alzheimer-Pathologie beschrieben, diese scheint insgesamt aber selten zu sein und es gilt die oben diskutierte Unsicherheit der klinischen Diagnose und der Biomarker sowie die Möglichkeit einer Mischpathologie.

Klinik: Die Kriterien für die lvPPA umfassen als Positivkriterien Wortfindungsstörungen in der Spontansprache oder beim Benennen sowie eine Störung des Nachsprechens. Als Negativkriterien sollte kein Agrammatismus (in Abgrenzung zu einer avPPA) und keine Störung des Objektwissens (in Abgrenzung zu einer semantischen Variante) vorliegen. Die Sprache der Patienten ist oft stockend mit häufigem „suchenden" Innehalten, aber ohne wesentliche phonologische oder syntaktische Fehler.

In der neuropsychologischen Untersuchung finden sich – neben einem relativ intakten episodischen Neugedächtnis – nicht nur Defizite beim Nachsprechen von Sätzen, sondern auch bei der verbalen Kurzzeit- und Arbeitsgedächtnisspanne, die häufig durch das Nachsprechen von Zahlen vorwärts und rückwärts geprüft wird. Auch andere Tests, die eine hohe Anforderung an die Arbeitsspeicherkapazität stellen (z. B. Trail-Making-Test B) sind oft auffällig, sodass angenommen wird, dass neben dem Zugriff auf den lexikalischen Speicher eine Störung des verbalen Arbeitsgedächtnisses („phonological loop") ein Hauptcharakteristikum des Syndroms ist [507, 508].

Bildgebung: Es findet sich eine Atrophie der an die Sylvische Fissur angrenzenden Anteile des posterioren Temporallappens (Gyrus temporalis superior) und des Parietallappens (Gyrus parietalis inferior) der sprachdominanten Hemisphäre [419, 506]. Auch funktionelle Marker (FGD-PET, SPECT) zeigen in dieser Region einen Schwerpunkt der Auffälligkeiten (Hypometabolismus bzw. Hypoperfusion).

6.8.2.3 Behavioral/dysexekutives Syndrom („frontale Variante der AD")

Historie: Störungen des Verhaltens und der Exekutivfunktionen kennzeichnen die behaviorale Variante der frontotemporalen Demenz (bvFTD). Die diesem Syndrom zugrunde liegende Pathologie ist sehr heterogen und umfasst verschiedene Tauopathien (u. a. die Pick-Krankheit), TDP-43-Proteinopathien und FUS-Proteinopathien. In verschiedenen Fallserien wurde bei Patienten, bei denen klinisch eine bvFTD diagnostiziert wurde, autoptisch oder Biomarker-gestützt eine Alzheimer-Pathologie nachgewiesen (eine Übersicht findet sich bei [113]). Bei vielen dieser Studien sind die klinischen Kriterien zur Diagnosestellung der bvFTD aber veraltet oder unklar, sodass aus Sicht der Autoren zukünftig zu klären sein wird, inwieweit bei strikter Anwendung der aktuellen Diagnosekriterien bei einem relevanten Teil der Patienten mit einer bvFTD tatsächlich eine (alleinige) Alzheimer-Pathologie zugrunde liegt.

Andere Studien wiesen eine Alzheimer-Pathologie bei Patienten nach, bei denen neuropsychologisch Störungen der Exekutivfunktionen die Störung der episodischen Neugedächtnisbildung überwogen. Unseres Wissens nach bestehen aber keine anerkannten Normen zur Definition dieses „dysexekutiven Syndroms", sodass auch hier prospektive Studien anhand von a priori festgelegten Kriterien erforderlich sind, um die Abgrenzbarkeit dieses Syndroms als atypisches Alzheimer-assoziiertes Syndrom zu verifizieren.

Klinik: Die bvFTD ist ein charakteristisches Syndrom profunder Verhaltensstörungen, das in erster Linie klinisch (anhand der Anamnese und der Verhaltensbeobachtung) festgestellt wird. In den aktuellen Diagnosekriterien werden 5 Verhaltenssymptome genannt: Anergie/Apathie, Disinhibition, sozial unangemessenes Verhalten, Störungen des Essverhaltens und zwanghaft ritualisiertes Verhalten. Daneben wird als sechstes Kriterium ein Überwiegen von Exekutivfunktionsstörung gegenüber Gedächtnisstörungen in der neuropsychologischen Untersuchung genannt. Die Diagnose einer bvFTD setzt das Vorliegen von drei der sechs Kriterien voraus. Legt man diese Kriterien zugrunde, wäre ein „behavioraler" Typ, der dies erfüllt, zu unterscheiden von einem „dysexekutiven" Typ, der im Wesentlichen das sechste, neuropsychologische Kriterium berücksichtigt.

Bildgebung: Die bislang größte und am besten charakterisierte Kohorte von Patienten mit behavioraler und/oder dysexekutiver Störung bei zugrunde liegender Alzheimer-Pathologie beschreiben Ossenkoppele et al. [113]. Sie untersuchten Patienten, bei denen durch Amyloid-PET ein positiver Amyloid-Status nachgewiesen war, und die entweder klinisch durch Verhaltensauffälligkeiten im Sinne einer bvFTD (dann als behavioraler Typ bezeichnet) oder neuropsychologisch durch ein „dysexekutives" Testprofil (dann als dysexekutiver Typ bezeichnet) charakterisiert waren. Problematisch an der Arbeit ist, dass weder die Definition des behavioralen Typs noch die des dysexekutiven Typs hinreichend stringent erscheint. Bei der Definition des behavioralen Typs wurden nicht nur Patienten berücksichtigt, die eindeutig die (zudem alten) Kriterien für eine bvFTD erfüllten, sondern auch solche, bei denen in der klinischen Aufarbeitung eine „frontale AD" vermutet wurde (nach unklaren Kriterien) oder die Differentialdiagnose zwischen einer AD und einer frontotemporalen Lobärdegeneration (FTLD) (als Sammelbegriff für die nicht durch AD bedingten Erkrankungen) gestellt wurde (ebenfalls nach unklaren Kriterien). Die Definition des dysexekutiven Typs erfolgte anhand einer post hoc vorgenommenen Gruppierung der Patienten anhand eines Quotienten, der das Ausmaß exekutiver Funktionsstörungen mit dem Ausmaß von Neugedächtnisstörungen in der neuropsychologischen Testung ins Verhältnis setzte. Kernspintomographische und FDG-PET-Aufnahmen der beiden so definierten Gruppen wurden mit Patientengruppen einer typischen AD und einer FTLD verglichen. Hierbei zeigten sich strukturelle und metabolische Veränderungen, deren Verteilung ähnlicher dem Muster bei der klinisch typischen AD war, als bei Patientengruppe mit FTLD. Aus der Sicht der Autoren wirft die Arbeit große Zweifel daran auf, ob eine eigenständige klinische Entität eines behavioralen/dysexekutiven Syndroms bei der AD sinnvoll anzunehmen ist, oder ob es sich dabei um quantitative Unterschiede in einem klinischen Kontinuum zur typischen, amnestischen Form handelt. Dies erscheint anders bei der visuell-räumlichen oder sprachlichen Variante, die sich sowohl klinisch als auch im Atrophie- und Hypometabolismusmuster qualitativ von der typischen Form deutlich unterscheiden. Weitere Studien unter Anwendung strikter A-priori-Kriterien für die untersuchten Gruppen müssen hierüber Auskunft geben.

6.8.2.4 Kortikobasales Syndrom

Historie: 1967 und 1968 beschrieb Rebeiz eine bisher unbekannte Neuropathologie bei drei Patienten mit einer komplexen, asymmetrischen Bewegungsstörung [509, 510]. Pathologisch fand Rebeiz eine cortico-dentato-nigrale Degeneration mit Achromasie der Kerne und ballonierten Einschlüssen (ähnlich einer Pick-Pathologie). Molekularbiologische Untersuchungen zeigten später, dass sich die Pathologie nicht nur durch das Verteilungsmuster, sondern auch durch die Art der (Tau-)Einschlusskörper von der Pick-Pathologie unterscheiden lässt (4-repeat-Tau vs. 3-repeat-Tau) [511]. 1989 beschrieben Gibb et al. drei weitere Fälle mit diesem neuropathologischen Muster und prägten den Begriff kortikobasale Degeneration (CBD) [512]. Klinisch waren alle Fälle durch eine Kombination aus unilateralen extrapyramidal-motorischen Zeichen wie Bradykinese, Rigor und Dystonien und parietalen kortikalen Störungen (wie Apraxie und Alien-limb-Zeichen) gekennzeichnet. Auch Dysphasie und eine zur Demenz fortschreitende allgemeine Kognitionsstörung werden in diesen frühen Fallberichten beschrieben. Ging man zunächst von einer eigenständigen clinico-pathologischen Entität aus, die als kortikobasale Degeneration (CBD) bezeichnet wurde, zeigten Fallserien in der Folge, dass eine Kombination aus kortikalen Funktionsstörungen und asymmetrischen extrapyramidal-motorischen Störungen (ein „kortikobasales Syndrom" – CBS) nicht spezifisch für die CBD-Pathologie sind, sondern auch bei einer Reihe anderer Pathologien auftritt, u. a. bei einer der primär progressiven Blickparese (PSP) entsprechenden Pathologie und bei einer Alzheimer-Pathologie.

Inzwischen kann es als unstrittig gelten, dass bei einem wesentlichen Teil (in der Größenordnung von 25 %) von Patienten mit einem CBS eine Alzheimer-Pathologie vorliegt [513]. Umgekehrt kann auch die Pathologie der CBD mit verschiedenen klinischen Phänotypen assoziiert sein [514]. Momentan zielen viele Studien darauf ab, die klinischen und neuroanatomischen Unterschiede zwischen einem mit einer Alzheimer-Pathologie assoziiertem CBS („CBS-AD") von anderen nicht-Alzheimer-assoziierten CBS-Formen („CBS-non AD") zu unterscheiden.

Klinik: Es existiert derzeit keine einheitliche Definition der klinischen Diagnose CBS. Bisherige Vorschläge von Kriterien orientieren sich an den frühen Fallbeschreibungen oder versuchen, Syndrome im Hinblick auf ihre Genauigkeit der Vorhersage einer CBD zu optimieren [515] (ein Versuch, der bisher nicht gelungen ist [516]). Gemeinsamer Nenner aller Kriterien ist – neben den üblichen klinischen Kriterien für eine neurodegenerative Krankheit (allmählicher Beginn und Progredienz, Nichterklärbarkeit durch andere Pathologien) – die Kombination aus lateralisierter kortikaler Funktionsstörung und rigide-akinetischen Symptomen in der der zerebralen Manifestation gegenüberliegenden Körperseite. Legt man diese allgemeine Definition zugrunde, findet sich bei der Mehrzahl der Patienten eine Dysphasie oder Dysarthrie als kortikales Symptom, während ursprünglich v. a. die Apraxie, die kortikale sensorische Störung (Astereognosie bei Ungestörtheit der peripheren sensiblen Wahrnehmung) und das sog. Alien-limb-Zeichen (die subjektive Verselbstständigung einer Extremität) als kennzeichnend definiert wurden. Diesem Befund tragen die modifizierten Cambridge-Kriterien Rechnung, indem sie neben einem akinetischen rigiden Syndrom eine Gliedmaßenapraxie und eine Sprech- oder Sprachstörung als Hauptkriterien nennen [517]. Außerdem führen diese Kriterien ein fehlendes Ansprechen der motorischen Symptome auf eine L-Dopa-Behandlung als obligates Kriterium an.

Vergleicht man Fälle mit einem CBS mit (durch Autopsie oder Biomarker) nachgewiesener Amyloid-Positivität ("CBS-AD") mit anderen Fällen ("CBS-non AD"), zeigt sich ein Überwiegen temporoparietaler Funktionsstörungen wie Störungen des episodischen Neugedächtnisses, und visuell-räumlicher Funktionen, gegenüber Störungen der Exekutivfunktionen, des Verhaltens und der Sprachgrammatik, die bei den Non-AD-CBS-Fällen überwiegen [518, 519]. Darauf basiert eine kürzlich vorgeschlagene Unterscheidung in eine temporoparietale und eine frontale Variante des CBS [513]. In einer großen französischen Kohorte fand sich v. a. das Vorliegen eines Gerstmann-Syndroms (Agraphie, Acalculie, Finger-/Zehen-Agnosie, Rechts-Links-Verwechselung) als Kriterium, das bei CBS auf eine zugrunde liegende Alzheimer-Pathologie hinweist [495]. Auch Myoklonien wurden gehäuft bei Patienten mit AD-Pathologie gefunden, als bei Non-AD-Patienten, bei denen wiederum eine oro-buccale Apraxie häufiger ist [495, 520].

Bildgebung: Bei Patienten mit einem CBS findet man häufig eine der Klinik entsprechende lateralisierte frontoparietale Atrophie häufig mit Betonung der Zentralregion. Entsprechend der Klinik weisen neueste Befunde auf eine stärkere temporoparietale Beteiligung (Atrophie im MRT, Hypoperfusion in Perfusions-SPECT, Hypometabolismus im FDG-PET) bei Alzheimer-assoziiertem CBS im Vergleich zu nicht-Alzheimer-assoziierten CBS hin [495, 513, 520, 521]. Mittels Dopamintransporter-SPECT ("DAT-SCAN") kann eine oft bilaterale Verminderung der striatalen Dopaminrezeptordichte nachgewiesen werden, die allerdings in der betroffenen (und zu der vorwiegend beeinträchtigten Köperseite kontralateralen) Hemisphäre stärker ausgeprägt ist [522].

6.8.3 Aktuelle Forschungsfelder

6.8.3.1 Genetik der atypischen Alzheimer-assoziierten Syndrome

Es gibt drei bekannte Mutationen, mit autosomal-dominantem Erbgang, die mit einer Alzheimer-Krankheit assoziiert sind: PSEN1, PSEN2 und APP. Diese Formen machen insgesamt ca. 1 % der Fälle aus und werden als familiäre Alzheimer-Krankheit bezeichnet. Im Falle einer autosomal-dominant vererbten Mutation liegt das Erkrankungsalter deutlich unter dem der sporadischen Form. Bei familiärer Alzheimer-Krankheit finden sich häufig weitere neurologische Symptome wie z. B. Myoklonien oder epileptische Anfälle [523]. Kognitiv zeigen familiäre Fälle, die auf eine APP-Mutation zurückgehen, meist einen eher typischen, amnestischen Verlauf [523]. Familiäre Fälle, die auf eine PSEN1-Mutation zurückgehen, weisen in einem geringen Anteil auch atypische klinische Symptome wie sprachliche Auffälligkeiten, Defizite im Bereich der Exekutivfunktionen oder – wie auch vereinzelt PSEN2-Fälle – Verhaltensauffälligkeiten auf [523–527]. In einer Übersichtsarbeit über 85 PSEN1-Fälle lag der Anteil atypischer klinischer Präsentationen bei 14 % [523]. Für die posteriore kortikale Atrophie gibt es Einzelfallberichte, die auf Mutationen in Alzheimer-assoziierten Genen wie PSEN1 und PSEN2 oder zur LOAD-assoziierten Mutation wie u. a. TREM2 zurückgehen, aber auch Mutationen in FTLD-assoziierten Genen wie MAPT und GRN [528–534]. Zusammenfassend lässt sich feststellen, dass es keine sicheren und klaren Häufigkeitsangaben von atypischen Syndromen innerhalb der bekannten autosomal-dominant vererbten Formen der Alzheimer-Krankheit gibt.

Neben den autosomal-dominanten Erbgängen ist die Epsilon-4-Variante eines Polymorphismus des Apolipoprotein E der am besten etablierte genetische Risikofaktor für die Alzheimer-Krankheit [535, 536]. Patienten mit ApoE4-Allel und insbesondere homozygote Patienten haben ein früheres Erkrankungsalter [537]. Es gibt Hinweise, dass das Vorliegen eines ApoE4-Allels insbesondere zu Defiziten der Gedächtnisfunktionen prädisponiert, v. a. auch bei Patienten mit EOAD [538–540]. In der Gruppe von Patienten mit atypischer klinischer Präsentation zeigten einige Studien einen vergleichsweise geringeren Anteil an ApoE4-Allelträgern [538, 541, 542]. Darauf basiert die Annahme, dass die atypischen Alzheimer-assoziierten Syndrome möglicherweise auf anderen genetischen Prädispositionen beruhen. Die Unterrepräsentation von ApoE4-Allelträgern bei Patienten mit atypischer Klinik konnte allerdings nicht durchgängig bestätigt werden [543, 544]. Es sind daher größere Stichproben erforderlich, um den Zusammenhang zwischen ApoE-Genstatus und klinischer Symptomatik bei der AD genauer zu bestimmen.

6.8.3.2 Verteilung der Pathologie bei atypischen Alzheimer-assoziierten Syndromen

Die Ausbreitung der Tau-Pathologie und Neurodegeneration (nicht aber der Amyloid-Deposition) folgt im Falle der typischen Alzheimer-Krankheit einem charakteristischen Verlauf, der im Braak-Stadien-Modell wiedergegeben ist [545]. Die frühe Affektion mesiotemporaler Strukturen (entorhinaler Kortex und Hippocampus) spiegelt sich klinisch in der frühen Beeinträchtigung des episodischen Neugedächtnisses wieder, die funktionell von diesen Strukturen abhängt. Es ist zu erwarten, dass die Propagation der Tau-Pathologie bei klinisch atypischen Syndromen primär die funktionell betroffenen Gehirnregionen betrifft.

Auch in der neuropathologischen Klassifikation der Alzheimer-Krankheit werden „atypische" Varianten beschrieben, bei denen das Muster der Verteilung der Pathologie von dem typischen abweicht. Unter anderem werden ein limbischer und ein kortikaler Verteilungstyp beschrieben. Der genaue Zusammenhang zwischen den spezifischen atypischen Syndromen und dem Verteilungsmuster (und der zeitlichen Abfolge der Propagation) der Pathologie ist derzeit noch Gegenstand der Forschung. Es gibt aber Hinweise aus neuropathologischen Studien, dass es einen Zusammenhang zwischen atypischem neuropathologischem Verteilungsmuster und atypischen klinischen Syndromen gibt [546, 547]. Inzwischen kann dieser Zusammenhang auch in vivo mittels Tau-PET-Bildgebung untersucht werden. Erste kleinere Fallserien zeigen, dass ein relativ enger Zusammenhang zwischen Tau-Pathologie und funktionell betroffenen Hirnarealen besteht, dass also Tau überwiegend in Regionen nachgewiesen wird, die klinisch aufgrund der bekannten neuropsychologischen Assoziationen zu erwarten sind, und in denen sich auch Glucose-Hypometabolismus und/oder Atrophie nachweisen lassen [548, 549]. Demgegenüber weist die Verteilung von Amyloid (mittels Amyloid-PET-Tracern bestimmt) nur einen geringen oder keinen (in manchen Publikationen sogar inversen) Zusammenhang mit der funktionellen Beeinträchtigung auf [382, 550, 551].

6.8.4 Netzwerkhypothese und Konzept der selektiven Vulnerabilität

Trotz der funktionell-anatomischen Heterogenität des Neurodegenerationsmusters bei der Alzheimer-Krankheit treten neurodegenerative Prozesse keineswegs arbiträr *irgendwo* im Gehirn auf, sondern es zeigt sich ein bevorzugter Befall einzelner *funktioneller neuronaler Systeme* – analog zu anderen neurodegenerativen Krankheiten, die zumindest initial auf sehr eng umschriebene funktionelle Systeme beschränkt sind wie z. B. die amyotrophe Lateralsklerose oder die Parkinson-Krankheit. Vermutlich liegt dieser Systemspezifität neurodegenerativer Krankheiten eine Transduktion der verschiedenen pathologischen Prozesse über funktionell und somit strukturell verbundene neuronale Strukturen zugrunde. Bei den atypischen Alzheimer-assoziierten Syndromen wird diese Systemspezifität durch Studien belegt, die zeigen, dass sich das Muster der Atrophie oder des degenerativ bedingten Hypometabolismus mit funktionellen Netzwerken deckt, die bei funktionellen Konnektivitätsanalysen mittels fMRT bei Gesunden identifiziert werden können [553]. So betreffen die bei der PCA degenerierenden Areale relativ selektiv Regionen, die in einem Netzwerk, das mit höherer visueller Verarbeitung assoziiert sind, während bei der lvPPA ein mit sprachlichen Funktionen assoziiertes Netzwerk betroffen ist. Das sog. Default-Mode-Netzwerk (DMN) ist offenbar bei allen Varianten im Verlauf betroffen. Hier ist Gegenstand aktueller Forschung, inwieweit die Pathologie initial spezifische Netzwerke betrifft und sich in der Folge über das DMN ausbreitet, oder umgekehrt. Der Befund, dass die Verteilung der Amyloid-Deposition relativ unabhängig vom klinischen Syndrom und damit von den betroffenen Netzwerken ist, wirft die Frage auf, warum bei verschiedenen Patienten unterschiedliche Netzwerke mit nachgeschalteten neurodegenerativen Prozessen reagieren, also eine „selektive Vulnerabilität" zeigen [552]. Atypische Syndrome bei der Alzheimer-Krankheit eröffnen damit die Möglichkeit, Faktoren zu erforschen, die für die unterschiedliche Vulnerabilität (oder Resilienz) verschiedener funktioneller Systeme bei gleicher zugrunde liegender Neuropathologie verantwortlich sind.

Emrah Düzel
6.9 Kognitive Systempathologien in der Alzheimer-Erkrankung

6.9.1 Einleitung

Die Alzheimer-Erkrankung ist klinisch und anatomisch eine heterogene Erkrankung, die mit einem breiten Spektrum an kognitiven Störungen einhergeht. Dazu gehören ein amnestisches Syndrom, räumlich-visuelle perzeptuelle Störungen bei der posterior kortikalen Atrophie (PCA), Sprachprobleme bei der primär progressiven Aphasie (PPA) und exekutive und behaviorale Störungen bei der anterioren Variante. In diesem Kapitel soll der Zusammenhang zwischen kognitiven Störungen und der zugrunde liegenden Netzwerkpathologie aus einer funktionell-anatomischen Perspektive betrachtet werden. Dabei geht es v. a. um neue Erkenntnisse über die funktionell-anatomische Organisation der kognitiven Architekturen von Gedächtnis und Perzeption und deren Interaktion mit neuromodulatorischen Transmittersystemen. Dahingegen werden etablierte neuropsychologische Testverfahren nicht Gegenstand dieses Kapitels sein, weil die meisten dieser Verfahren nicht im Hinblick auf eine anatomische Spezifizität hin entwickelt worden sind. Ein Überblick über aktuelle Empfehlungen zur neuropsychologischen Diagnostik findet sich z. B. bei [554] und in Kap. 6.2 in diesem Band.

6.9.2 Die pathologischen Veränderungen bei Demenzen vom AD-Typ

Für das Verständnis der kognitiven Systempathologie der AD spielt die räumliche und zeitliche Kaskade von zwei neuropathologischen Prozessen eine wesentliche Rolle [555]. Bei der Amyloid-Pathologie kommt es zu einer extrazellulären Aggregation von Amyloid-β-Peptiden, typischerweise $A\beta_{42}$-Oligomeren, zu Amyloid-Plaques [555]. Bei der Tau-Pathologie kommt es zu einer intraneuronalen Aggregation von hyperphosphoryliertem Tau-Protein zu abnormalen Filamenten (sog. Neurofibrillen) [545, 555–557]. Histopathologische Untersuchungen beim Menschen haben gezeigt, dass die Tau-Pathologie häufig eine stereotype Progression entlang bestimmter neuroanatomischer Netzwerke aufweist [557]. Der Locus coeruleus, ein Kerngebiet im oberen Hirnstamm und Hauptursprung noradrenerger Innervation des Großhirns, ist als eine der ersten Regionen betroffen. Anschließend breitet sich die Pathologie sukzessive auf den perirhinal/transentorhinalen Kortex, den Hippocampus, den anterioren Schläfenlappen, den gesamten mittleren Schläfenlappen, anterior frontale Regionen, parietale Regionen und den Präkuneus, den okzipitalen Kortex und schließlich auf den gesamten Neokortex aus [556, 557]. Dieses histologische Muster der Tau-Pathologie konnte kürzlich mittels In-vivo-Bildgebung mit der Positronen-Emissions-Tomographie unter Verwendung von neuen Tracern für Tau-Protein repliziert werden [558].

Es wird kontrovers diskutiert, ob frühe Stadien der Tau-Pathologie, wenn nur Hippocampus und entorhinaler Kortex betroffen sind (Braak-Stadien I/II) [557] als Frühstadien des Alzheimer-Demenz-Spektrums zu werten sind [559], oder eher als eine altersassoziierte Veränderung (primary age related tauopathy – PART) [560]. Diese Diskussion ist nicht Gegenstand des vorliegenden Kapitels. Ziel ist es vielmehr, die kognitive Systempathologie dieser pathologischen Veränderungen anhand aktueller Erkenntnisse der funktionellen Anatomie von kognitiven Prozessen, insbesondere von Gedächtnisprozessen, zu beleuchten.

Die Ausbreitung von Tau-Pathologie außerhalb des medialen Schläfenlappens ist bei der AD mit der Akkumulation von Amyloid-Plaques assoziiert [555]. Die Verteilung von Amyloid-Plaques ist sowohl in histologischen Post-mortem-Studien als auch in vivo mit PET untersucht worden. Histologisch finden sich zwei Typen von Plaques, diffuse und neuritische, wobei sich der Anteil der neuritischen Plaques mit zunehmender Schwere von prämortal dokumentierten Demenzsymptomen erhöht [561]. Die histologische Verteilung der Amyloid-Plaques ist überwiegend kortikal, kann aber auch präklinisch den perirhinalen Kortex und im Verlauf auch schon in frühen Stadien einer Demenz (clinical dementia rating [CDR] = 0,5) die entorhinale/transentorhinale Region und hippocampale Subfelder (CA1 und Subikulum) betreffen [561]. Sowohl histologische Studien als auch In-vivo-Studien mit Amyloid-PET zeigen, dass wenn Tau-Pathologie auf den Hippocampus und den EC beschränkt ist, das Vorhandensein von Amyloid-Pathologie im Neokortex unwahrscheinlich ist [545, 555, 558, 561]. Mit Ausbreitung der Tau-Pathologie wird es wahrscheinlicher, dass Amyloid-Pathologie vorhanden ist [545, 555, 558, 561]. Gleichzeitig zeigt sich in PET Studien, dass es mit dem Vorhandensein von Amyloid-Plaques wahrscheinlicher ist, dass Tau-Pathologie lateral temporal, medial prefrontal und medial und lateral parietal vorhanden ist [558, 562].

Die zeitliche Abfolge von Tau- und Amyloid-Pathologie verdeutlicht, dass in frühen Braak-Stadien, kognitive Störungen selektiv auf Tau-Pathologie bezogen werden können, wohingegen mit fortschreitenden Braak-Stadien eine kausale Differenzierung immer schwieriger wird. Sowohl Aβ-Oligomere als auch Tau-Pathologie können zu einer neuronalen Dysfunktion führen [430, 563–566]. Wie beide Pathologien interagieren und sich gegenseitig verstärken können, ist Gegenstand aktueller Forschungsbemühungen. Wichtig ist hierbei zu bedenken, dass neben den direkten Effekten von Amyloid- und Tau-Pathologie auf synaptische Funktion und Plastizität auch indirekte Effekte eine wichtige Rolle spielen können. So kann es durch die AD-Pathologie zu einer Übererregbarkeit hippocampaler Neuronen kommen, die durch eine aberrante Hyperexzitabilität zu einer Gedächtnisstörung beitragen könnte [567, 568]. Darüber hinaus sind allerdings kognitive Defizite stärker mit der Progression der Tau-Pathologie als mit der Amyloid-Pathologie assoziiert [549, 558]. Eine PET-Studie, die verschiedene klinische Varianten der AD mit Amyloid-PET, Tau-PET und einer PET-Methode zur Erfassung des Glukosemetabolismus (FDG-PET) verglichen hat [549], fand eine enge Beziehung der Tau-Pathologie mit der klinischen Präsentation der Demenzsymptome. Patienten mit einer amnestischen Variante zeigten die stärkste Tau-Pathologie medial und lateral temporal, solche mit einer aphasischen Störung (Sprachvariante der AD) zeigten eine links-hemisphärische Dominanz der Tau-Pathologie und Patienten mit vorwiegend visuell-perzeptuellen Defiziten zeigten eine überwiegend okzipitale Pathologie [549]. Während die Tau-Pathologie eine starke negative Beziehung zum loko-regionalen Glukosemetabolismus zeigte, fand sich keine robuste Beziehung zwischen dem regionalen Ausbreitungsmuster von Tau- und Amyloid-Pathologie [549].

Aus den o. g. Gründen liegt ein Schwerpunkt der Diskussion der kognitiven Systempathologie der AD in diesem Kapitel auf dem bekannten neuroanatomischen Ausbreitungsmuster der Tau-Pathologie. Insbesondere in Bezug auf die Progression der Tau-Pathologie lassen sich aus neuen neurowissenschaftlichen Erkenntnissen relevante funktionell-anatomische Rückschlüsse auf zu erwartende kognitive Defizite ziehen.

6.9.3 Gedächtnis

Eine Störung des episodischen Gedächtnisses, d. h. der Fähigkeit sich an persönliche Ereignisse zu erinnern [569], ist eines der frühen Kernsymptome der amnestischen Variante der Alzheimer-Erkrankung, aber auch eines der prominenten altersassoziierten kognitiven Probleme. Im Folgenden werden zunächst aktuelle Resultate geschildert, wie Tau- und Amyloid-Pathologie mit episodischen Gedächtnisleistungen in Beziehung stehen und wie dies mit etablierten neuropsychologischen Testmethoden erfasst werden kann. Im Anschluss werden aktuelle Kenntnisse über die funktionell-anatomische Organisation des episodischen Gedächtnisses und seine Beziehung zu definierten hippocampalen Netzwerken betrachtet. Es wird diskutiert, welche neuen Perspektiven sich für das Verständnis der Gedächtnisdefizite bei der Alzheimer-Erkrankung, z. B. im Hinblick auf spezifische Rückschlüsse darüber, welche Hirnregionen in Frühstadien der Erkrankung dysfunktional sind, aus dieser aktuellen Forschung ergeben.

6.9.3.1 Neuropsychologische Testverfahren

In der etablierten neuropsychologischen Diagnostik dominieren episodische Gedächtnistests, die auf verbalem Listenlernen und verspätetem Abruf basieren [554], wie z. B. der Rey Auditory-Verbal Learning test [570]. Weiterentwicklungen solcher Lern-/Abruftests wie z. B. der (Free and Cued Selective Reminding Test – FCSRT) [571] kontrollieren für Aufmerksamkeit und effektive Enkodierung und zeigen eine gute Spezifizität für AD [104]. In Faktorenanalysen von etablierten neuropsychologischen Tests fassen latente Faktoren oft Gedächtnistests des Lernens von neuem Material und des Abrufens von kürzlich gelerntem Material zusammen. Zum Beispiel ergaben in einer kürzlich durchgeführten Studie zum Tau-PET die Anzahl aller abgerufenen Wörter über fünf Lerndurchgänge im California Verbal Learning Test [572], der freie Abruf im WMS-III Logical Memory Story A+B1 [573], die Anzahl der reproduzierten Wörter im Listening Span Test und die Anzahl der Tier- und Gemüsenamen im Category Fluency Test einen gemeinsamen Faktor. Dieser wurde als „episodic memory factor" bezeichnet und zeigte eine querschnittliche und longitudinale Korrelation zur Tracer-Aufnahme im MTL in den Regionen der Braak-Stadien I/II, unabhängig von der kortikalen Amyloid-Pathologie [558]. In einer Post-mortem-Studie zur Tau-Pathologie in kognitiv „gesunden" älteren Menschen (MMSE > 28) zeigte sich, dass Probanden in Braak-Stadien I/II und III/IV bereits leichte kognitive Defizite in episodischen Gedächtnistests hatten und darüber hinaus eine stärkere longitudinale Verschlechterung vor ihrem Tod gezeigt hatten [574]. Dies fand sich in Abwesenheit von Amyloid-Pathologie und zeigt, dass bereits Tau-Pathologie in Isolation mit einer longitudinalen Abnahme von Gedächtnisfunktionen assoziiert ist (Braak III/IV war auch mit einer Abnahme im Boston-Naming Test assoziiert) [574].

Ein Problem vieler etablierter neuropsychologischer Tests ist, dass sie sehr stark von verbalen Fähigkeiten abhängen. Dadurch lassen sie sich nicht einsetzen, wenn z. B. wie bei der PPA verbale Fähigkeiten eingeschränkt sind. Interessanterweise zeigen neue Versionen des FCSRT, die Bilder anstatt von Wörtern benutzen, dass die Korrelation zwischen verbalen und bildbasierten Varianten des Tests nur moderat ist [575]. Das könnte darauf hinweisen, dass verbale und nonverbale Gedächtnisprozesse unterschiedlich stark betroffen sind. Obwohl eine Reihe von nonverbalen Gedächtnistests entwickelt werden wie z. B. der Visual Short-Term Memory Binding Test, in dem Form, Farbe und die Bindung (oder Assoziation) von Form und Farbe nach einem sehr kurzen Intervall von 900 ms abgerufen werden [576], ist die funktionell-anatomische Grundlage dieser Tests weitgehend unklar.

6.9.3.2 Rekollektion vs. Familiarität

Persönliche Ereignisse setzen sich aus multiplen Informationselementen zusammen, die durch einen zeitlichen und räumlichen Kontext gebunden sind [569, 577]. Der Begriff Rekollektion beschreibt die Erinnerung eines Ereignisses im episodischen Gedächtnis, z. B. durch den Abruf von zeitlich und räumlich zusammenhängenden

Assoziationen. Hingegen beschreibt Familiarität das Wiedererkennen von bekannten Informationen, ohne den Abruf von zeitlichen und räumlichen Assoziationen. Ein bekanntes Beispiel ist das „Metzger im Bus"-Phänomen. Hier kann es dazu kommen, dass das Gesicht des Metzgers zwar sehr bekannt vorkommt (Familiarität), eine Rekollektion einer Episode des Einkaufs beim Metzger aber nicht erinnert werden kann.

Studien beim Menschen, in nichthumanen Primaten und Nagern zeigen übereinstimmend, dass Rekollektion vom Hippocampus abhängt [578–581]. Dahingegen scheint Familiarität von der Integrität des perirhinalen Kortex abzuhängen [579]. Tatsächlich zeigen Epilepsiepatienten mit selektiven Läsionen des perirhinalen Kortex, aber einem scheinbar intakten Hippocampus eine selektive Beeinträchtigung der Familiarität [582, 583]. Aus diesen Beobachtungen ergibt sich die Hypothese, dass in den frühen Braak-Stadien, wenn EC und PRC selektiv von der Tau-Pathologie betroffen sind, eine Beeinträchtigung der Familiarität die präklinische AD von altersassoziierten (vorwiegend hippocampal-bedingten?) Gedächtnisproblemen unterscheiden könnte [584]. Diese Hypothese ist auch mit dem Befund kompatibel, dass das anteriore Hippocampus-Netzwerk, in dem der perirhinale Kortex eine Hauptkomponente bildet, in MRT-Studien schon in frühen Stadien der AD und bei MCI-Patienten funktionell und strukturell beeinträchtigt ist [585].

6.9.3.3 Mustertrennung vs. Mustervervollständigung

Unser Gedächtnis steht kontinuierlich vor dem Problem, zwei miteinander konkurrierende Prozesse zu koordinieren, Mustertrennung und Mustervervollständigung. Die Mustertrennung [586] ist ein Prozess der Einspeicherung von neuer Information, die es erlaubt ähnliche Inhalte voneinander getrennt abzuspeichern. Zum Beispiel ist es wichtig, den aktuellen Auto-Abstellplatz vor dem Supermarkt nicht mit dem gestrigen zu verwechseln. Beide Gedächtnisinhalte sollten möglichst gut getrennt abgespeichert werden. Aktuelle tierexperimentelle Studien und Daten aus der funktionellen Bildgebung beim Menschen zeigen, dass der Neokortex nur in geringem Maße zur Mustertrennung in der Lage ist; eine starke Trennung von ähnlichen Gedächtnisinhalten findet erst in einer Subregion des Hippocampus [587] (Abb. 6.13), dem Gyrus dentatus, statt [586].

Der Gyrus dentatus ist eine der wenigen Hirnareale, in denen über die Lebensspanne hinweg eine Neubildung von Neuronen (Neurogenese) stattfindet [588–590]. Es gibt in der Tat Hinweise, dass Neurogenese und Mustertrennung eng miteinander funktionell gekoppelt sind und beide durch einen aktiven Lebensstil [589, 591] und durch kardiovaskuläre Fitness verbessert werden können. Biochemisch ist Neurogenese über Wachstumsfaktoren wie VEGF an Angiogenese gekoppelt, wodurch auch die vaskuläre Plastizität im Hippocampus mit der Mustertrennung im Zusammenhang steht [589]. Wie Mustertrennung, Neurogenese und Angiogenese durch Amyloid- und Tau-Pathologie beeinflusst werden ist noch weitestgehend unklar, aber derzeit Gegen-

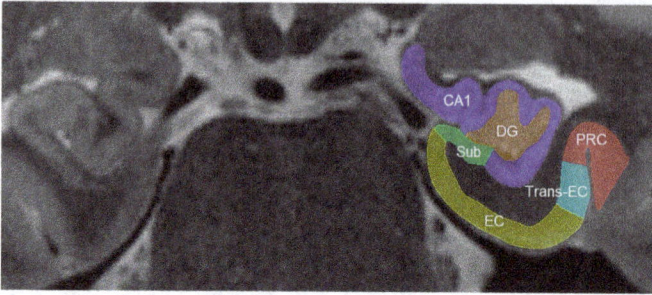

Abb. 6.13: Koronare, T2-gewichtete MRT-Schichtführung durch den Hippocampus. Auf der linken Seite sind Regionen der Hippocampus-Formation und des angrenzenden medialen Schläfenlappens farbig markiert (entsprechend einem aktuellen Segmentierungsprotokoll [587]). Sub = Subiculum; DG = Gyrus dentatus; EC = entorhinaler Kortex; PRC = perirhinaler Kortex; CA1 = Cornu-ammonis-Subfeld 1.

stand intensiver Forschungsbemühungen. Es ist aber durchaus möglich, dass Funktionsstörungen der Mustertrennung bei Patienten mit MCI und im Frühstadium der AD zu episodischen Gedächtnisproblemen beitragen [592, 593]. So findet sich im Hippocampus und im Gyrus dentatus im fMRT eine funktionelle Überaktivierung, die analog zu aktuellen tierexperimentellen Daten [430, 567, 568] möglicherweise mit einer aberranten Hypersynchronie im Sinne einer epileptiformen Übererregbarkeit interpretiert werden kann. Vorläufige Daten deuten darauf hin, dass das Antikonvulsivum Levetiracetam diese Überaktivierung bei MCI-Patienten normalisiert und die Mustertrennung von ähnlichen Stimuli verbessert; d. h., die Patienten verbessern sich unter Levetiracetam in einem Test, in dem sie Objekte (z. B. einen Apfel) ein zweites Mal sehen und dabei entscheiden müssen ob es sich um das identische oder ein ähnliches, aber anderes Objekt handelt [592, 593].

Die Mustervervollständigung ist komplementär zur Mustertrennung und erlaubt es, unvollständige Erinnerungen zu komplettieren [594–596]. Wenn z. B. in einem bekannten Raum ein Objekt (z. B. ein Tisch) fehlt, erlaubt die Mustervervollständigung den Abruf dieser fehlenden Information (Tisch und dessen bekannte Lage im Raum). Die Mustervervollständigung erfordert das enge Zusammenspiel der hippocampalen Subregion CA3 und neokortikalen Regionen, in denen spezifische Teilaspekte einer Episode gespeichert werden [595, 596]. Wenn wir in einem Raum stehen und uns daran erinnern wo gestern bestimmte Objekte und/oder Menschen lokalisiert waren, muss die CA3-Region mit neokortikalen Arealen zusammenarbeiten, die z. B. Objekt- und Gesichtsverarbeitung ermöglichen. Diese Kommunikation erfolgt durch die Vermittlung des EC, und hier v. a. der tiefen kortikalen Schicht, oder der „Ausgangsschicht" des EC [597].

Zeitliche Analysen zeigen, dass Mustervervollständigung ein sehr schneller Prozess ist und innerhalb von 500–600 ms durchgeführt werden kann [577]. Es ist möglich, dass die schnelle Chronometrie von komplexen Gedächtnisprozessen durch eine

Verlangsamung im Zusammenhang mit Tau-Pathologie gestört wird. Diese Möglichkeit wird auch für die perzeptuelle Verarbeitung bei der visuellen Variante der AD in Betracht gezogen [598].

Eine Reihe von neu entwickelten Gedächtnistests erfordert die Assoziation von ähnlichen Stimuli (verschiedene Gesichter) mit anderen ähnlichen Stimuli (Namen). Ein bekanntes Beispiel ist der Gesichter-Namen-Test [163, 599]. Diese Tests erfordern daher sowohl intakte Mustertrennung als auch intakte Mustervervollständigung. Tatsächlich sind diese Tests mit einer ausgeprägten hippocampalen Aktivierung assoziiert [600–602]. Patienten mit einer MCI, die Amyloid-positiv sind, zeigen im fMRT beim Gesichter-Namen-Test eine erhöhte Aktivierung, wobei unklar ist, inwiefern es sich hierbei um eine aberrante Hyperaktivierung oder um einen kompensatorischen Mechanismus handelt [603].

6.9.3.4 Anteriore und posteriore hippocampale Netzwerke

Der Hippocampus zeigt keine einheitliche Vernetzung mit dem restlichen MTL und dem Neokortex. Vielmehr gibt es eine dominierende Unterteilung in ein anteriores und ein posteriores mediotemporales Netzwerk [585, 604, 605]. Beide Netzwerke zeigen unterschiedliche funktionelle Konnektivitätsmuster mit anderen Hirnregionen, was darauf hindeutet, dass sie bevorzugt in unterschiedliche kortikale Areale eingebunden sind [585, 604, 605]. Das anteriore Netzwerk umfasst u. a. den perirhinalen Kortex, den anterior-lateralen EC, die Amygdala und Anteile des Temporalpols [585, 604, 605]. Das posteriore Netzwerk umfasst den parahippocampalen Kortex, die retrospleniale Region und den Präkuneus [585, 604, 605]. Bei älteren Menschen mit einer MCI findet sich eine reduzierte funktionelle Ruhekonnektivität in beiden Netzwerken und dies geht einher mit einer Reduktion der kortikalen Dicke in beiden Netzwerken [585]. Ein direkter Vergleich von Patienten mit einer semantischen Variante der FTD und mit AD zeigt allerdings Unterschiede [606]. Bei der semantischen Variante der FTD findet sich eine reduzierte funktionelle Konnektivität v. a. im anterioren Netzwerk, wohingegen bei der AD die Konnektivität sowohl im vorderen als auch im posterioren Netzwerk reduziert ist. In diesen Netzwerken findet sich darüber hinaus auch eine entsprechende Reduktion des Glukosemetabolismus im FDG-PET [606].

6.9.3.5 Hippocampale Netzwerke für komplexe Szenen, Räume und Objekte

Anteriore und posteriore hippocampale Netzwerke spielen für das Erinnern von komplexen Szenen und isolierter Objekt- und Rauminformation unterschiedliche Rollen. Komplexe Szenen kombinieren unterschiedliche Arten von Informationen innerhalb eines räumlichen Kontexts. Dazu gehören Informationen über die räumlichen Grenzen der Szene, die Identität der Objekte, die sich in der Szene befinden, die räumliche Lage der Objekte zueinander und zu der Struktur des Raumes. Die episodische Erinnerung an komplexe Szenen ist dementsprechend von einem weit verteilten Netzwerk abhängig, zu dem der Hippocampus, der mediale Schläfenlappen, die retrospleniale Region, der Präkuneus und visuelle Regionen gehören [597, 607, 608]. Daten aus der DELCODE-Studie (unpublizierte Beobachtung) zeigen, dass die Fähigkeit sich noch nach ca. 90 Minuten an eine komplexe Szene zu erinnern in einer Gruppe von gesunden älteren Probanden, MCI- und Patienten mit leichter AD-, mit dem Liquorbiomarkerstatus korreliert.

Von besonderem Interesse ist hier allerdings die Frage, inwieweit Biomarker-abhängige Defizite der Wiedererkennung komplexer Szenen durch eine Störung der Objekt- oder der Raumverarbeitung in anterioren und posterioren hippocampalen Netzwerken hervorgerufen werden. Tierexperimentelle und humanexperimentelle Daten zeigen, dass es im MTL unterschiedliche funktionell-anatomische Verarbeitungspfade für Objekt- und Rauminformation gibt [604, 609] (Abb. 6.14). Ein perirhinaler und anterior-lateral entorhinaler Verarbeitungspfad ist auf Objekte spezialisiert, wohingegen ein parahippocampal und posterior-medial entorhinaler Pfad auf die Verarbeitung von Szenen spezialisiert ist [604, 609].

Da die Tau-Pathologie in Braak-Stadien I/II v. a. im Übergang des perirhinalen Kortex zum entorhinalen Kortex auftritt, ergibt sich die Frage, ob es in sehr frühen präklinischen Stadien der AD v. a. zu einer Störung des Objekt-Gedächtnisses kommt, dem in späteren Stadien, v. a. im Übergang zum MCI eine Störung des Szenen-Gedächtnisses hinzukommt. Diese Frage wird aktuell intensiv erforscht. Eine Störung des Szenen-Gedächtnisses im MCI-Stadium ist allerdings bereits dokumentiert. Der 4-Mountain Task, z. B., ist ein allozentrischer Test der räumlichen Verarbeitung mit kurzen Retentionsintervallen und kann MCI-Patienten, die CSF-Biomarker-positiv von denen, die CSF-Biomarker-negativ sind mit einer hohen Sensitivität trennen [610]. Er trennt auch AD-Patienten von Patienten mit semantischer FTD [611].

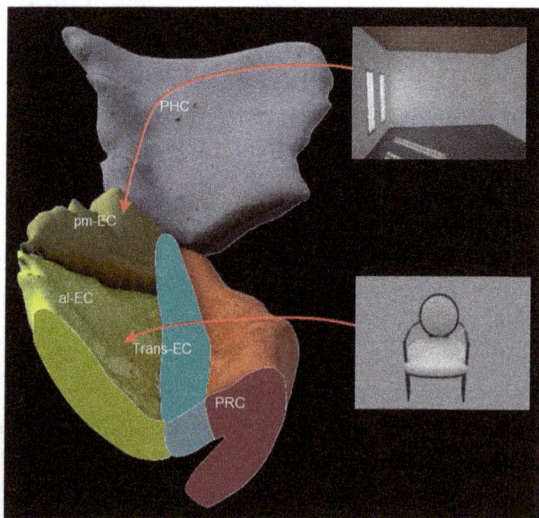

Abb. 6.14: Dreidimensionale Darstellung des extrahippocampalen medialen Schläfenlappens. EC = entorhinaler Kortex; PRC = perirhinaler Kortex; al = anterior-lateral; pm = posterior-medial; PHC = parahippocampaler Kortex. PRC und al-EC sind im Gedächtnis auf die Verarbeitung von Objekten spezialisiert, während pm-EC und PHC auf die Verarbeitung von Räumen spezialisiert sind.

6.9.3.6 Arbeitsgedächtnis und kurzfristige assoziative Verknüpfung

Anders als aufgrund der Beobachtungen an Patient H.M. zunächst angenommen [612], ist die Funktion des MTL nicht nur auf das Langzeitgedächtnis beschränkt, sondern auch für die aktive und kurzfristige, wenige Sekunden dauernde assoziative Verknüpfung neuer Information erforderlich [613–616]. Das zeigen Studien bei Patienten mit Schläfenlappenepilepsie und limbischer Enzephalitis [613–616]. Auf der Basis dieser Beobachtungen wurden neue experimentelle Paradigmen entwickelt, mit denen sich die kurzfristige, wenige Sekunden dauernde assoziative Verknüpfung neuer Information auch bei präklinischen und klinischen Demenzpatienten untersuchen lässt. Individuen mit einer autosomal-dominanten AD sind bereits in der präklinischen Phase im kurzfristigen assoziativen Verknüpfen der Lokalisation und des Aussehens von symbolischen Stimuli beeinträchtigt [576, 617, 618]. Inwieweit diese Beeinträchtigung allerdings auf den Hippocampus zurückzuführen ist, oder evtl. durch Strukturen des medialen Schläfenlappens hervorgerufen wird, ist unklar.

6.9.4 Navigation

Probleme der räumlichen Orientierung sind ein Frühsymptom der AD und machen sich zu allererst in bekannten Umgebungen bemerkbar [619], d. h., Patienten verlaufen sich z. B. auf dem bekannten Weg zum Supermarkt.

Tatsächlich bilden der Hippocampus, der angrenzende mediale Schläfenlappen und insbesondere der entorhinale Kortex, die retrospleniale Region (insbesondere der retrospleniale Kortex), der Präkuneus und der parietale Kortex die Komponenten eines Navigationssystems. In diesem System kann die räumliche Position, die Kopfrichtung, die Ausrichtung des eigenen Körpers, die Grenzen des umgebenden Raumes, die Position von Landmarken in Beziehung zur eigenen Position (egozentrische Kodierung) sowie die Position von verschiedenen Landmarken zueinander (allozentrische Kodierung) kodiert werden[620, 621]. Der Präkuneus ist eine der ersten Regionen, die bei der autosomal-dominanten Form der AD Jahre vor dem erwarteten Beginn der Demenzsymptome eine kortikale Ausdünnung zeigt [622].

Neu entwickelte computerisierte Testmethoden wie der Virtual Route Learning Test [611] oder der „Supermarkt-Test" [623] können Navigation und räumliche Orientierung in einer spielerischen Umgebung erfassen. In einer Studie fand sich, dass Patienten mit AD im Vergleich zu Patienten mit einer FTD (behavioral und semantische Variante) in diesem Test besonders beeinträchtigt waren und diese Beeinträchtigung in einer Voxel-basierten morphometrischen Analyse mit der grauen Substanzdichte des retrosplenialen Kortex korrelierte [623]. Ebenso konnte in einer anderen Studie die Testleistung im Virtual Route Learning Test Patienten mit einer leichten AD zu 100 % von Kontrollprobanden und Patienten mit einer semantischen Variante der FTD trennen [611].

Tierexperimentelle Studien haben gezeigt, dass der entorhinale Kortex und der Hippocampus eine zentrale Rolle bei der räumlichen Navigation spielen. Hippocampale Neurone, sog. „Place Cells", zeigen selektiv erhöhte Feuerraten für bestimmte Positionen im Raum [624]. Die richtungs- und orientierungsselektive Aktivität von Kopfrichtungszellen [625] und sog. Grid cells im entorhinalen Kortex [626] tragen im Zusammenspiel mit place cells zur neuronalen Repräsentation für eine Selbstortung und Orientierung im Raum bei. Hippocampale Place-cell- und entorhinale Grid-cell-Aktivität wurde elektrophysiologisch auch beim Menschen nachgewiesen [627]. Gleichzeitig wurden fMRT-Paradigmen entwickelt, mit denen Grid-cell-kompatible Aktivitätsmuster im entorhinalen Kortex nichtinvasiv beim Menschen aufgezeichnet werden können [628]. Die Ausprägung dieses Aktivitätsmusters ist bei Trägern eines genetischen Risikos für eine AD, Menschen mit einem ApoE4-Allel, bereits im jungen Erwachsenenalter reduziert [629]. In der Zukunft könnten wissenschaftlich fundierte mobile „Spiele"-Apps (z. B. „Sea Hero Quest") und Tests, die auf einer virtuellen Realität basieren, die Untersuchung von kognitiven Teilaspekten der räumlichen Orientierung und Navigation verbessern und vereinfachen. Gleichzeitig würden derartige Tests, ebenso wie die o. g. Tests zum Objekt- und Szenen-Gedächtnis, eine bessere translationale Verbindung zu tierexperimentellen Modellen erlauben als es derzeit mit den überwiegend verbalen neuropsychologischen Testmethoden möglich ist.

6.9.4.1 Gedächtnisstörungen und primär progressive Aphasie

Episodische Gedächtnisstörungen finden sich in der logopenischen Variante der PPA (lvPPA) zu einem ähnlichen Grad wie bei der amnestischen Form der AD [630]. Diese lassen sich z. B. mit dem Rey-Osterrieth Complex Figure Test erfassen; verbale Gedächtnistests sind hingegen nicht geeignet, um dieses Defizit aufzuzeigen. Darüber hinaus lassen sich bei Patienten mit lvPPA ähnlich häufig Amyloid-Ablagerungen wie bei AD-Patienten mittels PET nachweisen [631]. Obwohl naPPA- und lvPPA-Patienten im Rey Auditory Verbal Learning Test (RAVLT) [632] ähnlich beeinträchtigt sind, zeigen lvPPA-Patienten im Gegensatz zu naPPA-Patienten beim verzögerten Abruf nach 3 Minuten im Rey-Osterrieth Complex Figure Test [633] ähnlich starke Beeinträchtigungen wie AD-Patienten.

6.9.5 Neuromodulation

Kognitive Defizite in der AD werden auch durch eine neuromodulatorische Dysfunktion verursacht, allen voran durch eine Störung cholinerger, noradrenerger und auch dopaminerger Neurotransmission [634, 635]. Gemeinsam ist diesen Systemen, dass spezialisierte und metabolisch sehr aktive Neurone in umschriebenen Kerngebieten über lange, dünn myelinisierte Projektionsaxone ausgedehnte kortikale, subkortikale und limbische Regionen mit Neurotransmittern versorgen [634, 635]. Vor allem aufgrund ihrer metabolischen Aktivität und der dünnen Myelinisierung sind diese Systeme gegenüber der AD-Pathologie besonders vulnerabel.

6.9.5.1 Acetylcholin

Cholinerge Neurotransmission ist an einer Reihe von wichtigen kognitiven Funktionen wie Aufmerksamkeit, Arbeitsgedächtnis, der visuellen Salienzmodulation und dem episodischen Gedächtnis beteiligt [634, 636]. Hier soll v. a. auf die Rolle beim episodischen Gedächtnis eingegangen werden. Acetylcholin moduliert die kortikale Dynamik und hippocampal-kortikale Interaktion beim Zusammenspiel von Enkodierung und Abruf von neuen oder neu erlernten Gedächtnisinhalten [637]. Hohe Acetylcholinkonzentrationen im Wachzustand fördern die Enkodierung und hemmen den Abruf; niedrige Acetylcholinkonzentrationen unter Ruhebedingungen oder im Schlaf fördern den Abruf und hemmen die Enkodierung [637]. Durch dieses Zusammenspiel, wird eine gegenseitige Interferenz von Enkodierung und Abruf beim Erfassen von neuen episodischen Eindrücken vermindert und die Konsolidierung (durch wiederholtes Abrufen oder „Abspielen") im Schlaf gefördert [637]. Im Wachzustand führen hohe Acetylcholinkonzentrationen dazu, dass der Informationsfluss entlang der kortikalen Verarbeitungshierarchie in Richtung Hippocampus gefördert wird, wohingegen der Informationsfluss vom Hippocampus zum Kortex reduziert wird [638]. Cholinerge Neuromodulation wirkt über nikotinerge und muskarinische Rezeptoren, wobei v. a. muskarinische Rezeptoren (m1) für die positiven Effekte auf die Enkodierung im Wachzustand verantwortlich sind [637, 639]. Zwar kann die Behandlung mit cholinerg wirksamen Medikamenten kognitive Defizite in der Alzheimer-Erkrankung reduzieren, allerdings zeigen die derzeit verfügbaren Medikamente aufgrund der gleichmäßigen Stimulation aller muskarinischen und nikotinergen Rezeptoren ein ungünstiges Nebenwirkungsprofil und eine geringe funktionelle Spezifizität. Selektive m1-Rezeptoragonisten sind derzeit in der Erprobung und könnten die Behandlung von Gedächtnisstörungen bei der Alzheimer-Erkrankung verbessern.

6.9.5.2 Dopamin

Für die Konsolidierung von neu enkodierten episodischen Gedächtnisinhalten sind neben cholinerger Neuromodulation auch die Katecholamine Dopamin und Noradrenalin erforderlich. Tierexperimentelle Daten zeigen, dass eine Stimulation von hippocampalen D1/D5-Rezeptoren während der Enkodierung zu einer proteinabhängigen Stabilisierung von neu formierten synaptischen Verbindungen führt [640–642]. Beim Menschen wird die Substantia nigra und die ventral-tegmentale Region (SN/VTA), die den Hauptursprung der dopaminergen Versorgung im Großhirn bilden, durch neue episodische Informationen aktiviert [643]. Die Stärke dieser Aktivierung hängt dabei mit der Stärke der Konsolidierung zusammen [644–647]. Insbesondere motivational relevante Informationen, wie z. B. solche, die eine Belohnung vorhersagen, aktivieren den Hippocampus und die SN/VTA [644–647]. Hippocampus und SN/VTA sind über das ventrale Striatum und das Septum miteinander vernetzt [648, 649]. Die SN/VTA zeigt darüber hinaus einen altersabhängigen Verlust von Dopaminneuronen [650], und dopaminerge Medikamente wie L-DOPA können die Konsolidierung von neu enkodierten räumlichen Szenen bei älteren Menschen verbessern [651]. Selektive D1/D5-Agonisten sind derzeit in der Entwicklung und könnten in der Zukunft zur Verbesserung der Konsolidierung bei der Alzheimer-Erkrankung beitragen.

6.9.5.3 Noradrenalin

Der Locus coeruleus (LC) ist von der Tau-Pathologie noch vor dem medialen Schläfenlappen betroffen [635] und zeigt einen altersassoziierten neuronalen Verlust von ca. 30 % im Alter von 60 Jahren [652]. Die Beziehung der LC-Dysfunktion zu den kognitiven Störungen bei der AD ist Gegenstand aktueller Forschung. LC-Aktivität kann neuronale Antwortamplituden („Gain") in Zielregionen (z. B. visueller Kortex) des LC erhöhen und damit die neuronale Repräsentation von Stimulus-Salienz beeinflussen, was v. a. die Verarbeitung von Zielreizen und unerwarteten Reizen („oddballs") verbessern kann [653–655]. Für emotional negative Stimuli, können phasische LC-Antworten die Konsolidierung im Hippocampus verbessern [656]. Neueste tierexperimentelle Daten zeigen, dass LC-Neurone im Hippocampus auch Dopamin freisetzen können und dass die dopaminerge Verbesserung der Konsolidierung von episodischen Gedächtnisinhalten von LC-Neuronen abhängt [657]. Diese Aspekte der LC-Funktion deuten darauf hin, dass der Verlust von noradrenergen Neuronen im LC und die Tau-Pathologie in frühen Braak-Stadien durchaus zu altersbedingten kognitiven Störungen und zu Gedächtnisstörungen in den präklinischen Frühstadien der AD beitragen können. Allerdings ist die Rolle des LC in vivo beim Menschen schwer zu untersuchen, weil selektive Medikamente, die die Aktivität des LC steigern bzw. selektiv noradrenerg wirken, zurzeit noch nicht für Studienzwecke zur Verfügung stehen.

6.9.6 Visuell-räumliche Aufmerksamkeit und Perzeption

AD-Patienten zeigen Defizite in der visuell-räumlichen Aufmerksamkeit [658]. Wenn es erforderlich ist eine Verbindung von zwei Merkmalen (z. B. Farbe und Form; einen schwarzen Kreis) visuell in einem Feld mit Distraktoren zu suchen und die Distraktoren dabei selbst eines der Merkmale tragen (weiße Kreise, schwarze Rechtecke), dann sind AD-Patienten stärker beeinträchtigt als gesunde Ältere sowie Patienten mit einer Parkinson-Erkrankung oder Parkinson-Demenz [658].

Die Demenz mit Lewy-Körperchen (DLB) kann klinisch einer AD ähneln und ist bereits in den Anfangsstadien durch visuell-perzeptuelle Auffälligkeiten gekennzeichnet. So konnte gezeigt werden, dass z. B. der „intersecting Polygon"-Test des MMSE in einer Autopsie-verifizierten Studie reliabel zwischen AD und der Demenz mit Lewy-

Körperchen unterscheiden konnte [659]. Allerdings gibt es kontroverse Befunde, ob visuell-perzeptuelle Aufmerksamkeit bei der Demenz mit Lewy-Körperchen stärker betroffen ist als bei der AD. Während eine Studie darauf hindeutet, dass in der DLB bereits die Detektion von isolierten Merkmalen beeinträchtigt ist [660] auch wenn sie sich vom Hintergrund stark abheben („pop-out"), zeigen andere Befunde weder bei isolierten noch bei verbundenen Merkmalen einen Unterschied zur AD [658].

Verglichen mit der amnestischen Variante der AD findet sich in Post-mortem-Studien der posterior kortikalen Atrophie (PCA) eine signifikant stärkere Tau-Pathologie in visuellen Arealen (Brodman-Areale 17 und 18; autoptisch einhergehend mit einer transneuralen Neurodegeneration im Nukleus lateralis geniculatum) und signifikant weniger Tau-Pathologie im Hippocampus [502]. Neuere In-vivo-Daten bestätigen diesen Befund. Tau-PET mit dem Tracer 18F-AV1451 und FGD-PET zeigen übereinstimmend eine parieto-okzipitale Pathologie, wohingegen Amyloid-PET eine Alzheimer-typische weitverteilte Amyloid-Pathologie zeigt [549]. Kernsymptom der PCA ist die Simultanagnosie (Balint-Syndrom) [661] und in variablem Ausmaß auch Agnosie und Alexie sowie andere Symptome des Gerstmann-Syndroms. Die neurokognitiven Mechanismen, die der Simultanagnosie zugrunde liegen sind nicht geklärt. Allerdings zeigen neuere Befunde, dass die Ursache nicht etwa in einer Einschränkung der Kurzzeitgedächtniskapazität liegt, sondern in einer reduzierten Verarbeitungsgeschwindigkeit [598]. Moderne morphometrische MRT-Studien zeigen zwar eine leichte Atrophie im posterioren Hippocampus gegenüber typischen AD-Patienten, aber die Bedeutung dieses Befundes für etwaige kognitive Probleme bei PCA ist unklar [662].

6.9.7 Exekutive Funktionen

Ein Teil der AD-Patienten hat schon in frühen Stadien ausgeprägte Störungen der exekutiven Kontrolle [663, 664]. In diesen Fällen ist eine diagnostische Unterscheidung zur behavioralen Variante der FTD besonders schwierig, weil auch diese Patienten Störungen im episodischen Gedächtnis haben und ebenso wie AD-Patienten eine ausgeprägte Atrophie des Hippocampus zeigen können [665]. Zudem lassen sich auch bei AD-Patienten exekutive Funktionsstörungen feststellen. AD-Patienten mit einer ausgeprägten Störung von exekutiven Funktionen haben gegenüber der amnestischen Variante der AD einen stärkeren Hypometabolismus im PFC, v. a. orbitofrontal und frontomedial [666], eine stärkere kortikale Ausdünnung frontal und parietal, aber eine ähnlich ausgeprägte Atrophie im MTL [667]. Intakte exekutive Kontrolle ist v. a. wichtig in Gedächtnistests, in denen Information frei abgerufen werden muss, wie z. B. dem RAVLT. Das führt dazu, dass der Anteil der episodischen Gedächtnisstörungen, die amnestischer bzw. exekutiver Natur sind, bei Patienten mit bvFTD als auch bei der exekutiven Variante der AD mit existierenden neuropsychologischen Tests nur schwer zu trennen ist.

Es sollte aber angemerkt werden, dass eine andere Studie v. a. eine temporoparietale Atrophie als einen zentralen Unterschied zwischen der behavioralen/dysexekutiven Variante der AD und der amnestischen Variante beschrieben hat und daher vorschlägt, dass der Begriff „frontale Variante der AD" für die Formen mit einer behavioralen/dysexekutiven Komponente irreführend ist [113].

6.9.8 Ausblick

Die hier zusammengefassten neuen Erkenntnisse aus den kognitiven Neurowissenschaften erlauben es, funktionell validierte und anatomisch präzise Testverfahren für die präklinische und klinische Demenzdiagnostik zu entwickeln. Diese neuen Testverfahren können existierende neuropsychologische Verfahren sinnvoll ergänzen, weil sie eine anatomische Zuordnung zu der dysfunktionalen Hirnregion und damit auch potenziell ein Staging von netzwerkspezifischen Krankheitsprogressionsmustern ermöglichen können. Dies wäre v. a. in der Früherkennung der Alzheimer-Erkrankung relevant, wenn pathologische Prozesse anatomisch noch relativ umschrieben sind. Zu diesem Zweck wäre es wichtig, neue Testverfahren, anders als die existierenden neuropsychologischen Testverfahren, frühzeitig für multiple Parallelversionen zu validieren, sodass ein zeitlich engmaschiges kognitives Monitoring, z. B. auch durch computerisierte oder mobile Testverfahren (Apps für Smartphones und Tablets), möglich wird. Hilfreich wären zudem computationale Modelle, die erklären können, wie hierarchische kognitive Architekturen wie das Gedächtnis durch partielle und progressive Netzwerkstörungen in ihrer Funktion beeinflusst werden. Derartige Fortschritte können nicht nur die Diagnostik der Alzheimer-Erkrankung verbessern, sie können auch die Entwicklung neuer pharmakologischer und nichtpharmakologischer Interventionsmöglichkeiten unterstützen. So ist von einer genauen Kenntnis der kognitiven Systempathologie eine spezifischere Definition von kognitiven Outcome-Parametern fur Proof-of-Concept-Studien mit neuen Pharmaka und eine verbesserte Kontrolle der Wirksamkeit in der klinischen Anwendung zu erwarten.

Matthias Riepe
6.10 Geschlechtseffekte bei der Alzheimer-Krankheit

6.10.1 Allgemeine methodische Überlegungen

Geschlechtsunterschiede sind unübersehbar und dennoch in ihren Auswirkungen auf Diagnose und Therapie von Erkrankungen noch wenig beachtet. Das Geschlecht beeinflusst die Hirnstruktur, die Hirnfunktion, die physiologischen und pathophysiologischen Abläufe sowie die Vulnerabilität gegenüber exogenen Faktoren. Die Effektstärke des Faktors Geschlecht und die Diversität zwischen den beiden Geschlechtern ist oft größer als die Diversität innerhalb eines Geschlechts [668].

Allein schon die Auswirkungen des Menstruationszyklus beim weiblichen Geschlecht auf eine Vielzahl von physiologischen und pathophysiologischen Abläufen hat beim männlichen Geschlecht keine bekannte vergleichbare Entsprechung. Es gibt Phasen des weiblichen Zyklus, in denen die tierexperimentell gemessene Empfindlichkeit gegenüber hypoxischen Episoden bei weiblichem Gewebe größer ist als bei männlichem Gewebe und andere Phasen des weiblichen Zyklus, in denen die Empfindlichkeit gegenüber hypoxischen Episoden geringer ist als bei männlichem Gewebe [669]. Auch die Wirkung von Pharmaka auf die Hypoxieempfindlichkeit ist zyklusabhängig [669]. Es ist jedoch nicht nur die Empfindlichkeit gegenüber hypoxischen Episoden geschlechtsabhängig, sondern auch v. a. die zellulären Mechanismen, die sie vermitteln, sind unterschiedlich [670, 671].

Aus methodischen Gründen (und nicht zuletzt auch ökonomischen) wird die überwiegende Zahl der tierexperimentellen und präklinischen Studien ausschließlich an männlichen Geweben durchgeführt. Konsequente Berücksichtigung auch von weiblichen Geweben erfordert mindestens die doppelte Zahl an Versuchen, bei Berücksichtigung auch von Zyklusabhängigkeiten die 4-fache Zahl an Versuchen. Aufgrund der Mehrgruppenvergleiche, und der Notwendigkeit, für multiple Vergleiche zu kontrollieren, steigt die Anforderung an die Gruppengröße. Bis zu einem Wandel der Forschungs- und Publikationskultur und der Forschungsförderung bedeutet dies, dass die Beschreibung von Geschlechtsunterschieden nicht umfassend und erschöpfend sein wird, sondern auf Einzelbeobachtungen beschränkt bleiben wird. Ein handbuchartiges Wissen über die Systematik von Geschlechtsunterschieden ist daher sensu strictu nicht verfügbar. Auch der nachfolgende Beitrag hat nicht das Ziel, eine solche Systematik zu erstellen. Vielmehr soll er anregen, die Bedeutung von Geschlechtsunterschieden bei der wissenschaftlichen Untersuchung auch von Demenzerkrankungen, speziell der Alzheimer-Krankheit, zu beachten. Vor allem soll er selbst ohne erschöpfendes Wissen die Achtsamkeit steigern, Geschlechtsabhängigkeiten bei der klinischen Diagnose zu berücksichtigen und in Zukunft auch in medikamentöse und nichtmedikamentöse therapeutische Bemühungen einzubeziehen.

Die Alzheimer-Krankheit ist die häufigste Ursache eines demenziellen Syndroms im fortgeschrittenen Lebensalter [672]. Diese Erkrankung wird daher in den nächsten Jahren von besonderer gesellschaftlicher Bedeutung sein, weil es in Deutschland und anderen industrialisierten Ländern vorübergehend durch das vergangene und aktuelle Ansteigen der Lebenserwartung bei Geburt und die geringere altersbezogene Sterblichkeit in frühen und mittleren Lebensjahren einen vorübergehenden Anstieg der absoluten Zahl älterer Menschen geben wird, die von altersassoziierten Erkrankungen, speziell von der Alzheimer-Krankheit und anderen Demenzerkrankungen, betroffen sind. Je nach Studie sind in der Altersgruppe der 50- bis 60-Jährigen bis zu 5 % an einer demenziellen Erkrankung oder Vorstufen wie einer leichten kognitiven

Beeinträchtigung erkrankt. Mit zunehmendem Alter steigt die Prävalenz deutlich an und liegt bei etwa 10 % der über 60-Jährigen und einem Drittel der über 75-Jährigen [673].

6.10.1.1 Geschlecht und Risikofaktoren

Über die Lebenszeit ist jeder Mensch unterschiedlichen Noxen ausgesetzt. Mögliche Geschlechtsabhängigkeiten der Exposition gegenüber exogenen Noxen sind durch gesellschaftliche Gewohnheiten mitbestimmt. Zum Beispiel war die Prävalenz des Nikotinkonsums in der ersten Hälfte des 20. Jahrhunderts bei Männern deutlich höher als bei Frauen. Die Geschlechtsabhängigkeit von Folgen des Nikotinkonsums ist daher zunächst einmal weniger ein Ausdruck einer biologischen Geschlechtsabhängigkeit per se als vielmehr ein pharmakologisches Dosis-Wirkungs-Phänomen [Abb. 6.15 (a)]. Nichtsdestotrotz führt die pharmakologische Geschlechtsabhängigkeit der Exposition gegenüber exogenen Noxen und Traumata zu einer vorzeitigen Sterblichkeit von Männern im Vergleich zu Frauen. Mit dem Wandel der kulturell bedingten Risikoexposition ist zu erwarten, dass sich die pharmakologischen Geschlechtsabhängigkeiten der Prävalenz und des klinischen Verlaufs bei einer Vielzahl von Erkrankungen ändern werden.

Denkbar wäre, dass Geschlechtsunterschiede nur auf kulturellen Ursachen und den angenommenen sozialen Rollen mit ihren je eigenen Risikofaktoren beruhen. In einem solchen Fall sollten sich überwiegend Unterschiede bei der klinischen Präsentation von Erkrankungen zeigen und in tierexperimentellen Modellen nur als Ausdruck einer Dosis-Wirkungs-Beziehung. Im Gegensatz zu dieser Annahme beobachtet man allerdings in Tiermodellen nicht nur quantitative Unterschiede nach Exposition zu exogenen Noxen, sondern dass diese quantitativen Unterschiede durch qualitativ unterschiedliche Mechanismen vermittelt werden [670, 671] [Abb. 6.15 (b)].

6.10.1.2 Geschlechtsabhängigkeit, Schweregrad und Prognose von Erkrankungen

Seit langem wird in der Medizin die Beachtung von sog. patientenrelevanten Endpunkten gefordert. Hiermit sind solche Endpunkte gemeint, die einen Bezug zu Alltagsfunktionen des Menschen haben. Nun ist es auch jenseits biologischer Unterschiede so, dass aus kulturellen Gründen zumindest in der Vergangenheit geschlechtsspezifisch unterschiedliche Alltagsverrichtungen stattgefunden haben. Bei denjenigen Patienten, die heute in einem Alter sind, in denen Demenzerkrankungen hochprävalent sind, gab es eine klare Aufteilung der Aufgaben im Haushalt und im Alltag. Das Zubereiten von Mahlzeiten war keine Tätigkeit, die Männer verrichteten (dies führt heute zu Auswirkungen auch in der Therapie der Alzheimer-Krankheit, s. u.). Es ist daher kein zielführender Ansatz in einer standardisierten Skala die Auswirkungen einer Demenzerkrankung auf den Alltag dadurch zu untersuchen, ob der Betroffene selbstständig erforderliche Mahlzeiten plant und kocht, wie etwa in der Skala über sog. instrumentelle Aktivitäten des täglichen Lebens von Lawton

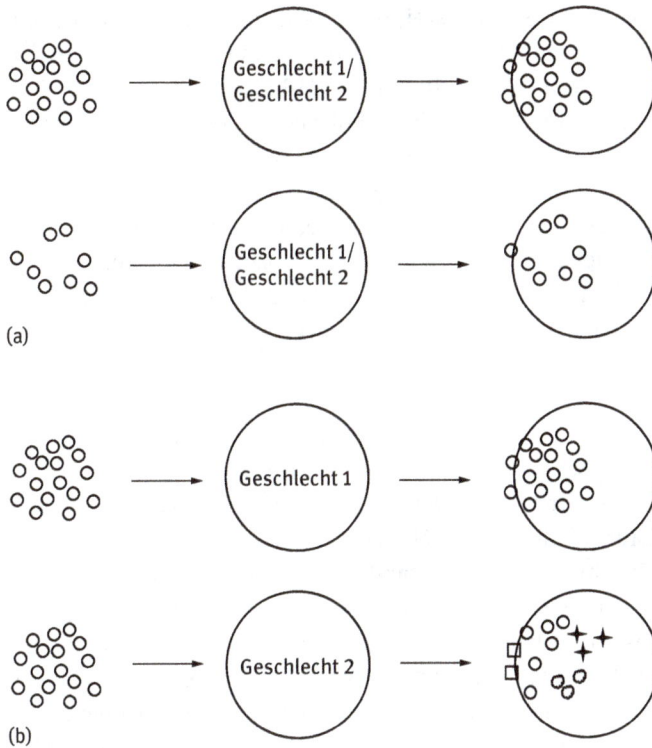

Abb. 6.15: (a) Risiko durch pharmakologische Dosis-Wirkungs-Beziehung. Das Ausmaß der zellulären Veränderungen hängt lediglich von der Dosisexposition ab. Beide Geschlechter reagieren gleich. Spezifische Mechanismen, z. B. geschlechtsabhängige Mechanismen, existieren nicht. (b) Biologisch vermittelte spezifische Interaktion einer exogenen Noxe mit endogenen und geschlechtsabhängigen Faktoren.

und Brody [59]. Bei Verwendung einer solchen Aufgabe wird der Schweregrad der Folgen einer Demenzerkrankung falsch zu Ungunsten von männlichen Patienten eingeschätzt.

Die Fähigkeiten im Alltag durch den Patienten selbst einschätzen zu lassen, scheitert darüber hinaus an dem fast diagnostischen Phänomen der fehlenden Wahrnehmung von Defiziten bei Patienten mit Alzheimer-Krankheit [674, 675]. Und auch die Einschätzung durch den Angehörigen ist keine Möglichkeit, weil die Einschätzung durch den Angehörigen nicht nur die wahren Leistungen des Patienten wiedergibt, sondern gefiltert ist durch die aktuelle Lebenssituation des Einschätzenden [676].

In vielen Bereichen der Medizin ergibt sich der Schweregrad der Erkrankung aus einer Kombination klinischer Befunde. Die Schwere einer Herzinsuffizienz kann z. B. mit der Skala zur Einschätzung der Herzinsuffizienz durch die New York Heart Association (NYHA) bestimmt werden. Das Ergebnis der Schweregradbestimmung mit dieser Skala ist eine anerkannte Grundlage, Therapieentscheidungen zu treffen oder eine Prognose in Bezug auf die Überlebenszeit ohne Behandlung zu geben. Bei anderen Erkrankungen erfolgen Therapieentscheidungen anhand von Zusatzbefunden wie z. B. Größe und Metastasierung eines Tumors (TNM-Klassifikation). Auch diese Klassifikation ist die Grundlage für therapeutische Entscheidungen oder Prognoseabschätzungen.

Beide der o. g. Möglichkeiten erlauben die geschlechtsabhängige Einschätzung von Therapieentscheidungen und Prognoseabschätzungen – eine solche Klassifikation existiert jedoch im Bereich der Demenzerkrankungen bisher nicht, weil das Problem der geschlechtsunabhängigen alltagsrelevanten Tätigkeiten bisher nicht gelöst wurde und biologische Variable im Kontext der Alzheimer-Krankheit bisher nicht ausreichend diesbezüglich evaluiert wurden.

6.10.1.3 Die klinische Messung von Geschlechtsunterschieden

Es ist gut bekannt, dass in jedem Lebensalter die verbale Leistungsfähigkeit von Frauen der verbalen Leistungsfähigkeit von Männern überlegen ist. Dies zeigen z. B. die Normwerte bei der Durchführung eines standardisierten Tests zur Bestimmung verbaler episodischer Gedächtnisleistungen, dem California Verbal Learning Test [677]. In analoger Weise ist gut bekannt, dass die Leistungsfähigkeit der räumlichen Orientierung bei Männern der der Frauen überlegen ist [678]. Es ist weder für weibliche noch für männliche Probanden einzuschätzen, wie der Schweregrad jeder einzelnen Aufgabe im Vergleich zur anderen einzuschätzen ist. Skalen, die Aufgaben zur verbalen Gedächtnisleistung verwenden, müssen ebenso geschlechtsabhängige Normen verwenden wie Skalen, die Aufgaben zur visuell-räumlichen Leistung verwenden. In der klinischen Praxis ergibt sich die Diagnostik bisher jedoch aus der Kombination mehrerer kognitiver Leistungen ohne geschlechtsspezifische Normwerte. Dieses Vorgehen ist jedoch falsch, selbst wenn in einer Normstichprobe beschränkt auf den Gesamt-Score oder die Scores in Subskalen keine geschlechtsabhängigen Werte der Scores gefunden wurden. Schon die Betrachtung dieses Ergebnisses im Querschnitt der Schweregrade, die in der Normstichprobe untersucht wurden, berücksichtigt nicht das möglicherweise unterschiedliche biologische Substrat, mit dem die Leistungen erbracht wurden. Noch berücksichtigt ein solches Vorgehen, dass additive Skalen im Längsschnitt für jeden Schweregrad neu evaluiert werden müssten [679].

6.10.1.4 Geschlechtsunterschiede bei der Alzheimer-Krankheit

Die häufigste neurodegenerative Erkrankung des Zentralnervensystems ist die Alzheimer-Krankheit. Epidemiologische Studien kommen zu dem Ergebnis, dass von der Alzheimer-Krankheit mehr Frauen als Männer betroffen sind [680, 681]. Auch die Mortalität durch die Alzheimer-Krankheit ist bei Frauen größer als bei Männern [682]. Anders als bei den oben geschilderten pharmakologischen Geschlechtsabhängigkeiten scheint es sich wie unten im Einzelnen aufgeführt wird um einen biologischen

Effekt aufgrund endogener Vulnerabilitäten zu handeln. Übereinstimmend mit der Annahme eines von kulturellen und gesellschaftlichen Faktoren unabhängigen Effekts ist die höhere Prävalenz der Alzheimer-Krankheit auch in anderen Kulturkreisen gefunden worden [683, 684]. Diese Frage weiter aufzuklären ist insbesondere deshalb von Bedeutung, weil sich bei biologisch begründeter selektiver Vulnerabilität einzelner Hirnstrukturen der Phänotyp der Erkrankung unterschiedlicher darstellt als bei einer durch pharmakologische Geschlechtsabhängigkeit bedingte unterschiedliche Häufigkeit ohne unterschiedlichen Phänotyp. Hieraus folgt für die klinische Praxis die Frage nach der Notwendigkeit geschlechtsabhängiger Diagnostik und geschlechtsabhängiger Therapie.

6.10.2 Biologische Geschlechtsabhängigkeit der Alzheimer-Krankheit

Im Folgenden werden Beispiele aus tierexperimenteller Forschung aufgeführt, die die biologisch bedingten Geschlechtsunterschiede unterstützen, ohne dass bisher eine direkte Umsetzung in die klinische Diagnostik und Therapie erfolgen kann.

6.10.2.1 Tierexperimentelle Befunde

Die anatomische Zielstruktur der frühen Alzheimer-Krankheit ist der mittlere Temporallappen, speziell entorhinaler Kortex und Hippocampus. Die Struktur des Hippocampus ändert sich mit der Alterung in geschlechtsabhängiger Weise [685]. Die geschlechtsabhängige Unterschiedlichkeit der Auswirkungen des Alters auf einzelne neuroanatomische Zielstrukturen begründet jenseits spezifischer pathophysiologischer Mechanismen einzelner Erkrankungen zumindest teilweise die biologische Geschlechtsabhängigkeit selektiver Vulnerabilität [686].

Geschlechtshormone: Tierexperimentell ist nachgewiesen worden, dass die Bildung von Amyloid-Plaques geschlechtsabhängig zu Ungunsten des weiblichen Geschlechtes verläuft [687–689]. Ein offensichtlicher Unterschied zwischen den Geschlechtern ist die unterschiedliche Produktion von Geschlechtshormonen. Geschlechtshormone regulieren direkt die Produktion, den Transport und die Beseitigung von Amyloid-Protein und Spaltprodukten [690]. Neben dem direkten Effekt der Geschlechtshormone auf den Amyloid-Stoffwechselweg üben sie auch eine indirekte Wirkung über metabolische Faktoren aus [691].

Energiestoffwechsel: Eine Störung des mitochondrialen Stoffwechsels ist ergänzend zur Amyloid-Kaskade ein Erklärungsansatz zum Verständnis der Alzheimer-Krankheit [692–694]. Es besteht eine geschlechtsabhängige Vulnerabilität gegenüber zellulärer Hypoxie [669]. Diese Vulnerabilität wird in einer geschlechtsspezifischen Weise vermittelt [670].

In zunehmender Häufigkeit wird davon berichtet, dass Störungen des Glukosestoffwechsels an der Pathophysiologie der Alzheimer-Krankheit beteiligt sind [695–697]. Und diesbezüglich wurde vor kurzem in einem Tiermodell des gestörten Glukosestoffwechsels eine geschlechtsabhängige Vulnerabilität beobachtet [698].

Sonstige einzelne Faktoren: Entzündliche Veränderungen sind ein Begleitphänomen der Alzheimer-Krankheit [699]. Ob dies früh oder spät im Verlauf der Erkrankung auftritt wird zurzeit noch diskutiert. Das Ausmaß entzündlicher Veränderungen ist im Tiermodell bei weiblichen Tieren ausgeprägter [689]. Die mit den entzündlichen Veränderungen einhergehende Mikrogliaaktivierung jedoch ist geschlechtsabhängig [700] und damit ein möglicher geschlechtsabhängiger Modulator des klinischen Verlaufs.

Lebensstilfaktoren: Lebensstilfaktoren sind überwiegend aus epidemiologischen Studien am Menschen als Modulator des Verlaufs der Alzheimer-Krankheit bekannt. Auch im Tierversuch wurde aber gezeigt, dass bei mittelalten Tieren, die in einer stimulierenden Umgebung gehalten wurden, die Degenerationszeichen im Alter geringer waren als bei Tieren, die in einer nichtstimulierenden Umwelt gehalten wurden [701].

6.10.2.2 Präklinische Befunde beim Menschen

Der Zellverlust in einigen Bereichen des Gehirns verläuft in geschlechtsabhängiger Weise. In den Regionen CA3 und CA4 des Hippocampus ist die neuronale Dichte bei Männern größer als bei Frauen. Im Verlauf der Alzheimer-Krankheit ist in regional unterschiedlicher Weise die Region CA1 bei Frauen und CA3 bei Männern betroffen, wohingegen die Atrophie im Bereich des frontalen Kortex geschlechtsunabhängig ist [702]. Auch andere Untersuchungen kommen zu der Schlussfolgerung, dass altersassoziierte Veränderungen des Hirnmetabolismus und der Hirnstruktur bei Frauen früher als bei Männern auftreten [686]. Ein schlechter allgemeiner Gesundheitszustand – ein typisches Merkmal im Alter – ist mit geringfügigen altersabhängigen strukturellen Hirnveränderungen verbunden [703]. In mittleren Jahren sind mit bisherigen Methoden keine geschlechtsabhängigen Unterschiede der Amyloid-Belastung feststellbar. Die sporadische Alzheimer-Krankheit kann daher als eine Folge einer späten Amyloidose auf dem Boden altersassoziierter struktureller und physiologischer Veränderungen verstanden werden [704]. Dies greift den Gedanken auf, dass die geschlechtsabhängig unterschiedlichen Auswirkungen des Alters auf einzelne neuroanatomische Zielstrukturen jenseits spezifischer pathophysiologischer Mechanismen einzelner Erkrankungen zumindest teilweise die biologische Geschlechtsabhängigkeit selektiver Vulnerabilität begründet [686].

Nicht an allen Stellen gelingt jedoch die Übertragung der tierexperimentellen Befunde auf die Situation beim Menschen. Obwohl im Allgemeinen das Risiko für das Auftreten einer Alzheimer-Krankheit bei Frauen mehr als bei Männern durch das Vorhandensein eines ApoE4-Allels beeinflusst wird, ist umgekehrt das Auftreten von Mikroblutungen bei Männern gehäuft, wenn ein ApoE4-Allel vorliegt [705]. Interessanterweise kehrt sich diese Geschlechtsabhängigkeit im tierexperimentellen EFAD-Modell der Alzheimer-Krankheit um [705].

Geschlechtshormone: Bei Frauen scheint eine verminderte Exposition zu Östrogenen über den Lebenszyklus betrachtet zu einem gesteigerten Risiko für das Auftreten der Alzheimer-Krankheit zu führen [681]. Perimenopausale Östrogen-basierte Hormontherapie führt zu einem verringerten Risiko für die Alzheimer-Krankheit bei Frauen [681]. Analog führt die Verminderung der Konzentration von Testosteron zu einem gesteigerten Risiko für die Alzheimer-Krankheit bei Männern [681]. Grund hierfür ist die Beteiligung von Testosteron an der Entfernung von β-Amyloid [706]. Geschlechtshormone modulieren in geschlechtsabhängiger Weise auch die Auswirkungen von entzündlichen und metabolischen Risiken auf den Verlauf der Alzheimer-Krankheit [691].

Energiestoffwechsel: In zunehmender Häufigkeit wird davon berichtet, dass Störungen des oxidativen Stoffwechsels an der Pathophysiologie der milden kognitiven Beeinträchtigung und der Alzheimer-Krankheit beteiligt sind [707]. Das schnellere Voranschreiten der Neurodegeneration bei Frauen hängt auch mit stärkerer mitochondrialer Beeinträchtigung bei Frauen zusammen [708].

Auch der Glukosestoffwechsel wurde in Zusammenhang mit Geschlechtsabhängigkeiten des Verlaufs der Alzheimer-Krankheit gesehen. In einer epidemiologischen Studie wurde kürzlich geschlussfolgert, dass Hunger in der Kindheit in geschlechtsabhängiger Weise mit einem erhöhten Risiko für kognitiven Abbau im Alter einhergeht [709]. Die Auswirkungen des Typ-2-Diabetes auf die Entwicklung und Progression von Alzheimer-Pathologie sind geschlechtsabhängig [710].

Sonstige einzelne Faktoren: Variabilität im BDNF-Stoffwechsel scheint in geschlechtsabhängiger Weise nur ein Risikofaktor für die Alzheimer-Krankheit für Frauen zu sein [711]. Ebenso scheint das zu ApoE4 assoziierte Risiko bei Frauen relevanter zu sein als bei Männern [712]. Männer mit einem erhöhten Cholesterinspiegel zeigen ein erhöhtes Risiko für das Auftreten neuropsychiatrischer Symptome als Männer mit ähnlichen Cholesterinspiegeln [713]. In einer epidemiologischen Studie wurde kürzlich gezeigt, dass die Risikoreduktion durch Statine je nach Präparat geschlechtsspezifisch ist, wobei Simvastatin eine geschlechtsunabhängige Risikoreduktion für das Auftreten einer Alzheimer-Krankheit zeigte und Pravastatin nur bei Frauen, aber nicht bei Männern [714].

Lebensstilfaktoren: Auch klinische Studien der vergangenen Jahre an Probanden und Patienten haben gezeigt, dass sich durch prophylaktische Strategien – hierzu gehören Trainingsprogramme der körperlichen [715] und geistigen Leistungsfähigkeit

[716] – das Risiko einer Demenzerkrankung um etwa 30–40 % senken lässt. Allerdings waren diese Studien an älteren Patienten durchgeführt worden, die darum keine Kosten-Nutzen-Analyse der für das Gesundheitssystem wichtigeren Frage der Interventionsmöglichkeit bei jungen Personen (jünger als 50 Jahre) beantwortet. Insgesamt wird die Konklusivität und Übertragbarkeit der Ergebnisse noch nicht für ausreichend erachtet [717].

6.10.3 Klinische Symptomatik der Alzheimer-Krankheit und der Alzheimer-Demenz

Der Vergleich des Verlaufs der klinischen Entwicklung setzt voraus, dass die Aufgabe, die in standardisierten Testverfahren oder mit klinischer Beobachtung erfolgt, über gleiche anatomische Strukturen vermittelt wird. Ein wichtiges Frühsymptom der Alzheimer-Krankheit ist die Beeinträchtigung der räumlichen Orientierung. Die räumliche Orientierung wird durch ein Zusammenspiel des parietalen, des frontalen und des mediotemporalen Kortex vermittelt. Diese Bereiche werden vom Voranschreiten der Alzheimer-Krankheit in unterschiedlichen Stadien der Erkrankung betroffen. Grundsätzlich liegt damit eine kognitive Leistung vor, die geeignet ist, den Zeitverlauf der Alzheimer-Krankheit zu beschreiben. Das neuronale Netzwerk wird von Männern und Frauen allerdings mit unterschiedlichem Schwerpunkt genutzt. Während Männer im Vergleich zu Frauen einen Schwerpunkt neuronaler Aktivierung (bilateral) zeigen, nutzen Frauen verstärkt ein frontoparietales Netzwerk [678]. Arbeitsgedächtnisleistungen werden ebenfalls in einer geschlechtsspezifischen Weise vermittelt [718]. Auch wenn gleiche kognitive Leistungen untersucht werden, werden diese in geschlechtsabhängiger Weise durch neuronale Strukturen vermittelt. Die Verlaufsbeschreibung anhand des Instruments „Messung der räumlichen Orientierung" kann daher auf die Stadien der Erkrankung sinnvollerweise nur geschlechtsabhängig projiziert werden. Ein objektives Maß der Beschreibung des Stadiums der Alzheimer-Krankheit ist aber nicht verfügbar. Selbst die in letzter Zeit verfügbare Messung der Amyloid-Belastung mithilfe der Verwendung von Amyloid-Tracern in der Positronen-Emissions-Tomographie ist (noch) nicht geeignet, ein objektives Stadium der Erkrankung festzulegen. Die Amyloid-Belastung unter der beschreibenden Diagnose einer milden kognitiven Beeinträchtigung zeigt eine große Variabilität ebenso wie die Amyloid-Belastung in Bezug auf die klinische Diagnose „Alzheimer-Krankheit" [719]. Dieser Befund ist in guter Übereinstimmung mit den Ergebnissen der Nonnen-Studie [720, 721] mit ihrer Dissoziation von klinischer Symptomatik und Amyloid-assoziierter Neuropathologie. Wenn auch keine direkte Korrelation des klinischen Schweregrads der Alzheimer-Krankheit zu einem neuropathologischen Korrelat besteht [722], so ist doch eindeutig, dass die Krankheit im entorhinalen Kortex und Hippocampus beginnt und sich von dort in Richtung des parietalen und frontalen Kortex ausbreitet [545]. Angesichts des fehlenden Goldstandards in Bezug auf eine Stadieneinteilung der Alzheimer-Krankheit ist die Beschreibung der

Geschlechtsabhängigkeiten der klinischen Symptome und des klinischen Verlaufs mit Vorsicht zu bewerten.

6.10.3.1 Progression von milder kognitiver Beeinträchtigung zur Alzheimer-Krankheit

Die Risikofaktoren für die Progression von einer milden kognitiven Beeinträchtigung zur Alzheimer-Krankheit ist geschlechtsabhängig. Für Männer sind wichtige Risikofaktoren der Progression von MCI zu AD periventrikuläre Marklagerveränderungen und geringere kognitive Leistungen, für Frauen höheres Lebensalter, eine depressive Symptomatik und das Vorhandensein eines ApoE4-Allels [723]. Weibliche Patienten mit milder amnestischer kognitiver Beeinträchtigung hatten bei gleichem ApoE-Genotyp und gleicher Atrophie im Hippocampus und mittleren Temporallappen sowie gleichen Werten von Tau-Protein im Liquor ein höheres Risiko, die Diagnose von einer milden kognitiven Beeinträchtigung zu einer Alzheimer-Krankheit zu ändern [724]. Umgekehrt ist in mittleren Jahren das Vorhandensein eines ApoE4-Allels mit einem Leistungsvorteil bei Gedächtnisleistungen bei Männern verbunden [725]. Das Risiko für das Voranschreiten der Erkrankung scheint auch durch eine im Vergleich zu Männern höhere Dichte an Neurofibrillenbündeln erhöht zu sein [726].

6.10.3.2 Klinische Symptomatik der milden kognitiven Beeinträchtigung und der Alzheimer-Krankheit

Kognitive Symptome: Von neuropsychologischer Seite wird ein Beginn der Symptomatik der Alzheimer-Krankheit mit Defiziten im episodischen Gedächtnis und in der räumlichen Orientierung vor Defiziten im Arbeitsgedächtnis und weiteren kortikalen Funktionen wie Aphasien und Apraxien gefunden [727]. Diese neuropsychologische Charakterisierung basiert jedoch überwiegend auf Arbeiten, die an männlichen Patienten durchgeführt wurden.

Selbst bei fortgeschrittener Atrophie zeigen Frauen im Vergleich zu Männern eine bessere verbale Gedächtnisleistung [728]. Dies gilt auch für Frauen und Männer, die die Diagnose einer milden kognitiven Beeinträchtigung erhielten und ein gleiches Ausmaß zerebraler Glukoseutilisation aufweisen [729]. Obwohl bei gesunder Alterung die verbale Lernleistung bei Frauen größer ist als bei Männern [730], sind im Verlauf der Alzheimer-Krankheit sprachliche Leistungen bei Frauen zu allen Zeitpunkten mehr beeinträchtigt als bei Männern [731].

Andererseits scheint bei Männern sehr früh die räumliche Orientierungsleistung zusammenzubrechen [732, 733]. In Screening-Untersuchungen mit einem derzeit geläufigen Test, dem Uhrentest, zeigt sich dagegen ein – verglichen mit Männern – deutlich schlechteres Ergebnis für Frauen [734].

Nichtkognitive Symptome: Auch in Bezug auf die nichtkognitiven Symptome bei fortschreitender Erkrankung besteht eine deutliche Geschlechtsabhängigkeit. Für männliche Patienten scheint eher ein Risiko einer apathischen Symptomatik zu bestehen [735] und für Frauen eine gesteigerte emotionale Labilität [735] und Depressivität [736].

Bei weiblichen Patienten ist das Auftreten von psychoseartigen Symptomen bei homozygotem ApoE4-Status erhöht [737], am ehesten durch das ApoE4-induzierte Auftreten von Lewy-Körpern [737]. Bei mittelschwerer Alzheimer-Krankheit zeigten Frauen mit positivem ApoE4-Status im Vergleich zu Männern mit positivem ApoE4-Status häufiger und in stärkerem Schweregrad Symptome der Enthemmung [738].

Prädiktoren des klinischen Verlaufs: Demenzerkrankungen haben einen Vorlauf von mehreren Jahren während derer bereits milde kognitive Auffälligkeiten bestehen [739, 740]. Die Geschwindigkeit des kognitiven Abbaus ist geschlechtsabhängig [741].

Der kardiovaskuläre Gesundheitszustand ist geschlechtsabhängig zugunsten der Männer mit einem erhöhten Volumen grauer Substanz assoziiert [742]. Es ist unklar, ob die Geschlechtsabhängigkeit auf einer erhöhten Vulnerabilität von Frauen beruht oder ob eine Subgruppe von Männern mit geringem kardiovaskulären Risikoprofil das Gesamtrisiko von Männern im Vergleich zu Frauen senkt [743]. Für das Angiotensin Converting Enzyme sind unterschiedliche Polymorphismen bekannt. Je nach Allel-Konfiguration ist das Risiko für das Auftreten einer Alzheimer-Krankheit unterschiedlich – jedoch nur bei Frauen und nicht bei Männern [744]. Der Amyloid-Stoffwechsel, sowohl Produktion als auch Entsorgung, steht unter dem Einfluss von Geschlechtshormonen [690]. Es ist daher nicht überraschend, dass Auftreten und Verlauf der Alzheimer-Krankheit ebenfalls durch Geschlechtshormone moduliert werden [745, 746].

Obwohl im Allgemeinen das Risiko für das Auftreten einer Alzheimer-Krankheit bei Frauen mehr als bei Männern durch das Vorhandensein eines ApoE4-Allels beeinflusst wird, ist umgekehrt das Auftreten von Mikroblutungen bei Männern gehäuft, wenn ein ApoE4-Allel vorliegt [705].

6.10.4 Diagnostische Verfahren

Die Instrumentarien sind nicht unter geschlechtsspezifischen Aspekten evaluiert worden; wohl auch dadurch ist die Zeit zwischen Symptombeginn und Diagnosestellung bei Frauen länger als bei Männern [747]. Weibliche Patienten in frühen Stadien der Alzheimer-Krankheit zeigen schlechtere Leistungen im verbalen episodischen Gedächtnis als männliche [748]. Auch für zusatzdiagnostische Maßnahmen wurden vereinzelt geschlechtsabhängige Leistungen beschrieben. Anders als in der Gesamtgruppe oder bei Männern zeigte sich bei Frauen eine Korrelation des linksseitigen Hippocampus-Volumens mit der verbalen Wiedererkennensleistung [749]. Eine im Vergleich zu Männern bestehende größere Asymmetrie der Durchblutung wurde als Hinweis auf eine bei Frauen über eine vergleichsweise länger aufrechterhaltene Funktion der rechten Hemisphäre gedeutet [750]. Der verzögerte freie Abruf und das Ergebnis in einer visuellen Aufgabe, der Rey-Osterrieth Figure, sind Prädiktoren für den Wechsel der Diagnose von MCI zu AD, wobei der prädiktive Wert geschlechtsabhängig ist und sich bei Verwendung dieses Tests ein höheres Risiko für Männer darstellt [745, 746].

6.10.5 Therapeutisches Vorgehen

Klinische Studien untersuchen den Behandlungseffekt mithilfe klinischer Skalen. Der Wunsch hinter diesem Vorgehen ist, die Auswirkungen einer therapeutischen Intervention auf das demenzielle Syndrom insgesamt zu erfassen. Allerdings liegt in der Beschreibung eines Therapieeffekts durch klinische Skalen eine Interaktion von Skala und Schweregrad der Erkrankung vor [751]. Aus neurobiologischen Gründen ist davon auszugehen, dass in ähnlicher Weise eine Interaktion des Faktors Geschlecht mit verwendeter Skala und Schweregrad vorliegt (Kap. 6.10.1.3) – klinische Daten hierzu fehlen jedoch.

6.10.5.1 Neurotransmitter-basierte Therapien

Eine mögliche Geschlechtsabhängigkeit der Wirkung Neurotransmitter-basierter Therapien ist bisher nicht speziell adressiert worden. Hinweise auf Unterschiede in der Wirksamkeit oder Verträglichkeit wurden in einer kürzlich angefertigten Übersichtsarbeit nicht gefunden [752]. Allerdings gibt es einige Berichte an kleineren Patientenzahlen über eine geschlechtsabhängig unterschiedliche Wirksamkeit. In einer japanischen Studie schien die Behandlung mit Galantamin bei Männern effektiver zu sein als bei Frauen [753]. Andererseits wurde über die Behandlung mit Donepezil und Rivastigmin berichtet, dass Frauen von der Behandlung mehr profitieren als Männer [754].

6.10.5.2 Nichtmedikamentöse Therapien

Nichtmedikamentöse, insbesondere multimodale Therapien, sind in ihrer Komposition so variabel, dass per se die Annahme einer geschlechtsabhängigen Wirkung wahrscheinlicher ist als die einer nichtgeschlechtsabhängigen Wirkung. Ein Beispiel hierfür ist eine stationäre Kurzzeitrehabilitation für Patienten und Angehörige [755]. Es ist also gerade bei nichtmedikamentösen Therapien darauf zu achten, dass diese eine ausreichende Power haben, um die Frage nach Geschlechtsabhängigkeiten beantworten zu können.

6.10.5.3 Pflegebedürftigkeit

Demenzielle Erkrankungen führen mit dem Voranschreiten der Schwere der Erkrankung i. d. R. zur stationären Pflegebedürftigkeit der Erkrankten. Schon vor Jahren wurde berichtet, dass direkte und indirekte Kosten zusammengenommen die Versorgung Demenzkranker der größte Kostenfaktor der medizinischen Betreuung der Bevölkerung ist [756]. In der Literatur wird berichtet, dass die Notwendigkeit einer stationären Pflegebedürftigkeit geschlechtsabhängig ist, wobei in der Literatur noch ungeklärt ist, ob das Risiko einer Pflegeheimeinweisung für Männer größer ist [757] oder für Frauen [758, 759]. Die Einweisung in ein Pflegeheim wird jedoch nicht allein durch den Schweregrad der Symptomatik des Erkrankten erklärt. Da jeder Demenzkranke im Verlauf der Erkrankung auf externe Hilfen angewiesen ist, hängt der Verbleib im häuslichen Umfeld von den Wünschen, Interessen und Möglichkeiten, einschließlich des Gesundheitszustands, des oder der betreuenden Personen ab. Schon lange ist in diesem Kontext bekannt, dass die Zeit bis zur Einweisung in ein Pflegeheim von dem Geschlecht der Betreuungsperson abhängt [760].

6.10.5.4 Flankierende Maßnahmen

Männliche Betreuungspersonen haben größere Schwierigkeiten die Qualität der Ernährung aufrechtzuerhalten als weibliche Betreuungspersonen [761]. Sollten die o. g. Hinweise auf die Auswirkungen von Mangelernährung zutreffen, folgt daraus die Notwendigkeit, Angehörige, insbesondere männliche Angehörige, hierin zu schulen.

Literatur

[1]   Folstein MF, Folstein SE, McHugh PR. "Mini Mental State". A practical method for grading the cognitive state of patients for the clinician. Journal of Psychiatric Research. 1975; 12: 189–198.

[2]   Morris JC. The Clinical Dementia Rating (CDR): current version and scoring rules. Neurology. 1993; 43 (11): 2412–2414.

[3]   Hampton JR, Harrison MJ, Mitchell JR, Prichard JS, Seymour C. Relative contributions of history-taking, physical examination, and laboratory investigation to diagnosis and management of medical outpatients. Br Med J. 1975; ii (5969): 486–489.

[4]   Peterson MC, Holbrook JH, Von Hales D, Smith NL, Staker LV. Contributions of the history, physical examination, and laboratory investigation in making medical diagnoses. West J Med. 1992; 156: 163–165.

[5]   Jorm AF, Korten AE. Assessment of cognitive decline in the elderly by informant interview. Br J Psychiatry. 1988; 152: 209–213.

[6]   Gutzmann H, Rösler M, Kühl KP, Göhringer C. Das AGP-System in der Gerontopsychiatrie. In: Haug HJ, Stieglitz RD, Hrsg Das AMDP-System in der klinischen Anwendung und Forschung. Göttingen: Hogrefe; 1997. S. 81–87.

[7]   AMDP. Das AMDP-System. 7. unveränderte Auflage. Göttingen: Hogrefe; 2000.

[8]   Gurland BJ, Wilder DE. The CARE interview revisited: development of an efficient, systematic clinical assessment. J Gerontol. 1984; 39: 129–137.

[9]   Roth M, Tym E, Mountjoy CQ, et al. CAMDEX. A standardized instrument for the diagnosis of mental disorder in the elderly with special reference to the early detection of dementia. Brit J Psychiatr. 1984; 149: 698–709.

[10]   Overall JE, Gorham DR. The brief psychiatric rating scale. Psychol. Rep. 1962; 10: 799–812.

[11]   Beller SA, Overall JE. The Brief Psychiatric Rating Scale (BPRS) in geropsychiatric research: II. Representative profile patterns. J Gerontol. 1984; 39 (2): 194–200.

[12]   Burns A, Beevor A, Lelliott P, et al. Health of the Nation Outcome Scales for elderly people (HoNOS 65+). Br J Psychiatry. 1999; 174: 424–427.

[13]   Sigurdardóttir V, Brandberg Y, Sullivan M. Criterion-based validation of the EORTC QLQ-C36 in advanced melanoma: the CIPS questionnaire and proxy raters. Qual Life Res. 1996; 5 (3): 375–386.

[14]   Shader RI, Harmatz JS, Salzman C. Sandoz Clinical Assessment-Geriatric (SCAG). Psychopharmacol Bull. 1988; 24: 765–769.

[15]   Copeland JR, Dewey ME, Griffiths-Jones HM. A computerized psychiatric diagnostic system and case nomenclature for elderly subjects: GMS and AGECAT. Psychol Med. 1986; 16 (1): 89–99.

[16]   Zaudig M, Hiller W. SIDAM – Handbuch. Strukturiertes Interview für die Diagnose einer Demenz vom Alzheimer-Typ, der Multi-Infarkt-(oder vaskulären) Demenz UND Demenzen anderer Ätiologien nach DASM-III-R, DSM-IV und ICD.10. Bern: Huber; 1996.

[17]   Molloy DW, Standish TI. A guide to the standardized Mini-Mental State Examination. Int Psychogeriatr. 1997; 9 (1): 87–94.

[18]   O'Bryant SE, Humphreys JD, Smith GE, et al. Detecting dementia with the mini-mental state examination in highly educated individuals. Arch Neurol. 2008; 65 (7): 963–967.

[19]   Nasreddine ZS, Phillips NA, Bédirian V, et al. The Montreal Cognitive Assessment, MoCA: a brief screening tool for mild cognitive impairment. J Am Geriatr Soc. 2005; 53 (4): 695–699.

[20]   Shulman K, Shedletsky R, Silver I. The challenge of time: clock drawing and cognitive function in the elderly. Int J Geriat Psychiatry. 1986; 1: 135–140.

[21]   Brodaty H, Moore CM. The Clock Drawing Test for dementia of the Alzheimer's type: A comparison of three scoring methods in a memory disorders clinic. Int J Geriatr Psychiatry. 1997; 12 (6): 619–627.

[22]   Ihl R, Grass-Kapanke B, Lahrem P, et al. Entwicklung und Validierung eines Test zur Früherkennung der Demenz mit Depressionsabgrenzung (TFDD). Fortschr Neurol Psychiat. 2000; 68: 413–422.

[23]   Kessler J, Calabrese P, Kalbe E, Berger F. DemTect: Ein neues Screening-Verfahren zur Unterstützung der Demenz-Diagnostik. Psycho. 2000; 26: 343–347.

[24]   Qureshi KN, Hodkinson HM. Evaluation of a ten-question mental test in the institutionalized elderly. Age Ageing. 1974; 3 (3): 152–157.

[25]   Borson S, Scanlan J, Brush M, Vitaliano P, Dokmak A. The mini-cog: a cognitive "vital signs" measure for dementia screening in multi-lingual elderly. Int J Geriatr Psychiatry. 2000; 15 (11): 1021–1027.

[26]   Brooke P, Bullock R. Validation of a 6 item cognitive impairment test with a view to primary care usage. Int J Geriatr Psychiatry. 1999; 14 (11): 936–940.

[27]   Brown J, Pengas G, Dawson K, Brown LA, Clatworthy P. Self administered cognitive screening test (TYM) for detection of Alzheimer's disease: cross sectional study. BMJ. 2009; 338: b2030.

[28]   Brodaty H, Pond D, Kemp NM, et al. The GPCOG: a new screening test for dementia designed for general practice. J Am Geriatr Soc. 2002; 50 (3): 530–534.

[29]   Buschke H, Kuslansky G, Katz M, et al. Screening for dementia with the memory impairment screen. Neurology. 1999; 52 (2): 231–238.

[30]   Mathuranath PS, Nestor PJ, Berrios GE, Rakowicz W, Hodges JR. A brief cognitive test battery to differentiate Alzheimer's disease and frontotemporal dementia. Neurology. 2000; 55 (11): 1613–1620.

[31]   Schweer R, Naumann C. Der Uhrentest. Eine methodische Überprüfung hinsichtlich seines Einsatzes im geriatrischen Basisassessment. Zeitschrift für Gerontopsychologie und -psychiatrie. 2001; 14 (3): 123–136.

[32]   Schramm U, Berger G, Müller R, Kratzsch T, Peters J, Frölich L. Psychometric properties of Clock Drawing Test and MMSE or Short Performance Test (SKT) in dementia screening in a memory clinic population. Int J Geriatr Psychiatry. 2002; 17 (3): 254–260.

[33]   Rapp MA, Rieckmann N, Gutzmann H, Folstein MF. Micro-Mental Test – a short method of dementia screening. Nervenarzt. 2002; 73 (9): 839–844.

[34]   Knopman DS, Knapp MJ, Gracon SI, Davis CS. The Clinician Interview-Based Impression (CIBI): a clinician's global change rating scale in Alzheimer's disease. Neurology. 1994; 44 (12): 2315–2321.

[35]   National Institute of Mental Health (NIMH). CGI – Clinical Global Impressions. In: Guy W, Hrsg. ECDEU Assessment manual for psychopharmacology, revised edition. Rockville MD. 1976

[36]   Reisberg B, Ferris SH, de Leon MJ, et al. The stage specific temporal course of Alzheimer's disease: functional and behavioral concomitants based upon cross-sectional and longitudinal observation. Prog Clin Biol Res. 1989; 317: 23–41. Review.

[37]   Ihl R, Frölich L. Die Reisberg-Skalen GDS, BCRS, FAST. Weinheim: Beltz-Test; 1991.

[38]   Hughes CP, Berg L, Danziger WL, Coben LA, Martin RL. A new clinical scale for the staging of dementia. British Journal of Psychiatry. 1982; 140: 566–572.

[39]   Sikkes SA, Knol DL, Pijnenburg YA, de Lange-de Klerk ES, Uitdehaag BM, Scheltens P. Validation of the Amsterdam IADL Questionnaire, a new tool to measure instrumental activities of daily living in dementia. Neuroepidemiology. 2013; 41: 35–41.

[40]   Kessler J, Herholz K, Grond M, Heiss WD. Impaired metabolic activation in Alzheimer's disease: a PET study during continuous visual recognition. Neuropsychologia. 1991; 29 (3): 229–243.

[41]   Erzigkeit H. Ein Kurztest zur Erfassung von Gedächtnis- und Aufmerksamkeitsstörungen. Weinheim: Beltz Test; 1992.

[42]   Dahlke F, Lohaus A, Gutzmann H. Reliability and clinical concepts underlying global judgements in dementia: Implications for clinical research. Psychopharmacology Bulletin. 1992; 28: 425–432.

[43]   Busner J, Targu SD. The Clinical Global Impressions Scale. Psychiatry (Edgmont). 2007; 4 (7): 28–37.

[44]   Reisberg B, Ferris SH, DeLeon M. Senile dementia of the Alzheimer type: Diagnostic and differential diagnostic features with special reference to Functional Assessment Staging (FAST). In: Traber J, Gispen WH, Hrsg. Senile dementia of the Alzheimer type. Berlin: Springer; 1985. S. 18–37.

[45]   Foster JR, Sclan S, Welkowitz J. Psychiatric assessment in medical long-term care facilities: reliability of commonly used rating scales. Int J Geriatr Psychiatry. 1998; 3: 229–233.

[46]   Barberger-Gateau P, Fabrigoule C, Amieva H, Helmer C, Dartigues JF. The disablement process: A conceptual framework for dementia-associated disability. Dementia and Geriatric Cognitive Disorders. 2002; 13 (2): 60–66.

[47]   Cahn-Weiner DA, Farias ST, Julian L, et al. Cognitive and neuroimaging predictors of instrumental activities of daily living. Journal International Neuropsychological Society. 2007; 18: 1–11.

[48]   Boyle PA, Cohen RA, Paul R, Moser D, Gordon N. Cognitive and motor impairments predict functional declines in patients with vascular dementia. Int J Geriatr Psychiatry. 2002; 17 (2): 164–169.

[49]   Albert SM, Michaels K, Padilla M, et al. Functional significance of mild cognitive impairment in elderly patients without a dementia diagnosis. Am J Geriatr Psychiatry. 1999; 7 (3): 213–220.

[50]   Tabert MH, Albert SM, Borukhova-Milov L, et al. Functional deficits in patients with mild cognitive impairment: prediction of AD. Neurology. 2002; 58: 758–764.

[51]   Okonkwo OC, Wadley VG, Griffith HR, et al. Awareness of deficits in financial abilities in patients with mild cognitive impairment: going beyond self-informant discrepancy. Am J Geriatr Psychiatry. 2008; 16: 650–659.

[52]   Broe GA, Creasey H, Jorm AF, et al. Health habits and risk of cognitive impairment and dementia in old age: a prospective study on the effects of exercise, smoking and alcohol consumption. Aust N Z J Public Health. 1998; 22 (5): 621–623.

[53]   Millán-Calenti JC, Tubío J, Pita-Fernández S, et al. Prevalence of functional disability in activities of daily living (ADL), instrumental activities of daily living (IADL) and associated factors, as predictors of morbidity and mortality. Arch Gerontol Geriatr. 2010; 50 (3): 306–310.

[54]   Ramos LR, Simoes EJ, Albert MS. Dependence in activities of daily living and cognitive impairment strongly predicted mortality in older urban residents in Brazil: a 2-year follow-up. J Am Geriatr Soc. 2001; 49 (9): 1168–1175.

[55]   Scott WK, Macera CA, Cornman CB, Sharpe PA. Functional health status as a predictor of mortality in men and women over 65. J Clin Epidemiol. 1997; 50 (3): 291–296.

[56]   Gaugler JE, Duval S, Anderson KA, Kane RL. Predicting nursing home admission in the U.S: a meta-analysis. BMC Geriatr. 2007; 7: 13.

[57]   Miller EA, Weissert WG. Predicting elderly people's risk for nursing home placement, hospitalization, functional impairment, and mortality: a synthesis. Med Care Res Rev. 2000; 57 (3): 259–297. Review.

[58]   Juva K, Sulkava R, Erkinjuntti T, Ylikoski R, Valvanne J, Tilvis R. Staging the severity of dementia: Comparison of clinical (CDR, DSMIII-R), functional (ADL, IADL) and cognitive (MMSE) scales. Acta Neurologica Scandinavica. 1994; 90 (4): 293–298.

[59]   Lawton MP, Brody EM. Assessment of older people: self-maintaining and instrumental activities of daily living. Gerontologist. 1969; 9 (3): 179–186. PMID 5349366.

[60]   Mahoney FI, Barthel DW. Functunal Evaluation: the BARTHEL-Index. Md State Med J. 1965; 14: 61–65.

[61]   Galasko D, Bennett D, Sano M, et al. An Inventory to assess activities of daily living for clinical trials in Alzheimer's Disease. The Alzheimer's disease cooperative study. Alzheimer Dis Assoc Disord. 1997; 11 (Suppl. 2): 33–39.

[62]   Hindmarch I, Lehfeld H, de Jongh P, Erzigkeit H. The Bayer Activities of Daily Living Scale (B-ADL). Dement Geriatr Cogn Disord. 1998; 9 (2): 20–26.

[63]   Helmes E, Csapo KG, Short JA. Standardization and validation of the Multidimensional Observation Scale for Elderly Subjects (MOSES). J Gerontol. 1987; 42 (4): 395–405.

[64]   Lawton MP, Moss M, Fulcomer M, Kleban MH. A research and service oriented multilevel assessment instrument. Gerontol. 1982; 37 (1): 91–99.

[65]   Spiegel R, Brunner C, Ermini-Fünfschilling D, et al. A new behavioral assessment scale for geriatric out- and in-patients: the NOSGER (Nurses' Observation Scale for Geriatric Patients. J Am Geriatr Soc. 1991; 39 (4): 339–347.

[66]   Oswald WD, Fleischmann UM. Nürnberger-Alters-Inventar (NAI). Manual. Göttingen: Hogrefe; 1995.

[67] Katz S, Ford AB, Moskowitz RW, Jackson BA, Jaffe MW. Studies of illness in the aged. The index of ADL: a standardized measure of biological and psychosocial function. JAMA. 1963; 185: 914–919.

[68] Gelinas I, Gauthier L, McIntyre M. Development of a functional measure for persons with Alzheimer's disease: the Disability Assessment for Dementia. American Journal of Occupational Therapy. 1999; 53: 471–481.

[69] Sikkes SA, de Lange-de Klerk ES, et al. A new informant-based questionnaire for instrumental activities of daily living in dementia. Alzheimers Dement. 2012; 8: 536–543.

[70] Collin C, Wade DT, Davies S, Horne V. The Barthel ADL Index: a reliability study. Int Disabil Stud. 1988; 10 (2): 61–63.

[71] Thomas P, Hazif-Thomas C, Faugeron P, Peix R, Clément JP, Spiegel R. Utilisation de l'échelle NOSGER en psychogériatrie. La Revue Francophone de Gériatrie et de Gérontologie. 2004; 11 (38): 6–91.

[72] Oswald WD, Fleischmann UM. Das Nürnberger Alters-Inventar NAI. Kurzbeschreibung, Testanweisung, Normwerte, Testmaterial. Nürnberg: Universität Erlangen-Nürnberg; 1982.

[73] Reise SP, Waller NG. Item response theory and clinical measurement. Ann Rev Clin Psychol. 2009; 5: 27–48.

[74] American Psychiatric Association. Diagnostisches und Statistisches Manual Psychischer Störungen – DSM-5®: Deutsche Ausgabe herausgegeben von Peter Falkai und Hans-Ulrich Wittchen, Winfried Rief, Henning Saß und Michael Zaudig. 1. Aufl. Göttingen: Hogrefe; 2014.

[75] Weintraub S, Dikmen SS, Heaton RK, et al. Cognition assessment using the NIH Toolbox. Neurology USA. 2013; 80 (11/3): 54–64.

[76] Lezak MD, Howieson DB, Bigler ED, Tranel D. Neuropsychological Assessment. Oxford, New York: Oxford University Press; 2012.

[77] von Aster M, Neubauer A, Horn R. Wechsler Intelligenztest für Erwachsene. Frankfurt am Main: Harcourt; 2006.

[78] Smith A. Symbol Digit Modalities Test. Los Angeles, CA. Western Psychological Services; 1991.

[79] Brickenkamp R, Schmidt-Atzert L, Liepmann D. d2-R. Test d2 – Revision. Aufmerksamkeits- und Konzentrationstest. Göttingen: Hogrefe; 2000.

[80] Reitan RM. Trail Making Test. Göttingen: Hogrefe; 1959.

[81] Heaton RK, Chelune GJ, Talley JL, et al. Wisconsin Card Sorting Test. Manual – revised and expanded. Odessa: Psychological Assessment Resources, Inc; 1993.

[82] Bäumler G. Farbe-Wort-Interferenztest (FWIT). Göttingen: Hogrefe; 1985.

[83] Oswald WD, Fleischmann UM. Das Nürnberger Altersinventar (NAI). Göttingen: Hogrefe; 1999.

[84] Härting C, Markowitsch HJ, Neufeld H, Calabrese P, Deisinger K, Kessler J. Wechsler-Gedächtnistest – Revidierte Fassung; Testmanual; deutsche Adaptation der revidierten Fassung der Wechsler Memory Scale von David Wechsler. Bern: Verlag Hans Huber; 2000.

[85] Burgess PW, Shallice T. The Hayling and Brixton Tests. UK: Pearson Assessment; 1997.

[86] Helmstaedter C, Lendt M, Lux S. Verbaler Lern- und Merkfähigkeitstest (VLMT). Göttingen: Hogrefe; 2001.

[87] Morris JC, Heyman A, Mohs RC, et al. The Consortium to Establish a Registry for Alzheimer's Disease (CERAD) Part 1. Clinical and neuropsychological assessment of Alzheimer's disease. Neurology. 1989; 39: 1159–1165.

[88] Grober E, Buschke H. Genuine memory deficits in dementia. Developmental Neuropsychology. 1987; 3: 13–36.

[89] Benedict, RHB. Brief Visuospatial Memory Test – Revised. Odessa, Florida: Psychological Assessment Resources: 1997.

[90]   Warrington EK, James M. The Visual Object and Space Perception Battery. Bury St Edmunds, England: Thames Valley Test Company; 1991.

[91]   Rouleau I, Salmon DP, Butters N, Kennedy C, McGuire K. Quantitative and qualitative analyses of clock drawings in Alzheimer's and Huntigton's disease. Brain and Cognition. 1992; 18: 70–87

[92]   Baron-Cohen S, Jolliffe T, Mortimore C, Robertson M. Another advanced test of theory of mind: evidence from high functioning adults, and adults with autism or Asperger Syndrome. Journal of Child Psychology and Psychiatry. 2001; 38: 813–822.

[93]   Albert M. Neuropsychology of Alzheimer's disease. In: Goldenberg G, Miller BL, Hrsg. Handbook of Clinical Neurology. Vol. 88. 3rd edition. Neuropsychology and behavioral neurology. 2008. S. 511–525.

[94]   Salmon DP, Bondi MW. Neuropsychological Assessment of Dementia. Annu Rev Psychol. 2009; 60: 257–282.

[95]   Wolf SA. Neuropsychologische Differenzialdiagnostik degenerativer Demenzen. Fortschr. Neurol Psychiat. 2009; 77: 376–388.

[96]   Weintraub S, Wicklund AH, Salmon DP. The Neuropsychological Profile of Alzheimer Disease. Cold Spring Harb Perspect Med. 2012; 2: a006171.

[97]   Funkiewiez A, Bertoux M, de Souza LC, Lévy R, Dubois B. The SEA (Social Cognition and Emotional Assessment): A clinical neuropsychological tool for early diagnosis of frontal variant of frontotemporal lobar degeneration. Neuropsychology. 2012; 26(1): 81–90.

[98]   Amieva H, Jacqmin-Gadda H, Orgogozo JM, et al. The 9 year cognitive decline before dementia of the Alzheimer type: a prospective population-based study. Brain, UK. 2005; 128 (5): 1093–1101.

[99]   Varma AR, Snowden JS, Lloyd JJ, Talbot PR, Mann DMA, Neary D. Evaluation of the NINCDS-ADRDA criteria in the differentiation of Alzheimer's disease and frontotemporal dementia. Journal of Neurology, Neurosurgery & Psychiatry. 1999; 66 (2): 184–188.

[100] McKhann GM, Knopman DS, Chertkow H, et al. The diagnosis of dementia due to Alzheimer's disease: recommendations from the National Institute on Aging-Alzheimer's Association workgroups on diagnostic guidelines for Alzheimer's disease. Alzheimers Dement. 2011; 7 (3): 263–269. doi: 10.1016/j.jalz.2011.03.005.

[101] Dubois B, Feldman HH, Jacova C, et al. Advancing research diagnostic criteria for Alzheimer's disease: the IWG-2 criteria. Lancet Neurol. 2014; 13 (6): 614–629.

[102] Welsh K, Butters N, Hughes J, Mohs R, Heyman A. Detection of abnormal memory decline in mild cases of Alzheimer's disease using CERAD neuropsychological measures. Archives of Neurology. 1991; 48 (3): 278–281.

[103] Greenaway MC, Lacritz LH, Binegar D, Weiner MF, Lipton A, Cullum CM. Patterns of verbal memory performance in mild cognitive impairment, Alzheimer disease, and normal aging. Cognitive and Behavioral Neurology. 2006; 19 (2): 79–84.

[104] Wagner M, Wolf S, Reischies FM, et al. Biomarker validation of a cued recall memory deficit in prodromal Alzheimer disease. Neurology. 2012; 78 (6): 379–386.

[105] Sarazin M, Berr C, De Rotrou J, et al. Amnestic syndrome of the medial temporal type identifies prodromal AD: a longitudinal study. Neurology. 2007; 6, 69 (19): 1859–1867.

[106] Teichmann M, Epelbaum S, Samri D, et al. Free and Cued Selective Reminding Test – accuracy for the differential diagnosis of Alzheimer's and neurodegenerative diseases: a large-scale biomarker-characterized monocenter cohort study (ClinAD). Alzheimers Dement. 2017; im Druck.

[107] Buschke H, Sliwinski MJ, Kuslansky G, Katz M, Verghese J, Lipton RB. Retention weighted recall improves discrimination of Alzheimer's disease. Journal of the International Neuropsychological Society. 2006; 12 (3): 436–440.

[108] Fuld PA, Katzman R, Davies P, Terry RD. Intrusions as a sign of Alzheimer Dementia chemical and pathological verification. Annals of Neurology. 1982; 11 (2): 155–159.

[109] Schmid NS, Taylor KI, Foldi NS, Berres M, Monsch AU. Neuropsychological signs of Alzheimer's disease 8 years prior to diagnosis. Journal of Alzheimer's Disease. 2013; 34 (2): 537–546.

[110] Delis DC, Massman PJ, Butters N, Salmon DP, Cermak LS, Kramer JH. Profiles of Demented and Amnesic Patients on the California Verbal Learning Test: Implications for the Assessment of Memory Disorders. Psychological Assessment. 2000; 3: 19–26.

[111] Crutch SJ, Lehmann M, Schott JM, Rabinovici GD, Rossor MN, Fox NC. Posterior cortical atrophy. Lancet Neurol. 2012; 11 (2): 170–178.

[112] Gorno-Tempini ML, Hillis AE, Weintraub S, et al. Classification of primary progressive aphasia and its variants. Neurology. 2011; 76 (11): 1006–1014.

[113] Ossenkoppele R, Pijnenburg YA, Perry DC, et al. The behavioural/dysexecutive variant of Alzheimer's disease: clinical, neuroimaging and pathological features. Brain, UK. 2015; 138 (9): 2732-2749.

[114] Scheltens NME, Tijms BM, Koene T, et al. Cognitive subtypes of probable Alzheimer's disease robustly identified in four cohorts. Alzheimers Dement. 2017; im Druck.

[115] Smits LL, Pijnenburg YAL, Koedam ELGE, et al. Early onset Alzheimer's disease is associated with a distinct neuropsychological profile. J Alzheimers Dis. 2012; 30 (1): 101–108.

[116] Barnes J, Dickerson BC, Frost C, Jiskoot LC, Wolk D, van der Flier WM. Alzheimer's disease first symptoms are age dependent: Evidence from the NACC dataset. Alzheimer's & dementia. 2015; 11 (11): 1349–1357.

[117] Jahn T, Werheid K. Demenzen. In: Thöne-Otto, Flor, Gauggel, Lautenbacher, Niemann, Hrsg. Fortschritte der Neuropsychologie. Bd. 15. Göttingen: Hogrefe; 2015.

[118] Kalbe E, Kessler J. Gerontoneuropsychologie – Grundlagen und Pathologie. In: Sturm W, Herrmann M, Münte TF, Hrsg. Lehrbuch der Klinischen Neuropsychologie. 2nd edition. Heidelberg: Spektrum; 2009. S. 789–819.

[119] Deuschl G, Maier W. S3-Leitlinie „Demenzen". Deutsche Gesellschaft für Psychiatrie, Psychotherapie und Nervenheilkunde (DGPPN) und Deutsche Gesellschaft für Neurologie (DGN); 2009. S. 1–94.

[120] Heser K, Bleckwenn M, Wiese B, et al. Late-Life Depressive Symptoms and Lifetime History of Major Depression: Cognitive Deficits are Largely Due to Incipient Dementia rather than Depression. Journal of Alzheimer's Disease. 2016; 54 (1): 185-199.

[121] Fossati P, Harvey PO, Le Bastard G, Ergis AM, Jouvent R, Allilaire JF. Verbal memory performance of patients with a first depressive episode and patients with unipolar and bipolar recurrent depression. Journal of Psychiatric Research. 2004; 38 (2): 137–144.

[122] Grober E, Hall C, Sanders AE, Lipton RB. Free and cued selective reminding distinguishes Alzheimer's disease from vascular dementia. J Am Geriatr Soc. 2008; 56 (5): 944–946.

[123] Oosterman JM, Scherder EJA. Distinguishing between vascular dementia and Alzheimer's disease by means of the WAIS: a meta-analysis. J Clin Exp Neuropsychol. 2006; 28 (7): 1158–1175.

[124] Calderon J, Perry RJ, Erzinclioglu SW, Berrios GE, Dening TR, Hodges JR. Perception, attention, and working memory are disproportionately impaired in dementia with Lewy bodies compared with Alzheimer's disease. Journal of Neurology, Neurosurgery & Psychiatry. 2001; 70 (2): 157–164.

[125] Metzeler-Baddeley C. A review of cognitive impairments in dementia with Lewy bodies relative to Alzheimer's disease and Parkinson's disease with dementia. Cortex. 2007; 43: 583–600.

[126] Kemp J, Philippi N, Phillipps C, Botzung A, Blanc F. Cognitive profile in prodromal disease (dementia) with Lewy bodies. Geriatrie et psychologie neuropsychiatrie du vieillissement. 2017; 15 (4): 434–442.

[127] Ferman TJ, Smith GE, Kantarci K, et al. Nonamnestic mild cognitive impairment progresses to dementia with Lewy bodies. Neurology. 2013; 81 (23): 2032–2038.

[128] Rascovsky K, Hodges JR, Knopman D, et al. Sensitivity of Revised Diagnostic Criteria for the Behavioural Variant of Frontotemporal Dementia. Brain, UK. 2011; 134 (9): 2456–2477.

[129] Slachevsky A, Villalpando JM, Sarazin M, Hahn-Barma V, Pillon B, Dubois B. Frontal Assessment Battery and Differential Diagnosis of Frontotemporal Dementia and Alzheimer Disease. Arch Neurol. 2004; 61 (7): 1104–1107.

[130] Hodges JR, Martinos M, Woollams AM, Patterson K, Adlam ALR. Repeat and Point: differentiating semantic dementia from progressive non-fluent aphasia. Cortex. 2008; 44 (9): 1265–1270.

[131] Malek-Ahmadi M, Powell JJ, Belden CM, et al. Age- and education-adjusted normative data for the Montreal Cognitive Assessment (MoCA) in older adults age 70–99. Neuropsychol Dev Cogn B Aging Neuropsychol Cogn USA. 2015; 22 (6): 755–761.

[132] Mitrushina M, Boone KB, Razani J, D'Elia LF. Handbook of normative data for neuropsychological assessment. Oxford: University Press; 2005.

[133] Thalmann B, Monsch AU, Schneitter M, et al. The CERAD neuropsychological assessment battery (CERAD-NAB) – A minimal dataset as a common tool for German-speaking Europe. Neurobiology of Aging. 2000; 21: 30.

[134] Berres M, Monsch AU, Bernasconi F, Thalmann B, Stahelin HB. Normal ranges of neuropsychological tests for the diagnosis of Alzheimer's disease. Studies in health technology and informatics. NL: Health Technology and Informatics. 2000; 77: 195–199.

[135] Schmid NS, Ehrensperger MM, Berres M, Beck IR, Monsch AU. The Extension of the German CERAD Neuropsychological Assessment Battery with Tests Assessing Subcortical, Executive and Frontal Functions Improves Accuracy in Dementia Diagnosis. Dement Geriatr Cogn Dis Extra. 2014; 4 (2): 322–334.

[136] Diehl J, Monsch AU, Aebi C, et al. Frontotemporal Dementia, Semantic Dementia, and Alzheimer's Disease: The Contribution of Standard Neuropsychological Tests to Differential Diagnosis. Journal of Geriatric Psychiatry and Neurology. 2005; 18: 39–44.

[137] Satzger W, Hampel H, Padberg F, et al. Zur praktischen Anwendung der CERAD-Testbatterie als neuropsychologisches Demenzscreening. Der Nervenarzt. 2001; 72 (3): 196–203.

[138] Randolph C, Tierney MC, Mohr E, Chase TN. The Repeatable Battery for the Assessment of Neuropsychological Status (RBANS): preliminary clinical validity. J Clin Exp Neuropsychol. 1998; 20: 310–319.

[139] Kornhuber J, Schmidtke K, Frölich L, et al. Early and differential diagnosis of dementia and mild cognitive impairment. Dementia and geriatric cognitive disorders. 2009; 27 (5): 404–417.

[140] Mistridis P, Egli SC, Iverson GL, et al. Considering the base rates of low performance in cognitively healthy older adults improves the accuracy to identify neurocognitive impairment with the Consortium to Establish a Registry for Alzheimer's Disease-Neuropsychological Assessment Battery (CERAD-NAB). European archives of psychiatry and clinical neuroscience. 2015; 265 (5): 407–417.

[141] Palmer BW, Boone KB, Lesser IM, Wohl MA. Base Rates of "Impaired" Neuropsychological Test Performance Among Healthy Older Adults. Arch Clin Neuropsychol. 1998; 13 (6): 503–511.

[142] Jak AJ, Bondi MW, Delano-Wood L, et al. Quantification of five neuropsychological approaches to defining mild cognitive impairment. The American Journal of Geriatric Psychiatry. 2009; 17 (5): 368–375.

[143] Bondi MW, Edmonds EC, Jak AJ, et al. Neuropsychological criteria for mild cognitive impairment improves diagnostic precision, biomarker associations, and progression rates. Journal of Alzheimer's Disease. 2014; 42 (1): 275–289.

[144] Wolfsgruber S, Polcher A, Koppara A, et al. Cerebrospinal fluid biomarkers and clinical progression in patients with subjective cognitive decline and mild cognitive impairment. J Alzheimers Dis. 2017; 58 (3): 939–950.

[145] Chandler MJ, Lacritz LH, Hynan LS, et al. A total score for the CERAD neuropsychological battery. Neurology. 2005; 65 (1): 102–106.

[146] Wolfsgruber S, Jessen F, Wiese B, et al. The CERAD Neuropsychological Assessment Battery Total Score Detects and Predicts Alzheimer Disease Dementia with High Diagnostic Accuracy. The American Journal of Geriatric Psychiatry, USA. 2014; 22 (10): 1017–1028.

[147] Paajanen T, Hänninen T, Tunnard C, et al. CERAD neuropsychological compound scores are accurate in detecting prodromal alzheimer's disease: a rospective AddNeuroMed study. J Alzheimers Dis. 2014; 39 (3): 679–690.

[148] Ehrensperger MM, Berres M, Taylor KI, Monsch AU. Early detection of Alzheimer's disease with a total score of the German CERAD. Journal of the International Neuropsychological Society. 2010; 16 (5): 910–920.

[149] Jessen F, Wiese B, Bachmann C, et al. Prediction of dementia by subjective memory impairment: Effects of severity and temporal association with cognitive impairment. Arch Gen Psychiatry. 2010; 67: 414–422.

[150] Mitchell AJ, Beaumont H, Ferguson D, Yadegarfar M, Stubbs B. Risk of dementia and mild cognitive impairment in older people with subjective memory complaints: meta-analysis. Acta Psychiatr Scand. 2014; 130 (6): 439–451.

[151] Rabin LA, Smart CM, Crane PK, et al. Subjective cognitive decline in older adults: an overview of self-report measures used across 19 international research studies. Journal of Alzheimer's Disease. 2015; 48 (s1): 63–86.

[152] Jessen F, Amariglio RE, van Boxtel M, et al. A conceptual framework for research on subjective cognitive decline in preclinical Alzheimer's disease. Alzheimers Dement. 2014; 10 (6): 844–852.

[153] Molinuevo JL, Rabin LA, Amariglio R, et al. Implementation of subjective cognitive decline criteria in research studies. Alzheimers Dement. 2017; 13 (3): 296–311.

[154] Rosen W, Mohs R, Davis K. A new rating scale for Alzheimer'sdisease. Am J Psychiatry. 1984; 141: 1356–1364.

[155] Mohs RC, Knopman D, Petersen RC, et al. Development of cognitive instruments for use in clinical trials of antidementia drugs: additions to the Alzheimer's Disease Assessment Scale that broaden its scope: the Alzheimer's Disease Cooperative Study. Alzheimer Dis Assoc Disord. 1997; 11: 13–21.

[156] Raghavan N, Samtani MN, Farnum M, et al. The ADAS-Cog revisited: novel composite scales based on ADAS-Cog to improve efficiency in MCI and early AD trials. Alzheimer's & Dementia. 2013; 9 (1): 21–31.

[157] Wang J, Logovinsky V, Hendrix SB, et al. ADCOMS: a composite clinical outcome for prodromal Alzheimer's disease trials. J Neurol Neurosurg Psychiatr. 2016; 87 (9): 993–999.

[158] Donohue MC, Sperling RA, Salmon DP, et al. The preclinical Alzheimer cognitive composite: measuring amyloid-related decline. JAMA Neurology. 2014; 71 (8): 961–970.

[159] Bateman RJ, Benzinger TL, Berry S, et al. The DIAN-TU Next Generation Alzheimer's prevention trial: Adaptive design and disease progression model. Alzheimers Dement. 2017; 13 (1): 8–19.

[160] Dowling NM, Hermann B, La Rue A, Sager MA. Latent structure and factorial invariance of a neuropsychological test battery for the study of preclinical Alzheimer's disease. Neuropsychology, USA. 2010; 24: 742–756.

[161] Racine AM, Koscik RL, Berman SE, et al. Biomarker clusters are differentially associated with longitudinal cognitive decline in late midlife. Brain, UK. 2016; 139 (8): 2261–2274.

[162] Rentz DM, Parra Rodriguez MA, Amariglio R, Stern Y, Sperling R, Ferris S. Promising developments in neuropsychological approaches for the detection of preclinical Alzheimer's disease: a selective review. Alzheimer's research & therapy. 2013; 5 (6): 58.

[163] Polcher A, Frommann I, Koppara A, Wolfsgruber S, Jessen F, Wagner M. Face-Name Associative Recognition Deficits in Subjective Cognitive Decline and Mild Cognitive Impairment. J Alzheimers Dis, NL. 2017; 56 (3): 1185–1196.

[164] Koppara A, Frommann I, Polcher A, et al. Feature Binding Deficits in Subjective Cognitive Decline and in Mild Cognitive Impairment. J Alzheimers Dis, NL. 2015; 48: 161–170.

[165] Sliwinski MJ, Mogle JA, Hyun J, Munoz E, Smyth JM, Lipton RB. Reliability and Validity of Ambulatory Cognitive Assessments. Assessment 2018; 25: 14–30.

[166] Haupt M, Kurz A, Jänner M. A 2-year follow-up of behavioural and psychological symptoms in Alzheimer's disease. Dement Geriatr Cogn Disord. 2000; 11 (3): 147–152.

[167] Lyketsos CG, Lopez O, Jones B, et al. Prevalence of neuropsychiatric symptoms in dementia and mild cognitive impairment: results from the cardiovascular health study. JAMA. 2002; 288 (12): 1475–1483.

[168] Margallo-Lana M, Swann A, O'Brien J, et al. Prevalence and pharmacological management of behavioural and psychological symptoms amongst dementia sufferers living in care environments. Int J Geriatr Psychiatry. 2001; 16 (1): 39–44.

[169] Zimmer JG, Watson N, Treat A. Behavioral problems among patients in skilled nursing facilities. Am J Public Health. 1984; 74 (10): 1118–1121.

[170] Zuidema SU, Derksen E, Verhey FR. Prevalence of neuropsychiatric symptoms in a large sample of Dutch nursing home patients with dementia. Int J Geriatr Psychiatry. 2007; 22 (7): 632–638.

[171] Testad I, Aasland AM, Aarsland D. Prevalence and correlates of disruptive behavior in patients in Norwegian nursing homes. Int J Geriatr Psychiatry. 2007; 22 (9): 916–921.

[172] Cohen-Mansfield J, Marx MS, Rosenthal AS. A description of agitation in a nursing home. J Gerontol. 1989; 44 (3): 77–84.

[173] Shin IS, Carter M, Masterman D, et al. Neuropsychiatric symptoms and quality of life in Alzheimer disease. Am J Geriatr Psychiatry. 2005; 13 (6): 469–474.

[174] Yaffe K, Fox P, Newcomer R, et al. Patient and caregiver characteristics and nursing home placement in patients with dementia. JAMA. 2002; 287 (16): 2090–2097.

[175] Wetterling T, Gutzmann H, Haupt K. Reasons for referral to a gerontopsychiatric department. Nervenarzt. 2008;79 (3): 340–347.

[176] Salzman C, Jeste DV, Meyer RE, et al. Elderly patients with dementia-related symptoms of severe agitation and aggression: consensus statement on treatment options, clinical trials methodology, and policy. J Clin Psychiatry. 2008; 69 (6): 889–898.

[177] Selbaek G, Kirkevold Ø, Engedal K. The prevalence of psychiatric symptoms and behavioural disturbances and the use of psychotropic drugs in Norwegian nursing homes. Int J Geriatr Psychiatry. 2007; 22 (9): 843–849.

[178] Kuehn BM. FDA: Antipsychotics risky for elderly. JAMA. 2008; 300 (4): 379–380.

[179] Ballard C, Hanney ML, Theodoulou M, et al. The dementia antipsychotic withdrawal trial (DART-AD): long-term follow-up of a randomised placebo-controlled trial. Lancet Neurol. 2009; 8 (2): 151–157.

[180] Gruber-Baldini AL, Boustani M, Sloane PD, et al. Behavioral symptoms in residential care/assisted living facilities: prevalence, risk factors, and medication management. J Am Geriatr Soc. 2004; 52 (10): 1610–1617.

[181] Dunkin JJ, Anderson-Hanley C. Dementia caregiver burden: a review of the literature and guidelines for assessment and intervention. Neurology. 1998; 51 (1): 53–60, discussion S5–7.

[182] Takai M, Takahashi M, Iwamitsu Y, et al. The experience of burnout among home caregivers of patients with dementia: relations to depression and quality of life. Arch Gerontol Geriatr. 2009; 49 (1): 1–5.

[183] Chan SS, Lam LC, Tam CW, et al. Prevalence of clinically significant depressive symptoms in an epidemiologic sample of community-dwelling elders with milder forms of cognitive impairment in Hong Kong SAR. Int J Geriatr Psychiatry. 2008; 23 (6): 611–617.

[184] Rosness TA, Barca ML, Engedal K. Occurrence of depression and its correlates in early onset dementia patients. Int J Geriatr Psychiatry. 2010; 25 (7): 704–711.

[185] Lee HB, Lyketsos CG. Depression in Alzheimer's disease: heterogeneity and related issues. Biol Psychiatry. 2003; 54 (3): 353–362.

[186] Rapp MA, Schnaider-Beeri M, Wysocki M, et al. Cognitive Decline in Patients With Dementia as a Function of Depression. Am J Geriatr Psychiatry. 2011; 19 (4): 357–363.

[187] Singh-Manoux A, Akbaraly TN, Marmot M, et al. Persistent depressive symptoms and cognitive function in late midlife: the Whitehall II study. J Clin Psychiatry. 2010; 71 (10): 1379–1385.

[188] Baller M, Boorsma M, Frijters DH, et al. Depression in Dutch homes for the elderly: under-diagnosis in demented residents? Int J Geriatr Psychiatry. 2010; 25 (7): 712–718.

[189] Rovner BW, German PS, Brant LJ, et al. Depression and mortality in nursing homes. JAMA. 1991; 265 (8): 993–996.

[190] Marin RS, Firinciogullari S, Biedrzycki RC. The sources of convergence between measures of apathy and depression. J Affect Disord. 1993; 28 (2): 117–124.

[191] Gallo JJ, Rabins PV. Depression without sadness: alternative presentations of depression in late life. Am Fam Physician. 1999; 60 (3): 820–826.

[192] Kunik ME, Snow AL, Davila JA, et al. Causes of aggressive behavior in patients with dementia. J Clin Psychiatry. 2010; 71 (9): 1145–1152.

[193] Cummings JL, Mega M, Gray K, Rosenberg-Thompson S, Carusi DA, Gornbein J. The Neuropsychiatric Inventory: comprehensive assessment of psychopathology in dementia. Neurology. 1994; 44 (12): 2308–2314.

[194] Cummings JL. The Neuropsychiatric Inventory: assessing psychopathology in dementia patients. Neurology. 1997; 48 (5/6): 10–16.

[195] Reisberg B, Borenstein J, Salob SP, Ferris SH, Franssen E, Georgotas A. Behavioral symptoms in Alzheimer's disease: phenomenology and treatment. J Clin Psychiatry. 1987; 48: 9–15.

[196] Cohen-Mansfield J, Dakheel-Ali M, Jensen B, Marx MS, Thein K. An analysis of the relationships among engagement, agitated behavior, and affect in nursing home residents with dementia. Int Psychogeriatr. 2012; 24 (5): 742–752.

[197] Rosen J, Burgio L, Kollar M, et al. The Pittsburgh Agitation Scale: a user-friendly instrument for rating agitation in dementia patients. Am J Geriatr Psychiatry. 1994; 2 (1): 52–59.

[198] Kaufer DI, Cummings JL, Christine D, et al. Assessing the impact of neuropsychiatric symptoms in Alzheimer's disease: the Neuropsychiatric Inventory Caregiver Distress Scale. J Am Geriatr Soc. 1998; 46 (2): 210–215.

[199] Lange RT, Hopp GA, Kang N. Psychometric properties and factor structure of the Neuropsychiatric Inventory Nursing Home version in an elderly neuropsychiatric population. Int J Geriatr Psychiatry. 2004; 19 (5): 440–448.

[200] Selbaek G, Kirkevold Ø, Engedal K. The course of psychiatric and behavioral symptoms and the use of psychotropic medication in patients with dementia in Norwegian nursing homes – a 12-month follow-up study. Am J Geriatr Psychiatry. 2008; 16 (7): 528–536.

[201] Reisberg B, Monteiro I, Torossian C, et al. The BEHAVE-AD Assessment System: A Perspective, A Commentary on New Findings, and A Historical Review. Dement Geriatr Cogn Disord. 2014; 38 (1–2): 89–146.

[202] Monteiro IM, Boksay I, Auer SR, Torossian C, Sinaiko E, Reisberg B. Reliability of routine clinical instruments for the assessment of Alzheimer's disease administered by telephone. J Geriatr Psychiatry Neurol. 1998; 11 (1): 18–24.

[203] Brodaty H, Ames D, Snowdon J, et al. A randomized placebo-controlled trial of risperidone for the treatment of aggression, agitation, and psychosis of dementia. J Clin Psychiatry. 2003; 64 (2): 134–143.

[204] De Deyn PP, Rabheru K, Rasmussen A, et al. A randomized trial of risperidone, placebo, and haloperidol for behavioral symptoms of dementia. Neurology. 1999; 53 (5): 946–955.

[205] Teut M, Schnabel K, Baur R, et al. Effects and feasibility of an Integrative Medicine program for geriatric patients-a cluster-randomized pilot study. Clin Interv Aging. 2013; 8: 953–961.

[206] Choy CN, Lam LC, Chan WC, Li SW, Chiu HF. Agitation in Chinese elderly: validation of the Chinese version of the Cohen-Mansfield Agitation Inventory. Int Psychogeriatr. 2001; 13 (3): 325–335.

[207] de Jonghe JF, Kat MG. Factor structure and validity of the Dutch version of the Cohen-Mansfield Agitation Inventory (CMAI-D). J Am Geriatr Soc. 1996; 44 (7): 888–889.

[208] Miller RJ, Snowdon J, Vaughan R. The use of the Cohen-Mansfield Agitation Inventory in the assessment of behavioral disorders in nursing homes. J Am Geriatr Soc. 1995; 43 (5): 546–549.

[209] Rabinowitz J, Davidson M, De Deyn PP, Katz I, Brodaty H, Cohen-Mansfield J. Factor analysis of the Cohen-Mansfield Agitation Inventory in three large samples of nursing home patients with dementia and behavioral disturbance. Am J Geriatr Psychiatry. 2005; 13 (11): 991–998.

[210] Weiner MF, Tractenberg RE, Jin S, et al. Assessing Alzheimer's disease patients with the Cohen-Mansfield Agitation Inventory: scoring and clinical implications. J Psychiatr Res. 2002; 36 (1): 19–25.

[211] Majić T, Pluta JP, Mell T, Treusch Y, Gutzmann H, Rapp MA. Correlates of agitation and depression in nursing home residents with dementia. Int Psychogeriatr. 2012; 24 (11): 1779–1789.

[212] Rapp MA, Mell T, Majic T, et al. Agitation in nursing home residents with dementia (VIDEANT trial): effects of a cluster-randomized, controlled, guideline implementation trial. J Am Med Dir Assoc. 2013; 14 (9): 690–695.

[213] Treusch Y, Majic T, Page J, Gutzmann H, Heinz A, Rapp MA. Apathy in nursing home residents with dementia: Results from a cluster-randomized controlled trial. Eur Psychiatry. 2015; 30 (2): 251–257.

[214] Forester B, Oxman T. Measures to Assess the Noncognitive Symptoms of Dementia in the Primary Care Setting. J Clin Psychiatry. 2003; 5 (4): 158–163.

[215] Barca ML, Engedal K, Laks J, Selbaek G. A 12 months follow-up study of depression among nursing-home patients in Norway. J Affect Disord. 2010; 120 (1–3): 141–148.

[216] Yesavage JA. Geriatric depression scale: consistency of depressive symptoms over time. Percept Mot Skills. 1991; 73 (3/1): 1032.

[217] Majic T, Pluta JP, Mell T, et al. The pharmacotherapy of neuropsychiatric symptoms of dementia: a cross-sectional study in 18 homes for the elderly in Berlin. Dtsch Arztebl Int. 2010; 107 (18): 320–327.

[218] Alexopoulos GS, Abrams RC, Young RC, Shamoian CA. Cornell Scale for Depression in Dementia. Biol Psychiatry. 1988; 23 (3): 271–284.

[219] Vida S, Des Rosiers P, Carrier L, Gauthier S. Depression in Alzheimer's disease: receiver operating characteristic analysis of the Cornell Scale for Depression in Dementia and the Hamilton Depression Scale. J Geriatr Psychiatry Neurol. 1994; 7 (3): 159–62.

[220] Müller-Thomsen T, Arlt S, Mann U, Mass R, Ganzer S. Detecting depression in Alzheimer's disease: evaluation of four different scales. Arch Clin Neuropsychol. 2005; 20 (2): 271–276.

[221] Banerjee S, Hellier J, Dewey M, et al. Sertraline or mirtazapine for depression in dementia (HTA-SADD): a randomised, multicentre, double-blind, placebo-controlled trial. Lancet. 2011; 378 (9789): 403–411.

[222] Bruvik FK, Allore HG, Ranhoff AH, Engedal K. The effect of psychosocial support intervention on depression in patients with dementia and their family caregivers: an assessor-blinded randomized controlled trial. Dement Geriatr Cogn Dis Extra. 2013; 3 (1): 386–397.

[223] Sunderland T, Minichiello M. Dementia Mood Assessment Scale. Int Psychogeriatr. 1996; 8 (3): 329–331.

[224] Sunderland T, Hill JL, Lawlor BA, et al. NIMH Dementia Mood Assessment Scale (DMAS). Psychopharmacol Bull. 1988; 24 (4): 747–753.

[225] Gutzmann H, Schmidt KH, Richert A, et al. The validity of a German version of the Dementia Mood Assessment Scale (DMAS) by Sunderland. Z Gerontopsychol Psychiatr. 2008; 21: 273–280.

[226] Geda YE, Rummans TA. Pain: cause of agitation in elderly individuals with dementia. Am J Psychiatry. 1999; 156 (10): 1662–1663.

[227] Lawlor BA, Aisen PS, Green C, Fine E, Schmeidler J. Selegiline in the treatment of behavioural disturbance in Alzheimer's disease. Int J Geriatr Psychiatry. 1997; 12 (3): 319–322.

[228] Marin RS, Biedrzycki RC, Firinciogullari S. Reliability and validity of the Apathy Evaluation Scale. Psychiatry Res. 1991; 38 (2): 143–162.

[229] Marin RS. Differential diagnosis and classification of apathy. Am J Psychiatry. 1990; 147 (1): 22–30.

[230] Lueken U, Seidl U, Schwarz M, et al. Die Apathy Evaluation Scale: Erste Ergebnisse zu den psychometrischen Eigenschaften einer deutschsprachigen Übersetzung der Skala. Fortschr Neurol. 2006; 74: 1–9.

[231] Gomez-Isla T, Price JL, McKeel DW Jr, Morris JC, Growdon JH, Hyman BT. Profound loss of layer II entorhinal cortex neurons occurs in very mild Alzheimer's disease. J Neurosci. 1996; 16: 4491–4500.

[232] Braak H, Braak E, Bohl J, Bratzke H. Evolution of Alzheimer's disease related cortical lesions. J Neural Transm Suppl. 1998; 54: 97–106.

[233] Scheltens P, Barkhof F, Leys D, et al. A semiquantitative rating scale for the assessment of signal hyperintensities on magnetic resonance imaging. J Neurol Sci. 1993; 114: 7–12.

[234] Wardlaw JM, Smith EE, Biessels GJ, et al. Neuroimaging standards for research into small vessel disease and its contribution to ageing and neurodegeneration. Lancet Neurol. 2013; 12: 822–838.

[235] Udaka F, Sawada H, Kameyama M. White matter lesions and dementia: MRI-pathological correlation. Ann N Y Acad Sci. 2002; 977: 411–415.

[236] Iadecola C. The overlap between neurodegenerative and vascular factors in the pathogenesis of dementia. Acta Neuropathol. 2010; 120: 287–296.

[237] Canobbio I, Abubaker AA, Visconte C, Torti M, Pula G. Role of amyloid peptides in vascular dysfunction and platelet dysregulation in Alzheimer's disease. Frontiers in cellular neuroscience. 2015; 9: 65.

[238] Brueggen K, Dyrba M, Barkhof F, et al. Basal Forebrain and Hippocampus as Predictors of Conversion to Alzheimer's Disease in Patients with Mild Cognitive Impairment – A Multicenter DTI and Volumetry Study. J Alzheimers Dis. 2015; 48: 197–204.

[239] McKhann G, Drachman D, Folstein M, Katzman R, Price D, Stadlan EM. Clinical diagnosis of Alzheimer's disease: report of the NINCDS-ADRDA Work Group under the auspices of

Department of Health and Human Services Task Force on Alzheimer's Disease. Neurology. 1984; 34 (7): 939–944.

[240] Albert MS, DeKosky ST, Dickson D, et al. The diagnosis of mild cognitive impairment due to Alzheimer's disease: recommendations from the National Institute on Aging-Alzheimer's Association workgroups on diagnostic guidelines for Alzheimer's disease. Alzheimers Dement. 2011; 7 (3): 270–279.

[241] Sperling RA, Aisen PS, Beckett LA, et al. Toward defining the preclinical stages of Alzheimer's disease: recommendations from the National Institute on Aging-Alzheimer's Association workgroups on diagnostic guidelines for Alzheimer's disease. Alzheimers Dement. 2011; 7 (3): 280–292.

[242] www.nice.org.uk

[243] Dubois B, Feldman HH, Jacova C, et al. Research criteria for the diagnosis of Alzheimer's disease: revising the NINCDS-ADRDA criteria. Lancet Neurol. 2007; 6 (8): 734–746.

[244] Deuschl G, Maier W, et al. S3-Leitlinie „Demenzen". Deutsche Gesellschaft für Neurologie, Hrsg. Leitlinien für Diagnostik und Therapie in der Neurologie. 2016.

[245] Dubois B, Hampel H, Feldman HH, et al. Proceedings of the Meeting of the International Working Group (IWG) and the American Alzheimer's Association on "The Preclinical State of AD"; July 23, 2015; Washington DC, USA. Preclinical Alzheimer's disease: Definition, natural history, and diagnostic criteria. Alzheimers Dement. 2016; 12 (3): 292–323.

[246] WHO. The ICD-10 classification of mental and behavioural disorders: Clinical descriptions and diagnostic guidelines. Geneva: APA. 1992.

[247] American Psychiatric Association. Diagnostic and statistical manual of mental disorders. 5th edition. Washington DC; 2013.

[248] Ashburner J. Computational anatomy with the SPM software. Magn Reson Imaging. 2009; 27: 1163–1174.

[249] Scheltens P, Leys D, Barkhof F, et al. Atrophy of medial temporal lobes on MRI in "probable" Alzheimer's disease and normal ageing: diagnostic value and neuropsychological correlates. J Neurol Neurosurg Psychiatry. 1992; 55: 967–972.

[250] Harper L, Fumagalli GG, Barkhof F, et al. MRI visual rating scales in the diagnosis of dementia: evaluation in 184 post-mortem confirmed cases. Brain. 2016; 139: 1211–1225.

[251] Hachinski VC, Potter P, Merskey H. Leuko-araiosis. Arch Neurol. 1987; 44: 21–23.

[252] Fazekas F, Chawluk JB, Alavi A, Hurtig HI, Zimmerman RA. MR signal abnormalities at 1.5 T in Alzheimer's dementia and normal aging. AJR Am J Roentgenol. 1987; 149: 351–356.

[253] Gouw AA, van der Flier WM, van Straaten EC, et al. Reliability and sensitivity of visual scales versus volumetry for evaluating white matter hyperintensity progression. Cerebrovasc Dis. 2008; 25: 247–253.

[254] Wahlund LO, Barkhof F, Fazekas F, et al. European Task Force on Age-Related White Matter Changes. A new rating scale for age-related white matter changes applicable to MRI and CT. Stroke. 2001; 32: 1318–1322.

[255] Mantyla R, Erkinjuntti T, Salonen O, et al. Variable agreement between visual rating scales for white matter hyperintensities on MRI. Comparison of 13 rating scales in a poststroke cohort. Stroke. 1997; 28: 1614–1623.

[256] Teipel S, Drzezga A, Grothe MJ, et al. Multimodal imaging in Alzheimer's disease: validity and usefulness for early detection. Lancet Neurol. 2015; 14 (10): 1037–1053.

[257] Bobinski M, de Leon MJ, Wegiel J, et al. The histological validation of post mortem magnetic resonance imaging-determined hippocampal volume in Alzheimer's disease. Neuroscience. 2000; 95: 721–725.

[258] Kril JJ, Hodges J, Halliday G. Relationship between hippocampal volume and CA1 neuron loss in brains of humans with and without Alzheimer's disease. Neurosci Lett. 2004; 361: 9–12.

[259] Vemuri P, Whitwell JL, Kantarci K, et al. Antemortem MRI based STructural Abnormality iNDex (STAND)-scores correlate with postmortem Braak neurofibrillary tangle stage. Neuroimage. 2008; 42: 559–567.

[260] Whitwell JL, Dickson DW, Murray ME, et al. Neuroimaging correlates of pathologically defined subtypes of Alzheimer's disease: a case-control study. Lancet Neurol. 2012; 11: 868–877.

[261] Zarow C, Vinters HV, Ellis WG, et al. Correlates of hippocampal neuron number in Alzheimer's disease and ischemic vascular dementia. Ann Neurol. 2005; 57: 896–903.

[262] Kotrotsou A, Schneider JA, Bennett DA, et al. Neuropathologic correlates of regional brain volumes in a community cohort of older adults. Neurobiol Aging. 2015; 36: 2798–2805.

[263] Ridha BH, Barnes J, van de Pol LA, et al. Application of automated medial temporal lobe atrophy scale to Alzheimer disease. Arch Neurol. 2007; 64: 849–854.

[264] Raz N, Rodrigue KM, Head D, Kennedy KM, Acker JD. Differential aging of the medial temporal lobe: a study of a five-year change. Neurology. 2004; 62: 433–438.

[265] Barnes J, Bartlett JW, van de Pol LA, et al. A meta-analysis of hippocampal atrophy rates in Alzheimer's disease. Neurobiol Aging. 2009; 30: 1711–1723.

[266] Seab JP, Jagust WJ, Wong ST, Roos MS, Reed BR, Budinger TF. Quantitative NMR measurements of hippocampal atrophy in Alzheimer's disease. Magn Reson Med. 1988; 8: 200–208.

[267] Du AT, Schuff N, Amend D, et al. Magnetic resonance imaging of the entorhinal cortex and hippocampus in mild cognitive impairment and Alzheimer's disease. J Neurol Neurosurg Psychiatry. 2001; 71: 441–447.

[268] Teipel SJ, Pruessner JC, Faltraco F, et al. Comprehensive dissection of the medial temporal lobe in AD: measurement of hippocampus, amygdala, entorhinal, perirhinal and parahippocampal cortices using MRI. J Neurol. 2006; 253: 794–800.

[269] Jack CR Jr, Petersen RC, Xu YC, et al. Prediction of AD with MRI-based hippocampal volume in mild cognitive impairment. Neurology. 1999; 52: 1397–1403.

[270] Killiany RJ, Hyman BT, Gomez-Isla T, et al. MRI measures of entorhinal cortex vs hippocampus in preclinical AD. Neurology. 2002; 58: 1188–1196.

[271] deToledo-Morrell L, Stoub TR, Bulgakova M, et al. MRI-derived entorhinal volume is a good predictor of conversion from MCI to AD. Neurobiol Aging. 2004; 25: 1197–1203.

[272] Klein A, Andersson J, Ardekani BA, et al. Evaluation of 14 nonlinear deformation algorithms applied to human brain MRI registration. Neuroimage. 2009; 46: 786–802.

[273] Leung KK, Barnes J, Ridgway GR, et al. Automated cross-sectional and longitudinal hippocampal volume measurement in mild cognitive impairment and Alzheimer's disease. Neuroimage. 2010; 51: 1345–1359.

[274] van de Pol LA, Barnes J, Scahill RI, et al. Improved reliability of hippocampal atrophy rate measurement in mild cognitive impairment using fluid registration. Neuroimage. 2007; 34: 1036–1041.

[275] Morra JH, Tu Z, Apostolova LG, et al. Automated mapping of hippocampal atrophy in 1-year repeat MRI data from 490 subjects with Alzheimer's disease, mild cognitive impairment, and elderly controls. Neuroimage. 2009; 45: 3–15.

[276] Chupin M, Gerardin E, Cuingnet R, et al. Alzheimer's Disease Neuroimaging I. Fully automatic hippocampus segmentation and classification in Alzheimer's disease and mild cognitive impairment applied on data from ADNI. Hippocampus. 2009; 19: 579–587.

[277] Teipel S, Heinsen H, Amaro E Jr, Grinberg LT, Krause B, Grothe M. Alzheimer's Disease Neuroimaging I. Cholinergic basal forebrain atrophy predicts amyloid burden in Alzheimer's disease. Neurobiol Aging. 2014; 35: 482–491.

[278] Ewers M, Walsh C, Trojanowski JQ, et al. Prediction of conversion from mild cognitive impairment to Alzheimer's disease dementia based upon biomarkers and neuropsychological test performance. Neurobiol Aging. 2012; 33: 1203–1214.

[279] Clerx L, van Rossum IA, Burns L, et al. Measurements of medial temporal lobe atrophy for prediction of Alzheimer's disease in subjects with mild cognitive impairment. Neurobiol Aging. 2013; 34: 2003–2013.

[280] Colliot O, Chetelat G, Chupin M, et al. Discrimination between Alzheimer disease, mild cognitive impairment, and normal aging by using automated segmentation of the hippocampus. Radiology. 2008; 248: 194–201.

[281] Mak HK, Zhang Z, Yau KK, Zhang L, Chan Q, Chu LW. Efficacy of voxel-based morphometry with DARTEL and standard registration as imaging biomarkers in Alzheimer's disease patients and cognitively normal older adults at 3.0 Tesla MR imaging. J Alzheimers Dis. 2011; 23: 655–664.

[282] Frisoni GB, Jack CR Jr, Bocchetta M, et al. The EADC-ADNI Harmonized Protocol for manual hippocampal segmentation on magnetic resonance: evidence of validity. Alzheimers Dement. 2015; 11: 111–125.

[283] Frisoni GB, Jack CR. Harmonization of magnetic resonance-based manual hippocampal segmentation: a mandatory step for wide clinical use. Alzheimers Dement. 2011; 7: 171–174.

[284] Konrad C, Ukas T, Nebel C, Arolt V, Toga AW, Narr KL. Defining the human hippocampus in cerebral magnetic resonance images – an overview of current segmentation protocols. Neuroimage. 2009; 47: 1185–1195.

[285] Boccardi M, Ganzola R, Bocchetta M, et al. Survey of protocols for the manual segmentation of the hippocampus: preparatory steps towards a joint EADC-ADNI harmonized protocol. J Alzheimers Dis. 2011; 26 (3): 61–75.

[286] Boccardi M, Bocchetta M, Apostolova LG, et al. Delphi definition of the EADC-ADNI Harmonized Protocol for hippocampal segmentation on magnetic resonance. Alzheimers Dement. 2015; 11: 126–138.

[287] Boccardi M, Bocchetta M, Morency FC, et al. Training labels for hippocampal segmentation based on the EADC-ADNI harmonized hippocampal protocol. Alzheimers Dement. 2015; 11: 172–183.

[288] [Zugriff 18. 9. 2017]. URL: www.hippocampal-protocol.net/SOPs/index.php

[289] Teipel S, Kilimann I, Thyrian R, Klöppel S, Hoffmann W. Potential role of neuroimaging markers for early diagnosis of dementia in primary care. Curr Alzheimer Res. 2018; 15: 18–27.

[290] Giannakopoulos P, Kovari E, Gold G, von Gunten A, Hof PR, Bouras C. Pathological substrates of cognitive decline in Alzheimer's disease. Front Neurol Neurosci. 2009; 24: 20–29.

[291] de Flores R, La Joie R, Chetelat G. Structural imaging of hippocampal subfields in healthy aging and Alzheimer's disease. Neuroscience. 2015; 309: 29–50.

[292] La Joie R, Perrotin A, de La Sayette V, et al. Hippocampal subfield volumetry in mild cognitive impairment, Alzheimer's disease and semantic dementia. Neuroimage Clin. 2013; 3: 155–162.

[293] Mueller SG, Weiner MW. Selective effect of age, Apo e4, and Alzheimer's disease on hippocampal subfields. Hippocampus. 2009; 19: 558–564.

[294] Yushkevich PA, Amaral RS, Augustinack JC, et al. Quantitative comparison of 21 protocols for labeling hippocampal subfields and parahippocampal subregions in in vivo MRI: towards a harmonized segmentation protocol. Neuroimage. 2015; 111: 526–541.

[295] de Flores R, La Joie R, Landeau B, et al. Effects of age and Alzheimer's disease on hippocampal subfields: comparison between manual and FreeSurfer volumetry. Hum Brain Mapp. 2015; 36: 463–474.

[296] Yushkevich PA, Pluta JB, Wang H, et al. Automated volumetry and regional thickness analysis of hippocampal subfields and medial temporal cortical structures in mild cognitive impairment. Hum Brain Mapp. 2015; 36: 258–287.

[297] Whitehouse PJ, Price DL, Struble RG, Clark AW, Coyle JT, Delon MR. Alzheimer's disease and senile dementia: loss of neurons in the basal forebrain. Science. 1982; 215: 1237–1239.

[298] Bartus RT, Dean RL 3rd, Beer B, Lippa AS. The cholinergic hypothesis of geriatric memory dysfunction. Science. 1982; 217: 408–414.

[299] Birks J. Cholinesterase inhibitors for Alzheimer's disease. Cochrane Database Syst. 2006; Rev:CD005593.

[300] Teipel SJ, Flatz WH, Heinsen H, et al. Measurement of basal forebrain atrophy in Alzheimer's disease using MRI. Brain. 2005; 128: 2626–2644.

[301] Zaborszky L, Hoemke L, Mohlberg H, Schleicher A, Amunts K, Zilles K. Stereotaxic probabilistic maps of the magnocellular cell groups in human basal forebrain. Neuroimage. 2008; 42: 1127–1141.

[302] Grothe M, Heinsen H, Teipel SJ. Atrophy of the cholinergic basal forebrain over the adult age range and in early stages of Alzheimer's disease. Biol Psychiatry. 2012; 71: 805–813.

[303] Grothe M, Zaborszky L, Atienza M, et al. Reduction of basal forebrain cholinergic system parallels cognitive impairment in patients at high risk of developing Alzheimer's disease. Cereb Cortex. 2010; 20: 1685–1695.

[304] Grothe M, Heinsen H, Teipel S. Longitudinal measures of cholinergic forebrain atrophy in the transition from healthy aging to Alzheimer's disease. Neurobiol Aging. 2013; 34: 1210–1220.

[305] Kilimann I, Grothe M, Heinsen H, et al. Subregional Basal forebrain atrophy in Alzheimer's disease: a multicenter study. J Alzheimers Dis. 2014; 40: 687–700.

[306] Whitwell JL, Przybelski SA, Weigand SD, et al. 3D maps from multiple MRI illustrate changing atrophy patterns as subjects progress from mild cognitive impairment to Alzheimer's disease. Brain. 2007; 130: 1777–1786.

[307] Grothe MJ, Teipel SJ. Alzheimer's Disease Neuroimaging I. Spatial patterns of atrophy, hypometabolism, and amyloid deposition in Alzheimer's disease correspond to dissociable functional brain networks. Hum Brain Mapp. 2016; 37: 35–53.

[308] Dickerson BC, Bakkour A, Salat DH, et al. The cortical signature of Alzheimer's disease: regionally specific cortical thinning relates to symptom severity in very mild to mild AD dementia and is detectable in asymptomatic amyloid-positive individuals. Cereb Cortex. 2009; 19: 497–510.

[309] Kloppel S, Stonnington CM, Chu C, et al. Automatic classification of MR scans in Alzheimer's disease. Brain. 2008; 131: 681–689.

[310] Davatzikos C, Xu F, An Y, Fan Y, Resnick SM. Longitudinal progression of Alzheimer's-like patterns of atrophy in normal older adults: the SPARE-AD index. Brain. 2009; 132: 2026–2035.

[311] Desikan RS, Cabral HJ, Hess CP, et al. Automated MRI measures identify individuals with mild cognitive impairment and Alzheimer's disease. Brain. 2009; 132: 2048–2057.

[312] Cuingnet R, Gerardin E, Tessieras J, et al. Alzheimer's Disease Neuroimaging I. Automatic classification of patients with Alzheimer's disease from structural MRI: a comparison of ten methods using the ADNI database. Neuroimage. 2011; 56: 766–781.

[313] Martinez-Murcia FJ, Gorriz JM, Ramirez J, Ortiz A. A Statistical Projection of MRI Brain Images for the Detection of Alzheimer's Disease. Curr Alzheimer Res. 2016; 13: 575–588.

[314] Kloppel S, Stonnington CM, Barnes J, et al. Accuracy of dementia diagnosis: a direct comparison between radiologists and a computerized method. Brain. 2008; 131: 2969–2974.

[315] Misra C, Fan Y, Davatzikos C. Baseline and longitudinal patterns of brain atrophy in MCI patients, and their use in prediction of short-term conversion to AD: results from ADNI. Neuroimage. 2009; 44: 1415–1422.

[316] Gaser C, Franke K, Kloppel S, Koutsouleris N, Sauer H. In Mild Cognitive Impaired Patients: Predicting the Conversion to Alzheimer's Disease. PLoS One. 2013; 8: e67346.

[317] Lebedev AV, Westman E, Van Westen GJ, et al. Random Forest ensembles for detection and prediction of Alzheimer's disease with a good between-cohort robustness. Neuroimage Clin. 2014; 6: 115–125.

[318] Moradi E, Pepe A, Gaser C, Huttunen H, Tohka J. Machine learning framework for early MRI-based Alzheimer's conversion prediction in MCI subjects. Neuroimage. 2015; 104: 398–412.

[319] Vemuri P, Simon G, Kantarci K, et al. Antemortem differential diagnosis of dementia pathology using structural MRI: Differential-STAND. Neuroimage. 2011; 55: 522–531.

[320] Devanand DP, Liu X, Tabert MH, et al. Combining early markers strongly predicts conversion from mild cognitive impairment to Alzheimer's disease. Biol Psychiatry. 2008; 64: 871–879.

[321] Liu Y, Mattila J, Ruiz MA, et al. Predicting AD conversion: comparison between prodromal AD guidelines and computer assisted PredictAD tool. PLoS One. 2013; 8: e55246.

[322] Davies RR, Hodges JR, Kril JJ, Patterson K, Halliday GM, Xuereb JH. The pathological basis of semantic dementia. Brain 2005; 128 (9): 1984–1995.

[323] Johnson JK, Diehl J, Mendez MF, et al. Frontotemporal lobar degeneration: demographic characteristics of 353 patients. Arch Neurol. 2005; 62 (6): 925–930.

[324] Bonner MF, Ash S, Grossman M. The new classification of primary progressive aphasia into semantic, logopenic, or nonfluent/agrammatic variants. Curr Neurol Neurosci Rep. 2010; 10 (6): 484–490.

[325] Salloway S, Sperling R, Fox NC, et al. Two phase 3 trials of bapineuzumab in mild-to-moderate Alzheimer's disease. N Engl J Med. 2014; 370 (4): 322–333.

[326] Davies L, Wolska B, Hilbich C, et al. A4 amyloid protein deposition and the diagnosis of Alzheimer's disease: prevalence in aged brains determined by immunocytochemistry compared with conventional neuropathologic techniques. Neurology. 1988; 38 (11): 1688–1693.

[327] Braak E, Griffing K, Arai K, Bohl J, Bratzke H, Braak H. Neuropathology of Alzheimer's disease: what is new since A. Alzheimer? Eur Arch Psychiatry Clin Neurosci 1999; 249 (3): 14–22.

[328] Jack CR Jr, Bennett DA, Blennow K, et al. A/T/N: An unbiased descriptive classification scheme for Alzheimer disease biomarkers. Neurology 2016; 87 (5): 539–547.

[329] Klunk WE, Engler H, Nordberg A, et al. Imaging brain amyloid in Alzheimer's disease with Pittsburgh Compound-B. Ann Neurol. 2004; 55 (3): 306–319.

[330] Barthel H, Gertz HJ, Dresel S, et al. Cerebral amyloid-beta PET with florbetaben (18F) in patients with Alzheimer's disease and healthy controls: a multicentre phase 2 diagnostic study. Lancet Neurol. 2011; 10 (5): 424–435.

[331] Fleisher AS, Chen K, Liu X, et al. Using positron emission tomography and florbetapir F18 to image cortical amyloid in patients with mild cognitive impairment or dementia due to Alzheimer disease. Arch Neurol 2011; 68 (11): 1404–1411.

[332] Vandenberghe R, Van Laere K, Ivanoiu A, et al. 18F-flutemetamol amyloid imaging in Alzheimer disease and mild cognitive impairment: a phase 2 trial. Ann Neurol 2010; 68 (3): 319–329.

[333] Bacskai BJ, Frosch MP, Freeman SH, et al. Molecular imaging with Pittsburgh Compound B confirmed at autopsy: a case report. Arch Neurol. 2007; 64 (3): 431434.

[334] Clark CM, Schneider JA, Bedell BJ, et al. Use of florbetapir-PET for imaging beta-amyloid pathology. JAMA. 2011; 305 (3): 275–283.

[335] Ikonomovic MD, Klunk WE, Abrahamson EE, et al. Post-mortem correlates of in vivo PiB-PET amyloid imaging in a typical case of Alzheimer's disease. Brain. 2008; 131 (6): 1630–1645.

[336] Kadir A, Marutle A, Gonzalez D, et al. Positron emission tomography imaging and clinical progression in relation to molecular pathology in the first Pittsburgh Compound B positron emission tomography patient with Alzheimer's disease. Brain. 2011; 134 (1): 301–317.

[337] Leinonen V, Alafuzoff I, Aalto S, et al. Assessment of beta-amyloid in a frontal cortical brain biopsy specimen and by positron emission tomography with carbon 11-labeled Pittsburgh Compound B. Arch Neurol. 2008; 65 (10): 1304–1309.

[338] Sojkova J, Driscoll I, Iacono D, et al. In vivo fibrillar beta-amyloid detected using [11C]PiB positron emission tomography and neuropathologic assessment in older adults. Arch Neurol. 2011; 68 (2): 232–240.

[339] Villemagne VL, McLean CA, Reardon K, et al. 11C-PiB PET studies in typical sporadic Creutzfeldt-Jakob disease. J Neurol Neurosurg Psychiatry. 2009; 80 (9): 998–1001.

[340] Wolk DA, Grachev ID, Buckley C, et al. Association between in vivo fluorine 18-labeled flutemetamol amyloid positron emission tomography imaging and in vivo cerebral cortical histopathology. Arch Neurol. 2011; 68 (11): 1398–1403.

[341] Forsberg A, Engler H, Almkvist O, et al. PET imaging of amyloid deposition in patients with mild cognitive impairment. Neurobiol Aging. 2008; 29 (10): 1456–1465.

[342] Koivunen J, Scheinin N, Virta JR, et al. Amyloid PET imaging in patients with mild cognitive impairment: a 2-year follow-up study. Neurology. 2011; 76 (12): 1085–1090.

[343] Okello A, Koivunen J, Edison P, et al. Conversion of amyloid positive and negative MCI to AD over 3 years: an 11C-PIB PET study. Neurology. 2009; 73 (10): 754–760.

[344] Villemagne VL, Pike KE, Chetelat G, et al. Longitudinal assessment of Abeta and cognition in aging and Alzheimer disease. Ann Neurol. 2011; 69 (1): 181–192.

[345] Zhang S, Han D, Tan X, Feng J, Guo Y, Ding Y. Diagnostic accuracy of 18 F-FDG and 11 C-PIB-PET for prediction of short-term conversion to Alzheimer's disease in subjects with mild cognitive impairment. Int J Clin Pract. 2012; 66 (2): 185–198.

[346] Nordberg A, Carter SF, Rinne J, et al. A European multicentre PET study of fibrillar amyloid in Alzheimer's disease. Eur J Nucl Med Mol Imaging: 2013; 40 (1): 104–114.

[347] Mintun MA, Larossa GN, Sheline YI, et al. [11C]PIB in a nondemented population: potential antecedent marker of Alzheimer disease. Neurology: 2006; 67 (3): 446–452.

[348] Pike KE, Savage G, Villemagne VL, et al. Beta-amyloid imaging and memory in non-demented individuals: evidence for preclinical Alzheimer's disease. Brain. 2007; 130 (11): 2837–2844.

[349] Villemagne VL, Pike KE, Darby D, et al. Abeta deposits in older non-demented individuals with cognitive decline are indicative of preclinical Alzheimer's disease. Neuropsychologia. 2008; 46 (6): 1688–1697.

[350] Villemagne VL, Fodero-Tavoletti MT, Pike KE, Cappai R, Masters CL, Rowe CC. The ART of loss: Abeta imaging in the evaluation of Alzheimer's disease and other dementias. Mol Neurobiol. 2008; 38 (1): 1–15.

[351] Jansen WJ, Ossenkoppele R, Tijms BM, et al. Prevalence of cerebral amyloid pathology in persons without dementia: a meta-analysis. JAMA. 2015; 313 (19): 1924–1938.

[352] Hedden T, Van Dijk KR, Becker JA, et al. Disruption of functional connectivity in clinically normal older adults harboring amyloid burden. J Neurosci. 2009; 29 (40): 12686–12694.

[353] Sperling RA, Laviolette PS, O'Keefe K, et al. Amyloid deposition is associated with impaired default network function in older persons without dementia. Neuron. 2009; 63 (2): 178–188.

[354] Drzezga A, Becker JA, Van Dijk KR, et al. Neuronal dysfunction and disconnection of cortical hubs in non-demented subjects with elevated amyloid burden. Brain. 2011; 134 (6): 1635–1646.

[355] Ossenkoppele R, Jansen WJ, Rabinovici GD, et al. Prevalence of amyloid PET positivity in dementia syndromes: a meta-analysis. JAMA. 2015; 313 (19): 1939–1949.

[356] McKeith IG, Dickson DW, Lowe J, et al. Diagnosis and management of dementia with Lewy bodies: third report of the DLB Consortium. Neurology. 2005; 65 (12): 1863–1872.

[357] Ishii K. Clinical application of positron emission tomography for diagnosis of dementia. Ann Nucl Med. 2002; 16 (8): 515–525.

[358] Weisman D, Cho M, Taylor C, Adame A, Thal LJ, Hansen LA. In dementia with Lewy bodies, Braak stage determines phenotype, not Lewy body distribution. Neurology. 2007; 69 (4): 356–359.

[359] Rowe CC, Ng S, Ackermann U, et al. Imaging beta-amyloid burden in aging and dementia. Neurology. 2007; 68 (20): 1718–1725.

[360] Edison P, Rowe CC, Rinne JO, et al. Amyloid load in Parkinson's disease dementia and Lewy body dementia measured with [11C]PIB positron emission tomography. J Neurol Neurosurg Psychiatry. 2008; 79 (12): 1331–1338.

[361] Zaccai J, McCracken C, Brayne C. A systematic review of prevalence and incidence studies of dementia with Lewy bodies. Age Ageing. 2005; 34 (6): 561–566.

[362] McKeith I, O'Brien J, Walker Z, et al. Sensitivity and specificity of dopamine transporter imaging with 123I-FP-CIT SPECT in dementia with Lewy bodies: a phase III, multicentre study. Lancet Neurol. 2007; 6 (4): 305–313.

[363] Johnson KA, Minoshima S, Bohnen NI, et al. Appropriate use criteria for amyloid PET: a report of the Amyloid Imaging Task Force, the Society of Nuclear Medicine and Molecular Imaging, and the Alzheimer's Association. J Nucl Med. 2013; 54 (3): 476–490.

[364] Price JC, Klunk WE, Lopresti BJ, et al. Kinetic modeling of amyloid binding in humans using PET imaging and Pittsburgh Compound-B. J Cereb Blood Flow Metab. 2005; 25 (11): 1528–1547.

[365] Mormino EC, Kluth JT, Madison CM, et al. J Episodic memory loss is related to hippocampal-mediated beta-amyloid deposition in elderly subjects. Brain. 2009; 132 (5): 1310–1323.

[366] Wolk DA. Amyloid imaging in atypical presentations of Alzheimer's disease. Curr Neurol Neurosci Rep. 2013; 13 (12): 412.

[367] Shi J, Shaw CL, Du Plessis D, et al. Histopathological changes underlying frontotemporal lobar degeneration with clinicopathological correlation. Acta Neuropathol (Berl). 2005; 110 (5): 501–512.

[368] Neumann M, Sampathu DM, Kwong LK, et al. Ubiquitinated TDP-43 in frontotemporal lobar degeneration and amyotrophic lateral sclerosis. Science. 2006; 314 (5796): 130–133.

[369] Ikeda M, Ishikawa, T Tanabe H. Epidemiology of frontotemporal lobar degeneration. Dement Geriatr Cogn Disord. 2004; 17 (4): 265–268.

[370] Snowden JS. Semantic dysfunction in frontotemporal lobar degeneration. Dement Geriatr Cogn Disord. 1999; 10 (1): 33–36.

[371] Neary D, Snowden JS, Gustafson L, et al. Frontotemporal lobar degeneration: a consensus on clinical diagnostic criteria. Neurology: 1998; 51 (6): 1546–1554.

[372] Neary D, Snowden JS, Mann DM. Classification and description of frontotemporal dementias. Ann N Y Acad Sci. 2000; 920: 46–51.

[373] Mesulam M, Wieneke C, Rogalski E, Cobia D, Thompson C, Weintraub S. Quantitative template for subtyping primary progressive aphasia. Arch Neurol. 2009; 66 (12): 1545–1551.

[374] Grossman M. Primary progressive aphasia: clinicopathological correlations. Nat Rev Neurol. 2010; 6 (2): 88–97.

[375] Rabinovici GD, Jagust WJ, Furst AJ, et al. Abeta amyloid and glucose metabolism in three variants of primary progressive aphasia. Ann Neurol. 2008; 64 (4): 388–401.

[376] Drzezga A, Grimmer T, Henriksen G, et al. Imaging of amyloid plaques and cerebral glucose metabolism in semantic dementia and Alzheimer's disease. Neuroimage. 2008; 39 (2): 619–633.

[377] Johnson JK, Head E, Kim R, Starr A, Cotman CW. Clinical and pathological evidence for a frontal variant of Alzheimer disease. Arch Neurol. 1999; 56 (10): 1233–1239.

[378] Diehl-Schmid J, Grimmer T, Drzezga A, et al. Longitudinal changes of cerebral glucose metabolism in semantic dementia. Dement Geriatr Cogn Disord. 2006; 22 (4): 346–351.

[379] Rabinovici GD, Furst AJ, O'Neil JP, et al. 11C-PIB PET imaging in Alzheimer disease and frontotemporal lobar degeneration. Neurology. 2007; 68 (15): 1205–1212.

[380] Nestor PJ, Caine D, Fryer TD, Clarke J, Hodges JR. The topography of metabolic deficits in posterior cortical atrophy (the visual variant of Alzheimer's disease) with FDG-PET. J Neurol Neurosurg Psychiatry. 2003; 74 (11): 1521–1529.

[381] Formaglio M, Costes N, Seguin J, et al. In vivo demonstration of amyloid b urden in posterior cortical atrophy: a case series with PET and CSF findings. J Neurol. 2011; 258 (10): 1841–1851.

[382] de Souza LC, Corlier F, Habert MO, et al. Similar amyloid-beta burden in posterior cortical atrophy and Alzheimer's disease. Brain. 2011; 134 (7): 2036–2043.

[383] Sperling RA, Rentz DM, Johnson KA, et al. The A4 study: stopping AD before symptoms begin? Sci Transl Med. 2014; 6 (228): 228fs13.

[384] Morris GP, Clark IA, Vissel B. Inconsistencies and controversies surrounding the amyloid hypothesis of Alzheimer's disease. Acta Neuropathol Commun. 2014; 2: 135.

[385] Engler H, Forsberg A, Almkvist O, et al. Two-year follow-up of amyloid deposition in patients with Alzheimer's disease. Brain. 2006; 129 (11): 2856–2866.

[386] Grimmer T, Tholen S, Yousefi BH, et al. Progression of cerebral amyloid load is associated with the apolipoprotein E ε4 genotype in Alzheimer's disease. Biol Psychiatry. 2010; 68 (10): 879–884.

[387] Rinne JO, Brooks DJ, Rossor MN, et al. 11C-PiB PET assessment of change in fibrillar amyloid-beta load in patients with Alzheimer's disease treated with bapineuzumab: a phase 2, double-blind, placebo-controlled, ascending-dose study. Lancet Neurol. 2010; 9 (4): 363–372.

[388] Sevigny J, Chiao P, Bussiere T, et al. The antibody aducanumab reduces Abeta plaques in Alzheimer's disease. Nature. 2016; 537 (7618): 50–56.

[389] Villemagne VL, Okamura N. In vivo tau imaging: Obstacles and progress. Alzheimers Dement. 2014; 10 (3): S254–264.

[390] Okamura N, Furumoto S, Fodero-Tavoletti MT, et al. Non-invasive assessment of Alzheimer's disease neurofibrillary pathology using 18F-THK5105 PET. Brain. 2014; 137 (6): 1762–1771.

[391] Chien DT, Bahri S, Szardenings AK, et al. Early clinical PET imaging results with the novel PHF-tau radioligand [F-18]-T807. J Alzheimers Dis. 2013; 34 (2): 457–468.

[392] Johnson KA, Schultz A, Betensky RA, et al. Tau positron emission tomographic imaging in aging and early Alzheimer disease. Ann Neurol. 2016; 79 (1): 110–119.

[393] Schwarz AJ, Yu P, Miller BB, et al. Regional profiles of the candidate tau PET ligand 18F-AV-1451 recapitulate key features of Braak histopathological stages. Brain. 2016; 139 (5): 1539–1550.

[394] Harada R, Ishiki A, Kai H, et al. Correlations of (18)F-THK5351 PET with post-mortem burden of tau and astrogliosis in Alzheimer's disease. J Nucl Med. 2017; pii: doi: 10.2967/jnu-med.117.197426.

[395] Lee VM, Goedert M, Trojanowski JQ. Neurodegenerative tauopathies. Annu Rev Neurosci. 2001; 24: 1121–1159.

[396] Wang Y, Mandelkow E. Tau in physiology and pathology. Nat Rev Neurosci. 2016; 17 (1): 22–35.

[397] Nelson PT, Alafuzoff I, Bigio EH, et al. Correlation of Alzheimer disease neuropathologic changes with cognitive status: a review of the literature. J Neuropathol Exp Neurol. 2012; 71 (5): 362381.

[398] Bischof GN, Jessen F, Fliessbach K, et al. Impact of Tau and Amyloid Burden on Glucose Metabolism in Alzheimer's Disease. Annals of Clinical and Translational Neurology. 2016. [im Druck].

[399] Marquie M, Normandin MD, Vanderburg CR, et al. Validating novel tau positron emission tomography tracer [F-18]-AV-1451 (T807) on postmortem brain tissue. Ann Neurol. 2015; 78 (5): 787–800.

[400] Magistretti PJ, Pellerin L. Cellular mechanisms of brain energy metabolism and their relevance to functional brain imaging. Philos Trans R Soc Lond B Biol Sci. 1999; 354 (1387): 1155–1163.

[401] Herholz K. PET studies in dementia. Ann Nucl Med. 2003; 17 (2): 79–89.

[402] Minoshima S, Giordani B, Berent S, Frey KA, Foster NL, Kuhl DE. Metabolic reduction in the posterior cingulate cortex in very early Alzheimer's disease. Ann Neurol. 1997; 42 (1): 85–94.

[403] Silverman DH, Small GW, Chang CY, et al. Positron emission tomography in evaluation of dementia: Regional brain metabolism and long-term outcome. Jama. 2001; 286 (17): 2120–2127.

[404] Drzezga A, Lautenschlager N, Siebner H, et al. Cerebral metabolic changes accompanying conversion of mild cognitive impairment into Alzheimer's disease: a PET follow-up study. Eur J Nucl Med Mol Imaging. 2003; 30 (8): 1104–1113.

[405] Panegyres PK, Rogers JM, McCarthy M, Campbell A, Wu JS. Fluorodeoxyglucose-positron emission tomography in the differential diagnosis of early-onset dementia: a prospective, community-based study. BMC Neurol. 2009; 9: 41.

[406] Minoshima S, Foster NL, Sima AA, Frey KA, Albin RL, Kuhl DE. Alzheimer's disease versus dementia with Lewy bodies: cerebral metabolic distinction with autopsy confirmation. Ann Neurol. 2001; 50 (3): 358–365.

[407] Foster NL, Heidebrink JL, Clark CM, et al. FDG-PET improves accuracy in distinguishing frontotemporal dementia and Alzheimer's disease. Brain. 2007; 130 (10): 2616–2635.

[408] Diehl J, Grimmer T, Drzezga A, Riemenschneider M, Forstl H, Kurz A. Cerebral metabolic patterns at early stages of frontotemporal dementia and semantic dementia. A PET study. Neurobiol Aging 2004; 25 (8): 1051–1056.

[409] Diehl-Schmid J, Grimmer T, Drzezga A, et al. Decline of cerebral glucose metabolism in frontotemporal dementia: a longitudinal 18F-FDG-PET-study. Neurobiol Aging. 2007; 28 (1): 42–50.

[410] Nestor PJ, Graham NL, Fryer TD, Williams GB, Patterson K, Hodges JR. Progressive non-fluent aphasia is associated with hypometabolism centred on the left anterior insula. Brain. 2003; 126 (11): 2406–2418.

[411] Nestor PJ, Fryer TD, Hodges JR. Declarative memory impairments in Alzheimer's disease and semantic dementia. Neuroimage. 2006; 30 (3): 1010–1020.

[412] Schroeter ML, Laird AR, Chwiesko C, et al. Conceptualizing neuropsychiatric diseases with multimodal data-driven meta-analyses – The case of behavioral variant frontotemporal dementia. Cortex. 2014; 57C: 22–37.

[413] Edwards-Lee T, Miller BL, Benson DF, et al. The temporal variant of frontotemporal dementia. Brain. 1997; 120 (6): 1027–1040.

[414] Jagust WJ, Reed BR, Seab JP, Kramer JH, Budinger TF. Clinical-physiologic correlates of Alzheimer's disease and frontal lobe dementia. Am J Physiol Imaging. 1989; 4 (3): 89–96.

[415] Josephs KA, Duffy JR, Strand EA, et al. Clinicopathological and imaging correlates of progressive aphasia and apraxia of speech. Brain. 2006; 129 (6): 1385–1398.

[416] Drzezga A, Grimmer T, Siebner H, Minoshima S, Schwaiger M, Kurz A. Prominent hypometabolism of the right temporoparietal and frontal cortex in two left-handed patients with primary progressive aphasia. J Neurol. 2002; 249 (9): 12631267.

[417] Gorno-Tempini ML, Dronkers NF, Rankin KP, et al. Cognition and anatomy in three variants of primary progressive aphasia. Ann Neurol. 2004; 55 (3): 335–346.

[418] Madhavan A, Whitwell JL, Weigand SD, et al. FDG PET and MRI in logopenic primary progressive aphasia versus dementia of the Alzheimer's type. PLoS One. 2013; 8 (4): e62471.

[419] Teichmann M, Kas A, Boutet C, et al. Deciphering logopenic primary progressive aphasia: a clinical, imaging and biomarker investigation. Brain. 2013; 136 (11): 3474–3488.

[420] Josephs KA, Duffy JR, Strand EA, et al. Progranulin-associated PiB-negative logopenic primary progressive aphasia. J Neurol. 2014; 261 (3): 604–614.

[421] Whitwell JL, Jack CR Jr, Kantarci K, et al. Imaging correlates of posterior cortical atrophy. Neurobiol Aging 2007; 28 (7): 1051–1061.

[422] Videbech P. PET measurements of brain glucose metabolism and blood flow in major depressive disorder: a critical review. Acta Psychiatr Scand 2000; 101 (1): 11–20.

[423] Wiltfang J. Neue diagnostische Methoden bei Demenzen. Nervenarzt. 2015; 86 (4): 452–460.

[424] Wiltfang J. Klinisch-validierte molekulare Biomarker neurodegenerativer Demenzerkrankungen. Nervenarzt. 2014; 85 (11): 1372–1381.

[425] Cummings JL, Dubois B, Molinuevo JL, Scheltens P. International Work Group Criteria for the Diagnosis of Alzheimer Disease. Med Clin North Am. 2013; 97 (3): 363–368.

[426] Blennow K, Hampel H. CSF markers for incipient Alzheimer's disease. Lancet Neurol. 2003; 2 (10): 605–613.

[427] Roher AE, Palmer KC, Chau V, Ball MJ. Isolation and Chemical Characterization of Alzheimer's Disease Paired Helical Filament Cytoskeletons: Differentiation from Amyloid Plaque Core Protein. J Cell Biol [Internet]. 1988; 107 (6): 2703–2716. URL: http://jcb.rupress.org/content/107/6/2703.full.pdf.

[428] Walsh DM, Klyubin I, Fadeeva JV, Rowan MJ, Selkoe DJ. Amyloid-β oligomers: their production, toxicity and therapeutic inhibition. Biochem Soc Trans [Internet]. 2002; 30 (4): 552–557. doi: 10.1042/bst0300552.

[429] Kayed R. Common Structure of Soluble Amyloid Oligomers Implies Common Mechanism of Pathogenesis. Science (80-) [Internet]. 2003; 300(5618): 486–489. doi: 10.1126/science.1079469.

[430] Mucke L, Selkoe DJ. Neurotoxicity of Amyloid-Protein: Synaptic and Network Dysfunction. Cold Spring Harb Perspect Med [Internet]. 2012; 2(7): a006338. doi: 10.1101/cshperspect.a006338.

[431] Wiltfang J, Esselmann H, Bibl M, et al. Highly conserved and disease-specific patterns of carboxyterminally truncated Aβ peptides 1-37/38/39 in addition to 1-40/42 in Alzheimer's disease and in patients with chronic neuroinflammation. J Neurochem. 2002; 81 (3): 481–496.

[432] Roher AE, Palmer KC, Yurewicz EC, Ball MJ, Greenberg BD. Morphological and biochemical analyses of amyloid plaque core proteins purified from Alzheimer disease brain tissue. J Neurochem [Internet]. 1993; 61 (5): 1916–1926. URL: www.ncbi.nlm.nih.gov/pubmed/8229002.

[433] Jarrett JT, Lansbury PT. Seeding One-Dimensional Crystallization of Amyloid – a Pathogenic Mechanism in Alzheimers-Disease and Scrapie. Cell. 1993;73 (6): 1055–1058.

[434] Iwatsubo T, Odaka A, Suzuki N, Mizusawa H, Nukina N, Ihara Y. Visualization of Aβ42 (43) and Aβ40 in senile plaques with end-specific Aβ monoclonals: Evidence that an initially deposited species is Aβ42 (43). Neuron. 1994; 13 (1): 45–53.

[435] Motter R, Vigo-Pelfrey C, Kholodenko D, et al. Reduction of beta-amyloid peptide42 in the cerebrospinal fluid of patients with Alzheimer's disease. Ann Neurol [Internet]. 1995; 38(4): 643–648. doi: 10.1002/ana.410380413.

[436] Blennow K, de Leon MJ, Zetterberg H. Alzheimer's disease. Lancet [Internet]. 2006; 368 (9533): 387–403. URL: www.ncbi.nlm.nih.gov/pubmed/16876668.

[437] Otto M, Esselmann H, Schulz-Schaeffer W, et al. Decreased β-amyloid1-42 in cerebrospinal fluid of patients with Creutzfeldt-Jakob disease. Neurology [Internet]. 2000; 54 (5): 1099–1102. doi: 10.1212/WNL.54.5.1099.

[438] Lewczuk P, Esselmann H, Otto M, et al. Neurochemical diagnosis of Alzheimer's dementia by CSF Aβ42, Aβ42/Aβ40 ratio and total tau. Neurobiol Aging. 2004; 25 (3): 273–281.

[439] Klafki HW, Hafermann H, Bauer C, et al. Validation of a Commercial Chemiluminescence Immunoassay for the Simultaneous Measurement of Three Different Amyloid-β Peptides in Human Cerebrospinal Fluid and Application to a Clinical Cohort. J Alzhei-

mers Dis [Internet]. 2016; 54 (2): 691–705. URL: http://content.iospress.com/articles/journal-of-alzheimers-disease/jad160398.

[440] Lewczuk P, Lelental N, Spitzer P, Maler JM, Kornhuber J. Amyloid-β 42/40 cerebrospinal fluid concentration ratio in the diagnostics of Alzheimer's disease: validation of two novel assays. J Alzheimers Dis [Internet]. 2015; 43 (1): 183–191. URL: www.ncbi.nlm.nih.gov/pubmed/25079805.

[441] Wiltfang J, Esselmann H, Bibl M, et al. Amyloid-β peptide ratio 42/40 but not Aβ42 correlates with phospho-Tau in patients with low- and high-CSF Aβ40 load. J Neurochem. 2007; 101 (4): 1053–1059.

[442] Lewczuk P, Matzen A, Blennow K, et al. Cerebrospinal Fluid Aβ42/40 Corresponds Better than Aβ42 to Amyloid PET in Alzheimer's Disease. J Alzheimer's Dis [Internet]. 2016; Preprint (Preprint): 1–10. doi: 10.3233/JAD-160722.

[443] Dumurgier J, Schraen S, Gabelle A, et al. Cerebrospinal fluid amyloid-β 42/40 ratio in clinical setting of memory centers: a multicentric study. Alzheimers Res Ther [Internet]. 2015; 7 (1): 30. PMID 4450486.

[444] Khan SS, Bloom GS. Tau: The Center of a Signaling Nexus in Alzheimer's Disease. Front Neurosci. 2016; 10: 1–5.

[445] Weingarten MD, Lockwood AH, Hwo SY, Kirschner MW. A protein factor essential for microtubule assembly. Proc Natl Acad Sci USA. 1975;72 (5): 1858–1862.

[446] Goedert M, Spillantini MG, Jakes R, Rutherford D, Crowther RA. Multiple isoforms of human microtubule-associated protein tau: sequences and localization in neurofibrillary tangles of Alzheimer's disease. Neuron. 1989; 3 (4): 519–526.

[447] Goedert M, Spillantini MG, Potier MC, Ulrich J, Crowther RA. Cloning and sequencing of the cDNA encoding an isoform of microtubule-associated protein tau containing four tandem repeats: differential expression of tau protein mRNAs in human brain. EMBO J. 1989; 8 (2): 393–399.

[448] Krstic D, Knuesel I. Deciphering the mechanism underlying late-onset Alzheimer disease. Nat Rev Neurol. 2013; 9 (1): 25–34.

[449] Grundke-Iqbal I, Iqbal K, Tung YC, Quinlan M, Wisniewski HM, Binder LI. Abnormal phosphorylation of the microtubule-associated protein tau (tau) in Alzheimer cytoskeletal pathology. Proc Natl Acad Sci. 1986; 83 (13): 4913–4917.

[450] Lewis J, Dickson DW, Lin WL, et al. Enhanced neurofibrillary degeneration in transgenic mice expressing mutant tau and APP. Science. 2001; 293 (5534): 1487–1491.

[451] Alonso AD, Di Clerico J, Li B, et al. Phosphorylation of tau at Thr212, Thr231, and Ser262 combined causes neurodegeneration. J Biol Chem. 2010; 285 (40): 30851–30860.

[452] Blennow K, Hampel H, Weiner M, Zetterberg H. Cerebrospinal fluid and plasma biomarkers in Alzheimer disease. Nat Rev Neurol [Internet]. 2010; 6 (3): 131–144. doi: 10.1038/nrneurol.2010.4.

[453] Otto M, Wiltfang J, Tumani H, et al. Elevated levels of tau-protein in cerebrospinal fluid of patients with Creutzfeldt-Jakob disease. Neurosci Lett [Internet]. 1997; 225 (3): 210–212. PMID 9147407.

[454] Blennow K. Cerebrospinal fluid protein biomarkers for Alzheimer's disease. NeuroRX. 2004; 1 (2): 213–225.

[455] Koopman K, Le Bastard N, Martin JJ, Nagels G, De Deyn PP, Engelborghs S. Improved discrimination of autopsy-confirmed Alzheimer's disease (AD) from non-AD dementias using CSF P-tau181P. Neurochem Int [Internet]. 2009; 55 (4): 214–218. URL: http://linkinghub.elsevier.com/retrieve/pii/S0197018609000783.

[456] Shaw LM, Vanderstichele H, Knapik-Czajka M, et al. Cerebrospinal fluid biomarker signature in Alzheimer's disease neuroimaging initiative subjects. Ann Neurol [Internet]. 2009; 65 (4): 403–413. PMID 19296504.

[457] Lewczuk P, Kornhuber J, Toledo JB, et al. Validation of the Erlangen Score Algorithm for the Prediction of the Development of Dementia due to Alzheimer's Disease in Pre-Dementia Subjects. J Alzheimer's Dis [Internet]. 2015; 48 (2): 433–441. doi: 10.3233/JAD-150342.

[458] Bateman RJ, Xiong C, Benzinger TLS, et al. Clinical and Biomarker Changes in Dominantly Inherited Alzheimer's Disease. N Engl J Med [Internet]. 2012; 367 (9): 795–804. doi: 10.1056/NEJMoa1202753.

[459] Gustafson DR, Skoog I, Rosengren L, Zetterberg H, Blennow K. Cerebrospinal fluid β-amyloid 1-42 concentration may predict cognitive decline in older women. J Neurol Neurosurg Psychiatry [Internet]. 2006; 78 (5): 461–464. doi: 10.1136/jnnp.2006.100529.

[460] Ringman JM, Younkin SG, Pratico D, et al. Biochemical markers in persons with preclinical familial Alzheimer disease. Neurology [Internet]. 2008; 71 (2): 85–92. doi: 10.1212/01.wnl.0000303973.71803.81.

[461] Skoog I, Davidsson P, Aevarsson O, Vanderstichele H, Vanmechelen E, Blennow K. Cerebrospinal fluid beta-amyloid 42 is reduced before the onset of sporadic dementia: a population-based study in 85-year-olds. Dement Geriatr Cogn Disord [Internet]. 2003; 15 (3): 169–176. PMID 12584433.

[462] Stomrud E, Hansson O, Blennow K, Minthon L, Londos E. Cerebrospinal Fluid Biomarkers Predict Decline in Subjective Cognitive Function over 3 Years in Healthy Elderly. Dement Geriatr Cogn Disord [Internet]. 2007; 24 (2): 118–124. doi: 10.1159/000105017.

[463] Jack CR, Knopman DS, Jagust WJ, et al. Hypothetical model of dynamic biomarkers of the Alzheimer's pathological cascade. Lancet Neurol. 2010; 9 (1): 119–128.

[464] Palmqvist S, Mattsson N, Hansson O. Cerebrospinal fluid analysis detects cerebral amyloid-β accumulation earlier than positron emission tomography. Brain [Internet]. 2016; 139(4): 1226–1236. doi: 10.1093/brain/aww015.

[465] Blennow K, Zetterberg H. The Application of Cerebrospinal Fluid Biomarkers in Early Diagnosis of Alzheimer Disease. Med Clin North Am [Internet]. 2013; 97 (3): 369–376. URL: http://linkinghub.elsevier.com/retrieve/pii/S0025712512002386.

[466] Buchhave P, Minthon L, Zetterberg H, Wallin AK, Blennow K, Hansson O. Cerebrospinal fluid levels of β-amyloid 1-42, but not of tau, are fully changed already 5 to 10 years before the onset of Alzheimer dementia. Arch Gen Psychiatry [Internet]. 2012; 69 (1): 98–106. PMID 22213792.

[467] Hansson O, Zetterberg H, Buchhave P, Londos E, Blennow K, Minthon L. Association between CSF biomarkers and incipient Alzheimer's disease in patients with mild cognitive impairment: a follow-up study. 2006; 5: 228–234.

[468] Mattsson N, Ewers M, Rich K, Kaiser E, Mulugeta E, Rose E. CSF Biomarkers and Incipient Alzheimer Disease. JAMA. 2009; 302 (4): 385–393.

[469] Visser PJ, Verhey F, Knol DL, et al. Prevalence and prognostic value of CSF markers of Alzheimer's disease pathology in patients with subjective cognitive impairment or mild cognitive impairment in the DESCRIPA study: a prospective cohort study. Lancet Neurol [Internet]. 2009; 8 (7): 619–627. doi: 10.1016/S1474-4422(09)70139-5.

[470] van Rossum IA, Visser PJ, Knol DL, et al. Injury markers but not amyloid markers are associated with rapid progression from mild cognitive impairment to dementia in Alzheimer's disease. J Alzheimers Dis [Internet]. 2012; 29 (2): 319–327. PMID 22233766.

[471] Mattsson N, Andreasson U, Persson S, et al. CSF biomarker variability in the Alzheimer's Association quality control program. Alzheimer's Dement. 2013; 9 (3): 251–261.

[472] Mattsson N, Zegers I, Andreasson U, et al. Reference measurement procedures for Alzheimer's disease cerebrospinal fluid biomarkers: definitions and approaches with focus on amyloid β42. Biomark Med [Internet]. 2012; 6 (4): 409–417. doi: 10.2217/bmm.12.39.

[473] Teunissen CE, Verwey NA, Kester MI, van Uffelen K, Blankenstein MA. Standardization of Assay Procedures for Analysis of the CSF Biomarkers Amyloid $β_{1-42}$, Tau, and Phosphorylated Tau in Alzheimer's Disease: Report of an International Workshop. Int J Alzheimers Dis [Internet]. 2010; 2010: 1–6. URL: www.hindawi.com/journals/ijad/2010/635053/.

[474] Vanderstichele H, Bibl M, Engelborghs S, et al. Standardization of preanalytical aspects of cerebrospinal fluid biomarker testing for Alzheimer's disease diagnosis: A consensus paper from the Alzheimer's Biomarkers Standardization Initiative. Alzheimer's Dement [Internet]. 2012; 8 (1): 65–73. URL: http://linkinghub.elsevier.com/retrieve/pii/S1552526011027051.

[475] Leinenbach A, Pannee J, Dulffer T, et al. Mass Spectrometry-Based Candidate Reference Measurement Procedure for Quantification of Amyloid-β in Cerebrospinal Fluid. Clin Chem [Internet]. 2014; 60 (7): 987–994. doi: 10.1373/clinchem.2013.220392.

[476] Baird AL, Westwood S, Lovestone S. Blood-based proteomic biomarkers of Alzheimer's disease pathology. Front Neurol. 2015; 6 (NOV).

[477] Montagne A, Barnes SR, Sweeney MD, et al. Blood-Brain Barrier Breakdown in the Aging Human Hippocampus. Neuron [Internet]. 2015; 85 (2): 296–302. URL: http://linkinghub. elsevier.com/retrieve/pii/S0896627314011416.

[478] Chouraki V, Beiser A, Younkin L, et al. Plasma amyloid-β and risk of Alzheimer's disease in the Framingham Heart Study. Alzheimers Dement. 2015; 11 (3): 249–257. e1.

[479] Le Bastard N, Aerts L, Leurs J, Blomme W, De Deyn PP, Engelborghs S. No correlation between time-linked plasma and CSF Abeta levels. Neurochem Int. 2009; 55 (8): 820–825.

[480] Nabers A, Ollesch J, Schartner J, et al. An infrared sensor analysing label-free the secondary structure of the Abeta peptide in presence of complex fluids. J Biophotonics. 2016; 9 (3): 224–234.

[481] Nabers A, Ollesch J, Schartner J, et al. Amyloid-β-Secondary Structure Distribution in Cerebrospinal Fluid and Blood Measured by an Immuno-Infrared-Sensor: A Biomarker Candidate for Alzheimer's Disease. Anal Chem [Internet]. 2016; 88 (5): 2755–2762. doi: 10.1021/acs.analchem.5b04286.

[482] Henriksen K, Byrjalsen I, Christiansen C, Karsdal MA. Relationship between serum levels of tau fragments and clinical progression of Alzheimer's disease. J Alzheimers Dis. 2015; 43 (4): 1331–1341.

[483] Chiu MJ, Chen YF, Chen TF, et al. Plasma tau as a window to the brain-negative associations with brain volume and memory function in mild cognitive impairment and early Alzheimer's disease. Hum Brain Mapp. 2014; 35 (7): 3132–3142.

[484] Kaneko N, Nakamura A, Washimi Y, et al. Novel plasma biomarker surrogating cerebral amyloid deposition. Proc Japan Acad Ser B [Internet]. 2014; 90 (9): 353–364. URL: https:// www.jstage.jst.go.jp/article/pjab/90/9/90_PJA9009B-04/_article.

[485] Thambisetty M, Simmons A, Velayudhan L, et al. Association of plasma clusterin concentration with severity, pathology, and progression in Alzheimer disease. Arch Gen Psychiatry. 2010; 67 (7): 739–748.

[486] Leung R, Proitsi P, Simmons A, et al. Inflammatory Proteins in Plasma Are Associated with Severity of Alzheimer's Disease. Bush AI, Hrsg. PLoS One [Internet]. 2013; 8(6): e64971. doi: 10.1371/journal.pone.0064971.

[487] Hye A, Riddoch-Contreras J, Baird AL, et al. Plasma proteins predict conversion to dementia from prodromal disease. Alzheimer's Dement. 2014; 10 (6): 799–807.

[488] Wu HZY, Ong KL, Seeher K, et al. Circulating microRNAs as Biomarkers of Alzheimer's Disease: A Systematic Review. In: Hornberger M, Hrsg. J Alzheimer's Dis. 2015; 49 (3): 755–766. doi: 10.3233/JAD-150619.

[489] Winston CN, Goetzl EJ, Akers JC, et al. Prediction of conversion from mild cognitive impairment to dementia with neuronally derived blood exosome protein profile. Alzheimer's Dement Diagnosis, Assess Dis Monit [Internet]. 2016; 3: 63–72. doi: 10.1016/j.dadm.2016.04.001.

[490] Reisberg B. Stage-specific behavioral, cognitive, and in vivo changes in community residing subjects with age-associated memory impairment and primary degenerative dementia of the Alzheimer type. Drug Development Research. 1988; 15: 101–114.

[491] Winblad B, Palmer K, Kivipelto M, et al. Mild cognitive impairment – beyond controversies, towards a consensus: report of the International Working Group on Mild Cognitive Impairment. J Intern Med. 2004; 256 (3): 240–246.

[492] Petersen RC. Mild cognitive impairment as a diagnostic entity. J Intern Med. 2004; 256 (3): 183–194.

[493] Jack CR Jr, Albert MS, Knopman DS, et al. Introduction to the recommendations from the National Institute on Aging-Alzheimer's Association workgroups on diagnostic guidelines for Alzheimer's disease. Alzheimers Dement. 2011; 7 (3): 257–262.

[494] Deutsches Institut für Medizinische Dokumentation und Information (DIMDI). ICD-10 (Band I – Systematisches Verzeichnis. Version 1.0). Springer; 1994.

[495] Di Stefano F, Kas A, Habert MO, et al. The phenotypical core of Alzheimer's disease-related and nonrelated variants of the corticobasal syndrome: A systematic clinical, neuropsychological, imaging, and biomarker study. Alzheimers Dement. 2016; 12 (7): 786–795.

[496] Brenowitz WD, Hubbard RA, Keene CD, et al. Mixed neuropathologies and estimated rates of clinical progression in a large autopsy sample. Alzheimers Dement. 2017; 13: 654–662.

[497] James BD, Wilson RS, Boyle PA, Trojanowski JQ, Bennett DA, Schneider JA. TDP-43 stage, mixed pathologies, and clinical Alzheimer's-type dementia. Brain. 2016; 139 (11): 2983–2993. doi: 10.1093/brain/aww224.

[498] McAleese KE, Walker L, Erskine D, Thomas AJ, McKeith IG, Attems J. TDP-43 pathology in Alzheimer's disease, dementia with Lewy bodies and ageing. Brain Pathol. 2016.

[499] Koedam ELGE, Lauffer V, van der Vlies EA, et al. Early-Versus Late-Onset Alzheimer's Disease: More than Age Alone. J Alzheimers Dis. 2010; 19 (4): 1401–1408.

[500] Benson DF, Davis RJ, Snyder BD. Posterior cortical atrophy. Arch Neurol. 1988; 45 (7): 789–793.

[501] Mendez MF, Ghajarania M, Perryman KM. Posterior cortical atrophy: clinical characteristics and differences compared to Alzheimer's disease. Dement Geriatr Cogn Disord. 2002; 14 (1): 33–40.

[502] Tang-Wai DF, Graff-Radford NR, Boeve BF, et al. Clinical, genetic, and neuropathologic characteristics of posterior cortical atrophy. Neurology. 2004; 63 (7): 1168–1174.

[503] Shames H, Raz N, Levin N. Functional neural substrates of posterior cortical atrophy patients. J Neurol. 2015; 262 (7): 1751–1761.

[504] Ryan NS, Shakespeare TJ, Lehmann M, et al. Motor features in posterior cortical atrophy and their imaging correlates. Neurobiol Aging. 2014; 35 (12): 2845–2857.

[505] Cerami C, Crespi C, Della Rosa PA, et al. Brain changes within the visuo-spatial attentional network in posterior cortical atrophy. J Alzheimers Dis JAD. 2015; 43 (2): 385–395.

[506] Gorno-Tempini ML, Dronkers NF, Rankin KP, et al. Cognition and anatomy in three variants of primary progressive aphasia. Ann Neurol. 2004; 55 (3): 335–346.

[507] Gorno-Tempini ML, Brambati SM, Ginex V, et al. The logopenic/phonological variant of primary progressive aphasia. Neurology. 2008; 71 (16): 1227–1234.

[508] Meyer AM, Snider SF, Campbell RE, Friedman RB. Phonological short-term memory in logopenic variant primary progressive aphasia and mild Alzheimer's disease. Cortex J Devoted Study Nerv Syst Behav. 2015; 71: 183–189.

[509] Rebeiz JJ, Kolodny EH, Richardson EP. Corticodentatonigral degeneration with neuronal achromasia: a progressive disorder of late adult life. Trans Am Neurol Assoc. 1967; 92: 23–26.

[510] Rebeiz JJ, Kolodny EH, Richardson EP. Corticodentatonigral degeneration with neuronal achromasia. Arch Neurol. 1968; 18 (1): 20–33.

[511] Ikeda K, Akiyama H, Arai T, Tsuchiya K. Pick-body-like inclusions in corticobasal degeneration differ from Pick bodies in Pick's disease. Acta Neuropathol (Berl). 2002; 103 (2): 115–118.

[512] Gibb WR, Luthert PJ, Marsden CD. Corticobasal degeneration. Brain. 1989; 112 (5): 1171–1192.

[513] Sha SJ, Ghosh PM, Lee SE, et al. Predicting amyloid status in corticobasal syndrome using modified clinical criteria, magnetic resonance imaging and fluorodeoxyglucose positron emission tomography. Alzheimers Res Ther. 2015; 7 (1): 8.

[514] Ling H, O'Sullivan SS, Holton JL, et al. Does corticobasal degeneration exist? A clinicopathological re-evaluation. Brain. 2010; 133 (7): 2045–2057.

[515] Armstrong MJ, Litvan I, Lang AE, et al. Criteria for the diagnosis of corticobasal degeneration. Neurology. 2013; 80 (5): 496–503.

[516] Alexander SK, Rittman T, Xuereb JH, Bak TH, Hodges JR, Rowe JB. Validation of the new consensus criteria for the diagnosis of corticobasal degeneration. J Neurol Neurosurg Psychiatry. 2014; 85 (8): 925–929.

[517] Mathew R, Bak TH, Hodges JR. Diagnostic criteria for corticobasal syndrome: a comparative study. J Neurol Neurosurg Psychiatry. 2012; 83 (4): 405–410.

[518] Lee SE, Rabinovici GD, Mayo MC, et al. Clinicopathological correlations in corticobasal degeneration. Ann Neurol. 2011; 70 (2): 327–340.

[519] Shelley BP, Hodges JR, Kipps CM, Xuereb JH, Bak TH. Is the pathology of corticobasal syndrome predictable in life? Mov Disord Off J Mov Disord Soc. 2009; 24 (11): 1593–1599.

[520] Hu WT, Rippon GW, Boeve BF, et al. Alzheimer's disease and corticobasal degeneration presenting as corticobasal syndrome. Mov Disord Off J Mov Disord Soc. 2009; 24 (9): 1375–1379.

[521] Josephs KA, Whitwell JL, Boeve BF, et al. Anatomical differences between CBS-corticobasal degeneration and CBS-Alzheimer's disease. Mov Disord Off J Mov Disord Soc. 2010; 25 (9): 1246–1252.

[522] Mille E, Levin J, Brendel M, et al. Cerebral Glucose Metabolism and Dopaminergic Function in Patients with Corticobasal Syndrome. J Neuroimaging. 2017; 27: 255–261.

[523] Ryan NS, Nicholas JM, Weston PSJ, et al. Clinical phenotype and genetic associations in autosomal dominant familial Alzheimer's disease: a case series. Lancet Neurol. 2016; 15 (13): 1326–1335.

[524] Binetti G, Signorini S, Squitti R, et al. Atypical dementia associated with a novel presenilin-2 mutation. Ann Neurol. 2003; 54 (6): 832–836.

[525] Jayadev S, Leverenz JB, Steinbart E, et al. Alzheimer's disease phenotypes and genotypes associated with mutations in presenilin 2. Brain. 2010; 133 (4): 1143–1154.

[526] Larner AJ, Doran M. Clinical phenotypic heterogeneity of Alzheimer's disease associated with mutations of the presenilin-1 gene. J Neurol. 2006; 253 (2): 139–158.

[527] Wallon D, Rousseau S, Rovelet-Lecrux A, et al. The French Series of Autosomal Dominant Early Onset Alzheimer's Disease Cases: Mutation Spectrum and Cerebrospinal Fluid Biomarkers. J Alzheimers Dis. 2012; 30 (4): 847–856.

[528] Caroppo P, Belin C, Grabli D, et al. Posterior Cortical Atrophy as an Extreme Phenotype of GRN Mutations. JAMA Neurol. 2015; 72 (2): 224–228.

[529] Carrasquillo MM, Khan Q ul A, Murray ME, et al. Late-onset Alzheimer disease genetic variants in posterior cortical atrophy and posterior AD. Neurology. 2014; 82 (16): 1455–1462.

[530] Carrasquillo MM, Barber I, Lincoln SJ, et al. Evaluating pathogenic dementia variants in posterior cortical atrophy. Neurobiol Aging. 2016; 37: 38–44.

[531] Rossi G, Bastone A, Piccoli E, et al. Different mutations at V363 MAPT codon are associated with atypical clinical phenotypes and show unusual structural and functional features. Neurobiol Aging. 2014; 35 (2): 408–417.

[532] Schott JM, Crutch SJ, Carrasquillo MM, et al. Genetic risk factors for the posterior cortical atrophy variant of Alzheimer's disease. Alzheimers Dement. 2016; 12 (8): 862–871.

[533] Sitek EJ, Narożańska E, Pepłońska B, et al. A Patient with Posterior Cortical Atrophy Possesses a Novel Mutation in the Presenilin 1 Gene. PLoS ONE [Internet]. 2013 [zitiert 28. 11. 2016]; 8 (4). PMCID 3625161.

[534] Tremolizzo L, Susani E, Mapelli C, et al. First report of PSEN2 mutation presenting as posterior cortical atrophy. Alzheimer Dis Assoc Disord. 2015; 29 (3): 249–251.

[535] Corder EH, Saunders AM, Strittmatter WJ, et al. Gene dose of apolipoprotein E type 4 allele and the risk of Alzheimer's disease in late onset families. Science. 1993; 261 (5123): 921–923.

[536] Raber J, Huang Y, Ashford JW. ApoE genotype accounts for the vast majority of AD risk and AD pathology. Neurobiol Aging. 2004; 25 (5): 641–650.

[537] Breitner JC, Wyse BW, Anthony JC, et al. APOE-epsilon4 count predicts age when prevalence of AD increases, then declines: the Cache County Study. Neurology. 1999; 53 (2): 321–331.

[538] van der Flier WM, Pijnenburg YA, Fox NC, Scheltens P. Early-onset versus late-onset Alzheimer's disease: the case of the missing APOE-4 allele. Lancet Neurol. 2011; 10 (3): 280–288.

[539] Marra C, Bizzarro A, Daniele A, et al. Apolipoprotein E ε4 Allele Differently Affects the Patterns of Neuropsychological Presentation in Early- and Late-Onset Alzheimer's Disease Patients. Dement Geriatr Cogn Disord. 2004; 18 (2): 125–131.

[540] Wolk DA, Dickerson BC, Weiner M, et al. Apolipoprotein E (APOE) genotype has dissociable effects on memory and attentional-executive network function in Alzheimer's disease. Proc Natl Acad Sci USA. 2010; 107 (22): 10256–10261.

[541] Borroni B, Di Luca M, Padovani A. The effect of APOE genotype on clinical phenotype in Alzheimer disease. Neurology. 2007; 68 (8): 624; author reply 624.

[542] van der Flier WM, Schoonenboom SNM, Pijnenburg YAL, Fox NC, Scheltens P. The effect of APOE genotype on clinical phenotype in Alzheimer disease. Neurology. 2006; 67 (3): 526–527.

[543] Balasa M, Gelpi E, Antonell A, et al. Clinical features and APOE genotype of pathologically proven early-onset Alzheimer disease. Neurology. 2011; 76 (20): 1720–1725.

[544] Migliaccio R, Agosta F, Rascovsky K, et al. Clinical syndromes associated with posterior atrophy. Neurology. 2009; 73 (19): 1571–1578.

[545] Braak H, Braak E. Neuropathological stageing of Alzheimer-related changes. Acta Neuropathol (Berl). 1991; 82 (4): 239–259.

[546] Galton CJ, Patterson K, Xuereb JH, Hodges JR. Atypical and typical presentations of Alzheimer's disease: a clinical, neuropsychological, neuroimaging and pathological study of 13 cases. Brain. 2000; 123 (3): 484–498.

[547] Murray ME, Graff-Radford NR, Ross OA, Petersen RC, Duara R, Dickson DW. Neuropathologically defined subtypes of Alzheimer's disease with distinct clinical characteristics: a retrospective study. Lancet Neurol. 2011; 10 (9): 785–796.

[548] Dronse J, Fliessbach K, Bischof GN, et al. In vivo Patterns of Tau Pathology, Amyloid-β Burden, and Neuronal Dysfunction in Clinical Variants of Alzheimer's Disease. J Alzheimers Dis JAD. 2017; 55 (2): 465–471.

[549] Ossenkoppele R, Schonhaut DR, Schöll M, et al. Tau PET patterns mirror clinical and neuroanatomical variability in Alzheimer's disease. Brain. 2016; 139 (5): 1551–1567.

[550] Laforce R, Tosun D, Ghosh P, et al. Parallel ICA of FDG-PET and PiB-PET in three conditions with underlying Alzheimer's pathology. NeuroImage Clin. 2014; 4: 508–516.

[551] Lehmann M, Ghosh PM, Madison C, et al. Diverging patterns of amyloid deposition and hypometabolism in clinical variants of probable Alzheimer's disease. Brain. 2013; 136 (3):844–858.

[552] Mattsson N, Schott JM, Hardy J, Turner MR, Zetterberg H. Selective vulnerability in neuro-degeneration: insights from clinical variants of Alzheimer's disease. J Neurol Neurosurg Psychiatry. 2016; 87 (9): 1000–1004.

[553] Lehmann M, Madison CM, Ghosh PM, et al. Intrinsic connectivity networks in healthy subjects explain clinical variability in Alzheimer's disease. Proc Natl Acad Sci USA. 2013; 110 (28): 11606–11611.

[554] Costa A, Bak T, Caffarra P, et al. The need for harmonisation and innovation of neuropsycho-logical assessment in neurodegenerative dementias in Europe: consensus document of the Joint Program for Neurodegenerative Diseases Working Group. Alzheimers Res Ther. 2017; 9: 27.

[555] Delacourte A, Sergeant N, Champain D, et al. Nonoverlapping but synergetic tau and APP pathologies in sporadic Alzheimer's disease. Neurology. 2002; 59: 398–407.

[556] Delacourte A, David JP, Sergeant N, et al. The biochemical pathway of neurofibrillary degene-ration in aging and Alzheimer's disease. Neurology. 1999; 52: 1158–1165.

[557] Braak H, Thal DR, Ghebremedhin E, Del Tredici K. Stages of the pathologic process in Alz-heimer disease: age categories from 1 to 100 years. J Neuropathol Exp Neurol. 2011; 70: 960–969.

[558] Schöll M, Lockhart SN, Schonhaut DR, et al. PET Imaging of Tau Deposition in the Aging Human Brain. Neuron. 2016; 89: 971–982.

[559] Duyckaerts C, Braak H, Brion JPP, Buée L, et al. PART is part of Alzheimer disease. Acta neuro-pathologica. 2015; 129: 749–756.

[560] Jellinger KA, Alafuzoff I, Attems J, et al. PART, a distinct tauopathy, different from classical sporadic Alzheimer disease. Acta neuropathologica. 2015; 129: 757–762.

[561] Price JL, Morris JC. Tangles and plaques in nondemented aging and "preclinical" Alzheimer's disease. Annals of Neurology. 1999; 45: 358–368.

[562] Sepulcre J, Grothe MJ, Sabuncu M, et al. Hierarchical Organization of Tau and Amyloid Depo-sits in the Cerebral Cortex. JAMA Neurol. 2017. doi: 10.1001/jamaneurol.2017.0263.

[563] Polydoro M, Dzhala VI, Pooler AM, et al. Soluble pathological tau in the entorhinal cortex leads to presynaptic deficits in an early Alzheimer's disease model. Acta neuropathologica. 2014; 127: 257–270.

[564] Spires-Jones TL, Hyman BT. The intersection of amyloid beta and tau at synapses in Alzhei-mer's disease. Neuron. 2014; 82: 756–771.

[565] Selkoe DJ. Alzheimer's disease is a synaptic failure. Science. 2002; 298: 789–791.

[566] Selkoe DJ. Soluble oligomers of the amyloid beta-protein impair synaptic plasticity and behavior. Behav Brain Res. 2008; 192: 106–113.

[567] Palop JJ, Mucke L. Network abnormalities and interneuron dysfunction in Alzheimer disease. Nat Rev Neurosci. 2016; 17: 777–792.

[568] Sanchez PE, Zhu L, Verret L, et al. Levetiracetam suppresses neuronal network dysfunction and reverses synaptic and cognitive deficits in an Alzheimer's disease model. Proc Natl Acad Sci USA. 2012; 109: E2895–2903.

[569] Duzel E, Yonelinas AP, Mangun GR, Heinze HJ, Tulving E. Event-related brain potential cor-relates of two states of conscious awareness in memory. Proc Natl Acad Sci USA. 1997; 94: 5973–5978.

[570] Savage RM, Gouvier WD. Rey Auditory-Verbal Learning Test: the effects of age and gender, and norms for delayed recall and story recognition trials. Arch Clin Neuropsychol. 1992; 7: 407–414.

[571] Grober E, Sanders AE, Hall C, Lipton RB. Free and cued selective reminding identifies very mild dementia in primary care. Alzheimer Dis Assoc Disord. 2010; 24: 284–290.

[572] Delis DC, Fine EM, Stricker JL, et al. Comparison of the traditional recall-based versus a new list-based method for computing semantic clustering on the California Verbal Learning Test: evidence from Alzheimer's disease. Clin Neuropsychol. 2010; 24: 70–79.

[573] Abikoff H, Alvir J, Hong G, et al. Logical memory subtest of the Wechsler Memory Scale: age and education norms and alternate-form reliability of two scoring systems. J Clin Exp Neuropsychol. 1987; 9: 435–448.

[574] Jefferson-George KS, Wolk DA, Lee EB, McMillan CT. Cognitive decline associated with pathological burden in primary age-related tauopathy, Alzheimer's & dementia: the journal of the Alzheimer's Association. 2017. doi: 10.1016/j.jalz.2017.01.028.

[575] Zimmerman ME, Katz MJ, Wang C, et al. Comparison of "Word" vs. "Picture" Version of the Free and Cued Selective Reminding Test (FCSRT) in Older Adults. Alzheimers Dement (Amst). 2015; 1: 94–100.

[576] Parra MA, Abrahams S, Logie RH, Méndez LG, Lopera F, Della Sala S. Visual short-term memory binding deficits in familial Alzheimer's disease. Brain. 2010; 133: 2702–2713.

[577] Jafarpour A, Fuentemilla L, Horner AJ, Penny W, Duzel E. Replay of very early encoding representations during recollection. J Neurosci. 2014; 34: 242–248.

[578] Sauvage MM, Fortin NJ, Owens CB, Yonelinas AP, Eichenbaum H. Recognition memory: opposite effects of hippocampal damage on recollection and familiarity. Nat Neurosci. 2008; 11: 16–18.

[579] Mishkin M, Vargha-Khadem F, Gadian DG. Amnesia and the organization of the hippocampal system Hippocampus. 1998; 8: 212–216.

[580] Vargha-Khadem F, Gadian DG, Watkins KE, Connelly A, Van Paesschen W, Mishkin M. Differential effects of early hippocampal pathology on episodic and semantic memory. Science. 1997; 277: 376–380.

[581] Yonelinas AP, Kroll NE, Quamme JR, et al. Effects of extensive temporal lobe damage or mild hypoxia on recollection and familiarity. Nat Neurosci. 2002; 5: 1236–1241.

[582] Bowles B, Crupi C, Mirsattari SM, et al. Impaired familiarity with preserved recollection after anterior temporal-lobe resection that spares the hippocampus. Proc Natl Acad Sci USA. 2007; 104: 16382–16387.

[583] Bowles B, Crupi C, Pigott S, et al. Double dissociation of selective recollection and familiarity impairments following two different surgical treatments for temporal-lobe epilepsy. Neuropsychologia. 2010; 48: 2640–2647.

[584] Jagust W. Vulnerable neural systems and the borderland of brain aging and neurodegeneration. Neuron. 2013; 77: 219–234.

[585] Das SR, Pluta J, Mancuso L, Kliot D, Yushkevich PA, Wolk DA. Anterior and posterior MTL networks in aging and MCI. Neurobiology of Aging. 2015; 36 (Suppl. 1): 141–150.

[586] Berron D, Schutze H, Maass A, et al. Strong Evidence for Pattern Separation in Human Dentate Gyrus. J Neurosci. 2016; 36: 7569–7579.

[587] Berron D, Vieweg P, Hochkeppler A, et al. A protocol for manual segmentation of medial temporal lobe subregions in 7 Tesla MRI. Neuroimage Clin. 2017; 15: 466–482.

[588] Spalding KL, Bergmann O, Alkass K, et al. Dynamics of Hippocampal Neurogenesis in Adult Humans. Cell. 2013; 153: 1219–1227.

[589] Duzel E, van Praag H, Sendtner M. Can physical exercise in old age improve memory and hippocampal function? Brain. 2016; 139: 662–673.

[590] Moon HY, Becke A, Berron D, et al. Running-Induced Systemic Cathepsin B Secretion Is Associated with Memory Function. Cell Metab. 2016. doi: 10.1016/j.cmet.2016.05.025.

[591] Maass A, Duzel S, Goerke M, et al. Vascular hippocampal plasticity after aerobic exercise in older adults. Mol Psychiatry. 2015; 20: 585–593.

[592] Bakker A, Albert MS, Krauss G, Speck CL, Gallagher M. Response of the medial temporal lobe network in amnestic mild cognitive impairment to therapeutic intervention assessed by fMRI and memory task performance. Neuroimage Clin. 2015; 7: 688–698.

[593] Bakker A, Krauss GL, Albert MS, et al. Reduction of hippocampal hyperactivity improves cognition in amnestic mild cognitive impairment Neuron. 2012; 74: 467–474.

[594] Loh E, Kumaran D, Koster R, Berron D, Dolan R, Duzel E. Context-specific activation of hippocampus and SN/VTA by reward is related to enhanced long-term memory for embedded objects. Neurobiol Learn Mem. 2015. doi: 10.1016/j.nlm.2015.11.018.

[595] Horner AJ, Bisby JA, Bush D, Lin WJ, Burgess N. Evidence for holistic episodic recollection via hippocampal pattern completion. Nat Commun. 2015; 6: 7462.

[596] Horner AJ, Burgess N. Pattern completion in multielement event engrams. Curr Biol. 2014; 24: 988–992.

[597] Maass A, Schutze H, Speck O, et al. Laminar activity in the hippocampus and entorhinal cortex related to novelty and episodic encoding. Nat Commun. 2014; 5: 5547.

[598] Neitzel J, Ortner M, Haupt M, et al. Neuro-cognitive mechanisms of simultanagnosia in patients with posterior cortical atrophy. Brain. 2016; 139: 3267–3280.

[599] Erk S, Spottke A, Meisen A, Wagner M, Walter H, Jessen F. Evidence of neuronal compensation during episodic memory in subjective memory impairment. Arch Gen Psychiatry 2011; 68: 845–852.

[600] Papp KV, Amariglio RE, Dekhtyar M, et al. Development of a psychometrically equivalent short form of the Face-Name Associative Memory Exam for use along the early Alzheimer's disease trajectory. Clin Neuropsychol. 2014; 28: 771–785.

[601] Sperling RA, Bates JF, Cocchiarella AJ, Schacter DL, Rosen BR, Albert MS. Encoding novel face-name associations: a functional MRI study. Hum Brain Mapp. 2001; 14: 129–139.

[602] Chhatwal JP, Sperling RA. Functional MRI of mnemonic networks across the spectrum of normal aging, mild cognitive impairment, and Alzheimer's disease. J Alzheimers Dis. 2012; 31 (3): S155–167.

[603] Huijbers W, Mormino EC, Schultz AP, et al. Amyloid-beta deposition in mild cognitive impairment is associated with increased hippocampal activity, atrophy and clinical progression. Brain. 2015; 138: 1023–1035.

[604] Maass A, Berron D, Libby LA, Ranganath C, Duzel E. Functional subregions of the human entorhinal cortex. Elife. 2015; 4.

[605] Ranganath C, Ritchey M. Two cortical systems for memory-guided behaviour, Nat Rev Neurosci. 2012; 13: 713–726.

[606] La Joie R, Landeau B, Perrotin A, et al. Intrinsic connectivity identifies the hippocampus as a main crossroad between Alzheimer's and semantic dementia-targeted networks. Neuron. 2014; 81: 1417–1428.

[607] Duzel E, Schutze H, Yonelinas AP, Heinze HJ. Functional phenotyping of successful aging in long-term memory: Preserved performance in the absence of neural compensation. Hippocampus. 2011; 21: 803–814.

[608] Mullally SL, Hassabis D, Maguire EA. Scene construction in amnesia: an FMRI study, J Neurosci. 2012; 32: 5646–5653.

[609] Navarro Schroder T, Haak KV, Zaragoza Jimenez NI, Beckmann CF, Doeller CF. Functional topography of the human entorhinal cortex. Elife. 2015; 4.

[610] Moodley K, Minati L, Contarino V, et al. Diagnostic differentiation of mild cognitive impairment due to Alzheimer's disease using a hippocampus-dependent test of spatial memory. Hippocampus. 2015; 25: 939–951.

[611] Pengas G, Patterson K, Arnold RJ, Bird CM, Burgess N, Nestor PJ. Lost and found: bespoke memory testing for Alzheimer's disease and semantic dementia. Journal of Alzheimer's disease: JAD. 2010; 21: 1347–1365.

[612] Scoville WB, Milner B. Loss of recent memory after bilateral hippocampal lesions. J Neurol Neurosurg Psychiatry. 1957; 20: 11–21.

[613] Cashdollar N, Lavie N, Duzel E. Alleviating memory impairment through distraction. J Neurosci. 2013; 33: 19012–19022.

[614] Fuentemilla L, Penny WD, Cashdollar N, Bunzeck N, Duzel E. Theta-coupled periodic replay in working memory. Curr Biol. 2010; 20: 606–612.

[615] Cashdollar N, Malecki U, Rugg-Gunn FJ, Duncan JS, Lavie N, Duzel E. Hippocampus-dependent and -independent theta-networks of active maintenance. Proc Natl Acad Sci USA. 2009; 106: 20493–20498.

[616] Pertzov Y, Miller TD, Gorgoraptis N, et al. Binding deficits in memory following medial temporal lobe damage in patients with voltage-gated potassium channel complex antibody-associated limbic encephalitis. Brain. 2013; 136: 2474–2485.

[617] Liang Y, Pertzov Y, Nicholas JM, et al. Visual short-term memory binding deficit in familial Alzheimer's disease Cortex. 2016; 78: 150–164.

[618] Parra MA, Abrahams S, Fabi K, Logie R, Luzzi S, Della Sala S. Short-term memory binding deficits in Alzheimer's disease. Brain. 2009; 132: 1057–1066.

[619] Pai MC, Lee CC. The Incidence and Recurrence of Getting Lost in Community-Dwelling People with Alzheimer's Disease: A Two and a Half-Year Follow-Up. PloS one. 2016; 11: e0155480.

[620] Aggleton JP. Multiple anatomical systems embedded within the primate medial temporal lobe: implications for hippocampal function. Neuroscience and biobehavioral reviews. 2012; 36: 1579–1596.

[621] Chersi F, Burgess N. The Cognitive Architecture of Spatial Navigation: Hippocampal and Striatal Contributions. Neuron. 2015; 88: 64–77.

[622] Weston PS, Nicholas JM, Lehmann M, et al. Presymptomatic cortical thinning in familial Alzheimer disease: A longitudinal MRI study. Neurology. 2016; 87: 2050–2057.

[623] Tu S, Wong S, Hodges JR, Irish M, Piguet O, Hornberger M. Lost in spatial translation – A novel tool to objectively assess spatial disorientation in Alzheimer's disease and frontotemporal dementia. Cortex; a journal devoted to the study of the nervous system and behavior. 2015; 67: 83–94.

[624] O'Keefe J, Speakman A. Single unit activity in the rat hippocampus during a spatial memory task. Exp Brain Res. 1987; 68: 1–27.

[625] Sargolini F, Fyhn M, Hafting T, et al. Conjunctive representation of position, direction, and velocity in entorhinal cortex. Science. 2006; 312: 758–762.

[626] Hafting T, Fyhn M, Molden S, Moser MB, Moser EI. Microstructure of a spatial map in the entorhinal cortex. Nature. 2005; 436: 801–806.

[627] Jacobs J, Weidemann CT, Miller JF, et al. Direct recordings of grid-like neuronal activity in human spatial navigation. Nat Neurosci. 2013; 16: 1188–1190.

[628] Doeller CF, Barry C, Burgess N. Evidence for grid cells in a human memory network. Nature. 2010; 463: 657–661.

[629] Kunz L, Schroder TN, Lee H, et al. Reduced grid-cell-like representations in adults at genetic risk for Alzheimer's disease. Science. 2015; 350: 430–433.

[630] Ramanan S, Flanagan E, Leyton CE, et al. Non-Verbal Episodic Memory Deficits in Primary Progressive Aphasias are Highly Predictive of Underlying Amyloid Pathology. Journal of Alzheimer's disease: JAD. 2016; 51: 367–376.

[631] Leyton CE, Villemagne VL, Savage S, Pike KE. Subtypes of progressive aphasia: application of the international consensus criteria and validation using β-amyloid imaging. Brain. 2011. doi: 10.1093/brain/awr216.

[632] Schmidt M. Rey auditory verbal learning test: A handbook. Los Angeles, USA: Western Psychological Services; 1996.

[633] Osterrieth P. Le test de copie d'une figure complex: Contribution a l'etude de la perception et de la memoire. Arch Psychol. 1944; 30: 206–356.

[634] Mesulam M. The cholinergic lesion of Alzheimer's disease: pivotal factor or side show? Learning & memory (Cold Spring Harbor, NY). 2004; 11: 43–49.

[635] Braak H, Del Tredici K. The preclinical phase of the pathological process underlying sporadic Alzheimer's disease. Brain. 2015; 138: 2814–2833.

[636] Kehagia AA, Barker RA, Robbins TW. Neuropsychological and clinical heterogeneity of cognitive impairment and dementia in patients with Parkinson's disease. The Lancet. Neurology. 2010; 9: 1200–1213.

[637] Hasselmo ME. The role of acetylcholine in learning and memory. Curr Opin Neurobiol. 2006; 16: 710–715.

[638] Hasselmo ME. Neuromodulation: acetylcholine and memory consolidation. Trends Cogn Sci. 1999; 3: 351–359.

[639] Wu W, Saunders RC, Mishkin M, Turchi J. Differential effects of m1 and m2 receptor antagonists in perirhinal cortex on visual recognition memory in monkeys. Neurobiol Learn Mem. 2012; 98: 41–46.

[640] Tse D, Langston RF, Kakeyama M, et al. Schemas and memory consolidation. Science. 2007; 316: 76–82.

[641] Bethus I, Tse D, Morris RG. Dopamine and memory: modulation of the persistence of memory for novel hippocampal NMDA receptor-dependent paired associates. J Neurosci. 2010; 30: 1610–1618.

[642] O'Carroll CM, Martin SJ, Sandin J, Frenguelli B, Morris RG. Dopaminergic modulation of the persistence of one-trial hippocampus-dependent memory. Learn Mem. 2006; 13: 760–769.

[643] Schott BH, Minuzzi L, Krebs RM, et al. Mesolimbic functional magnetic resonance imaging activations during reward anticipation correlate with reward-related ventral striatal dopamine release. J Neurosci. 2008; 28: 14311–14319.

[644] Wittmann BC, Schott BH, Guderian S, Frey JU, Heinze HJ, Duzel E. Reward-related FMRI activation of dopaminergic midbrain is associated with enhanced hippocampus-dependent long-term memory formation. Neuron. 2005; 45: 459–467.

[645] Wittmann BC, Dolan RJ, Duzel E. Behavioral specifications of reward-associated long-term memory enhancement in humans. Learn Mem. 2011; 18: 296–300.

[646] Wittmann BC, Bunzeck N, Dolan RJ, Duzel E. Anticipation of novelty recruits reward system and hippocampus while promoting recollection. Neuroimage. 2007; 38: 194–202.

[647] Adcock RA, Thangavel A, Whitfield-Gabrieli S, Knutson B, Gabrieli JD. Reward-motivated learning: mesolimbic activation precedes memory formation. Neuron. 2006; 50: 507–517.

[648] Lisman J, Grace AA, Duzel E. A neoHebbian framework for episodic memory; role of dopamine-dependent late LTP. Trends Neurosci. 2011; 34: 536–547.

[649] Luo AH, Tahsili-Fahadan P, Wise RA, Lupica CR, Aston-Jones G. Linking context with reward: a functional circuit from hippocampal CA3 to ventral tegmental area. Science. 2011; 333: 353–357.

[650] Fearnley JM, Lees AJ. Ageing and Parkinson's disease: substantia nigra regional selectivity. Brain. 1991; 114 (5): 2283–2301.

[651] Chowdhury R, Guitart-Masip M, Bunzeck N, Dolan RJ, Duzel E. Dopamine modulates episodic memory persistence in old age. J Neurosci. 2012; 32: 14193–14204.

[652] Zarow C, Lyness SA, Mortimer JA, Chui HC. Neuronal loss is greater in the locus coeruleus than nucleus basalis and substantia nigra in Alzheimer and Parkinson diseases. Arch Neurol. 2003; 60: 337–341.

[653] Aston-Jones G, Cohen JD. Adaptive gain and the role of the locus coeruleus-norepinephrine system in optimal performance. J Comp Neurol. 2005; 493: 99–110.

[654] Aston-Jones G, Cohen JD. An integrative theory of locus coeruleus-norepinephrine function: adaptive gain and optimal performance. Annu Rev Neurosci. 2005; 28: 403–450.

[655] Nieuwenhuis S, Aston-Jones G, Cohen JD. Decision making, the P3, and the locus coeruleus-norepinephrine system. Psychol Bull. 2005; 131: 510–532.

[656] Sara SJ. The locus coeruleus and noradrenergic modulation of cognition. Nat Rev Neurosci. 2009; 10: 211–223.

[657] Takeuchi T, Duszkiewicz AJ, Sonneborn A, et al. Locus coeruleus and dopaminergic consolidation of everyday memory. Nature. 2016; 537: 357–362.

[658] Landy KM, Salmon DP, Filoteo JV, Heindel WC, Galasko D, Hamilton JM. Visual search in Dementia with Lewy Bodies and Alzheimer's disease, Cortex; a journal devoted to the study of the nervous system and behavior. 2015; 73: 228–239.

[659] Mitolo M, Salmon DP, Gardini S, Galasko D, Grossi E, Caffarra P. The new Qualitative Scoring MMSE Pentagon Test (QSPT) as a valid screening tool between autopsy-confirmed dementia with Lewy bodies and Alzheimer's disease. J Alzheimers Dis. 2014; 39: 823–832.

[660] Cormack F, Gray A, Ballard C, Tovee MJ. A failure of "pop-out" in visual search tasks in dementia with Lewy Bodies as compared to Alzheimer's and Parkinson's disease. Int J Geriatr Psychiatry. 2004; 19: 763–772.

[661] Balint. Seelenlähmung des „Schauens", optische Ataxie, räumliche Störung der Aufmerksamkeit. Eur Neurol. 1909; 25: 67–81.

[662] Manning EN, Macdonald KE, Leung KK, et al. Differential hippocampal shapes in posterior cortical atrophy patients: A comparison with control and typical AD subjects. Human brain mapping. 2015; 36: 5123–5136.

[663] Swanberg MM, Tractenberg RE, Mohs R, Thal LJ, Cummings JL. Executive dysfunction in Alzheimer disease. Arch Neurol. 2004; 61: 556–560.

[664] Wong S, Bertoux M, Savage G, Hodges JR, Piguet O, Hornberger M. Comparison of Prefrontal Atrophy and Episodic Memory Performance in Dysexecutive Alzheimer's Disease and Behavioral-Variant Frontotemporal Dementia. Journal of Alzheimer's disease: JAD. 2016; 51: 889–903.

[665] Hornberger M, Wong S, Tan R, et al. In vivo and post-mortem memory circuit integrity in frontotemporal dementia and Alzheimer's disease. Brain. 2012; 135: 3015–3025.

[666] Woodward MC, Rowe CC, Jones G, Villemagne VL, Varos TA. Differentiating the frontal presentation of Alzheimer's disease with FDG-PET. Journal of Alzheimer's disease: JAD. 2015; 44: 233–242.

[667] Dickerson BC, Wolk DA. Dysexecutive versus amnesic phenotypes of very mild Alzheimer's disease are associated with distinct clinical, genetic and cortical thinning characteristics. J Neurol Neurosurg Psychiatry. 2011; 82: 45–51.

[668] Cahill L. Why sex matters for neuroscience. Nat Rev Neurosci. 2006; 7 (6): 477–484.

[669] Kasischke K, Huber R, Li H, Timmler M, Riepe MW. Primary hypoxic tolerance and chemical preconditioning during estrus cycle in mice. Stroke. 1999; 30 (6): 1256–1262. PMID 10356109.

[670] von Arnim CA, Etrich SM, Timmler M, Riepe MW. Gender-dependent hypoxic tolerance media-
       ted via gender-specific mechanisms. J. Neurosci. Res. 2002; 68 (1): 84–88. PMID 11933052.

[671] Xu WH, Huber R, Riepe MW. Gender- and region-specific expression of insulin receptor protein
       in mouse brain: effect of mild inhibition of oxidative phosphorylation. J Neural Transm. 2007;
       114 (3): 373–377. PMID 17086487.

[672] Feldman H, Levy AR, Hsiung GY, et al. A Canadian cohort study of cognitive impairment and
       related dementias (ACCORD): study methods and baseline results. Neuroepidemiology. 2003;
       22 (5): 265–274. PMID 12902621.

[673] Erkinjuntti T, Ostbye T, Steenhuis R, Hachinski V. The effect of different diagnostic criteria on
       the prevalence of dementia. N Engl J Med. 1997; 337 (23): 1667–1674.

[674] Lopez OL, Becker JT, Somsak D, Dew MA, DeKosky ST. Awareness of cognitive deficits and
       anosognosia in probable Alzheimer's disease. Eur Neurol. 1994; 34 (5): 277–282. PMID
       7995303.

[675] Reed BR, Jagust WJ, Coulter L. Anosognosia in Alzheimer's disease: relationships to de-
       pression, cognitive function, and cerebral perfusion. J Clin Exp Neuropsychol. 1993; 15 (2):
       231–244.

[676] Jonas C, Schiffczyk C, Lahmeyer C, Mueller F, Riepe MW. Staging dementia using proxy-
       reported activities of daily living. Dement Geriatr Cogn Disord. 2011; 32 (2): 111–117. PMID
       21952470.

[677] Paolo AM, Troster AI, Ryan JJ. California Verbal Learning Test: normative data for the elderly.
       J Clin Exp Neuropsychol. 1997; 19 (2): 220–234.

[678] Gron G, Wunderlich AP, Spitzer M, Tomczak R, Riepe MW. Brain activation during human
       navigation: gender-different neural networks as substrate of performance. Nat. Neurosci.
       2000; 3 (4): 404–408. PMID 10725932.

[679] Riepe MW, Wilkinson D, Forstl H, Brieden A. Additive scales in degenerative disease – calcula-
       tion of effect sizes and clinical judgment. BMC. Med. Res. Methodol. 2011; 11: 169.

[680] Andersen K, Launer LJ, Dewey ME, et al. Gender differences in the incidence of AD and vascu-
       lar dementia: The EURODEM Studies. EURODEM Incidence Research Group. Neurology. 1999;
       53 (9): 1992–1997.

[681] Pike CJ. Sex and the development of Alzheimer's disease. J. Neurosci Res. 2017; 95 (1–2):
       671–680.

[682] Niu H, Alvarez-Alvarez I, Guillen-Grima F, Al-Rahamneh MJ, Aguinaga-Ontoso I. Trends of
       mortality from Alzheimer's disease in the European Union, 1994–2013. Eur J Neurol. 2017;
       24 (6): 858–866.

[683] Liu CK, Lai CL, Tai CT, Lin RT, Yen YY, Howng SL. Incidence and subtypes of dementia in
       southern Taiwan: impact of socio-demographic factors. Neurology. 1998; 50 (6): 1572–1579.
       PMID 9633696.

[684] Zhang MY, Katzman R, Salmon D, et al. The prevalence of dementia and Alzheimer's di-
       sease in Shanghai, China: impact of age, gender, and education. Ann Neurol. 1990; 27 (4):
       428–437. PMID 2353798.

[685] Guebel DV, Torres NV. Sexual Dimorphism and Aging in the Human Hyppocampus: Identifi-
       cation, Validation, and Impact of Differentially Expressed Genes by Factorial Microarray and
       Network Analysis. Front Aging Neurosci. 2016; 8: 229.

[686] Zhao L, Mao Z, Woody SK, Brinton RD. Sex differences in metabolic aging of the brain: in-
       sights into female susceptibility to Alzheimer's disease. Neurobiology of Aging. 2016; 42:
       69–79.

[687] Lee JY, Cole TB, Palmiter RD, Suh SW, Koh JY. Contribution by synaptic zinc to the gender-
       disparate plaque formation in human Swedish mutant APP transgenic mice. Proc Natl Acad
       Sci USA. 2002; 99 (11): 7705–7710. PMID 12032347.

[688] Callahan MJ, Lipinski WJ, Bian F, Durham RA, Pack A, Walker LC. Augmented senile plaque load in aged female beta-amyloid precursor protein-transgenic mice. Am J Pathol. 2001; 158 (3): 1173–1177. PMID 11238065.

[689] Jiao SS, Bu XL, Liu YH, et al. Sex Dimorphism Profile of Alzheimer's Disease-Type Pathologies in an APP/PS1 Mouse Model. Neurotox Res. 2016; 29 (2): 256–266.

[690] Duarte AC, Hrynchak MV, Goncalves I, Quintela T, Santos CRA. Sex Hormone Decline and Amyloid beta Synthesis, Transport and Clearance in the Brain. J Neuroendocrinol. 2016; 28 (11).

[691] Moser VA, Pike CJ. Obesity and sex interact in the regulation of Alzheimer's disease. Neurosci Biobehav Rev. 2016; 67: 102–118.

[692] Cash AD, Perry G, Ogawa O, Raina AK, Zhu X, Smith MA. Is Alzheimer's disease a mitochondrial disorder? Neuroscientist. 2002; 8 (5): 489–496. PMID 12374431.

[693] Buchner M, Huber R, Sturchler-Pierrat C, Staufenbiel M, Riepe MW. Impaired hypoxic tolerance and altered protein binding of NADH in presymptomatic APP23 transgenic mice. Neurosci. 2002; 114 (2): 285–289. PMID 12204198.

[694] Beal MF. Energetics in the pathogenesis of neurodegenerative diseases. Trends Neurosci. 2000; 23 (7): 298–304. PMID 10856939.

[695] Hoyer S. Causes and consequences of disturbances of cerebral glucose metabolism in sporadic Alzheimer disease: therapeutic implications. Adv Exp Med Biol. 2004; 541: 135-152.

[696] Hoyer S. Glucose metabolism and insulin receptor signal transduction in Alzheimer disease. Eur J Pharmacol. 2004; 490 (1–3): 115–125.

[697] Steen E, Terry BM, Rivera EJ, et al. Impaired insulin and insulin-like growth factor expression and signaling mechanisms in Alzheimer's disease – is this type 3 diabetes? J Alzheimers Dis. 2005; 7 (1): 63–80.

[698] Biasibetti R, Almeida Dos Santos JP, Rodrigues L, et al. Hippocampal changes in STZ-model of Alzheimer's disease are dependent on sex. Behav Brain Res. 2017; 316: 205–214.

[699] Wirths O, Breyhan H, Marcello A, Cotel MC, Bruck W, Bayer TA. Inflammatory changes are tightly associated with neurodegeneration in the brain and spinal cord of the APP/PS1KI mouse model of Alzheimer's disease. Neurobiol Aging. 2008.

[700] Overmyer M, Helisalmi S, Soininen H, Laakso M, Riekkinen P Sr, Alafuzoff I. Reactive microglia in aging and dementia: an immunohistochemical study of postmortem human brain tissue. Acta Neuropathol (Berl). 1999; 97 (4): 383–392.

[701] Kempermann G, Gast D, Gage FH. Neuroplasticity in old age: sustained fivefold induction of hippocampal neurogenesis by long-term environmental enrichment. Ann Neurol. 2002; 52 (2): 135–143. PMID 12210782.

[702] Martinez-Pinilla E, Ordonez C, Del Valle E, Navarro A, Tolivia J. Regional and Gender Study of Neuronal Density in Brain during Aging and in Alzheimer's Disease. Front Aging Neurosci. 2016; 8: 213.

[703] Franke K, Ristow M, Gaser C. Gender-specific impact of personal health parameters on individual brain aging in cognitively unimpaired elderly subjects. Front Aging Neurosci. 2014; 6: 94.

[704] Jack CR Jr, Wiste HJ, Weigand SD, et al. Age, Sex, and APOE epsilon4 Effects on Memory, Brain Structure, and beta-Amyloid Across the Adult Life Span. JAMA Neurol. 2015; 72 (5): 511–519.

[705] Cacciottolo M, Christensen A, Moser A, et al. The APOE4 allele shows opposite sex bias in microbleeds and Alzheimer's disease of humans and mice. Neurobiology of Aging. 2016; 37: 47–57.

[706] Huo DS, Sun JF, Zhang B, et al. Protective effects of testosterone on cognitive dysfunction in Alzheimer's disease model rats induced by oligomeric beta amyloid peptide 1-42. J Toxicol Environ Health A. 2016; 79 (19): 856–863.

[707] Guidi I, Galimberti D, Lonati S, et al. Oxidative imbalance in patients with mild cognitive impairment and Alzheimer's disease. Neurobiol Aging. 2006; 27 (2): 262–269.

[708] Gallart-Palau X, Lee BST, Adav SS, et al. Gender differences in white matter pathology and mitochondrial dysfunction in Alzheimer's disease with cerebrovascular disease. Mol Brain. 2016; 9: 27.

[709] Kang Y, Zhang Y, Feng Z, et al. Nutritional deficiency in early life facilitates aging-associated cognitive decline. Curr Alzheimer Res. 2017.

[710] Candeias E, Duarte AI, Sebastiao I, et al. Middle-Aged Diabetic Females and Males Present Distinct Susceptibility to Alzheimer Disease-like Pathology. Mol Neurobiol. 2016.

[711] Li GD, Bi R, Zhang DF, et al. Female-specific effect of the BDNF gene on Alzheimer's disease. Neurobiology of Aging. 2017; 53: 192.e11-192.e19.

[712] Altmann A, Tian L, Henderson VW, Greicius MD. Sex modifies the APOE-related risk of developing Alzheimer disease. Ann Neurol. 2014; 75 (4): 563–573.

[713] Hall JR, Wiechmann AR, Johnson LA, et al. Total cholesterol and neuropsychiatric symptoms in Alzheimer's disease: the impact of total cholesterol level and gender. Dement Geriatr Cogn Disord. 2014; 38 (5–6): 300–309.

[714] Zissimopoulos JM, Barthold D, Brinton RD, Joyce G. Sex and Race Differences in the Association Between Statin Use and the Incidence of Alzheimer Disease. JAMA Neurol. 2017; 74 (2): 225–232.

[715] Laurin D, Verreault R, Lindsay J, MacPherson K, Rockwood K. Physical activity and risk of cognitive impairment and dementia in elderly persons. Arch Neurol. 2001; 58 (3): 498–504. PMID 11255456.

[716] Verghese J, Lipton RB, Katz MJ, et al. Leisure activities and the risk of dementia in the elderly. N Engl J Med. 2003; 348 (25): 2508–2516. PMID 12815136.

[717] Fratiglioni L, Paillard-Borg S, Winblad B. An active and socially integrated lifestyle in late life might protect against dementia. Lancet Neurol. 2004; 3 (6): 343–353. PMID 15157849.

[718] Speck O, Ernst T, Braun J, Koch C, Miller E, Chang L. Gender differences in the functional organization of the brain for working memory. Neuroreport. 2000; 11 (11): 2581–2585. PMID 10943726.

[719] Kemppainen NM, Scheinin NM, Koivunen J, et al. Five-year follow-up of 11C-PIB uptake in Alzheimer's disease and MCI. Eur. J. Nucl. Med. Mol. Imaging. 2014; 41 (2): 283–289.

[720] Snowdon DA. Healthy aging and dementia: findings from the Nun Study. Ann Intern Med. 2003; 139 (5/2): 450–454. PMID 12965975.

[721] Riley KP, Snowdon DA, Markesbery WR. Alzheimer's neurofibrillary pathology and the spectrum of cognitive function: findings from the Nun Study. Ann Neurol. 2002; 51 (5): 567–577. PMID 12112102.

[722] Neuropathology Group of the Medical Research Council Cognitive Function and Ageing Study (MRC CFAS). Pathological correlates of late-onset dementia in a multicentre, community-based population in England and Wales. Lancet. 2001; 357 (9251): 169–175. PMID 11213093.

[723] Kim S, Kim MJ, Kim S, et al. Gender differences in risk factors for transition from mild cognitive impairment to Alzheimer's disease: A CREDOS study. Compr Psychiatry. 2015; 62: 114–122.

[724] Li JQ, Tan L, Wang HF, et al. Risk factors for predicting progression from mild cognitive impairment to Alzheimer's disease: a systematic review and meta-analysis of cohort studies. J Neurol Neurosurg Psychiatr. 2016; 87 (5): 476–484.

[725] Zokaei N, Giehl K, Sillence A, et al. Sex and APOE: A memory advantage in male APOE epsilon4 carriers in midlife. Cortex. 2017; 88: 98–105.

[726] Filon JR, Intorcia AJ, Sue LI, et al. Gender Differences in Alzheimer Disease: Brain Atrophy, Histopathology Burden, and Cognition. J Neuropathol Exp Neurol. 2016.

[727] Hodges JR. Memory in the dementias. In: Tulving E, Craik F, Hrsg. The Oxford Handbook of Memory. Oxford, New York: Oxford University Press; 2000. S. 441–459.

[728] Sundermann EE, Biegon A, Rubin LH, et al. Better verbal memory in women than men in MCI despite similar levels of hippocampal atrophy. Neurology. 2016; 86 (15): 1368–1376.

[729] Sundermann EE, Maki PM, Rubin LH, Lipton RB, Landau S, Biegon A. Female advantage in verbal memory: Evidence of sex-specific cognitive reserve. Neurology. 2016; 87 (18): 1916–1924.

[730] Norman MA, Evans JD, Miller WS, Heaton RK. Demographically corrected norms for the California Verbal Learning Test. J Clin Exp Neuropsychol. 2000; 22 (1): 80–94.

[731] Ripich DN, Petrill SA, Whitehouse PJ, Ziol EW. Gender differences in language of AD patients: a longitudinal study. Neurology. 1995; 45 (2): 299–302. PMID 7854529.

[732] Beinhoff U, Tumani H, Riepe MW. Applying new research criteria for diagnosis of early Alzheimer's disease: sex and intelligence matter. Int J Alzheimers Dis. 2009; 2009.

[733] Beinhoff U, Tumani H, Brettschneider J, Bittner D, Riepe MW. Gender-specificities in Alzheimer's disease and mild cognitive impairment. J. Neurol. 2008; 255 (1): 117–122. PMID 18202815.

[734] Paganini-Hill A, Clark LJ, Henderson VW, Birge SJ. Clock drawing: analysis in a retirement community. J. Am. Geriatr Soc. 2001; 49 (7): 941–947. PMID 11527486.

[735] Ott BR, Tate CA, Gordon NM, Heindel WC. Gender differences in the behavioral manifestations of Alzheimer's disease. J Am Geriatr Soc. 1996; 44 (5): 583–587.

[736] Ryu SH, Jung HY, Lee KJ, et al. Incidence and Course of Depression in Patients with Alzheimer's Disease. Psychiatry Investig. 2017; 14 (3): 271–280.

[737] Kim J, Fischer CE, Schweizer TA, Munoz DG. Gender and Pathology-Specific Effect of Apolipoprotein E Genotype on Psychosis in Alzheimer's Disease. Curr Alzheimer Res. 2017.

[738] Xing Y, Tang Y, Jia J. Sex Differences in Neuropsychiatric Symptoms of Alzheimer's Disease: The Modifying Effect of Apolipoprotein E epsilon4 Status. Behav Neurol. 2015; 2015: 275256.

[739] Backman L, Small BJ, Fratiglioni L. Stability of the preclinical episodic memory deficit in Alzheimer's disease. Brain. 2001; 124 (1): 96–102. PMID 11133790.

[740] Small BJ, Fratiglioni L, Viitanen M, Winblad B, Backman L. The course of cognitive impairment in preclinical Alzheimer disease: three- and 6-year follow-up of a population-based sample. Arch Neurol. 2000; 57 (6): 839–844.

[741] Li R, Singh M. Sex differences in cognitive impairment and Alzheimer's disease. Front Neuroendocrinol. 2014; 35 (3): 385–403.

[742] Pentikainen H, Ngandu T, Liu Y, et al. Cardiorespiratory fitness and brain volumes in men and women in the FINGER study. Age Ageing. 2017; 46 (2): 310–313.

[743] Chene G, Beiser A, Au R, et al. Gender and incidence of dementia in the Framingham Heart Study from mid-adult life. Alzheimers Dement. 2015; 11 (3):3 10–320.

[744] Chou PS, Wu SJ, Kao YH, Chou MC, Tai SY, Yang YH. Angiotensin-converting enzyme insertion/deletion polymorphism is associated with cerebral white matter changes in Alzheimer's disease. Geriatr Gerontol Int. 2016.

[745] Garcia-Herranz S, Diaz-Mardomingo MC, Peraita H. Neuropsychological predictors of conversion to probable Alzheimer disease in elderly with mild cognitive impairment. J Neuropsychol. 2016; 10 (2): 239–255.

[746] Grimm A, Mensah-Nyagan AG, Eckert A. Alzheimer, mitochondria and gender. Neurosci Biobehav Rev. 2016; 67: 89–101.

[747] Cattel C, Gambassi G, Sgadari A, Zuccala G, Carbonin P, Bernabei R. Correlates of delayed referral for the diagnosis of dementia in an outpatient population. J. Gerontol. A Biol. Sci. Med Sci. 2000; 55 (2): 102. PMID 10737692.

[748] Pusswald G, Lehrner J, Hagmann M, et al. Gender-Specific Differences in Cognitive Profiles of Patients with Alzheimer's Disease: Results of the Prospective Dementia Registry Austria (PRODEM-Austria). J Alzheimers Dis. 2015; 46 (3): 631–637.

[749] Cahn DA, Sullivan EV, Shear PK, et al. Structural MRI correlates of recognition memory in Alzheimer's disease. J Int Neuropsychol Soc. 1998; 4 (2): 106–114.

[750] Ott BR, Heindel WC, Tan Z, Noto RB. Lateralized cortical perfusion in women with Alzheimer's disease. J Gend. Specif. Med. 2000; 3 (6): 29–35. PMID 11253380.

[751] Riepe MW, Gritzmann P, Brieden A. Preferences of psychiatric practitioners for core symptoms of major depressive disorder: a hidden conjoint analysis. Int J Methods Psychiatr Res. 2017; 26 (1).

[752] Canevelli M, Quarata F, Remiddi F, et al. Sex and gender differences in the treatment of Alzheimer's disease: A systematic review of randomized controlled trials. Pharmacol Res. 2017; 115: 218–223.

[753] Nakano Y, Matsuzono K, Yamashita T, et al. Long-Term Efficacy of Galantamine in Alzheimer's Disease: The Okayama Galantamine Study (OGS). J Alzheimers Dis. 2015; 47 (3): 609–617.

[754] Scacchi R, Gambina G, Broggio E, Corbo RM. Sex and ESR1 genotype may influence the response to treatment with donepezil and rivastigmine in patients with Alzheimer's disease. Int J Geriatr Psychiatry. 2014; 29 (6): 610–615.

[755] Schiffczyk C, Romero B, Jonas C, Lahmeyer C, Muller F, Riepe MW. Efficacy of short-term inpatient rehabilitation for dementia patients and caregivers: prospective cohort study. Dement. Geriatr. Cogn Disord. 2013; 35 (5–6): 300–312. PMID 23572117.

[756] Meerding WJ, Bonneux L, Polder JJ, Koopmanschap MA, van der Maas PJ. Demographic and epidemiological determinants of healthcare costs in Netherlands: cost of illness study. BMJ. 1998; 317 (7151): 111–115. PMID 9657785.

[757] McCallum J, Simons LA, Simons J, Friedlander Y. Delaying dementia and nursing home placement: the Dubbo study of elderly Australians over a 14-year follow-up. Ann NY Acad Sci. 2007; 1114: 121–129.

[758] Hatoum HT, Thomas SK, Lin SJ, Lane R, Bullock R. Predicting time to nursing home placement based on activities of daily living scores – a modelling analysis using data on Alzheimer's disease patients receiving rivastigmine or donepezil. J Med Econ. 2009; 12 (2): 98–103.

[759] Wattmo C, Londos E, Minthon L. Solitary living in Alzheimer's disease over 3 years: association between cognitive and functional impairment and community-based services. Clin Interv Aging. 2014; 9: 1951–1962.

[760] Jette AM, Tennstedt S, Crawford S. How does formal and informal community care affect nursing home use? J Gerontol B Psychol Sci Soc Sci. 1995; 50 (1): S4–S12.

[761] Puranen TM, Pietila SE, Pitkala KH, et al. Caregivers' male gender is associated with poor nutrient intake in AD families (NuAD-trial). J Nutr Health Aging. 2014; 18 (7): 672–676.

7 Differentialdiagnostik

Gerhard F. Hamann

7.1 Vaskuläre Demenz

Es wird vorhergesagt, dass jeder Dritte in der Bevölkerung an einem Schlaganfall, einer Demenz oder an beidem zusammen erkranken wird. 64 % der Patienten nach einem Schlaganfall erleben eine kognitive Beeinträchtigung, wovon rund ein Drittel eine manifeste Demenz entwickeln. 34 % aller Patienten mit einer Demenz weisen neuropathologische Zeichen einer zerebrovaskulären Erkrankung auf. Risikofaktoren für die Demenz im Allgemeinen, für die Alzheimer-Krankheit und für zerebrovaskuläre Erkrankung sind grundsätzlich sehr ähnlich. Die Abgrenzung zwischen den vaskulären Demenzen, vaskulären und gemischten Demenzen (Mixed Dementia) und vaskulären Veränderungen bei Alzheimer-Demenz ist im Einzelfall extrem kompliziert und z. T. auch unmöglich. Die pathophysiologischen Veränderungen, die sich experimentell besser abgrenzen lassen, sind aber relevant und erleuchten immer weiter die komplizierte Interaktion zwischen Alzheimer-Krankheit und vaskulären Demenzen bzw. vaskulären Veränderungen. Hierbei ist zu erwarten, dass in den nächsten Jahren noch wesentliche neue Ergebnisse in diesem Bereich zu verzeichnen sein werden.

Bei den vaskulären Demenzen handelt es sich nicht um eine isolierte, einzige Demenzform, sondern um eine Gruppe von Demenzen, bei denen es zu kognitiven Beeinträchtigungen durch zerebrovaskuläre Erkrankungen kommt.

7.1.1 Definition

Die wichtigsten definitorischen Kriterien sind die ADDTC und die NINDS-AIREN-Kriterien (Tab. 7.1). Diese Kriterien definieren eine vaskuläre Demenz aus der Kombination von zwei Faktoren:

1. der Darstellung einer kognitiven Beeinträchtigung und
2. dem Nachweis der Vorgeschichte eines klinischen Schlaganfalls oder des bildgebenden Nachweises einer Hirngefäßerkrankung und deren Folgen.

https://doi.org/10.1515/9783110411003-008

Tab. 7.1: **NINDS-AIREN-Kriterien für wahrscheinliche vaskuläre Demenz.**
NINDS: National Institute of Neurological Disorders and Stroke
AIREN: Association Internationale pour la Recherche et l'Enseignement en Neurosciences

1. Demenz
Kognitive Verschlechterung bezogen auf ein
vorausgehendes höheres Funktionsniveau
manifestiert durch Gedächtnisstörung und
mindestens zwei der folgenden Fähigkeiten:
– Orientierung, Aufmerksamkeit, Sprache,
   visuell-räumliche Fähigkeiten,
   Urteilsvermögen, Handlungsfähigkeit,
   Abstraktionsfähigkeit, motorische Kontrolle,
   Praxie

**Alltagsaktivitäten müssen gestört sein –
Ausschlusskriterien:**
– Bewusstseinsstörung
– Delirium
– Psychose
– Schwere Aphasie
– Ausgeprägte sensomotorische Störung,
   die Testung unmöglich macht
– Systemische oder andere Hirnerkrankungen,
   die ihrerseits kognitive Störungen
   verursachen können

2. Zerebrovaskuläre Erkrankung
Zentrale fokale neurologische Zeichen mit und
ohne anamnestischen Schlaganfall und Zeichen
einer relevanten zerebrovaskulären Erkrankung
im CT/MR
Als relevant eingestufte zerebrovaskuläre
Läsionen im radiologischen Befund –
Lokalisation:
Schlaganfälle, Großgefäßterritorien:
– Beidseitig A. cerebri anterior
– A. cerebri posterior
– Parietotemporale und tempoparietale
   Assoziationszentren
– Superiore frontale und parietale
   Wasserscheidengebiete

Kleingefäßerkrankungen:
– Basalganglien und frontale
   Marklagerlakunen
– Ausgedehnte periventrikuläre
   Marklagerläsionen
– Beidseitige Thalamusläsionen

Ausmaß:
– Großgefäßläsionen in der dominanten
   Hemisphäre
– Beidseitige hemisphärische
   Großgefäßläsionen
– Leukoenzephalopathie
   → 25 % des Marklagers

3. Eine Verknüpfung von 1. und 2.
Definiert durch mindestens eine der folgenden Bedingungen:
– Beginn der Demenz innerhalb von 32 Monaten nach einem Schlaganfall
– Abrupte Verschlechterung kognitiver Funktionen
– Fluktuierende oder stufenweise Progression der kognitiven Defizite
– Unterstützende Merkmale:
   – Früh auftretende Gedächtnisstörung
   – Motorische Unsicherheit und häufige Stürze
   – Blasenstörung (häufiger Harndrang, nicht urologisch erklärbar)
   – Pseudobulbärparalyse
   – Persönlichkeitsstörung und Stimmungsänderungen, Abulie, Depression, emotionale
      Inkontinenz, andere subkortikale Defizite

Natürlich ist der kritische Punkt die Kombination dieser beiden Faktoren bzw. ihre kausale Verknüpfung. Die American Heart Association [1] schlägt vor, den Begriff des vascular cognitive impairment (VCI) für alle Formen kognitiver Beeinträchtigungen mit vaskulärer Ursache zu benutzen. Bei diesen Patienten muss ein Medikamenten- oder Drogenabusus, eine Abhängigkeit oder ein akutes Delir ausgeschlossen werden. Wichtig ist nach dieser Definition, dass sich die kognitiven Störungen nicht automatisch auf Gedächtnisstörungen konzentrieren, weil gerade Gedächtnisstörungen und damit hippocampale Schäden bei vaskulären, kognitiven Beeinträchtigungen häufig erst spät oder gar nicht auftreten. Es sind kognitive Veränderungen in anderen kognitiven Bereichen wie Aufmerksamkeit, Exekutivfunktion, Geschwindigkeit der Bearbeitung, visuokonstruktive und apraktische Veränderungen zu erwarten.

Wichtig ist, dass die vaskuläre Demenz bei Menschen im höheren Alter, die kognitive Beeinträchtigungen erleiden, eine von mehreren pathologischen Veränderungen sein kann, zusammen mit der Tau-Pathologie und der Amyloid-Pathologie, die klassischerweise die Alzheimer'sche Demenz verursacht, der α-Synuclein-Pathologie, die klassischerweise Demenzen vom Lewy-Body-Typ hervorruft, oder der Pathologie des TDP-43, das zur frontotemporalen Demenz führt.

Die Interaktionen zwischen den verschiedenen Demenzformen sind wichtig, so wurde durch Kalaria [2] untersucht, wie viele Patienten neuropathologisch tatsächlich eine vaskuläre Demenz hatten, bei denen die Diagnose einer vaskulären Demenz klinisch nach den NINDS-AIREN-Kriterien gestellt wurde. Es handelt sich um eine Untersuchung an 145 Patienten [3]. Von diesen Patienten hatten 58 % tatsächlich eine vaskuläre Demenz, die sich entweder durch Erkrankung der großen Gefäße, der kleinen Gefäße oder Kombinationen auszeichnen. Aber 40 % der Patienten hatten eine Alzheimer-Pathologie. Das heißt, die Diagnosetreffsicherheit der klinischen Kriterien der vaskulären Demenz zusammen mit der Bildgebung ist relativ gering.

7.1.2 Einteilung der vaskulären Demenzen

Nach Kalaria [2] werden sechs Typen unterschieden:

Typ 1: Dies sind Patienten, die große Schlaganfälle und kortikale Infarkte hatten aufgrund von Embolie oder Makroangiopathien. Diese Patienten haben klassischerweise fokale neurologische Ausfälle und eine schrittweise Verschlechterung hin zur Demenz.

Typ 2: Dies sind die Mikroangiopathie als multiple kleine Infarkte oder Lakunen. Diese Patienten haben i. d. R. nur geringe fokale Ausfälle und eine eher schleichende Progression, sie zeichnen sich v. a. durch eine subkortikale Veränderung aus, mit Störungen auch des Gangbildes.

Typ 3: Dies sind strategische Infarkte. In der Regel kommt es hier durch Läsionen im Bereich des Thalamus, ein- oder beidseitig, oder des hinteren Kapselknies, zu fokalen, neurologischen Ausfällen verbunden mit relativ plötzlicher demenzieller

Entwicklung. Klassisch ist das Top-of-the-basilar-artery-Syndrom mit beidseitigen Thalamusinfarkten, die dann zu einer schweren Orientierungsstörung und demenziellen Entwicklung führen.

Typ 4: Dies ist die Hypoperfusion, klassischerweise nach Herzstillstand und Herzinfarkt. Hier kommt es zu diffusen Neuronenuntergängen im Sinne der globalen, zerebralen Ischämie mit Untergängen kortikal und subkortikal.

Typ 5: Dies sind intrazerebrale Blutungen, klassisch kortikal oder in den Stammganglien gelegen, die dann zu einer sekundären Verschlechterung führen.

Typ 6: Dies ist die gemischte Demenz, wo sich Marklagerveränderungen, lakunäre Infarkte oder Infarkte mit der Alzheimer-Demenz kombinieren.

In einer Übersicht [4] wurde kürzlich noch ein 7. Typ, die genetisch bedingte, zerebrale Mikroangiopathie, wie das CADASIL- oder CARASIL-Syndrom, hinzugefügt (Tab. 7.2).

7.1.3 Epidemiologie

Verschiedene Untersuchungen zur Epidemiologie der vaskulären Demenzen sind über die Jahre durchgeführt worden. Nach O'Brien und Thomas [4] kann man davon ausgehen, dass etwa 15 % aller Demenzen vaskuläre Demenzen sind. Wichtig ist die Frage der Demenz nach einem Schlaganfall. Hier gibt es die bahnbrechende Arbeit von Pendlebuy und Rothwell [5]. In dieser Arbeit wurden Patientenstudien in einer Meta-Analyse zusammengefasst, die sowohl populationsbezogen als auch krankenhausbezogen die Häufigkeit einer Demenz nach einem Schlaganfall bestimmt haben. Es konnte gezeigt werden, dass die Rate der Post-stroke-Demenz zwischen 7,4 und 41,3 % nach einem Schlaganfall variierte. Die jährige, kumulative Inzidenz lag bei ca. 3 % für jedes Jahr nach einem Schlaganfall. Risikofaktoren für das Auftreten einer Demenz nach einem Schlaganfall waren multiple Schlaganfälle, große Schlaganfälle, linkshirnige Schlaganfälle und schwerwiegende Komplikationen des Schlaganfalls, wie schwere Pneumonien und Schluckstörungen.

Wichtig ist hier, dass man natürlich auch Patienten mit einer vermeintlichen vaskulären Demenz findet, die schon vor dem Schlaganfall dement waren und somit handelt es sich hier um wahrscheinliche Alzheimer-Demenz-Erkrankte. In der Arbeit von Pendlebury und Rothwell [5] geht man hier von 10 % aller Schlaganfallpatienten aus. Zusätzlich kann man davon ausgehen, dass bei vorbestehender Alzheimer-Pathologie ohne wesentliche kognitive Beeinträchtigungen das Auftreten eines Schlaganfalls die Demaskierung des demenziellen Prozesses beschleunigt und überhaupt auch begünstigt. Dies konnte durch neue Erkenntnisse zur Verknüpfung von Schlaganfall und Demenzen [6] aus China bestätigt werden. Diese chinesischen Daten zeigen, dass Patienten, die älter sind und eine kognitive Beeinträchtigung haben und bisher noch keinen Schlaganfall hatten, ein deutlich erhöhtes Risiko für einen zukünftigen Schlaganfall haben. Es handelt sich um eine prospektive Kohortenstudie an Menschen über 55 Jah-

Tab. 7.2: Neuropathologische Unterscheidung von vaskulären, kognitiven Beeinträchtigungen und vaskulärer Demenz mit Folgen für die Alzheimer-Demenz.

Subtypen der vaskulären Demenz	I	II	III	IV	V	VI	VII
	Multiinfarktdemenz	Subkortikale vaskuläre Demenz	Demenz bei strategischem Einzelhirninfarkt	Demenz bei globaler Hypoxie	Demenz bei intrazerebraler Blutung	Genetisch bedingte vaskuläre Demenzen (z. B. CADASIL)	Alzheimer-Demenz mit vaskulärer Erkrankung – Mixed Dementia
Bildgebung	Multiple kortikale Hirninfarkte	Mikroangiopathische Läsionen und lakunäre Infarkte; Entmarkung, Gliose	Infarkt an strategisch wichtigen Stellen (z. B. Thalamus, hinteres Kapselknie)	Grenzzoneninfarkt, inkomplette subkortikale, kortikale Infarkte	Blutungsresiduen, evtl. verbunden mit Amyloid-Angiopathie	Multiple Residuen von Infarkten, Ausdehnung bis in die Temporallappen	Kombination aus Gefäßveränderung und neuronalen Schädigungen, speziell in den Temporallappen
Klin. Verlauf	Zentrale Zeichen, stufenweises Fortschreiten	Keine bis leichte zentrale Ausfälle, progredientes Fortschreiten	Zentrale Zeichen, stufenweises Fortschreiten	Keine zentralen Ausfälle, progredientes Fortschreiten	Zentrale Ausfälle, stufenweises Fortschreiten	Keine bis leichte zentrale Ausfälle, progredientes Fortschreiten	Keine zentralen Anzeichen, progredientes Fortschreiten
Ursache	Large Vessel Disease, Arteriosklerose	Small Vessel Disease, Mikrogefäß-veränderungen	Emobolisch/hypertensive Erkrankung	Herzstillstand, Herzinfarkte	Amyloid-Angiopathie und andere Angiopathien	Genetisch bedingte Mikroangiopathie	Hirninfarktschäden, altersabhängige Risikofaktoren

ren, die in die sog. Beijing Longitudinal Study of Aging (BLSA) aufgenommen wurden. Der Aufnahme-MMSE (Mini-mental-scale-Wert) wurde in vier Kategorien gemessen: ≥ 28, 26–27, 23–25 oder < 22. Die Teilnehmer an dieser Studie wurden für 23 Jahre verfolgt, also außerordentlich lange. Insgesamt wurden 2.101 Patienten in die Analyse aufgenommen – 15,9 % hatten einen Score ≥ 28, 17,4 % einen Score 26–27, 27,6 % einen Score 23–25 und 7,4 % einen Score < 22. Es gab insgesamt 576 Fälle von zerebrovaskulären Ereignissen. Das Risiko einen Schlaganfall zu erleiden erhöhte sich mit abnehmendem MMSE. Dieser Zusammenhang war bei Frauen stärker ausgeprägt als bei Männern. Die Risikoratio lag bei 1,76 für Patienten mit einem MMSE < 22, bei 1,21 für einen MMSE von 23–25. Die chinesischen Autoren schlussfolgern, dass Patienten mit schlechter kognitiver Funktion ein bis zu 2,3-fach erhöhtes Risiko haben einen Hirninfarkt oder eine Hirnblutung zu erleiden.

Über den kausalen Zusammenhang dieser Studienergebnisse kann natürlich nur gemutmaßt werden, wahrscheinlich ist die zugrunde liegende zerebrale Amyloid-Angiopathie bei Alzheimer-Demenz eine mögliche Verbindung. Es könnte aber auch spekuliert werden, dass gemeinsame Risikofaktoren sowohl das Entstehen einer Demenz als auch eines Schlaganfalls begünstigen könnten und damit die Gruppe der kognitiv beeinträchtigten Patienten eine vaskuläre Hochrisikogruppe darstellt. Dies würde auch das Konzept der gemeinschaftlichen Optimierung vaskulärer Risikofaktoren sowohl bei Patienten mit Demenzen wie mit Schlaganfällen stützen.

Eine finnische Arbeit [7] mit 486 Patienten aus der Helsinki Stroke Aging Memory Study Cohort untersuchte, inwieweit eine Post-stroke-Demenz zu Schlaganfallrezidiven führt. Das kumulative Risiko einen tödlichen oder nichttödlichen ischämischen Schlaganfall zu erleiden wurde über 12 Jahre im Verlauf untersucht und 3 Monate nach dem Schlaganfall wurde die Diagnose einer Post-stroke-Demenz gestellt. Patienten mit einer Post-stroke-Demenz hatten ein etwa doppelt so hohes Risiko einen Schlaganfall zu erleiden. Während ohne Demenz das Risiko über 12 Jahre im Bereich von 50 % lag, erlitten Patienten mit Post-stroke-Demenz mehr als einen Schlaganfall und das Risiko stieg auf etwa 130 %. Die Post-stroke-Demenz wird als starker Risikofaktor für ein Schlaganfallrezidiv gedeutet.

7.1.4 Stumme Hirninfarkte

Die Bedeutung von stummen Hirninfarkten für vaskuläre und kognitive Veränderungen wird immer deutlicher [8]. Stumme Hirninfarkte sind sehr häufig und können eine hippocampale Atrophie bewirken. Eine neue koreanische Arbeit [9] wies nach, dass Patienten, die innerhalb von 30 Tagen nach einem Index-Schlaganfall erneut einen Schlaganfall erlitten hatten, ein deutlich höheres Risiko haben weitere Ereignisse zu erleiden. Bei insgesamt 24,4 % von 270 Patienten kam es zu stummen Hirninfarkten. Während einer 5-Jahre-Follow-up-Periode beobachtete man 42 Schlaganfälle (15,6 %). Patienten, die einen stummen Hirninfarkt in den ersten 30 Tagen nach einem Schlaganfall hatten, hatten ein 9,6-fach erhöhtes Risiko einen späteren Schlaganfall zu erleiden, verglichen mit Patienten ohne stummen Hirninfarkt in den ersten 30 Tagen. Die Arbeit von Blum et al. [8] untersuchte 658 ältere Patienten ohne Demenz, die im Rahmen einer prospektiven Untersuchung eine Kernspinuntersuchung erhielten. Patienten mit stummen Hirninfarkten hatten kleinere Hippocampus-Volumen und kleinere Hippocampus-Volumen waren mit einer schlechteren Gedächtnisfunktion vergesellschaftet.

7.1.5 Diagnostik

Im Vordergrund der Diagnostik steht die kernspintomographische Bildgebung. Eine gute Übersichtsarbeit wurde hier von Johanna Wardlaw et al. [10] erstellt. Die Autoren bestimmten als kernspintomographisch nachweisbare Folgen von zerebrovaskulären Veränderungen die DWI-positive Läsion als frischen Infarkt, die lakunäre Läsion als Ausdruck einer mikroangiopathischen Schädigung, die White-matter-Läsionen als Ausdruck einer konfluierenden Schädigung der weißen und tiefen grauen Substanz und die erweiterten Robin-Virchow-Räume, die Ausdruck von perivenösen Mikroinfarkten seien. Die Autoren zeigen, dass kleine DWI-positive, mikroangiopathische Infarkte komplett verschwinden können, sich in White-matter-Läsionen oder in Lakunen umwandeln können. Sie zeigen, dass auch kortikale Mikroinfarkte vorkommen und sie gehen davon aus, dass es ein Kontinuum mikrovaskulärer Veränderungen, von erweiterten Robin-Virchow-Räumen über White-matter-Läsionen bis hin zu Lakunen gibt und dass neben den direkten okklusiven Mechanismen auch endotheliale Veränderungen, Störungen der neurovaskulären Einheiten und Ödemgenerierung eine wesentliche Rolle spielen. Besonders wichtig sollte in Zukunft auch die Frage der „invisible infarcts" werden [11], d. h. sehr kleine Läsionen, die mit heutiger MRT-Technik routinemäßig nicht erfasst werden können, aber sicherlich zu sekundären Veränderungen der kognitiven Leistungsfähigkeit führen werden. Das Risiko demenzieller Veränderungen wird um den Faktor 2,15 durch zerebrale Mikroinfarkte verstärkt.

7.1.6 Mikrovaskuläre Veränderungen bei vaskulären Demenzen

Eine sehr gute Arbeit [12] zeigte, dass die Beziehungen zwischen Alzheimer-Demenz und vaskulärer Demenz sehr vielfältig sind. Die Schweizer Autoren kamen zu dem Schluss, dass in den höheren Braak-Tau-Stadien 4–6 Amyloid-abhängige, mikrovaskuläre Veränderungen mit Mikrogefäßwandumwandlung, mikrovaskuläre Veränderungen, vaskulitisartige Veränderungen, Bluthirnschrankenstörung und Mikroblutungen auftreten. In den Braak-Tau-Stadien 2 und 3 entstehen aber Tau-abhängig Veränderungen der größeren Gefäße mit Verlust der glatten Muskulatur und des arteriellen Elastins, mit erhöhter, arterieller Steifigkeit und damit erhöhter Pulswellengenerierung und verminderter perivaskulärer Drainage. Die makroangiopathischen Veränderungen in den frühen Tau-Stadien führen wieder sekundär zu mikrovaskulären Gefäßwandveränderungen oder verstärken diese zumindest. Somit erklären die Schweizer Autoren, dass die Alzheimer-Pathologie nicht nur, wie bekannt, bei der Amyloid-Angiopathie, sondern auch, in frühen Stadien der Alzheimer-Krankheit, zu sekundären, vaskulären Veränderungen führen kann (Abb. 7.1).

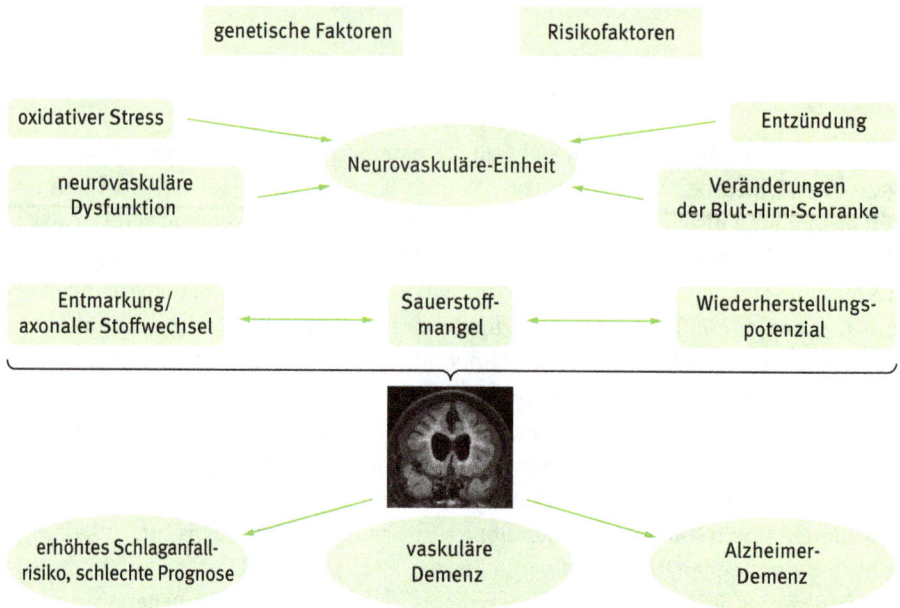

Abb. 7.1: Pathophysiologie von mikroangiopathischen Veränderungen.

Eine japanische Arbeit [13] stellt die vaskulären Risikofaktoren für eine vaskuläre Demenz dar. Sie beschreibt die klassischen Veränderungen mit einer Vaskulopathie, thrombotischen, mikroangiopathischen Verschlüssen und lakunären Schlaganfällen, aber auch die der endothelialen Dysfunktion, der Bluthirnschrankenstörung und der Entwicklung von White-matter-Läsionen. Neue Risikofaktoren, wie erhöhte Salzaufnahme, Inflammation, Infektionen, oder Veränderungen der großen Gefäße werden beschrieben. In dieser Arbeit wird auch beschrieben, dass Veränderungen der Parodontitis zu mikroangiopathischen Veränderungen durch inflammatorische Mechanismen führen.

Im Mittelpunkt der Pathophysiologie der mikrovaskulären Veränderungen, die zu vaskulären Demenzen führen, steht die neurovaskuläre Einheit (neurovascular unit) [14], bestehend aus dem Astrozyten, mit den Astrozytenfußfortsätzen, die sich um eine zerebrale Arteriole oder ein Mikrogefäß bilden, den Perizyten, der perivaskulären Mikroglia, den Neuronen und den Axonen und somit kann diese neurovaskuläre

Einheit durch Bluthirnschrankenstörung, Immunregulationsstörung oder trophische Veränderungen gestört werden.

Ursächlich ist v. a. der Hypertonus. Er führt zu morphologischen Veränderungen, Arteriosklerose, Lipohyalinose, einer Hypertrophie und einem Remodelling der Gefäße und einer Gefäßwandverhärtung. Funktionelle Veränderungen betreffen eine funktionelle Hyperämie, die Endothelium-abhängige Vasodilatation, die Vasoregulation und Bluthirnschrankenstörungen.

Man kann die Veränderungen der Mikrogefäßwände in drei verschiedene Grade einteilen:

Grad 1
– Kaliberschwankungen und Tortiositäten sind erkennbar
– Einlagerungen von Kalzium, Eisen, Zink, Phosphat und Aluminium in die Gefäßwand können beobachtet werden

Grad 2
– deutliche Fibrose der Basalmembran und Lipohyalinose der Gefäßwand durch Plasmaextravasation

Grad 3
– schwere Lipohyalinose, Wandhämatome, Mikroaneurysmen und thrombotische Mikrogefäßverschlüsse

In diesem Zusammenhang ist eine Arbeit der Arbeitsgruppe von Gary Rosenberg aus Albuquerque/New Mexico [15] entscheidend. Diese Arbeitsgruppe untersuchte 22 Binswanger-Patienten, die klassischerweise prospektiv vaskuläre und kognitive Veränderungen hatten. Sie wurden verglichen mit 16 altersgematchten Kontrollen. Über die Jahre wurde die White-matter-Permeabilität zweimal gemessen mit einer dynamischen, kontrastverstärkten Magnetresonanztomographie. Es wurden White-matter-permeability-Maps aus den einzelnen MRTs berechnet und man verglich diese mit sekundären White-matter-Läsionen. Die White-matter-Permeabilität wurde bei Binswanger-Patienten sehr häufig pathologisch gestört bestimmt. Es fanden sich Veränderungen der Weißen-Substanz-Permeabilität, benachbart zu White-matter-Läsionen, die dann im weiteren Verlauf in diesen Bereichen gewachsen sind. Die Autoren kommen zu dem Schluss, dass eine gestörte Bluthirnschranke zur Entwicklung der White-matter-Läsionen entscheidend ist.

Die Arbeitsgruppe um Martin Dichgans in München [16] zeigte, dass einzelne, subkortikale Infarkte zu einem fokalen, kortikalen, atrophischen Prozess der Hirnrinde führen können. Die Münchner Autoren hatten 276 Patienten mit CADASIL-Syndrom und hatten hier 9 Patienten, die einen lakunären Infarkt entwickelten. Mit DTI-Messungen im Kernspin konnten sie die zugehörigen, kortikalen Regionen definieren und hier eine kortikale Dickenreduktion nachweisen. Hier konnte zum ersten Mal gezeigt werden, dass lakunäre Infarkte auch zu sekundärer, kortikaler Dickenreduktion und Neurodegeneration führen können.

7.1.7 Demenz nach intrazerebralen Blutungen

Zeitgleich erschienen zwei wesentliche und neue Studien [17, 18]. Beide Studien untersuchten Patienten nach intrazerebralen Blutungen auf das Auftreten von Demenzen. Die Ergebnisse waren sehr gleichlautend. Nach 1 Jahr, nach einer intrazerebralen Blutung, fanden sich, bei Patienten ohne bisherige Schlaganfälle oder TIAs, 14,6 % kognitive Beeinträchtigungen, nach 4 Jahren 21,8 %. Hatten die Patienten, zusätzlich zu der intrazerebralen Blutung, vorher Hirninfarkte oder TIAs, lag die Rate nach 1 Jahr bei 15,2 % und nach 4 Jahren bei 45,5 %. Bei Patienten mit lobären Blutungen traten nach 1 Jahr 23,4 %, nach 4 Jahren 35,1 % Demenzen auf, bei nichtlobären Blutungen 9,2 % und 20,2 %. Eine lobäre Blutung war ein deutlich signifikanter Risikofaktor für die Entwicklung einer kognitiven Beeinträchtigung nach einer Subarachnoidalblutung. Die Hazard-Ratio lag hier bei 2,2 (1,3–3,79). Weitere Risikofaktoren waren Leukoaraiosis, vorherige TIA oder vorheriger Hirninfarkt, Alter (pro 10 Jahre stieg das Risiko um etwa 84 %), NIH-Scores (20 % für 5 Punkte NIH) und ein erneuter Schlaganfall im Follow-up.

In die gleiche Richtung weist eine epidemiologische Untersuchung an Patienten, die in einer Studie aufgenommen wurden (es war die Kombination der Rush-Memory-Aging-Studie und der Religious-Order-Studie) [19]. Insgesamt wurden 11.013 Patienten untersucht mit wiederholten Kernspinuntersuchungen. Insgesamt fand sich eine Amyloid-Angiopathie bei 78,9 % der älteren Patienten. Eine Amyloid-Angiopathie war mit einem erhöhten Risiko einer Alzheimer-Demenz verknüpft (odds ratio 1,23, 95 % CI 1,08–1,41) und mit einer erhöhten Rate der kognitiven Beeinträchtigungen, insbesondere für Bearbeitungsgeschwindigkeit, episodisches Gedächtnis und semantisches Gedächtnis. Die Veränderung der Amyloid-Angiopathie und des kognitiven Outcomes wurden nicht durch rein kapilläre Veränderungen bestimmt. In der Gruppe, die keine Amyloid-Angiopathie hatte, war das Risiko, eine Demenz zu entwickeln, gegenüber denen, die eine schwere Amyloid-Angiopathie hatten, um 15–20 % reduziert.

7.1.8 Mixed Dementia

Das gleichzeitige Auftreten einer Alzheimer-Krankheit sowie einer anderen für ein demenzielles Syndrom ursächlichen zerebralen Pathologie wird als gemischte Demenz (mixed dementia) bezeichnet. Insbesondere bezieht sich dies auf das Vorhandensein vaskulärer Veränderungen neben einer Alzheimer-Pathologie. Gemischte Pathologien finden sich v. a. bei älteren Patienten (s. o.). Dabei ist von einem Kontinuum der vaskulären bzw. neurodegenerativen Veränderungen, die zur Demenz beitragen, auszugehen. Oftmals ist eine scharfe diagnostische Trennung der vaskulären Demenzen (VaD) von einer Alzheimer-Krankheit somit nicht möglich. Es ist von wechselseitigen Wirkungen der verschiedenen Pathologien hinsichtlich Ausbildung einer Demenz auszugehen. Patienten mit gemischten Demenzen sind oftmals schwerer betroffen als diejenigen mit einer reinen Alzheimer-Krankheit.

Wie auch bei der VaD allgemein, können die vaskulären Schädigungen unterschiedlicher Ursache sein, insbesondere finden sich bei den gemischten Formen mikroangiopathische Veränderungen. Angaben zur Häufigkeit der gemischten Demenz variieren: Bei mindestens 20 % der Demenzen finden sich gemischte Pathologien. Die klinische Präsentation kann – in Abhängigkeit von Art, Ausmaß und Lokalisation der vaskulären Schädigung – sehr variabel sein. Zudem hängt die Diagnosestellung maßgeblich von den eingesetzten neuropsychologischen Testverfahren ab. Letztendlich kann eine Diagnosesicherung nur histopathologisch erfolgen [2] (Kalaria 2016). In der klinischen Praxis spielt v. a. die MR-Bildgebung eine entscheidende Rolle bei der Diagnosestellung. Beide Pathologien können zu einer Gehirnatrophie, insbesondere auch hippocampalen Atrophie, beitragen.

Diagnostische Kriterien der gemischten Demenz wurden von der International Working Group (IWG) erarbeitet [20].

Diese umfassen:

1. Das Vorliegen von Hinweisen auf eine Alzheimer-Krankheit, basierend auf der klinischen Präsentation und den paraklinischen Untersuchungsbefunden (insbesondere Bildgebung, PET, Liquor);
2. Das Vorliegen einer zerebrovaskulären Erkrankung, basierend auf der klinischen Präsentation (stattgehabter Schlaganfall, fokal-neurologische Defizite) und passenden vaskulären Veränderungen in der zerebralen Bildgebung (Mikroangiopathie, strategische Infarkte, Blutungen etc.).

Die weiterführende vaskuläre Diagnostik (Ultraschall, kardiale Diagnostik) sollte analog zu den Empfehlungen bei der VaD erfolgen.

Die Arbeit von Cardenas et al. [21] zeigt, dass Patienten mit hohem kardiovaskulärem Risiko aus der Framingham-Cardiovascular-Risk-Studie ein erhöhtes Risiko für die Entwicklung einer Demenz haben. Insgesamt wurden 152 Patienten im Alter von 78 Jahren untersucht. 94 hatten ein klinisches Demenzrating, der mittlere minimental State war 28. Das kardiovaskuläre Risikoprofil war umgekehrt assoziiert mit dem Volumen der gesamten grauen Substanz und dem Volumen der grauen Substanz parietal und temporal (p < 0,04). Der Framingham Cardiovascular Risk Profil Score war auch umgekehrt assoziiert mit parietaler und totaler grauer Substanzdicke. Die Carotis-interna-media-Dicke war umgekehrt assoziiert mit der Dicke der parietalen grauen Substanz. Die Autoren schlussfolgern, dass erhöhte kardiovaskuläre Risikofaktoren assoziiert sind mit einem reduzierten Volumen der grauen Substanz und einer reduzierten Dicke der grauen Substanz in Regionen, die typischerweise auch bei Alzheimer verändert sind, im Sinne eines „Double hit" für diese Regionen.

Spezifische distinkte therapeutische Empfehlungen zur gemischten Demenz können nicht ausgesprochen werden. Wichtiger Bestandteil der Therapie bei der gemischten Demenz ist die Behandlung der zugrunde liegenden vaskulären Grunderkrankung bzw. der vaskulären Risikofaktoren. Bei stattgehabtem Schlaganfall sollte eine medikamentöse Sekundärprophylaxe gemäß den aktuellen Leitlinienempfehlungen zum Schlaganfall erfolgen. Der Einsatz von Antidementiva sollte bei der gemischten Demenz gemäß der Empfehlung zur Alzheimer-Demenz erfolgen.

7.1.9 Therapie der vaskulären Demenz

Die Arbeit von O'Brien und Thomas [4] führt aus, dass es keine spezifische, zugelassene antidementive Therapie gibt.

Die Blutdruckstudie SPS3 [22] verglich Patienten, die randomisiert wurden zu einem Blutdruck zwischen 130 und 149 mmHg systol. (519 Patienten) mit 501 Patienten, die einen Blutdruck unter 130 mmHg systol. haben sollten. Das mittlere Alter lag bei 63 Jahren. Nach 1 Jahr lag der mittlere systolische Blutdruck in der ersten Gruppe bei 138 mmHg, bei der zweiten Gruppe bei 127 mmHg. Signifikante Reduktionsraten für Schlaganfälle wurden gesehen, ebenso für den zusammengesetzten Endpunkt aus Herzinfarkt und vaskulärem Tod. Die Rate intrazerebraler Blutungen war deutlich und signifikant reduziert auf 0,37 mit einem p von 0,03. Obwohl die Schlaganfallreduktionsrate nicht signifikant war, unterstützten die Ergebnisse, dass Patienten mit lakunärem Schlaganfall einen Blutdruck unter 130 mmHg systol. haben sollten.

Spannend sind die Ergebnisse der älteren Patienten aus der SPRINT-Studie [23]. In dieser Studie, die als große Studie schon länger veröffentlicht war, gab es insgesamt 2.636 Patienten über 75 Jahre mit einem mittleren Alter von 79,9 Jahren, darunter 37,9 % Frauen. Unter diesen älteren Patienten hatte die intensivierte Therapie weniger vaskuläre Ereignisse zur Folge. Waren die älteren Patienten fit, war der Unterschied zwischen Standard- und intensivierter Blutdrucktherapie gering, waren die Patienten weniger fit, stieg er, um bei den sog. Frail, also hinfälligen Patienten, am stärksten zu sein. In die gleiche Richtung weist eine Arbeit von Emdin et al. [24]. Diese Arbeit untersuchte insgesamt 4,28 Millionen Menschen aus dem United Kingdom Clinical Practice Research Datalink. Diese Patienten wurden für einen mittleren Follow-up von 7 Jahren verfolgt. Insgesamt entwickelten die 4,28 Millionen Menschen 11.114 vaskuläre Demenzen in den ersten 4 Jahren des Follow-ups. Es gab eine starke Assoziation des Blutdrucks mit dem Risiko einer vaskulären Demenz: pro 20 mmHg höheren systolischen Blutdruck war das Demenzrisiko 1,62-fach (95 % CI 1,13–2,35-fach) erhöht bei den Patienten zwischen 30 und 50 Jahren, 1,26-fach (1,18–1,35-fach) zwischen 51 und 70 Jahren und nicht wesentlich verändert bei den über 70-Jährigen. Auch bei den über 70-Jährigen kam es nicht zu einer inversen Blutdruckreaktion. Frühere Daten aus Schweden ließen vermuten, dass ältere Patienten mit Demenz von einer Blutdrucksenkung nicht profitierten. Diese Daten hier, und auch die aus der SPRINT-Studie [23] zeigen, dass man auch ältere Patienten intensiviert blutdruckbehandeln kann. Der Blutdruck ist der wesentliche Treiber der Entwicklung einer vaskulären Demenz und kognitiver Veränderungen an sich.

Eine spannende Arbeit [25] aus der LADIS-Gruppe zeigte, dass bei Patienten mit vaskulären Veränderungen die körperliche Bewegung einen drastischen Verbesserungseffekt hat. Es waren insgesamt 639 Patienten im Alter von 74,1 ± 5 Jahre, 55 % Frauen. Diese Patienten wurden über 3 Jahre verfolgt. In dieser Zeit entwickelten 90 Patienten eine Demenz, davon 54 vaskuläre Demenzen, 34 Alzheimer-Demenzen mit vaskulärer Komponente und 2 frontotemporale Demenzen. 147 Patienten entwickelten eine kognitive Beeinträchtigung, ohne eine Demenz zu entwickeln. Wenn die Patienten ein hohes Maß an Bewegung hatten, war das Risiko einer kognitiven Verschlechterung um 55 % reduziert, verglichen mit Menschen, die sich körperlich wenig bewegten, unabhängig von Alter, Bildung, White-matter-Läsionen bei Aufnahme in die Studie, temporaler Atrophie, Schlaganfällen oder Diabetes. Die Autoren kamen zu dem Schluss, dass körperliche Bewegung das Risiko vaskulärer Veränderungen deutlich reduziert.

Eine Arbeit von Douiri et al [26] zeigte die Langzeiteffekte einer Sekundärprävention auf kognitive Funktionen in der Southern-London-Stroke-Studie. Insgesamt waren 529 Patienten mit kognitiven Defiziten verglichen worden mit 1.153 Patienten ohne solche Defizite. Insbesondere nach 10 Jahren waren die Patienten, die optimal behandelt wurden (mit antihypertensiver Medikation, Antithrombozytentherapie und Statinen) mit einer 39-%-Risikoreduktion (95 % CI 55–19 %) deutlich weniger oft dement als die Patienten, die keine optimale Sekundärprävention hatten. Diese Studie zeigt, dass es sich lohnt, effektive sekundärpräventive Strategien einzusetzen.

Eine neue Studie [27] untersuchte in der preDIVA-Studie, einer holländischen Primärpräventionsstudie, den Effekt einer Krankenschwester-basierten, vaskulären Intervention auf das Risiko einer Demenz. Es war eine offene Studie an 1.890 Teilnehmern, die zu einer Interventionsgruppe und an 1.636 Teilnehmern, die zu einer Kontrollgruppe randomisiert wurden. Die Intervention lag in einer 6 Jahre langen, unter Krankenschwesteraufsicht erfolgten, Multi-Domain kardiovaskulären Intervention. Es wurde insbesondere auf die Behandlung des Blutdrucks, Reduktion des Rauchens, körperliche Bewegung, Reduktion des Übergewichts, Reduktion einer diabetischen Stoffwechsellage und Reduktion einer Hyperlipidämie geachtet. Die Effekte dieser Intervention waren gering, so war zwischen der Interventionsgruppe und der Nichtinterventionsgruppe der systolische Blutdruck im Mittel nur um 1,6 mmHg gesenkt, der diastolische Blutdruck um 1,4 mmHg, der Hüftumfang war identisch bei den Frauen, bei den Männern war er in der Interventionsgruppe sogar um 0,4 cm größer, der Body-Mass-Index war ebenfalls in der Interventionsgruppe um 0,3 höher, das Cholesterin war um 0,1 mmol/l niedriger, der Zucker war gleich – bei diesen geringen vaskulären Effekten war kein wesentlicher Unterschied der Demenzentwicklung zu erreichen.

Zusammenfassend kann man sagen, dass vaskuläre Demenzen in der westlichen Bevölkerung relevante Ursachen für eine Demenzentwicklung darstellen. Der Zusammenhang zwischen Alzheimer-Krankheit und vaskulären Erkrankungen ist vielfältig, bidirektional und derzeit noch nicht völlig verstanden. Wesentlich sind zerebrale Mikroangiopathie mit sekundären, kognitiven Veränderungen, diese führen zu sekundären, kortikalen Zelluntergängen und Atrophien.

Die Behandlung der zerebrovaskulären Grunderkrankung und der vaskulären Risikofaktoren bietet die besten Therapiemöglichkeiten und verhindert sekundäre, kognitive Beeinträchtigungen. Eine spezifische Pharmakotherapie der vaskulären Demenzen ist derzeit nicht verfügbar. Die Interaktion zwischen vaskulären Veränderungen und demenziellen Erkrankungen bieten noch Raum für vielfältige Überraschungen und neue Erkenntnisse in der Zukunft.

Richard Dodel
7.2 Demenz mit Lewy-Körpern

7.2.1 Einleitung

Die Abgrenzung der Demenz mit Lewy-Körpern (DLK) von der Alzheimer-Erkrankung ist im Frühstadium, insbesondere, wenn Kernmerkmale der Erkrankung nicht oder nur ungenügend ausgeprägt sind, nicht einfach. Verschiedene Gründe spielen hier eine Rolle: (1) Nur etwa die Hälfte der Patienten mit DLK-Pathologie zeigen klinisch das typische Bild einer DLK [28]. Folglich gibt es eine hohe Anzahl an Fällen, die eine atypische Präsentation zeigen oder eine koexistierende Alzheimer-Pathologie aufweisen und somit klinisch schwer einzuordnen sind (Das typische klinische Bild korreliert „direkt mit dem Ausmaß der Lewy-Körper-Pathologie und invers mit dem Ausmaß der gleichzeitigen AD-Pathologie"). (2) Eine retrospektive Anwendung der Konsenskriterien auf eine Autopsie-verifizierte Gruppe konnte zeigen, dass Fälle im Braak-Stadium 5 und 6 mit hoher Wahrscheinlichkeit nicht korrekt klinisch diagnostiziert werden. Für diese Patienten wird der Term LBVAD (Lewy-Body-Variante der AD) diskutiert. (3) Zwar detektieren die Konsenskriterien aus dem Jahr 2005 etwa 25 % mehr der DLK-Patienten als die vorangegangenen Kriterien, jedoch besitzen sie nur eine Sensitivität von 87 % und Spezifität von 72 % [29]. (4) Bei beiden Erkrankungen können im Frühstadium der Erkrankung Störungen des Gedächtnisses auftreten, die eine Abgrenzung schwierig machen.

Deshalb ist es wichtig, die derzeitig gültigen Konsenskriterien genau zu kennen und sie im klinischen Alltag gewissenhaft anzuwenden.

7.2.2 Klinische Kriterien

7.2.2.1 Konsensuskriterien

Die Diagnose einer Demenz mit Lewy-Körpern richtet sich immer noch nach den (wissenschaftlichen) Konsensuskriterien des DLB Consortiums, die kürzlich neu aufgelegt wurden und eine Unterscheidung in die folgenden Kategorien, basierend auf klini-

schen Symptomen und Befunden bzw. Nachweis von Biomarkern, treffen [30]: Kern-
sowie unterstützende klinische Merkmale und hinweisende und unterstützende Biomarker; darüberhinaus werden noch Befunde, die eine Diagnose wenig wahrscheinlich machen und die zeitliche Abfolge der Symptome integriert. Die einzelnen Kriterien sind in Tab. 7.3 ausgeführt. Basierend auf dem Vorhandensein der verschiedenen
Kategorien unterscheidet man die diagnostische Sicherheit zwischen möglicher und
wahrscheinlicher DLK (Tab. 7.3).

Tab. 7.3: Konsensus-Kriterien für die Diagnose der DLK nach [30].

Wesentlich für die Diagnose einer Demenz mit Lewy-Körpern (DLK) ist eine Demenz, definiert als
eine progressive kognitive Abnahme ausreichenden Ausmaßes, die mit normalen sozialen oder
beruflichen Funktionen oder mit üblichen Tagesaktivitäten interferiert.
Eine prominente oder anhaltende Gedächtnisstörung muss nicht notwendigerweise im Frühstadium
auftreten, ist aber gewöhnlich offensichtlich im weiteren Verlauf. Defizite in Tests der Aufmerksamkeit, der exekutiven Funktion und visuellen Wahrnehmung können besonders auffallend sein und
früh auftreten.

**Klinische Kernmerkmale (Die ersten drei treten typischerweise früh auf und können während des
Verlaufs bestehen bleiben.)**

Fluktuierende Bewusstseinslage mit ausgeprägten Schwankungen in der Aufmerksamkeit und
Wachheit.
Wiederkehrende visuelle Halluzinationen, die typischerweise Gestaltcharakter haben und detailliert
sind.
REM-Schlafverhaltensstörung, die der kognitiven Abnahme vorausgehen kann.
Ein oder mehrere spontane Hauptsymptome der Parkinson-Symptomatik: Bradykinese (definiert als
Langsamkeit der Bewegung und Abnahme in der Amplitude oder der Geschwindigkeit), Ruhetremor
oder Rigor.

Unterstützende klinische Merkmale

Starke Empfindlichkeit auf Antipsychotika; Haltungsinstabilität; wiederholte Stürze; Synkopen oder
andere vorübergehende Zustände der eingeschränkten Reaktionsfähigkeit; schwere autonome
Funktionsstörung, z. B. Verstopfung, orthostatische Hypotonie, Harninkontinenz; Hypersomnie;
Hyposmie; Halluzinationen in anderen Modalitäten; systematisierte Wahnvorstellungen; Apathie,
Angst und Depression.

Hinweisende Biomarker

Reduzierte Dopamintransporter-Aufnahme in den Basalganglien mittels SPECT- oder PET-
Untersuchung.
Abnorme (niedrige Aufnahme) ^{123}Iod-MIBG myokardiale Szintigraphie.
Polysomnographische Bestätigung des REM-Schlafes ohne Atonie.

Unterstützende Biomarker

Relativer Erhalt von medialen Temporallappenstrukturen im CT/MRT-Scan.
Allgemein niedrige Aufnahme im SPECT/PET-Perfusion-/Metabolismus-Scan bei reduzierter okzipita-
ler Aktivität mit oder ohne das „cingulate island"-Zeichen in der FDG-PET-Bildgebung.
Prominente posteriore slow-wave-Aktivität im EEG mit periodischen Schwankungen im Prä-Alpha/
Theta-Bereich.

Tab. 7.3: (fortgesetzt)

Eine wahrscheinliche DLK kann diagnostiziert werden, wenn:

1. zwei oder mehr klinische Kernmerkmale der DLK vorhanden sind, mit oder ohne Vorhandensein von hinweisenden Biomarkern oder
2. nur ein klinisches Kernmerkmal vorhanden ist, aber mit einem oder mehreren hinweisenden Biomarkern.

Eine wahrscheinliche DLK sollte nicht auf der Grundlage von Biomarkern allein diagnostiziert werden.

Eine mögliche DLK kann diagnostiziert werden, wenn:

1. nur ein klinisches Kernmerkmal der DLK vorhanden ist, ohne hinweisende Biomarkerevidenz oder
2. ein oder mehrere hinweisende Biomarker vorhanden sind, aber ohne klinische Kernmerkmale.

Eine DLK ist weniger wahrscheinlich:

1. in Gegenwart einer anderen körperlichen Erkrankung oder Hirnstörung einschließlich zerebrovaskulärer Krankheit, die ausreicht, um teilweise oder insgesamt das klinische Bild zu erklären, obwohl diese eine DLK-Diagnose nicht ausschließt und dazu dienen kann, gemischte oder multiple Pathologien in der klinischen Präsentation aufzuzeigen, oder
2. wenn Parkinson-Merkmale die einzigen klinischen Hauptmerkmale sind und zum ersten Mal im Stadium einer schweren Demenz erscheinen.

Eine DLK sollte diagnostiziert werden, wenn eine Demenz vor oder gleichzeitig mit Parkinson-Symptomen auftritt. Der Begriff Parkinson-Krankheit mit Demenz (PDD) sollte verwendet werden, um eine Demenz zu beschreiben, die im Kontext einer lange bestehenden Parkinson-Krankheit auftritt. In der Praxis sollte der Begriff benutzt werden, der für die klinische Situation am besten geeignet; allgemeinere Begriffe wie Lewy-Körper-Krankheit sind oft hilfreich.
In Forschungsstudien, in denen zwischen DLK und PDD unterschieden werden muss, wird weiterhin die bestehende 1-Jahres-Regel zwischen dem Beginn der Demenz und der Parkinson-Krankheit empfohlen.

Die zeitliche Abfolge von motorischen und kognitiven Symptomen spielt in dem Konzept der Lewy-Körper-Erkrankung weiterhin eine wichtige Rolle: Die kognitiven Störungen treten vor oder nahezu gleichzeitig mit der Entwicklung der motorischen Parkinson-Symptomatik auf, zumindesten aber nicht später als 1 Jahr nach Erstmanifestation des motorischen Parkinson-Syndroms („Ein-Jahres-Regel"). Treten kognitive Symptome danach, im Rahmen einer seit Jahren bestehenden Parkinson-Krankheit, auf, spricht man von einer Parkinson-Krankheit mit Demenz (PDD); hierfür hat die Movement Disorder Society Kriterien vorgeschlagen, um diese von anderen demenziellen Erkrankungen abzugrenzen [31]. Ob es sich bei der PDD und DLK um zwei unterschiedliche Erkrankungen oder eine Erkrankung im Rahmen eines Spektrums handelt, wird in der Literatur noch diskutiert; allerdings stehen bisher keine detaillierten Evaluationen für die neuen Konsensuskriterien zur Verfügung.

Wesentlich für die Diagnose einer DLK ist das Auftreten exekutiver Störungen, Defizite in der visuell-räumlichen Perzeption und der Aufmerksamkeit gehören zu den häufigsten und oftmals auch zu den ersten neuropsychologischen Störungen bei Parkinson-Patienten (d. h. bei DLK und PDD).

DLK: Bei der DLK treten diese Störungen der visuell-räumlichen Perzeption (Ziffer-blatt-Test als Schnelltest) und der Aufmerksamkeit definitionsgemäß früh, d. h. vor oder gleichzeitig mit der motorischen PK-Symptomatik auf. Sie lassen sich u. a. bei der Wortgenerierung und hierbei deutlicher bei semantischen als bei formal lexikalischen Aufgaben und besonders stark bei alternierenden Aufgaben mit Kategorienwechsel nachweisen (z. B. Paare eines Tiernamens und eines Möbelstücks – mit gleichem Buchstaben – erfragen [„Set shifting"]). Weitere Defizite sind sowohl im verbalen als auch nonverbalen Arbeitsgedächtnis, bei Aufmerksamkeitsfunktionen sowie der Inhibitionskontrolle beschrieben worden. Auch Gedächtnisdefizite sind häufig, jedoch beruhen diese weitgehend auf ineffektiven Strategien beim Einspeichern und Abrufen, während bei der AD primär Enkodier-, Speicher- bzw. Abrufprobleme gefunden werden. Im Gegensatz zur PSP ist das „Applaus-Zeichen" bei der DLK negativ.

7.2.2.2 Die Kernsymptome

Fluktuierende Bewusstseinslage: Störungen der Bewusstseinslage treten weitaus häufiger bei der DLK (80–90 %) als bei der AD (20 %) oder der vaskulären Demenz (35–50 %) auf. Zwischen einer DLK und einer PDD bestehen praktisch keine Unterschiede in der Häufigkeit von kognitiven Fluktuationen. Die Häufigkeit, das Auftreten und das Ausmaß der Fluktuationen können bei den verschiedenen Patienten, aber auch im Verlauf bei einem Patienten, stark variieren. Sie können langsam oder rasch auftreten, von kurzer (wenige Minuten) oder langer (Stunden/Tage) Dauer sein. Eine Periodizität oder Tagesabhängigkeit konnte bisher nicht identifiziert werden. Es gibt Hinweise dafür, dass das Auftreten der Fluktuationen von dem Ausmaß des zentralen cholinergen Defizits abhängig ist.

Betroffen ist insbesondere die Aufmerksamkeitsspanne und die Wachheit, die bisweilen stark beeinträchtigt sein können und eine Abgrenzung zum Delir schwierig machen. Bei manchen Patienten kann auch eine exzessive Tagesmüdigkeit beobachtet werden. Gegenwärtig stehen zwei Rating-Skalen zur Bewertung und Verlaufsdokumentation der Fluktuationen zur Verfügung [32].

Halluzinationen: Halluzinationen und Wahn treten in weit höherem Maße bei der DLK (76 % und 57 %) als bei PK-Patienten mit Demenz (54 %, 29 %) und ohne Demenz (14 %, 7 %) auf. Die Halluzinationen sind meist visueller Natur (72 %), aber auch andere Modalitäten können betroffen sein: auditorisch (DLK: 38 %; PK ohne Demenz: 7 %; PK mit Demenz: 21 %); olfaktorisch (DLK: 8 %; PK ohne Demenz: 1 %; PK mit Demenz: 6 %); taktil (DLK: 3 %; PK ohne Demenz: 1 %; PK mit Demenz: 0 %). Inhalt der Halluzinationen sind meist (bekannte oder unbekannte) Personen, seltener Tiere oder Objekte [33]. Meist handelt es sich um einzelne oder wenige bei dem jeweiligen

Patienten gleiche Stereotypen, die typischerweise plötzlich erscheinen und genauso rasch wieder verschwinden, u. a. wenn der Betroffene sie zu vergegenwärtigen oder sie zu berühren versucht. Sie können sich bewegen oder statisch sein, wobei der Betroffene in der Szene eher als ein Beobachter auftritt. Meist sind diese für den Patienten wenig bedrohlich und werden als „plastisch" geschildert. Elementare Halluzinationen sind selten. Parkinson-Patienten ohne kognitive Störungen können sich meist von den Halluzinationen distanzieren, bei kognitiv beeinträchtigten Patienten kann die Einsichtsfähigkeit in zunehmendem Maße gestört sein und fluktuieren. Entsprechend können die Patienten in zwei Gruppen unterschieden werden. In der ersten Gruppe treten leichte visuelle Illusionen („illusionäre Verkennung") oder Halluzinationen auf. Die Einsichtsfähigkeit ist meist erhalten, meist werden die Halluzinationen als wenig bedrohlich („benigne Halluzinationen") geschildert.

In der zweiten Gruppe, meist bei kognitiv beeinträchtigten Patienten mit DLK und PDD, können komplexe psychotische Symptome auftreten, mit Halluzinationen und systematischem Verfolgungswahn, Eifersuchtswahn, gelegentlich auch im Rahmen eines Delir. Diesen Patienten fehlt meist die Einsicht in ihren Wahn und sie empfinden die Halluzinationen als beängstigend. Verhaltensänderungen mit Agitation („sundowning") treten ebenfalls sehr häufig auf. Bei Patienten mit DLK kann das sog. Capgras-Syndrom (Wahnsyndrom mit Personenverkennung im Sinne der Doppelgänger-Illusion) auftreten.

REM-Schlafverhaltensstörung: Bei der REM-Schlafverhaltensstörung handelt es sich nach den ICSD-2 um eine Parasomnie, die einerseits durch einen intermittierenden, elektromyographisch nachweisbaren Verlust der REM-Schlaf-assoziierten Atonie und andererseits durch das Auftreten ausgeprägter motorischer Aktivität während des Träumens charakterisiert ist. Die REM-Schlafverhaltensstörung ist häufig bei DLK-Patienten (74 % vs. 4 % bei nicht DLK-Patienten) und ist meist Jahre vor dem klinischem Stadium nachweisbar. Da eine Abgrenzung gegenüber anderen Schlafstörungen schwierig ist, empfiehlt sich die Verwendung von spezifischen Evaluationsskalen [34, 35]. Wenn darüberhinaus Zweifel bestehen, ob es sich um eine Schlafstörung wegen RBD handelt, sollte eine Schlafuntersuchung an einem spezialisierten Schlaflabor durchgeführt werden. Zur Therapie wird die Gabe von Clonazepam ca. 30 Min. vor dem Zubettgehen in einer Dosis von 0,25–2,0 mg empfohlen.

Spontane Parkinson-Symptomatik: Parkinson-Symptome bestimmen das weitere Kernsymptom bei der DLK. Die Bradykinese und der Rigor sind meist symmetrisch angelegt. Die Ausprägung ist insgesamt milder als bei der Parkinson-Krankheit. Es können ein Ruhetremor (meist jedoch kein „Pillendreher"-Tremor) und auch ein Aktionstremor beobachtet werden. Insgesamt muss für die Diagnosefindung nur ein klinisches Zeichen vorhanden sein, um die Diagnose stellen zu können.

Im Gegensatz zur Demenz vom Alzheimer-Typ treten motorische Symptome bei der DLK bei Erstdiagnose häufig auf. In 71 % der untersuchten Patienten fanden sich ein oder mehrere Parkinson-Symptome, während diese bei der Demenz vom Alzheimer-Typ in nur 7 % und bei der vaskulären Demenz in nur 10 % vorhanden waren. Die Progression gemessen am motorischen Teil der UPDRS (Unified Parkinson's Disease Rating Scale) beträgt bei DLK-Patienten ca. 9 % pro Jahr im Vergleich zu 6,5 % bei der AD. Bei Patienten mit einem frühen Krankheitsbeginn kann ähnlich wie bei der Parkinson-Krankheit die Progression deutlich rascher voranschreiten. Oft besteht außerdem ein nur geringes Ansprechen auf eine dopaminerge Medikation. Als Faustregel gilt: tritt eine Demenz kurz vor oder gleichzeitig mit einer L-Dopa-empfindlichen Parkinson-Symptomatik auf, handelt es sich um eine DLK (Tab. 7.3: „1-Jahres-Regel").

7.2.2.3 DSM-5-Kriterien

Kürzlich sind in das Diagnostische und Statistische Manual Psychischer Störungen DSM-5 erstmalig Kriterien für die schwere und leichte neurokognitive Störung aufgrund einer Demenz mit Lewy-Körpern aufgenommen worden [36]; diese sind in Tab. 7.4 dargestellt. Zur Sensitivität und Spezifität dieser Kriterien sind bisher noch keine Daten veröffentlicht worden.

Tab. 7.4: Diagnostische Kriterien für eine schwere oder leichte neurokognitive Störung aufgrund einer Demenz mit Lewy-Körpern nach DSM-5 [36].

A. Die Kriterien für eine schwere oder leichte neurokognitive Störung sind erfüllt.

B. Die Störung zeigt einen schleichenden Beginn und allmähliches Fortschreiten.

C. Die Störung weist eine Kombination aus diagnostischen Hauptmerkmalen und diagnostisch hinweisenden Merkmalen für eine NCD aufgrund entweder einer wahrscheinlichen oder einer möglichen Lewy-Körper-Demenz auf. Für eine schwere oder leichte NCD aufgrund einer **wahrscheinlichen** Lewy-Körper-Demenz müssen entweder zwei Hauptmerkmale oder ein diagnostisch hinweisendes Merkmal zusammen mit einem oder mehreren Hauptmerkmalen vorliegen. Bei einer schweren oder leichten NCD aufgrund einer **möglichen** Lewy-Körper-Demenz liegen nur ein Hauptmerkmal oder eines oder mehrere diagnostisch hinweisende Merkmale vor.

  1. Diagnostische Hauptmerkmale:

    a. Fluktuation der Kognition mit deutlicher Variabilität der Aufmerksamkeit und Wachheit.

    b. Wiederkehrende ausgeformte und detaillierte visuelle Halluzinationen.

    c. Spontane Parkinson-Symptome, die zeitlich nach dem Beginn des kognitiven Abbaus auftreten.

  2. Diagnostisch hinweisende Merkmale:

    a. Die Kriterien für eine REM-Schlafverhaltensstörung sind erfüllt.

    b. Es besteht eine ausgeprägte Überempfindlichkeit gegenüber Neuroleptika.

D. Das Störungsbild kann nicht besser durch eine zerebrovaskuläre Erkrankung, eine andere neurodegenerative Erkrankung, die Wirkung einer Substanz oder eine andere psychische, neurologische oder systemische Erkrankung erklärt werden.

7.2.3 Epidemiologie

Lange Zeit wurde die DLK als zweithäufigste neurodegenerative Demenz nach der Alzheimer-Demenz bezeichnet und in der älteren neuropathologischen Literatur wird eine Häufigkeit von etwa 15–20 % aller Demenzfälle zitiert. Neuere Daten aus door-to-door-Studien und systematische Übersichtsarbeiten konnten aber in den letzten Jahren zeigen, dass die Häufigkeit etwa 5 % aller Demenzfälle beträgt [37]. Die Inzidenzraten reichen von 0,5–1,6 pro 1.000 Personenjahre. In den Inzidenzstudien fanden sich etwa 3,2–7,1 % aller Demenzfälle. Punkt- und Periodenprävalenzschätzungen reichten von 0,02–63,5 pro 1.000 Personen. Zunehmende Prävalenzschätzungen wurden mit zunehmendem Alter berichtet. In den Prävalenzstudien entfielen 0,3–24,4 % auf die DLK von allen Demenzfällen [38].

7.2.4 Genetik

Derzeit sind keine monogenetischen Ursachen für die DLK bekannt. Zur weiteren Darstellung der verschiedenen Risikogene sei auf einen kürzlich erschienenen Übersichtsartikel verwiesen[39].

7.2.5 Diagnostik

7.2.5.1 Liquor und Blut

Derzeit stehen keine Biomarker aus dem Blut oder dem Liquor zur Verfügung, die eine scharfe Abgrenzung von der DLK zur AD im klinischen Alltag zulassen [40]. Zwar besitzen Patienten mit AD ein spezifisches neurochemisches Profil im Liquor, wenn man aber die Daten zur Diagnose auf einen Patienten bezieht, ist die Differenzierung zwischen den verschiedenen Formen der Demenzen nicht hinreichend möglich, weil es immer noch eine hohe Rate der Überschneidung der spezifischen Werte gibt (Tab. 7.5); die Ursachen hierfür sind sehr unterschiedlich und reichen von technischen Besonderheiten bis zu biologischen Störfaktoren (Confoundern) [41]. Auch neuere Marker, wie z. B. α-Synuclein im Serum und Blut, lassen keine ausreichende Differenzierung zu [42]. Phosphoryliertes α-Synuclein, das in Lewy-Neuriten und -Neuronen nachweisbar ist, ist nicht nur auf das zentrale Nervensystem beschränkt, sondern kann auch in peripheren Geweben (z. B. Haut) nachgewiesen werden. Inwieweit diese Veränderungen zur Abgrenzung von der AD und anderen neurodegenerativen Erkrankungen taugen, ist bisher unzureichend erforscht [43].

Der Nachweis von der oxidierten Form von $A\beta_{1-40}$ ($A\beta_{1-40}ox$) [44], die α-helikale Strukturen enthält, ist bei DLK-Patienten im Vergleich zu PDD-Patienten und nichtdementen Kontrollpersonen erhöht; inwieweit es sich dabei um einen für die DLK spezifischen pathophysiologischen Metabolismus handelt, ist noch nicht geklärt.

Tab. 7.5: Typische Konstellation von neurochemischen Markern im Liquor (adaptiert nach [45]).

Diagnose	Gesamt-tau	Phospho-tau	$A\beta_{1-42}$	$A\beta_{1-40}$	$A\beta_{1-38}$	S-100 Liquor	S-100 Serum	H-FABP Liquor	H-FABP Serum	14-3-3 WB
AD	↑↑	↑↑	↓	↔↓	↔	—	—	↔	↔	(+) selten
DLK	↑	↑	↔↓	—	↔	—	—	↑	↑↑	neg.
FTD	↑	↑	↔	—	↔↓	↑	—	—	—	neg.
MSA	↑	↑	↔↓	↔↓	—	—	—	—	—	neg.
CJD	↑↑↑	↑	↔↓	↔↓	↔	↑↑↑	↑↑	↑↑	↑	+
vCJDs	↑↑	—	—	—	—	↑↑	—	—	—	(+) selten

AD = Alzheimer-Demenz; DLK = Demenz mit Lewy Körper; FTD = frontotemporale Demenz; MSA = Multi System Atrophy; CJD = Creutzfeldt-Jakob-Erkrankung; vCJD = neue Variante der Creutzfeldt-Jakob-Erkrankung; H-FABP = heart fatty acid-binding protein („↑" = erhöht; „↓" = erniedrigt; „↔" = unverändert; „neg.", negativer Immunoblot; „+" = positiver Immunoblot; „—" = ungenügend Daten vorhanden; WB: SDS–PAGE/immunoblot).

7.2.5.2 Neurophysiologische Untersuchungsmethoden

Verschiedene neurophysiologische Verfahren sind für den diagnostischen Einsatz bei der DLK untersucht worden. Die Ergebnisse sind in einer kürzlich publizierten Übersichtsarbeit zusammengefasst worden [46]. Derzeit stehen keine Verfahren mit einer ausreichenden Aussagekraft zur Verfügung, um die DLK sicher von der AD oder anderen neurodegenerativen Erkrankungen im klinischen Alltag abgrenzen zu können.

7.2.5.3 Bildgebung

Strukturelle Bildgebung: Strukturelle Veränderungen in der weißen und grauen Substanz können mittels Computertomographie (CT) oder Magnetresonanztomographie (MRT) erfasst werden und liefern ein Maß für die zerebrale Atrophie, die durch den neuronalen Verlust bedingt ist. Die CT wird aufgrund der weit verbreiteten Verfügbarkeit und der relativ geringen Kosten im klinischen Alltag häufiger eingesetzt. Im Gegensatz dazu bietet die MRT allerdings einen überlegeneren Kontrast und lässt eine spezifischere Gewebecharakterisierung zu, weshalb sie in der Diagnostik der demenziellen Erkrankungen bevorzugt eingesetzt werden sollte [47].

Die Atrophie der grauen Substanz zeigt sich bei der AD vorwiegend in den medialen Strukturen des Temporallappens und den temporoparietalen Assoziationskortizes; diese Strukturen sind bei der DLK weit weniger stark betroffen als bei der AD und können zur Abgrenzung verwendet werden. Weitere Veränderungen, wie z. B. in den subkortikalen Strukturen, Unterschiede in der Atrophierate oder der kortikalen Dicke in bestimmten Regionen sind zur Abgrenzung der DLK von der AD untersucht worden. Allerdings eignet sich derzeit keines der Ergebnisse für eine Nutzung zur differentialdiagnostischen Abgrenzung im klinischen Alltag.

Nuklearmedizinische Bildgebung: Nuklearmedizinische Bildgebungsmodalitäten, wie SPECT und PET, sind gut etabliert und stellen zuverlässige bildgebende Verfahren zur Beurteilung von molekularen Veränderungen bei Demenzen und insbesondere der DLK dar. Der Ligand ^{123}I-FP-CIT (DAT-SCAN) wurde für SPECT entwickelt, um den (präsynaptischen) Dopamintransporter zu visualisieren. Im Vergleich zu AD und gesunden Kontrollen findet sich bei DLK (und PD) eine deutliche Reduktion der Ligandenaufnahme im Putamen und N. caudatus. Eine neuere Arbeit untersuchte die Wertigkeit der Methode anhand von Post-mortem-Untersuchungen und errechnete eine Sensitivität von 80 % und Spezifität von 92 % im Vergleich zur klinischen Untersuchung in einem spezialisierten Zentrum (Sensitivität 87 %; Spezifität 72 %[!]) [29]. Auch bei Patienten ohne (noch nicht nachweisbare) motorische Symptome kann das ^{123}I-FP-CIT-SPECT bereits positiv sein. Derzeit gehört die ^{123}I-FP-CIT-SPECT zu den sensitivsten Verfahren, um die DLK von der AD zu unterscheiden [48].

Neben dem ^{123}I-FP-CIT sind verschiedene Radiopharmazeutika zur Untersuchung des regionalen Blutflusses mittels SPECT für den Einsatz bei der DLK evaluiert worden (z. B. ^{99m}Tc-hexamethylpropyleneamineoxime; ^{99m}Tc-ethyl cysteine dimer, N-isopropyl-p-[^{123}I]iodoamphetamin). In der Mehrzahl der Studien konnte, wie bei FDG-PET-Studien, eine okzipitale Minderperfusion als Unterscheidungskriterium zwischen der DLK und der AD nachgewiesen werden, die insbesondere im primären visuellen Kortex und in Assoziationsarealen einschließlich dem Präcuneus darstellbar waren. Darüber hinaus wurden weitere Areale mittels ROI-Analysen identifiziert, die bei der AD betroffen, bei der DLK aber noch erhalten sind, wie der mediale Temporallappen, das Striatum oder der rechte Thalamus. Zusammenfassend sind die beiden verschiedenen SPECT-Methoden (DAT- bzw. Perfusionsstudien) nützlich für den diagnostischen Einsatz bei der DLK, derzeit wird aber die DAT-Bildgebung als robuster und genauer im Vergleich zu den Perfusionsstudien beurteilt [48]. Die Untersuchung mittels ^{123}I-FP-CIT-SPECT wird wie die MIBG-Untersuchung in den neuen Konsensuskriterien unter „hinweisende Biomarker" aufgeführt.

MIBG ist ein radioaktiv markiertes Aralkylguanidin-Noradrenalin-Analog, das mit ^{131}I oder ^{123}I markiert wird und zur Darstellung sympathischer Nerven eingesetzt wird. Die planare Szintigraphie (es gibt vereinzelt auch Untersuchungen mittels SPECT) des Herzens erlaubt die Einschätzung der sympathetischen Innervation des Myokards, die bei DLK und PD im Gegensatz zur AD oder zu atypischen Parkinson-Syndromen deutlich reduziert ist. Es wird eine (gepoolte) Sensitivität von 98 % und eine (gepoolte) Spezifität von 94 % gegenüber anderen demenziellen Erkrankungen angegeben [49]. Die ^{123}I-Metaiodobenzyl-Guanidin-Myokard-Szintigraphie ermöglicht eine genauere Differenzierung von DLK und AD als die Magnetresonanztomographie und das Perfusions-SPECT, ist aber dem ^{123}I-FP-CIT-SPECT nachgeordnet [48].

Verschiedene Radioisotope stehen für die PET-Bildgebung zur Verfügung: zum Nachweis des Energiemetabolismus ^{18}F-Fluordeoxyglucose (FDG), zur Darstellung cholinerger Pathways N-^{11}C-Methyl-4-piperidyl-acetat, zur Darstellung des dopaminergen Systems ^{18}F-Dopa und zur Darstellung der zerebralen Amyloid-Deposition

(^{18}F-Flubetapir, ^{18}F-Flutemetamol etc.). Im klinischen Kontext ist derzeit nur die FDG-PET zur Abgrenzung von der AD hilfreich. Im Einklang mit den Ergebnissen von SPECT-Untersuchungen der okzipitalen Hypoperfusion bei DLK-Patienten, zeigen FDG-PET-Studien ein charakteristisches Muster des Hypometabolismus im okzipitalen Kortex und in den visuellen Assoziationskortizes. Als typisch wird bei Patienten mit DLK in der Literatur der relative Erhalt des posterioren Cingulums angeführt (im Vergleich zu Cuneus und Präcuneus), das bei der AD normalerweise deutlich betroffen ist (sog. „cingulate island sign").

Untersuchungen mit Amyloid-Tracern haben unterschiedliche Ergebnisse bei Patienten mit DLK zutage gefördert. Welche Rolle Amyloid-Ablagerungen, die mit den Tracern nachgewiesen werden können, bei der DLK spielen, ist derzeit nicht ausreichend erforscht. Eine Empfehlung zur Anwendung von Amyloid-Tracern zur Abgrenzung von der AD kann deshalb zum gegenwärtigen Zeitpunkt nicht gegeben werden. Interessant ist, dass eine vermehrte Amyloid-Ablagerung mit einer rascheren Rate der kognitiven Verschlechterung und visuospatialen Beeinträchtigungen in Verbindung gebracht wurde [50].

7.2.6 Therapie der Demenz mit Lewy-Körpern

Die Behandlung der DLK orientiert sich an dem/den jeweiligen bei dem Patienten bestehenden Zielsymptom(en). Daraus ergibt sich die Behandlung (1) der motorischen Beschwerden, (2) der kognitiven Leistungseinbuße und (3) der psychischen Störungen und Verhaltensauffälligkeiten. Die adäquate Behandlung stellt insbesondere in fortgeschrittenen Stadien der Erkrankung eine Herausforderung dar, die oft nur im fachärztlichen Kontext hinreichend behandelt werden kann. Bisher stehen nur vereinzelt kontrollierte klinische Studien zur Behandlung von Patienten mit DLK zur Verfügung, eine Evidenz-basierte Beurteilung ist daher zum gegenwärtigen Zeitpunkt nur bedingt möglich.

7.2.6.1 Motorische Symptome

Derzeit liegen keine kontrollierten klinischen Studien vor, die eine Behandlung der motorischen Symptome bei der DLK systematisch untersucht haben. Grundsätzlich können die gleichen Regeln wie in der Behandlung von multimorbiden Patienten mit idiopathischem Parkinson-Syndrom angenommen werden. Allerdings sprechen Patienten mit DLK schlechter auf L-Dopa an als Patienten mit idiopathischem Parkinson-Syndrom. Eine Verbesserung durch die Gabe von Levodopa (d. h. eine mindestens 10%ige Verbesserung der Punktzahl auf der UPDRS III) konnte nur bei 32–50 % der DLK im Vergleich zu 65–70 % bei Patienten mit PDD beobachtet werden [51]. Eine Behandlung ist indiziert, wenn die motorischen Symptome mit den Aktivitäten des täglichen Lebens des individuellen Patienten interferieren. Es sollte mit einer niedrigen

Dosis (z. B. 50 mg L-Dopa mit DDCI) begonnen werden und nur sehr langsam gesteigert werden, weil vermehrt psychotische Symptome auftreten können [52]. Ein Therapieversuch mit bis zu 600–800 mg L-Dopa sollte, sofern der Patient dies toleriert, unternommen werden, weil sich bei der DLK ein Ansprechen gelegentlich erst in hohen Dosisbereichen einstellen kann.

Der Einsatz von Dopaminagonisten sollte nur sehr vorsichtig erfolgen, weil bei Dopaminagonisten oft bereits in niedrigen Dosen eine Zunahme oder das Neuauftreten von Halluzinationen und auch eine vermehrte Tagesmüdigkeit beobachtet werden. Die Autoren vermeiden daher diese Substanzgruppe – auch bei jungen Patienten mit einer DLK – wenn möglich. Hingegen ist der Zusatz von COMT-Hemmern (Entacapon, als zweite Wahl Tolcapon) zu einer L-Dopa-Behandlung zwecks Verstärkung und Verlängerung der L-Dopa-Wirkung sinnvoll und i. d. R. sicher.

7.2.6.2 Behandlung der kognitiven Leistungseinbuße

Neuropathologische und bildgebende Studien konnten einen größeren Verlust von cholinergen Neuronen im Nukleus basalis von Meynert und eine niedrigere Cholinacetyltransferaseaktivität bei DLK-Patienten als bei der AD-Patienten nachweisen [53], darüber hinaus sind aber mehr postsynaptische Muskarin- und Nikotinrezeptoren im Hirnstamm und basalen Vorderhirn erhalten. Daraus ergibt sich der rationale Ansatz für die Behandlung mit Acetylcholinesterasehemmern (ChEI). Bisher ist in Deutschland kein Medikament für die Behandlung der DLK zugelassen worden. In Japan und auf den Philippinen ist Donepezil für den Einsatz bei DLK zugelassen. Alle ChEI-Verschreibungen für die DLK sind derzeit als Off-label-Einsatz anzusehen und die Schwierigkeit des Off-label-Gebrauchs ist adäquat zu berücksichtigen. Rivastigmin ist für den Einsatz bei der PDD in Europa, Kanada und den USA lizenziert. Derzeit stehen in Deutschland als Cholinesterase-Inhibitoren Donepezil, Rivastigmin und Galantamin zur Verfügung (Tab. 7.6). Die Daten zur Evidenz dieser Substanzen sind bis zum Jahr 2014 in mehreren Übersichtsartikeln zusammengefasst [54]. Im Einzelnen sollen nur die neueren Studien kurz besprochen werden.

Donepezil: Zum gegenwärtigen Zeitpunkt steht die beste Evidenz für den Einsatz von Donepezil bei der DLK zur Verfügung. In einer 12-Wochen-Placebo-kontrollierten Phase-II-Studie war Donepezil in der Dosierung von 5 und 10 mg/Tag signifikant besser als Placebo hinsichtlich des MMSE, dem CIBIC-plus und hinsichtlich der Verhaltenssymptomatik (NPI) [55]. Folgende Nebenwirkungen wurden beschrieben: gastrointestinale Nebenwirkungen unter der Therapie mit 5 mg (30,3 %) und 10 mg (35,1 %; Placebo: 23,5 %), Exazerbation der Parkinson-Symptomatik unter der Therapie mit 5 mg (12,1 %) und 10 mg (2,1 %; Placebo: 2,9 %), psychiatrische Symptome unter der Therapie bei 5 mg (11,8 %) und 10 mg (5,2 %; Placebo: 8,1 %). In der Open-label-Extension der Studie über einen Zeitraum von 52 Wochen unter einer Dosis von 5 mg fanden sich verbesserte Werte über den gesamten Behandlungszeitraum für die

Tab. 7.6: In Deutschland verfügbare Cholinesterase-Inhibitoren. Keine der Substanzen ist für die Indikation DLK zuggelassen. Nur Rivastigmin ist derzeit für die Indikation PDD zugelassen.

	Donepezil	Galantamin	Rivastigmin
Tagesdosen	1	2	2
Initialdosis	5	8	1,5–3
Dosiszunahme	4–6 W	4 W	2 W
Klinisch wirksame Dosis	5–10 mg	16–24 mg	6–12 mg Kapsel, Pflaster
Gabe zum Essen	+	+	+/–
Metabolismus	CYP2D6; CYP3A4	CYP2D6; CYP3A4	–
Halbwertszeit (h)	70	6–8	1,5–2 (Kapsel); 3m4 (Pflaster)
Proteinbindung	96 %	18 %	40 %
Renale Ausscheidung	17 %	99 %	50 %
Nebenwirkungen	Cholinerg: Übelkeit, Erbrechen, Durchfall, Muskelkrämpfe, Müdigkeit, Schlaflosigkeit, Kopfschmerzen, Schwindel (> 5 %)	Cholinerg: Übelkeit, Erbrechen, Durchfall, Muskelkrämpfe, Müdigkeit, Schlaflosigkeit, Kopfschmerzen, Schwindel (> 5 %)	Cholinerg: Übelkeit, Erbrechen, Durchfall, Muskelkrämpfe, Müdigkeit, Schlaflosigkeit, Kopfschmerzen, Schwindel (> 5 %)

Outcomes MMSE und NPI. Die Langzeittherapie führte zu keiner weiteren Inzidenz von Nebenwirkungen.

In einer weiteren Placebo-kontrollierten Phase-III-Studie über 12 Wochen derselben Arbeitsgruppe konnten die Ergebnisse für den MMSE bei einer Dosierung von 10 mg, nicht aber in der niedrigeren Dosierung von 5 mg reproduziert werden; für die Zielgröße Verhaltensstörungen konnte keine Signifikanz nachgewiesen werden [56]. Die Nebenwirkungsrate für das Auftreten von Parkinson-Symptomen wurde bei 10 mg mit 8,2 % angegeben (5 mg: 4,3 %; Placebo: 4,3 %). In der Open-label-Extension dieser Studie unter einer Dosis von 10 mg Donepezil konnte eine kognitive Funktionsverbesserung für den Zeitraum von 52 Wochen aufrechterhalten werden [57]. Bei 12,5 % der Patienten wurde eine Zunahme der Parkinson-Symptomatik beobachtet. Die Autoren folgerten aus der Studie „Die offene Langzeitverabreichung von Donepezil in einer Dosis von 10 mg/Tag verbesserte die kognitive Funktion für bis zu 52 Wochen bei Patienten mit DLK, ohne das Risiko klinisch signifikanter Nebenwirkungen zu erhöhen." Eine weitere Auswertung der vorgenannten Studien erbrachte, dass unter Donepezil keine schwerwiegenden Exazerbationen extrapyramidaler Symptome beobachtet werden konnte, Vorsicht ist jedoch bei Patienten im fortgeschrittenen Stadium motorischer Symptome mit einer langsamen Eindosierungsphase geboten [58].

Rivastigmin: Für das Medikament Rivastigmin liegen keine neuen Placebo-kontrollierten Studien vor. Es kann für die Behandlung der DLK im Sinne eines Heilversuches eingesetzt werden, ist aber weit schlechter in dieser Indikation untersucht als Donepezil. Für die Hochdosis-Pflastertherapie mit 13,3 mg/die, die für die Behandlung der AD eingesetzt wird, liegen bisher für die Indikation DLK keine klinischen Daten vor [59].

Galantamin: Für Galantamin liegen keine neuen Studienergebnisse für die Indikation DLK vor [60]; zum gegenwärtigen Zeitpunkt ist der ChEI Donepezil besser untersucht und ihm sollte der Vorzug gegeben werden.

Memantin: Für den Einsatz von Memantin bei DLK liegen zwei ältere Studien vor [61]. Memantin wurde in beiden Studien gut vertragen. Neuere Auswertungen der Studien im Hinblick auf episodisches Gedächtnis und Aufmerksamkeit zeigten für die Dosis von 20 mg/die einen signifikanten Effekt [62]. In einer 36-Monate-Follow-up-Studie konnte bei Patienten mit positivem Effekt auf Memantin eine verlängerte Überlebenszeit beobachtet werden. Aufgrund der geringen Zahlen ist aber eine valide Aussage nur eingeschränkt möglich [63].

Eine Zulassung von Memantin für die DLK, wie für die AD, besteht in Deutschland gegenwärtig nicht; es handelt sich um eine Off-label-Behandlung.

7.2.6.3 Behandlung der psychischen Störungen und Verhaltensauffälligkeiten

Psychische Störungen und Verhaltensauffälligkeiten werden bei Patienten mit AD in vier Symptomcluster differenziert, wobei eine grundsätzliche Übertragbarkeit für die DLK angenommen werden kann: (1) affektive Symptome (Depression, Angst), (2) Hyperaktivität (Agitation, Euphorie, Enthemmung, Irritierbarkeit, auffälliges motorisches Verhalten), (3) psychotische Symptome (Wahn, Halluzination, nächtliche Störungen) und (4) Apathie (Apathie, Essstörungen). Entsprechend wird auf die medikamentöse Behandlung dieser Symptomcluster eingegangen.

Zu den allgemeinen Empfehlungen zum Einsatz von Psychopharmaka bei Verhaltenssymptomen sei auf die S3-Leitlinie „Demenzen" (www.dgn.de) und auf das Kapitel 8.3 „Behandlung mit Psychopharmaka" in diesem Buch verwiesen.

7.2.6.4 Psychosoziale Interventionen und nichtpharmakologische Behandlungsstrategien

Psychosoziale Interventionen und nichtpharmakologische Behandlungsstrategien sind zentraler und notwendiger Bestandteil der Betreuung von Menschen mit Demenz und deren Angehörigen. Ansätze und Ziele dieser Verfahren sind wesentlich breiter als die pharmakologischer Therapien. Für die DLK liegen nur ganz vereinzelt Studien vor und deshalb soll an dieser Stelle nicht weiter darauf eingegangen werden.

7.2.6.5 Affektive Symptome

Es existiert ein signifikanter Unterschied der Inzidenz und Prävalenz der Depression bei (Autopsie-gesicherten) DLK- und AD-Patienten [64]. Während bei den Patienten mit AD eine Inzidenz von ca. 2,6 % angegeben wurde, betrug diese 20,0 % bei der DLK-Gruppe. Auch die Lebenszeit-Prävalenz der Depression unterschied sich signifikant zwischen den Gruppen: ca. 25 % für die DLK- und 9,2 % (18/195) für die AD-Gruppe. Männer sind häufiger als Frauen betroffen.

Für die Behandlung mit Citalopram bei DLK liegt eine randomisierte, kontrollierte Studie vor. 31 Patienten wurden für die Dauer von 12 Wochen beobachtet [65]. Circa 70 % der Patienten beendeten die Studie vorzeitig wegen Nebenwirkungen. Ein Benefit wurde für die Patienten – gemessen am NPI – nicht beobachtet.

Ältere Antidepressiva (z. B. trizyklische Antidepressiva) mit ausgeprägter anticholinerger Komponente sind nicht indiziert und Antidepressiva vom Wirkmechanismus der Serotonin-re-uptake-Hemmer oder Mirtazapin, Venlafaxin und Nefazodon sind vorzuziehen [66]. Sie haben zwar mehr oder weniger ausgeprägte anticholinerge Komponenten (Citalopram = Mirtazapin > Venlafaxin = Nefazodon), werden jedoch von Patienten mit DLK meist vertragen. Eine engmaschige Kontrolle der Patienten ist aber erforderlich. Die Auswahl des optimalen Medikaments orientiert sich an der Zielsymptomatik, der Interaktion mit der bestehenden Parkinson-Medikation (cave: MAO-B-Hemmer), der Zusatzmedikation (z. B. Marcumar), den verschiedenen vorliegenden Komorbiditäten sowie der gewünschten Zusatzwirkung (z. B. Mirtazapin bei Schlafstörungen – cave: Verstärkung eines Restless-Legs-Syndroms).

7.2.6.6 Apathie

Antriebsstörungen können auch ohne gedrückte Stimmung auftreten und werden dann eigenständig mit dem Begriff der Apathie bezeichnet und sind durch einen reduzierten Antrieb und eine verringerte Initiative charakterisiert. Die Apathie führt zu einer emotionalen Belastung der Pflegenden und verhindert die Teilnahme von Patienten am Alltagsleben. Bei DLK-Patienten wurde eine Häufigkeit von 57,6 % der Patienten berichtet [67].

Es liegen keine Studien zur Behandlung der Apathie bei Patienten mit DLK vor. Eine Anwendung von Antidepressiva kann indiziert und wirksam sein, ist aber nicht in kontrollierten Studien an dieser Patientengruppe evaluiert worden.

7.2.6.7 Psychotische Symptome

Halluzinationen und Wahn treten häufig auf und finden sich bei 75 % bzw. 57 % der an DLK erkrankten Patienten; sie sind deutlich häufiger als bei der AD, bei der PD ohne (14 %; 7 %) und mit Demenz (54 %; 29 %) und treten häufig sehr früh im Verlauf der Erkrankung bei der DLK auf [68]. Als Risikofaktoren für eine Psychose sind identifiziert worden: Parkinson-Medikamente, hohes Alter, Demenz, kognitive Dys-

Suchen nach behandelbaren Faktoren

(z. B: Infektion, Dehydratation, Elektrolytstörungen, andere komorbide ZNS-Erkrankungen)

↓

Überprüfung der Medikation

Polypharmazie/Parkinson-Medikation reduzieren:

1. Anticholinergika
2. Dopaminagonisten
3. MAO-/COMT-Inhibitoren
4. (L-DOPA)

↓

bei persistierender Psychose

Diagnose: DLK/PDD

↓

Cholinesterase-Hemmer

↓

persistierende Psychose

Neuroleptika

1. Quetiapin: Anfangsdosis: 25 mg zur Nacht, Aufdosierung bis 200 mg nach Symptomatik
2. Clozapin: Anfangsdosis 6,25–12,5 mg/d mit Aufdosierung in 6,25 mg Schritten bis die Psychose remittiert oder NW auftreten, regelmässige Leukozyten-Bestimmung

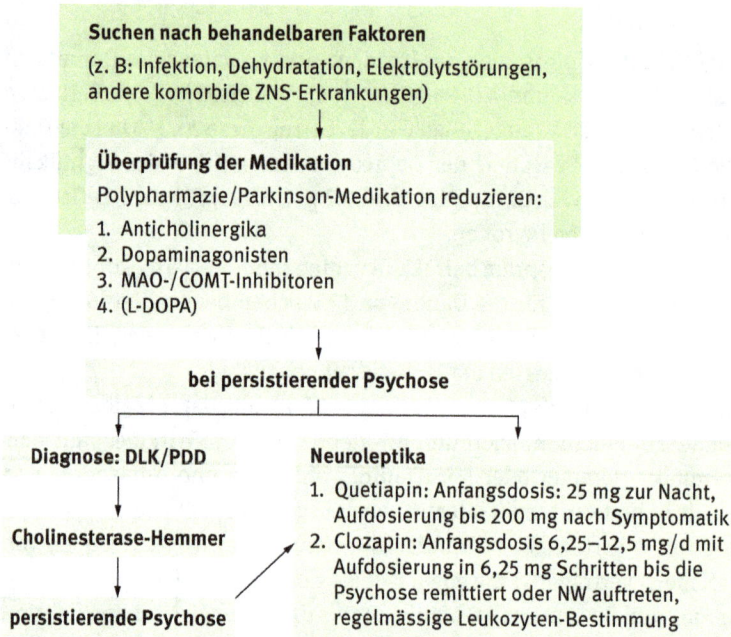

Abb. 7.2: Algorithmus zur Behandlung der Psychose bei Patienten mit Parkinson-Syndrom (adaptiert nach [70, 71]).

funktion, Schwere und Dauer der Parkinson-Krankheit, Depression, Angst, vermehrte Tagesmüdigkeit, Schlafstörungen, Polypharmazie [69]. Zunächst sollte entsprechend dem Algorithmus zur Behandlung der Psychose bei Parkinson-Krankheit vorgegangen werden (Abb. 7.2) und die Medikamente sollten entsprechend angepasst werden.

Zur Behandlung ist der Einsatz von Neuroleptika häufig nicht zu umgehen. Bei Patienten mit DLK muss dies mit besonderer Vorsicht geschehen, weil schwere Reaktionen unter Neuroleptikagabe beobachtet wurden (einige Autoren betrachten diese Nebenwirkung als zusätzliches „unterstützendes Kriterium"; Tab. 7.3). Dies kann zur deutlichen Zunahme der Schwere des Parkinson-Syndroms, zu Bewusstseinsstörungen und auch autonomen Störungen führen. Bei 80 % der DLK-Patienten treten diese Nebenwirkungen nach Gabe von klassischen Neuroleptika auf, bei ca. 54 % sind diese als schwer bis hin zum malignen neuroleptischen Syndrom einzustufen [72]. Klassische Neuroleptika sind deshalb absolut kontraindiziert. Nebenwirkungen treten bei neueren atypischen Antipsychotika in geringerem Maß auf, sind jedoch auch unter Gabe von Aripiprazol, Olanzapin und Risperidon beobachtet bzw. beschrieben worden. Diese Substanzen werden von den Autoren nicht eingesetzt, weil sie meist schlecht vertragen werden [65]. In sehr seltenen Fällen wurden die beschriebenen Nebenwirkungen unter Therapie mit den atypischen Antipsychotika Clozapin und Quetiapin berichtet. Studien zum Einsatz von Clozapin bei der DLK liegen nicht vor.

Für Quetiapin liegen nur wenige Studien vor. Eine randomisierte Placebo-kontrollierte Studie von Quetiapin (DLK, $n = 23$, PDD, $n = 9$, AD mit Parkinson-Merkmalen, $n = 8$) zeigte keine Unterschiede zwischen den Gruppen bezüglich der Outcomes psychiatrischer Symptome, Kognition, Aktivitäten des täglichen Lebens, motorische Funktion oder CGIG [73]. Zu einer ähnlichen Einschätzung kommt auch ein kürzlich publizierter Übersichtsartikel [74]. Nichtsdestotrotz gelten diese Antipsychotika als Mittel der Wahl und sollten in niedrigen Dosen einitiiert und in niedrigen Erhaltungsdosen appliziert werden. Zwar zeigt Clozapin in der Erfahrung des Autors eine bessere Wirkung als Quetiapin, aber aufgrund der höheren anticholinergen Potenz und der Auflage zu regelmäßigen Blutbildkontrollen wird meist initial dem Quetiapin der Vorzug gegeben (Anfangsdosis: 12,5–25 mg/die; mittlere Erhaltungsdosis: ca. 75 mg/die; Dosisumfang: 25–300 mg/die; Clozapin: Anfangsdosis: 6,25–25 mg; Erhaltungsdosis: 25–50 mg; Dosisumfang: 12,5–100 mg). Da jedoch Quetiapin eher sedierend als antipsychotisch wirkt, wird bei vielen Patienten mit DLK für die Behandlung der Psychose die Gabe von niedrig dosiertem Clozapin im Verlauf unvermeidlich. Grundsätzlich ist zu beachten, dass der Einsatz auch von atypischen Antipsychotika eine engmaschige Kontrolle sowie eine entsprechende Aufklärung der Patienten und ihrer rechtlichen Vertreter über das erhöhte Risiko für Mortalität und insbesondere für zerebro-/kardiovaskuläre Ereignisse erfordert. Die Indikation für den Einsatz von Antipsychotika sollte in regelmäßigen Abständen (≤ 3 Monate) überprüft werden. Bei fehlender Zielsymptomatik sollten diese Substanzen umgehend reduziert bzw. abgesetzt werden.

Zur pharmakologischen Behandlung psychotischer Symptome gibt es für Cholinesterasehemmer Hinweise auf eine klinisch relevante Wirksamkeit. Inwieweit Cholinesterasehemmer für die genannten Beschwerden indiziert sind, bedarf noch weiterer Untersuchungen. Ein Behandlungsversuch ist aufgrund des guten Nebenwirkungsprofils im Vergleich zu Neuroleptika – auch vor Gabe letzterer Substanzgruppe – gerechtfertigt.

Kürzlich ist das Antipsychotikum Pimavanserin (selektiver, inverser Agonist am 5-HT$_{2A}$-Rezeptor) für die Psychose bei Parkinson-Krankheit in den USA zugelassen worden. Inwieweit ein Einsatz auch bei Patienten mit DLK möglich ist, ist bisher noch nicht untersucht worden [75].

Hyperaktivität: Der Symptomcluster Hyperaktivität besteht aus den Symptomen agitiertes Verhalten/Aggressivität, Euphorie, Enthemmung und psychomotorische Unruhe.

Agitiertes Verhalten/Aggressivität: Unter diesem Begriff des agitierten Verhaltens wird Unruhe mit erhöhter Anspannung und gesteigerter Psychomotorik subsumiert. Häufig tritt verstärkte Reizbarkeit mit z. T. konfrontativen Verhaltensweisen verbaler und körperlicher Tätlichkeit auf. Agitiertes Verhalten und Aggressivität stellen eine sehr hohe Belastung für Pflegende dar. Oftmals ist eine änderbare Konstellation in der

Kommunikation oder der Umwelt relevant und/oder auslösend (Krankenhausaufenthalt), sodass besonders psychosoziale Interventionen herangezogen werden sollten. Eine genaue Exploration der jeweiligen Bedingungsfaktoren ist daher notwendig. Eine pharmakologische Behandlung sollte erst in Erwägung gezogen werden, wenn alle möglichen Modifikationen der Umwelt und der Kommunikation umgesetzt und alle verfügbaren psychosozialen Interventionen eingesetzt wurden [76].

Für die Behandlung der DLK liegen keine randomisierten klinischen Studien vor. Die S3-Leitlinie „Demenzen" ist auf die Behandlung der Hyperaktivität bei DLK nicht direkt anwendbar, denn sie empfiehlt Risperidon für die Behandlung von agitiertem und aggressivem Verhalten bei Demenz bzw. als Alternative Aripiprazol. Risperidon ist zur Behandlung der schweren chronischen Aggressivität bei Demenz, durch die sich der Erkrankte selbst oder andere gefährdet, in Deutschland zugelassen, Aripiprazol ist eine Off-label-Behandlung. Aufgrund der obigen Ausführungen sind Aripiprazol, Dipiperon, Haloperidol, Risperidon und andere verwandte Verbindungen bei DLK und PDD **kontraindiziert,** d. h. stellen keine Behandlungsoption für Patienten mit DLK dar.

Es gibt Hinweise auf eine günstige Wirkung von Carbamazepin auf Agitation und Aggression. Carbamazepin kann nach fehlendem Ansprechen anderer Therapien empfohlen werden. Es ist auf Medikamenteninteraktionen zu achten. Es gibt eine schwache Evidenz für die Wirksamkeit von Citalopram bei agitiertem Verhalten von Demenzkranken. Ein Behandlungsversuch kann gerechtfertigt sein.

Angst: Angstsymptome wie innere Anspannung, Befürchtungen und Nervosität sind häufig bei Patienten mit DLK zu beobachten (bis zu 55 %) [67]. Häufig sind sie mit Symptomen der Depression vergesellschaftet. Es existieren derzeit keine größeren RCTs, die Angstsymptome als primären Endpunkt bei DLK oder PDD untersucht haben.

Antidepressiva werden auch zur Therapie von Angststörungen eingesetzt und sind hierfür auch zugelassen. Daraus abgeleitet ist eine Behandlung von Angstsymptomen bei Patienten mit DLK vertretbar und möglicherweise wirksam.

Markus Otto, Emily Feneberg, Sarah Anderl-Straub
7.3 Frontotemporale Lobärdegeneration

7.3.1 Einleitung

Die „Frontotemporale Demenz" (FTD) ist nach der Alzheimer-Krankheit die zweithäufigste Demenzerkrankung bei unter 65-Jährigen. Sie macht immerhin etwa 20 % der Demenzen innerhalb dieser Altersgruppe aus [77]. Während es bei der Alzheimer-Krankheit zu einer Degeneration des Temporallappens kommt, wird die FTD durch eine frontotemporale Lobärdegeneration hervorgerufen, die eben nicht immer zur

Demenz führt, sondern unterschiedliche Krankheitsbilder mit unterschiedlichen Symptomen hervorruft. Um dieser Tatsache Rechnung zu tragen, wird die FTD nach den nun geltenden Kriterien nicht mehr einfach als FTD bezeichnet, sondern um den Zusatz „behavioral" ergänzt [78]. Man spricht also von der behavioralen oder Verhaltensvariante einer FTD (bvFTD). Die bvFTD wird dem Spektrum der frontotemporalen Lobärdegenerationen (FTLD) zugeordnet. Hierbei ist der Begriff bvFTD eine klinische Diagnose, der Begriff FTLD beschreibt hierbei eher die anatomische bzw. neuropathologisch betroffene Region. Die FTLD wiederum umfasst ein klinisches Spektrum von neurodegenerativen Erkrankungen: die bvFTD, die primär progressiven Aphasien (PPA), hinzukommen die „motorischen" Varianten: das kortikobasale Syndrom (CBS), die supranukleäre Blickparese (PSP) und die amyotrophe Lateralsklerose (ALS) mit FTD. Die betroffenen Gehirnareale beeinflussen und regulieren in besonderer Weise das Sozialverhalten, Antriebe und Gefühle und auch das Sprechen. Dagegen spielen Störungen der Gedächtnisleistung hier eine eher untergeordnete Rolle, weil sie ohne spezifische Testung nicht zu erkennen sind oder auch gar nicht auftreten. Als Arnold Pick (1851 bis 1924) eine frontotemporale Atrophie im Jahr 1900 beschrieb – sie wurde daher auch lange „Pick-Krankheit" genannt –, schilderte er eine Patientin, die v. a. eine Sprachstörung zeigte. Die bekannteste Form heute, die bvFTD, äußert sich v. a. in Verhaltensauffälligkeiten. Der zunächst verwandte Begriff der „frontotemporalen Demenz" kann sich also in Form zweier klinischer Subtypen manifestieren. Entweder stehen bei der bvFTD klinisch Verhaltens- und Persönlichkeitsveränderungen im Vordergrund oder bei der PPA eine Störung von Sprachverständnis und -produktion. Auf diese beiden Varianten wird im Folgenden näher eingegangen.

7.3.2 Klinische Diagnose

Nach den Diagnosekriterien für die bvFTD nach Rascovsky et al. (Tab. 7.7) wird eine „mögliche" bvFTD angenommen, wenn drei von sechs klinischen Merkmalen erfüllt sind [78]. Dazu gehören Disinhibition, Apathie, Verlust von Sympathie oder Empathie im Sozialverhalten, perseverative oder zwanghafte Verhaltensweisen, Hyperoralität und Störung exekutiver Funktionen im neuropsychologischen Testprofil. Lässt sich die Diagnose einer möglichen bvFTD zusätzlich über bildgebende Verfahren bestätigen, kann eine „wahrscheinliche" bvFTD diagnostiziert werden. Bei zusätzlichem Nachweis histopathologischer Veränderungen oder pathogener Genmutationen wird von einer „sicheren" bvFTD gesprochen.

Die primär progrediente Aphasie (PPA) gehört zu den Sprachvarianten der FTLD (Tab. 7.8). Hier kommt es zu einer auffälligen Veränderung der Sprachverfügbarkeit. Symptome sind massive Wortfindungs- und Wortdeutungsschwierigkeiten. Nach den neuen PPA-Kriterien ist eine agrammatische oder nichtflüssige (nfv), semantische (sv) und logopenische (lv) Variante zu unterscheiden [79]. Die nichtflüssige Variante (nfv-PPA) unterscheidet sich von der semantischen durch stockendes Sprechen mit Agram-

Tab. 7.7: Diagnosekriterien einer behavioralen frontotemporalen Demenz (bvFTD).

I. Neurodegenerative Erkrankung

Das folgende Symptom muss zutreffen, um die diagnostischen Kriterien einer frontotemporalen Demenz zu erfüllen.

A. Zeichen einer fortschreitenden Störung des Verhaltens und/oder des Gedächtnisses durch Beobachtung oder Anamnese (aus einer sicheren Informationsquelle)

II. Mögliche bvFTD

Drei der folgenden Symptome A–F müssen zutreffen. Die Symptome sollten wiederkehrend auftreten und kein einmaliges Ereignis darstellen.

A. Frühzeitige Enthemmung (eines der folgenden Symptome [A.1–A.3] muss zutreffen):
  A.1 Sozial unangemessenes Verhalten
  A.2 Verlust von Umgangsformen und Anstand
  A.3 Impulsive, unüberlegt oder achtlose Handlungen
B. Frühzeitige Apathie oder Passivität (eines der folgenden Symptome [B.1, B.2] muss zutreffen):
  B.1 Apathie
  B.2 Passivität
C. Frühzeitiger Verlust von Mitleid oder Einfühlungsvermögen (eines der folgenden Symptome [C.1, C.2] muss zutreffen):
  C.1 Vermindertes Eingehen auf Bedürfnisse oder Gefühle anderer
  C.2 Vermindertes Interesse an sozialen Kontakten und Beziehungen
  C.3 Abnahme persönlicher Wärme
D. Frühzeitig perseveratives, stereotypes oder zwanghaftes/ritualisiertes Verhalten (eines der folgenden Symptome [D.1–D.3] muss zutreffen):
  D.1 Einfache repetitive Bewegungen
  D.2 Zwanghafte oder ritualisierte komplexe Verhalten
  D.3 Sprachliche Stereotypien
E. Hyperoralität und Veränderungen der Ernährung (eines der folgenden Symptome [E.1–E.3] muss zutreffen):
  E.1 Veränderte Vorlieben von Speisen
  E.2 Essattacken, gesteigerter Verzehr von Alkohol oder Zigaretten
  E.3 In den Mund nehmen oder Verzehren von nicht essbarem Material
F. Neuropsychologisches Profil (eines der folgenden Symptome [F.1–F.3] muss zutreffen):
  F.1 Defizite bei Aufgaben mit exekutiver Komponente
  F.2 Relativ erhaltenes episodisches Gedächtnis
  F.3 Relativ erhaltene visuell-räumliche Fähigkeiten

III. Wahrscheinliche bvFTD

A–C müssen zutreffen.

A. Die Kriterien für eine möglichen frontotemporale Demenz sind erfüllt
B. Deutliche Minderung der Leistungsfähigkeit
C. Die kraniale Bildgebung ist mit einer frontotemporalen Demenz vereinbar (einer der folgenden Punkte [C.1, C.2] muss zutreffen):
  C.1 Frontale und/oder anterior temporale Atrophie im cCT oder cMRT
  C.2 Frontale Hypoperfusion oder Hypometabolismus im SPECT oder PET

IV. Sichere bvFTD

A und B oder C müssen zutreffen.

A. Die Kriterien einer möglichen und wahrscheinlichen frontotemporalen Demenz sind erfüllt
B. Histopathologischer Nachweis einer FTLD durch Biopsie oder Autopsie
C. Vorliegen einer bekannten pathogenen Mutation

Tab. 7.8: Diagnosekriterien einer primär progredienten Aphasie. Kernsymptom: progressive Sprach-störung als Erst- oder Hauptsymptom in den Anfangsstadien der Erkrankung.

Variante agrammatisch	logopenisch	semantisch
Agrammatismus in der expressiven Sprache	Wortfindungsstörungen für Einzelwörter in der Spontan-sprache/Benennen	Benenn-/Einzelwort-verständnisstörung
stockendes Sprechen mit Laut-fehlern und Lautentstellungen (Sprechapraxie)	Nachsprechstörung	

matismus und Lautfehlern. Die semantische Variante der PPA (svPPA) geht einher mit Benennstörungen und Störungen beim Finden von Einzelwörtern. Früher wurde diese Variante auch als semantische Demenz bezeichnet. Bei der logopenischen Variante (lvPPA) kommt es v. a. zu Schwierigkeiten beim Nachsprechen, Finden von Einzelwör-tern und beim Benennen.

In etwa 15 % der Fälle kommt es zum gemeinsamen Auftreten einer ALS und einer bvFTD (ALS-FTD). Die ALS ist eine neurodegenerative Erkrankung, bei der es durch den Untergang kortikaler und spinaler Motoneuronen zu einer fortschreitenden Mus-kellähmung mit schließlich meist in 1–5 Jahren zum Tod führender respiratorischer Insuffizienz kommt. Es hat sich herausgestellt, dass etwa 50 % der ALS-Erkrankten auch Defizite in frontalen Funktionen aufweisen und in 15 % der Fälle die Diagnose einer FTD gestellt werden kann (ALS-FTD) [80]. Anders lassen sich in 40 % der FTD-Erkrankten motorische Einschränkungen messen und in 15 % kann sogar die Diagnose einer ALS gestellt werden (FTD-ALS) [81]. Selten wurden bei der ALS auch Störungen der Sprache beschrieben [82]. Das gemeinsame Auftreten von ALS und FTD führt derzeit zur Annahme, dass beide Erkrankungen einem Krankheitsspektrum angehören.

Das kortikobasale Syndrom (CBS) und die progrediente supranukleäre Blickpa-rese (PSP) gehören neben der FTD zu Erkrankungen einer frontotemporalen Lobärde-generation, bei denen es zu extrapyramidal-motorischen Symptomen, Blickparesen und seltenen Phänomenen wie dem „Alien-limb"-Phänomen kommt.

7.3.3 Bildgebung, Neuropathologie, Genetik und Biomarker

Um die Diagnose einer FTD und PPA zu unterstützen werden u. a. Bildgebungsverfah-ren angewendet oder in einigen Fällen mit positiver Familienanamnese genetische Untersuchungen ergänzt. Eine sichere Diagnose ist erst durch den Nachweis einer genetischen Mutation oder den Nachweis einer FTLD-spezifischen Neuropathologie möglich.

7.3.3.1 Bildgebung

Neben der klinischen Beurteilung können Bildgebungsverfahren zur Unterstützung der Diagnose einer frontotemporalen Demenz bzw. deren Subtypen beitragen. Mittels MRT erfolgt im klinischen Alltag zunächst die Bewertung des Frontal- und des Temporallappens. Die Ausprägung der Atrophien ermöglicht eine Einteilung nach Kipps et al. (Abb. 7.3) [83]. Je nach klinischem Syndrom kann ein bestimmtes Gehirnareal stärker von einer Atrophie betroffen sein. So zeigte sich in MRT-Studien, dass bei der bvFTD Veränderungen häufiger und stärker mit frontalen-striatalen und limbischen Regionen der grauen Substanz assoziiert sind. Bei der svPPA kommt es eher zu einer Atrophie des linken inferioren Temporallappens und des Gyrus fusiformis [84, 85]. Patienten mit svPPA scheinen ihre Störungen oft lange kompensieren zu können. Häufig wird eine Atrophie des anterioren Temporallappens bereits bei der Erstvorstellung des Patienten beschrieben, wohingegen bei den anderen Sprachstörungen oder der bvFTD die in der Routine durchgeführte MRT-Untersuchung noch unauffällig ist.

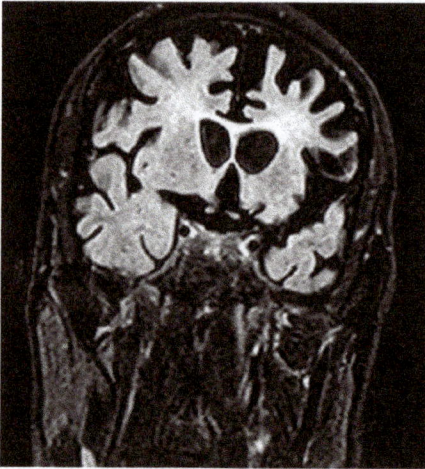

Abb. 7.3: Das MRT zeigt eine ausgeprägte linksbetonte frontotemporale Atrophie.

Zusätzlich zum MRT sollte man eine FDG-PET-Untersuchung ergänzen, insbesondere wenn die MRT-Untersuchung nicht eindeutig ist. In der FDG-PET-Untersuchung lassen sich auch durch die visuelle Darstellung der Minderbelegung die Veränderungen deutlich besser den klinischen Subgruppen zuordnen. Kombinierte Bildgebungstechniken mit FDG-PET und der Voxel-basierten Morphometrie eignen sich nach ersten Studien besser, um Unterschiede zwischen den betroffenen Gehirnarealen bei Alzheimer- und frontotemporaler Demenz zu erkennen. Derzeit wird weiter untersucht, ob man anhand dieser Verfahren nicht nur den Schweregrad beschreiben kann, sondern auch eine objektive Verlaufsmessung erreichen kann [86–88].

7.3.3.2 Neuropathologie

Die FTLD geht mit typischen Protein-Ablagerungen im Gehirn einher, die letztlich mit dem Untergang von Nervenzellen assoziiert sind [89]. Dabei lassen sich neuropathologisch unterschiedliche Subtypen klassifizieren (Abb. 7.4). Entweder kommt es zu Protein-Tau-positiven (kurz FTLD-Tau) oder zu Ubiquitin-positiven, Tau-negativen Ablagerungen (kurz: FTLD-U). Diese Tau-negative Gruppe wird nunmehr in eine TDP-43 (TAR-DNA-bindendes Protein 43)-positive und FUS(Fused in Sarcoma)-Protein-positive Gruppe unterteilt. Diese Subgruppen werden als FTLD-TDP oder FTLD-FUS bezeichnet, beim ausschließlichen Nachweis von Ubiquitin-positiven Einschlüssen spricht man von einer FTLD-UPS. Zur FTLD-FUS können Ablagerungen aus der FET-Proteinfamilie – dem Ewing's-sarcoma-Protein (EWS), der TATA-binding protein-associated factor 15 (TAF15) und das Drosophila-orthologue-Cabeza-Protein – hinzukommen, die dann als FTLD-FET zusammengefasst werden. Bei der bvFTD kann es sowohl zu einer Tau-Pathologie als auch zu einer TDP-43-positiven Neuropathologie kommen. In manchen Fällen kommt es zu einer FUS-Pathologie. Bei der PPA geht die nfvPPA-Variante meistens mit einer Tau-Pathologie, die svPPA-Variante eher mit einer TDP-43-Pathologie einher. Die lvPPA zeigt hingegen zumeist eine Alzheimer-Pathologie mit Tau-Ablagerungen und $A\beta_{1-42}$-Ablagerungen. Die lvPPA stellt somit einen Sonderfall dar. Klinisch wird sie den primär progredienten Aphasien zugeordnet, neuropathologisch gehört sie aber nicht zu den FTLD, sondern in die Gruppe der seltenen Alzheimer-Varianten.

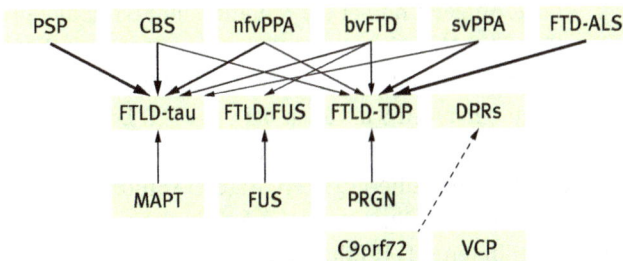

Abb. 7.4: Klinisch pathologisches und genetisches Spektrum oder frontotemporale Lobärdegeneration (FTLD) (modifiziert und ergänzt mit freundlicher Genehmigung von [90]). Gezeigt sind die jeweiligen klinischen Syndrome (erste Reihe), die dazugehörigen neuropathologischen Subgruppen (mittlere Reihe) und Genmutationen (untere Reihe) der FTLD. Die Pfeile markieren unterschiedlich stark ausgeprägte Zusammenhänge. bvFTD = Verhaltensvariante der frontotemporalen Demenz; PPA = primär progressive Aphasie; PSP = progressive supranukleäre Parese; sv = semantische Variante, nfv = nicht flüssige Variante CBS = kortikobasales Syndrom; FTD-ALS = FTD mit amyotropher Lateralsklerose; FTLD-TAU = FTLD mit Tau-positiver Histopathologie; FTLD-FUS = FTLD mit Fused in Sarcoma(FUS)-positivem Nachweis; FTLD-TDP = FTLD mit TAR DNA-binding protein 43 (TDP-43)-positiven Einschlüssen; DPRs = Dipeptide repeats (diese treten nur bei C9orf72-Mutationsträgern auf; auf Pfeile zu den klinischen Syndromen wurde hier verzichtet); MAPT = Mikrotubuli-assoziiertes Protein-Tau-Gen; PGRN = Progranulin-Gen; VCP = Valosin-containing-Protein-Gen; C9orf72 = Genabschnitt auf Chromosom 9 open reading frame Position 72.

Eine weitere Sonderform stellen Patienten dar, die eine C9orf72-Mutation tragen (s. u.). Diese Patienten zeigen neben der TDP-43-Pathologie noch zusätzliche Aggregate, die sog. Dipeptide-Repeats (DPRs), die sich bei diesen Patienten vorwiegend im Kleinhirn befinden. Hierbei wird gegenwärtig kritisch diskutiert, ob diesen DPRs eine wesentliche pathogenetische Bedeutung zukommt [89, 91].

7.3.3.3 Genetik

In 40 % der FTLD-Fälle liegt eine Familienanamnese zugrunde. In etwa 10 % der Fälle kommt es zu einem autosomal-dominanten Erbgang. Die häufigsten Mutationen bei der FTLD sind eine C9orf72-Expansion auf Chromosom 9, Mutationen im Mikrotubuli-assoziierten Protein-Tau-Gen (MAPT), Progranulin-Gen (GRN), „TANK-binding kinase 1" (TBK1), Fused in sarcoma (FUS) oder seltener eine Mutation im Gen für das Valosin-containing Protein (VCP) [92]. Insbesondere die C9orf72-Mutationen und die TBK-1-Mutationen zeigen nur eine reduzierte Penetranz. Neuropathologisch kommt es dabei zu spezifischen Veränderungen, wobei noch nicht für alle Mutationen gezeigt wurde, welche Aggregate letztendlich neuropathologisch vorliegen. Eine Übersicht gibt Abb. 7.4. Bei der FTLD sind Mutationen im MAPT histopathologisch mit Tau-Ablagerungen assoziiert. Klinisch kann diese Mutation mit einer bvFTD, PSP, CBS oder einer PPA und selten mit einer ALS einhergehen. GRN geht häufig mit einer Ubiquitin-positiven, TDP-43-positiven Neuropathologie einher und ist klinisch meist mit der bvFTD assoziiert. Bei der eher seltenen Mutation im TDP-43-Gen kommt es neuropathologisch zu TDP-43-Ablagerungen und bei der Mutation im FUS-kodierenden Gen zu FUS-Ablagerungen. Eine FUS-Mutation geht mit einer bvFTD einher. Eine besondere Rolle – auch aufgrund der Häufigkeit – scheint die C9orf72-Expansion auf Chromosom 9 zu spielen, die sowohl bei der ALS als auch bei der FTLD beschrieben wurde. Schon seit über 20 Jahren wird eine mögliche gemeinsame Ursache genetisch bedingter ALS- und FTLD-Erkrankungen diskutiert [93, 94]. Aktuelle Studien zeigen, dass in Europa 25–30 % aller genetisch bedingten ALS-Erkrankungen und etwa 11 % aller genetisch bedingten/familiären FTLD-Erkrankungen mit einer C9orf72-Expansion assoziiert sind [95, 96]. Wie oben erwähnt, kommt es bei dieser Mutation auch zur Ablagerung von DPRs, wobei deren Rolle in der Pathogenese noch unklar ist. Interessant ist, dass aber auch immer wieder Fälle mit einer APP-Mutation auftreten, die klinisch als eine bvFTD imponieren.

7.3.3.4 Neurochemische Marker

Die meisten Liquoruntersuchungen bei der frontotemporalen Demenz beinhalten Standard-Biomarker, wie Amyloid-β und Protein Tau, in Abgrenzung zur Diagnose der Alzheimer-Krankheit (AD). Hierbei zeigen die meisten Studien fast normale Werte für das Tau-Protein im Liquor, wobei das Amyloid 1-42 gelegentlich etwas erniedrigt ist [97]. Das phosphorylierte Tau-Protein (pTau181) zeigt i. d. R. ebenfalls unauffällige

Werte. Aus diesem Grund wurde auch in die diagnostischen Kriterien zur bvFTD ein unauffälliger Befund bezüglich der neurochemischen Marker (Tau und $A\beta_{1-42}$) eingefügt. In unseren eigenen Untersuchungen konnten wir diese Beobachtungen bestätigen, allerdings finden sich auch immer wieder Patienten mit einer eindeutigen frontalen Symptomatik, die auch ein Alzheimer-typisches Liquorprofil aufweisen.

Der Mittelwert für Protein Tau und $A\beta_{1-42}$ liegt dabei meist zwischen den Mittelwerten bei AD und Kontrollen. Bei den anderen Amyloid-Peptiden ist der Durchschnitt des $A\beta_{1-38}$ niedriger im Vergleich zu den Alzheimer-Gruppen und den nichtdementen Kontrollgruppen. Demgegenüber ist der Mittelwert des $A\beta_{1-40}$ bei der FTLD höher. Der Verhältniswert $A\beta_{1-38}$ zu $A\beta_{1-40}$ ist bei der FTLD kleiner als bei den Vergleichsgruppen [98–102]. Einschränkungen der hier aufgeführten Studien sind, dass in etwa 30 % der klinisch diagnostizierten FTLD-Gruppen neuropathologisch auch eine Alzheimer-Pathologie zugrunde liegt. Die Studien, die durch einen Autopsiebefund gesichert sind, bestehen meist nur aus sehr kleinen Fallzahlen. So konnten zwei Studien mit jeweils 10 und 12 autoptisch gesicherten FTLD-Fällen ebenso zeigen, dass das Tau-Protein im Vergleich zur Alzheimer-Krankheit niedriger war und im Vergleich zu Kontrollen leicht erhöht. Dabei unterschieden sich die Mittelwerte für Tau bei FTLD-TDP und FTLD-Tau nicht signifikant. Eine weitere Studie analysierte bis zu 30 genetisch/ autoptisch gesicherte FTLD-Fälle. Das Tau war hier ebenso niedriger als bei der AD, zusätzlich kam es innerhalb der FTLD-Fälle teils zu niedrigeren Tau-Werten, wobei diese sowohl FTLD-TDP- als auch FTLD-Tau-Fälle beinhaltete. Ein Trend zu niedrigeren Tau-Werten bei der FTLD-Tau konnte bisher nicht signifikant gemessen werden [103, 104]. Selten und bisher nicht wegweisend sind Biomarkerstudien zum TDP-43 [105–107]. Progranulin konnte im Plasma von Progranulin-Mutationsträgern signifikant reduziert im Vergleich zu Nichtmutationsträgern gefunden werden [108]. Mittlerweile ist es möglich, sowohl die leichte Kette der Neurofilamente (NfL) und die phosphorylierte Form der schweren Kette (pNfH) im Liquor zu messen. Weiterhin können die NfL auch im Serum bestimmt werden. Hier zeigt sich nun in mehreren Untersuchungen, dass bei einer Vielzahl von bvFTD-Patienten die NfL und pNfH im Liquor erhöht sind. Allerdings muss einschränkend dazu erwähnt werden, dass sowohl NfL wie auch pNfH mit dem Ausmaß der kortikalen Atrophie korrelieren, sodass die Neurofilamente nur bedingt für die Frühdiagnose eingesetzt werden können. Differentialdiagnostisch wertvoll ist die Bestimmung der Neurofilamente bei den PPA. Hier kommt es zu typischen Befundkonstellationen mit erhöhten Neurofilamentwerten bei der nfvPPA und svPPA und unauffälligen Tau-Protein- und $A\beta_{1-42}$-Werten. Wohingegen bei der lvPPA die Neurofilamentwerte unauffällig sind, aber ein typisches Alzheimer-Profil aufweisen können [109]. Bei Patienten mit einer amyotrophen Lateralsklerose sind die Neurofilamentwerte im Liquor und Serum maximal [110]. Durch den Anstieg der Neurofilamentwerte kann ersten Studien zufolge der Beginn der Erkrankung bei genetischen Formen der ALS und FTD angezeigt werden.

Die neuropathologischen Aggregate TDP-43, FUS und TAU können bislang nicht nachgewiesen werden. Eine Ausnahme ist hier nur der Nachweis der DPRs im Liquor

Tab. 7.9: Typische Konstellation der neurochemischen Marker im Liquor und Serum.

	Tau	ptau	Aβ1-42	NfL	pNfH	Serum NfL
bvFTD	(↑)	(↑)	(↓)	↑	↑	↑
nfvPPA				↑↑	↑↑	↑
svPPA				↑↑	↑	↑
lvPPA	↑↑	↑↑	↓↓			
FTD-ALS				↑↑↑	↑↑↑	↑↑↑
ALS				↑↑↑	↑↑↑	↑↑↑

Tau = Tau-Protein; ptau = phosphoryliertes Tau-Protein; Aβ$_{1-42}$ = Amyloid-beta 1-42;
NfL = Neurofilamente (light chain); pNfH = phosphorylierte Neurofilamente (heavy chain)

von C9orf72-Mutationsträgern [111]. In dieser Untersuchung konnte gezeigt werden, dass bereits in der asymptomatischen Phase diese DPRs nachweisbar sind. Neben der diagnostischen Dimension ist der Nachweis dieser neurochemischen Marker auch eine Voraussetzung für eine rasche Therapiekontrolle. Tabelle 7.9 gibt einen Überblick über die Konstellationen der neurochemischen Marker bei verschiedenen Varianten der FTLD.

7.3.4 Therapie

Eine kausale Therapie für die bvFTD und PPA gibt es bisher nicht, lediglich die Symptome der Erkrankung können mit Medikamenten beeinflusst werden. Die Wahl einer symptomatischen Therapie beruht dabei meist auf Erfahrungen bei anderen neurodegenerativen oder psychiatrischen Erkrankungen. Meistens sind diese jedoch weniger von schweren Verhaltensauffälligkeiten geprägt. Klinische Studien oder gar Placebo-kontrollierte Studien zur Anwendung symptomatischer Therapien sind sehr selten [112]. In einigen Studien konnte ein positiver Effekt von selektiven Serotonin- oder Serotonin-Noradrenalin-Wiederaufnahmehemmern bei der Verhaltensvariante der FTD gezeigt werden. Antipsychotische Medikamente hatten dagegen nur einen geringen Nutzen. Eine große Studie zu der Off-label-Anwendung von Memantin fiel negativ aus [113]. Hoffnung gibt es derzeit mit neuen Therapiestudien, die gezielt an pathophysiologischen Veränderungen angreifen. So wird derzeit eine Studie mit Nimodipin durchgeführt, das den Progranulin-Spiegel im Blut und ggf. auch im Liquor erhöhen soll (https://clinicaltrials.gov/show/NCT01835665). Dies beruht auf Daten, mit denen gezeigt werden konnte, dass bei Patienten mit FTD und einer zugrunde liegenden Progranulin-Mutation das Progranulin-Protein im Blutplasma erniedrigt ist [108, 114]. Die Mutation im Progranulin-Gen führt zu einer Haplo-insuffizienz und zu einer verminderten Produktion von Progranulin. Progranulin ist ein wichtiger Regulator in vielen Wachstums- und Zellerhaltungsvorgängen auch für Neuronen. Ergebnisse zu dieser Studie gibt es bisher jedoch noch nicht. Für die nfvPPA ist eine Immunisierungsstudie in Planung, die ähnlich wie bei der Alzheimer-Krankheit spezifisch die Tau-Aggregate adressieren soll. Weiterhin gibt es Ansätze, mittels Antisense-Oligonucleotide Mutationen gezielt auszuschalten. Hier besteht die Hoffnung, dass diese Ansätze im Rahmen von spezialisierten Netzwerken (z. B. www.ftld.de) auch zum Einsatz kommen werden.

7.3.5 Zusammenfassung

Die behaviorale frontotemporale Demenz (bvFTD) ist bei Patienten vor dem 65. Lebensjahr die zweithäufigste Demenzerkrankung nach der Alzheimer-Krankheit. Die frontotemporalen Atrophien können sich in Form zweier klinischer Subtypen manifestieren. Entweder stehen bei der behavioralen FTD klinisch Verhaltens- und Persönlichkeitsveränderungen im Vordergrund oder bei der primär progredienten Aphasie eine Störung von Sprachverständnis und -produktion. Eine sichere Diagnose kann bisher nur post mortem mithilfe der Neuropathologie oder durch den Nachweis einer genetischen Mutation erfolgen. Zur Diagnosestellung werden neben der klinischen Einteilung derzeit Bildgebungsverfahren (MRT und FDG-PET) zur Beurteilung des Frontal- und Temporallappens ergänzt. Das im MRT nachgewiesene Atrophiemuster kann je nach klinischem Bild unterschiedlich sein. Spezifische Blut- oder Liquormarker gibt es bisher nicht, die Untersuchung von Tau, Amyloid-β und der Neurofilamente kann zur Abgrenzung einer Alzheimer-Krankheit erfolgen.

Anja Schneider, Claudia Bartels
7.4 Altersdepression

Die differentialdiagnostische Abgrenzung einer Demenz vom Alzheimer-Typ von kognitiven Defiziten im Rahmen einer Altersdepression gehört zu den häufigen Konsultationsgründen bei niedergelassenen Neurologen, Psychiatern, in Gedächtnisambulanzen und verwandten Einrichtungen. Schwierigkeiten in der Abgrenzung zwischen kognitiven Defiziten bei Depression und beginnender Alzheimer-Demenz können zu einer falsch-positiven Demenzdiagnose führen [115–118], die häufig erst revidiert wird, wenn der Patient eine unerwartete Besserung oder einen fehlenden Progress zeigt. Zu den Folgen einer solchen Fehldiagnose zählen u. a. Stigmatisierung, Diskriminierung, Erhöhung der psychischen Belastung, ggf. Verschlechterung oder Chronifizierung der depressiven Störung, veränderte Lebensplanung, Verschlechterung der kognitiven Symptomatik durch Anstieg der depressiven Symptomatik und Fehlbehandlung mit Antidementiva, was insgesamt zu einer Steigerung sozioökonomischer Kosten führt [119].

Der Begriff Altersdepression (oder: Depression im Alter, geriatrische Depression) bezeichnet das Auftreten einer depressiven Störung bei Menschen, die das 60. –

oder je nach Definition auch das 65. – Lebensjahr überschritten haben. Häufig werden mit Depression im Alter sowohl Erstmanifestationen im höheren Lebensalter (*late-onset depression*) als auch rezidivierende depressive Episoden mit früherem Krankheitsbeginn (< 60 Jahre) und akuter depressiver Erkrankung im Alter umfasst.

Die Differentialdiagnose Altersdepression vs. Alzheimer-Demenz ist dadurch erschwert, dass bei der geriatrischen, häufig in eher subsyndromaler Ausprägung auftretenden Depression vordergründig weniger klassisch depressive Symptome beklagt werden, sondern vielmehr somatische bzw. vegetative Beschwerden [120], Schmerzsymptome, Störungen der Vitalfunktionen, Antriebsmangel [121], Ängste und ein allgemeiner Abfall des Funktionsniveaus [122, 123] das klinische Bild dominieren. Häufig werden bei einer Altersdepression auch allgemeine kognitive Funktionseinschränkungen und/oder Gedächtnisdefizite berichtet, die denen einer beginnenden Alzheimer-Demenz stark ähneln können. Daher wurde im 19. Jahrhundert der Begriff „Pseudodemenz" geprägt [124], in den 1950er- und 1960er-Jahren systematisch eingeführt [125] und weiterentwickelt [126]. Als „Pseudodemenz" bezeichnete man rein deskriptiv kognitive Leistungseinschränkungen bei gleichzeitigem Vorliegen einer psychiatrischen Erkrankung, die ein demenzielles Syndrom vermuten lässt, für das es kein primär neuropathologisches Korrelat gibt, und das nach erfolgreicher Therapie der psychiatrischen Grunderkrankung reversibel ist. Die depressive Pseudodemenz ist ein Subtyp einer Pseudodemenz. Neuropathologische Veränderungen der Hirnsubstanz konnten mittlerweile für eine Reihe psychiatrischer, einschließlich depressiver Erkrankungen nachgewiesen werden. Darüber hinaus zeigte sich, dass nicht immer eine vollständige Remission kognitiver Defizite erreicht werden kann. Die Bezeichnung „Pseudodemenz" ist deshalb zugunsten von Begriffen wie beispielsweise „kognitive Defizite bei Depression" in den Hintergrund getreten und sollte möglichst vermieden werden.

7.4.1 Zusammenhang zwischen Depression und Alzheimer-Krankheit

Epidemiologische und longitudinale Studien haben gezeigt, dass depressive Episoden im mittleren und höheren Lebensalter mit einem höheren Risiko für eine spätere vaskuläre Demenz oder Alzheimer-Demenz assoziiert sind [127–134]. Dieses Risiko wird zusätzlich durch die Anzahl, Dauer und Frequenz vorheriger depressiver Episoden beeinflusst [135, 136]. Es ist umstritten, ob durch eine Depressionsanamnese und/oder eine aktuelle depressive Episode auch die Wahrscheinlichkeit einer Progression vom leichten kognitiven Defizit (*Mild Cognitive Impairment* – MCI) zur manifesten Alzheimer-Demenz zunimmt [137–139].

Neben epidemiologischen Daten weisen auch verschiedene tierexperimentelle und klinische Studien auf einen möglichen pathogenetischen Zusammenhang zwischen Depression und Alzheimer-Krankheit hin.

Es ist nicht abschließend geklärt, ob Depression (a) als eigenständiger Risikofaktor die Alzheimer-Pathologie bedingt, es (b) gemeinsame Risikofaktoren für Depression und Alzheimer-Pathologie gibt, (c) die Alzheimer-Pathologie selbst depressive Symptome hervorruft [140], und ob depressive Symptome demnach ein Prodrom einer beginnenden Alzheimer-Demenz darstellen [141] oder ob (d) depressive Symptome reaktiv auf die mit der Erkrankung einhergehenden Funktionseinbußen auftreten [135].

Abbildung 7.5 fasst mögliche zeitliche Verläufe depressiver Episoden mit und ohne spätere Alzheimer-Demenz zusammen.

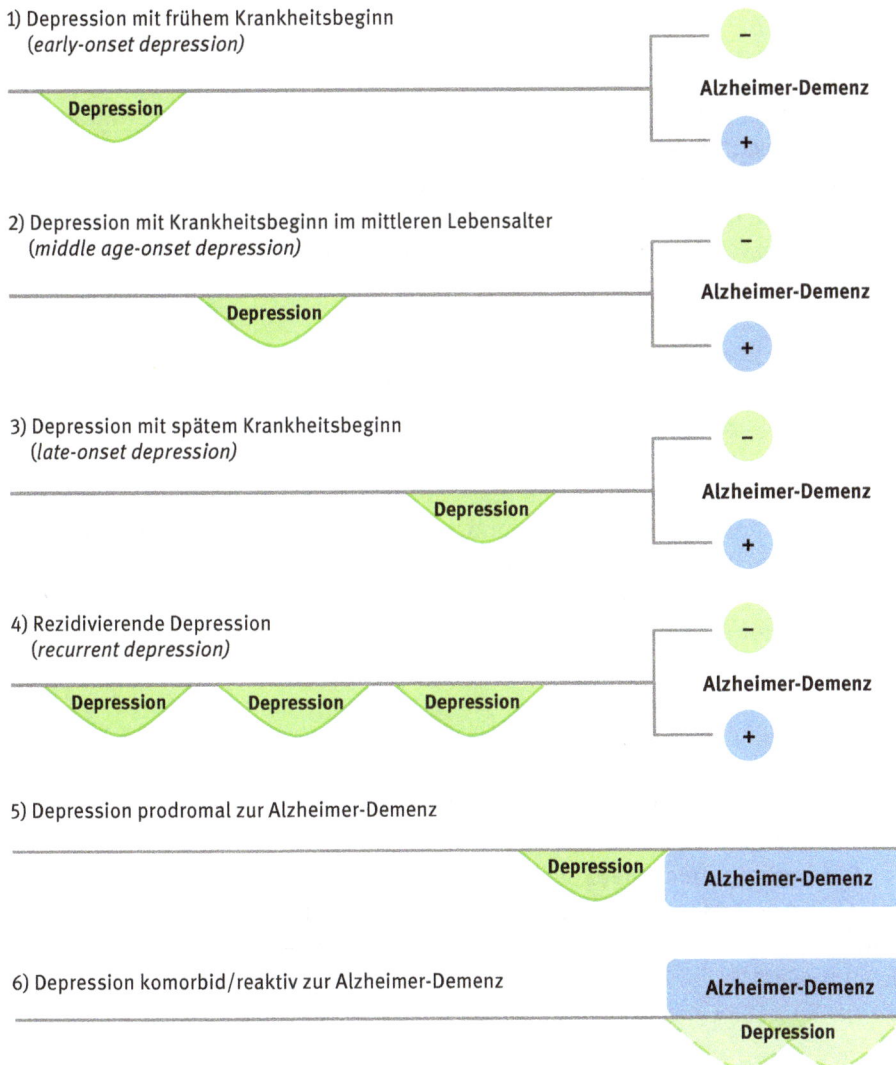

Abb. 7.5: Übersicht verschiedener Szenarien zum Zusammenhang Depression und Alzheimer-Demenz.

7.4.1.1 Depression als Risikofaktor

Bei älteren Probanden mit akuter Depression bzw. einer Depressionsanamnese zeigte sich im Amyloid-PET bzw. post mortem eine größere Anzahl amyloider Plaques als bei fehlender Depression/fehlender Depressionsanamnese [142–146]. Es ist nicht im Detail geklärt, welchen Einfluss depressive Episoden auf die pathologische Kaskade der $A\beta_{1-42}$-Produktion und -Aggregation oder auf die Tau-Pathologie haben. Die bei Depressiven erhöhten ZNS-Kortisolspiegel führen u. a. zu einer verstärkten Expression des Amyloid-Vorläuferproteins und der β-Sekretase BACE1 und somit möglicherweise zur Produktion von mehr $A\beta_{1-42}$ [147].

7.4.1.2 Gemeinsame Risikofaktoren für Depression und Alzheimer-Krankheit

Eine Dysbalance zwischen anti- und proinflammatorischen Prozessen wird zunehmend als möglicher gemeinsamer pathogenetischer Faktor sowohl bei Depression [148, 149] als auch bei der Alzheimer-Krankheit diskutiert [150]. Andere gemeinsame Risikofaktoren für Depression und Alzheimer-Demenz sind vaskuläre Schädigungen wie beispielsweise eine zerebrale Mikroangiopathie.

7.4.1.3 Depression als Symptom der Alzheimer-Pathologie

Depressive Symptome könnten auch erste klinische Zeichen einer Alzheimer-Pathologie und somit neurodegenerativ bedingt sein. In diesem Zusammenhang interessant ist ein Tierexperiment, in dem intrazerebral injiziertes $A\beta_{1-42}$ depressive Symptome induzierte [151]. Eine fokal betonte Amyloid-Pathologie könnte somit depressionsrelevante neuronale Netzwerke beeinträchtigen. In Mutationsträgern für familiäre Alzheimer-Demenz, die ihren genetischen Status nicht kannten, fanden sich beginnend mit dem prodromalen Erkrankungsstadium erhöhte Depressivität und Apathie, was sowohl für eine neurodegenerativ bedingte als auch für eine reaktive Symptomatik sprechen könnte [152]. In anderen Studien wurde Tau-Pathologie isoliert in serotonergen Raphekernen des Hirnstamms nachgewiesen, was depressive Symptome als präklinisches Symptom der Alzheimer-Krankheit erklären könnte [153–155]. Degeneration noradrenerger Neurone im Locus coeruleus wurde als ein weiterer möglicher Pathomechanismus depressiver Symptomatik bei Alzheimer-Demenz diskutiert, die Studienlage unterstützt diese Hypothese aber nicht hinreichend [156, 157].

Die Ergebnisse mehrerer kürzlich publizierter, longitudinaler Studien unterstützen v. a. die Auffassung, dass es sich bei der Depression im mittleren und höheren Lebensalter am Ende um einen ätiologischen Risikofaktor der Alzheimer-Demenz handelt [131, 158, 159].

7.4.2 Diagnose einer Depression bei Alzheimer-Krankheit

Depressive Symptome treten häufig im Rahmen einer manifesten Alzheimer-Demenz bzw. bereits in prodromalen Erkrankungsstadien auf [160]. Umgekehrt gehen depressive Episoden im höheren Lebensalter in bis zu 50 % der Fälle mit kognitiven Defiziten einher, die differentialdiagnostisch von einer Demenzerkrankung abzugrenzen sind [161].

Die **klinische Symptomatik** einer Depression bei M. Alzheimer unterscheidet sich von der einer Depression im höheren Lebensalter ohne begleitende Alzheimer-Pathologie. Im Vordergrund stehen bei Alzheimer-Patienten v. a. motivationale Symptome, wie Erschöpfbarkeit, psychomotorische Verlangsamung und Apathie [162, 163]. Apathie ist ein besonders wichtiges Symptom bei Patienten mit möglicher prodromaler Alzheimer-Demenz (MCI), weil sie mit einem erhöhten Risiko einer späteren Demenz und schwereren Krankheitsverläufen assoziiert ist [139]. Die Symptome einer Depression bei Alzheimer-Demenz fluktuieren häufig und es kommt zu höheren spontanen Remissionsraten als bei Altersdepressionen ohne Alzheimer-Pathologie [160]. Bei der Altersdepression finden sich v. a. affektive Symptome wie Dysphorie, Angst, Suizidalität, Schlafstörungen und Appetitlosigkeit. Diese Unterschiede und die fluktuierende Symptomatik führen dazu, dass Depressivität bei Alzheimer-Patienten mit den allgemein verwendeten Diagnosekriterien, wie z. B. denen des Diagnostic and Statistical Manual of Mental Disorders (DSM-IV), nicht optimal erfasst und tendenziell unterdiagnostiziert wird.

Modifizierte Diagnosekriterien: Die National Institute of Mental Health (NIMH) „*provisional diagnostic criteria for depression in AD*" (NIMH-dAD, pdc-dAD) [164–166] sind modifizierte DSM-IV-Kriterien, die geringere Anforderungen an Häufigkeit und Dauer der depressiven Symptomatik und die Anzahl der erforderlichen Symptome (drei statt fünf) stellen. In den pdc-dAD-Kriterien wurde außerdem auf das Symptom „Verringertes Konzentrations- und Denkvermögen" verzichtet und dafür „Soziale Isolation/ Rückzug" und „Irritabilität" als neue Symptome aufgenommen. Anhedonie wurde durch „Fehlen von Freude an sozialen und anderen Aktivitäten" spezifiziert. Die Verwendung der pdc-dAD-Kriterien führt im Vergleich zu DSM-IV- oder ICD-10-Kriterien zu einem deutlich höheren Anteil von Alzheimer-Patienten, der als depressiv klassifiziert wird.

Eine **Schweregradeinstufung** ist notwendig, um Behandlungserfolge einer antidepressiven Therapie einschätzen zu können. Demenzbedingte Defizite in Selbstwahrnehmung, Abstraktions- und Kommunikationsvermögen können die Anwendung von Patientenfragebögen oder Ratingskalen wie Beck Depression Inventory (BDI I oder II) [167, 168], Geriatric Depression Scale (GDS) [169], Montgomery and Åsberg Depression Rating Scale (MADRS) [170] oder Hamilton Rating Scale for Depression (HAMD) [171] erschweren. Reine Angehörigen-basierte Fragebögen wie z. B. das Neuropsychiatric Inventory (NPI) [172] könnten umgekehrt durch das Ausmaß der

Pflegebelastung des Angehörigen negativ beeinflusst werden. Deshalb wird häufig die Cornell Scale for Depression in Dementia (CSDD) [173] als eine Kombination aus Angehörigeninterview und Patientenfragebogen verwendet, die Eigen- und Fremdeinschätzung durch pflegende Angehörige mit einbezieht.

7.4.3 Differentialdiagnose

7.4.3.1 Neuropsychologische Diagnostik

Neuropsychologisches Leistungsprofil der Altersdepression in Abgrenzung zur Alzheimer-Demenz: Die Objektivierung der kognitiven Leistungsfähigkeit mittels testpsychologischer Verfahren stellt eines der Kernelemente in der Diagnostik und Differentialdiagnostik demenzieller Prozesse dar. Trotz des hohen Überschneidungsgrades lassen sich anhand des Ausmaßes der Defizite, des Ergebnisprofils und des beobachtbaren Patientenverhaltens im Rahmen der Testsituation Hinweise auf die zugrunde liegende Ätiologie der Defizite ableiten. (Für die ausführliche Beschreibung typischer neuropsychologischer Leistungseinbußen bei Alzheimer-Demenz wird auf Kapitel 6.2 [Wagner] verwiesen.)

Kognitive Defizite im Rahmen einer Altersdepression treten mit hoher Prävalenz auf, wobei die Angaben zwischen 10 und 70 % in Abhängigkeit von der verwandten Defizitdefinition schwanken [161, 174–183]. Im Vergleich zu den schweren Einbußen einer fortgeschrittenen Alzheimer-Demenz erscheinen die kognitiven Beeinträchtigungen im Rahmen einer Altersdepression leichter ausgeprägt. Eine Meta-Analyse erbrachte, dass die kognitive Leistung bei Altersdepression im Mittel −0,72 Standardabweichungen von denen gesunder Kontrollen abweicht und die Leistungen bei Alzheimer-Demenz im Mittel −1,28 Standardabweichungen unter denen mit geriatrischer Depression lagen [184]. Bei der Altersdepression treten Störungen der Exekutiv-, Aufmerksamkeits- und Gedächtnisfunktionen am häufigsten auf [185–190].

Differenziertere Betrachtung einzelner kognitiver Domänen bei Altersdepression: Beeinträchtigungen der **exekutiven Leistungen** [161, 177, 185, 188, 191–194] umfassen Einbußen in der kognitiven Flexibilität bzw. im set-shifting [161, 189] als prominentestem Merkmal, aber auch Defizite im Arbeitsgedächtnis [195, 196], divergenten Denken [197–199] und im konvergenten Denken [200]. Eine besondere Relevanz erhalten diese Defizite, weil insbesondere Störungen der Exekutivfunktionen bei Altersdepression mit weitreichenden Implikationen für die Prognose und den weiteren Verlauf verbunden sind (verlangsamtes, verzögertes oder schlechteres Ansprechen auf antidepressive Therapie [175, 185, 201, 202], höhere Rezidivwahrscheinlichkeit [203], erhöhte Suizidalität und zukünftige Einschränkungen des Funktionsniveaus [175, 185, 186]).

Zu den am konsistentesten berichteten, gestörten **Aufmerksamkeitsprozessen** in geriatrischen Depressionspatienten gehört eine Verlangsamung der kognitiven Verarbeitungsgeschwindigkeit (*processing speed*) [161, 177–179, 183–185, 188, 195, 204, 205]. Ferner werden auch Einschränkungen der geteilten und selektiven Aufmerksamkeit beschrieben [184]. Die Befunde zu Vigilanzstörungen sind dagegen weniger eindeutig [184, 196, 201].

Auch Störungen expliziter **Gedächtnisfunktionen** wurden im Rahmen einer geriatrischen Depression weitgehend übereinstimmend nachgewiesen [161, 178, 179, 183–185, 188, 191, 194, 204–209]. Aus den Ausfallsmustern ergeben sich Hinweise, dass bei Depression primär Enkodierstörungen vorliegen, wodurch sekundär verminderte Abrufleistungen entstehen können [179]. Typischerweise weitgehend erhalten ist jedoch das Wiedererkennen/die Rekognitionsleistung [188, 206, 210, 211], wobei eine verstärkte Neigung depressiver Patienten zu falsch-negativen Antworten mitunter auch zu eingeschränkter Wiedererkennensleistung führen kann [184]. Im Vergleich zu diesem mnestischen Leistungsprofil älterer, depressiver Patienten liegen bei der Alzheimer-Demenz sowohl ein defizitäres Enkodieren, eine Speicher- und Abrufstörung mit Wiedererkennensdefiziten, i. d. R. in stärkerer Ausprägung vor [209].

Sprachliche Leistungen können ebenfalls zur Unterscheidung zwischen Altersdepression und Alzheimer-Demenz herangezogen werden. Im Gegensatz zur Alzheimer-Demenz lassen sich bei geriatrischer Depression häufig keine Benennstörungen nachweisen [179, 208, 212]. Die Zuordnung der verbalen Flüssigkeit zu einer kognitiven Domäne wird in Studien uneinheitlich gehandhabt und vielfach unter dem Bereich der Exekutivfunktionen (divergentes Denken) subsumiert. Beeinträchtigungen der verbalen Flüssigkeit finden sich auch bei Altersdepression [179, 197, 198, 213, 214], wobei im Gegensatz zur Alzheimer-Demenz [199] die semantische Wortflüssigkeit nicht so stark reduziert zu sein scheint wie die phonematische [214]. Klinisch lassen sich bei depressiven Patienten häufig eine Sprachverlangsamung und eine leise Aussprache beobachten [183].

Kognitive Werkzeugstörungen, wie Aphasie, Apraxie oder Agnosie sind häufig im fortgeschrittenen Stadium einer Alzheimer-Demenz, jedoch nicht bei einer geriatrischen Depression [189, 209] und scheinen somit gut zwischen beiden Störungsbildern zu differenzieren. Da Werkzeugstörungen i. d. R. erst in einem fortgeschrittenen Stadium der Alzheimer-Demenz auftreten, eignen sie sich meist nicht als Abgrenzungsmerkmal im Frühstadium.

Weiterhin scheinen zeitliche und örtliche **Orientierungsstörungen** hinreichend zwischen einer Alzheimer-Demenz und einer Altersdepression zu unterscheiden [174, 184, 210, 214–216].

Hinsichtlich **visuell-räumlicher und visuokonstruktiver Leistungen** bei Altersdepression liegen widersprüchliche Befunde vor (keine Defizite [210, 215] vs. nachweisbare Defizite [191, 194, 204]). Aus qualitativen Analysen ergeben sich Hinweise, dass ein schlechtes Abschneiden durch ungenaues Arbeiten [189] bei Erhalt räumlicher Relationen [196] oder sekundär durch exekutive Dysfunktionen [195] bedingt sein könnte, ohne dass visuell-räumliche und visuokonstruktive Funktionen per se bei Altersdepression beeinträchtigt wären.

Insgesamt stehen v. a. Einbußen exekutiver Leistungen und der kognitiven Verarbeitungsgeschwindigkeit bei depressiven Störungen im höheren Lebensalter im Vordergrund [179, 210] und scheinen prognostisch ungünstig zu sein [175]. Defizite der Exekutivfunktionen [177, 185, 192, 193, 195, 210, 217] und der kognitiven Verarbeitungsgeschwindigkeit [161, 180, 184, 185, 195, 217] könnten bei geriatrischer Depression teilweise oder vollständig die Minderleistungen in anderen kognitiven Funktionen erklären.

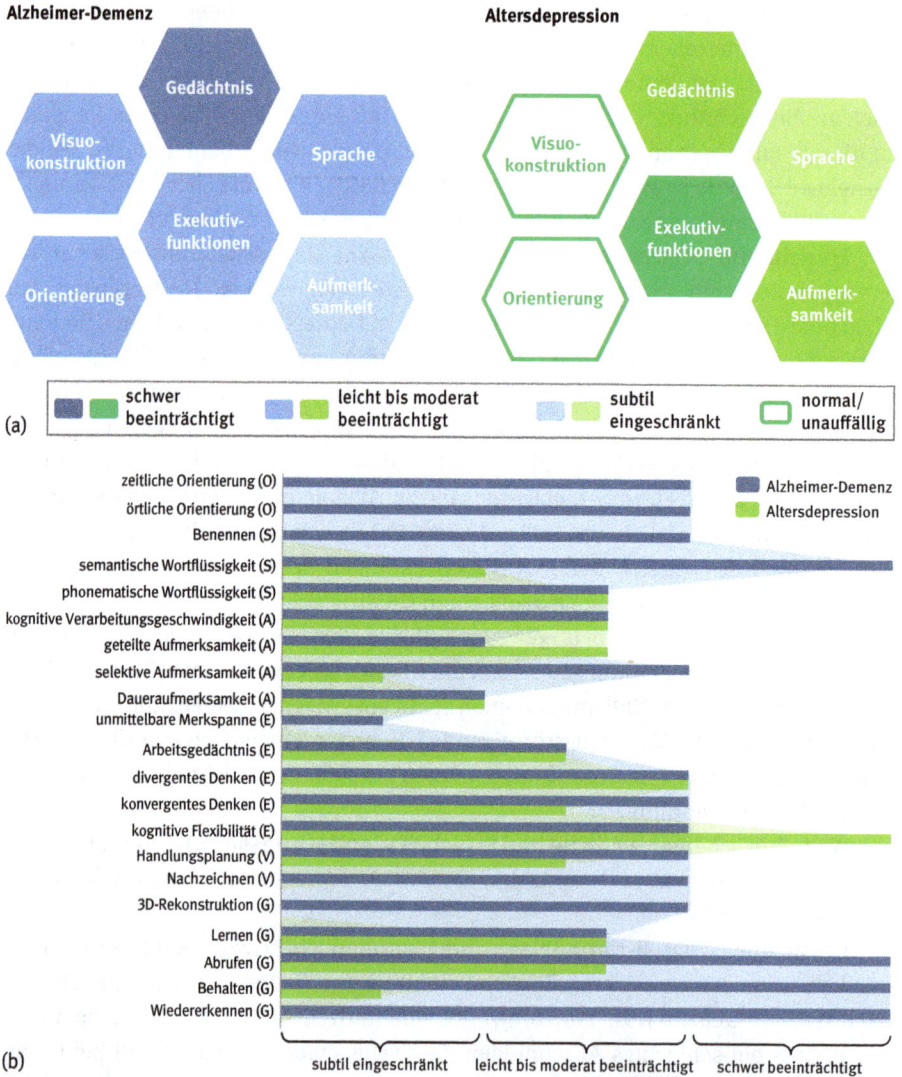

Abb. 7.6: Prototypische kognitive Leistungsprofile bei Alzheimer-Demenz und Altersdepression. (a) in einzelnen kognitiven Domänen bzw. (b) kognitiven (Unter-)Funktionen. (O): Orientierung, (V): Visuokonstruktion, (A): Aufmerksamkeit, (E): Exekutivfunktionen, (G): Gedächtnis, (S): Sprache.

Zusammenfassend ähnelt das Defizitprofil geriatrischer, depressiver Patienten somit eher dem einer vaskulären Demenz (subkortikales Profil) [210, 211]. Abbildung 7.6 fasst die Leistungsprofile von Patienten mit Altersdepression und Alzheimer-Demenz anhand ihrer Überschneidungen und Unterschiede, ihres Schweregrades und der Verteilung der kognitiven Funktionseinschränkungen zusammen.

Bei der differentialdiagnostischen Abklärung Altersdepression vs. Alzheimer-Demenz empfiehlt sich der kombinierte Einsatz von Verfahren zu Gedächtnisfunktionen, Visuokonstruktion und Sprache (Benennen) [184, 189]. Speziell zur Differentialdiagnostik eingesetzte oder entwickelte (Kurz-)Tests (z. B. Neurobehavioral Cognitive Status Examination – COGNISTAT; Addenbrooke's Cognitive Examination-Revised – ACE-R; Test zur Früherkennung der Demenz mit Depressionsabgrenzung – TFDD; Yousef Pseudodementia Scale – YPPS; Mini-Mental State Test – MMST; 7 minute screen – 7MS; Short Cognitive Evaluation Battery – SCED) [214, 216, 218–221] haben jedoch bisher keine flächendeckende Verbreitung gefunden und sollten nicht singulär, sondern bei Bedarf eher ergänzend zu einer ausführlichen Testbatterie eingesetzt werden. Beschränkt man sich auf die ausschließliche Verwendung solcher Funktionstests oder besonders stark diskriminierender Tests, ist ggf. nur die Verifizierung der Verdachtsdiagnose möglich. Die Möglichkeit einer Falsifizierung beispielsweise durch widersprüchliche Befunde aus anderen Bereichen, die für eine konkurrierende oder auch komorbide Störung sprechen könnten, ist dabei jedoch nicht mehr gegeben. Deshalb sollte immer eine ausführliche neuropsychologische Untersuchung vorgenommen werden, die die grundlegenden kognitiven Domänen Sprache, Aufmerksamkeit, Exekutivfunktionen, Visuokonstruktion und Gedächtnis abdeckt unter Berücksichtigung des Alters des Patienten und der Schwere der Beeinträchtigungen. Eine Auswahl möglicher Tests ist in Tab. 7.10 zusammengefasst.

Die hier zusammengestellten Unterscheidungsmerkmale zwischen Altersdepression und Alzheimer-Demenz stellen die am konsistentesten replizierten Ergebnisse dar (Abb. 7.6). Divergierende Befunde sind dabei vorwiegend anhand einer Vielzahl methodologischer Gesichtspunkte zu beurteilen. So unterscheiden sich die Studien beispielsweise anhand der Patientenpopulationen (gesunde vs. depressive, depressive vs. demente Patienten, *late-life depression*, *late-onset depression*), der Einschlusskriterien für Depression (depressive Symptomatik, *minor* oder *major depression*), weiterer Einschlusskriterien (komorbide Erkrankungen), der verwendeten Testverfahren, der Definition kognitiver Störungen/Defizitstärke mit unterschiedlichen Schwellenangaben und des Medikationsstatus.

Die konsistentesten Einflussfaktoren einer Depression auf die kognitive Leistungsfähigkeit sind die Schwere der Depression [178, 181, 184, 190, 192, 209, 211, 222, 223], das Erstmanifestationsalter bzw. das Patientenalter [161, 176, 178, 180, 183–185, 205, 207, 209].

Tab. 7.10: Vorschlag einer ausführlichen Testbatterie

Kognitive Domäne	Erfasste Funktion(en)	Testverfahren	Differenzielle Indikation			
			Jüngere Pat.	Ältere Pat.	Leistungs-stärkere Pat.	Leistungs-schwächere Pat.
Screening bzw. orientierende Untersuchung	Allgemeines kognitives Leistungsvermögen	Mini-Mental State Test (MMST)	x	x	x	x
	Visuell-räumliche/-konstruktive + exekutive Funktionen, semantisches Gedächtnis	Clock Drawing Test (CDT)		x		x
	Testbatterie zur Demenzdiagnostik	Consortium to Establish a Registry for Alzheimer's Disease ((CERAD-plus)		x		x
Sprache	Benennen	Boston Naming Test der CERAD-plus		x	x	x
	Wortflüssigkeit	Semantische + phonematische Wortflüssigkeit der CERAD-plus		x	x	x
		Semantische + formallexikalische Wortflüssigkeit des Regensburger Wortflüssigkeitstests (RWT)	x		x	x
Aufmerksamkeit	Kognitive Verarbeitungsgeschwindigkeit	Trail Making Test – Teil A (TMT A, z.B. CERAD-plus)		x	x	x
	Aufmerksamkeitsaktivierung	Untertest Alertness der Testbatterie zur Aufmerksamkeitsprüfung (TAP)	x	x	x	x

Tab. 7.10: (fortgesetzt)

Kognitive Domäne	Erfasste Funktion(en)	Testverfahren	Differenzielle Indikation			
			Jüngere Pat.	Ältere Pat.	Leistungs-stärkere Pat.	Leistungs-schwächere Pat.
Aufmerksamkeit	Geteilte Aufmerksamkeit	Zahlen-Symbol-Test der Wechsler Adult Intelligence Scale – 4th edition (WAIS-IV)	x	x	x	x
		Brief Test of Attention (BTA)		x		x
		Untertest Geteilte Aufmerksamkeit der TAP	x		x	x
	Selektive Aufmerksamkeit	Alterskonzentrationstest (AKT)		x		x
		Untertest Go/NoGo der TAP	x		x	
	Daueraufmerksamkeit	Untertests Daueraufmerksamkeit oder Visuelles Scanning der TAP	x	x	x	
Exekutiv-funktionen	Arbeitsgedächtnis	Zahlenspannen der WAIS-IV	x	x	x	x
		Untertest Arbeitsgedächtnis der TAP	x		x	
	Flexibilität	Trail Making Test – Teil B (TMT B, z.B. CERAD-plus)	x	x	x	x
		Untertest Flexibilität der TAP	x		x	
	Divergentes Denken	Semantischer und formallexikalischer Kategorienwechsel des RWT	x	(x)	x	x
	Konvergentes Denken	Wisconsin Card Sorting Test – 64 Card Version (WCST-64)	x	x	x	x
	Handlungsplanung	Beobachtung im Rey Complex Figure Test and Recognition Trial (RCFT)	x	x	x	x

Tab. 7.10: (fortgesetzt)

Kognitive Domäne	Erfasste Funktion(en)	Testverfahren	Differenzielle Indikation			
			Jüngere Pat.	Ältere Pat.	Leistungs-stärkere Pat.	Leistungs-schwächere Pat.
Visuo-konstruktion	Visuell-räumliche/-konstruktive Funktionen	Clock Drawing Test (CDT)		x		x
	Nachzeichnen	Figuren abzeichnen der CERAD-plus		x	x	x
		Abzeichnen im RCFT	x	x	x	
	3D-Rekonstruktion	Mosaik-Test der WAIS-IV	x	x	x	(x)
Gedächtnis	Lernen/sofortiger Abruf	Summe Durchgänge 1–5 des Verbalen Lern- und Merkfähigkeitstests (VLMT)	x		x	(x)
		Summe Durchgänge 1–3 Wortliste lernen der CERAD-plus		x	x	x
		Logisches Gedächtnis I der Wechsler Memory Scale – 4th edition (WMS-IV)	x	x	x	x
		Visuelle Reproduktion I der WMS-IV	x	x	x	x
	Verzögerter Abruf	Summe Durchgang 7 des VLMT	x	x	x	(x)
		Wortliste abrufen der CERAD-plus		x	x	x
		Logisches Gedächtnis II WMS-IV	x	x	x	x
		Figuren Abrufen der CERAD-plus		x	x	x
		Visuelle Reproduktion II der WMS-IV			x	x

Tab. 7.10: (fortgesetzt)

Kognitive Domäne	Erfasste Funktion(en)	Testverfahren	Differenzielle Indikation			
			Jüngere Pat.	Ältere Pat.	Leistungs- stärkere Pat.	Leistungs- schwächere Pat.
	Behalten	Differenz Summe Durchgang 7 minus 5 des VLMT	×		×	(×)
		Behaltensleistung (Savings) Wortliste der CERAD-plus		×	×	×
		Behaltensleistung (Savings) Figuren der CERAD-plus		×		×
	Wiedererkennen	Korrigierte Wiedererkennensleistung des VLMT	×		×	(×)
		Diskriminabilität der CERAD-plus		×	×	×
		Logisches Gedächtnis Wiedererkennen der WMS-IV	×	×	×	×
		Visuelle Reproduktion Wiedererkennen der WMS-IV	×	×	×	×
Sonstiges	Depressivität	Hamilton Rating Scale for Depression (HAMD)	×	×	×	×
		Montgomery-Åsperg Depression Rating Scale (MADRS)	×	×	×	×
		Beck Depression Inventory (BDI-II)	×		×	
		Geriatric Depression Scale (GDS)		×		×
		Cornell Scale for Depression in Dementia (CSDD)	×	×	×	×
	Alltagskompetenzen	Functional Activities Questionnaire (FAQ)	×	×	×	×
		Bayer ADL-Skala (B-ADL)	×	×	×	×
		Clinical Dementia Rating (CDR)	×	×	×	×

Vorgeschlagene Testverfahren stellen eine Auswahl der Autoren dar. Anhand der Vorauswahl an psychometrischen Tests kann eine Basistestbatterie zusammengestellt werden, die alle grundlegenden kognitiven Domänen und relevanten Unterfunktionen umfasst, und ggf. bei spezifischen Fragestellungen um weitere Verfahren ergänzt wird.

Qualitative Fehleranalyse: Ergänzend zur Betrachtung von Unterschieden in der Schwere und der Verteilung der kognitiven Defizite kann auch die qualitative Analyse von Testverfahren differentialdiagnostisch wertvolle Hinweise bei der Abgrenzung depressiver Störungen von einer Alzheimer-Demenz bieten (Tab. 7.11). Während das Verhalten bei einer Altersdepression von einem **konservativen Antwortbias** (Auslassungen, unentschlossenes Antwortverhalten) oder ungenauem Arbeiten geprägt ist, lässt sich bei einer Alzheimer-Demenz eher ein **liberaler Antwortbias** (Intrusionen, Konfabulationen, Perseverationen, raten) feststellen [184, 189, 209, 224]. Weitere Differenzierungsmöglichkeiten zeigen sich bei der Verwendung von Stimuli unterschiedlicher **emotionaler Valenz** (kein Effekt emotionaler Valenz bei Alzheimer-Demenz, während bei depressiven Patienten Material mit negativer emotionaler Valenz besser erinnert wird als solches mit neutraler oder positiver emotionaler Valenz) [184, 196]. Zur Differentialdiagnose wertvoll sind außerdem Aufgaben, die hohe kognitive vs. geringe kognitive Anstrengung beinhalten (*effortful* vs. *automatic processes*). Hier zeigt sich bei Alzheimer-Demenz eine Beeinträchtigung, die unabhängig von kognitiver Anstrengung ist, während es bei Altersdepression v. a. zu Defiziten bei Tests mit hohem kognitiven Aufwand kommt, die auch exekutive Aufmerksamkeitsleistungen beanspruchen (*effortful processes)*. Im Gegensatz dazu werden Aufgaben, die nur minimale Aufmerksamkeitsleistungen voraussetzen (*automated processes*) [184, 196, 197, 225–227] von Patienten mit Altersdepression besser bewältigt. Tests mit *Speed-* vs. *Power*-Komponenten können ebenfalls zur Differentialdiagnose beitragen. Bei Alzheimer-Demenz findet sich eine Beeinträchtigung unabhängig von der Art der Anforderung, bei Altersdepression zeigen sich ausgeprägtere Defizite v. a. bei zeitlimitierten Aufgaben niedrigen Schwierigkeitsgrades (*Speed*-Tests), verglichen mit Aufgaben hohen Schwierigkeitsgrades ohne Zeitbegrenzung (*Power*-Tests) [184]. Patienten mit Depression profitieren stärker von Hinweisreizen (*cued recall*) oder Verarbeitungsstrategien [196, 209]. Bei Gedächtnisaufgaben ist bei depressiven Störungen der *Primacy*-Effekt (zuerst dargebotene Inhalte werden besser erinnert) stärker als der *Recency*-Effekt (zuletzt dargebotene Inhalte werden besser erinnert) ausgeprägt, während es sich bei Alzheimer-Demenz umgekehrt verhält [209, 224].

Anamnese und Verhaltensbeobachtung: Ergebnisse aus Verhaltensbeobachtungen sind i. d. R. nicht oder kaum Gegenstand systematischer Forschungsbemühungen, sondern entspringen vielmehr dem klinischen Alltag/Wissen. Dabei können die Verhaltensbeobachtung in der Testsituation und die Angaben der Patienten in der Anamnese wichtige zusätzliche klinische Hinweise im diagnostischen Entscheidungsprozess liefern. Eine Übersicht der relevantesten Unterschiede zwischen Altersdepression und Alzheimer-Demenz liefert Tab. 7.11.

Insgesamt ergeben sich Unterscheidungsmöglichkeiten hinsichtlich des Untersuchungsverhaltens, Schweregrades der Defizite, kognitiven Leistungsprofils und des Krankheitsverlaufs (s. u.). Diagnostische Unsicherheiten können v. a. bei Patienten im Frühstadium einer Alzheimer-Demenz oder bei nonamnestischer Präsentation sowie

Tab. 7.11: Differentialdiagnostische Abgrenzung zwischen kognitiven Defiziten bei Alzheimer-Demenz und Altersdepression.

Hinweise für Alzheimer-Demenz	Hinweise für Altersdepression
Verhaltensbeobachtung	
Eher geringe Krankheitseinsicht, Dissimulation, Bagatellisierung	Starkes Krankheitserleben, klagsam mit deutlichem Leidensdruck
Selbstbericht vage, kaum Beispiele möglich	Selbstbericht ausführlich, detailreich
Im Selbstbericht kognitive Defizite im Vordergrund	Im Selbstbericht zusätzlich Klagen über Schlafstörungen, Gewichtsverlust, Grübelzwang, Suizidgedanken etc.
Gute Leistungsmotivation bis indifferent	Defizit- und misserfolgsorientiert, subjektives „Versagen", geringes Durchhaltevermögen und verminderte Anstrengungsbereitschaft
Liberaler Antwortbias: falsch-positive Antworten, Intrusionen, Konfabulationen	Konservativer Antwortbias: falsch-negative-Antworten, Auslassungen, Entscheidungsschwierigkeiten
Neuropsychologisches Ergebnisprofil	
Zeitliche und örtliche Orientierungsstörungen	Orientiert, kann Hilfe organisieren
Gedächtnisstörungen im Vordergrund mit Störungen des/r Enkodieren, Speicherung und Wiedererkennens, Beeinträchtigungen unabhängig von emotionaler Valenz oder kognitiver Anstrengung	Störungen der Exekutivfunktionen und der Aufmerksamkeit im Vordergrund, Gedächtnisstörungen vorrangig im Enkodieren; Wiedererkennen i.d.R. erhalten oder durch konservativen Antwortbias beeinträchtigt, stärker in Abhängigkeit emotionaler Valenz oder kognitiver Anstrengung (*effortfulness*)
Störungen sprachlicher Funktionen (Benennstörungen, stärker eingeschränkte semantische als phonematische Wortflüssigkeit)	I. d. R. keine Benennstörungen (Einschränkungen der Wortflüssigkeit möglich)
Störung visuell-räumlicher/visuokonstruktiver Funktionen	I. d. R. keine Störungen visuell-räumlicher/visuokonstruktiver Funktionen oder durch exekutive Dysfunktionen, Nachlässigkeit bedingt
Umschriebene Fehlleistungen und kognitive Werkzeugstörungen (Dys-/Apraxie, Dys-/Aphasie, Dyskalkulie etc.)	Beklagen einer allgemeinen kognitiven Leistungsschwäche über alle Bereiche, keine umschriebenen kognitiven Werkzeugstörungen
Konsistent schwache Leistungsfähigkeit in Aufgaben vergleichbarer Schwierigkeit	Variabilität der Leistung in Aufgaben vergleichbarer Schwierigkeit
Einschränkungen der Urteilsfähigkeit und Alltagskompetenzen	Erhaltene Urteilsfähigkeit, Einschränkungen der Alltagskompetenzen möglich, häufig primär motivational-/antriebsbedingt
Konvergenz zwischen (schlechter) Alltagskompetenz und kognitiver Leistung	Divergenz zwischen guter Alltagskompetenz und kognitiver Leistung

Tab. 7.11: (fortgesetzt)

Hinweise für Alzheimer-Demenz	Hinweise für Altersdepression
Beginn/Verlauf	
Schleichender, langsamer Beginn	Akuter, rascher/abrupter Beginn
Depressive Symptomatik folgt auf kognitive Symptomatik	Kognitive Symptomatik zeitgleich mit oder in der Folge depressiver Symptomatik
Keine Auslöser	Beginn in zeitlichem Zusammenhang zu belastenden Lebensereignissen oder besonderen Stressoren
Kaum Tagesschwankungen	Schwankungen in Abhängigkeit von Stimmung, Antrieb
Irreversibel	Teilreversibel
Progredient	Eher nicht progredient
Kaum/wenig Ansprechen der kognitiven Symptomatik auf antidepressive Behandlung (Antidepressiva, Psychotherapie)	Teilweises Ansprechen der kognitiven Symptomatik auf antidepressive Behandlung (Antidepressiva, Psychotherapie)

bei einer Altersdepression mit globalen kognitiven Defiziten entstehen. Entsprechend sollten ergänzend weitere Befunde (Bildgebung, Liquoranalytik etc.) erhoben und ggf. ein abwartendes Verhalten mit Behandlung der depressiven Symptomatik und anschließender Reevaluation der kognitiven Leistungsfähigkeit unter Berücksichtigung der Verlaufscharakteristika kognitiver Störungen bei depressiven Erkrankungen und Alzheimer-Demenz eingenommen werden.

Verlauf kognitiver Leistungen bei Altersdepression in Abgrenzung zur Alzheimer-Demenz: Kognitive Defizite bei Altersdepression remittieren auch im euthymen Zustand häufig unvollständig [176, 180, 182, 183, 189, 204, 228–230].

Die Häufigkeitsangaben bezüglich eines persistierenden kognitiven Defizits nach Abklingen der depressiven Symptomatik variieren dabei studienabhängig (Querschnitts- vs. Längsschnittdesign) und v. a. in Abhängigkeit vom Beobachtungszeitraum. Dabei ist ein partieller Rückgang der Defizite nach Abklingen der depressiven Symptomatik möglich [180, 183, 210, 229, 231].

Zu den häufigsten Residualsymptomen zählen Störungen der Exekutivfunktionen [180, 186, 231, 232], gefolgt von einer verlangsamten Informationsverarbeitungsgeschwindigkeit [179, 195, 204]. Persistierende kognitive Defizite, v. a. in diesen Bereichen, werden mit einem ungünstigen Outcome im Sinne eines schlechten Ansprechens auf Antidepressiva [202] und einer hohen Chronifizierungsrate der Depression assoziiert [210].

7.4.3.2 Biomarker

Eine wichtige Limitation nahezu aller Studien zur Biomarker-gestützten Differentialdiagnose der Alzheimer-Demenz vs. Altersdepression mit kognitiven Defiziten ist,
dass der Ausschluss bzw. Nachweis einer Alzheimer-Pathologie i. d. R. auf neurochemischen, nuklearmedizinischen oder Bildgebungsmarkern basiert und es sich
überwiegend um Querschnittstudien handelt. Longitudinale Studien, in denen der
klinische Verlauf und/oder eine Post-mortem-Diagnose neben den verfügbaren Biomarkern mit erfasst wurden, fehlen größtenteils, was bei der Interpretation von
Biomarkerbefunden beachtet werden sollte.

Neurochemische Biomarker: Durch Bestimmung von Liquor-$A\beta_{1-42}$ bzw. auch der
Ratio von phosphoryliertem Liquor tau (p-tau_{181}) zu $A\beta_{1-42}$ oder $A\beta_{1-42}$ zu $A\beta_{1-40}$
lassen sich Patienten mit einer Demenz vom Alzheimer-Typ von solchen mit einer
reinen (Alters-)Depression ohne kognitive Defizite mit hoher Sensitivität und Spezifität voneinander abgrenzen (u. a. [41]). Die Verwendung von Liquorbiomarkern
auch zur Unterscheidung zwischen MCI im Rahmen einer Alzheimer-Krankheit und
einer Altersdepression mit kognitiven Defiziten setzt voraus, dass eine depressive
Episode per se nicht zu Alzheimer-typischen Veränderungen der Biomarker führt.
Die Datenlage dazu ist widersprüchlich, mit sowohl pathologisch erniedrigtem als
auch unverändertem Liquor-$A\beta_{1-42}$ bei Altersdepressiven im Vergleich zu kognitiv
gesunden, nichtdepressiven Probanden [233, 234]. Es ist zu vermuten, dass Probanden
mit einer Altersdepression eine risikoangereicherte Population darstellen, was die in
manchen Studien erniedrigten Liquor-$A\beta_{1-42}$-Spiegel in der Depressionsgruppe erklären könnte. In Patienten mit subjektivem oder leichtem kognitiven Defizit (SCI/MCI)
konnten keine Unterschiede bezüglich Liquorbiomarkern zwischen depressiven und
nichtdepressiven Probanden festgestellt werden [235]. Diese Befunde legen nahe,
dass eine Altersdepression vermutlich trotz der oben skizzierten pathogenetischen
Zusammenhänge nicht zu Alzheimer-typischen Liquorbiomarkern führt und deren
Vorhandensein umgekehrt auf das Vorliegen einer Alzheimer-Pathologie rückschließen lässt. Positive Amyloidbiomarker finden sich allerdings auch mit zunehmendem
Alter in der kognitiv gesunden Bevölkerung, mit bis zu 65 % der Fälle im Alter über
80 Jahre [236, 237]. Wann und ob sich bei einem individuellen Patienten mit kognitiven
Defiziten im Rahmen einer Altersdepression und auffälligen Liquorbiomarkern eine
Alzheimer-Demenz manifestieren wird, ist mit einer prognostischen Unsicherheit
behaftet, über die sorgfältig aufzuklären ist. Alternativ ist ein zunächst abwartendes
Verhalten mit Therapie der Depression und Reevaluation der Kognition nach Ab-
klingen der affektiven Symptomatik und danach in 9- bis 12-monatigen Abständen
möglich. Kognitive Defizite bessern sich bei einem Teil [238], aber nicht bei allen
Patienten mit Altersdepression nach Remission der depressiven Symptome [230].
Häufig sind bei persistierenden kognitiven Defiziten dann die Kriterien eines MCI
erfüllt. Risikofaktoren für persistierende kognitive Defizite sind ausgeprägtere kogni-

tive Funktionseinbußen, höheres Lebens- und Erstmanifestationsalter und vaskuläre ZNS-Läsionen [176, 182, 195, 204, 230, 239, 240].

Anhand der aktuellen Studienlage kann unseres Erachtens nicht sicher prognostiziert werden, ob und wann ein individueller Patient mit nach Depression persistierenden kognitiven Defiziten eine Alzheimer- (oder vaskuläre) Demenz entwickeln wird. Interessanterweise fanden sich bei Probanden mit persistierenden bzw. remittierten kognitiven Defiziten nach einer depressiven Episode keine Unterschiede in der Retention eines Amyloid-PET-Tracers sowie hinsichtlich kortikaler Atrophie im MRT [241]. Dies spricht gegen eine Interpretation von persistierenden kognitiven Defiziten als Zeichen für eine zugrunde liegende Alzheimer-Pathologie. Das Andauern kognitiver Defizite korrelierte hingegen mit dem Vorhandensein mikroangiopathischer Läsionen, was differentialdiagnostisch auf eine vaskulär bedingte Pathologie rückschließen lässt.

Kognitive Defizite, die sich auch nach Remission einer depressiven Episode unabhängig von der affektiven Symptomatik im Verlauf verschlechtern, können als Hinweis auf einen neurodegenerativen Prozess interpretiert werden. In diesem Fall wäre entsprechend eine Diagnose einer Demenz bzw. eines MCI (Biomarker-positiv oder -negativ) in Abhängigkeit von neuropsychologischem Befund und Klinik gerechtfertigt [204].

7.4.3.3 Bildgebung

MR-Volumetrie: Eine hippocampale Atrophie kann im Akutstadium einer Depression auftreten [242], möglicherweise infolge der bei Depression erhöhten Kortisolspiegel. Die Hippocampus-Atrophie kann das Stadium der akuten Depressionsepisoden überdauern und ihr Ausmaß korreliert signifikant mit der Dauer vorausgegangener depressiver Episoden [243], wobei die Volumenminderung in Phasen der Remission weniger ausgeprägt ist als im depressiven Zustand [242].

Fokale Atrophie findet sich im Frühstadium der Alzheimer-Demenz v. a. im Hippocampus und entorhinalen Kortex, in späteren Stadien auch im frontalen und parietalen Kortex. Depression im höheren Lebensalter ist dagegen v. a. mit Atrophie des Hippocampus, des orbitofrontalen Kortex und des medialen präfrontalen Kortex assoziiert [244–247]. Diese regionalen Unterschiede könnten auch das anatomische Korrelat der beobachteten neuropsychologischen Defizitprofile bei Alzheimer-Demenz und Depression im höheren Lebensalter darstellen.

Die Volumetrie ist als einzelner diagnostischer Marker nicht ausreichend, um zwischen einer Altersdepression mit kognitiven Defiziten und einer Demenz vom Alzheimer-Typ sicher zu unterscheiden.

Nuklearmedizinische Verfahren: Studien mit dem Amyloid-PET-Tracer FDDNP zeigten eine signifikant höhere Tracer-Retention bei depressiven vs. nichtdepressiven, kognitiv gesunden Probanden, die entweder global [142] oder fokal betont war [144, 248].

In zwei Studien mit dem Amyloid-PET-Tracer Pittsburgh Compound-B (PiB) konnten allerdings keine Unterschiede zwischen Patienten mit Depression und gesunden Kontrollen nachgewiesen werden [249, 250]. Bei MCI-Patienten fanden sich bezüglich der Retention von Amyloid-Tracern keine Unterschiede zwischen MCI mit und ohne Depression [235]. Die geringe Anzahl der Probanden ist eine der Hauptlimitationen dieser Studien. Anhand der unsicheren Datenlage empfehlen wir, Amyloid-PET-Befunde von Patienten mit Depression und kognitiven Defiziten analog zu denen euthymer Patienten mit MCI oder beginnender Alzheimer-Demenz zu interpretieren. Dies bedeutet, dass ein negativer Amyloid-PET-Befund in Patienten mit MCI mit sehr hoher Wahrscheinlichkeit die Progression zur manifesten Alzheimer-Demenz ausschließt, während ein positiver Befund in fast 30 % der Fälle nicht mit einer Konversion zur Alzheimer-Demenz einhergeht [251].

7.4.4 Therapie von Depression bei prodromaler und manifester Alzheimer-Demenz

7.4.4.1 Pharmakologische Therapie

Depressive Symptome bei M. Alzheimer sind häufig therapieresistent. In einer Studie mit Sertralin und Mirtazapin fand sich kein antidepressiver Therapieeffekt, sodass die Autoren wegen des gleichzeitigen Risikos von Nebenwirkungen keine Therapieempfehlung aussprachen [252]. Gründe für die Therapieresistenz von Depression bei Alzheimer-Demenz könnten in den unterschiedlichen neurobiologischen Ursachen von Altersdepression ohne begleitende Demenz und Depression im Rahmen einer Alzheimer-Krankheit liegen. Hinzu kommt, dass das Ansprechen auf Placebo bei Depression im Rahmen einer Alzheimer-Demenz wegen der höheren Spontanremissionsrate besser ist als bei rein depressiven Erkrankungen, was zu einem vergleichsweise schlechteren Abschneiden des Verums in klinischen Studien führt.

Tierexperimentelle Arbeiten und Daten aus kognitiv gesunden Studienprobanden legen nahe, dass die Einnahme von selektiven Serotonin-Wiederaufnahmehemmern (SSRIs) Amyloid-Pathologie inhibieren und kognitive Funktionsdefizite bei M. Alzheimer verringern könnten [253, 254]. Die Ergebnisse von klinischen Register- und prospektiven Interventionsstudien liefern jedoch widersprüchliche Ergebnisse zum Effekt antidepressiver Medikation auf kognitive Funktion und Krankheitsprogression bei MCI und Alzheimer-Demenz. Kessing et al. [255] berichteten basierend auf Registerdaten, dass die Wahrscheinlichkeit einer späteren Alzheimer-Demenz unter einer antidepressiven Therapie mit SSRIs deutlich gegenüber anderen Antidepressiva erhöht sei. Eine Placebo-kontrollierte, randomisierte Therapiestudie mit Citalopram in Alzheimer-Patienten („Citalopram for Agitation in Alzheimer Disease Study" – CiTAD) zeigte bereits nach 9 Wochen eine kognitive Verschlechterung unter Citalopram verglichen mit Placebo [256]. Im Gegensatz dazu fanden Munro et al. [257] in einer 24-wöchigen Placebo-kontrollierten und randomisierten Studie keine negativen kognitiven Effekte des SSRIs Sertralin gegenüber Placebo. Einige SSRI-

Therapiestudien zeigten sogar eine Verbesserung der Alltagsfunktionen [258] und eine stabilisierende Wirkung auf die Kognition [259] bei Patienten mit Alzheimer-Demenz und Depression bzw. eine Verbesserung der kognitiven Defizite von nichtdepressiven Patienten mit MCI [260]. Die meisten dieser Studien waren nur mit geringer Fallzahl und kurzer Behandlungsdauer durchgeführt worden, sodass weiterhin unklar ist, ob Antidepressiva einen positiven oder negativen Effekt auf die Kognition von Patienten mit Alzheimer-Demenz ausüben. In einer kürzlich publizierten Auswertung von Daten der Alzheimer's Disease Neuroimaging Initiative (ADNI) konnte zudem gezeigt werden, dass die Progression von einem MCI zu einer Alzheimer-Demenz durch eine Langzeitbehandlung mit SSRIs (> 4 Jahre) um bis zu drei Jahre verzögert werden kann [261]. In Anbetracht der negativen Auswirkungen depressiver Symptome auf die Lebensqualität dieser Patienten ist aber trotz der schlechteren antidepressiven Response-Rate und möglicher Nebenwirkungen, inklusive fraglicher Verschlechterung der Kognition, ein antidepressiver Therapieversuch indiziert. Dabei sollten Antidepressiva mit ausgeprägtem anticholinergen Nebenwirkungsprofil, wie beispielsweise trizyklische Antidepressiva, u. a. wegen des negativen Effekts auf die kognitive Funktion vermieden werden [175, 196].

7.4.4.2 Nichtpharmakologische Therapie

Elektrokonvulsionstherapie (EKT) ist ein effektives Therapieverfahren, insbesondere bei pharmakotherapieresistenter Depression oder Depression mit psychotischen Symptomen [262]. Aufgrund möglicher Nebenwirkungen, wie retro- und anterograde Amnesie, wird in der klinischen Praxis bei Patienten mit Alzheimer-Demenz, MCI oder auch bereits bei Altersdepression mit kognitiven Defiziten häufig von einer EKT Abstand genommen, obwohl es Hinweise darauf gibt, dass EKT bei älteren Patienten eine vergleichbare oder möglicherweise sogar bessere antidepressive Wirkung als bei jüngeren Patienten haben könnte [263, 264]. Es gibt nur wenige Studien zum Einfluss einer EKT auf Kognition in der oben erwähnten Indikation, häufig mit geringer Fallzahl und meist ohne Erfassung von Langzeitfolgen. In einer Studie mit kognitiv eingeschränkten Depressionspatienten, die nicht die Kriterien einer Demenz erfüllten, zeigten sich gegenüber kognitiv unbeeinträchtigten Depressionspatienten nicht mehr Nebenwirkungen bezüglich der Gedächtnisfunktion, der Informationsverarbeitungsgeschwindigkeit und der Exekutivfunktionen. Nahezu die Hälfte der kognitiv beeinträchtigten Patienten verbesserte sich kognitiv durch die Serien-EKT, v. a. im Teilbereich der Verarbeitungsgeschwindigkeit. 3 Monate nach Abschluss der EKT fanden sich keine persistierenden kognitiven Nebenwirkungen der EKT-Behandlung [265]. Eine Meta-Analyse zur Rate kognitiver Nebenwirkungen in Patienten aller Altersgruppen fand eine transiente Verschlechterung kognitiver Parameter innerhalb von 3 Tagen nach EKT, die aber bereits nach 15 Tagen nicht mehr nachweisbar waren. Auch hier zeigte sich eine Verbesserung von Arbeitsgeschwindigkeit, Arbeitsgedächtnis, anterogradem Gedächtnis und Exekutivfunktionen

[266]. Andere Studien finden hingegen transiente kognitive Nebenwirkungen, die vom anfänglichen Ausmaß der kognitiven Beeinträchtigung des Patienten abhängen [267] bzw. auch persistieren. Es gibt Hinweise darauf, dass kognitive Nebenwirkungen häufiger in späten Demenzstadien bzw. bei vaskulärer Demenz auftreten [268].

Auch wenn direkte Vergleichsstudien zur antidepressiven Wirksamkeit zwischen Pharmakotherapie und EKT bei Depression im Alter, bei MCI und Alzheimer-Demenz weitgehend fehlen, ist die EKT unter sorgfältiger Überwachung der Kognition und Beachtung der klinischen Kontraindikationen eine mögliche Therapiealternative.

Psychotherapeutische Verfahren zur Depressionstherapie sind auch im Alter wirksam. Zum Einsatz kommen psychodynamische Therapien, kognitive Verhaltenstherapie, interpersonelle Psychotherapie (IPT) mit einer speziell für Altersdepression entwickelten Variante, bei der interpersonelle Konflikte, Rollenwechsel und -übergänge, interpersonelle Defizite und Trauer im Vordergrund stehen, problemlösungsorientierter Ansatz (*problem-solving therapy* – PST), Reminiszenztherapie und achtsamkeitsbasierte Therapie [269–271], wobei die kognitive Verhaltenstherapie am besten untersucht ist. An altersrelevanten Besonderheiten sind insbesondere die im Alter begrenzten Ressourcen und kognitive Defizite zu berücksichtigen, die einen Therapieerfolg negativ beeinflussen können. Generell sind psychotherapeutische Verfahren auch bei MCI und früher Alzheimer-Demenz möglich. Dabei ist auf kürzere Therapiesitzungen mit wiederkehrender Struktur, sprachlicher und kognitiver Anpassung sowie alltagspraktische Themen zu achten.

Literatur

[1] Gorelick PB, Scuteri A, Black SE, et al.; American Heart Association Stroke Council, Council on Epidemiology and Prevention, Council on Cardiovascular Nursing, Council on Cardiovascular Radiology and Intervention, and Council on Cardiovascular Surgery and Anesthesia. Vascular contributions to cognitive impairment and dementia: a statement for healthcare professionals from the american heart association/american stroke association. Stroke. 2011; 42 (9): 2672–2713. doi: 10.1161/STR.0b013e3182299496.

[2] Kalaria RN. Neuropathological diagnosis of vascular cognitive impairment and vascular dementia with implications for Alzheimer's disease. Acta Neuropathol. 2016; 131 (5): 659–685. doi: 10.1007/s00401-016-1571-z.

[3] Deramecourt V, Slade JY, Oakley AE, et al. Staging and natural history of cerebrovascular pathology in dementia. Neurology. 2012; 78 (14): 1043–1050. doi: 10.1212/WNL. 0b013e31824e8e7f.

[4] O'Brien JT, Thomas A. Vascular dementia. Lancet. 2015; 386 (10004): 1698–1706. doi: 10.1016/S0140-6736(15)00463-8.

[5] Pendlebury ST, Rothwell PM. Prevalence, incidence, and factors associated with pre-stroke and post-stroke dementia: a systematic review and meta-analysis. Lancet Neurol. 2009; 8 (11): 1006–1018. doi: 10.1016/S1474-4422(09)70236-4.

[6] Guo J, Sun F, Tao L, et al. Influence of cognitive function on cerebrovascular disease among the elderly. Acta Neurol Scand. 2016. doi: 10.1111/ane.12599. Epub ahead of print.

[7]   Sibolt G, Curtze S, Melkas S, et al. Poststroke dementia is associated with recurrent ischaemic stroke. J Neurol Neurosurg Psychiatry. 2013; 84 (7): 722–726. doi: 10.1136/jnnp-2012-304084.

[8]   Blum S, Luchsinger JA, Manly JJ, et al. Memory after silent stroke: hippocampus and infarcts both matter. Neurology. 2012; 78 (1): 38–46. doi: 10.1212/WNL.0b013e31823ed0cc.

[9]   Kang DW, Han MK, Kim HJ, et al. Silent new ischemic lesions after index stroke and the risk of future clinical recurrent stroke. Neurology. 2016; 86 (3): 277–285. doi: 10.1212/WNL.0000000000002289.

[10]   Wardlaw JM, Smith C, Dichgans M. Mechanisms of sporadic cerebral small vessel disease: insights from neuroimaging. Lancet Neurol. 2013; 12 (5): 483–497. doi: 10.1016/S1474-4422(13)70060-7.

[11]   Smith EE, Schneider JA, Wardlaw JM, Greenberg SM. Cerebral microinfarcts: the invisible lesions. Lancet Neurol. 2012; 11 (3): 272–282. doi: 10.1016/S1474-4422(11)70307-6.

[12]   Merlini M, Wanner D, Nitsch RM. Tau pathology-dependent remodelling of cerebral arteries precedes Alzheimer's disease-related microvascular cerebral amyloid angiopathy. Acta Neuropathol. 2016; 131 (5): 737–752. doi: 10.1007/s00401-016-1560-2.

[13]   Ihara M, Yamamoto Y. Emerging Evidence for Pathogenesis of Sporadic Cerebral Small Vessel Disease. Stroke. 2016; 47 (2): 554–560. doi: 10.1161/STROKEAHA.115.009627.

[14]   del Zoppo GJ. Aging and the neurovascular unit. Ann N Y Acad Sci. 2012; 1268: 127–133. doi: 10.1111/j.1749-6632.2012.06686.x.

[15]   Huisa BN, Caprihan A, Thompson J, Prestopnik J, Qualls CR, Rosenberg GA. Long-Term Blood-Brain Barrier Permeability Changes in Binswanger Disease. Stroke. 2015; 46 (9): 2413–2418. doi: 10.1161/STROKEAHA.115.009589.

[16]   Duering M, Righart R, Csanadi E, et al. Incident subcortical infarcts induce focal thinning in connected cortical regions. Neurology. 2012; 79 (20): 2025–2028. doi: 10.1212/WNL.0b013e3182749f39.

[17]   Moulin S, Labreuche J, Bombois S, et al. Dementia risk after spontaneous intracerebral haemorrhage: a prospective cohort study. Lancet Neurol. 2016; 15 (8): 820–829. doi: 10.1016/S1474-4422(16)00130-7.

[18]   Biffi A, Bailey D, Anderson CD, et al. Risk Factors Associated With Early vs Delayed Dementia After Intracerebral Hemorrhage. JAMA Neurol. 2016; 73 (8): 969–976. doi: 10.1001/jamaneurol.2016.0955.

[19]   Boyle PA, Yu L, Nag S, et al. Cerebral amyloid angiopathy and cognitive outcomes in community-based older persons. Neurology. 2015; 85 (22): 1930–1936. doi: 10.1212/WNL.0000000000002175.

[20]   Dubois B, Feldman HH, Jacova C, et al. Advancing research diagnostic criteria for Alzheimer's disease: the IWG-2 criteria. Lancet Neurol. 2014; 13 (6): 614–629. doi: 10.1016/S1474-4422(14)70090-0.

[21]   Cardenas VA, Reed B, Chao LL, et al. Associations among vascular risk factors, carotid atherosclerosis, and cortical volume and thickness in older adults. Stroke. 2012; 43 (11): 2865–2870. doi: 10.1161/STROKEAHA.112.659722.

[22]   SPS3 Study Group; Benavente OR, Coffey CS, Conwit R, et al. Blood-pressure targets in patients with recent lacunar stroke: the SPS3 randomised trial. Lancet. 2013; 382 (9891): 507–515. doi: 10.1016/S0140-6736 (13)60852-1. Erratum in: Lancet. 2013; 382 (9891): 506. Coffey, CS [aded].

[23]   Williamson JD, Supiano MA, Applegate WB, et al.; SPRINT Research Group. Intensive vs Standard Blood Pressure Control and Cardiovascular Disease Outcomes in Adults Aged ≥ 75 Years: A Randomized Clinical Trial. JAMA. 2016; 315 (24): 2673–2682. doi: 10.1001/jama.2016.7050.

[24] Emdin CA, Rothwell PM, Salimi-Khorshidi G, et al. Blood Pressure and Risk of Vascular Dementia: Evidence From a Primary Care Registry and a Cohort Study of Transient Ischemic Attack and Stroke. Stroke. 2016; 47 (6): 1429–1435. doi: 10.1161/STROKEAHA.116.012658.

[25] Verdelho A, Madureira S, Ferro JM, et al.; LADIS Study. Physical activity prevents progression for cognitive impairment and vascular dementia: results from the LADIS (Leukoaraiosis and Disability) study. Stroke. 2012; 43 (12): 3331–3335. doi: 10.1161/STROKEAHA.112.661793.

[26] Douiri A, McKevitt C, Emmett ES, Rudd AG, Wolfe CD. Long-Term Effects of Secondary Prevention on Cognitive Function in Stroke Patients. Circulation. 2013; 128 (12): 1341–1348. doi: 10.1161/CIRCULATIONAHA.113.002236.

[27] Moll van Charante EP, Richard E, Eurelings LS, et al. Effectiveness of a 6-year multidomain vascular care intervention to prevent dementia (preDIVA): a cluster-randomised controlled trial. Lancet. 2016; 388 (10046): 797–805. doi: 10.1016/S0140-6736(16)30950-3.

[28] Rizzo G, Arcuti S, Coppetti M, et al. Accuracy of clinical diagnosis of dementia with Lewy bodies: a systematic review and meta-analysis. J Neurol Neurosurg Psychiatry doi: 10.1136/jnnp-2017-316844.

[29] Thomas AJ, Attems J, Colloby SJ, et al. Autopsy validation of 123I-FP-CIT dopaminergic neuroimaging for the diagnosis of DLB. Neurology. 2017; 88: 276–283.

[30] McKeith IG, Boeve BF, Dickson DW, et al. Diagnosis and management of dementia with Lewy bodies: Fourth consensus report of the DLB Consortium. Neurology. 2017; 89: 88–100.

[31] Emre M, Aarsland D, Brown R, et al. Clinical diagnostic criteria for dementia associated with Parkinson's disease. Mov Disord. 2007; 22: 1689–1707; quiz 1837.

[32] Bradshaw J, Saling M, Hopwood M, Anderson V, Brodtmann A. Fluctuating cognition in dementia with Lewy bodies and Alzheimer's disease is qualitatively distinct. J Neurol Neurosurg Psychiatry. 2004; 75(3): 382–387.

[33] Fénelon G. Psychosis in Parkinson's disease: phenomenology, frequency, risk factors, and current understanding of pathophysiologic mechanisms. CNS Spectr. 2008; 13: 18–25.

[34] Boeve BF, Molano JR, Ferman TJ, et al. Validation of the Mayo Sleep Questionnaire to screen for REM sleep behavior disorder in an aging and dementia cohort. Sleep Med 2011; 12: 445–453.

[35] Postuma RB, Arnulf I, Hogl B, et al. A single-question screen for rapid eye movement sleep behavior disorder: a multicenter validation study. Mov Disord 2012; 27: 913–916.

[36] Falkai P, Wittchen H, Hrsg. Diagnostisches und Statistisches Manual psychischer Störungen DSM-5. Göttingen: Hogrefe; 2015.

[37] Zaccai J, McCracken C, Brayne C. A systematic review of prevalence and incidence studies of dementia with Lewy bodies. Age Ageing. 2005; 34: 561–566.

[38] Hogan DB, Fiest KM, Roberts JI, et al. The prevalence and incidence of Dementia with Lewy Bodies: a systematic Review. Can J Neurol Sci. 2016; 43 (1): S83–95.

[39] Hinz FI, Geschwind DH. Molecular genetics of neurodegenerative dementias. Cold Spring Harb Perspect Biol. 2017; 9.

[40] Schade S, Mollenhauer B. Biomarkers in biological fluids for dementia with Lewy bodies. Alzheimers Res Ther. 2014; 6: 72–79.

[41] Ewers M, Mattsson N, Minthon L, et al. CSF biomarkers for the differential diagnosis of Alzheimer's disease: A large-scale international multicenter study. Alzheimers Dement. 2015; 11: 1306–1315.

[42] Wang Z, Han Z, Liu Q, Tang W, Ye K, Yao Y. Use of CSF α-synuclein in the differential diagnosis between Alzheimer's disease and other neurodegenerative disorders. Int Psychogeriatr. 2015; 27: 1429–1438.

[43] Schneider SA, Boettner M, Alexoudi A, Zorenkov D, Deuschl G, Wedel T. Can we use peripheral tissue biopsies to diagnose Parkinson's disease? A review of the literature. Eur J Neurol. 2016; 23: 247–261.

[44] Mollenhauer B, Esselmann H, Trenkwalder C, et al. CSF amyloid-β peptides in neuropathologically diagnosed dementia with Lewy bodies and Alzheimer's disease. J Alzheimers Dis. 2011; 24: 383–391.

[45] Otto M, Lewczuk P, Wiltfang J. Neurochemical approaches of cerebrospinal fluid diagnostics in neurodegenerative diseases. Methods. 2008; 44: 289–298.

[46] Cromarty RA, Elder GJ, Graziadio S, et al. Neurophysiological biomarkers for Lewy body dementias. Clin Neurophysiol. 2016; 127: 349–359.

[47] Watson R, Colloby SJ. Imaging in Dementia With Lewy Bodies: An Overview. J Geriatr Psychiatry Neurol. 2016; 29: 254–260.

[48] Shimizu S, Kanetaka H, Hirao K, et al. Neuroimaging for diagnosing dementia with Lewy bodies: What is the best neuroimaging technique in discriminating dementia with Lewy bodies from Alzheimer's disease? Geriatr Gerontol Int. 2017; 17: 819–824.

[49] Treglia G, Cason E. Diagnostic performance of myocardial innervation imaging using MIBG scintigraphy in differential diagnosis between dementia with lewy bodies and other dementias: a systematic review and a meta-analysis. J Neuroimaging. 2012; 22: 111–117.

[50] Gomperts SN, Rentz DM, Moran E, et al. Imaging amyloid deposition in Lewy body diseases. Neurology. 2008; 71: 903–910.

[51] Bonelli SB, Ransmayr G, Steffelbauer M, Lukas T, Lampl C, Deibl M. L-dopa responsiveness in dementia with Lewy bodies, Parkinson disease with and without dementia. Neurology. 2004; 63: 376–378.

[52] Goldman JG, Goetz CG, Brandabur M, Sanfilippo M, Stebbins GT. Effects of dopaminergic medications on psychosis and motor function in dementia with Lewy bodies. Mov Disord. 2008; 23: 2248–2250.

[53] Perry EK, Haroutunian V, Davis KL, et al. Neocortical cholinergic activities differentiate Lewy body dementia from classical Alzheimer's disease. Neuroreport. 1994; 5: 747–749.

[54] Wang H, Yu J, Tang S, et al. Efficacy and safety of cholinesterase inhibitors and memantine in cognitive impairment in Parkinson's disease, Parkinson's disease dementia, and dementia with Lewy bodies: systematic review with meta-analysis and trial sequential analysis. J Neurol Neurosurg Psychiatr. 2015; 86: 135–143.

[55] Mori E, Ikeda M, Kosaka K. Donepezil for dementia with Lewy bodies: a randomized, placebo-controlled trial. Ann Neurol. 2012; 72: 41–52.

[56] Ikeda M, Mori E, Matsuo K, Nakagawa M, Kosaka K. Donepezil for dementia with Lewy bodies: a randomized, placebo-controlled, confirmatory phase III trial. Alzheimers Res Ther. 2015; 7: 4–13.

[57] Mori E, Ikeda M, Nagai R, Matsuo K, Nakagawa M, Kosaka K. Long-term donepezil use for dementia with Lewy bodies: results from an open-label extension of Phase III trial. Alzheimers Res Ther. 2015; 7: 5.

[58] Mori E, Ikeda M, Nakagawa M, Miyagishi H, Yamaguchi H, Kosaka K. Effects of Donepezil on Extrapyramidal Symptoms in Patients with Dementia with Lewy Bodies: A Secondary Pooled Analysis of Two Randomized-Controlled and Two Open-Label Long-Term Extension Studies. Dement Geriatr Cogn Disord. 2015; 40: 186–198.

[59] Frampton JE. Rivastigmine transdermal patch 13.3 mg/24 h: a review of its use in the management of mild to moderate Alzheimer's dementia. Drugs Aging. 2014; 31: 639–649.

[60] Edwards K, Royall D, Hershey L, et al. Efficacy and safety of galantamine in patients with dementia with Lewy bodies: a 24-week open-label study. Dement Geriatr Cogn Disord. 2007; 23: 401–405.

[61] Matsunaga S, Kishi T, Iwata N. Memantine for Lewy body disorders: systematic review and meta-analysis. Am J Geriatr Psychiatry. 2015; 23: 373–383.

[62] Wesnes KA, Aarsland D, Ballard C, Londos E. Memantine improves attention and episodic memory in Parkinson's disease dementia and dementia with Lewy bodies. Int J Geriatr Psychiatry. 2015; 30: 46–54.

[63] Stubendorff K, Larsson V, Ballard C, Minthon L, Aarsland D, Londos E. Treatment effect of memantine on survival in dementia with Lewy bodies and Parkinson's disease with dementia: a prospective study. BMJ Open. 2014; 4. e005158.

[64] Falkowski J, Hynan LS, Womack KB, Hatanpaa KJ, White CL, Weiner MF. Does past or present depression differentiate Lewy body from Alzheimer disease? Int Psychogeriatr. 2015; 27: 693–694.

[65] Culo S, Mulsant BH, Rosen J, et al. Treating neuropsychiatric symptoms in dementia with Lewy bodies: a randomized controlled-trial. Alzheimer Dis Assoc Disord. 2010; 24: 360–364.

[66] Brand S, Dodel R, Hautzinger M, Grunder G, Althaus A, Schneider F. Depression bei M. Parkinson. Diagnostik und Therapie. Nervenarzt. 2007; 78: 715–727; quiz 728.

[67] Borroni B, Agosti C, Padovani A. Behavioral and psychological symptoms in dementia with Lewy-bodies (DLB): frequency and relationship with disease severity and motor impairment. Arch Gerontol Geriatr. 2008; 46: 101–106.

[68] Aarsland D, Ballard C, Larsen JP, McKeith I. A comparative study of psychiatric symptoms in dementia with Lewy bodies and Parkinson's disease with and without dementia. Int J Geriatr Psychiatry. 2001; 16: 528–536.

[69] Weintraub D, Hurtig HI. Presentation and management of psychosis in Parkinson's disease and dementia with Lewy bodies. Am J Psychiatry. 2007; 164: 1491–1498.

[70] Oertel W, Deuschl G, Poewe W, Hrsg. Parkinson-Syndrome und andere Bewegungsstörungen. Stuttgart: Thieme; 2012.

[71] Poewe W. When a Parkinson's disease patient starts to hallucinate. Pract Neurol. 2008; 8: 238–241.

[72] McKeith I, Fairbairn A, Perry R, Thompson P, Perry E. Neuroleptic sensitivity in patients with senile dementia of Lewy body type. BMJ. 1992; 305: 673–678.

[73] Kurlan R, Cummings J, Raman R, Thal L. Quetiapine for agitation or psychosis in patients with dementia and parkinsonism. Neurology. 2007; 68: 1356–1363.

[74] Desmarais P, Massoud F, Filion J, Nguyen QD, Bajsarowicz P. Quetiapine for Psychosis in Parkinson Disease and Neurodegenerative Parkinsonian Disorders: A Systematic Review. J Geriatr Psychiatry Neurol. 2016; 29: 227–236.

[75] Bozymski KM, Lowe DK, Pasternak KM, Gatesman TL, Crouse EL. Pimavanserin: A Novel Antipsychotic for Parkinson's Disease Psychosis. Ann Pharmacother. 2017; 51: 479–487.

[76] Mayer W, Deuschl G. S3-Leitlinie Demenzen [Internet]. 2016. URL: www.dgn.org

[77] Sieben A, Van Langenhove T, Engelborghs S, et al. The genetics and neuropathology of frontotemporal lobar degeneration. Acta Neuropathol. 2012; 124 (3): 353–372.

[78] Rascovsky K, Hodges JR, Knopman D, et al. Sensitivity of revised diagnostic criteria for the behavioural variant of frontotemporal dementia. Brain. 2011; 134 (9): 2456–2477.

[79] Gorno-Tempini ML, Hillis AE, Weintraub S, et al. Classification of primary progressive aphasia and its variants. Neurology. 2011; 76 (11): 1006–1014.

[80] Ringholz GM, Appel SH, Bradshaw M, Cooke NA, Mosnik DM, Schulz PE. Prevalence and patterns of cognitive impairment in sporadic ALS. Neurology. 2005; 65 (4): 586–590.

[81] Burrell JR, Kiernan MC, Vucic S, Hodges JR. Motor neuron dysfunction in frontotemporal dementia. Brain. 2011; 134 (9): 2582–2594.

[82]   Taylor LJ, Brown RG, Tsermentseli S, et al. Is language impairment more common than executive dysfunction in amyotrophic lateral sclerosis? J Neurol Neurosurg Psychiatry. 2013; 84 (5): 494–498.

[83]   Kipps CM, Davies RR, Mitchell J, Kril JJ, Halliday GM, Hodges JR. Clinical significance of lobar atrophy in frontotemporal dementia: application of an MRI visual rating scale. Dement Geriatr Cogn Disord. 2007; 23 (5): 334–342.

[84]   Mion M, Patterson K, Acosta-Cabronero J, et al. What the left and right anterior fusiform gyri tell us about semantic memory. Brain. 2010; 133 (11): 3256–3268.

[85]   Lu PH, Mendez MF, Lee GJ, et al. Patterns of brain atrophy in clinical variants of frontotemporal lobar degeneration. Dement Geriatr Cogn Disord. 2013; 35 (1–2): 34–50.

[86]   Frisch S, Dukart J, Vogt B, et al. Dissociating memory networks in early Alzheimer's disease and frontotemporal lobar degeneration – a combined study of hypometabolism and atrophy. PLoS One. 2013; 8 (2): e55251.

[87]   Schroeter ML, Vogt B, Frisch S, et al. Dissociating behavioral disorders in early dementia – An FDG-PET study. Psychiatry research. 2011; 194 (3): 235–244.

[88]   Woost TB, Dukart J, Frisch S, et al. Neural correlates of the DemTect in Alzheimer's disease and frontotemporal lobar degeneration – A combined MRI & FDG-PET study. NeuroImage Clinical. 2013; 2: 746–758.

[89]   Mackenzie IR, Neumann M. Molecular neuropathology of frontotemporal dementia: insights into disease mechanisms from postmortem studies. J Neurochem. 2016; 138 (1): 54–70.

[90]   Rabinovici GD, Miller BL. Frontotemporal lobar degeneration: epidemiology, pathophysiology, diagnosis and management. CNS Drugs. 2010; 24 (5): 375–398.

[91]   Edbauer D, Haass C. An amyloid-like cascade hypothesis for C9orf72 ALS/FTD. Curr Opin Neurobiol. 2016; 36: 99–106.

[92]   Synofzik M, Otto M, Ludolph A, Weishaupt JH. [Genetic architecture of amyotrophic lateral sclerosis and frontotemporal dementia : Overlap and differences]. Nervenarzt. 2017. doi: 10.1007/s00115-017-0349-4.

[93]   Vance C, Al-Chalabi A, Ruddy D, et al. Familial amyotrophic lateral sclerosis with frontotemporal dementia is linked to a locus on chromosome 9p13.2-21.3. Brain. 2006; 129 (4): 868–876.

[94]   Pearson JP, Williams NM, Majounie E, et al. Familial frontotemporal dementia with amyotrophic lateral sclerosis and a shared haplotype on chromosome 9p. J Neurol. 2011; 258 (4): 647–655.

[95]   Renton AE, Majounie E, Waite A, et al. A Hexanucleotide Repeat Expansion in C9ORF72 Is the Cause of Chromosome 9p21-Linked ALS-FTD. Neuron. 2011.

[96]   Dejesus-Hernandez M, Mackenzie IR, Boeve BF, et al. Expanded GGGGCC Hexanucleotide Repeat in Noncoding Region of C9ORF72 Causes Chromosome 9p-Linked FTD and ALS. Neuron. 2011.

[97]   Oeckl P, Steinacker P, Feneberg E, Otto M. Neurochemical biomarkers in the diagnosis of frontotemporal lobar degeneration: an update. J Neurochem. 2016; 138 (1): 184–192.

[98]   Pijnenburg YA, Schoonenboom SN, Mehta PD, et al. Decreased cerebrospinal fluid amyloid beta (1-40) levels in frontotemporal lobar degeneration. J Neurol Neurosurg Psychiatry. 2007; 78 (7): 735–737.

[99]   Riemenschneider M, Wagenpfeil S, Diehl J, et al. Tau and Abeta42 protein in CSF of patients with frontotemporal degeneration. Neurology. 2002; 58 (11): 1622–1628.

[100] Bibl M, Mollenhauer B, Lewczuk P, et al. Cerebrospinal Fluid Tau, p-Tau 181 and Amyloid-beta(38/40/42) in Frontotemporal Dementias and Primary Progressive Aphasias. Dement Geriatr Cogn Disord. 2011; 31 (1): 37–44.

[101] Verwey NA, Kester MI, van der Flier WM, et al. Additional value of CSF amyloid-beta 40 levels in the differentiation between FTLD and control subjects. J Alzheimers Dis. 2010; 20 (2): 445–452.

[102] Steinacker P, Hendrich C, Sperfeld AD, et al. Concentrations of beta-amyloid precursor protein processing products in cerebrospinal fluid of patients with amyotrophic lateral sclerosis and frontotemporal lobar degeneration. J Neural Transm. 2009; 116 (9): 1169–1178.

[103] Bian H, Van Swieten JC, Leight S, et al. CSF biomarkers in frontotemporal lobar degeneration with known pathology. Neurology. 2008; 70 (19/2): 1827–1835.

[104] Brunnstrom H, Rawshani N, Zetterberg H, et al. Cerebrospinal fluid biomarker results in relation to neuropathological dementia diagnoses. Alzheimer's & dementia: the journal of the Alzheimer's Association. 2010; 6 (2): 104–109.

[105] Hu WT, Chen-Plotkin A, Grossman M, et al. Novel CSF biomarkers for frontotemporal lobar degenerations. Neurology. 2010; 75 (23): 2079–2086.

[106] Feneberg E, Steinacker P, Lehnert S, et al. Limited role of free TDP-43 as a diagnostic tool in neurodegenerative diseases. Amytroph Lateral Scler Frontotemporal Degener. 2014; 15 (5–6): 351–356.

[107] Steinacker P, Hendrich C, Sperfeld AD, et al. TDP-43 in cerebrospinal fluid of patients with frontotemporal lobar degeneration and amyotrophic lateral sclerosis. Arch Neurol. 2008; 65 (11): 1481–1487.

[108] Ghidoni R, Benussi L, Glionna M, Franzoni M, Binetti G. Low plasma progranulin levels predict progranulin mutations in frontotemporal lobar degeneration. Neurology. 2008; 71 (16): 1235–1239.

[109] Steinacker P, Semler E, Anderl-Straub S, et al. Neurofilament as a blood marker for diagnosis and monitoring of primary progressive aphasias. Neurology. 2017; 88 (10): 961–969.

[110] Weydt P, Oeckl P, Huss A, et al. Neurofilament levels as biomarkers in asymptomatic and symptomatic familial amyotrophic lateral sclerosis. Ann Neurol. 2016; 79 (1): 152–158.

[111] Lehmer C, Oeckl P, Weishaupt JH, et al. Poly-GP in cerebrospinal fluid links C9orf72-associated dipeptide repeat expression to the asymptomatic phase of ALS/FTD. EMBO Mol Med. 2017; pii: e201607486.

[112] Boxer AL, Knopman DS, Kaufer DI, et al. Memantine in patients with frontotemporal lobar degeneration: a multicentre, randomised, double-blind, placebo-controlled trial. Lancet Neurol. 2013; 12 (2): 149–156.

[113] Finch N, Baker M, Crook R, et al. Plasma progranulin levels predict progranulin mutation status in frontotemporal dementia patients and asymptomatic family members. Brain. 2009; 132 (3): 583–591.

[114] Van Damme P, Van Hoecke A, Lambrechts D, et al. Progranulin functions as a neurotrophic factor to regulate neurite outgrowth and enhance neuronal survival. J Cell Biol. 2008; 181 (1): 37–41.

[115] Marsden CD, Harrison MJ. Outcome of investigation of patients with presenile dementia. Br Med J. 1972; 2 (5808): 249–252.

[116] Ron MA, Toone BK, Garralda ME, Lishman WA. Diagnostic accuracy in presenile dementia. Br J Psychiatry. 1979; 134: 161–168.

[117] Nott PN, Fleminger JJ. Presenile dementia: the difficulties of early diagnosis. Acta Psychiatr Scand. 1975; 51 (3): 210–217.

[118] Duckworth GS, Ross H. Diagnostic differences in psychogeriatric patients in Toronto, New York and London, England. Can Med Assoc J. 1975; 112 (7) 847–851.

[119] Hunter CA, Kirson NY, Desai U, Cummings AK, Faries DE, Birnbaum HG. Medical costs of Alzheimer's disease misdiagnosis among US Medicare beneficiaries. Alzheimers Dement. 2015; 11 (8): 887–895.

[120] Vaughan L, Corbin AL, Goveas JS. Depression and frailty in later life: a systematic review. Clin Interv Aging. 2015; 10: 1947–1958.

[121] Kliegel M, Zimprich M. Predictors of cognitive complaints in older adults: a mixture regression approach. Eur J Ageing. 2005; 2: 13–23.

[122] Allan CE, Valkanova V, Ebmeier KP. Depression in older people is underdiagnosed. Practitioner. 2014; 258 (1771): 19–22, 2–3.

[123] Amore M, Tagariello P, Laterza C, Savoia EM. Beyond nosography of depression in elderly. Arch Gerontol Geriatr. 2007; 44 (1): 13–22.

[124] Mairet A. De la Démence Mélancholique. Contribution à l'étude de la périencéphalite chronique localisée et à l'étude des localisations cérébrales d'ordre psychique. Paris: Masson G; 1883.

[125] Madden JJ, Luhan JA, Kaplan LA, Manfredi HM. Nondementing psychoses in older persons. J Am Med Assoc. 1952; 150 (16): 1567–1570.

[126] Kiloh LG. Pseudo-dementia. Acta Psychiatr Scand. 1961; 37: 336–351.

[127] Butters MA, Young JB, Lopez O, et al. Pathways linking late-life depression to persistent cognitive impairment and dementia. Dialogues Clin Neurosci. 2008; 10 (3): 345–357.

[128] Geerlings MI, den Heijer T, Koudstaal PJ, Hofman A, Breteler MM. History of depression, depressive symptoms, and medial temporal lobe atrophy and the risk of Alzheimer disease. Neurology. 2008; 70 (15): 1258–1264.

[129] Ownby RL, Crocco E, Acevedo A, John V, Loewenstein D. Depression and risk for Alzheimer disease: systematic review, meta-analysis, and metaregression analysis. Arch Gen Psychiatry. 2006; 63 (5) 530–538.

[130] Green RC, Cupples LA, Kurz A, et al. Depression as a risk factor for Alzheimer disease: the MIRAGE Study. Arch Neurol. 2003; 60 (5): 753-759.

[131] Dotson VM, Beydoun MA, Zonderman AB. Recurrent depressive symptoms and the incidence of dementia and mild cognitive impairment. Neurology. 2010; 75 (1): 27–34.

[132] Saczynski JS, Beiser A, Seshadri S, Auerbach S, Wolf PA, Au R. Depressive symptoms and risk of dementia: the Framingham Heart Study. Neurology. 2010; 75 (1): 35–41.

[133] Barnes DE, Yaffe K, Byers AL, McCormick M, Schaefer C, Whitmer RA. Midlife vs late-life depressive symptoms and risk of dementia: differential effects for Alzheimer disease and vascular dementia. Arch Gen Psychiatry. 2012; 69 (5): 493–498.

[134] Diniz BS, Butters MA, Albert SM, Dew MA, Reynolds CF 3rd. Late-life depression and risk of vascular dementia and Alzheimer's disease: systematic review and meta-analysis of community-based cohort studies. Br J Psychiatry. 2013; 202 (5): 329–335.

[135] Byers AL, Yaffe K. Depression and risk of developing dementia. Nat Rev Neurol. 2011; 7 (6): 323–331.

[136] Piccinni A, Origlia N, Veltri A, et al. Neurodegeneration, beta-amyloid and mood disorders: state of the art and future perspectives. Int J Geriatr Psychiatry. 2013; 28 (7): 661–671.

[137] Brendel M, Pogarell O, Xiong G, Delker A, Bartenstein P, Rominger A. Depressive symptoms accelerate cognitive decline in amyloid-positive MCI patients. Eur J Nucl Med Mol Imaging. 2015; 42 (5): 716–724.

[138] Steenland K, Karnes C, Seals R, Carnevale C, Hermida A, Levey A. Late-life depression as a risk factor for mild cognitive impairment or Alzheimer's disease in 30 US Alzheimer's disease centers. J Alzheimers Dis. 2012; 31 (2): 265–275.

[139] Palmer K, Di Iulio F, Varsi AE, et al. Neuropsychiatric predictors of progression from amnestic-mild cognitive impairment to Alzheimer's disease: the role of depression and apathy. Journal of Alzheimer's disease: JAD. 2010; 20 (1): 175–183.

[140] Chi S, Yu JT, Tan MS, Tan L. Depression in Alzheimer's disease: epidemiology, mechanisms, and management. J Alzheimers Dis. 2014; 42 (3): 739–755.

[141] Mirza SS, de Bruijn RF, Direk N, et al. Depressive symptoms predict incident dementia during short- but not long-term follow-up period. Alzheimers Dement. 2014; 10 (5 Suppl): S323-S329. e1.

[142] Kumar A, Kepe V, Barrio JR, et al. Protein binding in patients with late-life depression. Arch Gen Psychiatry. 2011; 68 (11): 1143–1150.

[143] Chung JK, Plitman E, Nakajima S, et al. Lifetime History of Depression Predicts Increased Amyloid-beta Accumulation in Patients with Mild Cognitive Impairment. J Alzheimers Dis. 2015; 45 (3): 907–919.

[144] Wu KY, Hsiao IT, Chen CS, et al. Increased brain amyloid deposition in patients with a lifetime history of major depression: evidenced on 18F-florbetapir (AV-45/Amyvid) positron emission tomography. Eur J Nucl Med Mol Imaging. 2014; 41 (4): 714–722.

[145] Rapp MA, Schneider-Beeri M, Grossman HT, et al. Increased hippocampal plaques and tangles in patients with Alzheimer disease with a lifetime history of major depression. Arch Gen Psychiatry. 2006; 63 (2): 161–167.

[146] Rapp MA, Schneider-Beeri M, Purohit DP, Perl DP, Haroutunian V, Sano M. Increased neuro-fibrillary tangles in patients with Alzheimer disease with comorbid depression. Am J Geriatr Psychiatry. 2008; 16 (2): 168–174.

[147] Kang JE, Cirrito JR, Dong H, Csernansky JG, Holtzman DM. Acute stress increases interstitial fluid amyloid-beta via corticotropin-releasing factor and neuronal activity. Proc Natl Acad Sci USA. 2007; 104 (25): 10673–10678.

[148] Nakagawa Y, Chiba K. Role of microglial m1/m2 polarization in relapse and remission of psychiatric disorders and diseases. Pharmaceuticals (Basel). 2014; 7 (12): 1028–1248.

[149] Setiawan E, Wilson AA, Mizrahi R, et al. Role of translocator protein density, a marker of neuroinflammation, in the brain during major depressive episodes. JAMA Psychiatry. 2015; 72 (3): 268–275.

[150] Wyss-Coray T, Rogers J. Inflammation in Alzheimer disease – a brief review of the basic science and clinical literature. Cold Spring Harb Perspect Med. 2012; 2 (1): a006346.

[151] Colaianna M, Tucci P, Zotti M, et al. Soluble β-amyloid(1-42): a critical player in producing behavioural and biochemical changes evoking depressive-related state? Br J Pharmacol. 2010; 159 (8): 1704–1715.

[152] Ringman JM, Liang LJ, Zhou Y, et al. Early behavioural changes in familial Alzheimer's disease in the Dominantly Inherited Alzheimer Network. Brain. 2015; 138 (4): 1036–1045.

[153] Grinberg LT, Rub U, Ferretti RE, et al. The dorsal raphe nucleus shows phospho-tau neurofibril-lary changes before the transentorhinal region in Alzheimer's disease. A precocious onset? Neuropathol Appl Neurobiol. 2009; 35 (4): 406–416.

[154] Simic G, Stanic G, Mladinov M, Jovanov-Milosevic N, Kostovic I, Hof PR. Does Alzheimer's disease begin in the brainstem? Neuropathol Appl Neurobiol. 2009; 35 (6): 532–554.

[155] Tsopelas C, Stewart R, Savva GM, et al. Neuropathological correlates of late-life depression in older people. Br J Psychiatry. 2011; 198 (2): 109–114.

[156] Hoogendijk WJ, Sommer IE, Pool CW, et al. Lack of association between depression and loss of neurons in the locus coeruleus in Alzheimer disease. Arch Gen Psychiatry. 1999; 56(1): 45–51.

[157] Weinshenker D. Functional consequences of locus coeruleus degeneration in Alzheimer's disease. Curr Alzheimer Res. 2008; 5(3): 342–345.

[158] Wilson RS, Arnold SE, Beck TL, Bienias JL, Bennett DA. Change in depressive symptoms during the prodromal phase of Alzheimer disease. Arch Gen Psychiatry. 2008; 65 (4): 439–445.

[159] Barnes DE, Yaffe K. The projected effect of risk factor reduction on Alzheimer's disease prevalence. Lancet Neurol. 2011; 10 (9): 819–828.

[160] Lee HB, Lyketsos CG. Depression in Alzheimer's disease: heterogeneity and related issues. Biol Psychiatry. 2003; 54 (3): 353–362.

[161] Butters MA, Whyte EM, Nebes RD, et al. The nature and determinants of neuropsychological functioning in late-life depression. Arch Gen Psychiatry. 2004; 61 (6): 587–595.

[162] Hsiao JJ, Teng E. Depressive Symptoms in Clinical and Incipient Alzheimer's Disease. Neurodegener Dis Manag. 2013; 3 (2): 147–155.

[163] Janzing JG, Hooijer C, van 't Hof MA, Zitman FG. Depression in subjects with and without dementia: a comparison using GMS-AGECAT. Int J Geriatr Psychiatry. 2002; 17 (1): 1–5.

[164] Teng E, Ringman JM, Ross LK, et al. Diagnosing depression in Alzheimer disease with the national institute of mental health provisional criteria. Am J Geriatr Psychiatry. 2008; 16 (6): 469–477.

[165] Olin JT, Schneider LS, Katz IR, et al. Provisional diagnostic criteria for depression of Alzheimer disease. Am J Geriatr Psychiatry. 2002; 10 (2): 125–128.

[166] Vilalta-Franch J, Garre-Olmo J, Lopez-Pousa S, et al. Comparison of different clinical diagnostic criteria for depression in Alzheimer disease. Am J Geriatr Psychiatry. 2006; 14 (7): 589–597.

[167] Beck AT, Ward CH, Mendelson M, Mock J, Erbaugh J. An inventory for measuring depression. Arch Gen Psychiatry. 1961; 4: 561–571.

[168] Beck AT, Steer RA, Brown GK. Manual for the Beck Depression Inventory-II. San Antonio, TX: Psychological Corporation; 1996.

[169] Sheikh JIY, Yesavage JA. Geriatric Depression Scale (GDS). Recent evidence and development of a shorter version. Clin Gerontol. 1986; 5(1/2): 165–173.

[170] Montgomery SA, Asberg M. A new depression scale designed to be sensitive to change. Br J Psychiatry. 1979; 134: 382–389.

[171] Hamilton M. A rating scale for depression. J Neurol Neurosurg Psychiatry. 1960; 23: 56–62.

[172] Cummings JL, Mega M, Gray K, Rosenberg-Thompson S, Carusi DA, Gornbein J. The Neuropsychiatric Inventory: comprehensive assessment of psychopathology in dementia. Neurology. 1994; 44 (12): 2308–2314.

[173] Alexopoulos GS, Abrams RC, Young RC, Shamoian CA. Cornell Scale for Depression in Dementia. Biol Psychiatry. 1988; 23 (3): 271–284.

[174] Reynolds CF 3rd, Hoch CC, Kupfer DJ, et al. Bedside differentiation of depressive pseudodementia from dementia. Am J Psychiatry. 1988; 145 (9): 1099–1103.

[175] Morimoto SS, Alexopoulos GS. Cognitive deficits in geriatric depression: clinical correlates and implications for current and future treatment. Psychiatr Clin North Am. 2013; 36 (4): 517–531.

[176] Bhalla RK, Butters MA, Becker JT, et al. Patterns of mild cognitive impairment after treatment of depression in the elderly. Am J Geriatr Psychiatry. 2009; 17 (4): 308–316.

[177] Dybedal GS, Tanum L, Sundet K, Gaarden TL, Bjolseth TM. Neuropsychological functioning in late-life depression. Front Psychol. 2013; 4: 381.

[178] Sheline YI, Barch DM, Garcia K, et al. Cognitive function in late life depression: relationships to depression severity, cerebrovascular risk factors and processing speed. Biol Psychiatry. 2006; 60 (1): 58–65.

[179] Koenig AM, DeLozier IJ, Zmuda MD, et al. Neuropsychological functioning in the acute and remitted States of late-life depression. J Alzheimers Dis. 2015; 45 (1): 175–185.

[180] Kohler S, Thomas AJ, Barnett NA, O'Brien JT. The pattern and course of cognitive impairment in late-life depression. Psychol Med. 2010; 40 (4): 591–602.

[181] Reinlieb M, Ercoli LM, Siddarth P, St Cyr N, Lavretsky H. The patterns of cognitive and functional impairment in amnestic and non-amnestic mild cognitive impairment in geriatric depression. Am J Geriatr Psychiatry. 2014; 22 (12): 1487–1495.

[182] Lee JS, Potter GG, Wagner HR, Welsh-Bohmer KA, Steffens DC. Persistent mild cognitive impairment in geriatric depression. Int Psychogeriatr. 2007; 19 (1): 125–135.

[183] Abas MA, Sahakian BJ, Levy R. Neuropsychological deficits and CT scan changes in elderly depressives. Psychol Med. 1990; 20 (3): 507–520.

[184] Christensen H, Griffiths K, Mackinnon A, Jacomb P. A quantitative review of cognitive deficits in depression and Alzheimer-type dementia. J Int Neuropsychol Soc. 1997; 3 (6): 631–651.

[185] Herrmann LL, Goodwin GM, Ebmeier KP. The cognitive neuropsychology of depression in the elderly. Psychol Med. 2007; 37 (12): 1693–1702.

[186] Morimoto SS, Kanellopoulos D, Manning KJ, Alexopoulos GS. Diagnosis and treatment of depression and cognitive impairment in late life. Ann N Y Acad Sci. 2015; 1345: 36–46.

[187] Gonda X, Pompili M, Serafini G, Carvalho AF, Rihmer Z, Dome P. The role of cognitive dysfunction in the symptoms and remission from depression. Ann Gen Psychiatry. 2015; 14: 27.

[188] Elderkin-Thompson V, Moody T, Knowlton B, Hellemann G, Kumar A. Explicit and implicit memory in late-life depression. Am J Geriatr Psychiatry. 2011; 19 (4): 249–255.

[189] Beblo T. Relevance of neuropsychological studies of depression in the elderly. Z Gerontol Geriatr. 2002; 35 (2): 111–117.

[190] McClintock SM, Husain MM, Greer TL, Cullum CM. Association between depression severity and neurocognitive function in major depressive disorder: a review and synthesis. Neuropsychology. 2010; 24 (1): 9–34.

[191] Ganguli M, Du Y, Dodge HH, Ratcliff GG, Chang CC. Depressive symptoms and cognitive decline in late life: a prospective epidemiological study. Arch Gen Psychiatry. 2006; 63 (2): 153–160.

[192] Elderkin-Thompson V, Kumar A, Bilker WB, et al. Neuropsychological deficits among patients with late-onset minor and major depression. Arch Clin Neuropsychol. 2003; 18 (5): 529–549.

[193] Elderkin-Thompson V, Mintz J, Haroon E, Lavretsky H, Kumar A. Executive dysfunction and memory in older patients with major and minor depression. Arch Clin Neuropsychol. 2007; 22 (2): 261–270.

[194] von Gunten A, Giannakopoulos P, Duc R. Cognitive and demographic determinants of dementia in depressed patients with subjective memory complaints. Eur Neurol. 2005; 54 (3): 154–158.

[195] Nebes RD, Butters MA, Mulsant BH, et al. Decreased working memory and processing speed mediate cognitive impairment in geriatric depression. Psychol Med. 2000; 30 (3): 679–691.

[196] Beblo T, Herrmann M. Neuropsychological deficits in depressive disorders. Fortschr Neurol Psychiatr. 2000; 68 (1): 1–11.

[197] Geffen G, Bate A, Wright M, Rozenbilds U, Geffen L. A comparison of cognitive impairments in dementia of the Alzheimer type and depression in the elderly. Dementia. 1993; 4 (5): 294–300.

[198] Reischies FM, Neu P. Comorbidity of mild cognitive disorder and depression – a neuropsychological analysis. Eur Arch Psychiatry Clin Neurosci. 2000; 250 (4): 186–193.

[199] Monsch AU, Bondi MW, Butters N, Salmon DP, Katzman R, Thal LJ. Comparisons of verbal fluency tasks in the detection of dementia of the Alzheimer type. Arch Neurol. 1992; 49 (12): 1253–1258.

[200] Naismith SL, Hickie IB, Turner K, et al. Neuropsychological performance in patients with depression is associated with clinical, etiological and genetic risk factors. J Clin Exp Neuropsychol. 2003; 25 (6): 866–877.

[201] Murphy CF, Alexopoulos GS. Attention network dysfunction and treatment response of geriatric depression. J Clin Exp Neuropsychol. 2006; 28 (1): 96–100.

[202] Alexopoulos GS, Kiosses DN, Heo M, Murphy CF, Shanmugham B, Gunning-Dixon F. Executive dysfunction and the course of geriatric depression. Biol Psychiatry. 2005; 58 (3): 204–210.

[203] Alexopoulos GS, Meyers BS, Young RC, et al. Executive dysfunction and long-term outcomes of geriatric depression. Arch Gen Psychiatry. 2000; 57 (3): 285–290.

[204] Bhalla RK, Butters MA, Mulsant BH, et al. Persistence of neuropsychologic deficits in the remitted state of late-life depression. Am J Geriatr Psychiatry. 2006; 14 (5): 419–427.

[205] Thomas AJ, Gallagher P, Robinson LJ, et al. A comparison of neurocognitive impairment in younger and older adults with major depression. Psychol Med. 2009; 39 (5): 725–733.

[206] Paula JJ, Miranda DM, Nicolato R, Moraes EN, Bicalho MA, Malloy-Diniz LF. Verbal learning on depressive pseudodementia: accentuate impairment of free recall, moderate on learning processes, and spared short-term and recognition memory. Arq Neuropsiquiatr. 2013; 71 (9A): 596–599.

[207] Burt DB, Zembar MJ, Niederehe G. Depression and memory impairment: a meta-analysis of the association, its pattern, and specificity. Psychol Bull. 1995; 117 (2): 285–305.

[208] Speedie L, Rabins P, Pearlson G, Moberg P. Confrontation naming deficit in dementia of depression. J Neuropsychiatry Clin Neurosci. 1990; 2 (1): 59–63.

[209] Stoudemire A, Hill C, Gulley LR, Morris R. Neuropsychological and biomedical assessment of depression-dementia syndromes. J Neuropsychiatry Clin Neurosci. 1989; 1 (4): 347–361.

[210] Weisenbach SL, Boore LA, Kales HC. Depression and cognitive impairment in older adults. Curr Psychiatry Rep. 2012; 14 (4): 280–288.

[211] Mesholam-Gately RI, Giuliano AJ, Zillmer EA, et al. Verbal learning and memory in older adults with minor and major depression. Arch Clin Neuropsychol. 2012; 27 (2): 196–207.

[212] Hill CD, Stoudemire A, Morris R, Martino-Saltzman D, Markwalter HR, Lewison BJ. Dysnomia in the differential diagnosis of major depression, depression-related cognitive dysfunction, and dementia. J Neuropsychiatry Clin Neurosci. 1992; 4 (1): 64–69.

[213] Pantzar A, Atti AR, Backman L, Laukka EJ. Effects of psychiatric history on cognitive performance in old-age depression. Front Psychol. 2015; 6: 865.

[214] Rotomskis A, Margeviciute R, Germanavicius A, Kaubrys G, Budrys V, Bagdonas A. Differential diagnosis of depression and Alzheimer's disease with the Addenbrooke's Cognitive Examination-Revised (ACE-R). BMC Neurol. 2015; 15: 57.

[215] Jones RD, Tranel D, Benton A, Paulsen J. Differentiating dementia from "pseudodementia" early in the clinical course: Utility of neuropsychological tests. Neuropsychology. 1992; 6: 13–21.

[216] Tsuruoka Y, Takahashi M, Suzuki M, Sato K, Shirayama Y. Utility of the Neurobehavioral Cognitive Status Examination (COGNISTAT) in differentiating between depressive states in late-life depression and late-onset Alzheimer's disease: a preliminary study. Ann Gen Psychiatry. 2016; 15: 3.

[217] Sexton CE, McDermott L, Kalu UG, et al. Exploring the pattern and neural correlates of neuropsychological impairment in late-life depression. Psychol Med. 2012; 42 (6): 1195–1202.

[218] Ihl R, Grass-Kapanke B, Lahrem P, et al. Development and validation of a test for early diagnosis of dementia with differentiation from depression (TFDD). Fortschr Neurol Psychiatr. 2000; 68 (9): 413–422.

[219] Yousef G, Ryan WJ, Lambert T, Pitt B, Kellett J. A preliminary report: a new scale to identify the pseudodementia syndrome. Int J Geriatr Psychiatry. 1998; 13 (6): 389–399.

[220] Field SJ, Jackson HJ, Hassett AM, Pattison P. Ability of the Mini-Mental State Examination to discriminate diagnostic entities in a psychogeriatric population. International Journal of Geriatric Psychiatry. 1995; 10 (1): 47–53.

[221] Solomon PR, Hirschoff A, Kelly B, et al. A 7 minute neurocognitive screening battery highly sensitive to Alzheimer's disease. Arch Neurol. 1998; 55 (3): 349–355.

[222] Alexopoulos GS, Meyers BS, Young RC, Mattis S, Kakuma T. The course of geriatric depression with "reversible dementia": a controlled study. Am J Psychiatry. 1993; 150 (11): 1693–1699.

[223] Kessing LV, Andersen PK. Does the risk of developing dementia increase with the number of episodes in patients with depressive disorder and in patients with bipolar disorder? J Neurol Neurosurg Psychiatry. 2004; 75 (12): 1662–1666.

[224] Gainotti G, Marra C. Some aspects of memory disorders clearly distinguish dementia of the Alzheimer's type from depressive pseudo-dementia. J Clin Exp Neuropsychol. 1994; 16 (1): 65–78.

[225] Roy-Byrne PP, Weingartner H, Bierer LM, Thompson K, Post RM. Effortful and automatic cognitive processes in depression. Arch Gen Psychiatry. 1986; 43 (3): 265–267.

[226] Grafman J, Weingartner H, Lawlor B, Mellow AM, Thompsen-Putnam K, Sunderland T. Automatic memory processes in patients with dementia-Alzheimer's type (DAT). Cortex. 1990; 26 (3): 361–371.

[227] Lachner G, Engel RR. Differentiation of dementia and depression by memory tests. A meta-analysis. J Nerv Ment Dis. 1994; 182 (1): 34–39.

[228] Beats BC, Sahakian BJ, Levy R. Cognitive performance in tests sensitive to frontal lobe dysfunction in the elderly depressed. Psychol Med. 1996; 26 (3): 591–603.

[229] Culang ME, Sneed JR, Keilp JG, et al. Change in cognitive functioning following acute antidepressant treatment in late-life depression. Am J Geriatr Psychiatry. 2009; 17 (10): 881–888.

[230] Nebes RD, Pollock BG, Houck PR, et al. Persistence of cognitive impairment in geriatric patients following antidepressant treatment: a randomized, double-blind clinical trial with nortriptyline and paroxetine. J Psychiatr Res. 2003; 37 (2): 99–108.

[231] Butters MA, Becker JT, Nebes RD, et al. Changes in cognitive functioning following treatment of late-life depression. Am J Psychiatry. 2000; 157 (12): 1949–1954.

[232] Bortolato B, Carvalho AF, McIntyre RS. Cognitive dysfunction in major depressive disorder: a state-of-the-art clinical review. CNS Neurol Disord Drug Targets. 2014; 13 (10): 1804–1818.

[233] Harrington KD, Lim YY, Gould E, Maruff P. Amyloid-beta and depression in healthy older adults: a systematic review. Aust N Z J Psychiatry. 2015; 49 (1): 36–46.

[234] Pomara N, Bruno D, Sarreal AS, et al. Lower CSF amyloid beta peptides and higher F2-isoprostanes in cognitively intact elderly individuals with major depressive disorder. Am J Psychiatry. 2012; 169 (5): 523–530.

[235] Auning E, Selnes P, Grambaite R, et al. Neurobiological correlates of depressive symptoms in people with subjective and mild cognitive impairment. Acta Psychiatr Scand. 2015; 131 (2): 139–147.

[236] Rowe CC, Ellis KA, Rimajova M, et al. Amyloid imaging results from the Australian Imaging, Biomarkers and Lifestyle (AIBL) study of aging. Neurobiol Aging. 2010; 31 (8): 1275–1283.

[237] Shaw LM, Vanderstichele H, Knapik-Czajka M, et al. Cerebrospinal fluid biomarker signature in Alzheimer's disease neuroimaging initiative subjects. Ann Neurol. 2009; 65 (4): 403–413.

[238] Doraiswamy PM, Krishnan KR, Oxman T, et al. Does antidepressant therapy improve cognition in elderly depressed patients? J Gerontol A Biol Sci Med Sci. 2003; 58 (12): M1137–1144.

[239] Barch DM, D'Angelo G, Pieper C, et al. Cognitive improvement following treatment in late-life depression: relationship to vascular risk and age of onset. Am J Geriatr Psychiatry. 2012; 20 (8): 682–590.

[240] Murphy CF, Alexopoulos GS. Longitudinal association of initiation/perseveration and severity of geriatric depression. Am J Geriatr Psychiatry. 2004; 12 (1): 50–56.

[241] Diniz BS, Sibille E, Ding Y, et al. Plasma biosignature and brain pathology related to persistent cognitive impairment in late-life depression. Mol Psychiatry. 2015; 20 (5): 594–601.

[242] Kempton MJ, Salvador Z, Munafo MR, et al. Structural neuroimaging studies in major depressive disorder. Meta-analysis and comparison with bipolar disorder. Arch Gen Psychiatry. 2011; 68 (7): 675–690.

[243] Sheline YI, Wang PW, Gado MH, Csernansky JG, Vannier MW. Hippocampal atrophy in recurrent major depression. Proc Natl Acad Sci USA. 1996; 93 (9): 3908–3913.

[244] Boccia M, Acierno M, Piccardi L. Neuroanatomy of Alzheimer's Disease and Late-Life Depression: A Coordinate-Based Meta-Analysis of MRI Studies. J Alzheimers Dis. 2015; 46 (4): 963–970.

[245] Schroeter ML, Stein T, Maslowski N, Neumann J. Neural correlates of Alzheimer's disease and mild cognitive impairment: a systematic and quantitative meta-analysis involving 1351 patients. Neuroimage. 2009; 47 (4): 1196–1206.

[246] Ribeiz SR, Duran F, Oliveira MC, et al. Structural brain changes as biomarkers and outcome predictors in patients with late-life depression: a cross-sectional and prospective study. PLoS One. 2013; 8 (11): e80049.

[247] Ballmaier M, Toga AW, Blanton RE, et al. Anterior cingulate, gyrus rectus, and orbitofrontal abnormalities in elderly depressed patients: an MRI-based parcellation of the prefrontal cortex. Am J Psychiatry. 2004; 161 (1): 99–108.

[248] Lavretsky H, Siddarth P, Kepe V, et al. Depression and anxiety symptoms are associated with cerebral FDDNP-PET binding in middle-aged and older nondemented adults. Am J Geriatr Psychiatry. 2009; 17 (6): 493–502.

[249] Butters MA, Klunk WE, Mathis CA, et al. Imaging Alzheimer pathology in late-life depression with PET and Pittsburgh Compound-B. Alzheimer Dis Assoc Disord. 2008; 22 (3): 261–268.

[250] Madsen K, Hasselbalch BJ, Frederiksen KS, et al. Lack of association between prior depressive episodes and cerebral [11C]PiB binding. Neurobiol Aging. 2012; 33 (10): 2334–2342.

[251] Zhang S, Smailagic N, Hyde C, et al. (11)C-PIB-PET for the early diagnosis of Alzheimer's disease dementia and other dementias in people with mild cognitive impairment (MCI). Cochrane Database Syst Rev. 2014; 7: CD010386.

[252] Banerjee S, Hellier J, Dewey M, et al. Sertraline or mirtazapine for depression in dementia (HTA-SADD): a randomised, multicentre, double-blind, placebo-controlled trial. Lancet. 2011; 378 (9789): 403–411.

[253] Cirrito JR, Disabato BM, Restivo JL, et al. Serotonin signaling is associated with lower amyloid-beta levels and plaques in transgenic mice and humans. Proc Natl Acad Sci USA. 2011; 108 (36): 14968–14973.

[254] Sheline YI, West T, Yarasheski K, et al. An antidepressant decreases CSF Abeta production in healthy individuals and in transgenic AD mice. Sci Transl Med. 2014; 6 (236): 236re4.

[255] Kessing LV, Forman JL, Andersen PK. Do continued antidepressants protect against dementia in patients with severe depressive disorder? Int Clin Psychopharmacol. 2011; 26 (6): 316–322.

[256] Porsteinsson AP, Drye LT, Pollock BG, et al. Effect of citalopram on agitation in Alzheimer disease: the CitAD randomized clinical trial. Jama. 2014; 311 (7): 682–691.

[257] Munro CA, Longmire CF, Drye LT, et al. Cognitive outcomes after sertaline treatment in patients with depression of Alzheimer disease. The American journal of geriatric psychiatry: official journal of the American Association for Geriatric Psychiatry. 2012; 20 (12): 1036–1044.

[258] Mowla A, Mosavinasab M, Haghshenas H, Borhani Haghighi A. Does serotonin augmentation have any effect on cognition and activities of daily living in Alzheimer's dementia? A double-blind, placebo-controlled clinical trial. Journal of clinical psychopharmacology. 2007; 27 (5): 484–487.

[259] Rozzini L, Chilovi BV, Conti M, et al. Efficacy of SSRIs on cognition of Alzheimer's disease patients treated with cholinesterase inhibitors. Int Psychogeriatr. 2010; 22 (1): 114–119.

[260] Mowla A, Mosavinasab M, Pani A. Does fluoxetine have any effect on the cognition of patients with mild cognitive impairment? A double-blind, placebo-controlled, clinical trial. Journal of clinical psychopharmacology. 2007; 27 (1): 67–70.

[261] Bartels C, Wagner M, Wolfsgruber S, Ehrenreich H, Schneider A; Alzheimer's Disease Neuroimaging Initiative. Impact of SSRI therapy on risk of conversion from mild cognitive impairment to Alzheimer's dementia in individuals with previous depression. Am J Psychiatry. 2017. doi: 10.1176/appi.ajp.2017.17040404. Epub ahead of print.

[262] Dombrovski AY, Mulsant BH. The evidence for electroconvulsive therapy (ECT) in the treatment of severe late-life depression. ECT: the preferred treatment for severe depression in late life. Int Psychogeriatr. 2007; 19 (1): 10–14, 27–35; discussion 24–26.

[263] Dombrovski AY, Mulsant BH, Haskett RF, Prudic J, Begley AE, Sackeim HA. Predictors of remission after electroconvulsive therapy in unipolar major depression. J Clin Psychiatry. 2005; 66 (8): 1043–1049.

[264] Tew JD Jr, Mulsant BH, Haskett RF, et al. Acute efficacy of ECT in the treatment of major depression in the old-old. Am J Psychiatry. 1999; 156 (12): 1865–1870.

[265] Dybedal GS, Tanum L, Sundet K, Bjolseth TM. The Role of Baseline Cognitive Function in the Neurocognitive Effects of Electroconvulsive Therapy in Depressed Elderly Patients. Clin Neuropsychol. 2015; 29 (4): 487–508.

[266] Semkovska M, McLoughlin DM. Objective cognitive performance associated with electroconvulsive therapy for depression: a systematic review and meta-analysis. Biol Psychiatry. 2010; 68 (6): 568–577.

[267] Sobin C, Sackeim HA, Prudic J, Devanand DP, Moody BJ, McElhiney MC. Predictors of retrograde amnesia following ECT. Am J Psychiatry. 1995; 152 (7): 995–1001.

[268] Oudman E. Is electroconvulsive therapy (ECT) effective and safe for treatment of depression in dementia? A short review. J ECT. 2012; 28 (1): 34–38.

[269] Guhne U, Luppa M, Konig HH, Hautzinger M, Riedel-Heller S. Are psychotherapeutic interventions effective in late-life depression? a systematic review. Psychiatr Prax. 2014; 41 (8): 415–423.

[270] Huang AX, Delucchi K, Dunn LB, Nelson JC. A systematic review and meta-analysis of psychotherapy for late-life depression. Am J Geriatr Psychiatry. 2015; 23 (3): 261–273.

[271] Simon SS, Cordas TA, Bottino CM. Cognitive Behavioral Therapies in older adults with depression and cognitive deficits: a systematic review. Int J Geriatr Psychiatry. 2015; 30 (3): 223–233.

8 Medikamentöse Therapie

Oliver Peters
8.1 Behandlung mit Antidementiva

Die medikamentöse Behandlung der Demenz vom Alzheimer-Typ mit symptomatisch wirksamen Antidementiva bildet, in Zeiten, in denen intensiv an der Etablierung von krankheitsmodifizierenden Ansätzen gearbeitet wird, unverändert einen zentralen Bestandteil der Therapie von Demenzen. Mit hoher Wahrscheinlichkeit wird das sogar dann so bleiben, wenn es gelingt, den neurodegenerativen Krankheitsprozess in seinem Verlauf zu beeinflussen, denn dass ein Fortschreiten der Neurodegeneration und damit des kognitiven Abbaus gänzlich verhindert werden kann, scheint nicht realistisch. Somit werden auch perspektivisch klinische Demenzstadien verschiedener Schweregrade einer symptomatischen Behandlung mit Antidementiva bedürfen. In diesem Zusammenhang, und vor dem Hintergrund der Forschung mit krankheitsmodifizierenden Medikamenten, ist es weiterhin sehr wichtig, auch die klinischen Studien mit neuen, potenziell symptomatisch wirksamen Substanzen bzw. Wirkstoffkombinationen fortzuführen. Das gilt umso mehr, weil immer klarer zutage tritt, dass die krankheitsmodifizierenden Ansätze möglicherweise nur in sehr frühen Stadien der Alzheimer-Krankheit wirken können. Letztlich besteht das Ziel der Etablierung neuer Antidementiva darin, höhere Effektstärken, also eine stärkere symptomatische Wirksamkeit, zu erzielen als dieses heute möglich ist. Weitere Maximen der Behandlung mit Antidementiva sind eine über einen möglichst langen Behandlungszeitraum hinweg anhaltende Wirkung, geringe Interaktionen mit anderen Medikamenten und ein günstiges Nebenwirkungsprofil. Die Tatsache, dass inzwischen viele Jahre in der klinischen Forschung vergangen sind, ohne dass ein neues, symptomatisch wirksames Antidementivum oder eine Kombination von Wirkstoffen hätte etabliert werden können, ist ernüchternd und zeigt die Dimension der Herausforderung, den Auswirkungen des Fortschreitens der chronischen Erkrankung symptomatisch wirksam entgegenzutreten.

Generell versteht man unter Antidementiva psychopharmakologisch wirksame Arzneimittel, die zugelassen sind für die symptomatische Behandlung einer Demenzerkrankung. Voraussetzung für die Zulassung von Antidementiva ist, dass in

https://doi.org/10.1515/9783110411003-009

randomisierten, kontrollierten Studien die Überlegenheit gegenüber einem Schein-präparat (Placebo) anhand zuvor festgelegter Zielparameter, sog. *Outcome*-Variablen, nachgewiesen werden konnte. Antidementiva können die kognitive Leistungsfähig-keit verbessern und die alltagspraktischen Fähigkeiten erhöhen, bzw. den Abbau verlangsamen, sowie die neuropsychiatrischen Symptome der Demenz vermindern. Die Wirkung der Antidementiva in den verschiedenen Domänen trägt zur Verbes-serung des klinischen Eindrucks, der ebenfalls ein wichtiger Zielparameter der Behandlung ist, bei. Zu den Antidementiva zählen die Hemmstoffe des Enzyms Acetylcholinesterase, das den Neurotransmitter Acetylcholin abbaut, Donepezil, Galantamin und Rivastigmin (AChE-Hemmstoffe/-inhibitoren) sowie der nichtkompe-titive NMDA-Rezeptor-Antagonist Memantin. Weitere Substanzen mit dem Potenzial einer symptomatischen Wirksamkeit, die häufig verordnet werden oder aber als frei verkäufliche Präparate Bedeutung haben, zählen Ginkgoextrakte und Piracetam. Es ist vielfach diskutiert worden, ob Antidementiva auch der fortschreitenden Neurode-generation einer Alzheimer-Krankheit entgegenwirken, also krankheitsmodifizierend sind. Obwohl das denkbar ist und Hypothesen für alle Substanzen aufgestellt wurden, fehlt diesbezüglich bis dato ein überzeugender Nachweis.

Die symptomatische Wirksamkeit und damit der allgemeine Nutzen der genann-ten Antidementiva sind auch nach ihrer Zulassung vielfach diskutiert worden und in Teilen hält diese Diskussion bis heute an. Sogar eine dem Zulassungsverfahren nachgeschaltete, durch das Institut für Qualität im Gesundheitswesen (IQWiG) gelei-tete, neuerliche Bewertung der vorliegenden Studien wurde für alle Antidementiva veranlasst. Das Ergebnis der sehr von methodischen Prämissen geprägten Überprü-fung durch das nach eigenem Verständnis unabhängige Institut IQWiG ist in hohem Maße in die Bewertung der Antidementiva in der S3-Leitlinie „Demenzen" eingeflos-sen. Jenseits dessen sind bei den behandelnden Ärzten im Kern die Kritik und der Zweifel am Nutzen der Antidementiva, in den vergleichsweise niedrigen Effektstär-ken, im Kontext einer kontinuierlich fortschreitenden Erkrankung zu sehen. Hinzu kommt, dass ein quantitativer und qualitativer Nachweis der Wirksamkeit beim indivi-duellen Patienten nur über zeitintensive neuropsychologische Testverfahren und die Erhebung von klinischen Skalen erbracht werden kann. Die Angaben der Bezugsper-sonen zur Wirkung einer antidementiven Behandlung sind in der täglichen Routine der ärztlichen Versorgung schwer zu operationalisieren bzw. können fehlen. Der kli-nische Eindruck des untersuchenden Arztes ist darüber hinaus den Tagesschwankun-gen des Patienten unterworfen. Zusammengenommen tragen die genannten Gründe dazu bei, dass weiterhin nur ein Bruchteil von Patienten mit Alzheimer-Demenz mit Antidementiva behandelt wird bzw. die Behandlung vorzeitig wieder beendet wird. Ein weiterer Grund für den zurückhaltenden Einsatz von Antidementiva kann in der diagnostischen Unsicherheit von Demenzsyndromen insbesondere bei multimorbi-den Patienten gesehen werden. Ohne die Möglichkeiten der Zusatzdiagnostik (u. a. kranielle Bildgebung) und eine belastbare Fremdanamnese zum Krankheitsverlauf ist eine ätiologische Zuordnung des Demenzsyndroms im Querschnitt schwierig. Auch eine bereits bestehende Polypharmazie (mehr als fünf Medikamente) oder befürchtete Wechselwirkungen können ein Grund sein, warum von einem Behandlungsversuch abgesehen wird. Aus Sicht der Patienten wäre es sehr wünschenswert, wenn auf dem Boden einer verbesserten und idealerweise flächendeckend zugänglichen fachärztlichen Diagnose, Antidementiva häufiger und gezielt eingesetzt würden.

Bei der Bewertung von Wirkung und Nutzen von Antidementiva anhand der in klinischen Studien ermittelten Effektstärken muss bedacht werden, dass alle Zulassungsstudien mit rein klinisch diagnostizierten Alzheimer-Patienten ohne zusatzdiagnostisch-neurobiologische Validierung durchgeführt wurden. Inzwischen ist aus neueren klinischen Studien jedoch bekannt, dass unter ausschließlicher Anwendung von klinischen Diagnosekriterien und ohne Validierung durch Biomarker, z. B. durch eine Bestimmung von Biomarkern im Liquor oder ein Amyloid-PET, insbesondere in den Frühstadien der Alzheimer-Krankheit von einer hohen Rate an Fehldiagnosen (je nach Schweregrad 20 % und mehr) auszugehen ist. Es ist berechtigt zu spekulieren, dass Antidementiva, würde man sie unter den gleichen Kriterien testen wie es heute bei den krankheitsmodifizierenden Substanzen üblich ist, also ausschließlich unter Einbeziehung von Patienten mit den neurobiologischen Merkmalen der Alzheimer-Krankheit, höhere Effektstärken zeigen würden. Obwohl diese Zusammenhänge in der klinischen Arzneimittelforschung inzwischen hinlänglich bekannt sind, verzichten sogar einige aktuelle Antidementivastudien, mehrheitlich aus Praktikabilitäts- und Kostengründen schweregradabhängig auf die Absicherung der klinischen Diagnose durch Biomarker. Mit Ausnahme fortgeschrittener Erkrankungsstadien, ab einem mittelschweren demenziellen Syndrom, wäre eine obligate Bestätigung der Diagnose durch Biomarker aber sehr zu empfehlen. Im Folgenden werden die einzelnen Wirkstoffe und Substanzgruppen der Antidementiva vorgestellt und die Evidenz hinsichtlich ihrer Wirksamkeit zusammengefasst.

8.1.1 Acetylcholinesterase-Hemmstoffe

Die Hemmstoffe der Acetylcholinesterase Donepezil, Galantamin und Rivastigmin sind für die Behandlung der leichten bis mittelschweren Demenz vom Alzheimer-Typ zugelassen (Tab. 8.1). Es gibt darüber hinaus Evidenz für die Wirksamkeit von AChE-Hemmern auch bei schwerer Alzheimer-Demenz [1]. Dieses hat allerdings zumindest in Europa nicht zu einer Änderung der Zulassungsbeschränkungen geführt. Nur der Wirkstoff Rivastigmin hat zusätzlich eine Zulassung für die Behandlung der Demenz bei der Parkinson-Erkrankung. Alle Substanzen, mit Ausnahme der erst jüngst etablierten 13,3-mg-Pflasterapplikation von Rivastigmin, haben binnen der letzten Jahre ihren Patentschutz verloren und sind generisch verfügbar, was zu einer substanziellen Senkung der Behandlungskosten geführt hat. AChE-Hemmstoffe wurden getestet und sind wirksam in den Bereichen Kognition, Aktivitäten des täglichen Lebens, sowie psychische und Verhaltenssymptome (s. hierzu auch den Cochrane-Review [1]). Eine generelle Überlegenheit eines AChE-Hemmstoffes gegenüber der Wirksamkeit eines anderen ist nicht bekannt. Es gibt jedoch wichtige Unterschiede in der Darreichungsform und der Metabolisierung, die im individuellen Fall von Bedeutung sein können. Nur Rivastigmin wird nicht hepatisch metabolisiert und zeigt demzufolge auch keine Interaktionen mit anderen über die Leber verstoffwechselten Medikamenten. Nur die Resorption von Donepezil wird nicht durch die Nahrungsaufnahme bei oraler Darreichungsform beeinflusst. Alle AChE-Inhibitoren sind inzwischen, entweder oral oder transdermal, als tägliche Einmalgabe verfügbar, was die regelmäßige und kontinuierliche Einnahme sicher begünstigt. Ein möglichst gleichmäßiger Plasmaspiegel ohne quantitative Spitzen ist ein wichtiger Garant für das Vermeiden von Nebenwirkungen und eine maximale symptomatische Wirksamkeit.

Tab. 8.1: Pharmakokinetische Profile der Acetylcholinesterase-Inhibitoren zeigen klinisch relevante Unterschiede.

	Bioverfügbarkeit	Nahrungseinfluss		Hepatischer Metabolismus
Donepezil	100 %	*Nein*		*CYP2D6*, CYP3A4
Rivastigmin	40 %	Ja	Zum Essen	*Nicht hepatisch*
Galantimin	90 %	Ja	Zum Essen	*CYP2D6*, CYP3A4

Bis dato konnte, obwohl dieses sehr wünschenswert und von hoher klinischer Relevanz wäre, keine Methode entwickelt werden, den individuellen Therapieerfolg der Behandlung mit AChE-Hemmstoffen a priori zu bestimmen bzw. abzuschätzen. Entsprechende Studien, die z. B. die Hypothese überprüft haben, dass ein gewisses Maß an zerebraler bzw. hippocampaler Atrophie mit maximalem Therapieerfolg korreliert, konnten keinen entsprechenden Nachweis führen [2]. Es bleibt also notwendig, den individuellen Erfolg eines Therapieversuches anhand von neuropsychologischen Tests und Skalen, sowie an der klinischen Einschätzung im Verlauf zu bestimmen und über Fortsetzung, Dosisveränderung, Wechsel oder Absetzen von Antidementiva zu entscheiden. Dabei sollte aus praktischen Erwägungen heraus nicht immer, und insbesondere nicht mit Zeitdruck, versucht werden, die empfohlene Höchstdosis zu erreichen (empfohlene Höchstdosis: Donepezil 10 mg [Tablette]; Galantamin 24 mg CR [Hartkapsel oder Lösung]; Rivastigmin 12 mg [Hartkapsel oder Lösung] und 13,3 mg [Pflaster]). Einen auf lange Sicht höheren Nutzen verspricht vielmehr das konsequente Vermeiden von Nebenwirkungen. Insbesondere bei der heute in Anbetracht der Pflasterapplikation eher in den Hintergrund getretenen oralen Darreichungsform von Rivastigmin ist das Auftreten von Nebenwirkungen bei rascher Aufdosierung bis zur Maximaldosis besonders evident. In Abstufungen trifft diese Problematik aber auf alle AChE-Inhibitoren und Darreichungsformen zu. Typische und häufige Nebenwirkungen sind Übelkeit, Diarrhoe, Kopfschmerzen, Schwindel, Appetitlosigkeit und Erbrechen. Einer langsamen Aufdosierung bis zur Höchstdosis im Verlauf von 1 Jahr ist aus klinischer Erfahrung oft der Vorzug zu geben und vermeidet den Verlust der *compliance* des Patienten und der Angehörigen. Bei Unverträglichkeit eines AChE-Hemmstoffes kann ein Wechsel zu einem anderen Inhibitor versucht werden. Insbesondere bei gastrointestinalen Nebenwirkungen unter oraler Gabe kann die transdermale Applikation von Rivastigmin eine Option sein. Rivastigmin bietet mit der neuerlich etablierten Höchstdosis auch die meisten Möglichkeiten zur Steigerung der Dosierung im Krankheitsverlauf. Die transdermale Darreichung von Rivastigmin wiederum hat die, wenn auch nicht häufig auftretende, aber doch potenziell limitierende Nebenwirkung der allergischen Hautreaktion, ausgelöst durch das Aufbringen des Pflasters. Die allergische Hautreaktion, respektive Pflasterallergie, kann bei allen Dosierungen und auch deutlich zeitversetzt zum Behandlungsbeginn auftreten. Einige Patienten reagieren jedoch auf jeden AChE-Hemmstoff und schon in den niedrigsten Dosierungen mit insbesondere gastrointestinalen Nebenwirkungen und tolerieren letztlich eine dauerhafte Behandlung nicht. Hier ist im Bereich der Antidementiva dann Memantin eine Option, wenngleich die Zulassungsbeschränkungen von Memantin limitierend sein können.

Hinsichtlich der Dauer der Behandlung mit einem AChE-Inhibitor bei fortschreitender Demenz kann keine generelle Empfehlung gegeben werden. In klinischen Studien wurde die Wirksamkeit von AChE-Hemmstoffen i. d. R. nur über ein halbes Jahr hinweg nachverfolgt bzw. die Wirksamkeit Placebo-kontrolliert untersucht. Es wurde postuliert, dass die binnen eines halben Jahres in vielen Studien nachweisbare Parallelverschiebung des Krankheitsverlaufs zum Nutzen des Patienten auch über diesen Beobachtungszeitraum hinweg anhalten würde. In den wenigen über den Zeitraum von 1 Jahr durchgeführten klinischen Studien lässt sich die Persistenz des Behandlungseffekts gegenüber Placebo aber nicht zweifelsfrei zeigen. Dieses liegt zumindest teilweise in den großen interindividuellen Unterschieden im Krankheitsverlauf der Patienten begründet, wodurch die Effekte im Verlauf ihre statistische Signifikanz verlieren können. Letztlich sind im Hinblick auf die Frage des Fortsetzens oder Beendens einer Behandlung einerseits die Zulassungsbeschränkungen zu bedenken, andererseits ist beim gänzlichen Absetzen von Antidementiva im Verlauf nach Studienlage von einer abrupten Beschleunigung des Verlustes von Fähigkeiten auszugehen [3]. Die Entscheidung, die Behandlung mit einem AChE-Hemmer ersatzlos zu beenden, ist im klinischen Alltag häufig in der aktuellen medizinischen Gesamtsituation und den daraus erwachsenden Notwendigkeiten, insbesondere der Komorbidität und deren Behandlung, sowie anderen, vielschichtigen Sachlagen begründet.

Alle AChE-Hemmer wurden in Placebo-kontrollierten klinischen Studien daraufhin untersucht, ob sie bereits bei dem vermuteten Frühstadium einer Demenz vom Alzheimer-Typ, der leichten kognitiven Störung vom amnestischen Typ (mild cognitive impairment – MCI), wirksam sind. Eine solche Wirksamkeit konnte jedoch nicht nachgewiesen werden [4]. Die Gründe für die Nichtwirksamkeit von AChE-Inhibitoren bei MCI in klinischen Studien sind vermutlich vielfältig und nicht abschließend geklärt. Man kann mutmaßen, dass beim Einschluss von Patienten mit dem Syndrom einer leichten kognitiven Störung vom mnestischen Typ zahlreiche Patienten mit AChE-Inhibitoren behandelt wurden, deren Gedächtnisdefizit andere Ursachen als eine beginnende Alzheimer-Krankheit hatte. In einer Responderanalyse in der vom Kompetenznetz Demenzen durchgeführten Behandlungsstudie zeigte sich nur bei Biomarker-positiven MCI-Patienten ein signifikanter, wenn auch kurzzeitiger Behandlungseffekt im Sinne einer temporären Verbesserung der Gedächtnisleistungen [5]. Eine andere Erklärung für das Scheitern der klinischen Studien, die Antidementiva bei MCI getestet haben, wäre, dass das cholinerge Defizit bei MCI-Patienten im Prodromalstadium einer Alzheimer-Krankheit noch nicht groß genug ist und deshalb eine Wirkung im Hinblick auf die Verbesserung kognitiver Fähigkeiten nicht gezeigt werden konnte. Allerdings konnte auch eine den Krankheitsverlauf verzögernde Wirkung, die ab dem Stadium der leichten Demenz vom Alzheimer-Typ nachweisbar ist, bei MCI-Patienten nicht festgestellt werden. Zusammenfassend kann, basierend auf den vorliegenden Daten aus klinischen Studien, ein Einsatz der AChE-Inhibitoren bei der Alzheimer-Krankheit im Stadium der leichten kognitiven Störung nicht empfohlen werden.

8.1.2 Memantin

Der nicht-kompetetive NMDA-Rezeptor-Antagonist Memantin beeinflusst das glutamaterge Neurotransmittersystem und hat eine Zulassung für die Behandlung der moderaten bis schweren Alzheimer-Demenz. Die Wirksamkeit von Memantin wurde in einer Anzahl von klinischen Studien untersucht, die ebenso wie bei den AChE-Hemmern vom IQWiG auch jenseits des Zulassungsverfahrens erneut kritisch hinterfragt wurden. In einer Meta-Analyse konnte gezeigt werden, dass Memantin, ebenso wie die AChE-Inhibitoren bei leichter bis mittelschwerer Demenz, einen signifikanten Effekt auf die Kognition und die Aktivitäten des täglichen Lebens sowie im Krankheitsverlauf auftretende Verhaltenssymptome hat [6]. Die Ergebnisse der kritischen Überprüfung zusammenfassend kann gesagt werden, dass die Wirksamkeit von Memantin im Hinblick auf eine Verbesserung der kognitiven Leistungsfähigkeit in klinischen Studien von anerkannter methodischer Qualität nachgewiesen werden konnte, wenngleich die festgestellten Effektstärken in den getesteten Domänen geringer waren als bei den AChE-Inhibitoren [1, 6]. Dieses ist vermutlich primär in den pharmakologischen Eigenschaften des NMDA-Rezeptor-Antagonisten und seinem Wirkmechanismus begründet. Wichtig ist aber auch zu bedenken, dass mit Eintreten des Stadiums einer moderaten Demenz, wenn die kognitiven Reserven weitgehend aufgebraucht sind, häufig ein sich beschleunigender Abbau festzustellen ist und vor diesem Hintergrund die Wirksamkeit von Memantin im Vergleich zu den AChE-Hemmern zu bewerten schwierig ist. Die Wirksamkeit von Memantin im Hinblick auf die Verbesserung der alltagspraktischen Fähigkeiten bleibt, zumindest aus Sicht des IQWiG, umstritten. Die empfohlene Höchstdosis von Memantin ist 20 mg und kann bei guter Verträglichkeit

ohne Auftreten von Nebenwirkungen binnen 4 Wochen in wöchentlichen Aufdo-
sierungsschritten zu je 5 mg erreicht werden. Für den Beginn der Behandlung mit
Memantin wird ein sog. Starterpack angeboten, das entsprechende Aufdosierungs-
schritte beinhaltet. Im Vergleich zu den AChE-Hemmstoffen sind Nebenwirkungen
bei der Behandlung mit Memantin deutlich seltener. Im Falle des Auftretens von
Nebenwirkungen während der Aufdosierung sollte umgehend auf die zuletzt tolerierte
Menge reduziert werden. Ein späteres Fortsetzen der Aufdosierung ist möglich, sollte
aber erst in angemessenem zeitlichen Abstand versucht werden. Häufige Nebenwirkungen von Memantin umfassen motorische Unruhe, Blutdrucksteigerung, Schwindel, Kopfschmerz, Obstipation und gesteigerte Müdigkeit. Obwohl klinische Studien
durchgeführt wurden mit dem Ziel, Memantin auch für die Behandlung der leichten
bis mittelschweren Demenz zu etablieren, konnte ein Nachweis der Wirksamkeit im
Sinne hinreichend großer Effektstärken diesbezüglich nicht erbracht werden [6].

8.1.3 Kombinationstherapie

Vor dem Hintergrund des Fortschreitens der Erkrankung und dem Wunsch nach höheren Effektstärken der Antidementiva, die letztlich eine bessere symptomatische Therapie erlauben, wurden intensiv die Möglichkeiten der Kombinationstherapie hinterfragt. Unter Kombinationstherapie im Kontext von Antidementiva versteht man die
Behandlung mit einem AChE-Hemmstoff in Kombination mit dem NMDA-Rezeptor-
Antagonisten Memantin. Die Rationale für die Kombination von Wirkstoffen mit verschiedenen Wirkmechanismen liegt auf der Hand (Abb. 8.1). Es kann vermutet werden, dass durch die Kombination von verschiedenen Wirkmechanismen (cholinerge
und glutamaterge Neurotransmission) ein additiver Effekt oder eine sogar darüber
hinausgehende Steigerung der Wirkung gegenüber der Monotherapie erreicht werden
kann. Eine Kombinationstherapie ist als Add-on-Behandlung, dem Hinzufügen einer
Zweitsubstanz bei vorbestehender Behandlung mit einem Antidementivum oder als
ein zeitgleicher Einsatz im Rahmen des Beginns einer Behandlung (de novo) denkbar. Während mehrere Anwendungsbeobachtungen und unverblindete Studien die
Vermutung nahelegen, dass die Kombinationstherapie der Monotherapie mit einem
AChE-Hemmstoff überlegen sei, haben nur wenige randomisierte, doppelblinde Studien die Wirksamkeit der Kombinationstherapie untersucht. Die Kombinationstherapie kam dabei in verschiedenen Stadien der Alzheimer-Krankheit entweder als Add-
on-Gabe von Memantin zu vorbestehender Therapie mit einem AChE-Hemmstoff [7, 8],
als Kombination nach vorherigem Absetzen [3] oder als De-novo-Therapie bei zuvor
nicht mit Antidementiva behandelten Demenzpatienten in einer weiteren Studie des
Kompetenznetzes Demenzen zum Einsatz [9]. Zusammenfassend lässt sich hinsichtlich der Ergebnisse sagen, dass in doppelblinden, randomisierten Studien nur die zusätzliche Gabe von Memantin bei schwerer Demenz (Mittelwert MMSE: 10) eine Überlegenheit hatte [7]. Ob dieser Effekt über 24 Wochen hinaus anhält, lässt sich anhand

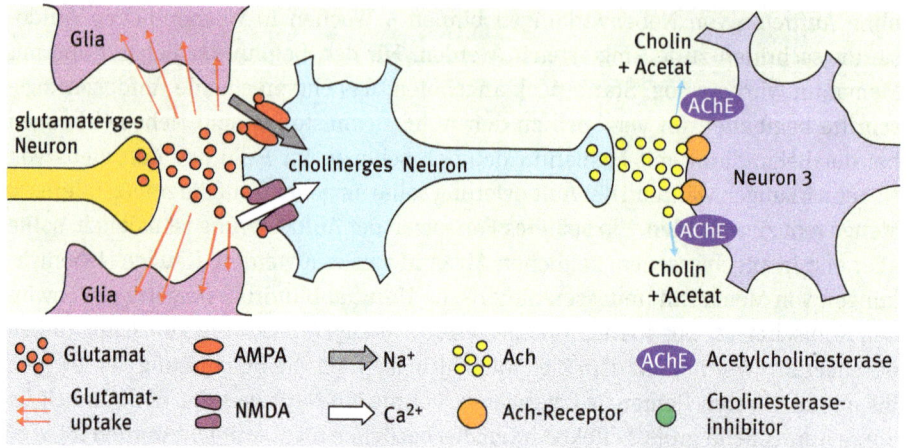

Abb. 8.1: Mögliche synergistische Unterstützung der glutamatergen und cholinergen Neurotransmission als Grundlage der Kombinationstherapie in schematischer Darstellung.

der Studiendaten nicht beantworten. Hinzu kommt, dass der Versuch, die Überlegenheit der Kombinationstherapie bei mittelschwerer Demenz (Mittelwert MMSE: 17) zu reproduzieren, nicht gelungen ist [8]. Wenn bei schwerer Demenz zunächst der AChE-Inhibitor abgesetzt und dann erneut begonnen wurde antidementiv zu behandeln, dann war ebenfalls keine Überlegenheit der Kombinationstherapie mehr festzustellen [3]. Auch als De-novo-Ansatz, mit gleichzeitigem Behandlungsbeginn von AChE-Inhibitor und Memantine, im Stadium der leichten Demenz (Mittelwert MMSE: 22) vom Alzheimer-Typ war die Kombinationstherapie der Monotherapie nicht überlegen [9]. Es bleibt also zusammenfassend einem individuellen Behandlungsversuch und der Validierung seines Erfolges überlassen, ob eine Kombinationstherapie, vornehmlich als add-on von Memantin ergänzend zu vorbestehender Behandlung mit einem AChE-Hemmstoff bei schwerer Demenz, befürwortet werden kann. Die mehrheitlich negativen, mit einem kontrollierten Studiendesign durchgeführten Untersuchungen zum Nachweis der Wirksamkeit einer Kombination aus AChE-Hemmstoffen und Memantin haben letztlich dazu beigetragen, dass die Entwicklung einer Darreichungsform mit zwei Wirkstoffen in einer Tablette nicht weiterverfolgt wurde.

8.1.4 Einsatz von Antidementiva im Krankheitsverlauf

Der Beginn der Behandlung mit einem AChE-Inhibitor sollte zeitnah nach Diagnosestellung eines leichten bis mittelschweren Demenzsyndroms vom Alzheimer-Typ und nach Ausschluss von Kontraindikationen erfolgen. Es gibt keinen Hinweis, dass ein späterer Beginn der antidementiven Behandlung einen höheren kumulativen Nutzen erzielen würde. Auch ein früherer Beginn z. B. bei Vorliegen eines MCI-Syndroms hat sich, wie bereits erwähnt, nicht als vorteilhaft erwiesen. Als akzeptabel gilt aber auch eine Latenz des Beginns der antidementiven Behandlung von bis zu einem halben Jahr nach Diagnosestellung. Dieses ist zumindest der Zeitrahmen, der bei der Durchführung von klinischen Studien mit dem Ziel die Wirksamkeit eines neuen Wirkstoffes gegen Placebo zu testen, als ethisch vertretbar gilt. Die Therapie sollte fortgesetzt werden, wenn binnen der ersten 3 Monate eine positive Wirkung objektiviert werden kann und keine anhaltenden Nebenwirkungen auftreten. Eine unterbrochene Behandlung kann jederzeit wieder aufgenommen werden. Dabei sollte, um das Auftreten von Nebenwirkungen zu vermeiden, zunächst wieder die Anfangsdosis Verwendung finden. Bei fehlendem Wirkungsnachweis oder Auftreten von Nebenwirkungen kann ein alternativer AChE-Inhibitor eingesetzt werden. Das Interaktionspotenzial und die Besonderheiten bei der Einnahme sind sorgfältig zu bedenken. Die symptomatische Behandlung sollte kontinuierlich auch bei Verschlechterung und Verlust von kognitiven und alltagspraktischen Fähigkeiten im Krankheitsverlauf fortgesetzt werden. Die Geschwindigkeit des Fortschreitens und der Abnahme von kognitiven und alltagspraktischen Fähigkeiten ist auch unter Behandlung mit Antidementiva individuell sehr unterschiedlich. Während sich viele Patienten im Stadium der leichten Demenz nur langsam verschlechtern, ist vielfach nach Eintreten der mittelschweren Demenz eine Beschleunigung festzustellen. Ein Behandlungsversuch mit der Kombination aus AChE-Inhibitor und Memantin kann unter den oben skizzierten Voraussetzungen erwogen werden, eine Alternative ist die Umstellung von dem vorbestehenden AChE-Inhibitor auf Memantin, entsprechend den Zulassungsbeschränkungen. Es finden sich Hinweise, dass die fortgesetzte Behandlung mit Antidementiva über den Erkrankungsverlauf hinweg die Notwendigkeit des Einsatzes von Neuroleptika zur Behandlung von neuropsychiatrischen Syndromen minimieren kann [1, 6].

8.1.5 Ginkgo biloba

Der pflanzliche Wirkstoff Ginkgo biloba bzw. sein Extrakt kann zum erweiterten Kreis der Substanzen mit Potenzial für eine symptomatische Verbesserung der krankheitsbedingten Symptome einer Demenz oder seiner Frühstadien gezählt werden. Es wurden einige Anstrengungen unternommen den Wirkmechanismus der Ginkgoextrakte zu entschlüsseln, ohne dass ein abschließender Nachweis zu führen gewesen wäre. Es kann angenommen werden, dass die Wirkung auf einer multifaktoriellen Basis beruht. In seiner, was die Ergebnisse aus klinischen Studien anbelangt, wechselvollen Geschichte hat Ginkgo biloba seine Attraktivität als frei verkäufliche Substanz mit zahlreichen Hinweisen auf günstige Effekte bei abnehmender kognitiver Leistungsfähigkeit behaupten und ausbauen können. Der Marktanteil von Ginkgo übertrifft seit Jahren den gemeinsamen Anteil aller AChE-Inhibitoren und Memantin zusammen in etwa um das 3-Fache. Insbesondere für die hohe Dosierung von 240 mg täglich gibt es Hinweise auf eine Verbesserung der kognitiven Fähigkeiten, woraus sich aber keine generelle Empfehlung ableiten lässt [1]. Da die klinischen Studien zur Wirksamkeit von Ginkgo biloba sehr inhomogen konzipiert wurden, konnten Meta-Analysen zur Berechnung von Effektstärken nicht methodisch einwandfrei durchgeführt werden. Den größten Konsens hinsichtlich der nicht einfach zu bewertenden Wirkung von Ginkgo biloba erzielt wohl das Resümee, dass ein möglicher Nutzen des Präparates dem geringen Risiko von Nebenwirkungen überlegen sei [10]. Obwohl Ginkgo biloba in Deutschland, vor dem Hintergrund der nicht eindeutigen Studienergebnisse, vorübergehend aus der Erstattungsfähigkeit zur Behandlung des Demenzsyndroms herausgenommen wurde, führte dieses nicht zu einem nachhaltigen Einbruch beim Absatz. Das temporäre Versagen der Erstattung verbunden mit einer intensiven Werbung führte im Ergebnis vielmehr dazu, dass immer mehr Patienten die frei verkäufliche Substanz auf eigene Kosten erwerben. Es darf allerdings vermutet werden, dass Ginkgo häufig auch ohne Vorliegen eines Demenzsyndroms, an das die Erstattungsfähigkeit heute wieder gebunden ist, in vorbeugender Absicht oder bei vergleichsweise geringen kognitiven Beschwerden eingenommen wird. Der anhaltende, ungebrochene kommerzielle Erfolg von Ginkgoextrakten zeigt den Bedarf und das hohe Interesse an einer gut verträglichen, rein pflanzlichen Substanz zur Steigerung der kognitiven Leistungsfähigkeit mit zunehmendem Alter.

Auf die Darstellung und Bewertung weiterer Substanzen mit Potenzial für einen symptomatischen Nutzen in der Behandlung von kognitiven Störungen und Demenzen, wie etwa Piracetam und andere Nootropika, diätetische Lebensmittel oder andere Therapeutika wird an dieser Stelle verzichtet und auf die Bewertung in der S3-Leitlinie „Demenzen" verwiesen.

8.1.6 Kosten-Nutzen-Betrachtung und zusammenfassende Bewertung

Zu Beginn des Artikels fand die anhaltende Diskussion um den individuellen und den darüber hinausgehenden Nutzen der Behandlung mit Antidementiva bereits Erwähnung. Während Ginkgopräparate häufig nicht ärztlich verschrieben, sondern frei verkäuflich erworben werden, obliegt die Kosten-Nutzen-Betrachtung der individuellen Einschätzung des Konsumenten. Es ist in der Vergangenheit, vor dem Hintergrund der bereits skizzierten Diskussion um die Wirksamkeit, vielfach versucht worden, die erstattungsfähigen Antidementiva im Hinblick auf ihre Kosten-Nutzen-Relation für das Gesundheitswesen zu bewerten. Auch die ergänzende Bewertung durch das IQWiG diente letztlich diesem Ziel. Neben dem direkten Nutzen für den Patienten, der eine zumindest vorübergehende Verbesserung der krankheitsbedingten Symptome und im Idealfall eine Parallelverschiebung des Krankheitsverlaufs verzeichnen kann, ist der vielfältige potenzielle Nutzen jenseits der unmittelbaren Wirkung zu berücksichtigen. Der indirekte Nutzen der Einnahme von Antidementiva kann bezogen auf den Patienten darin bestehen, dass eine Therapie von neuropsychiatrischen Symptomen mit Neuroleptika später begonnen oder niedriger dosiert eingesetzt werden muss. Aus

Sicht der Finanzierung von Versorgungsstrukturen ist ein möglicher Nutzen die aus der zeitlichen Verzögerung des Krankheitsverlaufs resultierende später eintretende Pflegebedürftigkeit. Mittels gezielter Fragebögen, die die Ressourcen pflegender Angehöriger erfassen, wurde darüber hinaus versucht, die Auswirkung der Behandlung auf das soziale Umfeld zu erfassen. Obwohl angenommen werden kann, dass ein solcher Effekt besteht, ist der Nachweis anhand von Studiendaten wohl auch deswegen so schwer zu erbringen, weil sehr viele Faktoren diesen Zusammenhang beeinflussen. Seit dem Wegfall des Patentschutzes werden alle Antidementiva als Generika zu einem deutlich reduzierten Preis angeboten. Vor diesem Hintergrund hat sich die Diskussion aus Sicht der Kostenerstatter merklich entschärft und es kann, jenseits des quantitativen Nachweises eines die Kosten überwiegenden Nutzens, eine positive Relation zugunsten des Einsatzes von Antidementiva angenommen werden.

Timo Grimmer

8.2 Medikamente zur Behandlung der Alzheimer-Krankheit in der Entwicklung

Die bislang verfügbaren Medikamente zu Behandlung der Alzheimer-Krankheit sind zugelassen für ein Spätstadium der Erkrankung, dem Stadium der Demenz, und wirken symptomatisch. Bisher gibt es keine medikamentöse Behandlung, die in die Pathophysiologie der Erkrankung eingreift und damit das Voranschreiten der Erkrankung aufhalten kann.

Die medikamentösen Behandlungsansätze in der klinischen Entwicklung (Stand November 2016) lassen sich in drei Bereiche unterteilen:
1. Symptomatisch wirksame Arzneimittel
2. Medikamente gegen die Amyloid-Pathologie
3. Medikamente gegen die Tau-Pathologie

Auf die Darstellung medikamentöser Ansätze zur Behandlung der Alzheimer-Krankheit, die bisher nicht an Patienten erprobt wurden, wird in diesem Kapitel verzichtet.

8.2.1 Symptomatisch wirksame Arzneimittel

Zur Linderung der Symptome der Alzheimer-Krankheit stehen für das Stadium der leicht- bis mittelgradigen Demenz die Cholinesterase-Inhibitoren Donepezil, Galantamin und Rivastigmin und für das Stadium der mittel- bis schwergradigen Demenz der Glutamat-Modulator Memantine zur Verfügung. Die Effektstärken dieser Medikamente sind eher gering, sodass ein hoher Bedarf nach zusätzlichen symptomatischen Behandlungsoptionen besteht.

Zwei Rezeptorsysteme sind Ziel gegenwärtig erprobter Medikamente:

8.2.1.1 Der Alpha-7-nikotinerge Acetylcholin-Rezeptor (α7 nAChR)

Agonisten an diesem präsynaptisch gelegenen Rezeptor erhöhen die Ausschüttung von Acetycholin, Dopamin und Glutamat [11].

GTS-21: Für diese Substanz wurden die Ergebnisse der Phase I veröffentlicht [12]. Die Ergebnisse der Phase-II-Studie an Patienten mit Alzheimer-Demenz (Clinical-Trials.gov Identifier: NCT00414622), die 2007 abgeschlossen wurde, wurden bisher nicht veröffentlicht.

Encenicline (EVP-6124): Für diese Substanz zeigte eine Phase-I/II-Studie an 49 Patienten mit Alzheimer-Demenz gute Verträglichkeit für Tagesdosen von 0,1, 0,3 und 1,0 mg über 28 Tage (Ergebnisse auf ClinicalTrials.gov Identifier: NCT00766363). Vielversprechend waren darüber hinaus die Ergebnisse der Phase-II-Studie an 409 Patienten mit leicht- bis mittelgradiger Alzheimer-Demenz mit den Tagesdosen von 0,3, 1,0 und 2,0 mg über 24 Wochen (präsentiert auf der Alzheimer's Association International Conference [AAIC] 2012): der primäre Endpunkt Kognition, gemessen mit der ADAS-Cog13, unterschied sich um > 2 Punkte zwischen Placebo und der 2-mg-Gruppe ($p = 0,02$); der Unterschied im klinischen Gesamturteil, gemessen mit der CDR SOB, war ebenfalls statistisch signifikant, bei weiterhin guter Verträglichkeit. Allerdings mussten die daraufhin gestarteten beiden Phase-III-Studien wegen in Einzelfällen aufgetretenen gastrointestinalen Nebenwirkungen angehalten werden und wurden schließlich abgebrochen (ClinicalTrials.gov Identifier: NCT01969123, NCT01969136).

8.2.1.2 Der 5-HT$_6$-Rezeptor

5-HT$_6$-Rezeptor-Antagonisten erhöhen die Ausschüttung von Acetylcholin, Glutamat, Noradrenalin und Dopamin und scheinen die Kognition zu verbessern [13].

Idalopirdin (Lu AE58054): Diese Substanz wurde in einer Phase-II-Studie an 278 Patienten mit mittelgradiger Alzheimer-Demenz, die bereits mit Donepezil vorbehandelt waren, über 24 Wochen untersucht. Dabei unterschied sich der primäre Endpunkt Kognition, gemessen mit der ADAS-Cog11, nach 24 Wochen um > 2 Punkte ($p = 0,004$). Bei einigen Patienten unter Verum erhöhten sich die Leberenzyme [14]. Nach diesen ermutigenden Hinweisen auf klinische Wirksamkeit wird Idalopirdin in drei klinischen Phase-III-Studien untersucht: an 932 und 858 Patienten mit leicht- bis mittelgradiger Alzheimer-Demenz, zusätzlich zur Behandlung mit Donepezil, über 24 Wochen (ClinicalTrials.gov Identifier: NCT01955161 und NCT02006641) sowie an 734 Patienten mit leicht- bis mittelgradiger Alzheimer-Demenz, zusätzlich zur

Behandlung mit Cholinesterase-Inhibitoren, über 24 Wochen (ClinicalTrials.gov Identifier: NCT02006654). Die erste dieser drei Phase-III-Studien scheint weder auf dem primären noch auf den sekundären Endpunkten einen Unterschied zwischen Verum und Placebo erbracht zu haben (Pressemitteilung des Sponsors vom 22. 9. 2016).

Intepirdin (RVT-101, SB-742457): Diese Substanz wurde in vier Phase-II-Studien untersucht:
- An 371 Patienten mit leicht- bis mittelgradiger Alzheimer-Demenz über 24 Wochen. Die Patienten unter Verum zeigten eine signifikante ($p = 0{,}047$) Verbesserung im klinischen Gesamturteil, gemessen mit dem CIBIC+ [15].
- An 198 Patienten mit leicht- bis mittelgradiger Alzheimer-Demenz über 24 Wochen. Die Patienten unter Verum zeigten einen Trend zu Verbesserung im klinischen Gesamturteil, gemessen mit dem CIBIC+ [16].
- An 576 Patienten mit leicht- bis mittelgradiger Alzheimer-Demenz über 24 Wochen (ClinicalTrials.gov Identifier: NCT00708552). In dieser Studie ergab sich kein signifikanter Unterschied zwischen Verum und Placebo (clinicaltrialsregister.eu: EudraCT number 2008-000826-37).
- An 684 Patienten mit leicht- bis mittelgradiger Alzheimer-Demenz, zusätzlich zu einer Behandlung mit Donepezil, über 48 Wochen (ClinicalTrials.gov Identifier: NCT00710684). Die dort untersuchte höhere Dosis unterschied sich auf dem primären Endpunkt Kognition nach 24 Wochen statistisch signifikant ($p = 0{,}012$) mit 1,5 Punkten auf der ADAS-Cog11 (clinicaltrialsregister.eu: EudraCT number 2008-000827-25).

Eine Phase-III-Studie an 1.150 Patienten mit leicht- bis mittelgradiger Alzheimer-Demenz, zusätzlich zu einer Behandlung mit Donepezil, über 24 Wochen wurde begonnen (ClinicalTrials.gov Identifier: NCT02585934); ebenfalls eine Phase-IIb-Studie an 240 Patienten mit leicht- bis mittelgradiger Demenz bei Lewy-Körperchen über 24 Wochen (ClinicalTrials.gov Identifier: NCT02669433).

8.2.1.3 Brexipiprazol

Im Gegensatz zu den o. g. Medikamenten, die Rezeptoren zum Ziel haben, die bisher nicht untersucht worden sind, ist Brexipraxol ein partieller D2-Agonist. Dieser wird auf seine Wirkung gegen Agitation bei Patienten mit Alzheimer-Demenz in zwei Phase-III-Studien an 420 und 260 Patienten mit mittel- bis schwergradiger Alzheimer-Demenz über 12 Wochen untersucht (ClinicalTrials.gov Identifier: NCT01862640 und NCT01922258).

8.2.2 Medikamente gegen die Amyloid-Pathologie

Nachdem die Amyloid-Kaskaden-Theorie die am weitesten entwickelte Theorie über die Entstehung der Alzheimer-Krankheit ist, ist die Amyloid-Pathologie seit vielen Jahren im Fokus der Therapieforschung (vgl. z. B. [17]). Dabei werden nahezu alle Aspekte der Amyloid-Pathophysiologie ins Visier genommen:
- Hemmung der Enzyme, die für die Entstehung des als besonders schädlich betrachteten $A\beta_{42}$ verantwortlich sind, insbesondere die β-Sekretase;
- Hemmer der Aggregation von Aβ;
- Substanzen, die die Degradierung und den Abtransport bereits gebildeten Amyloids verbessern sollen.

Unter diesen ist die Nutzung des körpereigenen Immunsystems im Sinne passiver und aktiver Immunisierungen gegen Aβ am weitesten fortgeschritten, gefolgt von Hemmern der β-Sekretase (BACE).

8.2.3 Immunisierung gegen zerebrales Amyloid

Das Prinzip der aktiven Immunisierung (Impfung) beruht auf Antigenpräsentation, darauffolgender Produktion spezifischer Antikörper durch B-Lymphozyten, mit folgender Aktivierung des Monozyten-/Makrophagensystems. Menschliches Amyloid wird vom Immunsystem normalerweise nur in sehr geringem Maße als Antigen erkannt; durch eine bestimmte Weise der Präsentation und/oder zusätzliche Immunstimulierung durch Adjuvanzien gelingt es jedoch, eine Aktivierung des Immunsystems gegen dieses Peptid zu erreichen [17].

Bei der passiven Immunisierung hingegen werden die Antikörper gegen $A\beta_{42}$ außerhalb des Menschen hergestellt und dann intravenös oder subkutan verabreicht. Drei Wirkprinzipien solcher Antikörper werden diskutiert: (a) die Antikörper binden an die Amyloid-Plaques und lösen sie dadurch auf, (b) nach der Bindung wird wie bei der aktiven Immunisierung das Monozyten-/Makrophagensystem aktiviert und Aβ wird phagozytiert und (c) die Antikörper binden lösliches Aβ im Plasma, sodass es über eine Verschiebung des Konzentrationsgradienten zu einem vermehrten Transport von Aβ vom Gehirn über die Bluthirnschranke ins Blut kommt (peripheral sink hypothesis) [18].

Die aktive Immunisierung gegen $A\beta_{42}$ wurde bereits 1999 in Versuchen an transgenen Mäusen, die humanes Amyloid bildeten, erprobt. Die Wirksamkeit wurde anhand der Bildung von spezifischen Antikörpern, der deutlichen Reduktion von Amyloidhaltigen Plaques und in einer verbesserten kognitiven Leistungsfähigkeit gezeigt [19–21]. Die passive Immunisierung mit monoklonalen Antikörpern gegen $A\beta_{42}$ erwies sich bei transgenen Mäusen als ebenso wirksam [22]. Nach diesen ermutigenden Ergebnissen wurde die Immunisierung gegen $A\beta_{42}$ (mit AN1792) bereits vor über 10 Jahren bei Patienten mit einer Alzheimer-Krankheit im Stadium der Demenz erprobt.

In einer randomisierten, Placebo-kontrollierten, klinischen Phase-I-Studie an 80 Patienten mit leicht- bis mittelgradiger Alzheimer-Demenz wurde nachgewiesen, dass mehrere Injektionen von $A\beta_{42}$ bei einigen Patienten zur Bildung von spezifischen Antikörpern führten bei sehr guter Verträglichkeit [23]. Es schloss sich eine Phase-II-Studie an 372 Patienten mit leicht- bis mittelgradiger Alzheimer-Demenz an [24]. Aufgrund des Auftretens von Meningoenzephalitiden bei 6 % der Teilnehmer nach der dritten von fünf geplanten Injektionen wurde die Studie abgebrochen [25]. Ursächlich für diese unerwartete Wirkung scheint eine Mitaktivierung des T-Lymphozytensystems bei geänderter Zusammensetzung des Lösungsmediums gewesen zu sein [26–28]. Obwohl die Studie vorzeitig beendet wurde, deutete sich eine mögliche Wirksamkeit der Therapie an. Bei Patienten, die mit einer Antikörperbildung (Titer) auf die Immunisierung angesprochen hatten, zeigte sich im Vergleich zu Patienten ohne Antikörperbildung zwar keine signifikante Verbesserung in den üblichen neuropsychologischen Maßen (ADAS-Cog, MMST), aber bessere Ergebnisse zeigten sich in einer neuropsychologischen Untersuchungsbatterie mit höherer Veränderungssensitivität (NTB). Die Konzentration des Neurodegenerationsmarkers Tau in der Zerebrospinalflüssigkeit war ebenfalls geringer [24]. Dies kann man als einen Hinweis auf eine Verlangsamung des neurodegenerativen Prozesses werten; alternativ kann man diesen Befund auch als Hinweis auf eine Verringerung neuronaler Aktivität interpretieren. Bei der neuropathologischen Untersuchung von 2 Patienten, die an studienunabhängigen Ursachen verstorben waren, fanden sich eine stellenweise deutlich verminderte Plaquedichte und eine $A\beta$-Immunreaktivität in Mikrogliazellen als Hinweis auf einen Abräumvorgang [26, 27, 29].

Bei einer Nachuntersuchung der Teilnehmer der Phase-I-Studie (63 der ursprünglich 80 Teilnehmer) 4 Jahre nach Ende der Impfstudie ergab sich, dass bei den 6 Teilnehmern mit den höchsten Impftitern im Vergleich zu den 25 Teilnehmern ohne Impftiter die Zeit bis zum Auftreten eines schwergradigen demenziellen Syndroms dreimal so lang war (3,07 bzw. 1,03 Jahre, das Ergebnis war aufgrund der geringen Fallzahl nicht statistisch signifikant). Allerdings ergab die Autopsie von insgesamt 8 der zwischenzeitlich verstorbenen Teilnehmer zwar Abräumraten von Amyloid, die gut mit der Höhe der während der Studienteilnahme gemessenen Antikörpertiter korrespondierten, jedoch sind fast alle Teilnehmer im Stadium einer schwergradigen Demenz, gemessen mit einem MMST-Wert von 0, verstorben [30]. Dies weist daraufhin, dass entweder eine regelmäßige Auffrisch-Impfung notwendig gewesen wäre, oder dass die Entfernung der Amyloid-Plaques allein das Voranschreiten der demenziellen Entwicklung nicht komplett stoppen kann.

8.2.3.1 Passive Immunisierungen

Verträglichkeit: Die Hinweise auf eine Wirksamkeit der aktiven Immunisierung gegen Aβ haben den Anstoß dazu gegeben, diese Behandlungsstrategie weiter zu erproben. Wie sich bereits in der ersten größeren Studie am Menschen zeigte, birgt dieser Therapieansatz eine Reihe potenzieller Risiken: Durch die Immunreaktion können Amyloid-Ablagerungen aus zerebralen Gefäßen herausgelöst werden, mit der Gefahr von Mikro- oder auch Makroblutungen. Bei einzelnen Antikörpern, die für die passive Immunisierung verwendet werden, scheint diese unerwünschte Wirkung gehäuft aufzutreten, sodass die Dosis im Rahmen der Entwicklung zunehmend reduziert wurde [31, 32]. Das Auftreten von Mikroblutungen, heute als sog. Amyloid-related imaging abnormalities-hemorrhage (ARIA-H) bezeichnet, scheint jedoch zum einen i. d. R. asymptomatisch zu verlaufen, zum anderen treten solche ARIA-H, die mittels sehr sensitiver Sequenzen in der Magnetresonanztomographie (T2*) gut darstellbar sind, auch bei nichtimmunisierten Patienten mit Alzheimer-Krankheit auf [33]. Ursächlich könnte die kongophile zerebrale Amyloid-Angiopathie (CAA) sein, die mit der Alzheimer-Krankheit häufig vergesellschaftet ist [34].

Als Ausdruck der Immunreaktion, vermutlich vermittelt über eine Mitaktivierung des T-Lymphozytensystems, kann es darüber hinaus zum Auftreten von Schwellungen im Gehirn kommen. Diese aseptischen Enzephalitiden, heute als ARIA-E für Ödeme bezeichneten überschießenden Immunreaktionen, lassen sich frühzeitig durch entsprechende Sequenzen in der MRT (FLAIR-Sequenzen) erkennen und sind durch Dosisanpassung der Antikörper gut beherrschbar, sodass sie i. d. R. zu keinen oder nur geringgradigen klinischen Symptomen führen [35]. Daher ist gegenwärtig bei der Erprobung neuer Antikörper die regelmäßige Durchführung von MRT aus Sicherheitsgründen unerlässlich.

Weitere Hinweise auf Verträglichkeitsprobleme haben sich bisher nicht ergeben.

Biologische Wirksamkeit: Die biologische Wirksamkeit der passiven Immunisierung ist bereits in mehreren klinischen Studien unter Beweis gestellt worden. Die Gabe des monoklonalen Antikörpers Bapineuzumab verringerte bei 19 Patienten mit Alzheimer-Demenz nach 78 Wochen die Menge des zerebralen Amyloids, gemessen mit Amyloid-PET, um 4,3 % während dieses bei 7 Patienten mit Placebo um 7,9 % zunahm [36]; genauso verringerte die Gabe des Antikörpers Gantenerumab die Menge an Amyloid im Vergleich zu einer Placebo-Gruppe (n = 4): bei der Gabe von 60 mg um 15,6 %, bei der Gabe von 200 mg um 35,7 % [37]. Für den Antikörper Solanezumab konnte bei 52 Patienten mit Alzheimer-Demenz gezeigt werden, dass die pathologische Verringerung von Aβ$_{42}$ im Liquor im Vergleich zu Placebo dosisabhängig abnahm [38]. Bei den Teilnehmern an einer Phase-Ib-Studie mit dem Antikörper Aducanumab reduzierte sich die Menge zerebralen Amyloids, gemessen mit Amyloid-PET, dosisabhängig um bis zu über 50 % nach 1 Jahr [39].

Klinische Wirksamkeit: Trotz des klaren Hinweises auf die biologische Wirksamkeit ist bisher noch nicht der Wirksamkeitsnachweis auf den primären klinischen Endpunkten in klinischen Phase-III-Studien gelungen. Dennoch gibt es einige Hinweise darauf, dass die passiven Immunisierungen auch klinisch wirksam sind.

Aducanumab: Der monoklonale Antikörper Aducanumab wurde in einer Phase-Ib-Studie an Patienten mit beginnender bis leichtgradiger Alzheimer-Demenz erprobt. Eine Zwischenauswertung von 165 Patienten über 1 Jahr zeigte, dass sich die Patienten unter der Antikörpertherapie dosisabhängig langsamer verschlechterten als unter Placebo [39]. Zwei identische Phase-III-Studien mit insgesamt 2.700 Patienten mit beginnender bis leichtgradiger Alzheimer-Demenz über 18 Monate haben begonnen (ClinicalTrials.gov Identifier: NCT02477800 und NCT02484547).

Bapineuzumab: Der monoklnale Antikörper Bapineuzumab wurde trotz der o. g. Verträglichkeitsprobleme in niedrigeren Dosen in zwei Phase-III-Studien an insgesamt über 2.000 Patienten mit leicht- bis mittelgradiger Alzheimer-Demenz untersucht [32]. In allen im Protokoll festgelegten Auswertungen der klinischen Parameter zeigte sich kein statistisch signifikanter Unterschied zu Placebo, sodass das Entwicklungsprogramm eingestellt wurde.

BAN2401: Der monoklonale Antikörper BAN2401 wurde in einer Phase-I-Studie an 60 Patienten mit leicht- bis mittelgradiger Demenz bei Alzheimer-Krankheit über 4 Monate untersucht mit guter Verträglichkeit [40]. Eine Phase-II-Studie an 800 Patienten mit beginnender und leichtgradiger Alzheimer-Demenz mit drei unterschiedlichen Dosierungen über 18 Monate wurde begonnen (ClinicalTrials.gov Identifier: NCT01767311).

Crenezumab: Der monoklonale Antikörper Crenezumab [41] ist bereits in zwei klinischen Phase-II-Studien an 444 bzw. 91 Patienten mit leicht- bis mittelgradiger Alzheimer-Demenz über 68 Wochen untersucht worden. Während in der Gesamtstichprobe auf den primären Endpunkten keine signifikante Wirksamkeit nachweisbar war, zeigte eine post-hoc-explorative Auswertung, dass sich Patienten mit leichtgradiger Alzheimer-Demenz in der i. v.-Kohorte im Vergleich zu Placebo langsamer verschlechterten (präsentiert auf der Alzheimer's Association International Conference [AAIC] 2014).

Eine Phase-III-Studie an 750 Patienten mit beginnender bis leichtgradiger Alzheimer-Demenz über 24 Monate hat begonnen (ClinicalTrials.gov Identifier: NCT02670083).

Darüber hinaus wird der Antikörper in einer Phase-II-Studie an einer kolumbianischen Kohorte von 300 weitgehend asymptomatischen Trägern der PSEN1-E280A-Mutation, die zu einer Überproduktion von Amyloid führt, über 60 Monate untersucht (ClinicalTrials.gov Identifier: NCT01998841).

Gantenerumab: Der monklonale Antikörper Gantenerumab wird in einer Phase-II/III-Studie bei 799 Patienten mit beginnender Alzheimer-Demenz (ClinicalTrials.gov Identifier: NCT01224106) über 24 Monate untersucht. Eine weitere Phase-III-Studie an Patienten mit leichtgradiger Alzheimer-Demenz wurde begonnen (ClinicalTrials.gov Identifier: NCT02051608). Während der Rekrutierung der letzteren Studie führte der Sponsor eine Zwischenanalyse (futility analysis) in ersterer Studie durch, die nicht die Erwartung an Wirksamkeit erfüllt hat, sodass die Rekrutierung in die letztere Studie gestoppt wurde. Eine explorative Auswertung zeigte Hinweise auf Wirksamkeit in einer Substichprobe schnell voranschreitender Patienten (präsentiert auf der Alzheimer's Association International Conference [AAIC] 2015). Die Fortführung der beiden Studien ist offen. Darüber hinaus wird der Antikörper in einer Studie an 208 asymptomatischen Trägern einer der autosomal-dominanten Mutationen, die zu einer Überproduktion von Amyloid führen, (ClinicalTrials.gov Identifier: NCT01760005, DIAN-TU-Studie) über 24 bzw. 48 Monate (Biomarker und klinische Endpunkte) untersucht.

Solanezumab: Solanezumab ist der in der klinischen Prüfung am weitesten fortgeschrittene monoklonale Antikörper gegen zerebrales Amyloid. In zwei identischen Phase-III-Studien wurde dieser bei 1.012 bzw. 1.040 Patienten mit leicht- bis mittelgradiger Alzheimer-Demenz gegen Placebo geprüft. In beiden Studien wurden die für eine Zulassung relevanten primären Endpunkte nicht erreicht [33]. In im Protokoll im Vorhinein definierten weiteren Auswertungen ergab sich jedoch ein Hinweis darauf, dass Patienten, die erst an einer leichtgradigen Demenz litten, im Behandlungsarm langsamer kränker wurden als im Placeboarm [42]. Eine erneute Phase-III-Studie bei 2.100 Patienten mit leichtgradiger Alzheimer-Demenz über 18 Monate, bei der versucht wurde, das Signal einer Wirksamkeit bei leichtgradig Erkrankten zu wiederholen, verfehlte den primären Endpunkt eines statistisch signifikanten Unterschieds in der Kognition, gemessen mit der ADAS-Cog14 ($p = 0,095$) (ClinicalTrials.gov Identifier: NCT01900665; Pressemeldung des Sponsors vom 23.11.2016). Die meisten anderen Endpunkte für Kognition und Alltagsbewältigung waren statistisch signifikant unterschiedlich und deuten auf eine Verzögerung der Verschlechterung zwischen 11 und 15 % hin (präsentiert auf der Clinical Trials on Alzheimer's Disease Conference [CTAD] 2016).

Darüber hinaus hat eine Phase-III-Studie an 2.450 Patienten mit beginnender Alzheimer-Demenz über 24 Monate begonnen (ClinicalTrials.gov Identifier: NCT02760602). Außerdem wird der Antikörper in einer Studie an 1.150 Menschen mit asymptomatischer Alzheimer-Krankheit (definiert über ein positives Amyloid-PET, A4-Studie) über 36 Monate (ClinicalTrials.gov Identifier: NCT02008357) und in einer Studie an 208 asymptomatischen Trägern einer der autosomal-dominanten Mutationen, die zu einer Überproduktion von Amyloid führen, (ClinicalTrials.gov Identifier: NCT01760005, DIAN-TU-Studie) über 24 bzw. 48 Monate (Biomarker und klinische Endpunkte) untersucht.

8.2.3.2 Aktive Immunisierungen

Immunisierungsstrategien gegen Aβ beschränken sich nicht nur auf die passive Immunisierung, auch aktive Immunisierungen (Impfungen) befinden sich weiter in der klinischen Entwicklung.

CAD106: Bei CAD106 wurden mehrere N-terminale $Aβ_{1-6}$-Peptide auf ein virus-like particle aufgebracht [43]. 58 Patienten mit leicht- bis mittelgradiger Alzheimer-Demenz wurden über 12 Monate in einer Phase-I-Studie mit CAD106 oder Placebo behandelt. Erfreulicherweise entwickelten die Teilnehmer im Gegensatz zu der aktiven Immunisierung mit AN1792 (s. o.) keine Meningoenzephalitiden und in ca. 75 % einen ausreichenden Impftiter [44]. Es wurden daraufhin zwei Phase-IIa-Studien (ClinicalTrials.gov Identifier: NCT00733863 und NCT00795418) über je 52 Wochen an insgesamt 58 Patienten mit leichtgradiger Alzheimer-Demenz durchgeführt, denen im Anschluss die Teilnahme an offenen Verlängerungsstudien für weitere 66 Wochen angeboten wurde. Insgesamt 35 Teilnehmer nahmen bis zum Ende teil. Erneut wurden keine Meningoenzephalitiden oder ARIA-E beobachtet und über 50 % der Teilnehmer entwickelten einen dauerhaft ausreichenden Impftiter [45]. Die Ergebnisse einer weiteren Phase-II-Studie an 177 Patienten mit leichtgradiger Alzheimer-Demenz über 90 Wochen wurden bisher nicht vollständig berichtet (ClinicalTrials.gov Identifier: NCT01097096).

Gegenwärtig wird CAD in einer Phase-II-Studie an 1.340 kognitiv unbeeinträchtigten Personen, die homozygote Träger des ApoE-ε4-Allels sind und damit ein hohes Risiko haben, eine Alzheimer-Krankheit zu entwickeln, über mindestens 60 Monate untersucht (ClinicalTrials.gov Identifier: NCT02565511).

8.2.3.3 BACE-Inhibitoren

Die Hemmung der β-Sekretase (BACE) soll die Bildung von $Aβ_{42}$ aus dem Amyloid-Vorläuferprotein verringern. Dieser Ansatz hätte den Vorteil, dass die Behandlung oral und nicht wie bei den Immunisierungen parenteral erfolgen könnte.

Bisher wurden für verschiedene BACE-Inhibitoren auf wissenschaftlichen Kongressen Daten gezeigt, dass sich die Konzentrationen von $Aβ_{42}$ und $Aβ_{40}$ im Liquor mit den Substanzen deutlich verringern lassen. Bisher wurden noch keine Daten der laufenden Phase-II- und Phase-III-Studien der Öffentlichkeit vorgestellt oder in Fachjournalen publiziert, sodass noch keine Aussagen zur klinischen Wirksamkeit getroffen werden können.

AZD3293 (LY3314814): Dieser BACE-Inhibitor wurde in einer Reihe von Phase-I-Studien untersucht. Bei wiederholter Gabe wird eine Reduktion von $Aβ_{42}$ im Plasma von über 60 % und im Liquor von über 50 % erreicht [46]. Die weitere Entwicklung erfolgt zum einen in einer kombinierten Phase-II/III-Studie an 2.202 Patienten mit Mild Cognitive Impairment (MCI) bei Alzheimer-Krankheit oder mit leichtgradiger Demenz bei Alzheimer-Krankheit über 24 Monate (ClinicalTrials.gov Identifier: NCT02245737). Zum anderen wird die Substanz in einer Phase-III-Studie an 1.899 Patienten mit leichtgradiger Alzheimer-Demenz über 78 Wochen untersucht (ClinicalTrials.gov Identifier: NCT02783573).

CNP520: Dieser BACE-Inhibitor wurde bisher in Phase-I-Studien untersucht, in denen eine fast vollständige Reduktion von $A\beta_{40}$ im Liquor erreicht worden zu sein scheint (präsentiert auf der Alzheimer's Association International Conference [AAIC] 2016). Gegenwärtig wird CNP520 in einer Phase-II-Studie an 1.340 kognitiv unbeeinträchtigten Personen, die homozygote Träger des ApoE-ε4-Allels sind und damit ein hohes Risiko haben, eine Alzheimer-Krankheit zu entwickeln, über mindestens 60 Monate untersucht (ClinicalTrials.gov Identifier: NCT02565511).

E2609: Dieser BACE-Inhibitor wurde in Phase-I-Studien untersucht, in denen eine deutliche Reduktion von $A\beta$ im Liquor erreicht worden zu sein scheint (präsentiert auf der Alzheimer's Association International Conference [AAIC] 2012). Darüber hinaus wird die Substanz in einer Phase-II-Studie an 700 Patienten mit MCI bei Alzheimer-Krankheit sowie bei leicht- bis mittelgradiger Demenz bei Alzheimer-Krankheit über 18 Monate untersucht (ClinicalTrials.gov Identifier: NCT02322021). Darüber hinaus hat eine Phase-III-Studie an 1.330 Patienten mit MCI bei Alzheimer-Krankheit sowie bei leichtgradiger Demenz bei Alzheimer-Krankheit über 24 Monate begonnen (ClinicalTrials.gov Identifier: NCT02956486).

JNJ-54861911: Dieser BACE-Inhibitor wurde in Phase-I-Studien untersucht, in denen eine wenigstens 80%ige Reduktion von $A\beta$ im Liquor erreicht worden zu sein scheint (präsentiert auf dem Alzheimer's & Parkinson's Disease Kongress [AD/PD] 2015). In einer Phase-II-Studie an 114 Patienten mit asymptomatischer Alzheimer-Krankheit oder MCI bei Alzheimer-Krankheit über 6 Monate wurde die Substanz weiter untersucht (ClinicalTrials.gov Identifier: NCT02260674). Eine Phase-IIb/III-Studie an 1.650 Patienten mit asymptomatischer Alzheimer-Krankheit über 54 Monate hat begonnen (ClinicalTrials.gov Identifier: NCT02569398).

Verubecestat (MK-8931): Dieser BACE-Inhibitor wurde in einer Reihe von Phase-I-Studien untersucht und reduziert $A\beta$ im Liquor und Plasma dosisabhängig bis über 95 % [47]. Die Substanz wird in einer kombinierten Phase-II/III-Studie an 2.221 Patienten mit leicht- bis mittelgradiger Demenz bei Alzheimer-Krankheit über 78 Wochen (ClinicalTrials.gov Identifier: NCT01739348) sowie in einer Phase-III-Studie an 1.500 Patienten mit MCI bei Alzheimer-Krankheit über 104 Wochen (ClinicalTrials.gov Identifier: NCT01953601) untersucht.

8.2.3.4 Andere Ansätze gegen Amyloid

ALZT (Natrium-Cromoglicat und Ibuprofen): Der Entzündungshemmer Natrium-Cromoglicat wirkt im transgenen Mausmodell als Inhibitor der Aβ-Aggregation [48]. In Kombination mit und im Vergleich zu dem Entzündungshemmer Ibuprofen wird die Substanz an 600 Patienten mit MCI bei Alzheimer-Krankheit in einer klinischen Phase-III-Studie über 72 Wochen untersucht (ClinicalTrials.gov Identifier: NCT02547818).

Azeliragon (TTP488): Dieser Inhibitor von RAGE (receptor für advanced glycation end products) wurde in einer klinischen Phase-II-Studie an 399 Patienten mit leicht- bis mittelgradiger Alzheimer-Demenz über 18 Monate untersucht [49], bei der in einer Subgruppenanalyse eine Wirksamkeit für eine der untersuchten Dosierungen bei Patienten mit leichtgradiger Demenz gesehen wurde. Diese Dosierung wird nun in einer klinischen Phase-III-Studie an 800 Patienten mit leichtgradiger Alzheimer-Demenz über 18 Monate untersucht (ClinicalTrials.gov Identifier: NCT02080364).

Nilvadipin: Der Kalzium-Kanal-Antagonist scheint die Aβ-Clearance [50] und die Hirnperfusion zu verbessern und wird in einer Phase-III-Studie an 500 Patienten mit leicht- bis mittelgradiger Alzheimer-Demenz über 18 Monate untersucht (ClinicalTrials.gov Identifier: NCT02017340).

PQ912: PQ912 scheint ein Inhibitor der Glutaminylcyclase (QC) zu sein. QC ist notwendig zur Bildung von Pyroglutamat-Aβ aus Aβ [51]. Pyroglutamt-Aβ scheint ein besonders toxischer Anteil der Amyloid-Plaques zu sein [52].

In einer Phase-I-Studie an 136 Gesunden scheint PQ912 gut verträglich gewesen zu sein (präsentiert auf dem Alzheimer's & Parkinson's Disease Kongress [AD/PD] 2013). PQ912 wird in einer Phase-IIa-Studie an 110 Patienten mit MCI und leichtgradiger Demenz über 12 Wochen untersucht (ClinicalTrials.gov Identifier: NCT02389413).

Simvastatin: Das ZNS-gängige Medikament zur Senkung des Cholesterinspiegels wird auch als Medikament zur Behandlung der Alzheimer-Krankheit untersucht. Zum einen ist aus epidemiologischen Studien bekannt, dass eine Statin-Therapie einen protektiven Effekt auf das Entwickeln einer Alzheimer-Demenz haben könnte, zum anderen scheint Simvastatin einen Effekt auf die Konzentrationen von Aβ haben [53]. Eine Phase-III-Studie an 406 Patienten mit leicht- bis mittelgradiger Demenz bei Alzheimer-Krankheit [54] über 19 Monate erbrachte auf allen klinischen und biologischen Maßen keine signifikanten Unterschiede zwischen Verum und Placebo. Unter der Hypothese, dass eine Behandlung in früheren Krankheitsstadien wirksamer sein könnte, wird die Substanz in einer Phase-IV-Studie an 520 Patienten mit MCI bei Alzheimer-Krankheit über 24 Monate untersucht (ClinicalTrials.gov Identifier: NCT00842920).

8.2.4 Medikamente gegen die Tau-Pathologie

Unklar ist gegenwärtig der Nutzen von Therapien gegen die andere wesentliche Pathologie der Alzheimer-Krankheit: die Tau-Neurofibrillen.

Tideglusib: Tideglusib, ein Inhibitor der Glycogen-Synthase-Kinase 3 (GSK3-β) soll die Hyperphosphorylierung von Tau verhindern. Eine kleine Phase-IIA-Studie an 30 Patienten mit leicht- bis mittelgradiger Demenz bei Alzheimer-Krankheit für 4–6 Wochen zeigte gute Verträglichkeit und Hinweise auf eine Wirkung auf die Kognition [55]. Die Ergebnisse einer größeren Phase-IIB-Studie an 306 Patienten mit leicht- bis mittelgradiger Alzheimer-Demenz über 26 Wochen erbrachte keinen signifikanten Unterschied auf den klinischen Maßen in der Gesamtstichprobe [56]. In einer Post-hoc-Analyse unterschied sich eine der untersuchten Dosen in der Teilstichprobe der Patienten mit leichtgradiger Demenz im Bereich Kognition, gemessen mit der ADAS-Cog.

LMTM: Auch LMTM, das Chlorid-Salz des Methylenblaus, das die Aggregation von Tau verhindern soll, hat in einer Phase-III-Studie an 833 Patienten mit leicht- bis mittelgradiger Alzheimer-Demenz keinen Unterschied zwischen Verum und Placebo erbracht (präsentiert auf der Alzheimer's Association International Conference [AAIC] 2016).

Dennoch wird weiterhin an Anti-Tau-Ansätzen geforscht.

AADvac-1: AADvac-1 ist eine aktive Immunisierung, die pathologische Tau-Aggregate adressiert [57]. Die Verträglichkeit in einer Phase-I-Studie an 30 Patienten mit Alzheimer-Demenz scheint bisher bis auf einen Patienten, der epileptische Anfälle entwickelt hat, die möglicherweise mit der Impfung in Zusammenhang stehen könnten, über einen Zeitraum von bis zu 18 Monaten gut gewesen zu sein (präsentiert auf der Alzheimer's Association International Conference [AAIC] 2016). Eine Phase-II-Studie an 185 Patienten mit leichtgradiger Alzheimer-Demenz über 24 Monate ist angelaufen (ClinicalTrials.gov Identifier: NCT02579252).

8.2.5 Zusammenfassung

Die Entwicklung neuer Arzneimittel zur Behandlung der Alzheimer-Krankheit ist ein Fokus der weltweiten Arzneimittelforschung. Es wird an potenteren Medikamenten zur symptomatischen Behandlung, aber auch erstmals an Medikamenten, die in die Pathophysiologie der Erkrankung eingreifen, geforscht mit dem Ziel, das Voranschreiten der Alzheimer-Krankheit aufzuhalten oder zumindest zu verlangsamen. Dazu verlagert sich der Schwerpunkt der Identifikation von Menschen mit Alzheimer-Krankheit in Stadien der Prädemenz wie das der leichten kognitiven Störung (Mild Cognitive Impairment – MCI – oder nahezu gleichbedeutend beginnende Alzheimer-Demenz: prodromal AD) oder gar in asymptomatische Stadien. Bisher ermutigendste

Ergebnisse liegen für den Ansatz der passiven Immunisierung mittels monoklonaler Antikörper gegen Aβ$_{42}$ vor. Bisherige Phase-III-Studien scheiterten allerdings, bei Patienten im Stadium der Demenz, mit den gegebenen Dosen und über den Zeitraum von 18 Monaten statistisch signifikante Unterschiede auf den Zielparametern zu demonstrieren. Die gegenwärtig laufenden Phase-III-Studien versuchen das durch Behandlung von Patienten in Prädemenz-Stadien, durch die Gabe von höheren Dosen oder durch längere Studiendauern zu überwinden.

Peter Häussermann
8.3 Behandlung mit Psychopharmaka

8.3.1 Vorbemerkungen

Nichtkognitive Demenzsymptome stellen die größte Herausforderung in der langfristigen Betreuung von Demenzpatienten dar. Veränderungen des Erlebens und Verhaltens von Demenzpatienten werden im angloamerikanischen Raum unter dem Kürzel BPSD subsumiert. Dieses Kürzel steht für **Behavioral** and **Psychological Symptoms** in **Dementia** [58]. Im deutschsprachigen Raum wird dieser Begriff mit „Störungen des Verhaltens und Erlebens bei Demenz" oder auch mit „herausforderndem Verhalten bei Demenz" übersetzt.

Die Therapie von BPSD bei der Alzheimer-Krankheit (AK) soll immer im Rahmen eines Gesamtkonzepts stehen, bei dem psychosozialen, bewegungs- und milieutherapeutischen Interventionen die größte Bedeutung zukommt. Medikamentös stellt die Behandlung mit Antidementiva die Basistherapie von BPSD dar. Erst wenn diese Maßnahmen nicht ausreichend greifen oder sehr akute BPSD vorliegen soll eine psychopharmakologische Add-on-Behandlung eingesetzt werden [59].

Die Anwendung soll zeitlich begrenzt erfolgen (Absetzversuche) und die Therapie muss sorgfältig überwacht werden (z. B. Labor- und EKG-Kontrollen). BPSD werden oft mit verursacht oder akzentuiert durch somatische Erkrankungen oder Veränderungen im Lebensumfeld des Patienten. Daher gilt es immer auch eine gute allgemeinmedizinische Basistherapie (z. B. ausreichende Flüssigkeitszufuhr, vorsichtiger Ausgleich einer bestehenden Hyponatriämie, Absetzen anticholinerger Substanzen) sowie eine patientenindividuelle und Orientierung vermittelnde Milieugestaltung vorzuhalten. Sehr wichtig sind auch Unterstützung und Psychoedukation der Angehörigen und Betreuenden. Validierende pflegerische Verfahren haben wie die Ergo-, Bewegungs-, Physio- und Musiktherapie eine große Bedeutung.

Oft steht der behandelnde Arzt allerdings vor schwierigen Therapieentscheidungen. Auf der einen Seite steht das Wissen um die z. T. schweren und lebensbedrohlichen Nebenwirkungen der Psychopharmaka, gerade in der Gruppe von älteren Patienten, die unter einer AK leiden [60, 61]. Auf der anderen Seite können für den Patienten selbst oder die im direkten Lebensumfeld befindlichen Mitpatienten oder Pflegenden durch BPSD erhebliche Leiden entstehen. Antidementiva, Antidepressiva und Neuroleptika können zu einer Reduktion von BPSD führen und so auch die Belastung Pflegender reduzieren [62–65].

Nicht selten erkranken pflegende Angehörige unter der zunehmenden körperlichen und seelischen Belastung durch die voranschreitende AK sowie begleitende BPSD selber und fallen dann als Bezugs- und Pflegepersonen für den Erkrankten aus. So ist die gestörte Nachtruhe eine der stärksten Belastungen pflegender Angehöriger und ein Hauptgrund für die Einweisung des Erkrankten in vollstationäre gerontopsychiatrische Krankenhaus- oder Pflegeheimeinrichtungen. Für den Demenzerkrankten ist es wichtig, dass es seinen engsten Bezugspersonen gutgeht. Es treten also im Verlauf der Betreuung von Demenzpatienten und deren Familien fast regelhaft Behandlungssituationen auf, die eine psychopharmakologische Begleitmedikation notwendig machen.

Ziel dieses Kapitels ist es, dem behandelnden Arzt psychopharmakologische Therapieoptionen zur Behandlung von BPSD aufzuzeigen. Diese Optionen sind zumeist leitlinienbasiert, allerdings in vielen Fällen auch der klinischen Praxis erwachsen.

Im **ersten Teil** des Kapitels werden die grundsätzlich verfügbaren und in der klinischen Praxis eingesetzten Substanzgruppen (Antidementiva, Antidepressiva, Antipsychotika, Hypnotika sowie Antiepileptika und Stimmungsstabilisatoren) in den möglichen Einsatzgebieten kurz beschrieben. Im **zweiten Teil** werden psychopharmakologische Behandlungsmöglichkeiten für spezifische BPSD beschrieben.

Für viele der beschriebenen herausfordernden Behandlungssituationen gibt es kaum oder gar keine spezifischen randomisierten Studien, sodass evidenzbasierte Therapieempfehlungen nicht immer möglich sind. Dennoch ist in einigen Fällen die alleinige nichtpharmakologische Behandlung unzureichend. Daher muss dann auch, ggf. nicht leitlinienbasiert und der individuellen Erfahrung des Behandlers entsprechend, eine psychopharmakologische Medikation eingesetzt werden. Sinnvollerweise werden die betreuenden Angehörigen und gesetzlichen Betreuer frühzeitig in die Therapieplanung mit einbezogen.

8.3.2 Prinzipien der Psychopharmakotherapie im Alter

Es sind möglichst nebenwirkungs- und interaktionsarme Substanzen zu bevorzugen. Die vorliegende Checkliste (Tab. 8.2) soll helfen, eine psychopharmakologische Therapieindikation zu überprüfen und fasst die wichtigsten Aspekte des klinischen Einsatzes der Pharmaka zusammen. Bezüglich der Dosierungen, Kontraindikationen, Nebenwirkungen und Interaktionen sei auch auf die jeweiligen Fachinformationen verwiesen. Alle sedierenden Substanzen erhöhen das Sturzrisiko wie wahrscheinlich auch das Thromboserisiko der zumeist hochbetagten Patienten und können Überhangeffekte am nächsten Tag aufweisen. Der Einsatz aller Psychopharmaka bei der AK unterliegt einer strengen Indikationsprüfung und einer sorgfältigen Nutzen-Risiko-Abwägung.

Tab. 8.2: Checkliste Psychopharmakotherapie bei der Alzheimer-Krankheit.

Kriterium	Zu beachten
Therapie notwendig?	– Psychopathologischer Befund – Eigen-/Fremdgefährdung – Organische Ursachen – Akuität der BPSD – Fremdanamnese – Kapazitäten Angehöriger/Pflegender erschöpft? – Psychopathometrie (NPI, CMAI, NOSGER) – Alternative nichtmedikamentöse Verfahren
Entscheidungs-hilfen	– Leitlinienempfehlungen – On-label/Off-label – Geriatrische Negativlisten: z. B. PRISCUS-Liste/Beers-Liste
Dosierung	– Start low, go slow – Niedrigste wirksame Zieldosis

Interaktionen	Merke: Exponentieller Anstieg möglicher Interaktionen mit der Zahl eingenommener Medikamente
	(a) *Pharmakokinetik*
	  – Kurze Halbwertszeit
	  – Leber- und Nierenfunktion
	  – Hemmung von Cytochrom-P450-Isoenzymen?
	(b) *Pharmakodynamik*
	  – Wirkverstärkung bereits eingesetzter Medikamente?
	  – Therapeutische Breite?

Nebenwirkungen	– Anticholinerge Nebenwirkungen? – Diabetogen? – Gewichtsneutral? – Zerebrovaskuläre Problematik – Kardiotoxizität – Einfluss auf die QTc-Zeit? – Antriebsneutral – Wenig EPMS induzierend – Sturzgefahr nicht erhöhend
Art und Dauer der Behandlung	– Wer verschreibt/kontrolliert die Medikation? – Niedrigste noch wirksame Dosis eingesetzt? – Regelmäßige Absetzversuche!

EPMS = extrapyramidal-motorische Nebenwirkungen, QTc = frequenzkorrigierte QT-Zeit, NW = Nebenwirkungen, NPI = Neuropsychiatric Inventory, NOSGER = Nurses' Observation Scale for Geriatric Patients, CMAI = Cohen-Mansfield Agitation Inventory, BPSD = Behavioral and Psychological Symptoms in Dementia.

8.3.3 Besonderheiten der Off-label-Behandlung bei der Alzheimer-Krankheit

Unter Off-label-Einsatz versteht man allgemein die Verordnung eines zugelassenen Arzneimittels außerhalb des von Zulassungsbehörden genehmigten Gebrauchs. Eine Off-label-Behandlung kann in verschiedenen Szenarien stattfinden, gut zu merken sind die sog. vier D's: (1) Diagnose (Indikation), (2) Dosis, (3) Dauer und (4) Demographie (Alter).

Zum Off-label-Einsatz kommt es im Rahmen eines sog. individuellen Heilversuches, wenn beispielsweise zugelassene Medikamente unwirksam waren, nicht vertragen wurden oder gar nicht existieren. Nach einem Urteil des Bundessozialgerichts aus dem Jahr 2002 (Az.: B1KR37/00R) kann die Off-label-Gabe eines Medikaments dann gerechtfertigt sein, wenn es sich (1) um die **Behandlung** einer **schwerwiegenden Erkrankung** handelt, bei der (2) **keine andere zugelassene medikamentöse Therapie verfügbar** ist und (3) aufgrund der **Datenlage** die **Aussicht besteht,** dass die **Behandlung erfolgreich** ist [66].

In der medikamentösen Therapie von älteren Demenzpatienten ist eine Off-label-Behandlung häufig notwendig. Die holländische PROPER-I-Studie [67] zeigte, dass die pharmakologische Behandlung von BPSD in den meisten Fällen nicht gemäß der Zulassung der jeweiligen Präparate erfolgt. Dies gilt insbesondere für die Indikationsstellung und Dauer der Behandlung [67]. Viele Psychopharmaka sind allerdings entweder aufgrund fehlender klinischer Studien, die deren Wirksamkeit und Verträglichkeit belegen, oder mangels Interesse der Hersteller für die Gruppe der oft multimorbiden Demenzpatienten nicht gut untersucht. Die Evidenz für den Off-label-Gebrauch ist bei neueren Medikamenten besser als die Evidenz für ältere Substanzen. Haloperidol weist beispielsweise eine ältere und daher weitere syndromorientierte Zulassung *zur Behandlung organischer Psychosen, akuter psychomotorischer Erregungszustände und akuter manischer Syndrome* auf [68]. Das Mortalitäts- und Nebenwirkungsrisiko ist jedoch größer als bei den neueren atypischen Substanzen wie z. B. Aripiprazol [59]. Die Zulassungsverfahren für ältere Medikamente stellten niedrigere Anforderungen an die wissenschaftliche Evidenz. Auch unterscheiden sich die früher angenommenen Krankheitskonzepte oftmals von den heute gebräuchlichen. Dies führt insgesamt dazu, dass aktuell z. T. weniger gute ältere Substanzen mit schlechter Evidenzlage zugelassen sind während neuere Medikamente mit besserer Evidenz bezüglich Wirksamkeit und Verträglichkeit keine Zulassung aufweisen.

Bezüglich der Aufklärung von Patienten oder Vorsorgebevollmächtigten/Betreuern werden beim Off-label-Einsatz erhöhte Anforderungen gestellt. In der Regel sollte eine solche Behandlung bei Demenzpatienten erst nach schriftlicher Aufklärung des Vorsorgebevollmächtigten bzw. rechtlichen Betreuers wie auch des Patienten erfolgen. Allerdings ist die Aufklärung des Patienten in vielen Fällen aufgrund kognitiver Defizite nicht möglich. Wichtig ist daher die Berücksichtigung Evidenz-basierter Leitlinien, welche zunehmend Standards in der evidenzbasierter Demenzbehandlung setzen und helfen, Off-label-Behandlungen besser zu rechtfertigen [66].

8.3.4 Antidementiva

Antidementiva zeigen positive Effekte auf kognitive Symptome und Alltagsbewältigungsfähigkeit bei der AK. Derzeit sind für die Behandlung der leicht- bis mittelgradigen AK die drei Cholinesterasehemmer (ChEI) Donepezil, Galantamin und Rivastigmin zugelassen. Für moderate bis schwergradige Demenzstadien ist der nichtkompetitive NMDA-Modulator Memantin zugelassen (Tab. 8.3).

Antidementiva haben auch einen positiven Effekt auf BPSD. Allerdings sind die jeweiligen Effektstärken nur gering. Gerade Donepezil und Galantamin können auch BPSD bei leicht- bis mittelgradiger AK positiv beeinflussen [62, 64]. Ähnliches gilt für Memantin in moderaten bis schweren Stadien der AK [6].

Tab. 8.3: Einsatz der neueren Antidementiva mit Wirksamkeit auf BPSD.

Substanz	Einsatzgebiete	Start-/Zieldosis	Cave
Galantamin	– Leicht- bis mittelgradige AK, schwere AK – BPSD	Tablette: Einmalgabe; 8 mg ret. morgens, nach 4–6 Wochen Steigerung auf 16 mg, später max. 24 mg ret./die. Lösung: 4 mg morgens und abends, max. 24 mg/die	Gastrointestinale Symptome, Bradykardien, AV-Block, Schwindel, Synkopen, COPD; Ulkusanamnese Gewichtsverlust; EKG-Kontrollen vor/unter der Behandlung
Donepezil	– Leicht- bis mittelgradige AK, schwere AK – BPSD	5 mg abends. Steigerung nach 4–6 Wochen auf 10 mg/die. Einmalgabe. Bei Albträumen morgendliche Gabe	Gastrointestinale Symptome, Bradykardien, AV-Block, Schwindel, Synkopen, COPD; Ulkusanamnese Gewichtsverlust; Lebhafte Träume bei abendlicher Gabe; Selten Leukopenien; EKG-Kontrollen vor/unter der Behandlung
Rivastigmin	– Leicht- bis mittelgradige AK, schwere AK – BPDS	Tablette/Saft: Beginn mit 2 × 1,5 mg/die, jeweils morgens und abends. Steigerung nach 14 Tagen auf 2 × 3 mg/die. Maximal 12 mg/die. Pflaster: Beginn mit 4,6 mg/die. Steigerung auf 9,5 mg/die nach 4–6 Wochen. Maximal 13,3 mg/die	Gastrointestinale Symptome, Bradykardien, AV-Block, Schwindel, Synkopen, COPD; Ulkusanamnese Gewichtsverlust, EKG-Kontrolle vor und während der Behandlung
Memantin	– Moderate bis schwere AK – BPSD	Beginn mit 5 mg morgens, wöchentliche Steigerung um 5 mg, Zieldosis: 20mg/die. Bei Niereninsuffizienz 10 mg/die; Gabe nur morgens oder aufgeteilt in zwei Dosen, morgens und mittags	Bei Niereninsuffizienz kontraindiziert; Unruhe, Verwirrtheit, Schlafstörungen; Keine abendliche Gabe wegen möglicher Unruhe Schlafstörungen

Treten unter der abendlichen Gabe von Donepezil Schlafstörungen oder lebhafte Träume auf, so sollte das Medikament morgens gegeben werden. Eine cholinerge Stimulation in der ersten Nachthälfte ist aus schlafphysiologischer Sicht (vermehrt REM-Schlaf, daher sind Albträume möglich) und wegen der potenziell gestörten Gedächtniskonsolidierung im Tiefschlaf unter verstärkter nächtlicher cholinerger Stimulation ungünstig.

Piracetam weist eine weite Zulassung für *chronisch-hirnorganisch bedingte Leistungsstörungen bei demenziellen Syndromen* auf [68]. Dennoch gibt es zur Zeit keine Indikation für den Einsatz von Piracetam bei der AK. Unter Piracetam treten häufiger Aggressivität in Wort und Tat, Unruhe sowie Hypersexualität, gerade bei Männern, auf. Gleiches gilt im Übrigen auch (allerdigs weniger ausgeprägt) für das als Antiepileptikum eingesetzte Piracetam-Derivat Levetiracetam.

Der Gingko biloba Extrakt EGb 761 ist zur Behandlung von hirnorganisch bedingten geistigen Leistungseinbußen bei demenziellen Syndromen zugelassen [68]. Die Beurteilung der Wirksamkeit von Ginkgo biloba EGb 761 bei der Behandlung der AK hat sich in der S3-Leitlinie „Demenzen" zwischen 2009 und 2016 geändert. Der Gebrauch des Ginkgo-Extraktes in einer Zieldosis von 240 mg/die bei leicht- bis mittelgradiger AK wird jetzt als *erwägenswert* beurteilt, gerade wenn nichtpsychotische Verhaltenssymptome vorliegen [59]. Insgesamt ist die Evidenzlage für Ginkgo biloba jedoch schlechter als für die neueren Antidementiva.

In der Zusammenschau gilt: Antidementiva stellen die medikamentöse Basistherapie der AK dar. Ihre Behandlungseffekte sind für kognitive Störungen größer als für BPSD. Antidementiva (v. a. Memantin) können allerdings auch, gerade zu Beginn der Behandlung, BPSD wie z. B. Unruhe, Verwirrtheit, Agitiertheit oder Schlafstörungen auslösen oder verstärken. Diese initiale psychopathologische Verschlechterung ist meist reversibel. Dennoch kann das Auftreten dieser Nebenwirkungen dazu führen, dass ein Wechsel oder gar ein Absetzen des Antidementivums notwendig wird.

8.3.5 Antidepressiva

Bei Demenzpatienten werden am häufigsten Citalopram, Escitalopram und Sertralin eingesetzt. Indikationsgebiete stellen neben den affektiven Symptomen auch Unruhe und Agitation dar (Tab. 8.4). In einigen Fällen kann allerdings bei Demenzerkrankten durch die Gabe von selektiven Serotonin-reuptake-Inhibitoren (SSRI) auch Unruhe oder gereizt-aversives Verhalten induziert werden. Kommt es im Verlaufe der Eindosierung eines SSRIs zu diesen Verhaltensproblemen, so kann ein alternativer SSRI eingesetzt werden. Gegebenenfalls muss aber in einzelnen Fällen aufgrund der beschriebenen Problematik ganz auf den Einsatz von SSRI verzichtet werden.

Selektive Serotonin-reuptake-Inhibitoren erhöhen bei älteren Patienten das Sturzrisiko [69] und führen, häufiger als bei jüngeren Patienten, zu Hyponatriämien. Vor dem Einsatz von SSRI sollte daher möglichst ein hochnormaler Na-Serumwert vorliegen, weil unter serotonerger Therapie beim Älteren häufig ein Syndrom der inadäquaten ADH-Sekretion (SIADH) auftritt. Auch besteht unter SSRI-Therapie eine erhöhte Blutungsneigung, gerade wenn diese mit anderen gerinnungshemmenden Substanzen gemeinsam eingesetzt werden.

Die frequenzkorrigierte QT-Zeit (QTc) kann unter Behandlung mit Citalopram und Escitalopram dosisabhängig ansteigen. Beide Substanzen sollen daher nicht mit anderen QT-Zeit verlängernden Neuroleptika wie Quetiapin oder Risperidon eingesetzt werden. Die Höchstdosis bei Demenzpatienten liegt bei 20 mg/die für Citalopram, bei Escitalopram sind es 10 mg/die. Citalopram bessert auch agitiertes Verhalten bei Demenzpatienten [70].

Sertralin ist bezüglich der QTc-Zeit-Problematik weniger problematisch als (Es-) Citalopram. Sertralin ist daher gut geeignet zur Behandlung depressiver Symptome und anderer BPSD bei AK (Tab. 8.4). Sertralin kann Depressivität, Alltagsaktivität, Angehörigenbelastung und BPSD bei der AK bessern [66, 71]. Die Substanz wird in Dosierungen von 50–200 mg/die eingesetzt.

Trazodon wirkt im Wesentlichen über eine Wiederaufnahmehemmung von Serotonin, einen Antagonismus an $5\text{-}HT_2$-Rezeptoren und eine α-Rezeptor-Blockade. Trazodon hat in niedriger Dosis positive Effekt auf Schlafstörungen bei AD [72]. Orthostatische Hypotension und morgendliche Sedierung sind die relevantesten Nebenwirkungen. Trazodon kann in Dosen von 50–100 mg/die zur Behandlung von Aggressivität, Unruhe und Schlafstörungen bei der AK eingesetzt werden (Tab. 8.4).

Mirtazapin ist ein noradrenerg und spezifisch serotonerg wirkendes Antidepressivum (NaSSA) mit einer starken Hemmung von H_1-Rezeptoren, weshalb es auch stark sedierend wirkt. Überhangeffekte am nächsten Tag werden von vielen Patienten berichtet. Daneben kann ein subklinisch bestehendes Restless-legs Syndrom symptomatisch werden. Es gibt ein relevantes Leukopenie-Risiko, auch Beinödeme und metabolische Nebenwirkungen mit erhöhten Blutzucker-Werten und einer Gewichtszunahme können auftreten. Die initiale Dosis beträgt 7,5 mg abends, eine Steigerung auf bis zu 45 mg/die ist möglich. Mirtazapin sollte möglichst abends bzw. kurz vor dem Einschlafen genommen werden, weil es v. a. zu Beginn der Behandlung stark sedierend wirkt. Im niedrigen Dosisbereich kann die sedierende Wirkkomponente stärker ausgeprägt sein als bei höheren Dosen.

Agomelatin ist ein Pharmakon mit agonistischer Wirkung auf melatonerge Rezeptoren im Ncl. suprachiasmaticus. Bei der AK gehen diese Rezeptoren bereits frühzeitig verloren. Daneben hat die Substanz einen antagonistischen Effekt auf $5\text{-}HT_{2c}$-Rezeptoren. Agomelatin sollte daher nur bei leichter AK zur Behandlung depressiver Symptome und Schlafstörungen eingesetzt werden (Tab. 8.4).

Die selektiven Serotonin- und Noradrenalin-reuptake-Inhibitoren (SNRI) Venlafaxin (Dosisbereich 37,5–150 mg/die, retardiert) und Duloxetin (Dosisbereich 30–90 mg/die) können zur Behandlung hartnäckiger depressiver Syndrome nach Versagen anderer Therapieoptionen eingesetzt werden. Auch bei der recht häufigen Apathie im Rahmen der AK können beide Substanzen wie auch Bupropion, ein noradrenerg

und dopaminerg wirkendes Antidepressivum (Dosisbereich 150–300 mg/die), eingesetzt werden.

8.3.6 Antipsychotika

Zu den besonderen Risiken dieser Substanzgruppe zählen vorzeitiger Tod, vermehrte
zerebrovaskuläre Ereignisse und auch kognitive Verschlechterungen. Dies gilt für die
neueren atypischen genauso wie für die älteren typischen Neuroleptika (NL). Ebenso
ist von einem erhöhten Risiko für Stürze sowie einer erhöhten Thrombose- und Em-
bolieneigung wohl unter der Therapie mit allen Neuroleptika auszugehen. Daneben
können extrapyramidale und orthostatische Nebenwirkungen auftreten.

Die CATIE-AD-Studie zeigte zwar die Nachteile der Neuroleptikagabe bei BPSD
[61]. Bei einer auf die Angehörigen ausgelegten Auswertung der CATIE-AD-Daten
zeigte die Behandlung der Verhaltensstörungen mit Atypika aber eine signifikante
Reduktion der Angehörigenbelastung [65].

Die Behandlung soll daher mit der niedrigsten wirksamen Dosis über einen möglichst kurzen Zeitraum erfolgen [59]. Substanzen mit geringen anticholinergen Eigenschaften und geringer Beeinflussung der kardialen Überleitung sollten bevorzugt eingesetzt werden.

Die klassischen älteren nieder- wie auch hochpotenten Neuroleptika weisen oft
eine breitere syndromorientierte Zulassung auf. Sie sind jedoch hinsichtlich potentieller Nebenwirkungen und Mortalität problematischer als die neueren Atypika. Daher
sollten die neueren atypischen Präparate trotz ihrer zumeist engeren Zulassung den
älteren typischen NL gegenüber vorgezogen werden [59].

Haloperidol weist mit das größte Risiko bezüglich zerebrovaskulärer Ereignisse
und Mortalität auf [59]. Die Substanz hat eine alte und daher weiter gefasste Zulassung
für die Behandlung von organischen Psychosen und und akuten manischen Syndromen [68]. Haloperidol sollte dennoch nur in Ausnahmefällen und dann in niedriger
Dosis (unter 3 mg/die) zur Behandlung von BPSD bei der AK eingesetzt werden. Besteht begleitend ein Parkinson-Syndrom, so soll Haloperidol nicht eingesetzt werden.

Zuclopenthixol ist zur Behandlung psychomotorischer Erregungszustände und
aggressiven Verhaltens bei Demenz zugelassen [68]. Dennoch sollte Zuclopenthixol
wegen der potentiell schweren extrapyramidal Nebenwirkungen (EPMS) möglichst
nicht bei der AK eingesetzt werden.

Risperidon weist eine Zulassung zur Behandlung von *anhaltender Aggression bei
mäßig-schwerer Alzheimer-Krankheit über einen Zeitraum bis zu sechs Wochen* auf [68].
Ein längerer Einsatz ist oft notwendig und auch sinnvoll [73]. Risperidon kann leitlini-
engemäß auch zur Behandlung agitierten Verhaltens bei Demenz eingesetzt werden
[59]. Risperidon ist derzeit das mit Abstand am häufigsten eingesetzte Neuroleptikum
zur Behandlung von BPSD bei AK. Der Dosisbereich liegt bei 0,25–1,5 mg/die. Selten werden auch höhere Dosen notwendig. Die EPMS-Schwelle liegt für ältere De-

menzpatienten bei ungefähr 1 mg/die. Treten vorher bereits in niedrigeren Dosierungen schwere EPMS oder delirante Syndrome auf, so sollte differentialdiagnostisch an das Vorliegen einer Lewy-Körper-Demenz (DLB) gedacht werden.

Aripiprazol (2,5–10 mg/die) kann als Alternative zu Risperidon eingesetzt werden, sollte dieses nicht vertragen werden oder nicht wirksam sein. Aripiprazol weist neben seiner dopaminantagonistischen auch noch eine geringe dopaminagonistische Aktivität auf. Deshalb tritt bei älteren Patienten zu Beginn der Behandlung oft Unruhe auf. Dies trifft besonders auf Behandlungssituationen zu, in denen zuvor mit einem stark wirksamen Dopaminantagonisten (Haloperidol, Risperidon, Amisulpirid) behandelt wurde. Möglicherweise sind in diesen Fällen Dopaminrezeptoren besonders sensibel für den intrinsischen Dopaminagonismus von Aripiprazol. Hier sollte dann einige Tage gewartet werden, bevor Aripiprazol eindosiert wird. Der Dopaminagonismus der Substanz erklärt wohl auch die zunehmend beschriebenen Impulskontrollstörungen (pathologisches Spielen, Sexsucht, Zwangshandlungen) unter der Behandlung mit Aripiprazol.

Olanzapin ist wegen des anticholinergen Nebenwirkungsprofils und des bei Älteren relevanten EPMS-Potenzials nicht zur Behandlung von BPSD geeignet. Derzeit gibt es keine ausreichende Evidenz für den Einsatz von Amisulpirid bei BPSD.

Quetiapin weist nur ein geringes EPMS-Potenzial auf. Aus diesem Grund ist der Einsatz in niedriger Dosis bei BPSD sinnvoll. Quetiapin hat im Vergleich zu den anderen Neuroleptika wohl das geringste kardiovaskuläre und Mortalitätsrisiko [59]. Die Startdosis liegt bei 12,5 mg/die, eine Steigerung kann alle 2–4 Tage um 12,5–25 mg erfolgen. Selten können auch Dosen bis 150 mg/die sinnvoll sein. Limitierend ist die dosisabhängige Verlängerung der frequenzkorrigierten QT-Zeit. Zu Beginn treten häufiger orthostatische Probleme auf, weshalb sich eine Startdosis von 12,5 mg mit konsekutiv langsamer Aufdosierung klinisch bewährt hat.

Clozapin sollte wegen seiner starken anticholinergen Nebenwirkungen und auch der möglichen Blutbildveränderungen nicht zur Therapie von BPSD bei der AK eingesetzt werden. Die Substanz wird eingesetzt bei Psychosen und anderen BPSD im Verlauf von α-Synucleinopathien (M. Parkinson, Parkinson-assoziierte Demenz, Lewy-Körper-Demenz), zumeist nach dem Versagen anderer Therapieoptionen. Besteht bei einem Patienten mit AK begleitend ein Parkinson-Syndrom, so kann ein niedrig dosierter Therapieversuch (50–75 mg/die, Beginn mit 6,25 mg/die, Steigerung alle 2–4 Tage um 6,25 bzw. 12,5 mg) unternommen werden. In niedriger Dosis sind die anticholinergen Nebenwirkungen von Clozapin zumeist nicht so ausgeprägt.

Häufig stellt sich differentialdiagnostisch die Frage nach dem Vorliegen einer DLB. Bei der DLB sollten möglichst keine Neuroleptika eingesetzt werden. Sind hier Neuroleptika allerdings unumgänglich, so können am ehesten Quetiapin und Clozapin in niedriger Dosis eingesetzt werden.

Die niederpotenten Neuroleptika Melperon und Pipamperon weisen ein altes und daher weites Zulassungsspektrum auf. *Schlafstörungen im Alter* sowie *psychomotorische Erregungszustände* sind hier mit abgedeckt [68]. Beide Substanzen sind sowohl in Tabletten- wie auch in flüssiger Zubereitung erhältlich. Pipamperon wirkt stärker sedierend als Melperon und verursacht mehr EPMS-Nebenwirkungen. Der Dosisbereich von Pipamperon liegt bei 1- bis 4-mal 20–40 mg/die. Melperon ist ein CYP2D6-Hemmer und hat keinen Einfluss auf die zerebrale Krampfschwelle. Melperon wird in einer Dosis von 1- bis 4-mal 15–25 mg/die gegeben. Pipamperon weist ein geringeres Interaktionspotential als Melperon auf. Allerdings senkt es die Krampfschwelle. Andere niedrigpotente Neuroleptika sollten wegen ihres zumeist breiteren Rezeptorprofils und konsekutiv häufigerer Nebenwirkungen nicht bei älteren Demenzpatienten eingesetzt werden.

8.3.7 Hypnotika und Sedativa

Benzodiazepine sollten bei der AK nur bei akuten und ausgeprägten Angst- und Erregungszuständen sowie bei hartnäckigen Störungen des Schlaf-Wach-Rhythmus gegeben werden, wenn andere Behandlungsmaßnahmen nicht greifen. Dabei sollen Benzodiazepine wegen der mit ihrem Einsatz einhergehenden Sturzgefahr, Sedierung, Verschlechterung der Kognition, wegen ihres Abhängigkeitspotenzials und möglicher paradoxer Reaktionen nur kurzfristig eingesetzt werden. Lorazepam und Oxazepam sind aufgrund ihrer günstigeren Pharmakokinetik bei älteren Demenzpatienten zu bevorzugen. Bei beiden Substanzen ist die hepatische Metabolisierung im Alter nicht wesentlich verzögert. Lorazepam wird in Dosierungen von 0,25- bis maximal 1–2 mg/die kurzfristig eingesetzt. Oxazepam wird Dosierungen von 5- bis maximal 30 mg/die eingesetzt.

Die γ-Aminobuttersäure(GABA)-Agonisten Zolpidem und Zopiclon können über einen kurzen Zeitraum bei Schlafstörungen bei der AK eingesetzt werden. Beide Substanzen besitzen ein ähnliches Abususpotenzial wie Benzodiazepine. Zolpidem wird in Dosierungen von 5–10 mg/die vor dem Zubettgehen eingesetzt. Zopiclon wird in Dosierungen von 3,75–7,5 mg/die vor dem Zubettgehen eingesetzt. Zolpidem weist eine kürzere Halbwertszeit als Zopiclon auf, daher sind Überhangeffekte am nächsten Morgen unter Zolpidem seltener. Zopiclon ist bezüglich seiner schlafanstoßenden Wirkung wohl etwas potenter als Zolpidem.

Clomethiazol soll, wenn überhaupt, bei der AK nur bei behandlungsresistenten BPSD unter stationären Bedingungen eingesetzt werden. Die Substanz weist eine alte und breite Zulassung zur *Behandlung von Verwirrtheits-, Erregungs- und Unruhezuständen bei Patienten mit hirnorganischen Psychosyndrom* sowie *schweren therapierefraktären Schlafstörungen im höheren Lebensalter* [68] auf. Clomethiazol weist antikonvulsive, sedierende, hypnotische und auch geringe antipsychotische Eigenschaften auf. Die antipsychotische Wirkung resultiert aus einer Modulation der glutamatergen Neurotransmission. Wird die Substanz ausnahmsweise kurzzeitig (nicht länger als 7–14 Tage) eingesetzt, so müssen die möglichen schweren pulmonalen Nebenwirkungen und auch das relevante Abhängigkeitspotenzial berücksichtigt werden. Der Dosisbereich liegt bei 1–4 Kapseln à 192 mg/die oder 3–5 (maximal 10) ml Saft, bis zu 3-mal täglich [68].

8.3.8 Antiepileptika und Stimmungsstabilisatoren

Carbamazepin ist eine trizyklische Substanz und weist eine entsprechende kardiovaskuläre Problematik auf. Zusätzlich ist Carbamazepin ein potenter Enzyminduktor, der oft zu Hyponatriämien und Hautnebenwirkungen führt. Der Einsatz von Carbamazepin zur Behandlung von BPSD bei älteren Patienten ist aufgrund des Nebenwirkungsspektrums bzw. Interaktionspotenzials zumeist verzichtbar. Es gibt allerdings kasuistische Berichte über die Besserung hypersexueller Verhaltensweisen bei Patienten mit Demenz [74].

Das Nebenwirkungsspektrum von Oxcarbazepin ähnelt stark dem von Carbamazepin, wobei hier die Hyponatriämiegefahr bei älteren Patienten noch ausgeprägter ist als unter Carbamazepin.

Valproat wird von älteren Patientin der Regel besser als von jüngeren vertragen. Die Wirksamkeit von Valproat zur Behandlung von BPSD ist allerdings nicht sehr überzeugend. Dennoch wirkt es bei Alzheimer-Patienten gegen Angstsymptome und verbessert das Ein- und Durchschlafen. Allerdings wird die Substanz wegen der oft sehr ausgeprägten Sedierung und des möglichen Abususpotenzials zunehmend weniger eingesetzt.

Lithiumpräparate oder auch Antiepileptika wie Lamotrigin, Zonisamid und Levetiracetam spielen in der Behandlung von BPSD bei AK derzeit keine Rolle. Levetiracetam führt häufig zu einer Verschlechterung des psychopathologischen Befundes mit aggressivem Verhalten oder Unruhe.

8.3.9 Besondere Behandlungssituationen

BPSD können in vier unterschiedliche Symptomcluster eingeteilt werden: (1) affektive Symptome, (2) psychotische Symptome, (3) Hyperaktivität und (4) Apathie [75]. Aggressivität, Hypersexualität sowie gestörter Schlaf werden hier wegen der Besonderheiten in der psychopharmakologischen Behandlung separat beschrieben. Eine Übersicht der medikamentösen Therapieoptionen ermöglicht die Tab. 8.4.

Zu den Prävalenzraten von BPSD gibt es eine recht heterogene Studienlage. Die Prävalenzraten für Apathie liegen zwischen 46 und 65 %. Psychotische Symptome kommen bei bis zu zwei Drittel der Patienten vor. Relevante affektive Symptome finden sich bei etwa 40–60 % der Patienten. Motorische Unruhe und Aggressivität finden sich 30–100 % aller Patienten. Am häufigsten treten BPSD in vorangeschrittenen Stadien der AK auf. Insgesamt nehmen BPSD im zeitlichen Verlauf der AK zu. Nahezu alle Patienten mit einer AK entwickeln irgendwann während der Erkrankung BPSD [75–77].

Tab. 8.4: Einsatzgebiete von Psychopharmaka zur Behandlung von BPSD (modifiziert nach [66]).

	Affektive Symptome		Psychotisches Erleben	Hyperaktivität			Apathie	Schlaf
	Depression	Angst		Agitation/ Unruhe	Reizbarkeit/ Aggressivität	Hyper-sexualität		
Sertralin/(Es-)Citalopram	+(-)	+(-)	-(-)	+(-)	+(-)	+(-)	+(-)	-(-)
Mirtazapin	+(-)	+(-)	-(-)	+(-)	-(-)	-(-)	-(-)	+(-)
Trazodon	-(-)	-(-)	-(-)	+(-)	+(-)	-(-)	-(-)	+(-)
Agomelatin	+(-)	-(-)	-(-)	-(-)	-(-)	-(-)	+(-)	+(-)
Aripiprazol	-(-)	-(-)	+(-)	-(-)	+(-)	-(-)	-(-)	-(-)
Quetiapin	-(-)	-(-)	+(-)	+(-)	+(-)	+(-)	-(-)	+(-)
Risperidon	-(-)	-(-)	+(-)	+(-)	+(+)	+(-)	-(-)	-(-)
Haloperidol	-(-)	-(-)	-(+)	-(-)	-(+)	-(-)	-(-)	-(-)
Pipamperon	-(-)	-(-)	-(-)	+(+)	+(+)	+(-)	-(-)	+(+)
Melperon	-(-)	-(-)	-(-)	+(+)	+(+)	+(-)	-(-)	+(+)
Lorazepam/Oxazepam	-(-)	-(-)	-(-)	-(+)	-(+)	-(-)	-(-)	-(+)
Z-Substanzen	-(-)	-(-)	-(-)	-(-)	-(-)	-(-)	-(-)	+(+)[1]
Carbamazepin/Valproat	-(-)	-(-)	-(-)	+(-)	+(-)	+(-)	-(-)	-(-)

+ = Einsatz in der angegebenen Indikation sinnvoll. – = Einsatz wird nicht empfohlen.

In Klammern ist der Zulassungsstatus der Substanz angegeben (Stand Rote Liste 2016):

(+) = on-label, (–) = off-label.

1 Für kurzzeitige Einsätze bei hartnäckigen Ein- oder Durchschlafstörungen geeignet.

Zur psychopathometrischen Objektivierung werden in fast allen Heimen und auch in den Kliniken entsprechende Assessment-Verfahren eingesetzt. Zu den am häufigsten eingesetzten Verfahren zur Objektivierung von BPSD zählen der sog. NPI (*Neuropsychiatric Inventory*), CMAI (*Cohen-Mansfield Agitation Inventory*) oder auch die NOSGER-Skala (*Nurses' Observation Scale for Geriatric Patients*). Eine Übersicht der wichtigsten psychopathometrischen Assessment-Instrumente ermöglichen Jeon et al. [78].

Diese psychopathometrischen Skalen werden zumeist durch das Pflegepersonal erhoben und stellen für den behandelnden Arzt eine wertvolle Hilfe bezüglich der Einschätzung von Art, Akuität und Schweregrad der BPSD dar. Auch lassen sich Behandlungseffekte pharmakologischer wie auch nichtpharmakologischer Maßnahmen an Veränderung der jeweiligen Scores besser nachvollziehen. Dennoch sollte vor Beginn bzw. bei Änderung der Psychopharmakotherapie immer auch ein eigener psychopathologischer Befund erhoben werden.

8.3.9.1 Affektive Symptome

Depression: Studien und konsekutiv auch die Leitlinien zeigen für die medikamentöse Behandlung depressiver Symptome bei AK keine gute Evidenzlage [59, 79, 80]. Ist eine Pharmakotherapie notwendig, so sollen Trizyklika nicht eingesetzt werden, weil diese ausgeprägte anticholinerge Nebenwirkungen aufweisen. Im Rahmen des Gesamtbehandlungskonzepts sollte auch auf eine möglicherweise vorhandene behandlungsbedürftige depressive Symptomatik von pflegenden Angehörigen geachtet werden. Bezüglich der medikamentösen Behandlungsmöglichkeiten sei auf die Tab. 8.4 verwiesen.

Angst: Angstsymptome kommen bei Frauen häufiger als bei Männern vor. Gerade bei Demenzpatienten spielen oft wichtige biographische Daten und Ereignisse eine große Rolle für das Entstehen und Aufrechterhalten von Angst. Zur Behandlung wird bei leichter AK in erster Linie eine psychotherapeutische Herangehensweise empfohlen [79]. Unterstützend kann dann eine Behandlung mit SSRI/SNRI und ggf. auch mit Pregabalin erfolgen. Unter Pregabalin tritt häufig eine ausgeprägte Sedierung auf, sodass mit einer Dosis von 25 mg vor dem Zubettgehen begonnen werden sollte. Die Zieldosis liegt bei 100–200 mg/die. In letzter Zeit häufen sich, wie oben beschrieben, Berichte über Gewöhnungseffekte unter Pregabalin, sodass ein vorsichtiges und langsam ausschleichendes Absetzen nach längerdauernder Behandlung sinnvoll ist. Benzodiazepine sollen möglichst vermieden werden. Das Lavendelölpräparat Lasea hat sich in Einzelfällen klinisch zur Behandlung von Angst und Unruhe bei der AK bewährt. Hierzu liegen jedoch aktuell keine Studien vor (Tab. 8.4).

8.3.9.2 Psychotische Symptome

Die Basistherapie erfolgt durch nichtmedikamentöse Verfahren wie Milieugestaltung und Validation. Besteht eine begleitende dopaminerge Therapie, so sollte diese auf eine möglichst geringe Dosis reduziert oder ganz abgesetzt werden. Cholinesterasehemmer zeigen geringe Effekte auf psychotische Symptome und können in einigen Fällen beispielsweise visuelle Halluzinationen reduzieren. Ist eine medikamentöse neuroleptische Behandlung unumgänglich, so sollen bevorzugt die Atypika Risperidon, Aripiprazol oder Quetiapin eingesetzt werden, wobei meist initial ein Behandlungsversuch mit Risperidon unternommen wird. Erst in zweiter Linie werden Aripiprazol und dann Quetiapin eingesetzt. Unter dieser Medikation sollten dann regelmäßige Absetzversuche (etwa alle 3–6 Monate) unternommen werden. Auch hier sei auf die Tab. 8.4 verwiesen.

Hyperaktivität – Motorische Unruhe und Agitation: SSRI, niedrigpotente Neuroleptika und Atypika (Risperidon, alternativ Quetiapin) können eingesetzt werden. Auch sedierende Antidepressiva wie Trazodon oder Mirtazapin haben sich klinisch in vielen Fällen bewährt. Aripiprazol verursacht, wie bereits beschrieben, öfter zu Beginn der Behandlung psychomotorische Unruhe und sollte daher für diese Indikation nur sehr zurückhaltend eingesetzt werden. Auch SSRI können, gerade zu Beginn der Behandlung, in einigen Fällen Unruhe auslösen. Diese lässt zumeist im weiteren Verlauf der Behandlung nach, kann bei Persistenz der Problematik aber auch zum Umsetzen auf eine alternative Substanz zwingen (Tab. 8.4).

Hyperaktivität – Reizbarkeit, Aggressivität und Schreien: Reizbarkeit, Aggressivität und Schreien sind die mit am stärksten herausfordernden Verhaltensstörungen bei Demenzpatienten. In vielen Fällen sind diese leider auch nur schwer psychopharmakologisch beeinflussbar. Daher steht eine dem Patienten Geborgenheit vermittelnde Milieugestaltung mit validierendem Umgang im Vordergrund.

Medikamentös können niederpotente Neuroleptika (Melperon, Pipamperon) und Atypika (Risperidon, Aripiprazol, Quetiapin) eingesetzt werden. Auch Antidepressiva können in einigen Fällen eine Besserung bringen. In erster Linie werden dann SSRI eingesetzt (Sertralin, Citalopram). Auch Mirtazapin und Trazodon können alternativ eingesetzt werden. Benzodiazepine und Clomethiazol sollen, wenn überhaupt, nur kurzfristig und bei akuter Eigen- oder Fremdgefährdung eingesetzt werden (Tab. 8.4).

Hypersexualität: Hypersexuelle Verhaltensweisen treten bevorzugt bei Männern auf und bedeuten für Angehörige wie auch professionell Pflegende eine erhebliche Belastung. Zuerst sollten potenziell auslösende Medikamente reduziert respektive abgesetzt werden. Am häufigsten treten hypersexuelle Verhaltensweisen unter der Therapie mit Antiparkinson-Medikamenten (Dopaminergika) auf. Nichtmedikamentöse milieutherapeutische Therapieoptionen sollten bevorzugt eingesetzt werden. Das

Thema Sexualassistenz ist hier immer wieder in der Diskussion. Es gibt derzeit keine evidenzbasierten Empfehlungen in Bezug auf Sexualassistenz bei Hypersexualität und Demenz. Allerdings gibt es positive klinische Erfahrungen, zumindest in einigen Senioreneinrichtungen.

Positive Effekte auf Hypersexualität bei Demenz sind kasuistisch unter SSRI, verschiedenen niederpotenten und atypischen Neuroleptika wie auch unter Antiepileptika, Antiandrogenen, Östrogenpräparaten und GnRH-Analoga beschrieben [81]. Evidenz-basierte Therapieempfehlungen hierzu gibt es allerdings nicht.

Pragmatisch kann zuerst ein Versuch mit nieder- oder hochpotenten Neuroleptika unternommen werden. Auch Carbamazepin kann alternativ eingesetzt werden [74].

Tritt darunter keine Besserung ein, so kann ggf. ein Therapieversuch mit Cyproteronacetat in niedriger Dosis (5–30 mg) unternommen werden [81]. Über die besonderen Risiken und Nebenwirkungen einer antiandrogenen Therapie sollten sowohl der Patient wie auch dessen Angehörige respektive der gesetzliche Betreuer/Vorsorgebevollmächtigte beraten und aufgeklärt werden.

Apathie: Apathie ist das mit am häufigsten vorkommende Verhaltensproblem bei der AK [77]. Zugelassene Substanzen für genau diese Indikation oder Evidenz-basierte Leitlinienempfehlungen existieren aktuell (Stand Januar 2018) nicht. ChEI haben in vielen Fällen positive Effekte auf dieses Zielsyndrom [59]. In Einzelfällen kann auch ein Therapieversuch mit Piracetam oder mit einem der neueren antriebssteigernden Antidepressiva unternommen werden. Hier bieten sich neben Citalopram und Sertralin auch Duloxetin und Venlafaxin bzw. Bupropion an. Auch Valdoxan kann bei Apathie positive Effekte aufweisen [82].

Störungen des Tag-Nacht Rhythmus: Schlafhygienische Maßnahmen mit Tagesstrukturierung und entsprechender Milieugestaltung stellen die Basistherapie dar. Exposition mit hellem Licht und Bewegung (morgens bis zum frühen Nachmittag) können helfen, Unruhe und gestörten Schlaf zu verbessern.

Niederpotente Neuroleptika wie Melperon und Pipamperon wirken sedierend und schlafanstoßend. Risperidon reduziert zwar psychomotorische Unruhe, wirkt aber kaum schlafanstoßend. Auch sedierend wirkende Antidepressiva wie Mirtazapin, Agomelatin und Trazodon können alternativ eingesetzt werden. Melatonerge Substanzen (Agomelatin, retardiertes Melatonin) wirken in vorangeschrittenen Demenzstadien nicht mehr, weil die melatonergen Rezeptoren im Bereich des Ncl. suprachiasmaticus (MT1- und MT2-Rezeptoren) im Verlauf der AK weitestgehend verloren gehen.

Z-Substanzen wie Zolpidem oder Zopiclon sollten ähnlich wie Benzodiazepine nur zurückhaltend und kurzfristig eingesetzt werden (Tab. 8.4).

Clomethiazol-Saft kann in sehr schwierigen Fällen kurzzeitig helfen, den gestörten Tag-Nacht-Rhythmus wieder herzustellen (Tab. 8.4).

Hartnäckige Einschlafstörungen, die nicht auf schlafhygienische und psycho-pharmakologische Behandlungsversuche respondieren, können manchmal durch die Gabe von Kaffee oder Koffein-Tabletten gebessert werden. Die Einnahme sollte kurz vor dem Zubettgehen erfolgen.

Cornel C. Sieber

8.4 Therapieprinzipien bei Multimorbidität und Polypharmazie

8.4.1 Zusammenfassung

Höheres Lebensalter geht meist mit Multimorbidität aufgrund chronischer Krankheiten einher, zu der intermittierend akute Erkrankungen – oft auch Exazerbationen bestehender chronischer Leiden – hinzukommen. Unter Multimorbidität wird dabei allgemein das Vorhandensein von drei oder mehr Krankheiten verstanden. Physische und psychische degenerative Erkrankungen bestehen dabei häufig parallel. Heilung im klassischen Sinne kann deshalb meist nicht diagnostisches und therapeutisches Ziel sein, sodass eine Priorisierung im Sinne der Patientenorientierung wichtig ist. Dies betrifft auch die Multimedikation, die die Multimorbidität meist begleitet. Von Polypharmazie wird gesprochen, wenn mehr als fünf Medikamente eingenommen werden (müssen), was bei der Betreuung (hoch)betagter Menschen eigentlich ein Regelfall ist. Dies hängt auch damit zusammen, dass die medikamentöse Behandlung nach Leitlinien bei Vorhandensein von Multimorbidität eine Polypharmazie quasi fordert. Hier ist die Evidenz-basierte Medizin (EBM) auch kritisch zu sehen, weil sie sich primär auf eine Monopathologie beschränkt und das Zusammenspiel bei einer Multimorbidität – auch was die Therapieziele betrifft – meist nicht untersucht hat und damit bewerten kann. Zum Umgang mit Polypharmazie gibt es diverse Listen, von denen in Deutschland vorab die PRISCUS-Liste oder die FORTA-Klassifizierung verwendet wird. Wichtig ist hierbei, dass nicht nur ein „overuse", sondern auch ein „underuse" mit abgebildet wird. Häufig kommt auch beides beim selben Patienten vor. Therapeutisches Handeln und angestrebte Endpunkte sind deshalb anders, weil oft Überleben nicht das Primat darstellt, sondern Erhalt der Funktionalität und damit der Selbstständigkeit. Bei all dem spielt auch eine Rolle, dass (hoch)betagte Menschen wie auch ihre (pflegenden) Angehörigen meist andere Zeit- und Zielgrößen haben.

8.4.2 Definition und Herausforderungen der Multimorbidität

Sehr alt zu werden ist heutzutage eher Regel denn Ausnahme. Etwa 5 % der Bevölkerung sind in deutschsprachigen Ländern 80 Jahre oder älter, eine Tendenz, die weiter zunehmen wird. Altern bedeutet meist eine progressive Funktionsabnahme in diversen Organsystemen, die sich in einer Abnahme der Adaptionsfähigkeit zu externen und internen Stressoren zeigt und von einem zunehmenden Risiko für altersassoziierte Krankheiten begleitet wird. Es ist dies auch die Ursache für das „Frailty-Syndrom" [83, 84]. Einzelne Individuen variieren dabei in Menge und Intensität der Stressoren, doch insgesamt addieren sich diese zu einem erhöhten Mortalitätsrisiko.

Eine zentrale Frage bleibt, ob die aufgrund des fortschreitenden Anstiegs der Lebenserwartung gewonnenen Jahre am Ende auch lebensqualitätsreiche Jahre sind. Deshalb ist eine patientenorientierte Medizin – inklusive Pharmakotherapie – gerade bei betagten multimorbiden Menschen besonders wichtig. Risikofaktoren für Krankheiten und Funktionseinbußen können bereits früh im Leben vorliegen. Ernährung, Bewegung, soziale Integration und psychische Gesundheit sind bekannte Faktoren, die über die Lebensspanne hinweg Ressourcen bzw. Risiken auch für die Ausprägung bestimmter Erkrankungen mitbeeinflussen. Jenseits des 80. Lebensjahres sind es denn auch vorab der Funktionsverlust für die Aktivitäten des täglichen Lebens (ADL) [85] sowie kognitive Probleme, die exponentiell ansteigen [86] und den betagten Menschen in seiner Funktionalität und damit gesellschaftlichen Teilhabe gefährden.

Die Herangehensweise zu Alterungsvorgängen ist deshalb im Gegensatz zur organzentrierten Medizin oft eine andere (Tab. 8.5), indem der Betroffene als diagnostische und therapeutische Zielgröße meist einen Erhalt oder die Wiederherstellung der Funktionalität als erfolgreichen Endpunkt sieht und weniger das Überleben per se. So ist die Evidenz-basierte Medizin (EBM) in ihrer aktuellen Auslegung für (Hoch-) Betagte kritisch zu sehen, weil diese erstens meist auf einer Monopathologie basiert und zweitens als primären Endpunkt vorab das Überleben wertet [87]. Damit hängt auch zusammen, dass sich die Bewertung der EBM aktuell zu viel auf rein wissenschaftliche Studien konzentriert und die auch schon in der Erstbeschreibung der EBM wichtigen Säulen der Erfahrung des Arztes sowie die Patientenpräferenzen eher sekundärer Natur sind. Erfahrung des Arztes und des geriatrischen multiprofessionellen Teams meint aber, dass gerade aufgrund der Multimorbidität eine an den Bedürfnissen und Zielen des Patienten orientierte Priorisierung wichtig ist. Dazu gehört auch, unerreichbare Ziele anzusprechen und den betroffenen Menschen auch am Ende des Lebens in all seinen Schattierungen zu begleiten. In Bezug auf die Patientenpräfe-

Tab. 8.5: Spezifika bei der Behandlung älterer Menschen.

- Vorbestehende chronische Krankheiten (Multimorbidität)
- Polypharmazie
- Vorhandensein geriatrischer Syndrome
- Interkurrente Erkrankungen
- Therapie meist nicht organzentriert
- Immanente Gefahr des Funktionsverlustes und damit des Selbsthilfestatus
- Interdependenz somatischer und psychischer (z. B. Demenz) Erkrankungen

renzen wird auch immer mehr die Wichtigkeit des „shared decision-making" [88, 89] sowie des „goals-directed care" [90, 91] hervorgehoben. All dies vereint denn auch der Ansatz, mit dem den Therapiezielen betagter Menschen – auch im Sinne der EBM – am besten entsprochen werden kann. Präventive Ansätze, und dies in jedem Alter, gewinnen dabei immer mehr an Gewicht, um auch Betagten und Hochbetagten ein Leben in einem altersgemäßen funktionellen Ausmaße zu garantieren [92].

Pathologisches Altern kann umschrieben werden als ein Zustand, der mit der Funktionalität, damit Selbstständigkeit und letztendlich Lebensqualität negativ interferiert. Alterungsvorgänge entpuppen sich immer mehr als (subklinische) Entzündungsphänomene. Körperliche Aktivität – zur Verhinderung der Sarkopenie (s. a. nachfolgend) – verbunden mit einer Ernährung reich an Antioxidanzien versprechen somit gute „therapeutische" Ansatzpunkte zu sein.

Der Multimorbidität, also dem Vorhandensein von mehreren meist chronischen Krankheiten parallel, muss auch der Begriff und das Vorhandensein von Komorbiditäten entgegengesetzt werden. Unter Komorbidität oder Begleiterkrankung versteht man, dass ein oder gar mehrere diagnostisch abgrenzbare Krankheitsbilder – oder auch Störungsbilder, wichtig für geriatrische Syndrome – neben einer Indexerkrankung (Grunderkrankung) vorliegen. Dabei können Komorbiditäten im Sinne einer Folgeerkrankung auch ursächlich mit der Grunderkrankung zusammenhängen.

Das Komorbiditätsprinzip erlaubt, Einzelsyndrome der epidemiologischen Betrachtung zugänglich zu machen. Komorbiditäten nehmen mit dem Alter zu, was aber nicht heißt, dass Alter als solches eine Komorbidität darstellen würde. Vielmehr ist Alter oder wohl noch besser Altern die Basis, auf der sich Komorbiditäten mit zunehmendem chronologischen wie auch biologischen Alter häufig entwickeln. Wichtig dabei ist, dass diese Komorbiditäten in das diagnostische wie therapeutische Vorgehen integriert werden. Dies deshalb, weil davon der Behandlungserfolg wie auch das Überleben entscheidend beeinflusst werden, ganz unabhängig der Implikationen für die Selbstständigkeit und Lebensqualität der Betroffenen.

Die zeitlichen Abfolgen, wann sich eine Grunderkrankung respektive Komorbidität entwickelt, können verschieden sein. Viele Daten aus Querschnitt- und Längsschnittstudien unterstreichen die überragende Bedeutung von Fähigkeitsstörungen nicht nur bezüglich der Aussagen zum Risiko von Hilfe- und Pflegebedürftigkeit, sondern auch zum Ausmaß der Inanspruchnahme von Versorgungsleistungen wie auch Mortalität [93]. Tests zu Bestimmung der Funktionalität, die durch das multidisziplinäre geriatrische Team erhoben werden, sind deshalb Kerninhalte geriatrischen Handelns. Häufig wird dafür der Barthel-Index verwendet [85] (Tab. 8.6), auch zur Bestimmung der Pflegebedürftigkeit.

Dennoch: Mit zunehmendem Alter steigt die Zahl chronisch Kranker, wie auch die Multimorbidität. Bei über 60-Jährigen haben zwei Drittel der Menschen mindestens eine chronische Krankheit [86]. Frauen sind dabei mehr als Männer von einer Multimorbidität betroffen. Bedenkt man, dass die Lebenserwartung von Frauen ca. 4 Jahre länger ist, so ergibt sich zusammen mit dem demographischen Wandel, dass

Tab. 8.6: Der Barthel-Index [85] testet:

- Essen
- Aufsetzen und Umsetzen
- Sich Waschen
- Toilettennutzung
- Baden/Duschen
- Aufstehen und Gehen
- Treppensteigen
- An- und Auskleiden
- Stuhlkontrolle
- Harnkontrolle

Für jede Domäne gibt es nach Skalierung 0, 5 oder 10 Punkte.
Maximum ist Punktezahl 100.

die Betreuung von chronisch kranken älteren Menschen mit auch mehreren Komorbiditäten in den kommenden Jahren nochmals bedeutend an Zahl zunehmen wird. Die Komorbidität ist dabei ein bedeutender Risikofaktor für Fähigkeitsstörungen. Typisch für Multimorbidität, aber auch für die meisten Komorbiditäten ist, dass es für eine zielführende Diagnostik und Therapie des Zusammenspiels verschiedener medizinischer Fachlichkeiten wie auch multiprofessioneller Teams bedarf. Chronische Krankheiten – inklusive Komorbiditäten – zeigen dabei folgende Eigenschaften:

- Die zeitliche Dauer ist nicht limitiert.
- Die Aussicht auf Heilung ist sehr beschränkt.
- Der Krankheitsverlauf ist undulierend.
- Die Ätiologie der Krankheit ist meist komplex und nicht eindeutig – typisch bei geriatrischen Syndromen (z. B. Sturzsyndrom).
- Die körperlichen und psychischen Komponenten überlappen sich.
- Das Leben mit Unsicherheit und Mehrdeutigkeit stellt spezifische Herausforderungen sowohl für Betroffene wie Pflegende.
- Die Folgen der chronischen Krankheit sind vielschichtig und häufig auch weitreichend für die soziale Teilhabe.
- Phasenweise und vorab in Spätstadien droht Pflegebedürftigkeit.

Unter dem Begriff Resilienz wird primär die psychische Widerstandsfähigkeit zur Bewältigung von Krisen verstanden. In der Gerontologie und damit auch in der Geriatrie für medizinische Belange subsumiert man unter Resilienz die Fähigkeit, mittels persönlicher (physisch und psychisch) sowie sozial vermittelter Ressourcen auf belastende Lebensereignisse zu reagieren. Diese können Krankheiten (z. B. Schlaganfall) oder soziale Belastungen (z. B. Verlust des Lebenspartners) sein. Verschiedene (betagte) Menschen reagieren ganz verschieden auf solche Ereignisse. Wohl noch häufiger wird hierfür aktuell der Begriff von Coping-Strategien verwendet. Wichtig erscheint hier, dass Resilienz (Widerstandsfähigkeit) auf der einen Seite und

Vulnerabilität (Frailty – s. u.) auf der anderen Seite weder eine Morbidität darstellen, noch direkt mit Altern zusammenhängen (Abb. 8.2). Da aber mit zunehmendem Alter die Häufigkeit von Krankheit und sozialen Verlusten zunimmt, hängen Verarbeitungsprozesse stark von der individuellen Resilienz respektive Frailty ab. Hier existiert dann auch eine Verbindung zu Komorbiditäten, weil z. B. eine Depression (Komorbidität) aufgrund chronischer Rückenschmerzen (Indexerkrankung) stark von der individuellen physischen und psychischen Resilienz respektive Frailty abhängt.

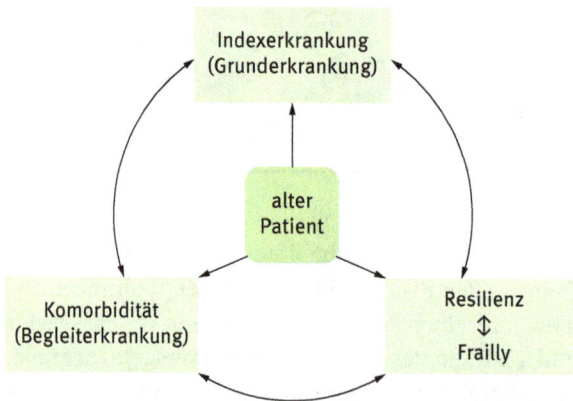

Abb. 8.2: Zusammenhang zwischen Resilienz, Indexerkrankung, Alter und Komorbidität.

Wie wichtig Resilienz auch bei älteren Menschen ist, zeigt sich bei betagten Tumorpatienten: je höher die Resilienz, desto besser das Überleben [94]. Weiter zeichnet sich ab, dass die aktuell alten Menschen, die u. a. Kriegssituationen erlebt haben, eine eher höhere Resilienz als jüngere Kohorten aufweisen [95]. Wie sich dies auf das Befinden kommender Alterskohorten im Bereich der Gesundheitsversorgung auswirken wird, ist schwer abzusehen.

Frailty – oder besser das Frailty-Syndrom – kann man als ein geriatrisches Syndrom definieren, das durch eine verminderte Resistenz auf Stressoren gekennzeichnet ist. Verursacht wird dies durch eine reduzierte funktionelle Reserve in physiologischen Systemen, die alle eine erhöhte Vulnerabilität für diverse Komplikationen haben wie z. B. Stürze, Hospitalisationen, Verlust der Selbstständigkeit bis hin zum Tod. Das Frailty-Syndrom ist in jedem Falle multidimensional verursacht und durch physische, psychische und soziale Faktoren (mit)bestimmt. Dies ist ohnehin ein Spezifikum bei Gesundheitsproblemen betagter Menschen, nämlich das Vorhandensein von Syndromen und nicht (nur) von klassischen ICD-kodierten Krankheiten (Abb. 8.3).

Bisher wurde der Hauptfokus in der Forschung auf den physischen und damit den krankheitsassoziierten Bereich gelegt. Hierzu wird vorab die phänotypische Definition von Frailty nach Fried verwendet [83]. Demnach werden folgende fünf Parameter erhoben: Gewichtsverlust, subjektiv empfundene Müdigkeit, körperliche Schwäche,

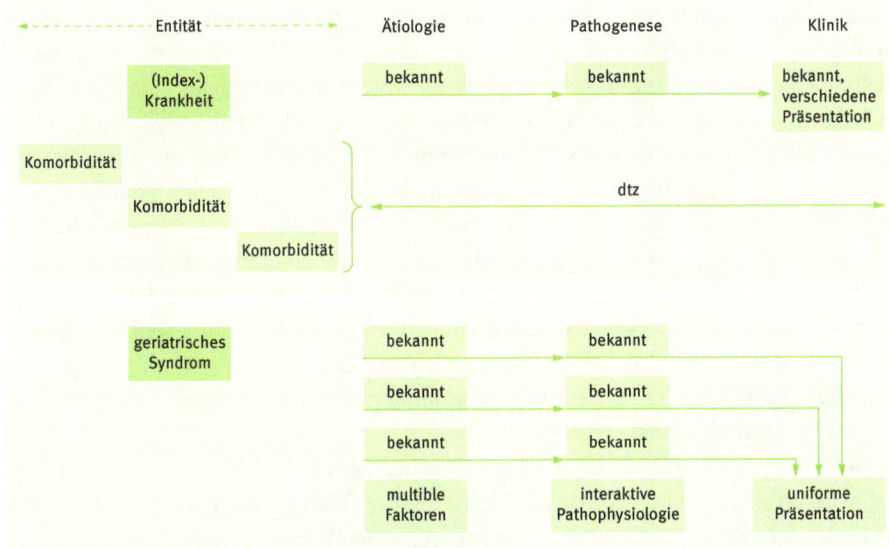

Abb. 8.3: Komorbidität(en) – geriatrisches Syndrom.

Tab. 8.7: Risiko-Assessment für „Frailty" [83].

- Empfinden von Energielosigkeit, Erschöpfung
- Ungewollter Gewichtsverlust > 5 kg/Jahr
- Muskuläre Schwäche (Handkraftmessung)
- Langsame Gehgeschwindigkeit
- Niedriger physischer Aktivitätsgrad

Für alle Parameter gibt es Schwellenwerte.
1–2 Kriterien erfüllt: Prefrailty
3 und mehr Kriterien erfüllt: Frailty
Prefrailty und Frailty sind mit einer erhöhten Morbidität und Mortalität verbunden.

langsame Gehgeschwindigkeit und geringe körperliche Aktivität (Tab. 8.7). Die Frage nach der subjektiv empfundenen Müdigkeit ist hierbei wohl der der fünf erfragten Parameter, der am meisten mit Resilienz zusammenhängt. Gerade bei hochaltrigen Menschen stellt sich berechtigt die Frage, ob dies völlig ohne Frailty möglich ist. Es besteht somit eine Grauzone zu normalem Altern, aber nicht zu (Ko-)Morbidität sensu strictu.

Weiter besteht eine enge Verbindung zwischen Frailty und Sarkopenie. Sarkopenie meint einen progressiven und systemischen Verlust von Muskelmasse und -kraft, der mit einem erhöhten Risiko für funktionelle Einbußen einhergeht [96, 97]. Unabhängig von kompromittierenden Erkrankungen nimmt die Muskelmasse vom 30.–70. Lebensjahr jährlich um 0,3–1,3 % ab. Man kann also den Verlust der Muskelmasse als ein normales Alterungsphänomen sehen, wird es doch auch bei Athleten, unabhängig davon ob sie weiter trainieren, beobachtet. Wichtig ist die Sarkopenie deshalb, weil die Veränderung der Körperzusammensetzung relevante Auswirkungen auf die Pharmakokinetik von Medikamenten hat. Bei gleichbleibendem Body-Mass-Index (BMI) bedeutet dies, dass die abnehmende Muskelmasse durch Fettmasse ersetzt wird. Dies hat direkte Folgen – auch in Bezug auf die Pharmakodynamik – nach Medikamenteneinnahme. Weiter kann eine niedrige Muskelmasse auch bei der alleinigen Bestimmung des Kreatinins ein falsch-normale Nierenfunktion vortäuschen. Deshalb ist gerade bei Betagten die Berechnung der glomerulären Filtrationsrate (GFR) anhand der diversen bestehenden Formeln wichtig. Schlussendlich ist ein zunehmendes Phänomen bei der Zunahme des Übergewichts und der Adipositas auch bei (Hoch-)Betagten das parallele Vorhandensein von Sarkopenie und Obesitas, die sog. sarcopenic obesity [98, 99].

Resilienz und Frailty ist gemeinsam, dass in einem komplexen, nichtlinearen biologischen System – und dies ist der Mensch (zum Glück) – ein Punkt erreicht wird, an dem beide Faktoren zum Erhalt der Integrität nicht mehr reichen. In der Geriatrie bedeutet dies meist nicht nur Funktionsverlust, sondern auch Verlust der Selbstständigkeit.

8.4.3 Definition und Assessment des geriatrischen Patienten

Multimorbidität und damit meist verbunden Polypharmazie ist klar mit zunehmendem chronologischen und vorab biologischen Alter korreliert. Die Definition des geriatrischen Patienten ist: Der Patient ist i. d. R. mindestens 65 Jahre alt und weist eine geriatrietypische Multimorbidität auf. Ab einem Alter von 80 Jahren ist der Patient i. d. R. per se „geriatrisch" aufgrund der erhöhten Vulnerabilität und einer hohen Chronifizierungsgefahr (Tab. 8.8) [93]. Typisch ist auch, dass viele geriatrische Syndrome keine monokausale Pathologie aufweisen wie z. B. das Sturzsyndrom, die Inappetenz oder das Frailty-Syndrom. Dieses zeigt im funktionellen Bereich meist Überschneidungen zur oben erwähnten Sarkopenie, die seit letztem Herbst auch eine eigene ICD-Nummer besitzt [100]. Gern spricht man auch von den geriatrischen „I's", wobei die ersten vier schon vor gut 20 Jahren beschrieben wurden, weitere drei kamen über die Jahr hinweg dazu. Es sind dies: Immobilität, Instabilität, Inkontinenz, intellektueller Abbau, iatrogene Probleme, Isolation und Inappetenz. Aber auch internistische Diagnosen zeigen häufig im Alter syndromale Aspekte mit einer direkten Verbindung zu funktionellen Problemen wir z. B. die Anämie.

Häufig zeigen ältere Menschen eine erstaunliche Gelassenheit bis Indolenz, was gesundheitliche Probleme anbelangt. Befunde zu übersehen, ein Umstand, der mit einer Multimorbidität und damit in höherem Alter eher zunimmt [101]. So wird der als „underreporting" bezeichnete Umstand häufig bei älteren Patienten beobachtet, wobei die Ursachen hierzu häufig vielfältig sind (Tab. 8.9).

Tab. 8.8: Definition des geriatrischen Patienten [93].

– geriatrietypische Multimorbidität
– höheres Lebensalter (meist über 70 Jahre)
(die geriatrietypische Multimorbidität ist hierbei vorrangig vor dem kalendarischen Alter zu sehen)
oder
– Alter über 80 Jahre, wegen der alterstypisch erhöhten Vulnerabilität, z. B. wegen des Auftretens von Komplikationen und Folgeerkrankungen und der Gefahr der Chronifizierung und des erhöhten Risikos eines Verlustes der Autonomie mit Verschlechterung des Selbsthilfestatus.

Tab. 8.9: Ursachen für das häufig bei Betagten beobachtete „underreporting".

– Nichtwahrnehmen eines langsamen stetigen Funktionsverlustes
– Negieren von Problemen aus Angst vor Diagnostik und Therapie, respektive deren sozialer Folgen (Wohnortwechsel)
– Krankheiten werden als normales Altern betrachtet
– Tabuthemen wie z. B. Inkontinenz und kognitiver Abbau
– Unklare Symptomatologie erzeugt Scheu vor deren Nennung
– Fatalismus gegenüber Therapieoptionen
– Kohorteneffekt – „haben meine Freunde auch"
– Scheu vor professioneller Hilfe – „möchte nicht zu Last fallen"

Um die Bedeutung mehrerer chronischer Erkrankung im Konzept der persönlichen Lebenswelt des betroffenen Patienten beurteilen zu können, bedarf es in der Geriatrie spezieller Evaluationsmethoden. Die Gebrechlichkeit betagter und hochbetagter Menschen umfasst dabei neben den physischen Aspekten auch die Domänen psychische und soziale Unabhängigkeit. Es ist die Zusammenschau all dieser Domänen, die die Unabhängigkeit und damit meist auch die Lebensqualität der betroffenen Menschen und ihrer Umgebung erst garantieren. Gut evaluierte Assessment-Instrumente sind zentraler Teil in „Geriatrisches Assessment" [102, 103]. Nach Rubenstein kann das geriatrische Assessment (comprehensive geriatric assessment – CGA) folgendermaßen definiert werden: „Multidimensionaler und interdisziplinärer diagnostischer Prozeß mit dem Ziel, die medizinischen, psychosozialen und funktionellen Probleme und Ressourcen des Patienten zu erfassen und einen umfassenden Behandlungs- und Betreuungsplan zu entwickeln" [104]. Neben der quantifizierenden Funktionsdiagnostik wird dabei die Beachtung der Langzeitperspektive berücksichtigt. Dies meint praktisch gesehen: Die Betonung des multidisziplinären geriatrischen Teams kann nicht genügend hervorgehoben werden, und ist denn auch Grundlage für die Beurteilung geriatrischen Handelns.

Die Wirksamkeit geriatrischer Assessment-Programme hinsichtlich Mortalität, Leben zu Hause und physischer Selbstständigkeit ist klar belegt [103]. Die Test-Instrumente sollen dabei der Entscheidungsfindung in folgenden Bereichen dienen:

- Ärztlich-medizinische Maßnahmen
- Patienten-Platzierung
- Planung der Rehabilitation
- Hilfsmittelversorgung
- Pflegerische Versorgung

Screening-Instrumente untersuchen als grobe Orientierung Domänen wie Sinnes-funktionen, Mobilität, Kontinenz, Ernährungsstatus, Kognition, Alltagskompetenz, Stimmung und soziale Unterstützung. Alle gängigen Assessment-Instrumente hier aufzuzählen würde den Fokus und das Ausmaß dieses Artikel sprengen. Für weiter Interessierte sei eine für Deutschland wichtige Referenz angegeben [93]. Zentral wichtig für die „performance" geriatrischer Patienten ist ihre Selbstständigkeit bei der Durchführung von Alltagsaktivitäten. Diese „ADL" werden durch den Barthel-Index abgebildet (Tab. 8.6) [85]. Dieses Instrument wird in Deutschland meist zur Beur-teilung der Pflegebedürftigkeit und Pflegegrade (fünf Grade) im häuslichen Umfeld und zur Festlegung der Indikation zu einer stationären geriatrischen Rehabilitation herangezogen.

8.4.4 Polypharmazie

Nimmt eine Person mehr als fünf Medikamente pro Tag ein, so spricht man von ei-ner Polypharmazie. Diese Zahl wird allgemein angegeben, aber die wissenschaftliche Basis hierzu ist gering [105]. Unklar erscheint hier auch, was genau als Medikament ge-zählt wird. Als Beispiele seien hier die Kaliumgabe bei gleichzeitiger Diuretikumgabe oder die Verordnung eines Laxativums bei Opiatmedikation genannt. Streng genom-men sind dies dann allein schon immer zwei Medikamente.

Es ist häufig, dass eine ältere Person mit fünf (chronischen) Krankheiten über zehn verschiedene Medikamente zu sich nimmt [106]. Hier handelt sich klar um eine Polypharmazie und so ist die Zahl der Medikmente, ab der man von einer Polyphar-mazie spricht, auch etwas arbiträr. Etwa die Hälfte der Patientinnen und Patienten über 65 Jahre sind auf alle Fälle von einer Polypharmazie betroffen [107].

Eine polypharmazeutische Behandlung stellt in mehrfacher Hinsicht eine poten-zielle Gefahr für betagte Menschen dar. Durch die parallele Medikamenteneinnahme kommt es zu unbeabsichtigten Neben- und Wechselwirkungen (Interaktionen), die wiederum eine Medikation auslösen können. Die Folgen einer Polypharmazie sind bedeutend. Man geht davon aus, dass ca. 10 % der Krankenhauseinweisungen bei Betagten Folge einer Polypharmazie sind. Diese Zahlen steigern sich noch bei Hoch-betagten, wobei ein Großteil dieser Nebenwirkungen und die daraus folgenden Hos-pitalisationen vermeidbar wären [108]. Für Betagte sind auch vorab medikamentöse Nebenwirkungen bedeutend, die sie in ihrer Alltagsbewältigung und Funktionalität einschränken. Dazu gehören Stürze und das Delir. Beide sind häufig Folgen unerwünschter Arzneimittelwirkungen und hierdurch Interaktionen [108, 109]. Daten aus dem Netzwerk Regionaler Pharmakovigilanzzentren (NRPZ) zeigen, dass die gegenwärtige Verschreibungspraxis ein altersassoziiertes Risiko darstellt. Dies betrifft sowohl die Tatsache, dass aufgrund einer unerwünschten Arzneimittelwirkung (UAW) die stationären Aufnahmen erhöht werden, weil dies auch vorab auf einer Interaktion zwischen Medikamenten beruht [110].

Bei betagten und vorab hochbetagten Menschen verändert sich auch die Pharmakokinetik, etwa durch veränderte Resorption. Allerdings bleibt die Resorption im Magendarmtrakt im Alter sehr konstant, hingegen können Komedikationen die Resorption verändern (z. B. hindert die Gabe von Protonenpumpenblockern die Kalziumresorption und begünstigt damit eine Osteoporose). Die Metabolisierung (Biotransformation) kann hingegen im Alter relevant verändert sein wie auch die Verteiler der Pharmaka und ihrer Metabolite im Körper. Eine Sarkopenie (altersbedingte Abnahme der Muskelmasse) führt zu einer Umverteilung der Körperkompartimente zu mehr Fettgewebe, was zu einer quantitativ und qualitativ veränderten Bioverfügbarkeit führen kann. Weitere Faktoren, die klinisch relevant sein können sind eine veränderte Ausscheidung (Elimination), dies vorab von renal ausgeschiedenen Pharmaka, sowie Unter- und Überdosierungen wie auch Probleme mit der Adhärenz, die ja mit zunehmender Medikamentenzahl gut dokumentiert abnimmt [108].

Insgesamt wird eine Polypharmazie in den Leitlinien zu wenig abgebildet, werden diese doch meist für eine Monopathologie erarbeitet. Deshalb sind altersbezogene Leitlinien vonnöten, selbst wenn die wissenschaftliche Evidenzlage nicht deutlich oder unzureichend ist. Ein vielversprechender Ansatz hierzu kommt aus dem Hausärztebereich [111]. Hilfreich können Listen zur Entscheidungsfindung sein wie die PRISCUS-Liste [112] und die FORTA-Klassifizierung. Letztere bietet zusätzlich Hinweise für das am besten geeignete Medikament für betagte Menschen [113, 114]. Das übergeordnete Ziel besteht hierbei, unerwünschte Arzneimittelwirkungen (UAW) zu verhindern. Dies kann aber auch dazu führen, dass wichtige Medikamente im Sinne eines „underuse" vorenthalten werden. Beispiele hierzu sind die ungenügende Therapie der Osteoporose, der Mangelernährung oder der Demenzerkrankungen (z. T. bis zu einem therapeutischen Nihilismus führend). Dem versucht die STOPP/START-Liste entgegenzutreten [115].

Die Polypharmazie hat insgesamt mehrere ungünstige Auswirkungen (Tab. 8.10). Gegenüber jüngeren Menschen besteht weiter das Problem, dass der ältere Patient aufgrund seiner erhöhten Vulnerabilität (Frailty-Syndrom) und parallel häufig einer verminderten Widerstandsfähigkeit (Resilienz) weniger Kompensationsmöglichkeiten beim Auftreten von UAW besitzt. Ein gutes Beispiel hierzu ist das Sturzsyndrom, u. a. ausgelöst durch psychotrope Substanzen. So sollte bei neu auftretenden Symptomen bei multimorbiden Patienten immer auch zunächst eruiert werden, ob dies durch UAW bedingt sein könnte. Bei der Anamnese muss hierbei auch die Selbstmedikation erfragt werden (häufig auch mithilfe der pflegenden Angehörigen).

Tab. 8.10: Unerwünschte Effekte einer Polypharmazie.

- Schlechte Compliance/Adhärenz
- Unüberschaubare und z. T. unbekannte Interaktionen
- Kumulation des UAW-Risikos
- Fehlerhafte Medikation
- Erhöhtes Hospitalisationsrisiko
- Erhöhte Kosten (direkt und indirekt)

8.4.5 Entscheidungsfindung zur medikamentösen Therapie bei älteren multimorbiden Menschen

Aus dem Gesagten ist evident, dass bei multimorbiden älteren Menschen die Entscheidungsfindung zur Diagnostik und Therapie komplexer ist als bei jüngeren Menschen mit häufig einer Monopathologie [111]. Es besteht einerseits die Gefahr der „Überbehandlung", was die „Klug entscheiden Initiative" der Deutschen Gesellschaft für Innere Medizin adressiert. Dabei sollen nicht nur Fragen der Überversorgung, sondern auch der Unterversorgung angesprochen werden [116]. Beides kann parallel bestehen, weiter besteht natürlich auch die Gefahr des „misuse", z. T. auch durch Selbstmedikation. Gerade für den älteren Menschen mit seiner Multimorbidität besteht zusätzlich immanent die Gefahr, auch im Sinne eines medizinethischen „ageism", von Diagnostik und Therapie ausgeschlossen zu werden.

Wie schon erwähnt, gibt es mehrere „Listen", die die Herausforderungen der Polypharmazie bei betagten Menschen mit (chronischen) Krankheiten adressieren. In Deutschland hat sich neben der PRISCUS-Liste in letzter Zeit auch die FORTA-Klassifizierung für Medikamente immer mehr etabliert. Ein Vorteil dieser Kategorisierung ist sicher, dass sie neben „Warnhinweisen" auch Medikamente oder Medikamentengruppen nennt, die auch bei (hoch)betagten Menschen relativ sicher eingesetzt werden können. Sogenannte Negativlisten (z. B. Beers-Liste) sind auch nicht dergestalt, dass sie noch weiterer epidemiologischer Daten bedürften. Sicher reichen sie nicht aus, die Arzneimittelsicherheit zu verbessern.

Die FORTA-Klassifizierung soll deshalb detaillierter erläutert werden. FORTA steht als Akronym für **Fit fOR The Aged** [113, 114]. Ziel ist es, die im Alter ungünstigen Arzneimittel zu nennen und parallel die zusätzliche Gabe unverzichtbarer Arzneimittel zu erwähnen. Letzterer Ansatz ist deshalb wichtig, weil nach strengen EBM-Gesichtspunkten nur hierfür genügend Daten bestehen [117]. Innovativ ist auch die Einteilung in Gruppen von A–D für betagte Menschen, in Anlehnung an die FDA zur Schwangerschaftstoxizitätseinteilung. Dies zeigt auf, dass auch der meist multimorbide betagte Mensch ganz spezieller Anteilnahme oder eben Sicherheitsbetrachtungen bedarf.

8.4.6 Schlussbemerkungen

Der demographische Wandel, bedingt durch die parallel erfreuliche Zunahme der allgemeinen Lebenserwartung mit einer abnehmenden Natalität stellt spezifische Fragen zum intergenerationellen Austausch. Der Umgang mit Altern ist eine der Hauptdeterminanten für die gesellschaftliche Zukunft – nicht nur im Gesundheitswesen – in hoch entwickelten Ländern.

Multimorbidität ist meist die Regel bei (hoch)betagten Menschen. So haben über 70-Jährige meist mehrere chronische Krankheiten, die aber (noch) nicht mit den Aktivitäten des täglichen Lebens (ADL) negativ interferieren. Die Verbindung zwischen Multimorbidität und funktionellen Einbußen zeigt sich dann aber rasch zunehmend ab dem 75.–80. Lebensjahr [86]. Wichtig ist auch, dass es bei Hochbetagten nicht die Anzahl chronischer Krankheiten, sondern die Behinderungen sind, die das Überleben primär bestimmen [118] (Abb. 8.4). Dies betont einmal mehr den wichtigen funktionellen Charakter bei der Betreuung und Behandlung betagter und speziell hochbetagter Menschen. Neben der Klassifizierung von Krankheiten nach dem ICD-Code (International Classification of Diseases) wäre deshalb eine breitere Anwendung von Aspekten des ICF-Code (International Classification of Functioning, Disability and Health) [119] (Tab. 8.11) wünschenswert.

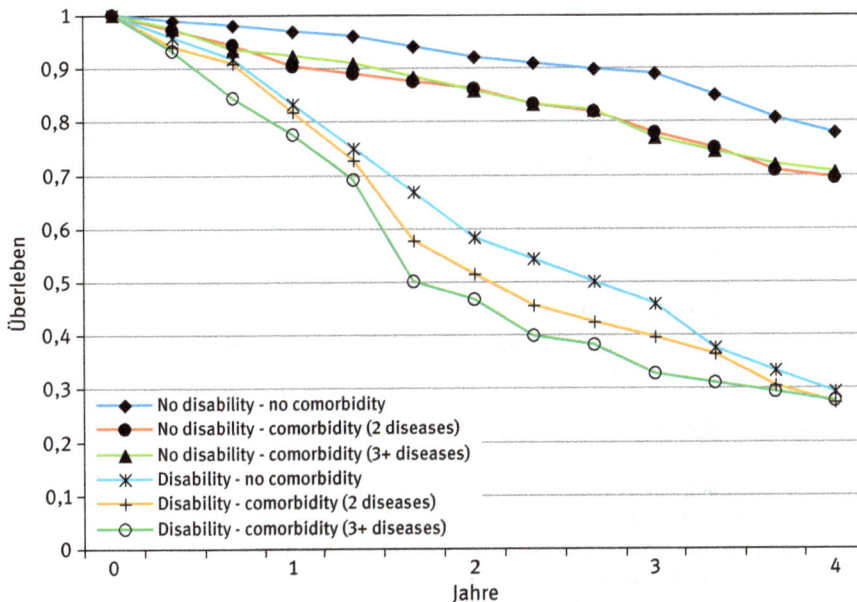

Abb. 8.4: Zusammenhang zwischen Überleben und Behinderungen bzw. Komorbiditäten.

Tab. 8.11: Die neun Domänen der Aktivitäten und Partizipation in der ICF [119].

- Lernen und Wissensanwendung
- Allgemeine Aufgaben und Anforderungen
- Kommunikation
- Mobilität
- Selbstversorgung
- Häusliches Leben
- Interpersonelle Interaktionen und Beziehungen
- Bedeutende Lebensbereiche
- Gemeinschaftliches, soziales und staatsbürgerliches Leben

Wichtig erscheint auch, sowohl in der Diagnostik wie Therapie im Blick zu haben, dass der (hoch)betagte Mensch eine andere Ziel- wie auch Zeitperspektive hat als ein Mensch im mittleren Lebensalter. Dies gilt es bei der Beratung der Betroffenen – wie auch deren Angehöriger – immer zu reflektieren.

Ärztliche Kunst bedeutet sicher mehr als Wissen, obgleich dieses, wie in der EBM erarbeitet, auch für die Betreuung betagter Menschen wichtig ist. Das Wissen in der Gerontopharmakologie ist aber doch aktuell noch so unzureichend, dass dem Aspekt des intuitiven Handelns wie auch der kreativen Elemente nebst dem so wichtigen Einbezug der Patientenpräferenzen eine bedeutende Rolle zukommt.

8.4.7 Fazit für die Praxis

Hier sollen einige Hinweise für den praktischen Alltag aufgeführt werden:

- Vollständige Medikamentenanamnese:
  Per se selbstverständlich, cave: Selbstmedikation durch OTC-Medikamente oder sog. Alternativpräparate (meist pflanzlichen Ursprungs)
- Explizites Nachfragen nach Nebenwirkungen
  Diese werden wegen ihrer Nichtspezifität oft von den Betroffenen nicht direkt mit Medikation in Verbindung gebracht (Schwindel, Sturz, Inappetenz)
- Durch klare Ziele Adhärenz fördern
  Indikation gut erklären, mögliche initiale Nebenwirkungen erläutern
- Indikation zur Medikation regelmäßig überprüfen
  Medikation bisweilen auch aufgrund von Verlegenheitsdiagnosen
- „Start low, go slow" (niedrige Startdosis, nur langsam Dosis steigern)
  Sollte aber nicht zum Weglassen einer wichtigen Verschreibung führen (deshalb auch „but go")
- Adäquate Dosis berücksichtigen
  Vorab auch Anpassung an verminderte Nierenfunktion
- Funktioneller Status für richtige Medikamenteneinnahme eruieren
  Keine Medikamentenhalbierungen, kann Medikament aus Blister gedrückt werden, kann Behältnis geöffnet werden, können Augentropfen überhaupt appliziert werden, ...

- Regelmäßige Kontrolle des Medikamentenplans
  Ein „scaling down" ist häufig möglich
- Medikamente rechtzeitig absetzen
  z. B. Metoclopramid bei vorübergehender Nausea, Protonenpumpenblocker, ...
- Optimierung des Schnittstellenmanagements
  Nach Hospitalisation oder Kontakt zu anderen (Fach-)Ärzten Medikamentenplan überarbeiten
- Medikamentöse Innovationen bedürfen besonderer Vorsicht
  Diese sind oft in der Gruppe der (Hoch-)Betagten schlecht untersucht
- Medikamente mit allgemein erhöhtem Risikopotenzial vermeiden
  Hier helfen spezifische Medikationslisten (Beers-Liste, PRISCUS-Liste, FORTA-Kategorisierung)

Literatur

[1]   Birks J. Cholinesterase inhibitors for Alzheimer's disease. Cochrane Database Syst Rev. 2006; (1): CD005593. Review.

[2]   Teipel SJ, Cavedo E, Grothe MJ, et al.; Hippocampus Study Group. Predictors of cognitive decline and treatment response in a clinical trial on suspected prodromal Alzheimer's disease. Neuropharmacology. 2016; 108: 128–135.

[3]   Howard R, McShane R, Lindesay J, et al. Donepezil and memantine for moderate-to-severe Alzheimer's disease. N Engl J Med. 2012; 366 (10): 893–903.

[4]   Salloway S, Ferris S, Kluger A, et al.; Donepezil 401 Study Group. Efficacy of donepezil in mild cognitive impairment – a randomized placebo-controlled trial. Neurology. 2004; 63: 651–657.

[5]   Peters O, Lorenz D, Fesche A, et al. A combination of galantamine and memantine modifies cognitive function in subjects with amnestic MCI. J Nutr Health Aging. 2012; 16: 544–548.

[6]   McShane R, Areosa Sastre A, Minakaran N. Memantine for dementia. Cochrane Database Syst Rev. 2006; (2): CD003154. Review.

[7]   Tariot PN, Farlow MR, Grossberg GT, Graham SM, McDonald S, Gergel I; Memantine Study Group. Memantine treatment in patients with moderate to severe Alzheimer disease already receiving donepezil: a randomized controlled trial. JAMA. 2004; 291 (3): 317–324.

[8]   Porsteinsson AP, Grossberg GT, Mintzer J, Olin JT; Memantine MEM-MD-12 Study Group. Memantine treatment in patients with mild to moderate Alzheimer's disease already receiving a cholinesterase inhibitor: a randomized, double-blind, placebo-controlled trial. Curr Alzheimer Res. 2008; 5 (1): 83–89.

[9]   Peters O, Fuentes M, Joachim LK, et al. Combined treatment with memantine and galantamine-CR compared with galantamine-CR only in anti-dementia drug naïve patients with mild to moderate Alzheimer's disease. Alzheimer's & Dementia: Translational Research & Clinical Interventions. 2015; 1: 198–204.

[10]   Birks J, Grimley Evans J. Ginkgo biloba for cognitive impairment and dementia. Cochrane Database Syst Rev. 2009; (1): CD003120.

[11]   Mazurov A, Hauser T, Miller CH. Selective alpha7 nicotinic acetylcholine receptor ligands. Curr Med Chem. 2006; 13: 1567–1584.

[12]   Kitagawa H, Takenouchi T, Azuma R, et al. Safety, pharmacokinetics, and effects on cognitive function of multiple doses of GTS-21 in healthy, male volunteers. Neuropsychopharmacology. 2003; 28: 542–551.

[13]   Upton N, Chuang TT, Hunter AJ, Virley DJ. 5-HT6 receptor antagonists as novel cognitive enhancing agents for Alzheimer's disease. Neurotherapeutics. 2008; 5: 458–469.

[14] Wilkinson D, Windfeld K, Colding-Jorgensen E. Safety and efficacy of idalopirdine, a 5-HT6 receptor antagonist, in patients with moderate Alzheimer's disease (LADDER): a randomised, double-blind, placebo-controlled phase 2 trial. Lancet Neurol. 2014; 13: 1092–1099.

[15] Maher-Edwards G, Zvartau-Hind M, Hunter AJ, et al. Double-blind, controlled phase II study of a 5-HT6 receptor antagonist, SB-742457, in Alzheimer's disease. Curr Alzheimer Res. 2010; 7: 374–385.

[16] Maher-Edwards G, Dixon R, Hunter J, et al. SB-742457 and donepezil in Alzheimer disease: a randomized, placebo-controlled study. Int. J Geriatr. Psychiatry. 2011; 26: 536–544.

[17] Grimmer T, Perneczky R, Kurz A. Current immune therapy for Alzheimer's disease. Nervenarzt. 2008; 79: 832–835.

[18] Weiner HL, Frenkel D. Immunology and immunotherapy of Alzheimer's disease. Nat Rev Immunol. 2006; 6: 404–416.

[19] Janus C, Pearson J, McLaurin JA, et al. Aβ peptide immunization reduces behavioural impairment and plaques in a model of Alzheimer's disease. Nature. 2000; 408: 979–982.

[20] Morgan D, Diamond DM, Gottschall PE, et al. Abeta peptide vaccination prevents memory loss in an animal model of Alzheimer's disease. Nature. 2000; 408: 982–985.

[21] Schenk D, Barbour R, Dunn W, et al. Immunization with amyloid-β attenuates Alzheimer-disease-like pathology in the PDAPP mouse. Nature. 1999; 400: 173–177.

[22] Bard F, Cannon C, Barbour R, et al. Peripherally administered antibodies against amyloid β-peptide enter the central nervous system and reduce pathology in a mouse model of Alzheimer disease. Nat Med. 2000; 6: 916–919.

[23] Bayer AJ, Bullock R, Jones RW, et al. Evaluation of the safety and immunogenicity of synthetic Aβ42 (AN1792) in patients with AD. Neurology. 2005; 64: 94–101.

[24] Gilman S, Koller M, Black RS, et al. Clinical effects of Abeta immunization (AN1792) in patients with AD in an interrupted trial. Neurology. 2005; 64: 1553–1562.

[25] Orgogozo JM, Gilman S, Dartigues JF, et al. Subacute meningoencephalitis in a subset of patients with AD after Abeta42 immunization. Neurology. 2003; 61: 46–54.

[26] Ferrer I, Boada RM, Sanchez Guerra ML, Rey MJ, Costa-Jussa F. Neuropathology and pathogenesis of encephalitis following amyloid-beta immunization in Alzheimer's disease. Brain Pathol. 2004; 14: 11–20.

[27] Nicoll JA, Wilkinson D, Holmes C, Steart P, Markham H, Weller RO. Neuropathology of human Alzheimer disease after immunization with amyloid-beta peptide: a case report. Nat Med. 2003; 9: 448–452.

[28] Spinney L. Update on Elan vaccine for Alzheimer's disease. Lancet Neurol. 2004; 3: 5.

[29] Boche D, Nicoll JA. The Role of the Immune System in Clearence of Aβ from the Brain. Brain Pathol. 2008; 18: 267–278.

[30] Holmes C, Boche D, Wilkinson D, et al. Long-term effects of Abeta42 immunisation in Alzheimer's disease: follow-up of a randomised, placebo-controlled phase I trial. Lancet. 2008; 372: 216–223.

[31] Salloway S, Sperling R, Gilman S, et al. A phase 2 multiple ascending dose trial of bapineuzumab in mild to moderate Alzheimer disease. Neurology. 2009; 73: 2061–2070.

[32] Salloway S, Sperling R, Fox NC, et al. Two phase 3 trials of bapineuzumab in mild-to-moderate Alzheimer's disease. N Engl J Med. 2014; 370: 322–333.

[33] Doody RS, Thomas RG, Farlow M, et al. Phase 3 trials of solanezumab for mild-to-moderate Alzheimer's disease. N Engl J Med. 2014; 370: 311–321.

[34] Goos JD, Henneman WJ, Sluimer JD, et al. Incidence of cerebral microbleeds: a longitudinal study in a memory clinic population. Neurology. 2010; 74: 1954–1960.

[35] Sperling R, Salloway S, Brooks DJ, et al. Amyloid-related imaging abnormalities in patients with Alzheimer's disease treated with bapineuzumab: a retrospective analysis. Lancet Neurol. 2012; 11: 241–249.

[36] Rinne JO, Brooks DJ, Rossor MN, et al. 11C-PiB PET assessment of change in fibrillar amyloid-beta load in patients with Alzheimer's disease treated with bapineuzumab: a phase 2, double-blind, placebo-controlled, ascending-dose study. Lancet Neurol. 2010; 9: 363–372.

[37] Ostrowitzki S, Deptula D, Thurfjell L, et al. Mechanism of amyloid removal in patients with Alzheimer disease treated with gantenerumab. Arch. Neurol. 2012; 69: 198–207.

[38] Farlow M, Arnold SE, van Dyck CH, et al. Safety and biomarker effects of solanezumab in patients with Alzheimer's disease. Alzheimers Dement. 2012; 8: 261–271.

[39] Sevigny J, Chiao P, Bussiere T, et al. The antibody aducanumab reduces Abeta plaques in Alzheimer's disease. Nature. 2016; 537: 50–56.

[40] Logovinsky V, Satlin A, Lai R, et al. Safety and tolerability of BAN2401 – a clinical study in Alzheimer's disease with a protofibril selective Abeta antibody. Alzheimers Res Ther. 2016; 8: 14.

[41] Adolfsson O, Pihlgren M, Toni N, et al. An effector-reduced anti-beta-amyloid (Abeta) antibody with unique abeta binding properties promotes neuroprotection and glial engulfment of Abeta. J Neurosci. 2012; 32: 9677–9689.

[42] Siemers ER, Sundell KL, Carlson C, et al. Phase 3 solanezumab trials: Secondary outcomes in mild Alzheimer's disease patients. Alzheimers Dement. 2016; 12: 110–120.

[43] Wiessner C, Wiederhold KH, Tissot AC, et al. The second-generation active Abeta immunotherapy CAD106 reduces amyloid accumulation in APP transgenic mice while minimizing potential side effects. J Neurosci. 2011; 31: 9323–9331.

[44] Winblad B, Andreasen N, Minthon L, et al. Safety, tolerability, and antibody response of active Abeta immunotherapy with CAD106 in patients with Alzheimer's disease: randomised, double-blind, placebo-controlled, first-in-human study. Lancet Neurol. 2012; 11: 597–604.

[45] Farlow MR, Andreasen N, Riviere ME, et al. Long-term treatment with active Abeta immunotherapy with CAD106 in mild Alzheimer's disease. Alzheimers Res Ther. 2015; 7: 23.

[46] Cebers G, Alexander RC, Haeberlein SB, et al. AZD3293: Pharmacokinetic and Pharmacodynamic Effects in Healthy Subjects and Patients with Alzheimer's Disease. J Alzheimers. Dis. 2016.

[47] Kennedy ME, Stamford AW, Chen X, et al. The BACE1 inhibitor verubecestat (MK-8931) reduces CNS beta-amyloid in animal models and in Alzheimer's disease patients. Sci. Transl. Med. 2016; 8: 363ra150.

[48] Hori Y, Takeda S, Cho H, et al. A Food and Drug Administration-approved asthma therapeutic agent impacts amyloid beta in the brain in a transgenic model of Alzheimer disease. J Biol.Chem. 2015; 290: 1966–1978.

[49] Burstein AH, Grimes I, Galasko DR, Aisen PS, Sabbagh M, Mjalli AM. Effect of TTP488 in patients with mild to moderate Alzheimer's disease. BMC Neurol. 2014; 14: 12.

[50] Bachmeier C, Beaulieu-Abdelahad D, Mullan M, Paris D. Selective dihydropyridine compounds facilitate the clearance of beta-amyloid across the blood-brain barrier. Eur J Pharmacol. 2011; 659: 124–129.

[51] Morawski M, Schilling S, Kreuzberger M, et al. Glutaminyl cyclase in human cortex: correlation with (pGlu)-amyloid-beta load and cognitive decline in Alzheimer's disease. J Alzheimers Dis. 2014; 39: 385–400.

[52] Frost JL, Le KX, Cynis H, et al. Pyroglutamate-3 amyloid-beta deposition in the brains of humans, non-human primates, canines, and Alzheimer disease-like transgenic mouse models. Am J Pathol. 2013; 183: 369–381.

[53]   Simons M, Schwarzler F, Lutjohann D, et al. Treatment with simvastatin in normocholes-
       terolemic patients with Alzheimer's disease: A 26-week randomized, placebo-controlled,
       double-blind trial. Ann Neurol. 2002; 52: 346–350.
[54]   Sano M, Bell KL, Galasko D, et al. A randomized, double-blind, placebo-controlled trial of
       simvastatin to treat Alzheimer disease. Neurology. 2011; 77: 556–563.
[55]   Del Ser T, Steinwachs KC, Gertz HJ, et al. Treatment of Alzheimer's disease with the GSK-3
       inhibitor tideglusib: a pilot study. J Alzheimers Dis. 2013; 33: 205–215.
[56]   Lovestone S, Boada M, Dubois B, et al. A phase II trial of tideglusib in Alzheimer's disease.
       J Alzheimers Dis. 2015; 45: 75–88.
[57]   Kontsekova E, Zilka N, Kovacech B, Novak P, Novak M. First-in-man tau vaccine targeting
       structural determinants essential for pathological tau-tau interaction reduces tau oligome-
       risation and neurofibrillary degeneration in an Alzheimer's disease model. Alzheimers Res
       Ther. 2014; 6: 44.
[58]   Finkel SI, Costa e Silva J, Cohen G, Miller S, Sartorius N. Behavioral and psychological signs
       and symptoms of dementia: a consensus statement on current knowledge and implications
       for research and treatment. International psychogeriatrics/IPA. 1996; 8 (3): 497–500.
[59]   Deutsche Gesellschaft für Psychiatrie, Psychotherapie und Nervenheilkunde (DGPPN), Deut-
       sche Gesellschaft für Neurologie (DGN). S3-Leitlinie/Nationale Versorgungsleitlinie: Demenz;
       2016. 1. Revision.
[60]   Kales HC, Kim HM, Zivin K, et al. Risk of mortality among individual antipsychotics in patients
       with dementia. The American journal of psychiatry. 2012; 169 (1): 71–79.
[61]   Schneider LS, Tariot PN, Dagerman KS, et al. Effectiveness of atypical antipsychotic drugs
       in patients with Alzheimer's disease. The New England journal of medicine. 2006; 355 (15):
       1525–1538.
[62]   Birks J, Harvey RJ. Donepezil for dementia due to Alzheimer's disease. The Cochrane database
       of systematic reviews. 2006; (1): CD001190.
[63]   Levy K, Lanctôt KL, Farber SB, Li A, Herrmann N. Does pharmacological treatment of neuro-
       psychiatric symptoms in Alzheimer's disease relieve caregiver burden? Drugs & aging. 2012;
       29 (3): 167–179.
[64]   Loy C, Schneider L. Galantamine for Alzheimer's disease and mild cognitive impairment. The
       Cochrane database of systematic reviews. 2006; (1): CD001747.
[65]   Mohamed S, Rosenheck R, Lyketsos CG, Kaczynski R, Sultzer DL, Schneider LS. Effect of
       second-generation antipsychotics on caregiver burden in Alzheimer's disease. The Journal
       of clinical psychiatry. 2012; 73 (1): 121–128.
[66]   Häussermann P, Reinbold H, Schröder SG. Off-Label Therapie bei Demenz-Orientierung an
       Leitlinien hilft, den Einsatz inhaltlich zu rechtfertigen. Der Neurologe & Psychiater. 2016;
       17 (6): 30–36.
[67]   van der Spek K, Gerritsen DL, Smalbrugge M, et al. Only 10 % of the psychotropic drug use
       for neuropsychiatric symptoms in patients with dementia is fully appropriate. The PROPER I-
       study. International psychogeriatrics/IPA. 2016; 28 (10):1 589–595.
[68]   Rote Liste. Arzneimittelinformationen für Deutschland: einschließlich EU-Zulassungen und
       bestimmter Medizinprodukte. 2016.
[69]   Sterke CS, Ziere G, van Beeck EF, Looman CWN, van der Cammen TJM. Dose-response re-
       lationship between Selective Serotonin Reuptake Inhibitors and Injurious Falls: A study
       in Nursing Home Residents with Dementia. British Journal of Clinical Pharmacology. 2012;
       73 (5): 812–820.
[70]   Porsteinsson AP, Drye LT, Pollock BG, et al. Effect of Citalopram on Agitation in Alzheimer
       Disease. The Journal of the American Medical Association. 2014; 311 (7): 682.

[71]   Lyketsos CG, DelCampo L, Steinberg M, et al. Treating depression in Alzheimer disease: efficacy and safety of sertraline therapy, and the benefits of depression reduction: the DIADS. Archives of general psychiatry. 2003; 60 (7): 737–746.

[72]   McCleery J, Cohen DA, Sharpley AL. Pharmacotherapies for sleep disturbances in Alzheimer's disease. The Cochrane database of systematic reviews. 2014; 3: CD009178.

[73]   Devanand DP, Mintzer J, Schultz SK, et al. Relapse risk after discontinuation of risperidone in Alzheimer's disease. The New England journal of medicine. 2012; 367 (16): 1497–1507.

[74]   Freymann N, Michael R, Dodel R, Jessen F. Successful treatment of sexual disinhibition in dementia with carbamazepine – a case report. Pharmacopsychiatry. 2005; 38 (3): 144–145.

[75]   Aalten P, Verhey FR, Boziki M, et al. Consistency of neuropsychiatric syndromes across dementias: results from the European Alzheimer Disease Consortium. Part II. Dementia and Geriatric Cognitive Disorders. 2008; 25 (1): 1–8.

[76]   Ballard C, Gray A, Ayre G. Psychotic symptoms, aggression and restlessness in dementia. Revue neurologique. 1999; 155 (4): S44–52.

[77]   Fauth EB, Gibbons A. Which behavioral and psychological symptoms of dementia are the most problematic? Variability by prevalence, intensity, distress ratings, and associations with caregiver depressive symptoms. International Journal of Geriatric Psychiatry. 2014; 29 (3): 263–271.

[78]   Jeon YH, Sansoni J, Low LF, et al. Recommended measures for the assessment of behavioral disturbances associated with dementia. The American journal of geriatric psychiatry: official journal of the American Association for Geriatric Psychiatry. 2011; 19 (5): 403–415.

[79]   Deutsche Gesellschaft für Psychiatrie, Psychotherapie und Nervenheilkunde (DGPPN). S3-Leitlinie/Nationale Versorgungsleitlinie Unipolare Depression. Berlin; 2015.

[80]   Banerjee S, Hellier J, Dewey M, et al. Sertraline or mirtazapine for depression in dementia (HTA-SADD): a randomised, multicentre, double-blind, placebo-controlled trial. Lancet (London, England). 2011; 378 (9789): 403–411.

[81]   Häussermann P, Goecker D, Beier K, Schroeder S. Low-dose cyproterone acetate treatment of sexual acting out in men with dementia. International psychogeriatrics/IPA. 2003; 15 (2): 181–186.

[82]   Harrison F, Aerts L, Brodaty H. Apathy in Dementia: Systematic Review of Recent Evidence on Pharmacological Treatments. Current psychiatry reports. 2016; 18 (11): 103.

[83]   Fried LP, Tangen CM, Walston J, et al.; Cardiovascular Health Study Collaborative Research Group. J Gerontol A Biol Sci Med Sci. 2001; 56: M146–M156.

[84]   Sieber CC. Frailty – from concept to clinical practice. Exp Gerontol. 2017; 87: 160–167.

[85]   Mahony FL, Barthel DW. Functional Evaluation: The Barthel Index. Md State Med J. 1965; 14: 61–65.

[86]   Santoli G, Angleman S, Welmer AK, et al. Age-Related Variation in Health Status after Age 60. PLoS One. 2015; 10: e0120077.

[87]   Medizinische Versorgung im Alter – Welche Evidenz brauchen wir? Stellungnahme Leopoldina. 2015. Als pdf zugänglich über www.leopoldina.org.

[88]   Van de Pol MH, Fluit CR, Lagro J, et al. Expert and patient consensus on a dynamic model for shared decision-making in frail odler patients. Patient Educ Couns. 2016; 99: 1069–1077.

[89]   Farrell TW, Widera E, Rosenberg L, et al. AGS position statement: making medical treatment decisions for unbefreinded older adults. J Am Geriatr Soc. 2016. doi: 10.1111/Jgs.14586.

[90]   Tinetti ME, Naik AD, Dodson JA. Moving from disease-centered to patient goals-directed care for patients with multiple chronic conditions: patient valued-based care. JAMA Cardiol. 2015; 1: 9–10.

[91]   Bierman AS, Tinetti ME. Precision medicine to precision care: managing multimorbidity. Lancet. 2016; 338: 2721–2723.

[92]   Fried LP. Investigating in health to create a third demographic dividend. Gerontologist. 2016; 56 (Suppl 2): S167–S177

[93]   Bundesverband Geriatrie e. V., Hrsg. Weissbuch Geriatrie. Kohlhammer Verlag; 2010. ISBN 978-3170215887.

[94]   Duan-Porter W, Cohen HJ, Demark-Wahnefried W, et al. Physical resilience of older cancer survivors: an emerging concept. J Geriatr Oncol. 2016; 7: 471–478.

[95]   Eshel Y, Kimhi S, Lahad M, et al. Individual, community, and national resiliencies and age: are older people less resilient than younger individuals? Am J Geriatr Psychiatry. 2016; 24: 644–647.

[96]   Sieber CC. Sarkopenie. Ther Umschau. 2014; 71: 171–176.

[97]   Cruz-Jentoft AJ, Landi F, Schneider SM, et al. Prevalence of and interventions for sarcopenia in ageing adults: a systematic review. Report of the International Sarcopenia Initiative (EWGSOP and IWGS). Age Ageing. 2014; 43: 748–759.

[98]   Goisser S, Kemmler W, Porzel S, et al. Sarcopenic obesity and complex interventions with nutrition and exercise in community-dwelling older persons – a narrative review. Clin Interr Aging. 2015; 10: 1267–1282.

[99]   Kemmler W, von Stengel S, Engelke K, et al. Prevalence of sarcopenic obesity in Germany using established definitions : Baseline data oft he FORMOsA study. Osteoporo Int. 2015. Epub ahead of print.

[100] Cao L, Morley JE. Sarcopenia is recognized as an independent condition by an international classification of disease, thenth revision, clinical modification (ICD-10-CM) Code. J Am Med Dir Assoc. 2016; 17: 675–677.

[101] Renteln-Kruse W. Epidemiologische Aspekte der Morbidität im Alter. Z Gerontol Ger. 2001; 34 (Suppl 1): 10–15.

[102] Nikolaus T. Grundlagen. In: Nikolaus T, Hrsg. Klinische Geriatrie. Heidelberg: Springer Verlag. S. 161.

[103] Stuck AE, Siu AL, Wieland GD. Comprehensive geriatric assessment. A meta-analysis of controlled trials. Lancet. 1993; 342: 1032–1036.

[104] Rubenstein L. Geriatric assessment: an overview of its impacts. Clin Geriatr Med. 1987; 3: 1–15.

[105] Viktil KK, Blix HS, Moger TA, et al. Polypharmacy as commonly defined is an indicator of limited value in the assessment of grud-related problems. Br J Clin Pharmacol. 2007; 63: 187–195.

[106] Boyd CM, Darer J, Boult C, et al. Clinical practice guidelines and quality of care for older patients with multiple comorbid diseases: implication for pay for performance. JAMA. 2005; 294: 716–724.

[107] Thürmann PA, Selke GW. Arzneimittelversorgung älterer Menschen. In: Klauber J, Güstner C, Gerste B, et al. Versorgungs-Report 2013/2014. Stuttgart: Schattauer; 2014. S. 185–208.

[108] Petrovic M, van der Cammen T, Onder G. Adverse drug reactions in older people: detection and prevention. Drugs Aging. 2012; 29: 453–462.

[109] Wehling M, Burkhardt H. Arzneimitteltherapie für Ältere. Heidelberg: Springer; 2011.

[110] Schmiedl S, Szymanski J, Werner U, et al. Drug-drug interactions leading to hospital admission in the old: data from the German Pharmacovigilance Study Group. Basic Clin Pharmacol Toxicol. 2007; 101: 391.

[111] Bergert FW, Braun M, Ehrenthal K, et al. Hausärztliche Leitlinie „Multimedikation". Empfehlungen zum Umgang mit Multimedikation bei Erwachsenen und geriatrischen Patienten. Version 1.09 vom 16. 4. 2014, letzte redaktionelle Änderung am 17. 3. 2015. URL: www.pmvforschungsgruppe.de/pdf/03_publikationen/multimedikation_ll.pdf.

[112] Holt S, Schmiedl S, Thürmann PA. Potentially inappropriate medications in the elderly: the PRISCUS list. Dtsch Ärztebl Int. 2010; 107: 543–551.

[113] Frohnhofen H, Michalek C, Wehling M. Assessment of drug treatment in geriatrics with the new FORTA criteria. Dtsch Med Wschr. 2011; 136: 1417–1421.

[114] Kuhn-Thiel AM, Weiss C, Wehling M; FORTA authors/expert panel members. Consensus validation oft he FORTA (Fit fOR The Aged) List: a clinical tool for increasing the appropriateness of pharmacotherapy in the elderly. Drugs Aging. 2014; 31: 131–140.

[115] O'Mahony D, O'Sullivan D, Byrne S, et al. STOPP/START criteria for potentially inappropriate prescribing in older people: version 2. Age Ageing. 2015; 44: 213–218.

[116] Gogol M. Klug entscheiden in der Geriatie. Dtsch Ärzteblatt. 2017; 113 (Sammelband): 59–63.

[117] Wehling M. Arzneimitteltherapie im Alter: Zu viel und zu wenig, was tun? Dtsch Med Wschr. 2008; 133: 2289–2291.

[118] Landi F, Liperoti R, Russo A, et al. Disability, more than multimorbidity, was predictive of mortality among older persons aged 80 years and older. J Clin Epidemiol. 2010; 63: 752–759.

[119] ICF = International Classification of Functioning, Disability and Health. WHO 2001 (resolution WHA 54.21).

9 Nicht-medikamentöse Therapie

Katharina Bürger, Elisabeth Kasper
9.1 Kognitives Training

9.1.1 Einleitung

Die Bedeutung nichtpharmakologischer Maßnahmen bei der Behandlung der Alzheimer-Krankheit ist unumstritten. Kognitive Interventionen im Speziellen greifen innerhalb verschiedener Phasen der Erkrankung. So zielen sie sowohl auf die Prävention des Abbaus kognitiver Funktionen durch gezieltes Training in Frühstadien (leichte kognitive Störung – LKS) als auch auf den Erhalt der geistigen Leistungsfähigkeit und Alltagskompetenz bei einer manifesten Demenz. Kognitive Interventionen haben den Vorteil, dass sie die Symptomatik, beispielsweise eine Gedächtnisstörung, unmittelbar adressieren, weshalb Patienten diese gut akzeptieren. Die Herausforderung besteht nun in der Balance zwischen Funktionsverbesserung und Defizitorientierung sowie der Anpassung der Methoden an individuelle Bedürfnisse. Dieser hohe Anspruch verlangt die engagierte Entwicklung und Anwendung von Konzepten. In den letzten Jahren wurden trotz methodischer Schwierigkeiten zahlreiche Ansätze entworfen und optimiert.

Das folgende Kapitel strebt eine Darstellung und Differenzierung einzelner Konzepte und deren theoretischer Grundlage an und skizziert die aktuelle Studienlage zur Anwendbarkeit und Wirksamkeit sowie zusätzlicher Wirkfaktoren im therapeutischen Setting.

9.1.2 Begrifflichkeiten

Unter dem Dach der „Kognitiven Interventionen" haben sich drei konzeptuelle Begriffe etabliert: *Kognitive Stimulation (KS)*, *Kognitives Training (KT)* und *Kognitive Rehabilitation (KR)*, wobei über die Zuordnung einzelner Therapiemaßnahmen zu den

https://doi.org/10.1515/9783110411003-010

Termini keineswegs immer Konsens herrscht. Clare et al. schlugen in einer Übersichts-arbeit 2004 [1] eine inzwischen breiter akzeptierte begriffliche Unterscheidung vor:

1. *Kognitive Stimulation (KS)* zielt durch eine allgemeine mentale Aktivierung auf die Verbesserung des kognitiven und sozialen Funktionsniveaus.
2. *Kognitives Training (KT)* beinhaltet die angeleitete Ausführung standardisierter Aufgaben zum Erhalt und zur Verbesserung spezifischer kognitiver Funktionen, wie Aufmerksamkeit und Konzentration, episodische Gedächtnisleistungen und Problemlösekompetenz, wobei der Schwierigkeitsgrad an individuelle Bedürf-nisse angepasst ist.
3. *Kognitive Rehabilitation (KR)* ist ein individualisierter Ansatz, bei dem persönliche Ziele im Vordergrund stehen, an deren Erreichung gemeinsam mit dem sozialen Umfeld gearbeitet wird. Dabei ist die Kompensation kognitiver Defizite im Alltag von größerer Bedeutung als die Verbesserung kognitiver Fähigkeiten.

Diese Unterscheidung ist insbesondere sinnvoll, weil sie Implikationen für verschie-dene Verfahren bietet. Die begriffliche Trennung ist nicht als Bewertung einzelner Interventionen zu verstehen, sondern macht vielmehr deutlich, dass verschiedene Konzepte eine Anpassung an individuelle Bedürfnisse von Patientengruppen ermög-lichen, wie z. B. das Krankheitsstadium, die sozialen Rahmenbedingungen, kogni-tive Ressourcen usw. Einzelne Implikationen und Kernannahmen der Konzepte sind in Tab. 9.1 gegenübergestellt, die auch die folgenden Ausführungen zusammenfassen soll.

9.1.3 Konzepte kognitiver Interventionen

9.1.3.1 Kognitive Stimulation (KS)
KS findet meist im Gruppensetting statt, üblicherweise in Kleingruppen im ambulan-ten oder stationären Setting. Therapeutische Elemente sind alltagsnah, und im statio-nären Bereich, wie z. B. in einer Pflegeeinrichtung, oft in den Tagesablauf integriert. Der soziale Kontext ist substanziell, oft sind therapeutische Maßnahmen, wie Reorien-tierung, Spiele, Diskussionsrunden etc., mit Freizeitaktivitäten verbunden. Zwei spe-zifische, gut etablierte Konzepte sollen an dieser Stelle explizit Beachtung finden:

Realitätsorientierungstraining (ROT) beinhaltet als basale Methode die örtli-che und zeitliche Reorientierung sowie die Reaktivierung wichtiger autobiographi-scher Informationen (Alter, Familienstand etc.). Durchgeführt wird das ROT entweder im Ganztagssetting (stationär, z. B. durch Pflegepersonal als konstanter Prozess) oder in Gruppen mit festen Terminen, wobei die Informationen wiederholt von Personal übermittelt und/oder durch Hinweisschilder dargeboten werden. Das ROT erfordert keine höher-kognitiven Fähigkeiten und zielt zum einen auf die Sicherheit vermit-telnde Wahrnehmung der aktuellen Welt („wo lebe ich, wann lebe ich, wer ist um mich"), zum anderen durch autopersonale Reorientierung auf die Erhöhung der Ko-härenz des eigenen Selbst [3].

Tab. 9.1: Kognitive Interventionen bei Alzheimer-Krankheit (modifiziert nach Bahar-Fuchs et al., 2013 [2] und Clare und Woods, 2004 [1]).

	Kognitive Stimulation	Kognitives Training	Kognitive Rehabilitation
Ziel	Verbesserung/Erhalt des globalen kognitiven Status und der persönlichen Identität	Verbesserung/Erhalt spezifischer kognitiver Funktionen	Verbesserung/Erhalt des Funktionsniveaus im Alltag
Annahme	Verbesserung des allgemeinen kognitiven Status ↓ Erhalt alltäglicher Fertigkeiten und der Selbstständigkeit ↓ direkter/indirekter Alltagstransfer	Verbesserung spezifischer kognitiver Funktionen und Strategievermittlung ↓ Erhalt alltäglicher Fertigkeiten und der Selbstständigkeit ↓ indirekter Alltagstransfer	Anpassung der Umwelt sowie alltagsnahe Übungen ↓ Kompensation von Funktionsstörungen im Alltag ↓ direkter Alltagstransfer
Wirkprinzip	Restitution und Kompensation	Restitution	Kompensation
Setting	„quasi-experimentell/real world"	„quasi-experimentell"	„quasi-experimentell/real world"
Regulierung	standardisiert/individuell	standardisiert	individuell
Voraussetzung der Patienten	soziale Interaktion	kognitive Ressourcen	kognitive Ressourcen, sozial förderndes Umfeld

Biographiearbeit umfasst den Abruf bzw. die Reaktivierung jüngerer bis alter, für die Person bedeutender Erinnerungen und die gezielte, systematische Beschäftigung mit denen [4]. Dies kann zum einen dem Vergessen der Erinnerungen entgegenwirken und kurzfristig positive Gefühle erzeugen. Das Ziel ist zum anderen aber v. a. die Steigerung des Identitäts- und Kontinuitätsgefühls eines Patienten, der Kohärenz des „Selbst". Aus psychotherapeutisch-systemischer Sicht bildet das „Selbst" die Grundlage für das Gefühl der Identität und der Kontinuität. Das autobiographische Gedächtnis spielt eine bedeutende Rolle für die Erhaltung des „Selbst", und so kann es mit einer demenziellen Erkrankung zu einer Destabilisierung dieses Systems kommen. Die Beschäftigung mit Erinnerungen schafft Vertrauen, wobei der 100%ige Wahrheitsgehalt weniger relevant erscheint als das stimmige Einfügen in ein Selbstkonzept. Unterschieden werden Erinnerungspflege (Anstoßen und Austausch positiver Erinnerungen) und Reminiszenztherapie, die Lebenserinnerungen psychotherapeutisch nutzt, beispielsweise um vergangene Konflikte aufzuarbeiten. Der Einsatz der Biographiearbeit ist sensibel abzuwägen und sollte nicht zwangsläufig dazu verwendet werden, um Lebensgeschichte aufzuarbeiten. Insbesondere Erinnerungen an eine vermeintlich höhere Leistungsfähigkeit in der Vergangenheit können Frustration und depressive Symptome auslösen.

9.1.3.2 Kognitives Training (KT)

Grundsätzlich unterliegt dem KT die Plastizitätsannahme des Gehirns, die eine Leistungssteigerung durch Übung postuliert, und im Fall einer Schädigung neuronaler Strukturen eine Restitution möglich ist. Das heißt beispielhaft, dass bei einem 40-jährigen Patienten nach einer Hirnblutung mit umschriebenem Funktionsausfall (z. B. Verminderung der Reaktionsfähigkeit oder Gedächtnisstörung) durch die Übung der spezifischen kognitiven Funktion in einem Trainingssetting (z. B. Aufmerksamkeits-/Gedächtnistraining am PC) eine Leistungssteigerung möglich ist. Diese Verbesserung kann sich dann automatisch auf Alltagsanforderungen, wie z. B. dem Autofahren oder dem Behalten einer Einkaufsliste, auswirken (→ indirekter Transfer). Die Möglichkeit der Restitution auch bei neurodegenerativen Erkrankungen wird zumindest in Frühstadien der Alzheimer-Krankheit angenommen. Darauf ausgelegt ist das „übende Funktionstraining", basierend auf Konsolidierung spezifischer Inhalte durch Wiederholung.

Inzwischen wird der Begriff „Kognitives Training" wesentlich weiter gefasst. Zumeist werden rein übende mit strategiegeleiteten Elementen verbunden. Zu letzteren gehören v. a. Lern- und Behaltensstrategien, die auf dem impliziten bzw. nondeklarativen Gedächtnis beruhen, das das Erlernen von Handlungsabläufen und domänenspezifischem Wissen ermöglicht und bei Patienten mit Alzheimer-Krankheit besser erhalten ist als das explizite oder deklarative Gedächtnis (für eine ausführliche Darstellung s. Thöne-Otto 2012 [5]). Zu Lernstrategien in diesem Bereich gehört zum einen das Prinzip der Fehlervermeidung („errorless learning") [6]. Dabei wird innerhalb des Lernprozesses das Auftreten von Fehlern vermieden, um im Lernverlauf kontinuierlich positive Erfahrungen zu ermöglichen. Studien dazu legen allerdings nahe, dass diese Lernmethode eher in Frühstadien effektiv sein kann [7]. Eine weitere Möglichkeit ist die sukzessive Erweiterung des Behaltensintervalls („spaced retrieval") [8] als Unterstützung der Speicherung von Informationen ins Langzeitgedächtnis. Dabei werden Informationen zunächst unmittelbar nach dem Lernen abgefragt, im Falle korrekter Antworten im Verlauf in immer größer werdenden Abständen. Ein drittes Prinzip umfasst die Methode des „Backward Chaining bzw. Vanishing Cues", bei der innerhalb eines Lernprozesses oder Übungsverlaufs helfende Hinweise immer weiter reduziert werden. Alle diese Lernstrategien sind jedoch meist auf konkrete Wissensinhalte beschränkt, daher sollten diese für den Patienten relevant sein. Da insbesondere die ADL-Kompetenz oder Selbstständigkeit bedeutsam ist, wird in jüngster Zeit auch dort die Anwendung dieser Lernstrategien untersucht [9].

Neben der Vermittlung von Lernstrategien werden im Rahmen kognitiven Trainings häufig kompensatorische Elemente, wie externe Gedächtnishilfen, implementiert.

9.1.3.3 Kognitive Rehabilitation (KR)

Das Ziel kognitiver Rehabilitation entspringt dem Grundprinzip von Rehabilitation als der Aufrechterhaltung der persönlichen Teilhabe des Patienten im Rahmen seiner Lebensumwelt [10], die die individuelle Anpassung kognitiver Fähigkeiten und den Ausgleich kognitiver Beeinträchtigungen v. a. mittels Kompensation einschließt [11]. Praktisch kombinieren diese Ansätze verschiedene therapeutische Maßnahmen in einem stationären, teilstationären oder ambulanten Setting, mit dem Ziel, die Alltagskompetenz zu verbessern.

Die eingesetzten Methoden sind individuell, und jeder therapeutische Prozess beginnt mit der Problemidentifikation, Zielanalyse und einer sinnvollen Zusammenstellung verschiedener Therapiekomponenten, die im Verlauf natürlich adaptiv sein müssen. Im Vordergrund steht die Vermittlung von Kompensationsstrategien, um die Alltagskompetenz möglichst lange zu erhalten, wie der Umgang mit externen Gedächtnishilfen (Kalender oder Tagebücher, bildhafte Erinnerungen und Beschriftungen etc.). KR macht eine enge Interaktion zwischen Patient und Umwelt notwendig [12]. Dabei werden sowohl die Angehörigen einbezogen (z. B. durch Hausbesuche oder Psychoedukation) als auch die Umweltbedingungen an den Patienten angepasst. Das betrifft das materielle Umfeld (z. B. Wohnungseinrichtung ohne Herd) sowie das soziale Umfeld (z. B. Möglichkeiten sozialer Aktivitäten trotz Unfähigkeit, selbstständig mit dem Bus zu fahren). Die entscheidende Herausforderung ist es, Strategien auf den persönlichen Alltag zu übertragen (→ direkter Transfer). Dieser ist nur möglich, wenn das therapeutische Setting nah am Alltagskontext arbeitet. Die Methode der KR ist schließlich multimodal, d. h., sie integriert verschiedene Therapiemethoden (Psychoedukation, Psychotherapie: Angst- und Stressbewältigung usw.) und ist eng mit anderen Therapiebereichen verbunden.

In den letzten Jahren wurden verschiedene manualisierte Konzepte entwickelt [13–15]. Im deutschsprachigen Raum ist als Beispiel die „Kognitiv-verhaltenstherapeutische ressourcenorientierte Therapie früher Demenzen im Alltag – KORDIAL" [15] zu nennen. Dieses Programm im ambulanten Setting kombiniert über 12 Wochen unter enger Einbeziehung der Angehörigen neuropsychologische Therapie (externe Gedächtnishilfen, Aufbau von Alltagsroutinen) und psychotherapeutische Elemente (Erkrankung als kritisches Lebensereignis, Aufbau angenehmer Aktivitäten, Stressbewältigung).

9.1.4 Empirische Evidenz kognitiver Interventionen

Inzwischen gibt es eine Reihe von Übersichtsarbeiten, Meta-Analysen und kontrollierten Studien verschiedenen Evidenzgrades.

9.1.4.1 Leichte kognitive Störung (LKS)

Kognitive Stimulationstechniken wie das ROT oder Biographiearbeit werden in diesem Bereich weniger angewandt.

Bei LKS kommt überwiegend KT zum Einsatz. Unumstritten ist die Evidenz für Verbesserungen einzelner kognitiver Funktionen, insbesondere auch im Gedächtnisbereich [16–19], wobei die Leistungssteigerung jeweils sehr spezifisch ist und eine Generalisierbarkeit auf das globale kognitive Niveau begrenzt scheint [20]. Nur einige wenige Studien fanden z. B. eine Erhöhung des Mini-Mental-Status-Tests (MMST), der ja als Indikator des globalen kognitiven Status interpretiert wird [18]. Innerhalb der wenigen Studien zu Langzeitwirkungen zeigt sich zwar überwiegend Stabilität der Effekte [18], allerdings sind diese auf trainierte Aufgaben beschränkt [20]. Teilweise wurde auch eine positive Wirkung auf nichtkognitive Symptome wie Depressivität oder Lebensqualität nachgewiesen [19, 21, 22].

Im Stadium der LKS ist die Alltagsrelevanz definitionsgemäß nicht relevant beeinträchtigt, weshalb Maßnahmen der KR scheinbar nicht unbedingt indiziert sind. Patienten schildern aber dennoch regelmäßig merkliche Einschränkungen, „sie müssten sich beispielsweise viel mehr aufschreiben" usw. Daher sind auch in diesem Bereich kompensatorische Maßnahmen, wie z. B. externe Gedächtnishilfen, oder meta-kognitives Training präventiv sinnvoll [23, 24]. Einen signifikanten Effekt auf Alltagsfertigkeiten zeigten Kurz et al. 2009 [21], die besonderen Wert auf konkretes Planen von Aktivitäten, praktisches Problemlösen und Angehörigenpartizipation legten. Verbesserungen der kognitiven Funktionen sind innerhalb der KR bei LKS-Patienten weniger zu beobachten [22], insgesamt dominiert eine Zunahme meta-kognitiver Fähigkeiten (Strategiewissen, Wahrnehmung eigener Gedächtnisleistungen) [17, 18].

Eine langfristige Stabilität kognitiver Interventionen scheint sowohl bei KT als auch KR insgesamt bei einem frühen Beginn der Intervention erreichbar zu sein [25, 26].

9.1.4.2 Kognitive Interventionen bei Demenz im Rahmen der Alzheimer-Krankheit (AD)

Insgesamt sind kognitive Interventionen überwiegend für leichte bis mittelschwere Ausprägungen untersucht.

Übersichtsarbeiten zur Effektivität von Methoden der KS konstatieren für das ROT positive Effekte auf kognitive Funktionen, dabei im Speziellen der Orientierungsleistung. Sekundär scheint sich die Methode positiv auf das Verhalten auszuwirken im Sinne abnehmender Auffälligkeiten [27]. Diese Befunde finden sich auch für das gesamte Spektrum innerhalb der KS [28], wobei aufgrund des Konglomerats an Aktivitäten (ROT, multisensorische Stimulation, Reminiszenztherapie, körperliche Aktivitäten, Orientierung, Diskussion interessanter Themen etc.) nicht eindeutig zu bestimmen ist, welche Methoden die Effekte triggert. Evidenz ist für einzelne

Komponenten verfügbar, wie z. B. die Reminiszenztherapie [29]. Langzeiteffekte auf die Kognition durch KS sind bisher nicht nachgewiesen [30].

Meta-Analysen zum KT [2, 31] sprechen nicht für eine hohe Effektivität im Stadium der Demenz. Insbesondere rein übendes KT scheint der globalen Stimulierung, dem Einsatz von Kompensationsstrategien beim Lernen oder dem ROT unterlegen [16]. Bei der Betrachtung einzelner Studien erscheint zumindest der Einsatz impliziter Methoden für spezifische Funktionen lohnenswert [32, 33]. Eine Zeitstabilität fehlt im Demenzbereich auch für das KT.

Im Bereich der KR existieren noch nicht viele Studien, die speziell das eingangs definierte Konzept untersucht haben. Relevante Verbesserungen der kognitiven Funktionen oder der ADL-Kompetenz bei Demenzpatienten durch KR lassen sich bisher nicht nachweisen. Die Wirksamkeit betrifft eher nichtkognitive Symptome [1, 34], wie eine Erhöhung der Lebensqualität oder die Verringerung der Depressivität. Positive Effekte zeigten sich teilweise auch für meta-kognitives Wissen, wobei dieses meistens auf deklarativen Inhalten beruht, die für demente Patienten von vornherein schwer zu konsolidieren sind. Für die nichtkognitiven Symptome wurde in den wenigen Follow-up-Studien eine Stabilität beobachtet. Kurz et al. [35] untersuchten in einer Effektstudie das bereits genannte KORDIAL-Programm, das manualisiert eine lohnenswerte Variante zur Vereinheitlichung von Therapieinhalten darstellen könnte. Die Studie replizierte die Befunde der nichtkognitiven Symptome, konnte aber ebenfalls keine kognitive Leistungssteigerung oder verbesserte ADL-Kompetenz feststellen. Die Autoren wiesen allerdings darauf hin, dass insbesondere im ADL-Bereich sensitivere Messinstrumente notwendig seien.

9.1.4.3 Methodisch-kritische Aspekte

Trotz einer Zunahme der Relevanz kognitiver Interventionen einschließlich der Aufnahme in die Empfehlungen der S3-Leitlinien (Empfehlung 73 und 74) [36] bedeutet die Evidenzbasierung weiterhin Herausforderung. Weitere randomisierte und kontrollierte Studien mit größeren Fallzahlen und hohem Evidenzgrad (Evidenzklasse ≥ IIa) sind im klinischen-therapeutischen Bereich erforderlich.

Therapieinhalte sind auch im vermeintlich standardisierten Rahmen mannigfaltig, betrachtet man beispielsweise nur die verschiedenen PC-Programme. Etablierte, manualisierte Programme stehen in allen Bereichen (KS, KT, KR) nur in begrenztem Umfang zur Verfügung, was eine Vergleichbarkeit von Studien oder multizentrische Ansätze erschwert und ein Dilemma zwischen methodischer Güte und Individualität im therapeutischen Geschehen erzeugt. Allerdings werden, zumindest im Bereich manifester Demenz, in Studien, die manualisierte Programme verwenden, nicht zwingend größere Effektstärken erreicht.

Auch werden zunehmend multimodale Konzepte präferiert, einerseits innerhalb kognitiver Maßnahmen selbst, andererseits durch Integration von kognitiver Intervention, körperlicher Aktivität, Ergotherapie, Angehörigenarbeit etc. Dabei erscheint die Extraktion einzelner bzw. möglicherweise entscheidender Wirkfaktoren insgesamt schwierig. Notwendig wäre in diesem Zusammenhang auch eine einheitliche begriffliche Trennung zwischen den eingangs definierten Entitäten KS, KT und KR.

Neben den inhaltlichen Aspekten herrscht methodische Heterogenität im therapeutischen/Studiendesign (Dauer, Frequenz und Intensität) und in den Ergebnisvariablen. Es fehlen außerdem Langzeit-Follow-up-Messungen, die insbesondere auch die Konversionsrate von LKS zu AD berücksichtigen.

9.1.5 Weitere Wirkfaktoren innerhalb kognitiver Interventionen

Unabhängig von der Heterogenität der Interventionen und entsprechender Effektivitätsstudien sollten einige Faktoren, die Interventionen übergreifend beeinflussen, an dieser Stelle beispielhaft genannt werden:

- Betrachtet man den methodischen Aspekt der **Dauer und Intensität der Therapie**, erscheinen Maßnahmen mit kürzerer Therapiedauer und hoher Frequenz effektiver bezüglich prospektiver Gedächtnisleistungen und der ADL-Kompetenz als Langzeit-Interventionen mit niedriger Frequenz.
- Ein weiterer entscheidender Punkt ist das **Ausmaß der Störungseinsicht,** der „Awareness", das insbesondere für die kognitive Funktionsverbesserung entscheidend ist. So fanden Fernadez-Calvo et al. [37] bei Stratifizierung nach dem Ausmaß der Awareness für Patienten mit geringer Störungseinsicht nur nonkognitive Effekte. Eine weitere interessante Arbeit von Contador et al. (2016) [38] stellte fest, dass im Falle hoher Awareness und hohem Bildungsgrad kognitive Effekte zu beobachten waren, wogegen bei Patienten mit geringer Störungseinsicht der Bildungsgrad keine Rolle spielte, sodass etwaige kognitive Ressourcen nicht mehr greifen können. Unawareness ist daneben eine Hauptursache für mangelnde Adhärenz und bedingt eine unzureichende Einschätzung der eigenen Leistungsfähigkeit, die die Grundlage beispielsweise für die realistische Zielbildung darstellt [12].
- Studienübergreifend zeigt sich, dass bei enger **Einbeziehung der Angehörigen** der Transfer von Übungsleistungen auf den Alltag besser funktioniert und zu einer höheren Zufriedenheit der Angehörigen führt [39]. Inzwischen liegen zahlreiche Psychotherapieprogramme vor, die der Vermeidung von Belastungsreaktionen und Depression dienen können und höher frequent genutzt werden sollten.

9.1.6 Fazit für die Praxis

Generell gilt, dass Patienten mit Alzheimer-Krankheit vom Stadium der LKS bis hin zur leichten bis mittelgradigen Demenz grundsätzlich in der Lage sind zu lernen, Informationen zu reaktivieren und ihren Alltag aktiv zu beeinflussen. Kognitive Interventionen können daher in allen diesen Phasen der Erkrankung eingreifen. Eine Steigerung des globalen kognitiven Funktionsniveaus ist eher unwahrscheinlich, nur eine Fokussierung auf einzelne kognitive und affektive Aspekte ist lohnenswert. Die Auswahl der Methoden muss sich an das Krankheitsstadium und das soziale Umfeld des Patienten anpassen und erfordert ein pragmatisches Vorgehen in Bezug auf individuelle Bedürfnisse.

Innerhalb der aktuellen S3-Leitlinien (Empfehlung 73 und 74) [36] werden Evidenz-basiert die KS bzw. die Reminiszenztherapie empfohlen. Ergänzend zu diesen Leitlinien lassen sich weitere Erkenntnisse ableiten:

– **LKS-Patienten** können unter Einsatz impliziter Lernstrategien von kognitivem Training profitieren, wobei ein Transfer einer beübten Funktion auf den Alltag auch bereits in dieser Phase notwendig ist, und daher auch bei standardisiertem Training persönlich relevante Ziele im Vordergrund stehen müssen. Um die Transferanforderungen zu verringern, sollte die Alltagsaufgabe selbst geübt werden. Kognitive Interventionen sollten zudem möglichst früh beginnen, auch kompensatorische Maßnahmen sind bereits vor alltagsrelevanten Defiziten sinnvoll. **AD-Patienten** profitieren vom standardisierten kognitiven Training nur bedingt. Interventionen müssen stark individualisiert und kompensatorisch sein sowie einen direkten Transfer von der Übungssituation zum Alltag ermöglichen, d. h. möglichst nah am häuslichen Umfeld orientiert sein.

– Kognitive Interventionen wirken bezüglich der Kognition eher kurzfristig, sodass eine Kontinuität beispielsweise durch niedrig frequente, aber praktikable Begleitung der Patienten und Angehörigen notwendig erscheint.

– Maßnahmen kognitiver Rehabilitation besitzen nach aktuellen Erkenntnissen eher einen Einfluss auf nichtkognitive Symptome wie Stimmung oder Lebensqualität.

– Angehörige sollten stets eng mit einbezogen werden, sowohl innerhalb der patientenzentrierten Therapie als auch innerhalb angehörigenspezifischer Angebote.

– Eine ausreichende Awareness der Patienten – unter Vermeidung von Frustration – sollte ein primäres Ziel jeglicher Intervention sein, weil sie die Grundlage für therapeutische Adhärenz und den Therapieerfolg darstellt.

Vjera Holthoff-Detto

9.2 Ergotherapie

9.2.1 Indikation und Ziele der Ergotherapie

Die betätigungsorientierte Ergotherapie ist eine unverzichtbare nonpharmakologische Behandlung von Menschen mit Demenz und Teil des multiprofessionellen Therapiekonzepts (S3-Leitlinie „Demenzen", revidierte Version 2015; https://www.dgppn.de/publikationen/s3-leitlinie-demenzen.html, Zugriff 28. 3. 2016). Sie ist ärztlich indiziert, weil in der Therapie ein Fokus mit höchster Priorität auf der Förderung und dem Erhalt der Selbstständigkeit im Alltag und der Teilhabe am sozialen Leben gelegt sein sollte. Der Erkrankungsverlauf bringt mit sich, dass phasenweise neue Herausforderungen im Alltag der Erkrankten auftreten, die jeweils die Entwicklung neuer ergotherapeutischer Strategien in der Hilfestellung für die Erkrankten und Pflegenden notwendig machen. Die erstmalige Verordnung der häuslichen Ergotherapie erfolgt, wenn es greifbar ist, dass Erkrankte und Pflegende nach der Diagnosestellung und Psychoedukation von einer professionellen Unterstützung in ihrem häuslichen Umfeld profitieren können. Im klinischen Alltag hat sich bewährt, bei bereits erfahreneren Familien im Umgang mit der Erkrankung die häusliche Ergotherapie zu verordnen, wenn Familien in die Sprechstunde kommen und beschreiben, dass bewährte Tagesstrukturierungen und Betätigungen des Erkrankten zu Hause nicht mehr gelingen.

Die Behandlung hat einen evidenzbasierten Effekt auf die Alltagsaktivitäten und die Verhaltensveränderungen der Patienten mit leichter bis mittelschwerer Demenz und die Belastung und Lebensqualität der pflegenden Angehörigen [40–45], sowie eine erhöhte Motivierbarkeit im Alltag [41]. Die bislang vorliegenden Studien zeigen, dass die Therapie zum Erhalt der Alltagsfunktionen angeboten werden sollte (S3-Leitlinie „Demenzen", Empfehlungsgrad B, Evidenzebene Ib). Im Fokus steht der Patient mit seinen Bedürfnissen und Wünschen, seinen Ressourcen und seiner Biographie. Eine auf den Patienten abgestimmte, individualisierte Ergotherapie ist daher das Ziel der Behandlung. Dabei zeigte sich zusammenfassend, dass neben der individualisierten Therapie und der Integration der pflegenden Angehörigen, kurzen und eindeutigen Signalen sowie Umweltmodifikationen und technische Hilfsmitteln ein besonderer Stellenwert zukommen [46].

Eine Individualisierung von Behandlungskonzepten für Menschen mit Demenz und ihre Angehörigen ist nicht zuletzt auch deshalb essenziell, weil nicht alle Patienten alt sind: es wird davon ausgegangen, dass in der Altersgruppe der 45- bis 69-Jährigen die Prävalenzrate bei 0,1 % liegt (Prevalence of dementia in Europe; www.alzheimer-europe.org/Research/European-Collaboration-on-Dementia/Prevalence-of-dementia/Prevalence-of-dementia-in-Europe, Zugriff 28. 3. 2016). Die Betroffenen und Familien werden durch die Demenzerkrankung in einem ganz anderen Lebensabschnitt getroffen, beispielsweise in einer Lebenssituation, in der beide Ehepartner noch berufstätig sind. Sie sind mit spezifischen Erschwernissen konfrontiert [47].

Das häusliche Umfeld ist für viele Menschen ein Ort der Vertrautheit, Sicherheit und Autonomie. Im klinischen Alltag ist zu beobachten, wie stark der Wunsch zum Verbleib oder zur Rückkehr in die Häuslichkeit unsere Therapieplanung und insbesondere auch die Sozialarbeit innerhalb der Konzepte bestimmt. Es ist der Wunsch der meisten Europäer, im Krankheitsfall weiterhin zu Hause zu leben. Studien weisen darauf hin, dass die Betreuung und Pflege kranker Menschen im häuslichen Umfeld eine außergewöhnliche Belastung für die pflegenden Angehörigen bedeutet und dass die Pflege von Menschen mit Demenz zur höchsten körperlichen und seelischen Belastung führt [48–50]. Bei pflegenden Angehörigen Demenzerkrankter treten vorwiegend Depression und Angsterkrankungen auf, aber auch Schlafstörungen sowie kognitive Leistungsminderung und somatische Erkrankung [51–57]. Besonders gefährdet scheinen dabei die pflegenden Ehepartner zu sein. Durch die hohe zeitliche Belastung durch Pflege und Beaufsichtigung der Erkrankten wird die eigene Gesundheit häufig vernachlässigt. Sport, eigene Hobbys oder soziale Begegnungen finden kaum noch Raum. Für die pflegenden Angehörigen ist die Wahrnehmung, Akzeptanz und Wertschätzung ihrer Pflege im persönlichen Umfeld von hoher Bedeutung. Bei der Begleitung und therapeutischen Unterstützung pflegender Angehöriger ist im klinischen Alltag eine besondere Achtsamkeit im Umgang notwendig. Angehörige haben das gemeinsame Leben mit dem Demenzerkrankten nach besten Möglichkeiten und mit erheblicher psychischer und oft auch physischer Anstrengung bewältigt. Es ist wichtig, dass therapeutische Interventionen als Möglichkeit der Weiterentwicklung und nicht als Korrektur erlebt werden [58].

Es liegt daher nahe, dass individualisierte Therapiestrategien beides, den Verbleib in der Häuslichkeit sowie die Stärkung und Begleitung der pflegenden Angehörigen, unterstützen sollten. Darüber hinaus brauchen wir Strategien, die auch greifen, wenn den Demenzerkrankten und den Familien die Versorgung zu Hause nicht mehr möglich ist: auch in Pflegeheimen bleibt Selbstständigkeit und Selbstbestimmung der Erkrankten im Fokus sowie die Beschäftigung mit individuell bedeutsamen Tätigkeiten, die auf Biographie, Beobachtung und Identifikation von Ressourcen basieren.

Die Voraussetzung für ergotherapeutische Interventionen ist die Beobachtung und Ableitung von erhaltenen Betätigungskompetenzen und individuellen Interessen der Demenzerkrankten (was macht er beispielsweise unaufgefordert und aus eigenem Antrieb). Eine zentrale therapeutische Strategie für den Ergotherapeuten ist daher der kontinuierliche Blick auf den Einzelnen, auf seine vergangene und gegenwärtige Lebensrolle, sein persönliches Wertesystem und seine Lebenserfahrungen. Bei der Progredienz der Erkrankung ist nicht zwangsläufig eine Leistungssteigerung in spezifischen Alltagsaufgaben anzustreben, sondern eine Zusammenführung von jeweils aktueller kognitiver und physischer Leistungsfähigkeit und erstrebenswerter Aktivität für den Einzelnen. Dadurch ist es möglich, eine ausreichend hohe soziale Anregung zu generieren, die die Wünsche des Patienten (des Klienten) erfassen, sein Interesse wecken und ihn dadurch aktivieren [59]. So lange wie möglich ist die volle und wirksame Teilhabe und Einbeziehung des Demenzerkrankten in die mitmenschliche Gemeinschaft anzustreben. Die Inhalte der Therapie können demnach im Verlauf sehr unterschiedlich sein. Es ist wissenschaftlich untersucht und entspricht auch unserer klinischen Erfahrung, dass Patienten an einem Verbesserungslernen bestimmter Fertigkeiten dann Interesse zeigen, wenn sie ihrem genuinen eigenen Interesse, ihrem Wunsch und natürlich auch ihrer Einsicht entspringen. Die individuelle Selbstbestimmung steht im Zentrum des therapeutischen Kontexts. Im Krankheitsverlauf ist es eine der Aufgaben der Ergotherapie, die Aktivierung und Beschäftigung jeweils den aktuellen kognitiven und physischen Fähigkeiten anzupassen und kontinuierlich das Interesse oder die Wünsche der Patienten zu binden. Die Klientenzentrierung ist ein Paradigma der modernen Ergotherapie und erfordert vom Therapeuten eine spezifische Grundhaltung, die unabhängig von den jeweils eingesetzten Behandlungsmethoden ist. Ein Beispiel für Klientenzentrierung ist das *Canadian Model of Occupational Performance* und das dazugehörige Assessment *Canadian Occupational Performance Measure* (COPM [60, 61]), das die Grundlage mehrerer Interventionsstudien war [42–44] und in dem die momentanen Betätigungskompetenzen sowie Inhalte und der individuelle Stellenwert von erstrebenswerten Zielen erfasst werden. Die klinische Erfahrung lehrt uns, dass Demenzerkrankte auch noch bei fortgeschrittener kognitiver Beeinträchtigung auf nichtsprachliche Weise „wissen", was ihnen guttut und was ihnen wichtig ist, ohne das vorausschauend planen und verbalisieren zu können. Daraus ergibt sich für die behandelnden Ergotherapeuten die Möglichkeit, in therapeutisch kreativer Weise die Verdeutlichung zu unterstützen.

Zentrale Symptome des Erkrankungsbildes sind zunehmende Defizite in den kognitiven Leistungen und das Auftreten von nichtkognitiven Symptomen, wie Veränderungen im Verhalten und der Stimmung. Das führt zu Einschränkungen der Einsicht und Handlungsfähigkeit und es ist für den Patienten nicht selbstverständlich, dass er Defizite in seiner Betätigung erkennt, die Betätigungsperformanz selbst ermessen und die Prioritäten für die therapeutische Arbeit selber festlegen kann. Es ist daher die Aufgabe des Therapeuten, dem Klienten bei der Stärkung seiner „individuellen Autonomie" persönlich zu assistieren (UN-Behindertenrechtskonvention 2008; http://www.institut-fuer-menschenrechte.de/fileadmin/user_upload/PDF-Dateien/Pakte_Konventionen/CRPD_behindertenrechtskonvention/crpd_de.pdf, Zugriff 28. 3. 2016). Das geschieht, indem er die Kommunikation den Fähigkeiten und Möglichkeiten des Klienten anpasst und so modifiziert, dass der Patient und auch der pflegende Angehörige dem Interventionsprozess aktiv folgen können. Als Beispiel sei hier das Paraphrasieren angeführt, eine sinngemäße Wiedergabe des gesprochenen Wortes des Patienten, um ihm eine aktive Teilnahme am therapeutischen Prozess zu ermöglichen. In der klinischen Realität ist es häufig so, dass neben einer eingeschränkten Krankheitseinsicht und einem mangelnden Problembewusstsein, die die Assistenz durch den Therapeuten und die Zieldefinition erschweren, auch Misstrauen des Klienten (ggf. auch des pflegenden Angehörigen) oder gerade bei der klientenzentrierten Behandlung mögliche Interessengegensätze von Patient und pflegendem Angehörigen und dysfunktionale Beziehungsmuster sichtbar werden und eine gemeinsame Arbeit zunächst erschweren. Um diesen speziellen Anforderungen gerecht zu werden, benötigt es vonseiten des Therapeuten ein gleichermaßen professionelles, verständiges und flexibles Auftreten, sodass individuelle Lösungsansätze entwickelt werden können und ein konstruktiver Umgang mit den auftretenden Schwierigkeiten möglich wird. Die Therapie findet idealerweise deshalb im häuslichen und vertrauten Umfeld des Patienten statt, weil sich hier sein Hauptbetätigungsfeld befindet und die gemeinsame Arbeit dort stattfindet, wo der Klient das Erlernte auch anwenden soll. Auch wenn der Patient im Mittelpunkt der ergotherapeutischen Behandlung steht, zielen Konzepte auch auf den pflegenden Angehörigen in der Rolle eines „erweiterten Klienten" mit seiner enorm hohen physischen und psychischen Belastung. Das Erlernen von Techniken zur Emotionsregulierung und Stressbewältigung sowie die Beratung und Anleitung aufseiten des Angehörigen führen zu einer Verbesserung der Interaktion zwischen Erkranktem und pflegendem Angehörigen [62]. In einer kürzlich publizierten Übersichtsarbeit zu zentralen Interessen von Angehörigen von Demenzerkrankten konnten folgende fünf Themenschwerpunkte identifiziert werden: (1) Bewältigung der Demenzerkrankung und Adaptation, (2) Motivation und die Kontrolle über das gemeinsame Leben bewahren, (3) Aktivierung durch ausreichende Beschäftigung gewährleisten und gleichzeitige Zufriedenheit erzielen, (4) die Rolle des pflegenden Angehörigen als Lebensaufgabe erleben und (5) Erleben von Verlust und Belastung [63].

9.2.2 Ergotherapeutische Intervention im häuslichen Umfeld

Die gezielte Aktivierung von Menschen mit Demenz im häuslichen Umfeld hat in einer Reihe von Studien eine signifikante Minimierung von Agitation und Depression sowie einen positiven Effekt auf die Lebensqualität der Betroffenen nachweisen können [42, 43, 45]. Die Studie von Graff et al. [43] war ein wesentlicher Meilenstein für die Ergotherapie in der Demenzbehandlung. Die randomisierte und kontrollierte Studie bei 135 Patienten mit leichter bis mittelgradiger Demenz und ihren pflegenden Angehörigen konnte mit hohen Effektstärken nachhaltige (3 Monate) und signifikante Verbesserungen in Alltagsaktivitäten, Reduktion der Angehörigenbelastung [43] und Verbesserung der Lebensqualität und Depression bei Patienten und Angehörigen sowie das Gefühl der Befähigung bei den Angehörigen nachweisen [42]. Die ergotherapeutische Behandlung bestand aus zehn aufsuchenden Sitzungen über 5 Wochen im häuslichen Umfeld durch sehr erfahrene und geschulte Ergotherapeuten. Die Therapie bestand aus gezielter Aktivierung der Patienten sowie Anleitung und Begleitung der Angehörigen.

Ergotherapeutische Konzepte konzentrieren sich darauf, die Aktivität der Demenzerkrankten dadurch zu unterstützen, dass unter der Anleitung des Ergotherapeuten individuell ausgesuchte Aktivitäten analysiert werden und in den Teilschritten vom Angehörigen unterstützt werden, in denen die eigenen Fähigkeiten des Erkrankten nicht ausreichen. Das geschieht beispielsweise, indem der Angehörige leicht verständliche Anleitungen zu Teilschritten macht oder Aktivitäten initiiert, indem er auf assoziierte Gegenstände zeigt (z. B. Gehstock, Jacke, Schuhe beim Aufbruch zum Spaziergang). Das jeweilige Vorgehen wird sich während der Krankheitsprogredienz verändern und kann durch das erlernte Konzept dann jeweils durch den Angehörigen in der Unterstützung angepasst werden. Dadurch können Angehörige für den weiteren Krankheitsverlauf befähigt werden, den Patienten zu aktivieren, eines der wesentlichen Anliegen der pflegenden Angehörigen [63]. Gitlin et al. [41]

konnten dadurch eine signifikante Reduktion von demenzspezifischen Verhaltensveränderungen wie Agitation und Hinterherlaufen oder ständiges Fragen erzielen.
Neben der klinischen Effizienz ist für diese Methoden auch eine Kosteneffizienz nachgewiesen worden [64, 65]. In der randomisierten kontrollierten und multizentrischen
Studie ERGODEM aus Deutschland [44] in insgesamt 160 Patienten mit leichter bis
mittelgradiger Alzheimer-Demenz und ihren pflegenden Angehörigen konnten nach
einer 12-wöchigen aufsuchenden Ergotherapie die folgenden Effekte nachgewiesen
werden: nachhaltig bessere Fähigkeit (auch 6 Monate nach Interventionsende) in
den Alltagsleistungen im Vergleich zu Patienten der Kontrollgruppe; nachhaltig
(3 Monate nach Interventionsende) niedrigere Häufigkeit und/oder Schwere der
Verhaltensauffälligkeiten als bei Erkrankten in der Kontrollgruppe. Während der
Intervention berichteten die Angehörigen über eine signifikant niedrigere Belastung
als die Angehörigen in der Kontrollgruppe. Die Angehörigen der Interventionsgruppe
gaben einen signifikanten Effekt von ERGODEM auf ihre persönliche Weiterentwicklung auf der Subskala des Berliner Inventars zur Angehörigenbelastung (BIZA-D
[66]) an. Diese Ergebnisse zusammengenommen weisen darauf hin, dass das Belastungserleben der Angehörigen durch die Präsenz der Ergotherapeuten minimiert
wird und die Weiterentwicklung der Angehörigen dadurch nachhaltig unterstützt
werden konnte. Erwartungsgemäß führte die Intervention nicht zu einem Effekt auf
die kognitive Leistungsfähigkeit der Teilnehmer. Die Intervention erfolgte mittels
manualisiertem ergotherapeutischem Programm mit den Patienten sowie deren
pflegenden Angehörigen über einen Zeitraum von 6 Wochen à zwei Wocheneinheiten
(insgesamt zwölf Sitzungen). Um sich vorstellen zu können, wie eine solche Therapie
aufgebaut worden ist, sei hier im Folgenden exemplarisch die ergotherapeutische
Intervention zusammengefasst. Zunächst kommt es nach der Indikationsstellung
durch den behandelnden Arzt zu einer Kontaktaufnahme zwischen Ergotherapeuten
und Patienten und Angehörigen. In einem therapeutischen Erstgespräch werden die
Rahmenbedingungen der Behandlung (Termine etc.), das Konzept der Therapie mit
dem Ziel der Identifikation und Förderung von individuellen Betätigungsanliegen
sowie die Therapieeinheiten erklärt und der Wohnraum begangen. Ab der zweiten
Therapieeinheit steht die strukturierte Erhebung befundrelevanter Daten im Vordergrund und nimmt abhängig von der Zahl der erhobenen Anliegen auch durchaus
mehrere Therapieeinheiten in Anspruch. In standardisierter Form (z. B. Canadian
Occupational Performance Measure – COPM [60, 61]) werden Betätigungsanliegen
des Demenzerkrankten festgelegt. Eine besondere therapeutische Herausforderung
in der Klientenzentrierung und in der Befunderhebung bei Demenzerkrankten besteht darin, bei der Erfassung von Betätigungsanliegen sowohl die individuellen
Ressourcen, Bedürfnisse und Ziele des Patienten zu erfassen und gleichzeitig auch
den pflegenden Angehörigen oder im Heim das Bezugssystem zu berücksichtigen.
Wenn Ziele erarbeitet werden, sollten sie unterschiedliche Schwerpunkte bedienen,
wie Selbstversorgung (z. B. eigene Belange regeln einschließlich eigene Unterschrift
leisten; Mobilität durch regelmäßige eigenständige Reha-Gymnastik und selbst-

ständiges Aufstehen aus Bett und Stuhl; Wäsche waschen, sortieren, wegräumen, kleine Teile bügeln; wöchentliche Zeiten des Alleinseins in der Wohnung während pflegender Angehörige zum Sport geht), Produktivität (z. B. Kaffeemaschine bedienen, wenn sonntags Besuch kommt; 1-mal wöchentlich gemeinsam mit Pflegenden den Kühlschrank auf Lebensmittel mit Verfallsdatum kontrollieren; Beschriftungen in der Küche anbringen, um Geschirr aus der Spülmaschine ausräumen und korrekt einräumen zu können) und Freizeit (Wanderangebote nutzen; Schwimmbad besuchen). Durch die aktive Abfrage verlässt der Erkrankte die Rolle des Bedürftigen, dem Entscheidungen durch den Helfer abgenommen werden und er tritt in die Rolle einer eigenständig handelnden Person. Der Angehörige steht nicht mehr in der Rolle als Helfer, sondern als Person, die eigene Bedürfnisse und ggf. Frustrationen benennen darf und gleichzeitig die Eigenständigkeit des Erkrankten unterstützt. Die Expertise und auch der Vertrauensaufbau zwischen Ergotherapeuten und Patienten sowie Angehörigen sind dabei essenziell, denn häufig wird er mit Anliegen der Patienten (beispielsweise: Ich möchte Autofahren üben.) und/oder der Angehörigen (beispielsweise: Ich möchte, dass die alte Hausordnung wieder gilt.) konfrontiert sein, die er in einen realistischen Rahmen integrieren muss. Die erarbeiteten Betätigungsanliegen in den jeweiligen Schwerpunkten werden nach Wichtigkeit (COPM-Handbuch) für den Patienten und Angehörigen gewichtet und für die folgenden Ergotherapiesitzungen die wichtigen Betätigungsziele gemeinsam geordnet. Die Bewertung der Wichtigkeit des Anliegens dient dem Setzen von Prioritäten in der Behandlung und stellt damit einen wichtigen Teil der Behandlungsplanung dar. Vor den aktiven Trainingsphasen sind eine Bewertung der gewählten Betätigungsziele nach Performanz und die Zufriedenheit mit der Ausführung durch Patienten und Angehörige empfehlenswert, um das Therapieergebnis messen zu können und transparent zu machen. Für zwölf Sitzungen im häuslichen Umfeld sind beispielsweise bis zu fünf Betätigungsanliegen realistisch. Die Betätigungsanliegen werden jeweils für die Trainingsphasen genau definiert, damit diese spezifisch, messbar und auch in der vorgesehenen Zeit für den Patienten erreichbar sein können: einzelne notwendige Handlungsschritte, Beginn und Ende, Ort und Zeitpunkt der Tätigkeiten. Während der Durchführung der Tätigkeiten werden die Schwierigkeiten identifiziert, die der Patient damit erfährt und es werden Hilfen erarbeitet (z. B. Beschriftungen, unterstützende Anmerkungen durch Angehörige). Ferner werden auch Wohnraumanpassungen, sowie Hilfsmittelberatung, -versorgung, -anpassung und -training in diesen Arbeitsschritten notwendig werden. Neben dem Training der Patienten in der spezifischen Betätigung ist gleichzeitig auch eine Psychoedukation und persönliche Begleitung des Pflegenden wesentlicher Bestandteil der ergotherapeutischen Intervention (z. B. Vermittlung von Informationen über die Erkrankung, von kompensatorischen Kompetenzen bei spezifischen Defiziten, von Kenntnissen und Fertigkeiten zur konkreten Problembewältigung und für einen gesundheitsförderlichen Lebensstil). Ein wesentlicher Faktor der Behandlung ist die Stabilisierung des Behandlungserfolgs und damit die Nachhaltigkeit der Behandlung. Daher sollen Patienten und ihre pflegenden Angehörigen durch die Behandlung in die Lage versetzt werden, auch nach dem Behandlungsende selbstständig an den Zielstellungen weiterarbeiten zu können.

9.2.3 Ergotherapeutische Intervention im Pflegeheim

Für Menschen mit Demenz, die im Pflegeheim leben, ist die Teilhabe am Leben durch erhöhte Abhängigkeit besonders gefährdet [67, 68]. Die Implementierung ergotherapeutischer Interventionen hat signifikante Effekte auf Verhaltensveränderungen wie Agitation nachweisen können [45, 68–70]. Kolanowski et al. [59] untersuchten in 128 Pflegeheimbewohnern mit einer Demenzerkrankung den Effekt von individualisierter Ergotherapie auf der Grundlage des Funktionsniveaus, der persönlichen Interessen oder beider Faktoren kombiniert und verglich die Gruppe mit einer aktiven Kontrollgruppe ohne individualisierte Inhalte während der Ergotherapie. Sie konnten signifikante Effekte auf Verhaltensveränderungen wie Agitation, Apathie, affektive Schwingungsfähigkeit und Resonanz in der Interventionsgruppe nachweisen [59]. Die Behandlung fand an 5 Tagen jeweils am Morgen und am Nachmittag über 3 Wochen statt. Dabei standen neben persönlichen Präferenzen in spezifischen Tätigkeiten auch Beschwerden der Patienten im Mittelpunkt der Therapie, wie Schmerzen, Störungen der Blasenfunktion, Minimierung der Geräuschkulisse, Verbesserung der Lichtverhältnisse sowie Beachtung und Massnahmen bei Hungergefühl und Durst oder Appetitlosigkeit und fehlender Flüssigkeitsaufnahme.

In einer kürzlich erschienenen Meta-Analyse konnten Interventionen bei Demenzerkrankten im Pflegeheim, die ihren Fokus auf systematische Aktivierung, Reminiszenztherapie und individualisierte Konzepte legen, einen signifikanten Effekt auf Verhaltensveränderungen erzielen [71]. Mehrere Studien haben aufgewiesen, wie wichtig die Individualisierung von Interventionen auch in Pflegeheimkonzepten ist [71, 72], was in Anbetracht des Stellenwerts der Biographie, der individuell verfügbaren Ressourcen und Präferenzen der Erkrankten nicht überrascht [73]. Individualisierung schließt dabei gruppentherapeutische Angebote nicht aus [74]. Im Unterschied zu Erkrankten, die noch im häuslichen Umfeld leben, fehlen eine Reihe von täglichen vertrauten Eindrücken wie Gerüchen, Geräuschen und auch Stimmen. Interessante Herangehensweisen versuchen das zu überbrücken und haben beispielsweise zur Beruhigung und Anleitung von Patienten vertraute Stimmen aufgenommen und setzen diese gezielt ein [75, 76]. In einer kontrollierten Studie in 117 Patienten in 18 unterschiedlichen Pflegeheimen haben Treusch et al. [76] den Effekt einer 10-monatigen kurzen wöchentlichen Intervention bei Patienten mit Apathie untersucht, bei denen mit den verfügbaren Angeboten keine Aktivierung am Tag gelang. Als Grundlage der Intervention dienten vom einzelnen Probanden positiv besetzte Aktivitäten oder Erinnerungen (z. B. aus dem Familienleben, dem Beruf oder dem Hobby), die identifiziert und erarbeitet wurden. Die Intervention wurde von einem Ergotherapeuten und Sporttherapeuten ausgeführt. Zur Durchführung wurden die Patienten zur Imagination angeregt und sie nahmen zusätzlich typische Gegenstände, Musik, Bilder oder typische Bewegungen zuhilfe, mit denen es gelang, die Patienten in die spezifischen Situationen zu holen.

Die Kombination von aerober Aktivität und Ergotherapie hat in einer Reihe von Studien signifikante Effekt erzielen können und sollte besonders bei Menschen mit Demenz, unabhängig vom Erkrankungsstadium, zum Einsatz kommen [77]. Die Patienten in der Interventionsgruppe litten nach der Intervention signifikant weniger an einer Apathie als die Kontrollprobanden [76].

Auch hier übernimmt die Ergotherapie, wie im gesamten Verlauf der Demenzerkrankung, die Aufgabe, gemeinsam mit dem Erkrankten wieder einen Bezug zu den bedeutungsvollen Facetten des individuellen Lebens herzustellen.

9.2.4 Gruppentherapie-Setting und Individualisierung

Für die hier vorgestellten, individualisierten Therapien liegen uns Daten vor, die die Wirksamkeit in der Behandlung von Menschen mit Demenz im Einzeltherapie-Setting belegen. Allerdings bestätigt sich im klinischen Alltag, dass Gruppentherapie-Settings gegenüber Einzeltherapien auch Vorteile haben können. Dazu gehört, dass in der Gruppe soziale Interaktionen stärker zum Tragen kommen können. Darüber hinaus haben gegenseitige Stimulation und der Nachahmungseffekt einen nicht zu unterschätzenden Stellenwert. Bei Menschen mit schwerer Demenz kann ein Gruppen-Setting die Aktivierung des Einzelnen auch durchaus überhaupt erst stimulieren, sodass es bei diesen Patienten ausdrücklich empfohlen wird [78]. Im stationären Setting fällt auf, dass ein regelmäßiges Zusammenkommen von Menschen mit Demenz im Rahmen der Ergotherapiegruppe zu einem Zusammenfinden der Betroffenen auch außerhalb dieser Zeiten in einem vertrauten Kreis führen kann [78]. Auch wenn in einer Einzeltherapie sehr intensiv auf den Einzelnen eingegangen werden kann, ist Gruppen-Setting nicht mit fehlender Individualisierung gleichzusetzen. Die Kombination aus Einzel- und Gruppentherapie kann gut genutzt werden und sollte für den Einzelfall von dem behandelnden Therapeuten, basierend auf seiner Erfahrung mit dem Patienten, empfohlen werden. Individualisierung gelingt in der Gruppe dadurch, dass genügend Informationen für den einzelnen Patienten vorliegen und die Identifikation von Interessen, Ressourcen und emotionaler Erreichbarkeit vorliegen. Die Therapiefrequenz muss regelmäßig und durch ständige Wiederholungen geprägt sein und sollte in der Länge dem Schweregrad der Teilnehmer angepasst sein, beispielsweise Einheiten von 30 Minuten bei Menschen mit schwerer Demenz. Da der Schweregrad der Demenz mit sehr unterschiedlichen Symptomprofilen einhergehen kann, ist es bei der Gruppenzusammensetzung wichtig, diese mit Expertise für Gruppenergotherapie zusammenzusetzen, und dazu zwischen unterschiedlichen Therapieschwerpunkten zu unterscheiden (beispielsweise Mobilisation, Essen, Rhythmikspiele). Die Herausforderung für den Therapeuten liegt darin, je nach vorherrschender aktueller Symptomatik das Gruppenprogramm so flexibel zu handhaben, dass eine Gruppentherapie möglich wird. Je größer die Teilnehmerzahl, desto höher die Gefahr von Unruhe in den Abläufen. Daher wird eine Gruppengröße bis zu maximal acht Menschen mit Demenz angegeben und vorzugsweise eine Gruppe in der Teilnehmerzahl langsam aufzubauen.

9.2.5 Zusammenfassung

Die individualisierte Ergotherapie ist eine ärztlich indizierte Behandlung von Menschen mit Demenz. Sie verfolgt in Abhängigkeit vom Erkrankungsstadium Schwerpunkte, wie den Erhalt der Alltagsfähigkeiten, der Selbstständigkeit und die Minimierung von Verhaltensveränderungen wie Agitation, Apathie und Depression, sowie in jedem Erkrankungsstadium, in dem die Ergotherapie den Menschen mit Demenz erreichen kann, die Selbstbestimmung und die Teilhabe am sozialen Leben. Sie kann ambulant, teilstationär und stationär durchgeführt werden, es gibt die Indikation zur Einzel- und/oder Gruppentherapie. Sie erfolgt in enger Zusammenarbeit mit den Pflegenden und Therapiekonzepte, die den Pflegenden einbeziehen, haben den Vorteil, dass sie diesen nachhaltig zur aktiven Unterstützung der Patienten im Verlauf der Demenzerkrankung befähigen kann.

Alexander Kurz, Gabriele Pitschel-Walz, Janine Diehl-Schmid
9.3 Psychotherapie

9.3.1 Einleitung

Gegenstände der Psychotherapie sind Lebensereignisse, Denkmuster, Gefühlsreaktionen, Verhaltensweisen und soziale Beziehungen eines Menschen [79]. All diese Aspekte des Daseins werden durch eine Demenzerkrankung dramatisch verändert. Sie reißt eine zunehmende Kluft zwischen dem früheren Leistungsvermögen und den aktuellen Fähigkeiten auf, lässt die Betroffenen an einfachen Alltagsaufgaben scheitern, erschüttert ihr Selbstwertgefühl, führt sie in eine fortschreitende Abhängigkeit von Dritten und stellt die gewohnten Rollenbeziehungen und Aufgabenverteilungen auf den Kopf [80]. Die schwierige Auseinandersetzung mit der Krankheit beginnt nicht erst dann, wenn der allmähliche Verlust der Eigenständigkeit den Zustand der Demenz ankündigt. Schon in dem davor liegenden Stadium der leichten kognitiven Beeinträchtigung treten Gefühlsveränderungen wie Depressivität, Angst, Unruhe oder Gereiztheit [81], Schwierigkeiten bei der Bewältigung von komplexen Alltagstätigkeiten [82] sowie partnerschaftliche Probleme [83] häufiger auf als bei gleichaltrigen gesunden Personen. Daher kann die Psychotherapie für Menschen mit kognitiven Einschränkungen in vieler Hinsicht einen Nutzen bringen. Sie vermag die Betroffen dabei zu unterstützen, über krankheitsbedingte Verluste hinweg zu kommen, mit Gefühlen der Angst, Unsicherheit, Niedergeschlagenheit, Verzweiflung, Trauer und Hoffnungslosigkeit umzugehen, Aktivität und Teilhabe aufrechtzuerhalten, sich auf veränderte zwischenmenschliche Beziehungen und Rollenverhältnisse einzustellen, die eigene Identität und wichtige Lebensziele im Blick zu behalten und trotz eingeschränkter Fähigkeiten und veränderter Bedingungen einen Sinn im Leben zu finden. Die Psychotherapie strebt nicht nach Leistungssteigerung oder Leistungserhalt. Sie ist kein Training, wohl aber kann sie übende Elemente enthalten. Behandlungsverfahren wie Erinnerungstherapie, Ergotherapie oder körperliche Aktivierung haben psychotherapeutische Anteile, weil sie das Selbstwertgefühl stützen und die persönliche Identität stärken [84].

Psychotherapie bedarf der aktiven Mitwirkung der Betroffenen, ihr hauptsächliches Werkzeug ist das Gespräch und die Beziehung zwischen Therapeut und Patient. Sie setzt ein gewisses Maß an Krankheitseinsicht und Problembewusstsein, Reflexionsvermögen bezüglich des eigenen Empfindens und Verhaltens, kommunikativer Kompetenz sowie Lern- und Umstellungsfähigkeit voraus. Diese Eigenschaften sind jedoch bei einer Demenzerkrankung zunehmend eingeschränkt. Patienten mit ausgeprägten kognitiven Beeinträchtigungen haben oft Schwierigkeiten, den Schwerpunkt der therapeutischen Arbeit festzulegen und beizubehalten, oder sich an die Inhalte vorangegangener Sitzungen zu erinnern; davon hängt aber der therapeutische Fortschritt ab. Häufig bestehen auch deutliche Differenzen zwischen der Sichtweise der Patienten und denen jener Angehörigen [85]. Aus diesen Gründen ist zu erwarten, dass die Behandlungserfolge bei Menschen mit geringgradigen kognitiven Einschränkungen und Persönlichkeitsveränderungen deutlicher ausfallen als bei Betroffenen in weiter fortgeschrittenen Stadien.

Bisher spielt die Psychotherapie bei Menschen mit kognitiven Störungen weder in der Versorgungspraxis noch in der Ausbildung von Psychotherapeuten eine Rolle. Die Fortschritte auf dem Gebiet der Früherkennung neurodegenerativer Krankheiten [86], die Entwicklung verlaufsverzögernder pharmakologischer Interventionen [87] und die aufgrund der steigenden Lebenserwartung zunehmende Zahl der Betroffenen lassen aber erwarten, dass sie als Bestandteil der Therapie dieser wichtigen Zielgruppe an Bedeutung gewinnen wird. Die Betroffenen werden im Zustand weitgehend oder sogar vollständig erhaltener kognitiver Fähigkeiten von ihrer Krankheit erfahren und eine längere Zeitspanne im Stadium leichtgradiger Symptome verbringen. Daher werden sie in weit stärkerem Maße der Anleitung und Hilfe bei der Auseinandersetzung mit der Krankheit und bei der emotionalen Bewältigung ihrer Folgen bedürfen. Im vorliegenden Beitrag stellen wir die wichtigsten Formen der Psychotherapie für Menschen mit kognitiven Einschränkungen und Demenz vor und fassen den Kenntnisstand zu ihrer Wirksamkeit zusammen. Dabei beschränken wir uns überwiegend auf randomisierte und kontrollierte Studien.

Nichtpharmakologische (oder „psychosoziale") Interventionen wie kognitives Training [1], kognitive Stimulation [88], Erinnerungstherapie [89], Realitätsorientierung [27], Ergotherapie [90], Patientengruppen mit professioneller Anleitung [91, 92], Patienten-Selbsthilfegruppen [93] und Interventionen, die sich primär an die Angehörigen der Betroffenen richten [94] rechnen wir nicht zu den psychotherapeutischen Verfahren, obwohl sie psychotherapeutische Elemente enthalten können. Die kognitive Rehabilitation versucht, individuelle Lösungen und kompensatorische Strategien zur Lösung von Alltagsproblemen zu vermitteln und weist daher eine Überschneidung mit einigen psychotherapeutischen Verfahren auf [1].

9.3.2 Formen und Wirksamkeit der Psychotherapie für Patienten mit kognitiven Einschränkungen

Die wichtigsten Formen der Psychotherapie für Patienten mit kognitiven Störungen sind kognitive Verhaltenstherapie, interpersonelle Therapie, Problemlösetherapie, identitätserhaltende Therapieformen sowie kombinierte Interventionen. Diese psychotherapeutischen Verfahren wurden i. d. R. nicht für diese Zielgruppe entwickelt. Die meisten davon galten ursprünglich der Behandlung anderer Störungen und wurden erst später für die Anwendung unter der Bedingung von kognitiven Einschränkungen modifiziert. Lediglich die identitätserhaltenden Formen der Psychotherapie sind speziell für Menschen mit kognitiven Einschränkungen entworfen worden.

9.3.2.1 Kognitive Verhaltenstherapie

Die kognitive Verhaltenstherapie beruht auf dem Konzept des Zusammenhangs zwischen Gedanken, Gefühlen und Verhaltensweisen. Die Wahrnehmung und Deutung von Ereignissen, die sich in einem Strom von automatischen Gedanken äußert, wird als bestimmend für Emotionen und Verhaltensweisen angesehen. Im therapeutischen Prozess soll sich der Patient diese Gedanken bewusst machen, dysfunktionale Denkmuster erkennen und verändern [95]. Wichtige Themen bei älteren Menschen sind Verluste und Veränderungen, ungelöste Beziehungsprobleme, nicht erreichte Lebensziele sowie Kränkung des Selbstwerts durch verringerte Aktivität und Produktivität. Bei Patienten mit kognitiven Einschränkungen wird die kognitive Verhaltenstherapie in einer modifizierten Form eingesetzt. Der Schwerpunkt der Therapie verlagert sich dabei von kognitiven auf verhaltensbezogene Strategien. Dazu zählen Aktivitätsaufbau, Erarbeitung von praktischen Problemlösungen, Anwendung kompensatorischer Verfahren wie Gedächtnishilfen, Einführung von angenehmen Tätigkeiten in den Alltag, Vereinfachung von Tätigkeiten, Methoden der Stressbewältigung sowie Erwerb von Kommunikationstechniken [96–98, 100]. Oft werden die Angehörigen oder andere Bezugspersonen in die Behandlung einbezogen.

In einer wegweisenden Untersuchung zur Wirksamkeit der kognitiven Verhaltenstherapie bei Patienten mit Demenz mittleren Schweregrads wurde eine Kombination aus Strategien zur Erkennung und Veränderung depressionsauslösender Umstände und der Einführung von angenehmen Tätigkeiten im Alltag mit verhaltensmodifizie-renden Techniken allein verglichen [101]. Beide Interventionsformen wandten sich sowohl an Patienten als auch an Angehörige und bestanden aus neun 1-stündigen Sit-zungen. Insgesamt nahmen 88 Paare teil. Als Kontrollbedingungen wurden einerseits die Standardbehandlung und andererseits eine Warteliste gewählt. Bei Therapieende kam es in beiden verhaltenstherapeutischen Gruppen zu einem deutlichen Rückgang depressiver Symptome, der bei 60 % der Patienten ein klinisch bedeutsames Maß er-reichte. Im Vergleich dazu blieb die Depressivität in den beiden Kontrollgruppen un-verändert. Zwischen den beiden Formen der Verhaltenstherapie ergaben sich eben-falls keine Unterschiede.

In einer weiteren frühen, unkontrollierten, Studie an einer kleinen Gruppe von Patienten mit leichtgradiger Demenz und gleichzeitig bestehender Depression wurde die kognitive Verhaltenstherapie über einen vergleichsweise kurzen Zeitraum von 8 Wochen erprobt. Modifikationen der therapeutischen Technik bestanden in einer vermehrten Aktivität des Therapeuten, regelmäßigen Zusammenfassungen des be-sprochenen Materials und der bearbeiteten Themen. Die Behandlung führte zu einem geringfügigen Rückgang depressiver Symptome [102].

Die kognitive Verhaltenstherapie wurde auch bei ambulanten Patienten mit leichtgradiger bis mittelschwerer Demenz und zusätzlich bestehenden Angstzustän-den mit der Standardbehandlung verglichen. In den meisten Fällen handelte es sich dabei um antidepressive und/oder anxiolytische Medikation. An den zehn wöchent-lichen Therapiesitzungen von jeweils rund 60 Minuten Dauer, die durch klinische Psychologen geleitet wurden, nahmen auch die Angehörigen teil. Nach 15 Wochen kam es zu einem signifikanten Rückgang von Angstsymptomen und Depressivität in der aktiv behandelten Gruppe [103].

Bei Pflegeheimbewohnern wurde eine Variante der kognitiven Verhaltenstherapie erprobt, die eine Schulung der Pflegepersonen beinhaltete. Die Intervention umfasste 13 wöchentliche Gruppensitzungen und 2 Einzelgespräche. Im Mittelpunkt stand das Erreichen einfacher, erreichbarer und persönlich bedeutsamer Ziele. In der rando-misierten Studie wurde die Standardbehandlung als Kontrollbedingung gewählt. 25 Patienten mit depressiven Störungen nahmen teil; eine leichtgradige Demenz war kein Ausschlusskriterium. Bei Therapieende zeigte sich in der Interventionsgruppe, jedoch nicht in der Kontrollgruppe, ein Rückgang depressiver Symptome und eine Verbesserung der Lebenszufriedenheit. Hinsichtlich der kognitiven Fähigkeiten be-stand zwischen den beiden Gruppen kein Unterschied. Ob das Vorhandensein von kognitiven Defiziten einen Einfluss auf das Behandlungsergebnis hatte, wurde nicht untersucht [104].

Eine weitere Spielart der kognitiven Verhaltenstherapie richtet sich auf die Be-handlung von Angstsymptomen bei Demenz („Peaceful Mind"). Sie setzt sich aus mehreren Komponenten wie Gefühlsklärung, Entspannungstechniken, Selbstinstruk-tionen, Aktivitätsaufbau und Schlafhygiene zusammen. Das Verfahren wurde in einer unkontrollierten Pilotstudie an neun Patienten mit leichtgradiger bis mittelschwerer

Demenz und deren Angehörigen in wöchentlichen Sitzungen in der Wohnung der Teilnehmer über 3 Monate erprobt. Im Vergleich zum Ausgangswert waren bei Therapieende Symptome von Angst und Depression bei den meisten Studienteilnehmern reduziert [105, 106].

9.3.2.2 Interpersonelle Psychotherapie

Diese Form der Psychotherapie war ursprünglich auf die ambulante Behandlung depressiver Störungen zugeschnitten. Sie geht davon aus, dass sich eine Depression stets im Rahmen von zwischenmenschlichen Beziehungen entwickelt. Deswegen setzt die therapeutische Arbeit an den gegenwärtigen Lebensbezügen des Betroffenen an, die in einem Zusammenhang zu der Stimmungsveränderung stehen. Dazu gehören Partnerschaftskonflikte, Rollenveränderungen und Verluste. Die interpersonelle Therapie schließt edukative Elemente ein, die ein vertieftes Verständnis der Depression vermitteln sollen. Zu den therapeutischen Techniken zählen Klärungen, Kommunikationsanalysen, Überprüfung von Wahrnehmungen und die Neuordnung zwischenmenschlicher Beziehungen [107].

Eine randomisierte und kontrollierte Studie zur interpersonellen Therapie wurde an 40 Patienten mit leichtgradiger Demenz bei Alzheimer-Krankheit durchgeführt [108]. Die Intervention fand in Form von sechs wöchentlichen, etwa 1-stündigen Sitzungen in der Wohnung des Patienten statt. Im Mittelpunkt stand die Identifikation interpersoneller Konflikte oder Schwierigkeiten sowie die Stärkung des Selbstwertgefühls durch Rückgriff auf Lebenserinnerungen. Als Kontrollbedingung wurde eine Warteliste gewählt. Als Zielgrößen dienten nach dem Vorbild pharmakologischer Studien Depressivität, kognitive Fähigkeiten, problematische Verhaltensweisen und Alltagsbewältigung. Bei Therapieende waren keine signifikanten Unterschiede zwischen den beiden Behandlungsgruppen festzustellen.

Zur Rückfallprophylaxe wurde die interpersonelle Psychotherapie bei älteren depressiven Patienten eingesetzt, von denen einige kognitive Einschränkungen bis zum Grad einer mittelschweren Demenz aufwiesen [109]. In der randomisierten Studie wurde supportives klinisches Management als Kontrollbedingung verwendet. Die Psychotherapie zeigte jedoch weder als Monotherapie noch in Verbindung mit dem Antidepressivum Paroxetin eine rückfallprophylaktische Wirkung. Allerdings fanden die therapeutischen Sitzungen nur monatlich statt. In dieser Untersuchung zeigte sich, dass Teilnehmer mit kognitiven Einschränkungen Schwierigkeiten damit hatten, geeignete Schwerpunkte der Behandlung festzulegen und sich an Ereignisse aus früheren Therapiesitzungen zu erinnern. Darüber hinaus ergaben sich Hinweise auf vermehrte Konflikte und auf unterschiedliche Einschätzungen hinsichtlich des Unterstützungsbedarfs. Aus diesen Gründen wurde für Patienten mit kognitiven Störungen eine modifizierte Form der interpersonellen Therapie entwickelt, bei der die Angehörigen an der Behandlung teilnehmen. Studienteilnehmer, die nur die interpersonelle Psychotherapie, aber keine rückfallprophylaktische Medikation erhalten hatten, wurden in eine Subgruppenanalyse einbezogen. Das überraschende Ergebnis war, dass die depressiven älteren Patienten, die gleichzeitig kognitive Einschränkungen hatten, erheblich länger rückfallfrei blieben als kognitiv unbeeinträchtigte Patienten [110]. Zur Erklärung führen die Autoren an, dass kognitive Einschränkungen zu vermehrten intrafamiliären Spannungen führen, sodass die Behandlung mehr Ansatzpunkte findet und einen größeren Nutzen entfalten kann.

9.3.2.3 Problemlösetherapie

Auch die Problemlösetherapie (Problem Solving Therapy) wurde für Patienten mit depressiven Störungen entwickelt. Sie stärkt die Fähigkeit der Betroffenen, verbliebene Fähigkeiten zu nutzen und konkrete Lösungen für individuelle Probleme im Alltag und Lebenskrisen zu entwickeln. Sie vermittelt also keine allgemeinen Strategien für die Anwendung zu einem unbestimmten Zeitpunkt. Das Verfahren schließt verhaltenstherapeutische Elemente wie Aktivitätsaufbau und Einfügung positiver Erlebnisse in den Alltag ein. Auch interpersonelle Probleme und Kommunikationsschwierigkeiten werden angesprochen [111]. Bei älteren depressiven Patienten mit gleichzeitig bestehenden exekutiven Defiziten, jedoch ohne Demenz, wurde die Problemlösetherapie mit einer nichtdirektiven stützenden Behandlung verglichen, die einer Gesprächstherapie ähnelte. Eine medikamentöse antidepressive Therapie war ausgeschlossen. In einer ersten Studie an 25 Patienten hatte sich bereits gezeigt, dass die depressiven Symptome und die Einschränkungen bei Selbstversorgung, Hausarbeit, Beruf, Mobilität, Kommunikation oder sozialen Aktivitäten in der Interventionsgruppe rascher und deutlicher rückläufig waren als in der Kontrollgruppe [112]. Der Therapievergleich wurde an einer Stichprobe von 221 Patienten wiederholt. Intervention und Kontrollbedingung fanden in zwölf wöchentlichen, vermutlich ambulanten, Sitzungen statt. Erneut zeigten die Teilnehmer der Interventionsgruppe eine signifikant ausgeprägtere Remission depressiver Symptome als die Patienten der Kontrollgruppe [113]. Die Einschränkungen bei Alltagstätigkeiten bildeten sich bei den Teilnehmern mit stärker ausgeprägten kognitiven Defiziten besonders stark zurück [114]. In beiden Behandlungsgruppen kam es parallel zur Remission der depressiven Symptome zu einer geringfügigen Verbesserung der exekutiven Fähigkeiten [115].

Die Problemlösetherapie wurde bei 74 älteren Patienten mit Depression und gleichzeitig bestehenden kognitiven Einschränkungen erprobt; etwa die Hälfte der Teilnehmer hatten eine leichtgradige oder mittelschwere Demenz [116]. Eine stabile medikamentöse Behandlung war in dieser Untersuchung zulässig. Zur Anpassung an die kognitiven Einschränkungen der Teilnehmer wurde die Intervention durch Einbeziehung kompensatorischer Strategien wie Kalender, Checklisten, Vereinfachung von Aufgaben, Anpassung der Umgebung sowie durch die Beteiligung der Angehörigen abgewandelt. Als Kontrollbedingung dienten auch in dieser Untersuchung nichtdirektive stützende Gespräche. Beide Behandlungsformen wurden in zwölf wöchentlichen Sitzungen in der Wohnung des Patienten durchgeführt. Die modifizierte Problemlösetherapie war auch in dieser Patientengruppe im Hinblick auf den Rückgang depressiver Symptome und die Rückbildung von Einschränkungen bei komplexen Alltagstätigkeiten signifikant überlegen.

9.3.2.4 Identitätserhaltende Therapie

Identitätserhaltende Therapien gehen von der Vorstellung aus, dass eine Demenzerkrankung das Selbstbild und das Selbstwertgefühl der Betroffenen zutiefst erschüttert und bedroht. Gründe dafür sind im frühen und mittleren Stadium die abnehmende Leistungsfähigkeit und die Veränderungen von Rollen und Aufgaben, im fortgeschrittenen Stadium das allmähliche Erlöschen des Altgedächtnisses. In einer randomisierten, sehr kurzen Studie an 105 älteren Bewohnern von Pflegeheimen oder Besuchern von Tagespflegeeinrichtungen mit mittelschwerer bis fortgeschrittener Demenz wurde eine auf die Stärkung der persönlichen Identität ausgerichtete Intervention mit der Standardbehandlung verglichen [117]. Das Ziel der Behandlung war, die Patienten zu Tätigkeiten anzuregen, die mit ihrer herkömmlichen Rolle in Familie oder Beruf und mit früheren Erfolgen und wesentlichen Persönlichkeitseigenschaften in Zusammenhang standen. Die Dauer der Intervention betrug lediglich 30 Minuten an 5 Tagen. Als Kontrollbedingung wurde die Standardtherapie in der jeweiligen Einrichtung gewählt. Es ergab sich, dass die Teilnahme an identitätsstützenden Tätigkeiten lebhafter war als die Beschäftigung mit Standardaktivitäten, und dass die Teilnehmer der Interventionsgruppe ein klareres Selbstbild entwickelten.

Ebenfalls auf die Bewahrung der persönlichen Identität zielt eine Form der Psychotherapie, bei der die Balance zwischen Aufrechterhaltung und Anpassung des Selbstbildes im Mittelpunkt steht (Preserving Identity and Planning for Advance Care – PIPAC) [118]. Diese Intervention wurde in einer randomisierten Studie an 19 Patienten mit leichtgradiger Demenz untersucht. Während eines Zeitraums von 4–6 Wochen wurden vier Sitzungen in der jeweiligen Wohnung der Teilnehmer unter Mitwirkung der Angehörigen durchgeführt. Wichtige Elemente der Behandlung waren einerseits Anpassung des Selbstbildes an die Krankheit, andererseits Stärkung der persönlichen Identität auf der Grundlage von Biographiearbeit, Anwendung von Bewältigungsstrategien und Zukunftsplanung. Als Kontrollbedingung dienten zwei stützende Telefongespräche von 10–30 Minuten Dauer. Eine gleichzeitig stattfindende pharmakologische Behandlung war zulässig. Bei Therapieende zeigten die Patienten der Interventionsgruppe weniger depressive Symptome, höhere Lebensqualität, mehr Entscheidungssicherheit und wirksamere Bewältigungsmechanismen.

9.3.2.5 Kombinierte Interventionen

Für Patienten mit leichter kognitiver Beeinträchtigung wurde ein kombiniertes Behandlungsprogramm entwickelt, das neben Strategien der kognitiven Verhaltenstherapie auch Elemente der Psychoedukation und der kognitiven Rehabilitation umfasst.

Die Ziele der Intervention sind, das Wohlbefinden der Teilnehmer zu erhöhen, die Akzeptanz von Gedächtnisstörungen zu erleichtern, Depressivität und Hilflosigkeit zu vermindern und die Beziehung zwischen den Betroffenen und ihren Angehörigen zu festigen. Das Behandlungsprogramm wurde an 93 Patienten und deren Angehörigen mit einer Warteliste verglichen. Es umfasste zehn wöchentliche Sitzungen. Bei Therapieende ergab sich ein Vorteil der Intervention im Hinblick auf die Krankheitsakzeptanz, der nach 6–8 Monaten noch anhielt [119]. Auf Depressivität, Gefühle der Hilflosigkeit und allgemeines Wohlbefinden hatte die kombinierte Therapie jedoch keinen Einfluss [120].

Ebenfalls bei Patienten mit leichter kognitiver Beeinträchtigung, aber auch bei Betroffenen mit leichtgradiger Demenz, wurde eine Verbindung von Problemlösetherapie, kognitiver Rehabilitation und Psychoedukation und Einbeziehung der Angehörigen in einer randomisierten Studie mit 46 Teilnehmern und einer Dauer von 3 Monaten erprobt. Die 2-stündigen Therapiesitzungen fanden 2-mal wöchentlich statt. Als Kontrollbedingung diente die Standardbehandlung. Bei Therapieende waren die Bewältigung von Alltagsaufgaben und die Gedächtnisleistung in der Interventionsgruppe signifikant besser als in der Kontrollgruppe [121].

Mit der Absicht der Verbesserung des in einem umfassenden Sinne verstandenen Wohlbefindens wurde eine kombinierte Intervention an 48 Patienten mit unterschiedlichen Graden der kognitiven Einschränkung, von leichter kognitiver Beeinträchtigung bis zur mittelschweren Demenz, mit der Standardbehandlung verglichen. Die Intervention bestand aus sechs jeweils 1-stündigen monatlichen Visiten. Im Mittelpunkt des individuellen Behandlungsplans standen erhaltene Stärken und intakte Funktionsbereiche, Anpassung des Selbstkonzepts, Förderung der Krankheitseinsicht und Lebensplanung. Eine antidepressive medikamentöse Behandlung war Teil des Behandlungsplans. Angehörige nahmen an den Therapiesitzungen teil. Als primäre Zielgröße wurde ein Index des Wohlbefindens verwendet, der Lebenszufriedenheit, Optimismus, Selbstwert, Zuversicht, Lebenssinn, Gefühl der Zugehörigkeit sowie körperliche, finanzielle, emotionelle und spirituelle Faktoren zusammenfasste. Als sekundäre Ergebnismaße wurden kognitive Fähigkeiten, Lebensqualität, Depressivität und Angehörigenbelastung mit herkömmlichen Instrumenten erhoben. Nach Therapieende ergab sich eine signifikante Überlegenheit der Intervention in Bezug auf den Wohlbefindensindex, jedoch auf keiner der sekundären Zielgrößen [122].

Bei 43 Patienten mit leichtgradiger bis mittelschwerer Demenz wurde in einer randomisierten und kontrollierten Studie eine kombinierte Intervention im Gruppenformat über einen Zeitraum von 40 Wochen mit einer Kontrollbedingung verglichen [98]. Die Behandlung bestand aus Tai-Chi-Übungen, Elementen der kognitiven Verhaltenstherapie wie Einführung angenehmer Tätigkeiten in den Alltag, Modifikation dysfunktionaler Gedanken und Erarbeitung von Problemlösestrategien sowie der Teilnahme an einer Selbsthilfegruppe. Als Kontrollbedingung dienten psychoedukative Gruppensitzungen. Nach 20 Wochen zeigten sich Vorteile für die Interventionsgruppe im Hinblick auf kognitive Leistungsfähigkeit, Selbstwertgefühl und körperliche Fitness. Die Weiterführung der Intervention bis zur 40. Woche war mit keinen zusätzlichen Verbesserungen verbunden.

Auch die Selbsterhaltungstherapie stellt die Aufrechterhaltung der persönlichen Identität in den Mittelpunkt. Der Schwächung und Destabilisierung des „Selbst" werden Elemente der Validation, der kognitiven Verhaltenstherapie sowie aktivierende Strategien entgegengestellt. Die komplexe Intervention wurde für einen etwa 4-wöchigen stationären Aufenthalt gemeinsam mit Angehörigen konzipiert. Sie beinhaltet medikamentöse Therapie, Kunsttherapie, stützende Gespräche, körperliche Aktivierung, Entspannungsübungen, soziale Aktivitäten, Ergotherapie, Erinnerungstherapie sowie Modifikation des Wohnumfeldes. Für Patienten mit leichtgradiger Demenz kommen individuelle Psychotherapie und Anleitung in der Anwendung externer Gedächtnishilfen hinzu. Für die Angehörigen sind psychoedukative und entlastende Gruppensitzungen vorgesehen. Das Programm umfasst 20 Wochenstunden für Patienten und 10 Wochenstunden für Angehörige [123]. Die Wirksamkeit der Selbsterhaltungstherapie wurde in einem stationären Rahmen in einer unkontrollierten Studie an 43 Patienten mit mittelschwerer bis schwerer Demenz bei Alzheimer-Krankheit oder frontotemporaler Degeneration untersucht. Der Vergleich zwischen dem stationären Aufnahmebefund und dem Entlassungsbefund 4 Wochen später zeigte eine statistisch signifikante Abnahme von Depressivität und problematischen Verhaltensweisen. Eine Folgestudie mit einer Wartelisten-kontrollierten, aber nicht randomisierten, Anordnung bestätigte die Wirksamkeit der komplexen Intervention auf neuropsychiatrische Symptome wie Wahngedanken, unkooperatives Verhalten, Ängstlichkeit und Depressivität [123].

In einer weiteren nichtrandomisierten Studie in einem stationären Setting wurde die Selbsterhaltungstherapie an einer größeren Stichprobe von 188 Patienten mit Demenz bei Alzheimer-Krankheit oder einer Demenz-Mischform mit einer Wartelisten-Kontrollbedingung verglichen. Die Behandlung wurde durch ein multiprofessionelles Team aus Ärzten, Psychologen, Kunsttherapeuten, Ergotherapeuten, Physiotherapeuten und Sozialpädagogen durchgeführt. Sie war sehr intensiv und umfasste Kunsttherapie, Bewegungstherapie, Musiktherapie, Gedächtnisübungen sowie gesellige Unternehmungen und Ausflüge mit einer Intensität von 20 Stunden pro Woche. Die Angehörigen der Patienten wurden in die Therapie einbezogen; sie erhielten ein psychoedukatives Programm mit 15 Wochenstunden. Die Dauer der Intervention betrug 3–4 Wochen. Die Wirksamkeit wurde nach 3 und 7 Monaten erfasst. Nach 3 Monaten zeigte sich in der Interventionsgruppe eine geringfügige Verbesserung der kognitiven Leistungsfähigkeit, die nach weiteren 4 Monaten nicht mehr festzustellen war. Bezüglich Depressivität, Wortflüssigkeit, problematischer Verhaltensweisen, Bewältigung von Alltagsaufgaben oder Belastung der Angehörigen ergaben sich keine Unterschiede zwischen Interventions- und Wartelistengruppe [124].

Wesentliche Elemente der Selbsterhaltungstherapie wie die kombinierte Behandlung von Patienten und Angehörigen, Förderung der Identität der Person und vorhandener Ressourcen sowie interdisziplinäre Arbeit sind auch im Rahmen einer ambulanten Behandlung anwendbar. In einer offenen Studie wurden zwölf 2-wöchentliche Gruppensitzungen von jeweils 90 Minuten Dauer parallel zu einer Angehörigenberatungsgruppe durchgeführt. 50 Patienten mit leichtgradiger bis mittelschwerer Demenz und ihre Angehörigen nahmen an dem Programm teil. Im Prä-post-Vergleich ergab sich zwar während des halbjährlichen Zeitraums eine Verschlechterung der Alltagskompetenzen und eine Zunahme depressiver Symptome, das Ausmaß problematischer Verhaltensweisen blieb jedoch gleich. Die Angehörigen zeigten nach 6 Monaten keine Veränderung ihrer Belastung durch die Betreuungssituation. Das Programm erwies sich als gut durchführbar und stieß auf eine hohe Akzeptanz aufseiten der Patienten und der Angehörigen [125].

Das Konzept „Integrative Reactivation and Rehabilitation" [126] ähnelt der Selbsterhaltungstherapie. Das sehr aufwendige Programm besteht aus medikamentöser Behandlung, Problemlösetherapie, interpersoneller Therapie, kognitiver Verhaltenstherapie, Biographiearbeit, Familientherapie und Psychoedukation. Es wird in Gruppenform durch ein multiprofessionelles Team durchgeführt. Dazu werden Patienten mit Demenz bis zu einem mittleren Schweregrad, mit amnestischem Syndrom oder anderen kognitiven Beeinträchtigungen für 13 Wochen auf die spezialisierte Station eines Pflegeheimes aufgenommen. An einem randomisierten Vergleich mit der gleichfalls intensiven Standardbehandlung nahmen 168 Patienten teil. Die Dauer des Programms betrug 13 Wochen, als primäre Zielgröße wurde die Ausprägung problematischer Verhaltensweisen aus der Sicht der Angehörigen und in der Beurteilung durch das therapeutische Team herangezogen. Aus der Sicht der Angehörigen führte das Programm zu einem deutlichen Rückgang von problematischen Verhaltensweisen und reduzierte ihre eigene Belastung. In der Wahrnehmung des therapeutischen Teams waren diese Effekte jedoch nicht signifikant. Auf die kognitiven Fähigkeiten und die Lebensqualität der Patienten hatte die Intervention keinen Einfluss.

Das multimodale Therapieprogramm der „Danish Alzheimer Intervention Study" (DAISY) beinhaltete sieben Beratungsgespräche zu lebensgeschichtlich bedeutsamen Themen, parallele psychoedukative Kurse für Patienten und Angehörige und zusätzliche Telefonkontakte. In einer 12 Monate dauernden randomisierten Studie wurde die Intervention bei 330 Patienten mit leichtgradiger Demenz und deren Bezugspersonen mit Informationsgesprächen und der Vermittlung an Beratungsstellen als Kontrollbedingung verglichen. Als Zielgrößen wurden kognitive Fähigkeiten, depressive Symptome und Lebensqualität gewählt. Die medikamentöse Therapie wird nicht erwähnt. Auf keiner der primären Zielgrößen konnte eine signifikante Überlegenheit des Programms im Vergleich zur Kontrollbedingung festgestellt werden [127].

Ein ebenfalls 12 Monate dauerndes Gruppenprogramm für Patienten einer Gedächtnisambulanz war Gegenstand einer unkontrollierten Pilotstudie [128]. Die monatlich stattfindenden Sitzungen umfassten Elemente der kognitiven Verhaltenstherapie, Rollenspiele zur Stärkung der sozialen Kompetenz, Anregung zu körperlicher Aktivität und Anleitung zu einem Gedächtnistraining. An dem Programm nahmen 12 Patienten mit unterschiedlichen Graden der kognitiven Beeinträchtigung von fraglicher bis mittelschwerer Demenz und ihre Angehörigen teil. Bei Therapieende schilderten die Patienten Verbesserungen von Antrieb, sozialem Rückzug, Aktivitätsniveau und Beschämung durch die Krankheit. Die Angehörigen berichteten über weniger Schlafstörungen, Reizbarkeit und aggressive Impulse.

In einer eigenen randomisierten und kontrollierten Studie an 201 Patienten mit leichtgradiger Demenz bei Alzheimer-Krankheit und ihren Angehörigen („Cognitive Rehabilitation and Cognitive Behavioral Treatment – CORDIAL") kombinierten wir zwei Strategien der Neurorehabilitation (Verwendung externer Gedächtnishilfen, Einführung von Alltagsroutinen) und zwei Techniken der kognitiven Verhaltenstherapie (Tagesstrukturierung, Aktivitätsaufbau und Förderung persönlicher Erinnerungen) und verglichen dieses Programm mit der Standardbehandlung [35]. Die durch ein Manual standardisierte Therapie wurde in zwölf wöchentlichen individuellen Sitzungen durch erfahrene Verhaltenstherapeuten durchgeführt. Trotz intensiver Mitarbeit der Teilnehmer und hohen Engagements der Angehörigen hatte die Intervention keine Wirksamkeit hinsichtlich der Fähigkeit der Patienten zur Erledigung von Alltagsaufgaben, die als primäre Zielgröße gewählt worden war. Verbesserungen ergaben sich im Hinblick auf die Lebensqualität und Therapiezufriedenheit, ferner stellten wir einen signifikanten Rückgang von depressiven Symptomen bei weiblichen Patienten fest.

9.3.3 Diskussion

Aus dem Blickwinkel der diagnostischen Kriterien erscheint die Demenz als eine Anhäufung und Aufeinanderfolge von kognitiven Leistungseinschränkungen und Funktionseinbußen. Emotionale Reaktionen auf diese Verluste sind Depression und Rückzug, manchmal auch normverletzende Verhaltensweisen wie Reizbarkeit oder Aggressivität. Die Person eines Betroffenen hat in dieser Sichtweise nur eine passive Rolle; ihr gegenwärtiges und künftiges Dasein wird durch die Krankheit geformt. Die Konzepte und Ergebnisse der Psychotherapie sind dazu angetan, dieses düstere Bild ein wenig aufzuhellen. Sie zeigen nämlich, dass es über weite Strecken des Krankheitsverlaufs gelingen kann, trotz zunehmender Defizite den Alltag zu gestalten, Lösungen für Alltagsprobleme zu finden, dem Leben positive Seiten abzugewinnen und ein zufriedenstellendes Maß an Lebensqualität und Wohlbefinden zu erlangen.

Psychotherapeutische Verfahren bei Menschen mit kognitiven Einschränkungen richten sich auf Ziele, die durch pharmakologische Interventionen nicht oder nur indirekt erreichbar sind. Dazu zählen Aktivität, Teilhabe, Lebensfreude, Lösung von zwischenmenschlichen Konflikten, Überwindung von Kommunikationsproblemen, Bewältigung konkreter Schwierigkeiten, Aufrechterhaltung von Selbstwert und persönlicher Identität sowie Suche nach Sinn. Daher ist die Psychotherapie die akzentuierteste Form der um die Person zentrierten Behandlung bei Demenz. Sie ist dazu geeignet, die medikamentöse Behandlung zu ergänzen und kann die

Wirkungen der kognitiven Stimulation und der Ergotherapie verstärken. Ein Vergleich der Studienergebnisse zu den einzelnen psychotherapeutischen Verfahren ergibt Hinweise auf unterschiedliche Wirkungsspektren. Wie bereits andere Übersichtsarbeiten festgestellt haben, kann die kognitive Verhaltenstherapie depressive Zustände und Angstsymptome auch bei Menschen mit leichtgradiger bis mittelschwerer Demenz mildern [79, 129–131]. Da diese Form der Psychotherapie auf Lösungen im Hier und Jetzt ausgerichtet ist, erscheint sie für diese Zielgruppe besonders geeignet. Die Problemlösetherapie führt bei diesen Patienten nicht nur zu einer Stimmungsaufhellung, sondern steigert darüber hinaus ihre Fähigkeit zur Bewältigung von Alltagstätigkeiten. Bei Patienten mit leichter kognitiver Beeinträchtigung wurde diese pragmatische, alltagsorientierte Form der Psychotherapie bisher nicht untersucht. Aufgrund ihrer besser erhaltenen kognitiven Fähigkeiten könnten sie besonders gut in der Lage sein, sich Problemlösestrategien anzueignen und diese anzuwenden. Die identitätserhaltende Therapie verbessert zusätzlich zu Stimmungslage und Alltagsbewältigung die subjektive Lebensqualität der Patienten und stärkt die persönliche Identität. Es überrascht nicht, dass kombinierte psychotherapeutische Verfahren, die teilweise auch Techniken der kognitiven Übung und Anregung einschließen, ein besonders breites Wirksamkeitsspektrum aufweisen, das alle Symptombereiche der Demenz umfasst. Bei Patienten mit leichter kognitiver Beeinträchtigung und leichtgradiger Demenz sind diese Formen der Psychotherapie in der Lage, die Gedächtnisleistung und die Alltagsfertigkeiten zu verbessern. In weiter fortgeschrittenen Krankheitsstadien bis zur mittelschweren Demenz erhöhen sie Wohlbefinden, Lebensqualität und Selbstwertgefühl; sogar ein Rückgang von problematischen Verhaltensweisen wurde berichtet. Ob die teilweise sehr aufwendigen Verfahren nicht nur eine breitere Palette von Effekten haben, sondern auch wirksamer sind als monotherapeutische Ansätze ist unklar, weil entsprechende vergleichende Untersuchungen fehlen. Die interpersonelle Therapie ist zur Akutbehandlung bei Patienten mit kognitiven Einschränkungen bisher nicht ausreichend erprobt worden.

Psychotherapeutische Interventionen erforden die aktive Mitwirkung der Patienten und die Zusammenarbeit mit einem Therapeuten. Ferner setzen sie ein gewisses Maß an Krankheitseinsicht, Selbstreflexion, analytischem Denken und Umstellungsfähigkeit voraus. Daher eignen sie sich v. a. für Patienten mit geringen Graden der kognitiven Einschränkung. In weiter fortgeschrittenen Krankheitsabschnitten muss sich der methodische Schwerpunkt von der Reflexion auf die Verhaltensmodifikation verlagern. Ähnliches gilt für die Anwendung psychotherapeutischer Techniken bei Patienten mit frontotemporalen Degenerationen. Wichtige Modifikationen sind vermehrte Aktivität des Therapeuten, Vereinfachung des therapeutischen Vorgehens, Beschränkung auf wenige Strategien, Verlagerung des Schwerpunkts auf verhaltensbezogene Interventionen, häufige Wiederholungen und Verwendung von schriftlichen Materialien [132, 133], Verständlichkeit und klare Struktur [134], Konzentration auf erreichbare und persönlich bedeutsame Ziele [100] sowie interdisziplinäre Zusammenarbeit mit anderen Berufsgruppen wie Sozialpädagogen und Ergotherapeuten [95]. Eine große

Bedeutung hat auch die Einbeziehung der Angehörigen in die Therapie mit Einverständnis des Betroffenen, um die Übertragung neu erworbener Denkmuster, Einstellungen oder Strategien in den Alltag zu erleichtern und ihre dauerhafte Anwendung sicherzustellen [135, 136].

Den unterschiedlichen Zielsetzungen von Psychotherapie und Pharmakotherapie muss auch die Wahl der Zielgrößen in Wirksamkeitsstudien Rechnung tragen. Maße für kognitive Fähigkeiten, Alltagskompetenz oder problematische Verhaltensweisen sind nicht optimal dazu geeignet, den Nutzen von psychotherapeutischen Interventionen zu erfassen. Wichtig ist die Berücksichtigung von Zuversicht, Selbstwirksamkeit, Selbstwert sowie persönlicher Identität und Reifung. Geeignete Maße für diese Dimensionen sind in den bisherigen Studien kaum eingesetzt worden. Das Potenzial der Psychotherapie bei Menschen mit kognitiven Einschränkungen könnte daher größer sein, als es die gegenwärtig vorliegenden Ergebnisse erkennen lassen.

9.3.4 Zusammenfassung

Die Ziele der Psychotherapie bei Menschen mit kognitiven Einschränkungen sind komplementär zu jenen der medikamentösen Behandlung. Sie unterscheiden sich von den Ergebnissen, die andere nichtpharmakologische Verfahren wie kognitive Stimulation, kognitives Training oder Ergotherapie zu erreichen suchen. Im Mittelpunkt stehen emotionale Stabilisierung, Lösung aktueller Probleme und Konflikte, Überwindung von Verlusten, Anpassung an Veränderungen, Neuplanung des Lebens, Stützung des Selbstwerts, Stärkung der persönlichen Identität und Sinnfindung. Eine Reihe von methodisch sorgfältigen Studien zeigt, dass die Psychotherapie diese Ziele auch erreichen kann, wobei sich die einzelnen Verfahren hinsichtlich ihres Wirkungsspektrums unterscheiden. Verständlicherweise muss die Behandlungstechnik den verminderten kognitiven Fähigkeiten der Betroffenen Rechnung tragen. Zu den am eingehendsten untersuchten Behandlungsformen zählen kognitive Verhaltenstherapie, interpersonelle Therapie, Problemlösetherapie, identitätserhaltende Therapieverfahren sowie kombinierte Interventionen. Bisher spielt die Psychotherapie bei Menschen mit kognitiven Einschränkungen in der Versorgungspraxis und in der Ausbildung von Psychotherapeuten keine Rolle. Es ist aber zu erwarten, dass angesichts der steigenden Zahl von Krankheitsfällen, der frühzeitigeren Diagnose und der erhofften verlaufsverzögernden pharmakologischen Interventionen die Bedeutung der Psychotherapie als Bestandteil einer umfassenden und auf die Person ausgerichteten Behandlung dieser besonders vulnerablen Zielgruppe an Bedeutung gewinnen wird.

Theresa Köbe, Agnes Flöel
9.4 Körperliche Aktivität

9.4.1 Potenzial körperlicher Aktivität bei kognitiv gesunden und beeinträchtigten Menschen

9.4.1.1 Querschnitts- und Kohorten- Studien

Körperliche Aktivität wird als eine der wichtigsten Komponenten für ein gesundes Altern und den Erhalt von Hirnstruktur, neuronaler Aktivität und kognitiven Fähigkeiten angesehen [137, 138]. Prospektive Kohortenstudien mit gesunden älteren Menschen konnten zeigen, dass körperliche „Trägheit", definiert als keine körperliche Betätigung bzw. ein Energieverbrauch von < 248–742 kcal/Woche, das Risiko an Alzheimer zu erkranken erhöht [139, 140]. Eine mittlere bis hohe körperliche Aktivität, auch bereits im mittleren Lebensalter, wurde hingegen mit einem geringeren Auftreten leichter kognitiver Störungen (mild cognitive impairment – MCI), assoziiert [141]. Ebenfalls konnte in einer Querschnittstudie gezeigt werden, dass bei Patienten mit MCI der Krankheitsverlauf durch regelmäßige körperliche Bewegung positiv beeinflusst werden kann [142].

Patienten, die bereits an einer Alzheimer-Demenz leiden, zeigen nicht nur starke kognitive Einschränkungen, sondern auch bis zu 10-mal häufiger depressive Symptome, Angst und Apathie im Vergleich zur Allgemeinbevölkerung [143]. Auch wenn in solch fortgeschrittenem Erkrankungsstadium eine Verbesserung der kognitiven Leistungsfähigkeit schwer bis gar nicht zu erzielen ist, kann eine gute körperliche Fitness die Mortalitätsrate dieser Patienten (−43 % bis −59 %) [144] und die Prävalenz depressiver Symptome [145] verringern. Ebenso konnte gezeigt werden, dass höhere Muskelkraft und Balance mit einer besseren Lebensqualität der Patienten assoziiert ist [146].

9.4.1.2 Interventionsstudien

In ersten randomisiert-kontrollierten Interventionsstudien fanden die Autoren, dass eine Erhöhung der körperlichen Fitness den kognitiven Abbau nicht nur verzögern, sondern die kognitiven Fähigkeiten gesunder älterer Menschen sogar steigern kann [147–149]. Körperliches Training beeinflusst dabei verschiedene kognitive Prozesse, wobei v. a. die Verarbeitungsgeschwindigkeit [138], Exekutivfunktion [150, 151] und das Gedächtnis [147] profitieren. Auch in Meta-Analysen mit randomisierten, kontrollierten Interventionsstudien konnte dieser positive Effekt von körperlichem Training auf die Kognition verifiziert werden [152–154]. Ein aerobes Training in Kombination mit Kraft- und Flexibilitätsübungen über mindestens 6 Monate (3-mal die Woche, 1 Stunde) wurde empfohlen, um eine effektive Verbesserung der Kognition zu erzielen [152, 153, 155]. Andere Meta-Analysen konnten den positiven Effekt auf die kognitive Leistungsfähigkeit hingegen nicht bestätigen [156, 157].

Körperliches Training zeigt ebenfalls einen positiven Einfluss auf die Kognition von Menschen mit erhöhtem Alzheimer-Erkrankungsrisiko wie Patienten mit subjektiven [158] oder objektiv messbaren kognitiven Einbußen [159].

Selbst bei Patienten mit Alzheimer-Demenz kann körperliche Aktivität (Lauftraining) den kognitiven Abbau verzögern oder ihm sogar entgegenwirken [160, 161]. Dies gilt bis in die späten Stadien. Besonders globale kognitive Funktionen (gemessen mit dem Mini-Mental-Status-Test) und Sprachfähigkeiten (semantische Wortflüssigkeit) profitieren von einer körperlichen Trainingsintervention [162, 163]. Auch eine Verbesserung exekutiver Funktionen konnte in Alzheimer-Patienten durch ein 4-monatiges multimodales körperliches Training (Ausdauer-, Kraft- und Flexibilitätsübungen) erzielt werden [164].

Weiterhin bewirkt eine körperliche Aktivierung von Alzheimer-Patienten über 3–6 Monate eine verbesserte Lebensqualität, verbesserte Balance, Gangsicherheit und Muskelkraft, und eine Verringerung depressiver Symptome sowie eine signifikant geringere Belastung der pflegenden Angehörigen [165–167]. In einer Interventionsstudie über 12 Monate mit leichtem körperlichen Training (Laufen, Balance-, Kraft- und Flexibilitätstraining) konnte ebenfalls der Verlust von Aktivitäten des alltäglichen Lebens von Alzheimer-Patienten verringert werden [168]. Es gibt jedoch auch Studien, die solche positiven Zusammenhänge nicht bestätigen konnten [169, 170].

9.4.2 Notwendige Dosis und Intensität körperlicher Aktivität

Bislang ist nicht eindeutig geklärt, ob körperliche Aktivität einen Dosis-abhängigen Effekt auf das Erkrankungsrisiko und die Krankheitsschwere hat. Einige Studien legen jedoch nahe, dass sich häufige körperliche Aktivität (im Allgemeinen definiert als ≥ 3-mal pro Woche, je 30–60 Minuten) stärker auf den Erhalt kognitiver Fähigkeiten von älteren Menschen sowie verstärkt protektiv gegenüber der Entwicklung einer Alzheimer-Krankheit auswirkt im Vergleich zu seltener körperlicher Bewegung (meist definiert als Betätigung ≤ 1-mal wöchentlich) [140, 171, 172].

Ob es einen Intensitätsschwelleneffekt gibt, um einen positiven Effekt zu erreichen, wird kontrovers diskutiert. Es gibt Anzeichen, dass eine Erhöhung der kardiorespiratorischen Fitness eine entscheidende Rolle spielt, um einen kognitiven Nutzen zu erzielen [137, 173]. Allerdings konnten andere Interventionsstudien zeigen, dass bereits eine körperliche Aktivität mit niedriger Intensität (z. B. Gymnastik) die Gedächtnisfunktion von gesunden älteren Menschen verbesserte [148, 174]. Möglicherweise variieren die zugrunde liegenden Mechanismen, die den positiven Einfluss auf die Kognition vermitteln, zwischen den Arten der körperlichen Betätigungen [175]. Auch könnte weniger die Intensität, sondern eher der Faktor einer regelmäßigen und vielseitigen körperlichen Bewegung entscheidend sein [139, 176].

9.4.3 Zugrunde liegende Wirkmechanismen körperlicher Aktivität

Der Einfluss von körperlicher Aktivität auf Gehirnstruktur und -funktion wird über eine Reihe von Mechanismen vermittelt (Abb. 9.1).

9.4.3.1 Molekulare Ebene

Eine regelmäßige körperliche Betätigung wird mit einer Veränderung verschiedener Moleküle in Verbindung gebracht, die die Grundlage für das neuroprotektive Potenzial darstellen.

Eine Erhöhung der peripheren Konzentration des Neurotrophins BDNF (brain-derived neurotrophic factor) wird sowohl nach kurzzeitigem als auch langzeitigem körperlichen Ausdauertraining [147, 148], jedoch nicht nach Krafttraining beobachtet [177]. Weitere protektive Wachstumsfaktoren wie NGF (nerve growth factor), VEGF (vascular endothelial growth factor), G-CSF (granulocyte colony stimulating factor) und IGF-1 (insulin-like growth factor) zeigen eine erhöhte Konzentration nach körperlichem Training, teilweise in Abhängigkeit von der Trainingsart [178–180]. Die Produktion und Sensitivität von Insulin und Cortisol, Modulatoren des Energiestoffwechsels und der Stressregulation, können durch regelmäßige körperliche Aktivität moduliert werden und somit Lern- und Gedächtnisprozesse positiv beeinflussen [159, 181]. Körperliche Aktivität hat ebenfalls einen positiven Einfluss auf Entzündungsprozesse [182], die Produktion antioxidativer (z. B. Superoxid-Dismutase – SOD) und endothelialer Stickstoffmonoxid-assoziierter Enzyme (endotheliale Stickstoffmonoxid-Synthase – eNOS) [183, 184], die Reduzierung von Aβ-Ablagerungen [185] sowie auf die Optimierung der ROS(reaktive Sauerstoffradikale)-Homöostase [186]. Neueste Erkenntnisse stellen den Einfluss körperlicher Aktivität auf die physiologische Funktion von Mitochondrien heraus, was eine wichtige Rolle in der Alzheimer-Pathologie spielen könnte [187].

9.4.3.2 Zelluläre Ebene

Eine regelmäßige körperliche Bewegung kann durch molekulare und physiologische Modifikationen zelluläre Veränderungen wie Synaptogenese, Neurogenese und Angiogenese im Gehirn auslösen.

Sowohl ein kurzzeitiges Training im Laufrad als auch der Aufenthalt in einem bereicherten Lebensumfeld (enriched environment) induziert eine BDNF-vermittelte Synaptogenese im Gyrus dentatus adulter Ratten [188]. Van Praag et al. [189] konnten am Mausmodell zeigen, dass eine verstärkte körperliche Aktivität zur Neurogenese und erhöhten Langzeitpotenzierung im Hippocampus sowie zu einer verbesserten Gedächtnisleistung führt. Dieser positive Effekt konnte ebenfalls beobachtet werden, wenn das Training erst im fortgeschrittenen Alter begonnen wurde [190]. Eine erste Humanstudie konnte in vivo zeigen, dass ein aerobes Training über 12 Wochen eine

Steigerung des Blutvolumens und damit eine indirekt gemessene erhöhte Neuroge-nese im Gyrus dentatus bewirkt. Diese Veränderung korrelierte positiv mit der Herz-Lungen-Funktion und kognitiven Leistungsfähigkeit [191].

Auch vaskuläre Risikofaktoren und konsekutive Makro- und Mikroangiopathien der hirnversorgenden Gefäße sind mit neurodegenerativen Prozessen und einem pro-gressiveren Verlauf einer Alzheimer-Krankheit assoziiert [192, 193]. In Interventions-studien konnte gezeigt werden, dass sich die Gefäßdichte nach körperlicher Aktivität im adulten Gehirn, u. a. im Hippocampus, erhöht und die kognitive Leistung verbes-sert [179, 190, 191].

9.4.3.3 Systemische Ebene

Auf systemischer Ebene kann körperliches Training schließlich zu umfassenderen strukturellen und funktionellen Veränderungen im Gehirn führen, u. a. zur Anre-gung des Herz-Kreislaufsystems und einer damit einhergehenden Erhöhung des Blutflusses [191, 194] und zur Vergrößerung bzw. zum Erhalt des Volumens der grauen Substanz im temporalen, frontalen und parietalen Kortex [147, 149, 195]. Eine Erhöhung der BDNF-Konzentration ist positiv korreliert mit einem Anstieg im anterioren Hippocampus-Volumen nach 1-jährigem körperlichen Training [147]. Das Volumen der weißen Substanz, die die Verbindung zwischen verschiedenen Hirnarea-len darstellt, konnte ebenfalls durch ein 6-monatiges kardiovaskuläres Training bei gesunden älteren Menschen erhöht werden [149]. Auch die Integrität der Trakte wird positiv und die Anzahl an Läsionen der weißen Substanz negativ mit körperlicher Aktivität assoziiert [196]. Weiterhin führte sowohl ein Lauftraining als auch ein Gymnastiktraining über 12 Monate zu einer Anregung der funktionellen Plastizität im alternden Gehirn, was mit einer Steigerung der Exekutivfunktionen einherging [197]. Während der Durchführung von Verarbeitungs- und Gedächtnistests konnte eine erhöhte funktionelle Aktivität im frontalen, temporalen und parietalen Kortex und teilweise eine Verbesserung in kognitiven Tests bei älteren Probanden festgestellt werden, die an einem 6- oder 12-monatigen Lauf- bzw. Krafttraining teilnahmen im Vergleich zu Probanden mit nicht-aerobem Training [137, 150, 198].

9.4.4 Zusammenfassung und Bedeutung für zukünftige Studien

Zusammenfassend zeigt sich, dass regelmäßige körperliche Aktivität, auch noch im höheren Lebensalter, einen positiven Einfluss auf kardiovaskuläre Risikofaktoren, die Gefäßversorgung des Gehirns und auf die neuronalen Strukturen ausübt. Daraus re-sultierend könnte sich der altersassoziierte strukturelle und funktionelle Abbau des Gehirns verzögern und letztlich das Risiko an einer Alzheimer-Demenz zu erkran-ken verringern. Im Rahmen mehrerer Querschnitts-, Längsschnitts- und Interventi-onsstudien konnte gezeigt werden, dass körperliche Aktivität und körperliches Training zu metabolischen, zellulären und systemischen Veränderungen führen und somit zum Erhalt kognitiver Funktionen beitragen kann. Allerdings werden diese Ergebnisse nicht von allen Studien repliziert, was die Notwendigkeit weiterer klinischer Studien in diesem Forschungsfeld unterstreicht.

Es ist noch nicht geklärt, welche genaue Intensität und welche Form körperlicher Aktivität notwendig sind, um positive Effekte auf Kognition und Krankheitsprävention zu erzielen. Um den Krankheitsprozess positiv zu beeinflussen, scheint es wichtig zu sein, früh im Krankheitsverlauf (s. Definition Alzheimer-Krankheit von Sperling et al. [199]) zu intervenieren, d. h. wenn der pathologische Prozess noch nicht irreversibel fortgeschritten ist. Potenzielle Faktoren, die den Zusammenhang zwischen körperlicher Aktivität und Kognition beeinflussen können, sollten in künftigen Studien Berücksichtigung finden. Dazu zählen u. a. genetische Ausprägungen [139], Begleiterkrankungen wie Depression oder Bluthochdruck [200, 201] oder Medikamenteneinnahmen [202]. Ist das irreversible Stadium der Alzheimer-Demenz bereits erreicht, wird körperliche Aktivierung vorrangig als positiver Einflussfaktor für die Lebensqualität und die Aktivitäten des alltäglichen Lebens angesehen [165–168].

Für zukünftige Studien wird Folgendes empfohlen:
- Verwendung eines randomisierten kontrollierten Studiendesigns
- Langandauernde Trainingsintervention (mindestens 6 Monate)
- Trainingsfrequenz mindestens 2- bis 3-mal pro Woche
- Diskriminierung zwischen verschiedenen Trainingsformen und Untersuchung eines Multi-Komponenten-Trainings
- Vergleich verschiedener Trainingsintensitäten
- Ergänzend zur subjektiven Einschätzung sollten validierte objektive Tests zur Messung der körperlichen Fitness verwendet werden
- Korrektur für Einflussfaktoren (inklusive genetischer Polymorphismen und psychologischer Faktoren)
- Erhebung von Zielparametern, die neben kognitiven Werten auch Aktivitäten des täglichen Lebens, die Lebensqualität des Patienten und seiner Angehörigen und gesundheitsökonomische Analysen beinhalten

9.4.5 Bedeutung für klinische Praxis/Handlungsanweisungen

Obwohl bislang noch kein eindeutiger Zusammenhang zwischen körperlicher Aktivität und verringertem Risiko, an einer Demenz vom Alzheimer-Typ zu erkranken, aus multizentrischen interventionellen randomisiert-kontrollierten Studien vorliegt, gibt es aus epidemiologischen Studien und aus kleineren Interventionsstudien wichtige Hinweise darauf, dass sich regelmäßige Sport- und Freizeitaktivitäten positiv auf die Struktur und Funktion des Gehirns auswirken. Auch ist der Zusammenhang, wie oben dargelegt, biologisch plausibel.

Weiterhin zeigt sich eine gute Durchführbarkeit und Verträglichkeit eines körperlichen Trainings bei älteren gesunden Menschen, bei Patienten mit MCI und bei Patienten, die bereits an einer Demenz leiden.

Für die Praxis können folgende Empfehlungen gegeben werden (Abb. 9.1):

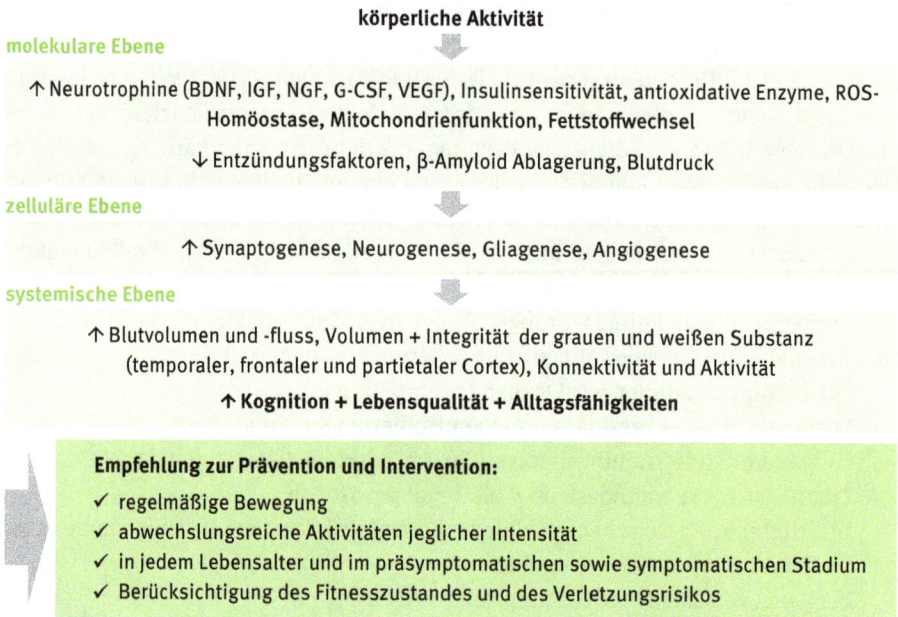

körperliche Aktivität

molekulare Ebene

↑ Neurotrophine (BDNF, IGF, NGF, G-CSF, VEGF), Insulinsensitivität, antioxidative Enzyme, ROS-Homöostase, Mitochondrienfunktion, Fettstoffwechsel

↓ Entzündungsfaktoren, β-Amyloid Ablagerung, Blutdruck

zelluläre Ebene

↑ Synaptogenese, Neurogenese, Gliagenese, Angiogenese

systemische Ebene

↑ Blutvolumen und -fluss, Volumen + Integrität der grauen und weißen Substanz (temporaler, frontaler und partietaler Cortex), Konnektivität und Aktivität

↑ **Kognition + Lebensqualität + Alltagsfähigkeiten**

Empfehlung zur Prävention und Intervention:
✓ regelmäßige Bewegung
✓ abwechslungsreiche Aktivitäten jeglicher Intensität
✓ in jedem Lebensalter und im präsymptomatischen sowie symptomatischen Stadium
✓ Berücksichtigung des Fitnesszustandes und des Verletzungsrisikos

Abb. 9.1: Überblick über Wirkmechanismen körperlicher Aktivität und Handlungsempfehlungen für ein gesundes Altern sowie für Patienten mit leichten kognitiven Einschränkungen oder Verdacht auf Alzheimer-Krankheit. BDNF = brain-derived neurotrophic factor; G-CSF = granulocyte-colony stimulating factor; IGF = insulin-like growth factors; NGF = nerve growth factor; ROS = reactive oxygen species; VEGF = vascular endothelial growth factor.

Präventionsmaßnahmen für kognitiv gesunde Menschen:

– Um eine Einschränkung der kognitiven Fähigkeiten zu verzögern oder gar zu verhindern sollte bereits im kognitiv gesunden Zustand körperliche Aktivität empfohlen werden, sodass modifizierbare Risikofaktoren frühzeitig minimiert und protektive Gesundheitsfaktoren angeregt werden [203, 204] (Empfehlungsgrad B). Dies gilt für alle Lebensabschnitte.

Beispielsweise beugt körperliche Bewegung kardiovaskulären Erkrankungen und damit auch Schäden der Gefäßversorgung und Nervenzellen des Gehirns vor. Körperliche Aktivität ist kognitiv intakten Personen ebenfalls zu empfehlen, um die Lebensqualität und das Wohlbefinden zu fördern und psychischen und physischen Erkrankungen vorzubeugen [205].

Interventionsmaßnahmen für kognitiv beeinträchtigte Menschen:

- Auch bei Patienten mit bereits leichten kognitiven Einschränkungen sollte körperliche Aktivität zur Minimierung kardiovaskulärer Risikofaktoren und der Verzögerung des Fortschreitens bereits bestehender Neuropathologie empfohlen werden [206, 207] (Empfehlungsgrad B).
- Patienten mit Demenz vom Alzheimer-Typ können ebenfalls von körperlicher Aktivität profitieren, u. a. in Alltagsfunktionen, psychischem Wohlergehen, bis hin zu körperlicher und kognitiver Stabilität, weshalb ihnen ein körperliches Training entsprechend ihrer Möglichkeiten empfohlen werden sollte [207] (Empfehlungsgrad B).

Empfehlungen für kognitiv gesunde und beeinträchtigte Menschen:

- Es sollte eine regelmäßige und abwechslungsreiche körperliche Aktivität empfohlen werden, obwohl bislang kein klarer Zusammenhang zwischen Dosis und Art körperlicher Bewegung und ihren jeweiligen gesundheitlichen Effekten vorliegt [176, 207] (Empfehlungsgrad B).
- Bei älteren Menschen sollte der Fitnesszustand sowie das Verletzungsrisiko berücksichtigt und gegenüber dem Nutzen abgewogen werden [168, 207].

Christine A.F. von Arnim

9.5 Ernährung

Verschiedene Aspekte der Alzheimer-Krankheit sind mit Ernährungsfaktoren assoziiert. Zum einen werden aus der epidemiologischen Forschung zunehmend Risikofaktoren diskutiert, die einen Bezug zur Ernährung aufweisen. Zum anderen führt die Alzheimer-Demenz (AD) zur Beeinträchtigung von Nahrungsaufnahme und Schluckstörungen und konsekutiv zu Gewichtsabnahme und Mikronährstoffdefiziten. Im Folgenden werden beide Aspekte behandelt und Interventionsmöglichkeiten aufgezeigt.

9.5.1 Risikofaktoren und Prävention

9.5.1.1 Risikofaktoren

Aus epidemiologischen Studien wird zunehmend die Bedeutung kardiovaskulärer und metabolischer Risikofaktoren als unabhängige Risikofaktoren der AD erkannt. Hierbei sind insbesondere modifizierbare Risikofaktoren wie Ernährung, die potenziellen präventiven oder therapeutischen Ansätzen zugänglich sind, von Bedeutung. In zahlreichen Studien zeigt sich, dass eine Vielzahl an Ernährungsfaktoren wie Antioxidanzien, Vitamine, ungesättigte Fettsäuren und Mikronährstoffe das Risiko an Demenz zu erkranken reduziert, wohingegen gesättigte Fettsäuren, hochkalorische Ernährung, Aluminiumaufnahme, Rauchen und exzessiver Alkoholkonsum mit einem erhöhten Demenzrisiko in Verbindung gebracht werden [208]. Erniedrigte Spiegel der B-Vitamine B_{12}, B_6 und Folsäure und eine daraus resultierende Hyperhomocysteinämie werden als Risikofaktoren für Demenzen angesehen [209]. Mehrere Studien zeigen eine Assoziation niedriger Vitamin-D-Spiegel mit kognitiver Beeinträchtigung und dem Risiko für Demenz. Eine hohe Zufuhr an Gesamtfett, insbesondere Omega-6-gesättigter Fettsäuren, ist mit schlechterer kognitiver Leistung und höherem Demenzrisiko assoziiert. In den letzten Jahren wurden bestimmte Diätmuster, die die Komplexität der Ernährung besser reflektieren, in Verbindung mit dem Demenzrisiko gebracht. Als zugrunde liegende Mechanismen werden neben direktem Einfluss auf Amyloid-β- und Tau-Stoffwechsel, inflammatorische Mechanismen, oxidativer Stress, derangierter Zellmetabolismus und mitochondriale Dysfunktion diskutiert [210].

9.5.1.2 Übergewicht, Adipositas und Verlauf

In einigen epidemiologischen Studien wird Übergewicht im mittleren Lebensalter (meist mit 30–60 Jahren angegeben) mit einem erhöhten Demenzrisiko später im Leben in Verbindung gebracht, wobei die Datenlage nicht einheitlich ist. Nach diesem mittleren Alter scheint sich dies umzudrehen und Menschen im Alter über 60–70 Jahren mit Übergewicht bzw. höherem Body-Mass-Index (BMI) haben ein geringeres und Menschen mit Untergewicht oder abnehmendem BMI haben ein höheres Risiko an Demenz zu erkranken. Entscheidend scheint hier der Verlauf des BMI über die Zeit zu sein, abhängig von Alter und Geschlecht. Wenn eine Demenz vorliegt, wird in den meisten Studien beobachtet, dass ein Gewichtsverlust mit einer raschen Progression assoziiert ist. Zudem scheint der ApoE-Status das gewichtsabhängige Risiko an AD zu erkranken zu beeinflussen [211].

9.5.1.3 Mediterrane Diät

Aufgrund der hohen Lebenserwartung und des geringeren Risikos an kardiovaskulären Erkrankungen in den Mittelmeeranrainerstaaten wurde die sog. Mittelmeerdiät gezielt untersucht. Traditionell bezieht sich der Begriff auf eine hohe Zufuhr von Früchten, Gemüse und Getreide sowie eine niedrige Zufuhr von gesättigten Fetten mit Olivenöl als Hauptfettlieferant, mäßigen Fischverzehr, niedrig-mäßige Zufuhr von Molkereiprodukten und niedrige Zufuhr von rotem Fleisch und Fleischprodukten, sowie moderaten Alkoholkonsum (insbesondere Wein) während der Mahlzeiten. In zahlreichen Beobachtungsstudien wurde gezeigt, dass Adhärenz zur mediterranen Diät mit einem geringeren Demenzrisiko, geringerem Konversionsrisiko von milder kognitiver Beeinträchtigung (MCI) zu AD und geringerer Mortalität bei AD assoziiert ist [212].

Eine Post-hoc-Analyse einer Studie mit mediterraner Diät plus 1 l Olivenöl/Woche oder plus 30 g Nüsse/die vs. Kontrolldiät bei kognitiv fitten über 65-Jährigen, die eine Verbesserung im primären Endpunkt der kardiovaskulären Mortalität zeigen konnte, ergab stabilere kognitive Leistungen in den Interventionsgruppen.

In adjustierten Modellen ist keines der individuellen Bestandteile der mediterranen Diät einzeln ein signifikanter Prädiktor für die Entwicklung einer AD, was darauf hinweist, dass das Ganze mehr als die Summe seiner Teile zu sein scheint. Diese Daten aus epidemiologischen und Querschnittstudien benötigen Reproduktion in prospektiven Studien, um konkretere Handlungsempfehlungen geben zu können, weil konfundierende Faktoren wie aktiver Lebensstil und bessere Bildung nicht ausgeschlossen werden können.

9.5.1.4 Andere Diäten

Um systematisch bestimmte Ernährungsmuster zu erfassen, wurden Blutparameter bestimmten Ernährungsmustern zugeordnet [213]. Diese Studie wies auf einen Zusammenhang zwischen Nährstoffspiegel, Kognition und strukturellen MRT-Veränderungen hin, wobei zwei Konstellationen an Biomarkern für Mikronährstoffe im Blut günstig waren: hohe Vitaminkonzentrationen für B-Vitamine und Vitamin C und D sowie hohe Spiegel für marine Omega-3-Fettsäuren. Als negativ zeigte sich ein Profil mit hohen Transfettsäuren. Dies bestätigen andere Studien, die einen präventiven Effekt für hohen Fischkonsum beobachtet haben [214]. Vor allem bei ApoE4-Non-Carriern scheint Fischkonsum die Demenzinzidenz zu erniedrigen. Auch Diäten, die reich an Obst und Gemüse sind weisen in epidemiologischen Studien ein geringeres Demenzrisiko auf. Die traditionelle japanische Diät ist durch einen hohen Anteil an Fisch und pflanzlichen Bestandteilen (Sojabohnenprodukte, Seealgen, Obst und Gemüse) sowie einen geringen Anteil an raffinierten Kohlehydraten und Fleisch charakterisiert. In einer großen populationsbasierten japanischen Studie zeigte sich ein reduziertes Risiko an AD zu erkranken.

9.5.1.5 Empfehlungen

Auf Basis dieser Erkenntnisse wurden auch bereits Empfehlungen für bestimmte Diäten und Lebensweisen zur Prävention gegeben [215]. In den deutschen S3-Leitlinien ist folgende allgemeine Empfehlung zu einer präventiven Ernährung zusammengefasst: Es gibt Hinweise, dass bestimmte Ernährungsgewohnheiten (u. a. Fischkonsum, mediterrane Diät) protektiv bezüglich des Auftretens einer Demenz sein können.

Es sind jedoch weitere prospektive Daten aus Interventionsstudien notwendig, um hier wirklich nachzuweisen, dass eine Modifikation des individuellen Ernährungszustands der Entwicklung einer AD vorbeugen kann.

9.5.2 Nährstoffspiegel bei AD

Verschiedene Nährstoffe spielen eine wichtige Rolle für Integrität und Metabolismus des Gehirns. Sie sind essenzielle Bestandteile des Hirngewebes (z. B. Fettsäuren in neuronalen Membranen), Vorstufen von Neurotransmittern (z. B. spezifische Aminosäuren, Uridin) oder Ko-Faktoren für metabolische Prozesse (z. B. B-Vitamine). Aufgrund ihrer antioxidativen Eigenschaften können manche Nährstoffe (z. B. Vitamin E, Selen, Polyphenole) das Hirngewebe vor oxidativem Stress schützen.

Patienten mit AD weisen niedrigere Spiegel an bestimmten Ernährungsbestandteilen auf. Eine Meta-Analyse aus 80 Studien zur Häufigkeit von Mikronährstoffmangel bei AD zeigte signifikant niedrigere Plasmaspiegel für Folsäure sowie der Vitamine A, B_{12}, C, D und E bei Patienten mit AD im Vergleich zu Kontrollpersonen. Zudem zeigten sich niedrigere Spiegel an mehrfach ungesättigten Fettsäuren (Docosahexaensäure [DHA] und Eicosapentaensäure [EPA]), Uridin und Selen [216]. In zusätzlichen Analysen konnte gezeigt werden, dass dieser Nährstoffmangel unabhängig vom Gesamternährungszustand ist. Es ist bislang nicht klar, ob dem eine verminderte Zufuhr aufgrund von z. B. krankheits- oder altersbedingten Veränderungen in der Ernährung, eine altersbedingte verminderte Aufnahme oder ein erhöhter Bedarf durch die Erkrankung zugrunde liegen.

9.5.3 Rolle von oxidativem Stress und Antioxidanzien

Oxidativer Stress scheint beim Alterungsprozess und bei der Entwicklung neurodegenerativer Erkrankungen eine Rolle in der Ätiopathogenese zu spielen. Das Gehirn ist in besonderem Maße empfindlich gegenüber oxidativem Stress. Bei der AD gibt es Hinweise aus der Grundlagenforschung auf eine zentrale und frühe Rolle von oxidativem Stress. Oxidativer Stress erhöht die Amyloid-Produktion und die Tau-Phosphorylierung und scheint synaptischer Dysfunktion voranzugehen.

Ebenso zeigen epidemiologischen Studien bei AD eindrucksvolle Daten. So wurde in mehreren epidemiologischen Studien gezeigt, dass die Einnahme hoher Dosen von Antioxidanzien (Vitamin C und Vitamin E) mit einem reduzierten Risiko, an AD zu erkranken, assoziiert ist. Daraus ergibt sich eine plausible Grundlage, um antioxidativ wirksame Substanzen mit therapeutischem Potenzial zu untersuchen, wie z. B. Vitamin E und C, Östrogen, nichtsteroidale Antiphlogistika, Acetyl-L-Carnitin, Polyphenole und Selegilin. Die Daten aus prospektiven, kontrollierten randomisierten Interventionsstudien MCI und AD lassen bei widersprüchlichen Daten jedoch keine Empfehlung im Alltag zu. Weitere prospektive Studien zu Zusammensetzung, Zeitpunkt, Dosis und Länge einer (präventiven) Intervention mit Antioxidanzien stehen aus [217].

9.5.4 Ernährungsbasierte Therapie

9.5.4.1 Therapieempfehlungen – Studienergebnisse

Daten zu Therapieempfehlungen bezüglich B-Vitaminen und Vitamin E sind bislang teilweise widersprüchlich. Die Gabe von Vitamin B_{12}, B_6 und/oder Folsäure zeigte auch in teilweise qualitativ sehr guten RCTs keine eindeutigen Effekte auf die Kognition bei Patienten mit AD, obwohl der Homocysteinspiegel relevant gesenkt wurde. Ebenso zeigen die Daten aus RCTs mit Vitamin E bei MCI und AD keine einheitlichen Effekte. Weitere prospektive Studien werden benötigt [218].

Die Daten aus prospektiven Studien zu Fischkonsum, ein- und mehrfach ungesättigten sowie Omega-3-Fettsäuren zeigen keine signifikanten Effekte auf die Kognition bei Patienten mit AD, einzelne kleine Studien liefern jedoch Hinweise auf positive Auswirkung auf den kognitiven Status bei MCI.

Eine Intervention mit einzelnen Supplementen kann daher nicht empfohlen werden. Es ist jedoch zu beachten, dass in den meisten Studien der Ernährungsstatus nicht erhoben wurde und daher keine Aussagen zur Wirksamkeit bei Mangelzuständen gemacht werden können. Da jedoch Menschen mit Demenz ein erhöhtes Risiko für Mangelernährung haben ist es sinnvoll, dies individuell bei Verdacht abzuklären und zu supplementieren.

Ein diätetisches Lebensmittel mit mittelkettigen Triglyceriden (Axona®) zeigte in einer Studie eine kurzfristige Verbesserung der Kognition in ApoE4-negativen Patienten [219]. Diese Entwicklung beruht auf dem Prinzip einer ketogenen Diät als alternative Energiequelle. Es werden häufig gastrointestinale Nebenwirkungen berichtet.

Prospektive, randomisiert-kontrollierte Interventionsstudien hoher Qualität mit einem diätetischen Lebensmittel auf Basis von Omega-3-Fettsäuren, Phospholipiden, Cholin, Uridin, Vitamin E, B-Vitaminen, Folsäure und Selen (Fortasyn connect®) wurden in verschiedenen Erkrankungsstadien durchgeführt [220]. Fortasyn connect® ist unter dem Namen Souvenaid als Trinknahrung erhältlich. Souvenaid beruht auf einer umfassenden und gründlichen Exploration präklinischer Evidenz und einem gut begründeten pathophysiologischen Konzept.

Es zeigte sich bei leichter Demenz in zwei unabhängigen Studien ein positiver Effekt auf bestimmte Gedächtnisleistungen. In der ersten Studie bei leichter AD (MMST: 20–26 Punkte) zeigte sich eine signifikante Verbesserung des verzögerten Abrufs der Wechsler Memory Scale. Es fand sich keine Überlegenheit in Bezug auf die ADAS-Cog. In einer zweiten Studie mit leichter AD (MMSE: > 19 Punkte) zeigte sich eine signifikante Überlegenheit im primären Endpunkt (Gedächtnis-Score einer neuropsychologischen Testbatterie). Die Patienten in beiden Studien erhielten keine Antidementiva.

Eine Studie bei leichter bis mittelschwerer AD (MMST: 14–24 Punkte) hingegen zeigte keinen Effekt im ADAS-Cog. Diese Patienten erhielten Antidementiva. Auch die Daten aus einer Intervention bei MCI-Patienten (LipiDiDiet) ergab keinen signifikanten Effekt auf den primären Endpunkt Kognition.

Die Verträglichkeit und Therapieadhärenz von Souvenaid waren in den Studien sehr gut. Souvenaid hat den Status eines diätetischen Lebensmittels für besondere medizinische Zwecke. Ein diätetisches Lebensmittel ist definiert für eine spezifische Personengruppe. Es dient einem bestimmten Ernährungszweck und es unterscheidet sich deutlich von Lebensmitteln zum allgemeinen Verzehr.

Entsprechend den S3-Leitlinien 2016 kann eine sichere Bewertung der Wirksamkeit von Souvenaid auf die Gedächtnisfunktionen bei leichter AD basierend auf den aktuellen Studien noch nicht vorgenommen werden.

9.5.5 Therapeutisch relevante Ernährungsaspekte

9.5.5.1 Gewicht und Verbesserung der Nahrungsaufnahme

Mangelernährung und Gewichtsverlust sind häufige Komplikationen der AD und mit einer rascheren Progredienz, höherer Morbidität und Mortalität, reduzierter Lebensqualität und verstärkter Belastung der Angehörigen assoziiert. Als Ursache werden neben Gedächtnisstörungen in frühen Demenzstadien Appetit- und Geschmacksstörungen, exekutive Dysfunktion, Aufmerksamkeitsstörungen, Dyspraxie, Agnosie und Verhaltensstörungen diskutiert. Einige Studien weisen auf einen direkten Zusammenhang zwischen Neurodegeneration in bestimmten Hirnregionen, genetischen Faktoren, inflammatorischen Prozessen und veränderter Ernährung, Nahrungsaufnahme und Metabolismus hin. In fortgeschrittenen Stadien kann die Nahrungsaufnahme neben neuropsychiatrischen Symptomen wie Agitation und Hyperaktivität durch eine Dysphagie beeinträchtigt werden. Bei Erfassung des Ernährungsstatus mit dem Mini nutritional Assessment (MNA) zeigte sich ein niedrigerer MNA als Prädiktor für die Progression. Gewichtsverlust im Verlauf der Erkrankung ist ein negativer Prädiktor [221]. Die mittlere Prävalenz von Mangelernährung bei AD-Patienten, die zu Hause leben wird mit 5 % angegeben. In Pflegeheimen ist diese Zahl deutlich höher. Bei Pflegeheimbewohnern mit fortgeschrittener Demenz waren Probleme beim Essen (die sich bei 86 % in 18 Monaten entwickelten) hochprädiktiv für die Mortalität innerhalb von 6 Monaten.

Daraus ergibt sich, dass eine frühzeitige Verbesserung der Ernährung und stabiles Gewicht bzw. Gewichtszunahme sinnvoll sein kann. Ein Screening (z. B. Erhebung von MNA und BMI) und ggf. weiteres Assessment bei Diagnosestellung ist daher empfehlenswert. Angehörige, Pflegende und behandelnde Ärzte sollten auf den Gewichtsverlauf von Demenzpatienten achten. Bei Gewichtsverlust empfiehlt es sich, mit einer Ernährungsanpassung mit hochkalorischer Ernährung gegenzusteuern. Snacks und auch der Einsatz von Finger-Food kann sich hierbei als hilfreich erweisen. Demenzerkrankte haben oft ein reduziertes Bedürfnis nach Nahrung und zeigen im fortgeschrittenen Stadium Beeinträchtigungen beim selbstständigen Essen. Obwohl die wissenschaftliche Evidenz zur Verbesserung der Nahrungsaufnahme bei Menschen mit Demenz gering ist, gibt es Hinweise, dass verbale Aufforderung und positive Verstärkung bis hin zum Essenreichen zu einer Verbesserung des Essverhaltens führen kann. Schulung und Training zur Ernährung für Angehörige, Pflegende und Patienten hat sich in mehreren Studien als sinnvoll gezeigt und zu verbesserter Ernährungssituation geführt. So konnte z. B. eine Studie bei AD-Patienten zeigen, dass durch ein Beratungsprogramm für Angehörige mit neun Einheiten über 1 Jahr eine Verringerung der Abnahme von Gewicht und Kognition in der Interventionsgruppe erzielt werden konnte.

In einem RCT bei Pflegeheimbewohnern wurde das Essen in einer familienähnlichen Situation (u. a. gedeckter gemeinsamer Tisch mit Tischdecken und Servietten, Essen in Schüsseln, Pflegepersonal mit am Tisch etc.) mit einer standardisierten krankenhausähnlichen Essensausgabe (u. a. vorgefertigte Tabletts) verglichen. Es zeigten sich durch die familienähnliche Essenssituation signifikante Effekte auf Nahrungsaufnahme, Körpergewicht, motorische Funktionen und Lebensqualität der Teilnehmer. Dies spricht dafür, bei der Gestaltung der Mahlzeiten auf Atmosphäre zu achten. Geräusche, Gerüche, Möblierung und Tischdekoration können dazu ebenso positiv beitragen wie richtige Gesellschaft und Stimmung beim Essen und Vermeidung von Ablenkfaktoren wie Unruhe oder Lärm.

Zu beachten ist auch, dass es als Nebenwirkung unter der Therapie mit Acetylcholinesterasehemmern zu Appetitstörungen und Gewichtsverlust kommen kann. Als Nebenwirkungen von Neuroleptika können Sedierung und Dysphagie die Nahrungsaufnahme beeinträchtigen. Der Einsatz von Appetitstimulanzien hat keinen Sinn, es kann jedoch bei Begleiterkrankungen wie Depression sinnvoll sein, appetitanregende Medikamente (z. B. Mirtazapin) einzusetzen, die zu Gewichtszunahme führen [222].

9.5.5.2 Schluckstörungen

Schluckstörungen können im Verlauf einer Demenz auftreten. Die Angaben schwanken zwischen 13 und 57 % je nach Ursache und Stadium der Demenz. Am häufigsten tritt eine Dysphagie in fortgeschrittenen Stadien auf. In schweren Stadien wird die Prävalenz mit bis zu 84–93 % angegeben. Eine Dysphagie kann Ursache von Mangelernährung, Dehydratation, Gewichtsverlust, funktioneller Verschlechterung und Angst vor Essen und Trinken sein. Entsprechend den Schluckphasen wird bei der Dysphagie differenziert in orale, pharyngeale und ösophageale Phase. Die orale Phase kann bei AD durch die Unfähigkeit Nahrung zu erkennen, oral-taktile Agnosie und Kau- oder Schluckapraxie beeinträchtigt werden. Eine Dysphagie in der pharyngealen Phase führt zur Aspiration während oder nach dem Schluckakt. Aspirationspneumonie wird als häufige Todesursache bei Demenzpatienten angegeben.

Folgende Methoden zur Diagnostik werden derzeit als Goldstandard angesehen:
1. Klinische Evaluation. Neben Anzeichen einer möglichen Schluckstörung (z. B. Anzeichen einer Mangelernährung, Dehydratation, ungewollter Gewichtsverlust, Nahrungsverweigerung, unklare Fieberschübe, Verschleimung, vermehrtes Husten) kann eine standardisierte klinisch-logopädische Diagnostik wegwei-

send sein. Eine strukturierte Essensbeobachtung und Anamnese bezüglich des Schluck- und Essverhaltens kann die Grundlage für weitere schlucktherapeutische Maßnahmen sein.

2. Apparative Schluckdiagnostik mittels fiberoptischer endoskopischer Evaluation des Schluckens (FEES) oder Videofluoroskopie. Insbesondere um eine optimale Kostform zu finden, kann die Durchführung einer FEES hilfreich sein. Auch wenn die Durchführung dieser Untersuchungen durch kognitive Defizite erschwert sein kann, wird diese i. d. R. gut toleriert und kann im Einzelfall zum Erhalt einer adäquaten oralen Ernährung beitragen.

Therapeutisch kann durch Anpassung der Nahrungszusammensetzung und Essensbegleitung oft schon eine deutliche Verbesserung erzielt werden. Hierzu zählen die sichere Koststufenwahl unter der Berücksichtigung der Aspekte einer ausgewogenen Ernährung, Anpassen der Konsistenz (Andicken von Flüssigkeiten), Auswahl von geeigneten Hilfsmitteln wie z. B. spezielles Geschirr und Besteck. Eine Schulung des Umfeldes (pflegende Angehörige, Pflegedienste etc.) zur Essensbegleitung ist sinnvoll [223].

9.5.5.3 Perkutane endoskopische Gastrostomie (PEG) bei Demenz

Es existieren keine randomisierten, Placebo-kontrollierten Studien zur Verwendung von PEG-Sonden zur enteralen Ernährung im Stadium der schweren Demenz. Basierend auf der bisherigen Datenlage ist eine positive Beeinflussung der Überlebenszeit, der klinischen Symptomatik, des Auftretens von Infektionen oder Dekubitalulzera durch Einsatz einer PEG nicht gegeben. Die Häufigkeit von Aspirationspneumonien wird unter PEG eher höher angegeben. Bei der Anlage einer PEG, die eine invasive Intervention mit potenziellen Komplikationen darstellt, sind im Einzelfall die therapeutischen Ziele maßgeblich. Somit sollte der Einsatz insbesondere unter Beachtung von Patientenverfügungen, dem mutmaßlichen Willen des Erkrankten und aller an der Versorgung Beteiligten sehr gut überdacht werden. Insgesamt empfiehlt sich ein zurückhaltender Einsatz. Generell wird künstliche Ernährung im finalen Stadium nicht empfohlen [222].

Klaus Maria Perrar, Raymond Voltz

9.6 Palliativversorgung

9.6.1 Demenz und Palliativversorgung

Die WHO [224] definiert Palliative Care als „Ansatz zur Verbesserung der Lebensqualität von Patienten und ihren Familien, die mit Problemen konfrontiert sind, welche mit einer lebensbedrohlichen Erkrankung einhergehen. Dies geschieht durch Vorbeugen und Lindern von Leiden, durch frühzeitiges Erkennen, sorgfältige Einschätzung und Behandlung von Schmerzen und anderen körperlichen Symptomen sowie anderen Problemen körperlicher, psychosozialer und spiritueller Art". Der palliative Ansatz erstreckt sich nicht nur auf die Behandlung und Betreuung von Menschen am Lebensende. Vielmehr sollte bereits in frühen Phasen einer unheilbaren Erkrankung ein Zugang zur Palliativversorgung ermöglicht werden. Diese endet auch nicht mit dem Tod des Patienten, sondern schließt die Begleitung der trauernden Angehörigen mit ein.

Die Demenz ist i. d. R. progredient und nicht heilbar. Sie kann deshalb als „terminale" Erkrankung angesehen werden, die einer palliativen Versorgung bedarf. Die altersspezifische Sterberate ist bei Demenzkranken um das 2,77-Fache erhöht [225]. Als Todesursache werden Pneumonien, zerebro- oder kardiovaskuläre Erkrankungen angegeben [226–228]. Bemerkenswert ist jedoch, dass sich die Selbst- und Fremdwahrnehmung im Verlaufe der Demenz grundlegend verändert. Im Unterschied zu den Nichtbetroffenen, die die Beeinträchtigungen deutlicher wahrnehmen, fühlen sich demente Menschen in den fortgeschrittenen Stadien der Erkrankung meist als kompetent, jung, attraktiv, leistungsfähig und gesund [229]. Die Anosognosie lässt ein subjektives Krankheitserleben nur begrenzt zu. Werden die Betroffenen gut versorgt, so wirken sie oft zufrieden und „glücklich", manchmal sogar in größerem Maß als noch vor Beginn der Erkrankung. So ist bei der Demenz wesentlich für die Aufgaben einer palliativer Versorgung, dass die Diagnose allein hierfür nicht ausschlaggebend ist, sondern dass leidvolle Symptome hinzukommen.

9.6.1.1 Bedürfnisse von Menschen mit schwerer Demenz

Menschen mit schwerer Demenz besitzen an ihrem Lebensende umfassende und überraschend differenzierte Bedürfnisse. Die in unserem Systematic Review [230] beschriebenen Bedürfnisse dieser Menschen beziehen sich größtenteils auf körperliche Grundbedürfnisse wie Essen und Trinken, Körperpflege oder Inkontinenzmanagement sowie auf spezielle Pflegebedürfnisse wie Schmerz- und Symptomkontrolle oder auf Bedürfnisse des Wohlbefindens. Ein weiteres Bedürfnis bezieht sich auf benötigte Hilfestellungen im Alltag. Neben spirituellen Bedürfnissen sind umgebungsbezogene Bedürfnisse wie eine barrierefreie Umgebung oder eine angenehme Atmosphäre zu nennen. Die psychischen und sozialen Bedürfnisse beziehen sich auf die Interaktion mit anderen durch Kommunikation bzw. zwischenmenschliche Kontakte, auf die soziale Teilhabe durch Teilnahme an Aktivitäten oder auf das Bedürfnis nach Selbstbestimmung. Aufbauend auf dieses Review haben wir im Rahmen einer teilnehmenden Beobachtung mit 30 Bewohnern der stationären Altenhilfe einen umfangreichen Bedürfniskatalog erstellt, der Bestandteil einer Arbeitshilfe geworden ist, wie diese Bedürfnisse erkannt und wie ihnen begegnet werden kann.

9.6.1.2 Problemstellungen in der Palliativversorgung dementer Menschen

Probleme der Nahrungs- und Flüssigkeitsaufnahme: Die Demenz geht am Lebensende mit Störungen der Nahrungsaufnahme und oft auch mit einer perkutanen Sondenanlage (PEG) einher [231–233]. Obwohl einerseits nicht bestätigt werden konnte, dass die PEG-Anlage für Menschen mit schwerer Demenz schädlich ist [234], konnte anderseits auch der Nutzen im schweren Stadium der Demenz nicht belegt werden [235–237]. Folglich wird bei diesen Patienten eine PEG-Anlage nicht empfohlen [238]. Palliativmediziner sind i. d. R. keine Experten für Ernährungsprobleme im Verlauf der Demenzerkrankung. Insofern ist in diesen Fällen die Hinzuziehung gerontopsychiatrisch erfahrener Fachpersonen ratsam. Ist die Verschlechterung der Nahrungs- und Flüssigkeitsaufnahme Anzeichen des bevorstehenden Lebensendes, so kann der Palliativmediziner oder die entsprechend qualifizierte Pflegeperson Hinweise zur Begleitung in dieser letzten Lebensphase geben.

Infektionen: Infektionen der Atemwege oder der Harnwege zählen zu den häufigen Komplikationen bei fortgeschrittenen Demenzen [232]. Meist sind sie Folge einer verminderten Mobilität, einer gestörten Immunabwehr und einer Aspiration von Nahrungsbestandteilen infolge von Schluckstörungen. Die Behandlung mit Antibiotika stößt an Grenzen, wenn ein dementer Mensch diese Maßnahme nicht mehr versteht oder sie sogar – z. B. bei einer intravenösen Gabe – nicht mehr zulässt. Bei Schluckstörungen und daraus folgenden rezidivierenden Aspirationspneumonien muss die Wiedererkrankungsgefahr berücksichtigt werden. Ob die antibiotische Behandlung zu einer wesentlichen Verlängerung der Lebenszeit bzw. der Lebensqualität bei schwerer Demenz beiträgt, wird kontrovers diskutiert [239, 240]. Im Zentrum der palliativen Behandlung steht meist eine symptomatische Behandlung von Dyspnoe oder Fieber z. B. durch Opioide und Antipyretika.

Schmerzen: Menschen mit schwerer Demenz sind nur eingeschränkt oder gar nicht mehr in der Lage, über ihr Schmerzerleben Auskunft zu geben. Als Grenze wird ein MMST-Wert von weniger als 10 angenommen. Für die strukturierte Fremdeinschätzung stehen folgende Instrumente zur Verfügung [241, 242]:
- **BE**urteilung von **S**chmerzen bei **D**emenz (BESD). Bei dieser Beobachtungsskala werden in fünf Kategorien Verhaltensmerkmale (Atmung, Lautäußerung, Gesichtsausdruck, Körpersprache und Trost) eingeschätzt.
- **B**eobachtungs**I**nstrument für das **S**chmerz**a**ssessment bei **A**lten Menschen mit **D**emenz (BISAD). Hierbei werden acht Verhaltensweisen eingeschätzt (Gesichtsausdruck, spontane Ruhehaltung, Bewegung der Person, Beziehung zu anderen, ängstliche Erwartung, Reaktion während der Mobilisation und der Pflege schmerzender Bereiche, vorgebrachte Klagen).

Die medikamentöse Schmerzbehandlung orientiert sich meist am WHO-Stufenschema, obwohl dies primär zur Behandlung von Tumorschmerzen gedacht ist. Im Alter besser verträgliche Wirkstoffe der ersten Stufe sind Paracetamol oder Metamizol. Bei der zweiten Stufe handelt es sich um schwach wirksame Opioide wie Tilidin oder Tramadol, bei der dritten Stufe um stark wirksame Opioide wie Morphin, Hydromorphon, Oxycodon, Buprenorphin oder Fentanyl. Darüber hinaus kann die Therapie je nach Schmerztyp durch Ko-Analgetika wie Antidepressiva oder Antiepileptika ergänzt werden.

Wesentlich beim Einsatz von stark wirksamen Opioiden ist das langsame Herantasten an die notwendige Dosis und die Behandlung von Nebenwirkungen wie Übelkeit oder Obstipation. Zur Dosisfindung sollten zunächst nichtretardierte Darreichungsformen verwendet werden und nach Erlangung der wirksamen Dosis die entsprechende Tagesdosis auf eine retardierte Form oder auf ein transdermales Pflaster umgestellt werden. Für Durchbruchschmerzen stehen nichtretardierte Darreichungsformen zur Verfügung. Manche stark wirksamen Opioide lassen sich auch als Nasenspray oder als Sublingual-Tablette verabreichen. Dies kann in den Fällen von Vorteil sein, in denen der demenzkranke Patient die Medikamente nicht mehr schlucken kann.

9.6.1.3 Gesundheitliche Vorsorgeplanung

Mit Fortschreiten der Krankheit sind demente Menschen zur Entscheidungsfindung zunehmend auf stellvertretende Personen angewiesen. Medizinische Eingriffe, pflegerische Maßnahmen oder sonstige Therapieplanungen können wegen der schwindenden Einsichtsfähigkeit mit dem Betroffenen selbst kaum noch verbindlich besprochen werden. Erschwerend kommt hinzu, dass mit der Veränderung des subjektiven Erlebens Themen wie Kranksein oder gar Sterben im Widerspruch zur „objektiven" Realität stehen. Von allen Lebewesen sind nur Menschen sich bewusst, dass das Leben endlich ist [243]. Sich mit der Begrenztheit dieses Lebens auseinandersetzen zu können, ist Resultat der Evolution der kognitiven Fähigkeiten. Das verlorengegangene Zeitgefühl, die Anosognosie und das schwindende Urteilsvermögen des Demenzkranken verhindern allerdings diese dem rationalen Menschen mögliche „Ein-Sicht" in die eigene Endlichkeit. Insofern ist eine reflektierende Bearbeitung der Situation des nahenden Lebensendes, wie sie in der palliativen Begleitung regelmäßig stattfindet, im späten Stadium der Demenzerkrankung nicht mehr möglich.

Vorausverfügungen wie die Patientenverfügung ermöglichen es, sich grundlegend mit Wünschen bezüglich des eigenen Lebensendes auseinanderzusetzen. Zu bestimmende Maßnahmen sind Aspekte wie der Beginn, die Fortführung oder das Beenden von Reanimationsmaßnahmen, Beatmung, künstlicher Ernährung (bzw. Anlage einer Ernährungssonde), intensivmedizinischen oder lebenserhaltenden Maßnahmen, antibiotischen Behandlung, Krankenhauseinweisungen oder wie die Hinzuziehung von Seelsorge bzw. der Wunsch des Sterbeortes.

Je präziser die Vorausverfügung formuliert ist und je konkreter sie auf die Entscheidungssituation zutrifft, desto weniger unterliegt sie Interpretationsspielräumen und ist für die Behandler verbindlich. Abzuwägen bleibt, dass sich Patientenwünsche im Verlaufe der Demenzerkrankung ändern können. So kann es notwendig sein, bei anstehenden Entscheidungen aktuelle Patientenäußerungen hinzuzuziehen. Ein kritikloses Festhalten an vorausverfügten Willensäußerungen, die den offensichtlich zu beobachtenden, aktuellen Verhaltensweisen des dementen Menschen zuwiderlaufen, ist jedoch genauso wenig angezeigt, wie das pauschale Negieren der Gültigkeit dieser Vorausverfügungen im Falle einer Demenz. Es ist in jedem Fall entscheidend, ob es in der jeweiligen Situation überhaupt eine Indikation für eine ärztliche bzw. pflegerische Maßnahme gibt. Gibt es sie nicht, so ist sie zu unterlassen. Bei Unklarheiten bezüglich des Patientenwillens oder unterschiedlichen Auffassungen seitens der Angehörigen, Behandler oder Pflegenden empfiehlt sich die Durchführung einer ethischen Fallbesprechung bzw. die Einholung eines ethischen Konsils.

Der im Hospiz- und Palliativgesetz (HPG) neu eingeführte § 132g des Fünften Buches Sozialgesetzbuch (SGB V) regelt die gesundheitliche Vorsorgeplanung in stationären (Pflege-)Einrichtungen. Die Erstellung von Notfallplänen durch die an der Pflege und Behandlung beteiligten Personen ist wesentlicher Teil dieser Planung. Gerade im fortgeschrittenen Stadium einer Demenz muss der Nutzen einer Krankenhauseinweisung sehr kritisch gegen deren Risiken abgewägt werden.

9.6.1.4 Sterbeprozess

Der Beginn des Sterbeprozesses ist bei Patienten mit einer Demenz oft nur schwer festzulegen. Hinweise können sein: vermehrte Gewichtsabnahme, Minderung der Vigilanz oder Reduktion des Allgemeinzustands, (beobachtbare) Symptome wie Schmerzen, Atemnot, Unruhe sowie Zunahme von Schluckbeschwerden mit rezidivierender Aspiration bzw. Pneumonien [232]. Die Diagnostik möglicher reversibler Ursachen dieser Veränderungen sollte v. a. bei fehlenden therapeutischen Konsequenzen nur in vertretbarem, d. h. wenig belastendem Maße geschehen.

Sterbephase: Die 3–7 letzten Lebenstage werden i. d. R. als Sterbephase definiert. Sie kündigt sich meist durch Verschlechterung von Nahrungs- und Flüssigkeitsaufnahme, zunehmende körperliche Schwäche, verminderte Vigilanz (z. B. somnolent, soporös), Veränderung der Atmung (z. B. flach, frequent, Cheyne-Stokes-Atmung), Hautveränderungen (Zyanose, Marmorierung der Extremitäten) oder durch delirante Symptome an. Bei dementen Menschen mit eingeschränkter verbaler Kommunikation ist auf Änderungen von Lautäußerungen, Mimik, Gestik, Blickkontakt, Atmung, Muskeltonus oder Motorik zu achten.

Ein präzises Instrument zur „Diagnostik" einer Sterbephase existiert nicht. Bei Fehlen reversibler Ursachen kann jedoch die „surprise question" eine Hilfe sein. Bei ihr wird danach gefragt, ob man überrascht wäre, falls der Erkrankte innerhalb von

Tagen (oder wenigen Wochen) versterben würde. Wird diese Frage im gesamten Team überwiegend verneint, also dass man nicht bei einem Versterben überrascht wäre, so kann dieser intuitive Zugang einen Hinweis darauf geben, dass die Sterbephase begonnen hat [244].

Änderung von Therapie- und Pflegezielen: Hat der Sterbeprozess begonnen, sind die Indikationen therapeutischer und pflegerischer Maßnahmen kritisch auf ihre weitere Sinnhaftigkeit zu überprüfen. Sie sind ggf. anzupassen und insbesondere bei fehlender Indikation zu beenden. Dies ist entsprechend zu dokumentieren. Geänderte Therapie- und Pflegeziele sind Behandlern und Pflegenden zugänglich zu machen (z. B. Diensthabende, ärztlicher Notdienst). Das Erlöschen der oralen Medikamenteneinnahme limitiert häufig die Fortführung zahlreicher Therapien. Wenn sie keine therapeutischen Konsequenzen nach sich zieht, ist die Erfassung von Vitalparametern wie Blutdruck, Puls, Atemfrequenz, Blutzucker, Körpertemperatur oder Sauerstoffsättigung nicht mehr sinnvoll.

Nahrungs- und Flüssigkeitsaufnahme in der Sterbephase: Nahrungs- und Flüssigkeitsaufnahme sind in der Sterbephase i. d. R. nicht mehr indiziert, auch wenn gerade diesbezüglich große kulturelle Unterschiede bestehen. Künstlich zugefügte Nahrung und Flüssigkeit führt eher zu belastenden Symptomen wie Ödembildung oder verstärktem trachealen Rasseln bzw. zu Übelkeit oder Erbrechen. Das Hungergefühl ist in dieser Situation meist erloschen. Eine intensive Mundpflege kann Durstgefühl gut lindern. Der Sterbende verhungert oder verdurstet also mitnichten.

9.6.1.5 Symptome in der Sterbephase

Es muss davon ausgegangen werden, dass die Symptome bei dementen Patienten am Lebensende vergleichbar den Symptomen Sterbender mit onkologischen Erkrankungen sind [245–247]. Die Auswahl der Medikamente oder subkutane Applikationswege stellen aufgrund der spärlichen Studienlage meist einen „off-label-use" dar. Die häufig in der Sterbephase verwendeten Medikamente sind: Opioide, Benzodiazepine, Antipsychotika sowie muskarinerge Anticholinergika. Opioide sollten Sterbenden nur dann verabreicht werden, wenn Atemnot oder Schmerzen vorliegen. Wegen der meist bestehenden Schluckstörungen werden symptomlindernde Medikamente in der Sterbephase meist parenteral (s. c., transmukös, ggf. auch i. v.) verabreicht. Da Resorption und Magen-Darm-Passage verändert sind, trifft dies i. d. R. auch dann zu, wenn eine Ernährungssonde liegt.

Angst und Unruhe: Reichen Maßnahmen wie Kontinuität in der Betreuung oder die Anwesenheit vertrauter Personen nicht zur Beruhigung aus, kann eine medikamentöse Behandlung mit Benzodiazepinen erwogen werden (z. B. Lorazepam, beginnend mit 0,5–1,0 mg s. l.; Midazolam, beginnend mit 1–2,5 mg s. c.). Symptome wie Schmerzen, Dyspnoe oder Harnverhalt, die eine Unruhe verursachen können, sollten ebenfalls behandelt werden.

Terminales Delir: Das Delir ist ein häufiges Symptom am Lebensende. Als nichtmedikamentöse Maßnahmen werden eine reizarme und orientierunggebende Milieugestaltung mit angepasster Kommunikation sowie eine Betreuungskontinuität empfohlen. Bei Hyperaktivität ist eine Sturzprophylaxe (z. B. Niederflurbetten, „Bodenpflege") indiziert. Für eine medikamentöse Behandlung wird meist aufgrund klinischer Erfahrung Haloperidol (beginnend mit 0,5–1 mg p. o. oder s. c.) verabreicht, ggf. kombiniert mit niederpotenten Antipsychotika ohne anticholinerge Wirkung wie Pipamperon oder Melperon (beginnend mit 10–25 mg). Sind bei Morbus Parkinson oder Lewy-Körperchen-Demenz Antipsychotika der ersten Generation kontraindiziert, ist die regelmäßige Gabe von Midazolam möglich (beginnend mit 1–2,5 mg s. c.).

Rasselatmung: Die Rasselatmung oder auch das sog. Todesrasseln ist nicht mit Atemnot gleichzusetzen. Das Geräusch entsteht, weil der Patient nicht mehr in der Lage ist, zu schlucken oder Sekret abzuhusten. Bei ausgeprägter Rasselatmung können anticholinerg wirkende Medikamente wie Butylscopolamin gegeben werden. Ein Absaugen des Sekrets ist fast nie indiziert, weil es für den Sterbenden äußerst unangenehm ist und diese Manipulation die Sekretbildung angeregt. Eine Seitenlagerung, die den Abfluss des Sekrets ermöglicht, kann das Rasseln deutlich vermindert.

Mundtrockenheit: Mundtrockenheit entsteht bei Sterbenden meist durch die Atmung mit offenem Mund, durch Sauerstoffgabe, eine fehlende Benetzung der Mundschleimhaut oder auch durch Medikamente. Durch parenterale Flüssigkeitszufuhr wird Mundtrockenheit nicht ausreichend gelindert. Vielmehr sollte die Mundpflege mit Wasser oder öligen Lösungen intensiviert und konsequent durchgeführt werden. Bei der Auswahl der Flüssigkeiten können die geschmacklichen Vorlieben des Patienten berücksichtigt werden.

Atemnot: An Atemnot ist im Sterbeprozess von nicht äußerungsfähigen Patienten bei Anzeichen wie Schwitzen, Zyanose oder einer flachen, frequenten Atmung zu denken. Entgegen der vorherrschenden Meinung führen Opioide niedrig eindosiert nicht zur Atemdepression. Im Gegenteil „ökonomisieren" sie die Atemarbeit und wirken darüber hinaus lindernd auf die Atemnot. Kurz wirksame Opioide werden symptomadaptiert in festen Zeitabständen (zusätzlich bedarfsweise) verabreicht, beginnend mit 0,25–0,5 mg Hydromorphon s. c. oder 1–2,5 mg Morphin s. c. alle 4 Stunden. Da Atemnot regelhaft mit Angst verbunden ist, ist häufig eine kombinierte Behandlung mit Benzodiazepinen (z. B. Lorazepam) erforderlich. Maßnahmen wie Lagerung, Verfahren wie basale Stimulation oder Aromapflege können Angst ebenfalls lindern.

Schmerzen: In der Sterbephase kann sich die Intensität des Schmerzerlebens ändern. Vorbestehende transdermale Pflastersysteme sind meist auf ein anderes, i. d. R. subkutan applizierbares Opioid zu rotieren, weil sie zur kleinschrittigen Symptomkontrolle nicht geeignet sind. Die Behandlung mit Opioiden erfolgt wie bei der Atemnot gemäß der WHO-Stufe 3. Durch die Gabe von kurz wirksamen Opioiden ist es möglich, sowohl Schmerz, Atemnot als auch in Anteilen Angst gut zu behandeln. Oft ist der Wunsch nach diesen Linderungen in Patientenverfügungen niedergelegt.

9.6.1.6 Best care of dying

Unlängst wurden Schlüsselelemente der bestmöglichen Betreuung Sterbender vorgestellt [248]. Sie können als Richtschnur für die pflegerischen und medizinischen Maßnahmen dienen, die sich an dem reduzierten Allgemeinzustand des Sterbenden orientieren sollten. Hauptsächliches Ziel einer best care of dying ist die Symptom- und Leidenslinderung. Die Angehörigen oder nahestehenden Personen sollten frühzeitig einbezogen werden und über das mögliche Versterben verständigt werden. Eine Anwesenheit beim Sterbenden sollte angeboten bzw. ermöglicht werden. Zusätzlich kann die Einbindung eines Hospizdienstes insbesondere im ambulanten Bereich unterstützend sein. Bei entsprechendem Wunsch sollte eine religiöse bzw. konfessionelle Begleitung ermöglicht werden.

Schlüsselelemente der bestmöglichen Versorgung und Begleitung Sterbender sind:
1. Erkennen, dass der Patient stirbt
2. Kommunikation mit dem Patienten (wenn möglich) und immer mit Familie sowie nahen Angehörigen
3. Angebot der spirituellen Begleitung bzw. Seelsorge
4. Vorausschauende Verschreibung bzw. Verordnung symptomlindernder Medikamente für Schmerzen, Atemwegssekretion, Unruhe, Übelkeit und Erbrechen, Atemnot
5. Überprüfung der klinischen Interventionen im besten Interesse für den Patienten
6. Überprüfung der Flüssigkeitszufuhr, einschließlich der Notwendigkeit für ihren Beginn oder ihre Beendigung
7. Überprüfung der Nahrungszufuhr, einschließlich der Notwendigkeit für ihren Beginn oder ihre Beendigung
8. Ausführliche Diskussion der weiteren Versorgungsplanung mit dem Patienten und mit Angehörigen oder Pflegenden
9. Regelmäßige Neubewertung des Patienten
10. Würde- und respektvolle Begleitung nach dem Tod

9.6.1.7 Palliative Versorgungsstrukturen für Menschen mit Demenz

Palliative Versorgungsstrukturen sind zu unterscheiden nach allgemeiner und spezialisierter Palliativversorgung und stehen sowohl ambulant als auch stationär zur Verfügung. Circa 90 % der Patienten mit lebenslimitierenden Erkrankungen können durch allgemeine palliative Versorgungsstrukturen versorgt werden, ca. 10 % der Patienten benötigen eine spezialisierte Palliativversorgung. Die European Association for Palliative Care hat ein Weißbuch mit umfassenden Empfehlungen zur Palliativversorgung und Behandlung älterer Menschen mit Alzheimer oder anderen progressiven Demenzerkrankungen erarbeitet, an deren Entwicklung sowohl Demenzspezialisten als auch Palliativversorgende beteiligt waren [249]. Im Rahmen des HPG bzw. SGB XI obliegt den Krankenkassen eine Beratungspflicht bezüglich hospizlicher und palliativer Angebote.

Allgemeine Palliativversorgung: Die allgemeine Palliativversorgung wird durch Ärzte und Pflegepersonen geleistet, die palliativmedizinisch basisqualifiziert sind. Die allgemeine ambulante Palliativversorgung steht Palliativpatienten mit einer niedrigen bis mittleren Versorgungsnotwendigkeit zur Verfügung. Neben einer entsprechenden Qualifikation sind Hausbesuche und eine 24-Stunden-Erreichbarkeit Grundvoraussetzungen.

Allgemeine Palliativversorgung von dementen Menschen ist häufig Teil der stationären Altenhilfe. Im Allgemeinen wird sie durch entsprechend weitergebildete Pflegepersonen in den Einrichtungen in Zusammenarbeit mit den Hausärzten und/oder qualifizierten Palliativärzten durchgeführt. Die allgemeine stationäre Palliativversorgung erfolgt in Krankenhäusern, in denen Patienten betreut werden, die keiner spezialisierten Palliativversorgung bedürfen. Unterstützt werden die Teams der Stationen oft durch einen konsiliarisch tätigen Palliativmedizinischen Dienst.

Ambulante Hospizdienste sind in ehrenamtlichen Gruppen von Hospizhelfern organisiert, die durch Hospizkoordinatoren geleitet werden. Patienten und Angehörige werden bei schwerer, unheilbarer Krankheit begleitet und bei Fragen rund um die Palliativ- und Hospizbetreuung sowie psychosoziale Unterstützung im Sterbe- und Trauerprozess beraten. Ambulante Hospizdienste übernehmen häufig Koordinations- und Steuerungsaufgaben im regionalen Netzwerk und widmen sich zunehmend auch der längerfristigen Begleitung von dementen Menschen an ihrem Lebensende.

Spezialisierte Palliativversorgung: Die im § 37b SGB V verankerte, spezialisierte ambulante Palliativversorgung (SAPV) erfolgt durch ein speziell qualifiziertes, i. d. R. multiprofessionelles Team. Ein gesetzlicher Anspruch besteht bei besonders aufwendigen Palliativpatienten mit komplexen Symptomen, für deren Behandlung spezifische palliativmedizinische und palliativpflegerische Kenntnisse und/oder besondere Koordinationsleistungen erforderlich sind.

Die Situation ist komplex, wenn mindestens eines der nachstehenden Kriterien erfüllt ist:
- ausgeprägte Schmerzsymptomatik
- ausgeprägte neurologische/psychiatrische/psychische Symptomatik
- ausgeprägte respiratorische/kardiale Symptomatik
- ausgeprägte gastrointestinale Symptomatik
- ausgeprägte ulzerierende/exulzerierende Wunden oder Tumore
- ausgeprägte urogenitale Symptomatik

Der gesetzliche Anspruch ist unabhängig davon, wo die Betroffenen leben. Diese Form der ambulanten Versorgung entspricht am ehesten der Versorgungsrealität und den Bedarfen von dementen Menschen und ihren Angehörigen. Denn trotz ihrer großen Anzahl in der Bevölkerung befinden sich demente Menschen kaum auf Palliativstationen bzw. in stationären Hospizen, sondern versterben mehrheitlich zu Hause oder in der stationären Altenhilfe [246].

Die spezialisierte stationäre Palliativversorgung erfolgt auf speziellen Stationen und Versorgungseinheiten (Palliativstationen, stationäre Hospize) oder durch konsiliarisch tätige Palliativdienste. Palliativstationen sind Krankenhauseinrichtungen zur Versorgung von Patienten mit unheilbaren, lebensbedrohlichen Erkrankungen, die wegen komplexer, belastender Symptome krankenhausbedürftig sind. Sofern ein Sterben zu Hause nicht möglich ist, kann die Aufnahme in einer spezialisierten Pflegeeinrichtung wie einem stationären Hospiz erfolgen. Voraussetzung für die Aufnahme ist, dass der Patient an einer Erkrankung leidet, die weit fortgeschritten ist, progredient verläuft und bei der eine infauste und finale Prognose besteht. Befindet sich der Betroffene bereits in einer stationären Pflegeeinrichtung, ist der Wechsel in ein Hospiz i. d. R. nicht mehr möglich.

9.6.1.8 Begleitung der Angehörigen und professionell Pflegender

Demente Menschen werden meist über lange Zeiträume hinweg begleitet. Für Angehörige kann diese Zeit in hohem Maße sinnstiftend sein. Diese oft mehrere Jahre andauernde Pflegephase hinterlässt nach dem Versterben des dementen Menschen i. d. R. ein Gefühl der Leere und Suche nach Neuorientierung. Die intensive Begleitung und Pflege kann bei professionell Pflegenden ebenfalls zu einer starken Beziehung zu dem Verstorbenen führen. Um einen ausreichenden Raum für die begleitende Trauer zu ermöglichen, sollte den Angehörigen ausreichend Zeit für das Abschiednehmen gegeben werden. In stationären Einrichtungen, insbesondere in Kliniken kann diese Anforderung an eine umfassende Begleitung Angehöriger eine hohe organisatorische Hürde darstellen. Hier ist die Schaffung von geeigneten Rahmenbedingungen wie die eines Abschiedszimmers unerlässlich. Über den unmittelbaren Abschied hinaus sollte den Angehörigen Gelegenheit, Zeit und ein Ort für ihr Trauern gegeben werden. In stationären Hospizen und Altenheimen kann die Abschiedsfeier gemeinsam mit den Angehörigen und anderen Bewohnern in der Einrichtung vollzogen werden. Ein Erinnerungsbuch mit Fotos des verstorbenen Menschen oder persönlichen Texten ermöglicht es, der eigenen Trauer gemäß Abschied nehmen zu können. Auch den professionell Pflegenden sollte nach dem Tod des Patienten bzw. Bewohners die Möglichkeit gegeben werden, sich mit einem erfahrenen Kollegen, Seelsorger oder anderen auszutauschen. In innerbetrieblichen Fortbildungen sollte der Umgang mit Tod und Sterben erlernt und in Supervisionen regelmäßig reflektiert werden.

Literatur

[1]   Clare L, Woods RT. Cognitive training and cognitive rehabilitation for people with early-stage Alzheimer's disease: A review. Neuropsychological rehabilitation. 2004; 14 (4): 385–401.

[2]   Bahar-Fuchs A, Clare L, Woods B. Cognitive training and cognitive rehabilitation for persons with mild to moderate dementia of the Alzheimer's or vascular type: a review. Alzheimer's research & therapy. 2013; 5 (4): 35. PMID 23924584.

[3]   Breuil V, De Rotrou J, Forette F, et al. Cognitive stimulation of patients with dementia: preliminary results. International journal of geriatric psychiatry. 1994; 9 (3): 211–217.

[4]   Ruhe HG. Methoden der Biographiearbeit. Lebensspuren entdecken und verstehen. 4. Auflage. Weinheim: Beltz; 2008.

[5]   Thöne-Otto A. Kognitive Interventionen bei Patienten mit leichten kognitiven Störungen und Morbus Alzheimer. Gedächtnisstörungen. Springer; 2013. S. 355–364.

[6]   Clare L, Jones RS. Errorless learning in the rehabilitation of memory impairment: a critical review. Neuropsychology review. 2008; 18 (1): 1–23.

[7]   de Werd MM, Boelen D, Rikkert MGO, Kessels RP. Errorless learning of everyday tasks in people with dementia. Clinical interventions in aging. 2013; 8: 1177.

[8]   Hawley KS, Cherry KE. Spaced-retrieval effects on name-face recognition in older adults with probable Alzheimer's disease. Behav Modif. 2004; 28 (2): 276–296. PMID WOS:000188794700008.

[9]   Brunelle-Hamann L, Thivierge S, Simard M. Impact of a cognitive rehabilitation intervention on neuropsychiatric symptoms in mild to moderate Alzheimer's disease. Neuropsychological rehabilitation. 2015; 25 (5): 677–707.

[10]   WHO Expert Committee on Disability Prevention and Rehabilitation, World Health Organization. Disability prevention and rehabilitation: report of the WHO Expert Committee on Disability Prevention and Rehabilitation. Geneva: World Health Organization; 1981.

[11]   Wilson BA. Towards a comprehensive model of cognitive rehabilitation. Neuropsychological rehabilitation. 2002; 12 (2): 97–110.

[12]   Choi J, Twamley EW. Cognitive rehabilitation therapies for Alzheimer's disease: a review of methods to improve treatment engagement and self-efficacy. Neuropsychol Rev. 2013; 23 (1): 48–62. PMID 23400790. PMCID 3596462.

[13]   Clare L, Bayer A, Burns A, et al. Goal-oriented cognitive rehabilitation in early-stage dementia: study protocol for a multi-centre single-blind randomised controlled trial (GREAT). Trials. 2013; 14: 152. PMID 23710796. PMCID 3680175.

[14]   Romero B, Wenz M. Self-maintenance therapy in Alzheimer's disease. Neuropsychological rehabilitation. 2001; 11 (3–4): 333–355.

[15]   Werheid K, Thöne-Otto A. Alzheimer-Krankheit. Ein neuropsychologisch-verhaltenstherapeutisches Manual. Beltz; 2010.

[16]   Buschert V, Bokde AL, Hampel H. Cognitive intervention in Alzheimer disease. Nature reviews Neurology. 2010; 6 (9): 508–517. PMID 20717104.

[17]   Reijnders J, van Heugten C, van Boxtel M. Cognitive interventions in healthy older adults and people with mild cognitive impairment: a systematic review. Ageing research reviews. 2013; 12 (1): 263–275.

[18]   Horr T, Messinger-Rapport B, Pillai JA. Systematic review of strengths and limitations of randomized controlled trials for non-pharmacological interventions in mild cognitive impairment: focus on Alzheimer's disease. The journal of nutrition, health & aging. 2015; 19 (2): 141–153.

[19]   Simon SS, Yokomizo JE, Bottino CM. Cognitive intervention in amnestic Mild Cognitive Impairment: a systematic review. Neuroscience & Biobehavioral Reviews. 2012; 36 (4): 1163–1178.

[20]   Jeong Hong Y, Hye Jang E, Hwang J, Hoon Roh J, Lee JH. The Efficacy of Cognitive Intervention
        Programs for Mild Cognitive Impairment: A Systematic Review. Current Alzheimer Research.
        2015; 12 (6): 527–542.

[21]   Kurz A, Pohl C, Ramsenthaler M, Sorg C. Cognitive rehabilitation in patients with mild cogni-
        tive impairment. International journal of geriatric psychiatry. 2009; 24 (2): 163–168.

[22]   Huckans M, Hutson L, Twamley E, Jak A, Kaye J, Storzbach D. Efficacy of cognitive rehabi-
        litation therapies for mild cognitive impairment (MCI) in older adults: working toward a
        theoretical model and evidence-based interventions. Neuropsychol Rev. 2013; 23 (1): 63–80.
        PMID 23471631. PMCID 3640648.

[23]   Quayhagen MP, Quayhagen M, Corbeil RR, et al. Coping with dementia: evaluation of four
        nonpharmacologic interventions. International Psychogeriatrics. 2000; 12 (2): 249–265.

[24]   Kinsella GJ, Mullaly E, Rand E, et al. Early intervention for mild cognitive impairment: a ran-
        domised controlled trial. Journal of neurology, neurosurgery, and psychiatry. 2009; 80 (7):
        730–736. PMID 19332424.

[25]   Buschert VC, Giegling I, Teipel SJ, et al. Long-term observation of a multicomponent cognitive
        intervention in mild cognitive impairment. The Journal of clinical psychiatry. 2012; 73 (12):
        e1492–1498. PMID 23290333.

[26]   Moro V, Condoleo M, Valbusa V, Broggio E, Moretto G, Gambina G. Cognitive Stimulation of
        Executive Functions in Mild Cognitive Impairment Specific Efficacy and Impact in Memory.
        American journal of Alzheimer's disease and other dementias. 2015; 30 (2): 153–164.

[27]   Spector A, Davies S, Woods B, Orrell M. Reality orientation for dementia: a systematic review
        of the evidence of effectiveness from randomized controlled trials. Gerontologist. 2000; 40
        (2): 206–212. PMID 10820923.

[28]   Woods B, Aguirre E, Spector AE, Orrell M. Cognitive stimulation to improve cognitive functio-
        ning in people with dementia. The Cochrane database of systematic reviews. 2012: 2.

[29]   Aşiret GD, Kapucu S. The effect of reminiscence therapy on cognition, depression, and acti-
        vities of daily living for patients with Alzheimer disease. Journal of Geriatric Psychiatry and
        Neurology. 2015; 29 (1): 31–37.

[30]   Aguirre E, Woods RT, Spector A, Orrell M. Cognitive stimulation for dementia: a systematic
        review of the evidence of effectiveness from randomised controlled trials. Ageing Res Rev.
        2013; 12 (1): 253–262. PMID 22889599.

[31]   Alves J, Magalhaes R, Thomas RE, Gonçalves ÓF, Petrosyan A, Sampaio A. Is there evidence
        for cognitive intervention in Alzheimer disease? A systematic review of efficacy, feasibility,
        and cost-effectiveness. Alzheimer Disease & Associated Disorders. 2013; 27 (3): 195–203.

[32]   Cavallo M, Hunter EM, van der Hiele K, Angilletta C. Computerized Structured Cognitive
        Training in Patients Affected by Early-Stage Alzheimer's Disease is Feasible and Effective:
        A Randomized Controlled Study. Archives of Clinical Neuropsychology. 2016.

[33]   Jelcic N, Agostini M, Meneghello F, et al. Feasibility and efficacy of cognitive telerehabilitation
        in early Alzheimer's disease: a pilot study. Clinical interventions in aging. 2014; 9: 1605.

[34]   Kasper E, Thöne-Otto A, Bürger K, et al. Kognitive Rehabilitation bei Alzheimer-Krankheit im
        Frühstadium. Der Nervenarzt. 2015: 1–11.

[35]   Kurz A, Thone-Otto A, Cramer B, et al. CORDIAL: cognitive rehabilitation and cognitive-
        behavioral treatment for early dementia in Alzheimer disease: a multicenter, randomized,
        controlled trial. Alzheimer Dis Assoc Disord. 2012; 26 (3): 246–253. PMID 21986341.

[36]   Deuschl G, Maier W. S3-Leitlinie „Demenzen". Bonn: Deutsche Gesellschaft für Psychiatrie,
        Psychotherapie und Nervenheilkunde (DGPPN) und Deutsche Gesellschaft für Neurologie
        (DGN); 2009.

[37]   Fernández-Calvo B, Contador I, Ramos F, Olazarán J, Mograbi DC, Morris RG. Effect of un-
        awareness on rehabilitation outcome in a randomised controlled trial of multicomponent

intervention for patients with mild Alzheimer's disease. Neuropsychological rehabilitation. 2014 (ahead-of-print): 1–30.

[38]   Contador I, Fernández-Calvo B, Ramos F, Mograbi DC, Morris RG. Interaction Effect of Awareness and Educational Attainment on the Benefits of Multicomponent Intervention for Persons with Mild Alzheimer's Disease. Archives of Clinical Neuropsychology. 2016.

[39]   Garand L, Rinaldo DE, Alberth MM, et al. Effects of problem solving therapy on mental health outcomes in family caregivers of persons with a new diagnosis of mild cognitive impairment or early dementia: A randomized controlled trial. The American Journal of Geriatric Psychiatry. 2014; 22 (8): 771–781.

[40]   Brooker D. Person-centred dementia care: making services better. Jessica Kingsley Publishers; 2006.

[41]   Gitlin LN, Winter L, Burke J, Chernett N, Dennis MP, Hauck WW. Tailored activities to manage neuropsychiatric behaviors in persons with dementia and reduce caregiver burden: A randomized pilot study. The American Journal of Geriatric Psychiatry. 2008; 16 (3): 229–239. doi: 10.1097/JGP.0b013e318160da72. PMID 18310553.

[42]   Graff MJL, Vernooij-Dassen MJM, Thijssen M, Dekker J, Hoefnagels WHL, Olde Rikkert MGM. Effects of Community Occupational Therapy on Quality of Life, Mood, and Health Status in Dementia Patients and Their Caregivers: A Randomized Controlled Trial. Journals of Gerontology Series A: Biological Sciences & Medical Sciences. 2007; 62A (9): 1002–1009.

[43]   Graff MJL, Vernooij-Dassen MJM, Thijssen M, Dekker J, Hoefnagels WHL, Olde Rikkert MGM. Community based occupational therapy for patients with dementia and their care givers: randomised controlled trial. BMJ: British Medical Journal (International Edition). 2006; 333 (7580): 1196–1199. PMID 23454632.

[44]   Holthoff V, Reuster T, Schützwohl M. ERGODEM: Häusliche Ergotherapie bei Demenz – ein Leitfaden für die Praxis. Stuttgart: Georg Thieme Verlag; 2013.

[45]   Fraker J, Kales HC, Blazek M, Kavanagh J, Gitlin LN. The Role of the Occupational Therapist in the Management of Neuropsychiatric Symptoms of Dementia in Clinical Settings. Occupational Therapy in Health Care. 2014; 28 (1): 4–20. PMID 31722646.

[46]   Padilla R. Effectiveness of Interventions Designed to Modify the Activity Demands of the Occupations of Self-Care and Leisure for People With Alzheimer's Disease and Related Dementias. American Journal of Occupational Therapy. 2011; 65 (5): 523–531. doi: 10.5014/ajot.2011.002618. PMID 2011278884.

[47]   van Vliet D, de Vugt ME, Bakker C, Koopmans RT, Verhey FR. Impact of early onset dementia on caregivers: a review. Int J Geriatr Psychiatry. 2010; 25 (11): 1091–1100. doi: 10.1002/gps.2439. PMID 20957692.

[48]   Wilks SE, Little KG, Gough HR, Spurlock WJ. Alzheimer's aggression: influences on caregiver coping and resilience. J Gerontol Soc Work. 2011; 54 (3): 260–275. doi: 10.1080/01634372.2010.544531. PMID 21462058.

[49]   Contador I, Fernandez-Calvo B, Palenzuela DL, Migueis S, Ramos F. Prediction of burden in family caregivers of patients with dementia: a perspective of optimism based on generalized expectancies of control. Aging Ment Health. 2012; 16 (6): 675–682. doi: 10.1080/13607863.2012.684666. PMID 22746193.

[50]   Matsushita M, Ishikawa T, Koyama A, et al. Is sense of coherence helpful in coping with caregiver burden for dementia? Psychogeriatrics. 2014; 14 (2): 87–92. doi: 10.1111/psyg.12050. PMID 24954832.

[51]   Mausbach BT, Patterson TL, Von Kanel R, et al. The attenuating effect of personal mastery on the relations between stress and Alzheimer caregiver health: a five-year longitudinal analysis. Aging Ment Health. 2007; 11 (6): 637–644. doi: 10.1080/13607860701787043. PMID 18074251.

[52] Ferrara M, Langiano E, Di Brango T, De Vito E, Di Cioccio L, Bauco C. Prevalence of stress, anxiety and depression in with Alzheimer caregivers. Health Qual Life Outcomes. 2008; 6: 93. doi: 10.1186/1477-7525-6-93. PMID 18990207; PMCID 2586019.

[53] Etters L, Goodall D, Harrison BE. Caregiver burden among dementia patient caregivers: A review of the literature. Journal of the American Academy of Nurse Practitioners. 2008; 20 (8): 423–428. PMID 14753176.

[54] Robison J, Fortinsky R, Kleppinger A, Shugrue N, Porter M. A broader view of family caregiving: effects of caregiving and caregiver conditions on depressive symptoms, health, work, and social isolation. J Gerontol B Psychol Sci Soc Sci. 2009; 64 (6): 788–798. doi: 10.1093/geronb/gbp015. PMID 19318470.

[55] Brodaty H, Donkin M. Family caregivers of people with dementia. Dialogues in clinical neuroscience. 2009; 11 (2): 217.

[56] Mioshi E, Bristow M, Cook R, Hodges JR. Factors underlying caregiver stress in frontotemporal dementia and Alzheimer's disease. Dement Geriatr Cogn Disord. 2009; 27 (1): 76–81. doi: 10.1159/000193626. PMID 19155621.

[57] Vitaliano PP, Murphy M, Young HM, Echeverria D, Borson S. Does caring for a spouse with dementia promote cognitive decline? A hypothesis and proposed mechanisms. J Am Geriatr Soc. 2011; 59 (5): 900-908. doi: 10.1111/j.1532-5415.2011.03368.x. PMID 21568959.

[58] Mittelman MS, Haley WE, Clay OJ, Roth DL. Improving caregiver well-being delays nursing home placement of patients with Alzheimer disease. Neurology. 2006; 67 (9): 1592–1599. PMID 2009342142.

[59] Kolanowski A, Litaker M, Buettner L, Moeller J, Costa PT Jr. A randomized clinical trial of theory-based activities for the behavioral symptoms of dementia in nursing home residents. J Am Geriatr Soc. 2011; 59 (6): 1032–1041. doi: 10.1111/j.1532-5415.2011.03449.x. PMID 21649633; PMCID 3381903.

[60] Law M, Baptiste S, McColl M, Opzoomer A, Polatajko H, Pollock N. The Canadian occupational performance measure: an outcome measure for occupational therapy. Can J Occup Ther. 1990; 57 (2): 82–87. PMID 10104738.

[61] Law LL, Barnett F, Yau MK, Gray MA. Measures of everyday competence in older adults with cognitive impairment: a systematic review. Age Ageing. 2012; 41 (1): 9–16. doi: 10.1093/ageing/afr104. PMID 21893502.

[62] Voigt-Radloff S, Hüll M. Alltagsbewältigung bei Demenz: Medikamentöse und nicht medikamentöse Interventionen zeigen kleine Effekte auf heterogenen Skalen. Eine Synopse vier systematischer Reviews. Psychiatrische Praxis. 2011; 38 (5): 221–231. PMID 0244298.

[63] Su Lin Yong A, Price L. The human occupational impact of partner and close family caregiving in dementia: a meta-synthesis of the qualitative research, using a bespoke quality appraisal tool. British Journal of Occupational Therapy. 2014; 77 (8): 410–421. doi: 10.4276/030802214x14071472109879. PMID 2012686774.

[64] Gitlin LN, Winter L, Dennis MP, Hodgson N, Hauck WW. A biobehavioral home-based intervention and the well-being of patients with dementia and their caregivers: the COPE randomized trial. JAMA: Journal of the American Medical Association. 2010; 304 (9): 983–991. doi: 10.1001/jama.2010.1253. PMID 2010769153.

[65] O'Connor CM, Clemson L, Brodaty H, Jeon YH, Mioshi E, Gitlin LN. Use of the Tailored Activities Program to reduce neuropsychiatric behaviors in dementia: an Australian protocol for a randomized trial to evaluate its effectiveness. International Psychogeriatrics. 2014; 26 (5): 857–869. PMID 32577746.

[66] Zank S, Schacke C, Leipold B. Berliner Inventar zur Angehörigenbelastung – Demenz (BIZA-D). Zeitschrift für Klinische Psychologie und Psychotherapie: Forschung und Praxis. 2006; 35 (4): 296–305. doi: 10.1026/1616-3443.35.4.296.

[67]   Rocha V, Marques A, Pinto M, Sousa L, Figueiredo D. People with dementia in long-term care facilities: an exploratory study of their activities and participation. Disabil Rehabil. 2013; 35 (18): 1501–1508. doi: 10.3109/09638288.2012.742677. PMID 23311674.

[68]   Cohen-Mansfield J, Libin A, Marx MS. Nonpharmacological treatment of agitation: a controlled trial of systematic individualized intervention. J Gerontol A Biol Sci Med Sci. 2007; 62 (8): 908–916. PMID 17702884.

[69]   Cohen-Mansfield J, Marx MS, Dakheel-Ali M, Regier NG, Thein K, Freedman L. Can agitated behavior of nursing home residents with dementia be prevented with the use of standardized stimuli? J Am Geriatr Soc. 2010; 58 (8): 1459–1564. doi: 10.1111/j.1532-5415.2010.02951.x. PMID 20579167; PMCID 2955178.

[70]   Luttenberger K, Donath C, Uter W, Graessel E. Effects of multimodal nondrug therapy on dementia symptoms and need for care in nursing home residents with degenerative dementia: a randomized-controlled study with 6-month follow-up. J Am Geriatr Soc. 2012; 60 (5): 830–840. doi: 10.1111/j.1532-5415.2012.03938.x. PMID 22468985.

[71]   Testad I, Corbett A, Aarsland D, et al. The value of personalized psychosocial interventions to address behavioral and psychological symptoms in people with dementia living in care home settings: a systematic review. Int Psychogeriatr. 2014; 26 (7): 1083–1098. doi: 10.1017/S1041610214000131. PMID 24565226.

[72]   Chenoweth L, King MT, Jeon YH, et al. Caring for Aged Dementia Care Resident Study (CADRES) of person-centred care, dementia-care mapping, and usual care in dementia: a cluster-randomised trial. Lancet Neurol. 2009; 8 (4): 317–325. doi: 10.1016/S1474-4422(09)70045-6. PMID 19282246.

[73]   Cohen-Mansfield J, Marx MS, Freedman LS, Murad H, Thein K, Dakheel-Ali M. What affects pleasure in persons with advanced stage dementia? J Psychiatr Res. 2012; 46 (3): 402–406. doi: 10.1016/j.jpsychires.2011.12.003. PMID 22208995; PMCID 3288263.

[74]   Haslam C, Haslam SA, Jetten J, Bevins A, Ravenscroft S, Tonks J. The social treatment: the benefits of group interventions in residential care settings. Psychol Aging. 2010; 25 (1): 157–167. doi: 10.1037/a0018256. PMID 20230136.

[75]   Garland K, Beer E, Eppingstall B, O'Connor DW. A comparison of two treatments of agitated behavior in nursing home residents with dementia: simulated family presence and preferred music. Am J Geriatr Psychiatry. 2007; 15 (6): 514–521. doi: 10.1097/01.JGP.0000249388.37080.b4. PMID 17293386.

[76]   Treusch Y, Majic T, Page J, Gutzmann H, Heinz A, Rapp MA. Apathy in nursing home residents with dementia: results from a cluster-randomized controlled trial. Eur Psychiatry. 2015; 30 (2): 251–257. doi: 10.1016/j.eurpsy.2014.02.004. PMID 24630745.

[77]   Rao AK, Chou A, Bursley B, Smulofsky J, Jezequel J. Systematic Review of the Effects of Exercise on Activities of Daily Living in People With Alzheimer's Disease. American Journal of Occupational Therapy. 2014; 68 (1): 50–56. doi: 10.5014/ajot.2014.009035. PMID 2012413081.

[78]   Gudrun S. Ergotherapie bei Demenzerkrankungen: Ein Förderprogramm. 5. Auflage. Springer; 2012.

[79]   Cheston R, Ivanecka A. Individual and group psychotherapy with people diagnoses with dementia: a systematic review of the literature. Int J Geriatr Psychiatry. 2016; 32: 3–31.

[80]   Hirsch RD. Psychotherapie bei Menschen mit Demenz. Psychotherapie. 2009; 14: 317–331.

[81]   Huang TJ, Masterman DL, Ortiz F, Fairbanks LA, Cummings JL. Mild cognitive impairment is associated with characteristic neuropsychiatric symptoms. Alzheimer Dis Assoc Disord. 2008; 18: 17–21.

[82]   Perneczky R, Pohl C, Sorg C, et al. Complex activities of daily living in mild cognitive impairment: conceptual and diagnostic issues. Age Ageing. 2006; 35: 240–245.

[83]   Garand L, Dew MA, Urda B, Hagerty-Lingler J, DeKosky ST, Reynolds CF. Marital quality in the context of mild cognitive impairment. West J Nurs Res. 2007; 29: 976–992.

[84]   Faust V. Psychosoziale Gesundheit. Ravensburg: 2016 [Zugriff 6. 7. 2016]. URL: www. psychosoziale-gesundheit.net/impressum.html.

[85]   Miller MD, Cornes C, Frank E, et al. Interpersonal psychotherapy for late-life depression: past, present and future. J Psychother Pract Res. 2001; 10: 231–238.

[86]   Fiedler U, Wiltfang J, Peters N, Benninghoff J. Fortschritte in der Diagnostik der Alzheimer-Demenz. Der Nervenarzt. 2012; 83: 661–673.

[87]   Galimberti D, Scarpini E. Disease-modifying treatments for Alzheimer's disease. Ther Adv Neurol Dis. 2011; 4: 203–216.

[88]   Spector A, Woods B, Orrell M. Cognitive stimulation for the treatment of Alzheimer's disease. Expert Rev Neurother. 2008; 8: 751–757.

[89]   Woods B, Spector A, Jones C, Orrell M, Davies S. Reminiscence therapy for dementia. Cochrane Database of Systematic Reviews. 2008; CD001120.

[90]   Kim SY, Yoo EY, Jung MY, Park SH, Park JH. A systematic review of the effects of occupational therapy for persons with dementia: A meta-analysis of randomized controlled trials. Neuro-Rehabilitation. 2012; 31: 107–115.

[91]   Cheston R, Jones K, Gilliard J. Group psychotherapy and people with dementia. Aging Ment Health. 2003;7:452-61.

[92]   Cheston R, Jones R. A small-scale study comparing the impact of psychoeducation and explo-ratory psychotherapy groups on newcomers to a group for people with dementia. Aging Ment Health. 2009; 13: 420–425.

[93]   Leung P, Orrell M, Orgeta V. Social support group interventions in people with dementia and mild cognitive impairment: a systematic review of the literature. Int J Geriatr Psychiatry. 2015; 30: 1–9.

[94]   Benbow SM, Sharman V. Review of family therapy and dementia: twenty-five years on. Int Psychogeriatr. 2014; 267: 2037–2050.

[95]   Chand SP, Grossberg GT. How to adapt cognitive-behavioral therapy for older adults. Curr Psychiatry. 2013; 12: 10–15.

[96]   Ehrhardt T, Hampel H, Hegerl U, Möller HJ. Das Verhaltenstherapeutische Kompetenztraining VKT – Eine spezifische Intervention für Patienten mit einer beginnenden Alzheimer-Demenz. Z Gerontol Geriat. 1998; 31: 112–119.

[97]   Joosten-Weyn-Banningh LWA, Kessels RPC, Olde Rikkert MGM, Geleijns-Lanting CE, Raai-maat FW. A cognitive behavioural group therapy for patients diagnosed with mild cognitive impairment and theri significant others: feasibility and preliminary results. Clin Rehabil. 2008; 22: 731–740.

[98]   Burgener SC, Yang Y, Gilbert R, Marsh-Yant S. The effects of a multimodal intervention on outcomes of persons with early-stage dementia. Am J Alzheimer's Dis Other Demen. 2008; 23: 382–394.

[99]   Wilkins VM, Kiosses D, Ravdin LD. Late-life depression with comorbid cognitive impairment and disability: nonpharmacological interventions. Clin Interv Aging. 2010; 5: 323–331.

[100] Romero B, Zerfass R. Demenzielle Erkrankungen. In: Herpetz S, Schnell K, Falkai P, Hrsg. Psychotherapie in der Psychiatrie. Stuttgart: Kohlhammer; 2013. S. 315–347.

[101] Teri L, Logsdon RG, Uomoto J, McCurry SM. Behavioral treatment of depression in dementia patients: A controlled clinical trial. J Gerontol Psychol Sci. 1997; 52 B: P159–166.

[102] Scholey KA, Woods BT. A series of brief cognitive therapy interventions with people experien-cing both dementia and depression: a description of techniques and common themes. Clin Psychol Psychother. 2003; 10: 175–185.

[103] Spector A, Charlesworth G, King M, et al. Cognitive-behavioural therapy for anxiety in dementia: pilot randomised controlled trial. B J Psych. 2015; 206: 509–516.

[104] Hyer L, Yeager CA, Hilton N, Sacks A. Group, individual, and staff therapy: An efficient and effective cognitive behavioral therapy in long-term care. Am J Alzheimer's Dis Other Demen. 2009; 23: 528–539.

[105] Paukert AI, Calleo J, Kraus-Schuman C, et al. Peaceful Mind: An open trial of cognitive-behavioral therapy for anxiety in persons with dementia. Int Psychogeriatr. 2010; 22: 1012–1021.

[106] Stanley MA, Calleo J, Bush AL, et al. The Peaceful Mind Program: A pilot test of a CBT-based intervention for anxious patients with dementia. Am J Geriatr Psychiatry. 2013; 21: 696–708.

[107] Klerman GL, Weissman MM, Rounsaville BJ, Chevron ES. Interpersonal psychotherapy of depression. New York: Basic Books; 1984.

[108] Burns A, Guthrie E, Marino-Francis F, et al. Brief psychotherapy in Alzheimer's disease: randomised controlled trial. Br J Psychiatry. 2005; 187: 143–147.

[109] Reynolds CF, Dew MA, Pollock BG, et al. Maintenance treatment of major depression in olde age. N Engl J Med. 2006; 354: 1130–1138.

[110] Carreira K, Miller MD, Frank E, et al. A controlled evaluation of monthly maintenance Interpersonal Psychotherapy in late-life depression with varying levels of cognitive function. Int J Geriatr Psychiatry. 2008; 23: 1110–1113.

[111] Nezu AM. Problem solving and behavior therapy revisited. Behav Ther. 2004; 35: 1–33.

[112] Alexopoulos GS, Raue P, Arean P. Problem-solving therapy versus supportive therapy in geriatric major depression with executive dysfunction. Am J Geriatr Psychiatry. 2003; 11: 46–52.

[113] Areán PA, Raue P, Mackin RS, Kanellopoulos D, McCulloch C, Alexopoulos GS. Problem-solving therapy and supportive therapy in older adults with major depression and executive dysfunction. Am J Psychiatry. 2010; 167: 1391–1398.

[114] Alexopoulos GS, Raue PJ, Kiosses DN, et al. Problem-solving therapy and supportive therapy in older adults with major depression and executive dysfunction. Effect on disability. Arch Gen Psychiatry. 2011; 68: 33–41.

[115] Mackin RS, Nelson JC, Delucchi K, et al. Cognitive outcomes following psychotherapeutic interventions for major depression in older adults with executive dysfunction. Am J Geriatr Psychiatry. 2014; 22: 1496–1503.

[116] Kiosses DN, Ravdin LD, Gross JJ, Raue P, Kotbi N, Alexopoulos GS. Problem Adaptation Therapy (PATH) for older adults with major depression and cognitive impairment: A randomized clinical trial. JAMA Psychiatry. 2015; 72: 22–30.

[117] Cohen-Mansfield J, Parpura-Gill A, Golander H. Utilization of self-identity roles for designing interventions for people with dementia. J Gerontol. 2006; 61 B: P202–P212.

[118] Hilgeman MM, Allen RS, Snow AL, Durkin DW, deCoster J, Burgio LD. Preserving identity and planning for advance care (PIPAC): preliminary outcomes from a patient-centered intervention for individuals with mild dementia. Aging Ment Health. 2014; 18: 411–424.

[119] Joosten-Weyn-Banningh LWA, Roelofs SCF, Vernooij-Dassen MJFJ, Prins JB, Olde Rikkert MGM, Kessels RPC. Long-term effects of group therapy for patients with mild cognitive impairment and their significant others: A 6- to 8-month follow-up study. Dementia (London). 2013; 12: 81–91.

[120] Joosten-Weyn-Banningh LWA, Prins JB, Vernooij-Dassen MJFJ, Wijnen HH, Olde Rikkert MGM, Kessels RPC. Group therapy for patients with mild cognitive impairment and their significant others: Results of a waiting-list controlled trial. Gerontology. 2010; (57): 444–454.

[121] Schmitter-Edgecombe M, Dyck DG. Cognitive rehabilitation multi-family group intervention for individuals with mild cognitive impairment and their care-partners. J Int Neuropsychol Soc. 2014; 20: 897–908.

[122] Jha A, Jan F, Gale T, Newman C. Effectiveness of a recovery-orientated psychiatric intervention package on the wellbeing of people with early dementia: a preliminary randomised controlled trial. Int J Geriatr Psychiatry. 2013; 28: 589–596.

[123] Romero B. Selbsterhaltungstherapie: Konzept, klinische Praxis und bisherige Ergebnisse. Z Gerontopsychol Psychiat. 2004; 17: 119–134.

[124] Schiffczyk C, Romero B, Jonas C, Lahmeyer C, Riepe MW. Efficacy of short-term inpatient rehabilitation for dementia patients and caregivers: prospective cohort study. Dement Geriatr Cogn Disord. 2013; 35: 300–312.

[125] Jost E, Voigt-Radloff S, Hüll M, Dykierek P, Schmidtke K; Fördergruppe für Demenzpatienten und Beratungsgruppe für Angehörige. Praktikabilität, Akzeptanz und Nutzen eines kombinierten interdisziplinären Behandlungsprogramms. Z Gerontopsychol Psychiat. 2006; 19: 139–150.

[126] Bakker TJEM, Duivenvoorden H, van-der-Lee J, Olde Rikkert MGM, Beekman ATF, Ribbe MW. Integrative psychotherapeutic nursing home program to reduce multiple psychiatric symptoms of cognitively impaired patients and caregiver burden: randomized controlled trial. Am J Geriatr Psychiatry. 2011; 19: 507–520.

[127] Waldorff FB, Buss DV, Eckermann A, et al. Efficacy of psychosocial intervention in patients with mild Alzheimer's disease: the multicentre, rater blined, randomised Danish Alzheimer Intervention Study (DAISY). BMJ. 2012; 345: e4693.

[128] Scheurich A, Schanz B, Müller MJ, Fellgiebel A. Gruppentherapeutische Frühintervention für Patienten im Frühstadium der Alzheimererkrankung und deren Angehörige – Eine Pilotstudie. Psychother Med Psychol. 2008; 58: 246–252.

[129] Orgeta V, Qazi A, Spector AE, Orrell M. Psychological treatments for depression and anxiety in dementia and mild cognitive impairment (Review). Cochrane Database Syst Rev. 2014; CD009125.

[130] Rodakowski J, Saghafi E, Butters MA, Skidmore ER. Non-pharmacological interventions for adults with mild cognitive impairment and early stage dementia: An updated scoping review. Mol Aspects Med. 2015; 43–44: 38–53.

[131] Sanz-Simon S, Cordás TA, Bottino CMC. Cognitive behavioral therapies in older adults with depression and cognitive deficits: a systematic review. Int J Geriatr Psychiatry. 2015; 30: 223–233.

[132] Snow AL, Powers D, Liles D. Cognitive-behavioral therapy for long-term care patients with dementia. In: Hyer L, Intrieri RC, Hrsg. Geropsychological Interventions in Long-term Care. New York: Springer; 2006. S. 265–293.

[133] Woods B, Clare L. Psychological interventions with people with dementia. In: Woods B, Clare L, Hrsg. Handbook of the Clinical Psychology of Ageing. New York: John Wiley & Sons; 2008. S. 523–548.

[134] Diehl J, Kurz A. Psychotherapeutische Strategien bei Demenz und anderen organisch bedingten psychischen Störungen des höheren Lebensalters. In: Leibing E, Hiller W, Sulz SKD, Hrsg. Lehrbuch der Psychotherapie. 3. München: CIP Medien; 2004. S. 169–177.

[135] Miller MD, Reynolds CF. Expanding the usefulness of Interpersonal Psychotherapy (IPT) for depressed elders with co-morbid cognitive impairment. Int J Geriatr Psychiatry. 2007; 22: 101–105.

[136] Koder D. The use of cognitive behaviour therapy in the management of BPSD in dementia (Innovative Practice). Dementia. 2016. doi: 10.1177/1471301216636261.

[137] Colcombe SJ, Kramer AF, Erickson KI, et al. Cardiovascular fitness, cortical plasticity, and aging. Proc Natl Acad Sci USA. 2004; 101: 3316–3321.

[138] Desjardins-Crepeau L, Berryman N, Vu TT, et al. Physical functioning is associated with processing speed and executive functions in community-dwelling older adults. The journals of gerontology Series B, Psychological sciences and social sciences. 2014; 69: 837–844.

[139] Podewils LJ, Guallar E, Kuller LH, et al. Physical activity, APOE genotype, and dementia risk: findings from the Cardiovascular Health Cognition Study. American journal of epidemiology. 2005; 161: 639–651.

[140] Scarmeas N, Luchsinger JA, Schupf N, et al. Physical activity, diet, and risk of Alzheimer disease. Jama. 2009; 302: 627–637.

[141] Geda YE, Roberts RO, Knopman DS, et al. Physical exercise, aging, and mild cognitive impairment: a population-based study. Archives of neurology. 2010; 67: 80–86.

[142] Grande G, Vanacore N, Maggiore L, et al. Physical activity reduces the risk of dementia in mild cognitive impairment subjects: a cohort study. Journal of Alzheimer's disease: JAD. 2014; 39: 833–839.

[143] Chi S, Yu JT, Tan MS, Tan L. Depression In Alzheimer's disease: epidemiology, mechanisms, and management. Journal of Alzheimer's disease: JAD. 2014; 42: 739–755.

[144] Scarmeas N, Luchsinger JA, Brickman AM, et al. Physical activity and Alzheimer disease course. The American journal of geriatric psychiatry: official journal of the American Association for Geriatric Psychiatry. 2011; 19: 471–481.

[145] Vital TM, Hernandez SS, Stein AM, et al. Depressive symptoms and level of physical activity in patients with Alzheimer's disease. Geriatrics & gerontology international. 2012; 12: 637–642.

[146] Telenius EW, Engedal K, Bergland A. Physical performance and quality of life of nursing-home residents with mild and moderate dementia. International journal of environmental research and public health. 2013; 10: 6672–6686.

[147] Erickson KI, Voss MW, Prakash RS, et al. Exercise training increases size of hippocampus and improves memory. Proc Natl Acad Sci USA. 2011; 108: 3017–3022.

[148] Ruscheweyh R, Willemer C, Kruger K, et al. Physical activity and memory functions: an interventional study. Neurobiology of Aging. 2011; 32: 1304–1319.

[149] Colcombe SJ, Erickson KI, Scalf PE, et al. Aerobic exercise training increases brain volume in aging humans. The journals of gerontology Series A, Biological sciences and medical sciences. 2006; 61: 1166–1170.

[150] Liu-Ambrose T, Nagamatsu LS, Graf P, Beattie BL, Ashe MC, Handy TC. Resistance training and executive functions: a 12-month randomized controlled trial. Archives of internal medicine. 2010; 170: 170–178.

[151] Kramer AF, Hahn S, Cohen NJ, et al. Ageing, fitness and neurocognitive function. Nature. 1999; 400: 418–419.

[152] Colcombe S, Kramer AF. Fitness effects on the cognitive function of older adults: a meta-analytic study. Psychological science. 2003; 14: 125–130.

[153] Smith PJ, Blumenthal JA, Hoffman BM, et al. Aerobic exercise and neurocognitive performance: a meta-analytic review of randomized controlled trials. Psychosomatic medicine. 2010; 72: 239–252.

[154] Hindin SB, Zelinski EM. Extended practice and aerobic exercise interventions benefit untrained cognitive outcomes in older adults: a meta-analysis. Journal of the American Geriatrics Society. 2012; 60: 136–141.

[155] Kramer AF, Erickson KI. Effects of physical activity on cognition, well-being, and brain: human interventions. Alzheimer's & dementia: the journal of the Alzheimer's Association. 2007; 3: S45–51.

[156] Snowden M, Steinman L, Mochan K, et al. Effect of exercise on cognitive performance in community-dwelling older adults: review of intervention trials and recommendations for public health practice and research. Journal of the American Geriatrics Society. 2011; 59: 704–716.

[157] van Uffelen JG, Chin APMJ, Hopman-Rock M, van Mechelen W. The effects of exercise on cognition in older adults with and without cognitive decline: a systematic review. Clinical journal of sport medicine: official journal of the Canadian Academy of Sport Medicine. 2008; 18: 486–500.

[158] Lautenschlager NT, Cox KL, Flicker L, et al. Effect of physical activity on cognitive function in older adults at risk for Alzheimer disease: a randomized trial. Jama. 2008; 300: 1027–1037.

[159] Baker LD, Frank LL, Foster-Schubert K, et al. Effects of aerobic exercise on mild cognitive impairment: a controlled trial. Archives of neurology. 2010; 67: 71–79.

[160] Winchester J, Dick MB, Gillen D, et al. Walking stabilizes cognitive functioning in Alzheimer's disease (AD) across one year. Archives of gerontology and geriatrics. 2013; 56: 96–103.

[161] Venturelli M, Scarsini R, Schena F. Six-month walking program changes cognitive and ADL performance in patients with Alzheimer. American journal of Alzheimer's disease and other dementias. 2011; 26: 381–388.

[162] Holthoff V, Marschner K, Scharf M, et al. Effects of Physical Activity Training in Patients with Alzheimer's Dementia: Results of a Pilot RCT Study. PloS one. 2015; 10.

[163] Vreugdenhil A, Cannell J, Davies A, Razay G. A community-based exercise programme to improve functional ability in people with Alzheimer's disease: a randomized controlled trial. Scandinavian journal of caring sciences. 2012; 26: 12–19.

[164] de Andrade LP, Gobbi LT, Coelho FG, Christofoletti G, Costa JL, Stella F. Benefits of multimodal exercise intervention for postural control and frontal cognitive functions in individuals with Alzheimer's disease: a controlled trial. Journal of the American Geriatrics Society. 2013; 61: 1919–1926.

[165] Maci T, Pira FL, Quattrocchi G, Nuovo SD, Perciavalle V, Zappia M. Physical and cognitive stimulation in Alzheimer Disease. the GAIA Project: a pilot study. American journal of Alzheimer's disease and other dementias. 2012; 27: 107–113.

[166] Stella F, Canonici AP, Gobbi S, Galduroz RF, Cacao Jde C, Gobbi LT. Attenuation of neuropsychiatric symptoms and caregiver burden in Alzheimer's disease by motor intervention: a controlled trial. Clinics (Sao Paulo, Brazil): 2011; 66: 1353–1360.

[167] Teri L, Gibbons LE, McCurry SM, et al. Exercise plus behavioral management in patients with Alzheimer disease: a randomized controlled trial. Jama. 2003; 290: 2015–2022.

[168] Rolland Y, Pillard F, Klapouszczak A, et al. Exercise program for nursing home residents with Alzheimer's disease: a 1-year randomized, controlled trial. Journal of the American Geriatrics Society. 2007; 55: 158–165.

[169] MacRae PG, Asplund LA, Schnelle JF, Ouslander JG, Abrahamse A, Morris C. A walking program for nursing home residents: effects on walk endurance, physical activity, mobility, and quality of life. Journal of the American Geriatrics Society. 1996; 44: 175–180.

[170] Steinberg M, Leoutsakos JM, Podewils LJ, Lyketsos CG. Evaluation of a home-based exercise program in the treatment of Alzheimer's disease: the Maximizing Independence in Dementia (MIND) study. International journal of geriatric psychiatry. 2009; 24: 680–685.

[171] Laurin D, Verreault R, Lindsay J, MacPherson K, Rockwood K. Physical activity and risk of cognitive impairment and dementia in elderly persons. Archives of neurology. 2001; 58: 498–504.

[172] Middleton L, Manini T, Simonsick E, et al. Activity energy expenditure and incident cognitive impairment in older adults. Archives of internal medicine. 2011; 171: 1251–1257.

[173] Vidoni ED, Johnson DK, Morris JK, et al. Dose-Response of Aerobic Exercise on Cognition: A Community-Based, Pilot Randomized Controlled Trial. PloS one. 2015; 10: e0131647.

[174] Smiley-Oyen AL, Lowry KA, Francois SJ, Kohut ML, Ekkekakis P. Exercise, fitness, and neurocognitive function in older adults: the "selective improvement" and "cardiovascular fitness" hypotheses. Annals of behavioral medicine: a publication of the Society of Behavioral Medicine. 2008; 36: 280–291.

[175] Voelcker-Rehage C, Godde B, Staudinger UM. Cardiovascular and coordination training differentially improve cognitive performance and neural processing in older adults. Frontiers in human neuroscience. 2011; 5: 26.

[176] Sofi F, Valecchi D, Bacci D, et al. Physical activity and risk of cognitive decline: a meta-analysis of prospective studies. Journal of internal medicine. 2011; 269: 107–117.

[177] Levinger I, Goodman C, Matthews V, et al. BDNF, metabolic risk factors, and resistance training in middle-aged individuals. Medicine and science in sports and exercise. 2008; 40: 535–541.

[178] Ang ET, Wong PT, Moochhala S, Ng YK. Neuroprotection associated with running: is it a result of increased endogenous neurotrophic factors? Neuroscience. 2003; 118: 335–345.

[179] Ding YH, Li J, Zhou Y, Rafols JA, Clark JC, Ding Y. Cerebral angiogenesis and expression of angiogenic factors in aging rats after exercise. Current neurovascular research. 2006; 3: 15–23.

[180] Floel A, Ruscheweyh R, Kruger K, et al. Physical activity and memory functions: are neurotrophins and cerebral gray matter volume the missing link? NeuroImage. 2010; 49: 2756–2763.

[181] Rimmele U, Zellweger BC, Marti B, et al. Trained men show lower cortisol, heart rate and psychological responses to psychosocial stress compared with untrained men. Psychoneuroendocrinology. 2007; 32: 627–635.

[182] Nascimento CM, Pereira JR, de Andrade LP, et al. Physical exercise in MCI elderly promotes reduction of pro-inflammatory cytokines and improvements on cognition and BDNF peripheral levels. Curr Alzheimer Res. 2014; 11: 799–805.

[183] Kojda G, Hambrecht R. Molecular mechanisms of vascular adaptations to exercise. Physical activity as an effective antioxidant therapy? Cardiovascular research. 2005; 67: 187–197.

[184] Maroun MJ, Mehta S, Turcotte R, Cosio MG, Hussain SN. Effects of physical conditioning on endogenous nitric oxide output during exercise. Journal of applied physiology (Bethesda, Md: 1985). 1995; 79: 1219–1225.

[185] Lazarov O, Robinson J, Tang YP, et al. Environmental enrichment reduces Abeta levels and amyloid deposition in transgenic mice. Cell. 2005; 120: 701–713.

[186] Ray PD, Huang B, Tsuji Y. Reactive oxygen species (ROS) homeostasis and redox regulation in cellular signaling. Cellular Signalling. 2012; 24: 981–990.

[187] Bernardo TC, Marques-Aleixo I, Beleza J, Oliveira PJ, Ascensao A, Magalhaes J. Physical exercise and brain mitochondrial fitness: The possible role against alzheimer's disease. Brain pathology (Zurich, Switzerland). 2016; 26: 648–663.

[188] Ambrogini P, Lattanzi D, Ciuffoli S, Betti M, Fanelli M, Cuppini R. Physical exercise and environment exploration affect synaptogenesis in adult-generated neurons in the rat dentate gyrus: possible role of BDNF. Brain research. 2013; 1534: 1–12.

[189] van Praag H, Christie BR, Sejnowski TJ, Gage FH. Running enhances neurogenesis, learning, and long-term potentiation in mice. Proc Natl Acad Sci USA. 1999; 96: 13427–13431.

[190] van Praag H, Shubert T, Zhao C, Gage FH. Exercise enhances learning and hippocampal neurogenesis in aged mice. The Journal of neuroscience: the official journal of the Society for Neuroscience. 2005; 25: 8680–8685.

[191] Pereira AC, Huddleston DE, Brickman AM, et al. An in vivo correlate of exercise-induced neurogenesis in the adult dentate gyrus. Proc Natl Acad Sci USA. 2007; 104: 5638–5643.

[192] Luchsinger JA, Reitz C, Honig LS, Tang MX, Shea S, Mayeux R. Aggregation of vascular risk factors and risk of incident Alzheimer disease. Neurology. 2005; 65: 545–551.

[193] Lange-Asschenfeldt C, Kojda G. Alzheimer's disease, cerebrovascular dysfunction and the benefits of exercise: from vessels to neurons. Experimental gerontology. 2008; 43: 499–504.

[194] Querido JS, Sheel AW. Regulation of cerebral blood flow during exercise. Sports medicine (Auckland, NZ). 2007; 37: 765–782.

[195] Köbe T, Witte AV, Schnelle A, et al. Combined omega-3 fatty acids, aerobic exercise and cognitive stimulation prevents decline in gray matter volume of the frontal, parietal and cingulate cortex in patients with mild cognitive impairment. NeuroImage. 2016; 131: 226–238.

[196] Tseng BY, Gundapuneedi T, Khan MA, et al. White matter integrity in physically fit older adults. NeuroImage. 2013; 82: 510–516.

[197] Voss MW, Prakash RS, Erickson KI, et al. Plasticity of brain networks in a randomized intervention trial of exercise training in older adults. Frontiers in aging neuroscience. 2010; 2.

[198] Rosano C, Venkatraman VK, Guralnik J, et al. Psychomotor speed and functional brain MRI 2 years after completing a physical activity treatment. The journals of gerontology Series A, Biological sciences and medical sciences. 2010; 65: 639–647.

[199] Sperling RA, Aisen PS, Beckett LA, et al. Toward defining the preclinical stages of Alzheimer's disease: recommendations from the National Institute on Aging-Alzheimer's Association workgroups on diagnostic guidelines for Alzheimer's disease. Alzheimer's & dementia: the journal of the Alzheimer's Association. 2011; 7: 280–292.

[200] Barnes DE, Yaffe K, Byers AL, McCormick M, Schaefer C, Whitmer RA. Midlife vs late-life depressive symptoms and risk of dementia: differential effects for Alzheimer disease and vascular dementia. Archives of general psychiatry. 2012; 69: 493–498.

[201] Cheng G, Huang C, Deng H, Wang H. Diabetes as a risk factor for dementia and mild cognitive impairment: a meta-analysis of longitudinal studies. Internal medicine journal. 2012; 42: 484–491.

[202] Carlsson CM, Xu G, Wen Z, et al. Effects of atorvastatin on cerebral blood flow in middle-aged adults at risk for Alzheimer's disease: a pilot study. Curr Alzheimer Res. 2012; 9: 990–997.

[203] Norton S, Matthews FE, Barnes DE, Yaffe K, Brayne C. Potential for primary prevention of Alzheimer's disease: an analysis of population-based data. The Lancet Neurology: 2014; 13: 788–794.

[204] Duzel E, van Praag H, Sendtner M. Can physical exercise in old age improve memory and hippocampal function? Brain. 2016; 139: 662–673.

[205] Penedo FJ, Dahn JR. Exercise and well-being: a review of mental and physical health benefits associated with physical activity. Current opinion in psychiatry. 2005; 18: 189–193.

[206] Etgen T, Sander D, Bickel H, Förstl H. Mild cognitive impairment and dementia: the importance of modifiable risk factors. Deutsches Aerzteblatt International. 2011; 108: 743–750.

[207] Deutsche Gesellschaft für Neurologie, Deutsche Gesellschaft für Psychiatrie und Psychotherapie PuN. S3-Leitlinie „Demenzen". 2015. URL: www.dgn.org/leitlinien/3176-leitlinie-diagnose-und-therapie-von-demenzen-2016.

[208] Cao L, Tan L, Wang HF, et al. Dietary Patterns and Risk of Dementia: a Systematic Review and Meta-Analysis of Cohort Studies. Molecular neurobiology. 2016; 53 (9): 6144–6154.

[209] Hooshmand B, Solomon A, Kareholt I, et al. Homocysteine and holotranscobalamin and the risk of Alzheimer disease: a longitudinal study. Neurology. 2010; 75 (16): 1408–414.

[210] Shah R. The role of nutrition and diet in Alzheimer disease: a systematic review. Journal of the American Medical Directors Association. 2013; 14 (6): 398–402.

[211] Swaminathan A, Jicha GA. Nutrition and prevention of Alzheimer's dementia. Frontiers in aging neuroscience. 2014; 6: 282.

[212] Scarmeas N, Stern Y, Tang MX, Mayeux R, Luchsinger JA. Mediterranean diet and risk for Alzheimer's disease. Annals of neurology. 2006; 59 (6): 912–921.

[213] Bowman GL, Silbert LC, Howieson D, et al. Nutrient biomarker patterns, cognitive function, and MRI measures of brain aging. Neurology. 2012; 78 (4): 241–249.

[214] Feart C, Samieri C, Barberger-Gateau P. Mediterranean diet and cognitive health: an update of available knowledge. Current opinion in clinical nutrition and metabolic care. 2015; 18 (1): 51–62.

[215] Deckers K, van Boxtel MP, Schiepers OJ, et al. Target risk factors for dementia prevention: a systematic review and Delphi consensus study on the evidence from observational studies. International journal of geriatric psychiatry. 2015; 30 (3): 234–246.

[216] Lopes da Silva S, Vellas B, Elemans S, et al. Plasma nutrient status of patients with Alzheimer's disease: Systematic review and meta-analysis. Alzheimer's & dementia: the journal of the Alzheimer's Association. 2014; 10 (4): 485–502.

[217] Gustafson DR, Clare Morris M, Scarmeas N, et al. New Perspectives on Alzheimer's Disease and Nutrition. Journal of Alzheimer's disease: JAD. 2015; 46 (4): 1111–1127.

[218] von Arnim CA, Gola U, Biesalski HK. More than the sum of its parts? Nutrition in Alzheimer's disease. Nutrition. 2010; 26 (7–8): 694–700.

[219] Henderson ST, Vogel JL, Barr LJ, Garvin F, Jones JJ, Costantini LC. Study of the ketogenic agent AC-1202 in mild to moderate Alzheimer's disease: a randomized, double-blind, placebo-controlled, multicenter trial. Nutrition & metabolism. 2009; 6: 31.

[220] Cummings J, Scheltens P, McKeith I, et al. Effect Size Analyses of Souvenaid in Patients with Alzheimer's Disease. Journal of Alzheimer's disease: JAD. 2017; 55 (3): 1131–1139.

[221] Albanese E, Taylor C, Siervo M, Stewart R, Prince MJ, Acosta D. Dementia severity and weight loss: a comparison across eight cohorts. The 10/66 study. Alzheimer's & dementia: the journal of the Alzheimer's Association. 2013; 9 (6): 649–656.

[222] Volkert D, Chourdakis M, Faxen-Irving G, et al. ESPEN guidelines on nutrition in dementia. Clin Nutr. 2015; 34 (6): 1052–1073.

[223] Boccardi V, Ruggiero C, Patriti A, Marano L. Diagnostic Assessment and Management of Dysphagia in Patients with Alzheimer's Disease. Journal of Alzheimer's disease: JAD. 2016; 50 (4): 947–955.

[224] World Health Organization. WHO Definition of palliative care. [Zugriff 30. 1. 2017]. URL: www.who.int/cancer/palliative/definition/en/.

[225] World Health Organization. Dementia: a public health priority. [Zugriff 30. 1. 2017]. URL: www.who.int/mental_health/publications/dementia_report_2012/en/.

[226] Förstl H, Bickel H, Kurz A, Borasio GD. Sterben mit Demenz. Versorgungssituation und palliativmedizinischer Ausblick. Fortschr Neurol Psychiat. 2010; 78: 203–212.

[227] Magaki S, Yong WH, Khanlou N, Tung S, Vinters HV. Comorbidity in Dementia: Update of An Ongoing Autopsy Study. J Am Geriatr Soc. 2014; 62 (9): 1722–1728.

[228] Toss S, Barr S, Passmore AP. Cause of death in Alzheimer's disease: a cohort study. Q J Med. 2013; 106: 747–753.

[229] Wojnar J. Die Welt der Demenzkranken – Leben im Augenblick. Hannover: Vincentz; 2007.

[230] Perrar KM, Schmidt H, Eisenmann Y, Cremer B, Voltz R. Needs of people with severe dementia at the end-of-life: a systematic review. J Alzheimers Dis. 2015; 43 (2): 397–413.

[231] Stavroulakis T, McDermott CJ. Enteral feeding in neurological disorders. Pract Neurol. 2016; 16 (5): 352–361.

[232] Mitchell SL, Teno JM, Kiely DK, et al. The clinical course of advanced dementia. N Engl J Med. 2009; 15; 361 (16): 1529–1538.

[233] Schulze J, Mazzola R, Hoffmann F. Incidence of Tube Feeding in 7174 Newly Admitted Nursing Home Residents With and Without Dementia. Am J Alzheimers Dis Other Demen. 2016; 31 (1): 27–33.

[234] Ribeiro Salomon AL, Carvalho Garbi Novaes MR. Outcomes of enteral nutrition for patients with advanced dementia: a systematic review. J Nutr Health Aging. 2015; 19 (2): 169–177.

[235] Sampson EL, Candy B, Jones L. Enteral tube feeding for older people with advanced dementia. Cochrane Database Syst Rev. 2009; CD007209.

[236] Synofzik M. Tube-feeding in advanced dementia. An evidence-based ethical analysis. Nervenarzt. 2007; 78 (4): 418–428.

[237] Deutsche Gesellschaft für Psychiatrie und Psychotherapie, Psychosomatik und Nervenheilkunde (DGPPN), Deutsche Gesellschaft für Neurologie (DGN) in Zusammenarbeit mit der Deutschen Alzheimer Gesellschaft e. V. – Selbsthilfe Demenz. S3-Leitlinie Demenzen. 2016. www.awmf.org/uploads/tx_szleitlinien/038-013l_S3-Demenzen-2016-07.pdf.

[238] Volkert D, Bauer JM, Frühwald T, et al. Leitlinie der Deutschen Gesellschaft für Ernährungsmedizin (DGEM) in Zusammenarbeit mit der GESKES, der AKE und der DGG. Aktuel Ernahrungsmed. 2013; 38: e1–e48.

[239] van der Maaden T, Hendriks SA, de Vet HC, et al. Antibiotic use and associated factors in patients with dementia: a systematic review. Drugs Aging. 2015; 32 (1): 43–56.

[240] Sampson EL. Palliative care for people with dementia. British Medical Bulletin. 2010; 96: 159–174.

[241] Basler HD, Hüger D, Kunz R, et. al. Beurteilung von Schmerz bei Demenz (BESD). Untersuchung zur Validität eines Verfahrens zur Beobachtung des Schmerzverhaltens. Schmerz. 2006; 20 (6): 519–526.

[242] Fischer T. Schmerzeinschätzung bei Menschen mit schwerer Demenz: Das Beobachtungsinstrument für das Schmerzassessment bei alten Menschen mit schwerer Demenz (BISAD). Bern: Huber; 2012.

[243] Meyer H. Traditionelle und evolutionäre Erkenntnistheorie. Hildesheim: Olms; 2000.

[244] Leitlinienprogramm Onkologie der Arbeitsgemeinschaft der Wissenschaftlichen Medizinischen Fachgesellschaften e. V. (AWMF), Deutschen Krebsgesellschaft e. V. (DKG) und Deutschen Krebshilfe (DKH). S3-Leitlinie Palliativmedizin für Patienten mit einer nicht heilbaren Krebserkrankung. [Zugriff 30. 1. 2017]. http://leitlinienprogramm-onkologie.de/Palliativmedizin.80.0.html.

[245] van der Steen JT. Dying with dementia: what we know after more than a decade of research. J Alzheimers Dis. 2010; 22 (1): 37–55.

[246] Pinzon LC, Claus M, Perrar KM, Zepf KI, Letzel S, Weber M. Dying with dementia: symptom burden, quality of care, and place of death. Dtsch Arztebl Int. 2013; 110 (12): 195–202.

[247] Vandervoort A, Van den Block L, van der Steen JT, et al. Nursing home residents dying with dementia in Flanders, Belgium: a nationwide postmortem study on clinical characteristics and quality of dying. J Am Med Dir Assoc. 2013; 14 (7): 485–492.

[248] Ellershaw JE, Lakhani M. Best care for the dying patient. BMJ. 2013; 12: 347: 4428.

[249] European Association for Palliative Care. Weißbuch Demenz. Empfehlungen zur Palliativversorgung und Behandlung älterer Menschen mit Alzheimer oder anderen progressiven Demenzerkrankungen. 2013 [Zugriff 30. 1. 2017]. www.eapcnet.eu/Portals/0/Clinical/Dementia/ExplanatoryText_EAPC%20dementiaWP_Ge.pdf.

Sabine Jansen, Saskia Weiß

10 Angehörigenarbeit

> Es ist natürlich eine enorme zeitliche Einschränkung, also dass ich nicht mehr mein Leben komplett selbst zur Verfügung habe. Wenn ich bei meiner Mutter bin, lebe ich ihr Leben. Dann bin ich für die Tage also völlig von meinem Rhythmus abgeschlossen. [1]

Eine Demenzerkrankung verändert das gewohnte Leben einer Familie. Menschen mit Demenz wünschen sich, wie viele andere auch, so lange wie möglich zu Hause leben zu können. Das Leben in der eigenen Wohnung gibt ihnen Sicherheit und ein Gefühl von Geborgenheit. Gleichzeitig erhöht sich der Unterstützungsbedarf kontinuierlich. Angehörige oder andere vertraute Personen möchten diesem Wunsch trotzdem gerecht werden.

Der Unterstützungs- und Pflegebedarf eines Menschen mit Demenz wandelt sich mit Fortschreiten der Erkrankung. Damit verändern sich auch die Anforderungen an die betreuenden Angehörigen. Geht es zunächst um kleinere Hilfen wie das Erinnern an oder Organisieren von Terminen, ist im Verlauf der Erkrankung immer mehr Unterstützung notwendig bis hin zu einer kompletten Versorgung sowohl im Bereich der Körperpflege und Hauswirtschaft als auch bei der Gestaltung des Alltags und der sozialen Kontakte. Bei Übernahme der ersten Unterstützungsleistungen wissen pflegende Angehörige oft nicht genau, was auf sie zukommt. Die Art und der zeitliche Umfang der Unterstützung sind durchaus unterschiedlich und hängen von der Lebenssituation, den zeitlichen Ressourcen und der Entfernung der Wohnorte ab. Und auch dort, wo professionelle Dienste aus dem ambulanten oder (teil)stationären Bereich in die Versorgung involviert sind, kommt Angehörigen eine wichtige Rolle zu. Sie sind Ansprechpartner für Ärzte, koordinieren die an der Versorgung Beteiligten oder sind als rechtliche Betreuer eingesetzt.

https://doi.org/10.1515/9783110411003-011

10.1 Rollen und Aufgaben der Angehörigen

10.1.1 Partner für die Diagnose und Behandlung

In vielen Fällen sind es die Angehörigen, denen auffällt, dass sich ein Familienmitglied verändert. Sie bemerken, dass die Betroffenen sich zurückziehen, bestimmten Situationen aus dem Weg gehen oder sich nicht mehr an alles in gewohnter Weise erinnern. Häufig sind sie es, die dazu ermuntern, einen Arzt aufzusuchen, um diese Veränderungen abklären zu lassen. Sie geben Ärzten wichtige Hinweise, wenn es gilt, die Diagnose zu stellen. Die Patienten sollten natürlich mit dem Einbezug der Angehörigen einverstanden sein. Die Beratungsgespräche mit Angehörigen machen deutlich, dass ein Großteil der erkrankten Personen die Unterstützung und Begleitung eines Angehörigen im Diagnoseprozess nutzt.

Menschen mit beginnender Demenz zu einem Arztbesuch zu bewegen, ist nicht immer einfach. Insbesondere wenn keine Krankheitseinsicht vorhanden ist oder die Ängste vor einer befürchteten Demenz sehr groß sind verzweifeln Angehörige bei dem Versuch, eine ärztliche Untersuchung zu ermöglichen.

Ist die Diagnose einer Demenz gestellt, sind Angehörige bei der Behandlung wichtige Partner für Ärzte und Therapeuten. Sie sichern die regelmäßige Einnahme von Medikamenten oder begleiten die demenzkranken Familienmitglieder zu nichtmedikamentösen Therapien.

Ärzte wiederum sind auch wichtige Ansprechpartner für die Angehörigen, weil sie bei der Umsetzung von bestimmten Maßnahmen hilfreich sein können. Sie werden von vielen Menschen als Autoritätspersonen wahrgenommen und können unter Umständen die Annahme von Hilfen und Unterstützung positiv beeinflussen.

10.1.2 (Haupt-)Pflegeperson

Menschen mit Demenz werden überwiegend von Angehörigen begleitet und gepflegt. In der Literatur wird immer wieder ein Anteil von zwei Drittel aller Menschen mit Demenz benannt, die zu Hause von Angehörigen versorgt werden [2]. Spezifische Studien dazu liegen zwar nicht vor, aber man kann davon ausgehen, dass der Anteil dem aller Pflegebedürftigen (unabhängig von der Ursache der Pflegebedürftigkeit) ähnlich sein dürfte. Laut amtlicher Pflegestatistik liegt der Anteil ambulant versorgter Pflegebedürftiger seit Jahren bei rund 73 % [3]. Im Rahmen einer bundesweiten Studie wurden ältere Menschen zu ihrer Selbstständigkeit und zu ihrem Hilfebedarf befragt. Hierbei wurden mittels eines Screeningverfahrens 151 demenzkranke Teilnehmer ermittelt. Von diesen Studienteilnehmern wurden 56,5 % ausschließlich durch Familienangehörige oder andere privat helfende Personen versorgt, 43,5 % nutzten zusätzlich einen professionellen Dienst.

98 % der Befragten hatten eine Hauptpflegeperson. 73 % dieser Hauptpflegeper-
sonen waren Frauen, zumeist Ehepartnerinnen oder Töchter. Das Durchschnittsalter
der Pflegepersonen lag bei rund 61 Jahren, 27 % von ihnen waren noch berufstätig.
Der durchschnittliche Zeitaufwand für die Unterstützung des demenzerkrankten Angehörigen wurde mit 35 Stunden pro Woche angegeben. Je weiter die Erkrankung fortschreitet, desto größer wird die Zeit, die für Hilfe und Pflege aufgewendet wird. Zum
Vergleich: Der Pflegeaufwand der Angehörigen von Menschen, die keine Demenz haben, lag bei durchschnittlich 25 Stunden [4].

10.1.3 Organisation und Koordination von Unterstützung

Nutzen die Familien externe Hilfe- und Unterstützungsangebote, sind es die Angehörigen, die diese installieren, begleiten und koordinieren.

Auch wenn nicht alles überall in der gewünschten Anzahl oder Qualität zur Verfügung steht, zeigt die Abb. 10.1 das Spektrum von Beratung, ambulanten, teilstationären und stationären Einrichtungen, das für Menschen mit Demenz und ihre Angehörigen hilfreich sein kann.

Familien, die Hilfen nutzen wollen, stehen also vor der Herausforderung zunächst
einmal herauszufinden, welche Angebote es vor Ort gibt. Sie müssen überlegen, welche Art von Hilfe entlastend sein könnte. Ist ein Leistungserbringer gefunden, sind
es die Angehörigen, die die individuelle Ausgestaltung des Angebots für das demenzkranke Familienmitglied verhandeln und fortlaufend aufrechterhalten.

Angehörige sind die Hauptansprechpartner für Leistungsanbieter. Sie vereinba-
ren die Termine, begleichen die Rechnungen und übernehmen nicht selten auch die
Begleitung, z. B. bei Arztterminen.

Um Unterstützung organisieren und bürokratische oder finanzielle Angelegenheiten regeln zu können, sind Angehörige häufig auch Vorsorgebevollmächtigte oder
rechtliche Betreuer.

Das Initiieren, Organisieren und Koordinieren von Unterstützung ist von besonderer Bedeutung für Angehörige von alleinlebenden Menschen mit Demenz. Interviews
zeigen, dass die Angehörigen diese Aufgabe übernehmen trotz z. T. erheblicher wohn-
räumlicher Entfernungen. Für Angehörige, die nicht regelmäßig persönlich vor Ort
sind, ist es dabei schwierig, die vorhandenen Alltagsfähigkeiten und den sich daraus
ableitenden Unterstützungsbedarf realistisch einzuschätzen. Zum Zeitpunkt der Befragung hatten alle Angehörigen Unterstützung durch professionelle Dienste oder Einrichtungen installiert. Die Widerstände der Erkrankten dagegen sind teils erheblich.
Die ablehnende Haltung abzubauen ist nie einfach, besonders aber dann kompliziert,
wenn man v. a. telefonisch kommuniziert [5].

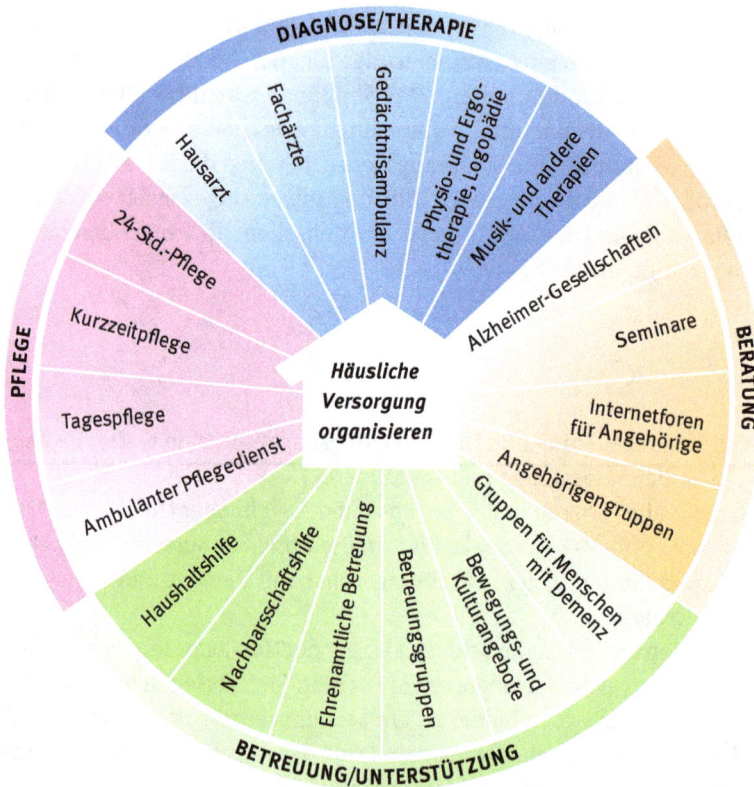

Abb. 10.1: Die häusliche Versorgung von Menschen mit Demenz. Mit freundlicher Genehmigung der Deutschen Alzheimer Gesellschaft; Gestaltung: bitfresh graphics/Andrea Böhm.

10.2 Belastungen und Belastungserleben pflegender Angehöriger

Die vertrauten Bezugspersonen sind für Menschen mit Demenz von großer Bedeutung. Sie bieten ihnen Sicherheit und geben Vertrauen. Oft wollen Menschen mit Demenz deshalb nicht mehr ohne die Angehörigen sein.

Die Angehörigen möchten für ihr demenzerkranktes Familienmitglied da sein, entweder weil sie lange verheiratet sind oder weil man als Kind aus Dankbarkeit für ein Elternteil sorgen will. Finanzielle Gründe, aber auch ein Pflichtgefühl, z. B. weil man dem Ehepartner versprochen hat, immer füreinander da zu sein, haben ebenfalls einen Einfluss. Gesellschaftliche Erwartungen können eine Übernahme der Betreuung und Pflege ebenso bedingen, unter Umständen ohne dass der Angehörige dazu bereit ist.

Angehörige erleben durch die Pflege eine Reihe von Belastungen und Einschränkungen. Sie sind zeitlich und örtlich gebunden. Die Pflege und Betreuung ist körperlich und psychisch anstrengend. Das Aufrechterhalten eigener sozialer Kontakte wird schwierig. Häufig muss die Berufstätigkeit eingeschränkt werden und finanzielle Belastungen kommen hinzu. Angehörige haben oft das Gefühl, einen geliebten Menschen schon zu Lebzeiten zu verlieren. Die krankheitsbedingten Veränderungen des Verhaltens und der Fähigkeiten verändern eine langjährige Beziehung fundamental. Eingespielte Rollen funktionieren nicht mehr. Kinder geraten z. B. mehr und mehr in eine Elternrolle gegenüber den eigenen Eltern. Diese Rollenumkehr und damit einhergehende Konflikte müssen ausgehalten, ausgehandelt und bewältigt werden.

Am Alzheimer-Telefon, dem Beratungsangebot der Deutschen Alzheimer-Gesellschaft, wird dies sehr deutlich: In 3.898 Beratungen von betreuenden Angehörigen im Jahr 2015 wurden 2.716-mal die Belastungen der Angehörigen thematisiert. Angehörige fühlen sich überfordert, sind selbst gesundheitlich beeinträchtigt, oder können sich nicht genügend kümmern, weil sie nicht genug Zeit haben (Arbeit, eigene Familie) oder weit entfernt wohnen. Ein weiterer Bereich, der noch viel häufiger in den Gesprächen Thema war, ist der Umgang mit den erkrankten Familienmitgliedern. Insbesondere aggressive Verhaltensweisen des Erkrankten oder die Problematik, ihn oder sie nicht mehr allein lassen zu können, werden hier besprochen. Daraus resultierende überfordernde Situationen und Belastungen sind leicht nachvollziehbar. Wenn dieser Belastungszustand über Jahre anhält, sind Angehörige selbst gefährdet, durch die Pflege krank zu werden. Zank und Schacke ermittelten einen Anteil von pflegenden Angehörigen von Menschen mit Demenz mit klinisch bedeutsamen depressiven Symptomen, der im Vergleich zur Allgemeinbevölkerung nahezu verdoppelt war [6].

Eine Studie im Auftrag der Techniker Krankenkasse zeigt zudem, dass sich pflegende Angehörige von Menschen mit Demenz signifikant stärker belastet fühlen als pflegende Angehörige von Menschen mit anderen Grunderkrankungen [7]. Dieser Unterschied zeigt sich in der bereits erwähnten Studie von Schäufele et al. zwar nicht, hier wurde jedoch deutlich, das die subjektiv wahrgenommene Belastung umso stärker wird, je weiter die Demenzerkrankung fortschreitet. Die subjektive Belastung und die psychische Gesundheit der Angehörigen haben dabei einen entscheidenden Einfluss auf die Stabilität des Pflegearrangements [4].

10.3 Unterstützung pflegender Angehöriger

10.3.1 Information und Beratung

Es gibt eine Vielzahl von Unterstützungsmöglichkeiten, die Angehörige entlasten können. Dazu gehört insbesondere zu Beginn der Erkrankung eines Familienangehörigen die Beratung. Nachdem sich die meisten Familien bereits im Internet, über Broschüren oder Bücher informiert haben, können Fragen im persönlichen Beratungsgespräch detailliert besprochen werden. In den letzten Jahren hat der Gesetzgeber die Pflegeberatung als Pflichtleistung in der Pflegeversicherung fest verankert. Allerdings ist vielen Angehörigen nicht bekannt, dass sie seit dem 1. Januar 2016 darauf einen eigenen Anspruch haben (nicht nur der Pflegebedürftige). Die Ratsuchenden werden über mögliche Hilfe- und Pflegeleistungen informiert und die Inanspruchnahme wird unterstützt.

Spezifische Demenz-Beratungsstrukturen wie z. B. örtliche Alzheimer-Gesellschaften haben sich seit den späten 1980er-Jahren ebenfalls etabliert. Die Familien erhalten Informationen über das Krankheitsbild, Hinweise zum Umgang mit den Erkrankten und Unterstützung bei der Akzeptanz der Diagnose. Fragen zur Pflegeversicherung oder dem Betreuungsrecht werden beantwortet und Kontakte zu Betreuungs- und Entlastungsangeboten vermittelt.

10.3.1.1 Alzheimer-Telefon

Seit 2002 gibt es das Alzheimer-Telefon der Deutschen Alzheimer-Gesellschaft. Dort werden seitdem jährlich zwischen 5.000 und 6.000 Personen beraten. Die meisten von ihnen sind Angehörige, die sich zumeist einmalig beraten lassen. Durchschnittlich 8 % der Anrufer werden enger begleitet. Diese Angehörigen wenden sich mehrmals ans Alzheimer-Telefon.

Die Beraterinnen nennen in etwa zwei Dritteln der Telefonate einen Ansprechpartner vor Ort, an den sich die Angehörigen wenden können, sei es eine Alzheimer-Gesellschaft, ein Pflegestützpunkt, eine Gedächtnissprechstunde usw. Die Fragen und Beratungsthemen sind vielfältig, allerdings steht seit Jahren der Umgang mit herausforderndem Verhalten an erster Stelle. Dazu gehören Probleme wie Depressionen des Erkrankten, Apathie, aber auch aggressives Verhalten, Schlafstörungen oder eine Hinlauftendenz. In vielen Fällen spielt dabei nicht nur eine Verhaltensart eine Rolle, sondern es finden Beratungsgespräche zu mehreren Themen, z. B. Unruhe und aggressives Verhalten, statt. Ziel der Beratung ist es, den Angehörigen zu erklären, wie es zu solchen Verhaltensweisen krankheitsbedingt kommt. Es wird versucht, ihnen die Sicht des Menschen mit Demenz nahezubringen, die unter Umständen bestimmte Verhaltensweisen erklären kann. Außerdem wird gemeinsam mit den Anrufern überlegt, wie sie diesen Situationen begegnen, sie besser verstehen und entschärfen können.

Weitere Themen in der Beratung sind die ärztliche Versorgung, d. h. Fragen zum Verfahren der Diagnostik, zu therapeutischen Möglichkeiten oder die Suche nach einem kompetenten ärztlichen Ansprechpartner. Eine Vielzahl von Beratungen hat auch rechtliche und finanzielle Fragen zum Thema. Hierzu gehören z. B. Fragen zur Geschäftsfähigkeit, zum Betreuungsrecht und zu den Instrumenten, mit denen man Vorausverfügungen treffen kann wie Patientenverfügungen, Betreuungsverfügung oder Vollmachten. Auch die Finanzierung der Pflege durch die Pflegeversicherung, das Schwerbehindertenrecht oder die Hilfe zur Pflege spielen in der Beratung eine Rolle (Abb. 10.2).

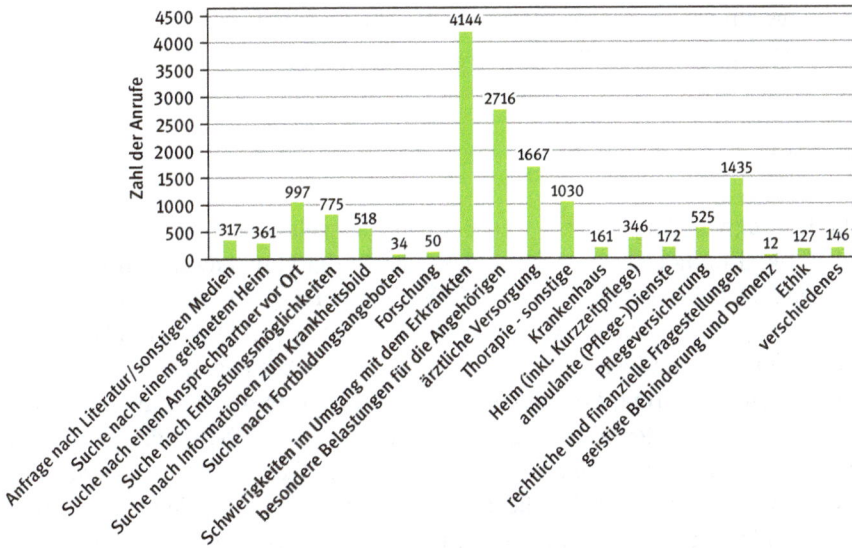

Abb. 10.2: Gesprächsthemen der Angehörigen nach Oberkategorien 2015. $N = 3.747$; Mehrfachnennungen möglich. Quelle: Deutsche Alzheimer Gesellschaft.

10.3.2 Pflegekurse

Sich gut informieren und v. a. auch den Umgang mit der Erkrankung erlernen, können Angehörige durch den Besuch eines Pflegekurses nach § 45 SGB XI. Diese sind kostenlos und z. T. auch spezifisch für Angehörige mit Demenz konzipiert. An mehreren Terminen kann man sich über verschiedene Themen ausgiebig informieren und auch eigene Fragestellungen einbringen. Das Kurskonzept „Hilfe beim Helfen" der Deutschen Alzheimer Gesellschaft z. B. vermittelt in acht Kurseinheiten von jeweils 120 Minuten Wissenswertes über die Erkrankung, den Umgang und die Kommunikation, rechtliche und finanzielle Fragen, aber auch zur Selbstpflege und optional zu den Themen Wohngemeinschaften, Aufenthalt im Akutkrankenhaus oder Begleitung am Lebensende.

10.3.3 Gesprächsgruppen

Eine gegenseitige Stärkung und der Austausch von Erfahrungen können darüber hinaus in Angehörigengruppen erfolgen, die es mittlerweile flächendeckend gibt. Manche von diesen finden als klassische Selbsthilfegruppen selbstorganisiert statt, manche werden durch verschiedene Träger begleitet und angeleitet. Grund hierfür ist, dass die Angehörigen oft schon durch die Pflege so belastet sind, dass sie keine Zeit und Kraft haben, sich um die Organisation einer solchen Gruppe zu kümmern. In Hamburg gibt es ein weiteres Modell: Dort werden die Gruppen von einem Tandem aus Angehörigem und einer ehrenamtlichen professionellen Kraft geleitet [8].

10.3.4 Entlastungsangebote

Zur Entlastung von Angehörigen sind Betreuungsangebote aus der Selbsthilfe entstanden. Die Grundidee besteht darin, dass Angehörige stundenweise entlastet werden sollen und in dieser Zeit eine geschulte Fachkraft mit geschulten Ehrenamtlichen die Betreuung der Demenzkranken in einem Betreuungsverhältnis 1 : 1 übernimmt. Durch den Einsatz von Freiwilligen war dieses Angebot kostengünstig zu einer Zeit, als die Pflegeversicherung Betreuung von Demenzkranken als Leistung noch nicht vorsah. Dieses Modell der Betreuungsgruppen, das später durch den Einsatz von Helferinnen in der häuslichen Umgebung ergänzt wurde, kam 2002 erstmals als Leistungserstattungsanspruch in die Pflegeversicherung und wurde in den letzten Jahren durch verschiedene Gesetzgebungsverfahren in seiner Bedeutung ausgeweitet.

Darüber hinaus gibt es noch eine Vielzahl von weiteren professionellen Entlastungsangeboten wie die Tagespflege, die ambulante Pflege oder die stationäre Versorgung und die Kurzzeitpflege, die zumindest bis zur Höchstgrenze im jeweiligen Pflegegrad von der Pflegeversicherung erstattet werden.

10.3.5 Inanspruchnahme von Unterstützung

Trotz dieser Möglichkeiten ist die Inanspruchnahme von Leistungen z. T. nicht sehr stark ausgeprägt. Die Studie im Auftrag der Techniker Krankenkasse zeigt sehr eindrücklich, dass Angebote wie Tagespflege, Kurzzeitpflege oder zusätzliche Betreuungsleistungen einem Großteil der pflegenden Angehörigen zwar bekannt sind, dass der Anteil derer, die die Angebote nutzen aber sehr gering ist und bei den genannten Angeboten zwischen 20 und 25 % lag [7].

Im Jahr 2012 führte die Deutsche Alzheimer Gesellschaft eine Stichprobenuntersuchung der Nutzer des Alzheimer-Telefons durch. Ermittelt wurde die Zufriedenheit mit der Beratung. Hierbei wurde auch nach der Inanspruchnahme der vermittelten Hilfen gefragt. Bei den Befragten der Stichprobe gaben 49 Personen an, dass sie vom Alzheimer-Telefon weitervermittelt wurden. Lediglich 27 dieser 49 Personen nahmen dann aber Kontakt zu den genannten Anbietern auf. Als häufigste Gründe, warum kein Kontakt gesucht wurde, wurde dabei angegeben, dass der Ort zu weit weg sei, die Stelle nicht erreicht wurde oder die angebotenen Zeiten nicht passten bzw. keine Zeit war (insgesamt 11). Weitere Einzelgründe waren, dass der Kontakt schon bestand, die zu Pflegenden verstorben waren bzw. das Informationsmaterial als ausreichend betrachtet wurde.

Dies zeigt deutlich, dass Unterstützungsangebote möglichst passgenau sein müssen, um angenommen zu werden. In den letzten Jahren erweiterte sich die Angebotspalette, auch um spezifischen Bedarfen begegnen zu können:

Erkranken Menschen in jüngeren Jahren an einer Demenz, stehen im Mittelpunkt der Beratung andere Themen als gewöhnlich. Hier geht es z. B. um die Aufgabe der Berufstätigkeit und daraus resultierende finanzielle Nöte. Häufig leben minderjährige Kinder im Haushalt, deren Sorgen, Ängsten und Fragen ebenfalls begegnet werden muss. Hinzu kommt, dass Versorgungsangebote für Menschen mit Demenz, die jünger als 60 Jahre sind, i. d. R. nicht vorhanden sind. Die Angebote von Betreuungsgruppen, Tagespflegestätten oder Pflegeheimen passen für diese Altersgruppe meist nicht. Verschiedene Wege werden vor Ort erprobt, um auch diese Familien unterstützen zu können. In München hat sich z. B. die Expertengruppe Demenz 30plus gegründet, um die Versorgung von jüngeren Demenzerkrankten und ihren Familien zu verbessern [9].

Bestimmte Demenzerkrankungen gehen mit besonderen Verhaltens- und Persönlichkeitsveränderungen einher. Ein Beispiel hierfür ist die frontotemporale Degeneration (FTD). Der Umgang mit diesen Veränderungen stellt die Angehörigen vor besondere Herausforderungen. In Einzelberatungen lässt sich dies durch kompetente Beratung auffangen. In Gruppen für Angehörige von Menschen mit Demenz, die mehrheitlich eine Alzheimer-Krankheit haben, ist dies sehr viel schwieriger. Deshalb entstehen vereinzelt spezielle Gesprächsgruppen für Angehörige von Menschen mit FTD. Die Homepage der Deutschen Alzheimer-Gesellschaft verweist aktuell auf rund 20 Gruppen in ganz Deutschland. Zudem bietet die Deutsche Alzheimer Gesellschaft seit Oktober 2014 1-mal monatlich eine Internet-Video-Gruppe für Angehörige von Menschen mit FTD an [10].

Auch Menschen aus anderen Kulturkreisen, die in Deutschland leben und alt werden, haben spezielle Anforderungen an das Versorgungssystem. Pflege- und Betreuungsangebote müssen kultursensibel gestaltet sein. Hier bedarf es einer großen Sensibilität, aber auch einer grundlegenden Wissensvermittlung. Erprobte Zugangswege funktionieren vielleicht nicht. Dann gilt es, neue Wege zu finden und auszuprobieren. Die Deutsche Alzheimer-Gesellschaft arbeitet seit 2014 in einem Twinning-Programm eng mit der türkischen Alzheimer-Gesellschaft zusammen. Im Rahmen dieser Kooperation wurde eine gemeinsame Informationsveranstaltung in einer Moschee in Berlin angeboten. Die Bekanntmachung der Veranstaltung lag dabei ganz in Händen der Moschee und kam gänzlich ohne Anmeldeverfahren aus. Für „deutsche" Verhältnisse ein sehr ungewohntes Vorgehen. Sich darauf einzulassen, hat sich dennoch gelohnt. Gut 100 Personen, darunter auch Menschen, deren Deutschkenntnisse sehr gering sind, folgten der Einladung. Dank einer neu entstandenen Kooperation haben diese Personen, die die Deutsche Alzheimer Gesellschaft mit ihren „normalen" Medien vermutlich nie erreicht hätte, nun Informationen zu Demenz und Hilfeangeboten in Berlin erhalten. Seit dem 01. Januar 2017 vertieft die Deutsche Alzheimer Gesellschaft das Thema „Migration und Demenz". Die Internetseite www.migration-und-demenz.de

gibt Auskunft über Beratungen und Informationsmaterialien in verschiedenen Sprachen. Weitere Veranstaltungen sind in Planung ebenso wie Beratungen in verschiedenen Sprachen am Alzheimer-Telefon.

10.3.6 Für sich selbst sorgen

Durch Informationen in den Medien wissen immer mehr Menschen über Demenzerkrankungen und die damit einhergehenden Belastungen für die ganze Familie Bescheid. Dies hilft vielen Angehörigen, Hemmungen zu überwinden und um Unterstützung zu bitten. Oft engagieren sich Freunde, Nachbarn und andere Familienmitglieder gern, wenn sie wissen, dass Hilfe erwünscht ist und wie sie konkret helfen können.

Nicht zuletzt sind es die Mitarbeiter von Beratungsstellen, Pflege- und Entlastungsangeboten, die pflegende Angehörige ermuntern und bestärken können, auf ihre eigene körperliche und seelische Gesundheit zu achten. Dazu gehören die regelmäßige ärztliche Betreuung, evtl. psychologische Hilfe oder die Anwendung von Entspannungstechniken, ferner ausreichend Bewegung, gesunde Ernährung, das Verfolgen eigener Interessen und das Aufrechterhalten sozialer Kontakte zu Familie, Freunden und Bekannten. Ausgeglichene Angehörige tragen ganz wesentlich zum Wohlbefinden der Erkrankten bei [11].

> Ich versuche dann immer noch, den Sport aufrechtzuerhalten. Ich mache morgens Yoga-Übungen und ich laufe einmal am Tag, wenn ich das gebacken kriege. Manchmal kriege ich das auch nicht mehr hin. [1]

10.4 Fazit

Es ist unstrittig, dass pflegende Angehörige von Menschen mit Demenz oft hochbelastet sind. Die Motivation zur Begleitung und Pflege von Menschen mit Demenz ist bei ihnen aber dennoch hoch. Mittlerweile gibt es ein gutes Netz von Angeboten für Angehörige, wobei einige Bausteine nicht finanziert und nicht überall vorhanden sind. Es bleibt die Herausforderung, diese Angebote erstens bekannt zu machen und zweitens so zu gestalten, dass sie für die individuelle Situation von Angehörigen auch passend sind. Unterstützungsangebote können die Belastung, die mit einer Demenz verbunden ist, zwar nicht unbedingt verhindern, helfen Angehörigen jedoch, die Erkrankung des Familienmitglieds zu akzeptieren und einen Umgang mit dieser neuen Situation zu finden.

Literatur

[1]   Heyne C. Zur Situation alleinlebender Demenzkranker und ihrer Angehörigen aus Sicht der Angehörigen [Diplomarbeit]. 2008.

[2]   Deutsche Alzheimer Gesellschaft e. V. Zahlen zu Häufigkeit, Pflegebedarf und Versorgung Demenzkranker in Deutschland. 2016. URL: https://www.alzheimer-gesellschaft.info/index.php?id=3674

[3]   Statistisches Bundesamt. Pflegestatistik 2015. Pflege im Rahmen der Pflegeversicherung. Deutschlandergebnisse. Wiesbaden; 2017.

[4]   Schäufele M, Köhler L, Teufel S, Weyerer S. Betreuung von demenziell erkrankten Menschen in Privathaushalten: Potenziale und Grenzen. In: Schneekloth U, Wahl HW. Selbständigkeit und Hilfebedarf bei älteren Menschen in Privathaushalten. Pflegearrangements, Demenz, Versorgungsangebote. Stuttgart: W. Kohlhammer; 2005.

[5]   Deutsche Alzheimer Gesellschaft e. V. Allein leben mit Demenz. Herausforderung für Kommunen. Berlin. 2011.

[6]   Zank S, Schacke C. Projekt Längsschnittstudie zur Belastung pflegender Angehöriger von demenziell Erkrankten (LEANDER). Kurzfassung Abschlussbericht Phase 2: Längsschnittergebnisse der LEANDER-Studie. Universität Siegen.

[7]   Bestmann B, Wüstholz E, Verheyen F. Pflegen: Belastung und sozialer Zusammenhalt. Eine Befragung zur Situation von pflegenden Angehörigen. Hamburg. 2014.

[8]   Alzheimer Gesellschaft Hamburg e. V. [Zugriff 3. 1. 2018]. URL: www.alzheimer-hamburg.de/angebote/schulungen-fuer-ehrenamtliche/begleitung-von-gespraechsgruppen-fuer-angehoerige.html.

[9]   wohlBEDACHT e. V. [Zugriff 3. 1. 2018]. URL: www.demenzexperten.de.

[10] Deutsche Alzheimer Gesellschaft e. V. [Zugriff 3. 1. 2018]. URL: www.frontotemporale-demenz.de.

[11] Deutsche Alzheimer Gesellschaft e. V. Die Entlastung pflegender Angehöriger. Berlin. 2009.

11 Versorgung

Steffi G. Riedel-Heller

11.1 Versorgungssituation Demenzkranker in Deutschland

11.1.1 Versorgung Demenzkranker – Herausforderung für das Gesundheits- und Sozialsystem

Demenzielle Erkrankungen nehmen mit dem Alter exponentiell zu, darauf verweist eine große Zahl von bevölkerungsbasierten Feldstudien. Die Leipziger Langzeitstudie in der Altenbevölkerung, bei der 1.265 Senioren 75 Jahre und älter systematisch im häuslichen Umfeld untersucht wurden, ergab Raten von 5% bei den 75- bis 79-Jährigen, bei den über 90-Jährigen war jeder zweite betroffen [1]. Deutschland gehört zu den alternden Gesellschaften und ist durch eine steigende Lebenserwartung und eine konstant niedrige Geburtenrate und damit einen steigenden Anteil älterer Menschen in der Gesellschaft charakterisiert. Mit einer steigenden Lebenserwartung steigt das Risiko, an einer chronischen Erkrankung und Pflegebedürftigkeit zu leiden. Psychischen Störungen, insbesondere den Demenzerkrankungen, kommt dabei eine besondere Bedeutung zu [2]. Bickel (2014) geht davon aus, dass 2050 in Deutschland über 3 Millionen Demenzkranke leben werden [3]. Die Pflege der Demenzkranken wird einerseits durch Angehörige (informelle Pflege) und andererseits durch Pflegepersonal (formelle Pflege) in ambulanten oder stationären Diensten erbracht. Mit der demographischen Alterung verändert sich das Verhältnis von pflegerelevanten Altersgruppen und potenziell formell oder informell Pflegenden. Vereinfacht gesagt stehen insgesamt deutlich weniger jüngere Menschen für die Pflege der Hochbetagten zur Verfügung. Während im Jahr 2000 69 Personen im arbeitsfähigen Alter auf eine Demenzperson kamen, werden es im Jahr 2050 nur noch 21 Personen sein [4]. Auch wenn ganz aktuelle Ergebnisse aus den westlichen Industrienationen zeigen, dass diese Hochrechnungen womöglich die Häufigkeit von Demenzerkrankungen in der Zukunft etwas überschätzen [5], bleiben Demenzerkrankungen das drängendste Versorgungsproblem alternder Gesellschaften. Das deutsche Gesundheits- und Sozialsystem steht vor einer enormen Herausforderung.

https://doi.org/10.1515/9783110411003-012

11.1.2 Diagnosepraxis

Luck et al. führten eine Repräsentativumfrage zur Einstellung der deutschen Bevölkerung zur Frühdiagnose bei Demenz durch. Von 1.000 deutschen Bürgern antworteten die allermeisten (91 %), dass man eine Frühdiagnostik anbieten solle [6]. Bei konkreterer Nachfrage, ob die Befragten selbst eine Frühdiagnostik in Anspruch nehmen würden, um zu erfahren, ob sie eine Demenz haben, antworteten immerhin 71 % zustimmend. Dies konstatiert eine überraschende Offenheit in der deutschen Allgemeinbevölkerung.

In der S3-Diagnose- und Behandlungsleitlinie „Demenzen" der Deutschen Gesellschaft für Psychiatrie, Psychotherapie, Psychosomatik und Nervenheilkunde (DGPPN) und der Deutschen Gesellschaft für Neurologie (DGN) sind alle Aspekte einer Leitlinien-gerechten Diagnostik niedergelegt [7]. Die strukturellen Rahmenbedingungen lassen sich wie folgt beschreiben: In Deutschland sind Facharztpraxen von Psychiatern, Neurologen und Nervenärzten frei zugänglich. Darüber hinaus bieten Gedächtnissprechstunden, die meist an Kliniken angesiedelt sind, Diagnostik- und Behandlungsmöglichkeiten an. Besonders sind auch ambulante, teilstationäre und stationäre gerontopsychiatrische Einrichtungen zu nennen. Für die meisten älteren Menschen in Deutschland ist jedoch der Hausarzt der erste Ansprechpartner in allen gesundheitlichen Belangen [8]. Das gilt auch für Demenzerkrankungen und wurde in einer aktuellen Repräsentativerhebung von Luck et al. 2012 bestätigt. Die meisten Menschen würden bei Gedächtnisproblemen am ehesten ihren Hausarzt aufsuchen. Neurologen, Spezialeinrichtungen wie Gedächtnissprechstunden und Psychiater rangieren in den Augen der Bevölkerung deutlich danach [6]. Die AgeCoDe-Studie, eine große deutsche Allgemeinarzt-basierte Kohortenstudie mit initial über 3.000 Senioren 75 Jahre und älter, zeigte, dass jedoch nur ca. die Hälfte der Demenzneuerkrankungen vom Hausarzt als solche erkannt wird [9]. Leichte kognitive Störungen wurden zu einem sehr geringen Anteil von 11 % detektiert [10].

Gemessen an der bevölkerungsmedizinischen Bedeutung von Demenzerkrankungen liegen vergleichsweise wenige Informationen darüber vor, wie und durch wen Demenzerkrankungen in Deutschland diagnostiziert werden. Obgleich nicht für diesen Zweck generiert, so geben Abrechnungsdaten der Krankenkassen einen gewissen Aufschluss über einzelne diagnostische Prozeduren. Schulz et al. (2014) analysierten die kompletten ambulanten vertragsärztlichen Abrechnungsdaten des Jahres 2009, die alle in der gesetzlichen Krankenversicherung (GKV) versicherten Personen mit mindestens einem Arztkontakt im vertragsärztlichen Bereich erfassten [11]. Ihre Analysen konzentrierten sich auf Personen, die neu an Demenz erkrankten und zu Hause lebten. Nur bei 34 % dieser Personen wurde die Durchführung eines ***testpsychologischen Verfahrens*** abgerechnet. Der Einsatz testpsychologischer Verfahren bei alleiniger Hausarztbehandlung war deutlich seltener als bei gemeinsamer Behandlung durch Hausarzt und neuropsychiatrischen Facharzt. Wenn man davon ausgeht, dass psychometrische Tests zur Feststellung des Schweregrads dienen und sich daran subsequent therapeutische Maßnahmen orientieren, erscheint dieser Prozentsatz gering. *Bildgebende Verfahren* wurden insgesamt bei nur 18 % abgerechnet. Besonders selten war das der Fall, wenn eine alleinige hausärztliche Behandlung stattfand. Van den Bussche et al. (2013) kamen auf der Grundlage von Versichertendaten der Gmünder Ersatzkasse (GEK) auf 21 % mit Bildgebung [12]. Godemann et al. (2013) analysierten die Häufigkeit bildgebender Diagnostik im ambulanten und stationären Bereich und kamen deshalb auf 27 % für Versicherte der BARMER/GEK [13]. Da die Bildgebung zur Identifikation von behandelbaren Ursachen (z. B. Normaldruckhydrocephalus) und zur Differentialdiagnostik verschiedener Demenzformen zentral ist, muss auch hier von einer Unterversorgung ausgegangen werden. Studien, die auf Befragungen von Ärzten zur Diagnosepraxis bei Demenz beruhen, zeigen ein etwas optimistischeres Bild [14, 15], wobei nicht auszuschließen ist, dass besonders gerontopsychiatrisch interessierte Ärzte an diesen Befragungen teilnahmen.

11.1.3 Behandlungspraxis

Eine Leitlinien-gestützte Therapie von Demenzen umfasst psychosoziale Interventionen und eine medikamentöse Therapie im Rahmen eines Gesamtbehandlungsplans. Dabei gilt es, verbliebene alltagspraktische, kognitive und soziale Fertigkeiten zu erhalten und den erkrankten Menschen und seine Angehörigen bei der Bewältigung der Erkrankung zu unterstützen. Bei der *medikamentösen antidementiven Therapie* bei Alzheimer-Demenz und gemischten Demenzen kommen in Abhängigkeit vom Schweregrad Acetylcholinesterasehemmer und Memantine zum Einsatz. Hoffmann et al. konnten auf der Grundlage von Abrechnungsdaten zeigen, dass 13 % der neu diagnostizierten Demenzkranken im 1. Erkrankungsjahr einen Acetylcholinesterasehemmer erhielten [16]. Eine aktuelle Analyse von Bohlken et al. auf der Grundlage von umfassenden Kassendaten des Jahres 2011 mit über 1 Million prävalenter Demenzfälle ergab eine Verschreibungsrate bei Antidementiva von 24,6 % [17]. Wurde eine Alzheimer-Krankheit diagnostiziert, war die Verschreibungsrate mit 42 % höher. Die Verschreibungsrate war ebenfalls höher, wenn die Patienten sich in neuropsychiatrischer fachärztlicher Behandlung befanden. Substanzielle regionale Unterschiede mit einem Ost-West-Gefälle existieren. Eine Analyse zur Behandlungskontinuität mit Antidementiva bei 12.000 Demenzkranken über die Jahre 2003 bis 2013 ergab, dass nach 1 Jahr noch 60 % und nach 5 Jahren noch 34 % ein Antidementivum erhielten [18].

Eine zunehmende Bedeutung kommt den *psychosozialen Interventionen* zu. Sie fördern die kognitive Leistungsfähigkeit (kognitive Stimulation, kognitives Training), stützen das emotionale Wohlbefinden (Aktivitätsaufbau, Erinnerungstherapie in der Häuslichkeit), mildern Verhaltenssymptome (Aromatherapie, Musiktherapie) und tragen zur Aufrechterhaltung der Funktionsfähigkeit im Alltag bei (Ergotherapie) oder zielen auf verschiedene Funktionen (körperliche Aktivierung) [19]. Die Unterstützung der Bezugspersonen und pflegenden Angehörigen (Edukation, Verhaltensmanagement, Bewältigungsstrategien, Entlastungsstrategien) ist ebenfalls ein zentrales Element des Gesamtbehandlungsplans. Für den Einsatz psychosozialer Interventionen sind Therapiemotivation der Betroffenen und die Mitwirkung der Angehörigen unabdingbar. Grundsätzlich können im Rahmen der vertragsärztlichen Versorgungspraxis psychosoziale Interventionen von verschiedenen Berufsgruppen durchgeführt oder als Heilmittel verordnet werden. Für Details und Einschränkungen wird auf Kurz und Bohlken (2013) verwiesen [20]. Es gibt einige Hinweise, dass psychosoziale Interventionen zum Behandlungsrepertoire niedergelassener Fachärzte gehören [21]. Gleichzeitig werden die Möglichkeiten, die die Heilmittelverordnung bietet, kaum ausgeschöpft [22]. Gerontopsychiatrische Einrichtungen bieten das gesamte Repertoire an Evidenz-basierter Behandlung an. Belastbare Zahlen zur Nutzung psychosozialer Interventionen bei der Behandlung Demenzkranker und der Unterstützung der Angehörigen für Deutschland liegen jedoch gegenwärtig nicht vor. Es muss davon ausgegangen werden, dass die Chancen dieser komplexen Interventionen aktuell unzureichend genutzt werden.

Zur Behandlung von nichtkognitiven Symptomen insbesondere von herausforderndem Verhalten werden in der Praxis oft **Neuroleptika** genutzt, obgleich die Gefahren hinlänglich bekannt sind. Demenzkranke haben eine erhöhte Mortalität unter längerfristiger Neuroleptikatherapie und Maust et al. (2015) gehen von einer „number needed to harm" (NNH) von 26–40 Patienten aus [23]. Aktuelle bundesweite Ergebnisse zeigen, dass die Rate der Behandlung mit Neuroleptika bei Demenzkranken, die zu Hause leben, mit 35 % alarmierend hoch ist [17]. Zu ähnlichen Ergebnissen bezüglich vorangegangener Jahre kamen Schulz et al. 2013 [24]. Dabei handelt es sich nicht um Kurzzeitgaben. Booker et al. zeigten, dass bei deutlich über der Hälfte der Demenzkranken die antipsychotische Medikation für länger als 2 Jahre fortgeführt wurde [25]. Besonders dramatisch erscheint die Verordnung von Neuroleptika in Pflegeheimen. Dort werden über die Hälfte der demenzkranken Heimbewohner neuroleptisch behandelt [26, 27]. Zudem wissen wir, dass ältere Menschen ein besonderes Risiko für Arzneimittelnebenwirkungen haben und dass dieses Risiko bei Menschen mit Demenz zusätzlich erhöht ist. Wucherer et al. (2016) zeigten, dass der Gebrauch von **potenziell inadäquater Medikation** (Potentially Inappropriate Medication – PIM) auch bei Demenzkranken verbreitet ist. 22 % der Demenzkranken haben mindestens eine PIM-Medikation nach der PRISCUS-Liste erhalten, meist aus den Gruppen der Antidepressiva (Benzodiazepin und Analgetika), wobei die am häufigsten verschriebene PIM Amitriptylin, Etoricoxib und Doxazosin waren [28].

11.1.4 Versorgungssetting

Die meisten Senioren möchten in ihrer Wohnung und in ihrem privaten Umfeld alt werden [29]. Gegenwärtig leben in Deutschland etwa zwei von drei Demenzkranken in den eigenen vier Wänden, ein substanzieller Teil sogar allein [30]. Die große Mehrheit wird durch nahe Angehörige gepflegt, meist Frauen und Töchter. Menschen mit Demenz, die im Rahmen der Pflegeversicherung als pflegebedürftig eingestuft sind, können Geld-, aber auch Sachleistungen in Form von professioneller ambulanter Pflege nutzen. Zusätzliche ambulante Pflege wird von ca. einem Drittel der häuslichen Pflegearrangements genutzt und es ist davon auszugehen, dass der Anteil in Zukunft steigen wird [31]. Trotzdem fanden Eichler et al. 2016 bei über einem Drittel der zu Hause lebenden Demenzkranken ungedeckte Bedarfe im Bereich der Pflege, gefolgt von sozialen und rechtlichen Beratungsbedarfen z. B. für Leistungen im Rahmen der Pflegeversicherung [32].

Obgleich die meisten Senioren zu Hause alt werden möchten, bleibt vielen Demenzkranken im Verlauf ein Heimeintritt nicht erspart [33]. Heimeintritte sind für die Betroffenen und deren Angehörige eine schwere Entscheidung [34, 35]. Übersichtsarbeiten zeigen, dass für die Heimeinweisung eine ganze Reihe von Faktoren eine Rolle spielt. In einem konzeptionellen Rahmen [37, 38] unterscheiden Luppa et al. sog. *Predisposing, Need* und *Enabling variables,* die das Risiko und den Zeitpunkt für einen Übergang in eine Heimeinrichtung beeinflussen. Unter *Predisposing variables* werden hierbei soziodemographische Merkmale der Demenzkranken und pflegenden Angehörigen sowie Merkmale der Beziehung zwischen diesen gefasst. *Need variables* beinhalten sog. primäre und sekundäre Stressoren, die mit einer Demenzerkrankung assoziiert sein können. Primäre Stressoren umfassen Verhaltens-, kognitive und psychische Symptome der Demenzerkrankung. Wir wissen, dass besonders herausforderndes Verhalten ein starker Prädiktor für einen Heimeintritt ist. Zu den möglichen primären Stressoren zählen auch objektive Merkmale der Pflegesituation. Naheliegender Weise haben alleinlebende Demenzkranke ein besonders hohes Institutionalisierungsrisiko [36]. Sekundäre Stressoren beinhalten hingegen die vom pflegenden Angehörigen wahrgenommene Belastung bzw. den wahrgenommenen Stress durch die Pflegesituation und die entsprechenden Rollenanforderungen. *Enabling variables* adressieren die Verfügbarkeit formeller und informeller Versorgungs- und Unterstützungssysteme (ambulante Pflege, Betreuungsgruppen, Tagespflege, Kurzzeit- oder Verhinderungspflege, Verfügbarkeit von Heimeinrichtungen, familiäre und soziale Unterstützung) für den pflegenden Angehörigen, wie auch individuelle Ressourcen des pflegenden Angehörigen zum Umgang mit der Pflegesituation (z. B. Coping-Strategien) [37–39]. Einige der genannten Prädiktoren sind modifizierbar und bieten Ansatzpunkte für Interventionen, die Demenzkranke länger zu Hause leben lassen. Häusliche Pflegearrangements werden v. a. durch eine hohe subjektive Belastung der Pflegenden gefährdet. Diese Belastung erhöht sich bei herausforderndem Verhalten, bei wachsender Hilfebedürftigkeit und bei dysfunktionalen Einstellungen der Pflegenden. Gleichsam gefährden gesundheitliche Probleme der Pflegenden das Pflegearrangement, wobei Depressivität, Schlafstörung und muskuloskelettale Beschwerden bei pflegenden Angehörigen häufig sind. Es ist davon auszugehen, dass in Zukunft aufgrund diverser gesellschaftlicher Wandlungsprozesse, wie einer erhöhten Mobilität, einer verlängerten

Lebensarbeitszeit sowie mangelnder Vereinbarkeit von Sorgeaufgaben und Beruf, familiäre Pflegearrangements brüchiger werden.

Demenzen sind gegenwärtig der häufigste Grund für eine Institutionalisierung [40]. Im Rahmen der AgeCoDe-Studie konnte gezeigt werden, dass es im Durchschnitt gegenwärtig nur 4 Jahre dauert, bis Senioren, die in einem Privathaushalt wohnen und an einer Demenz erkranken, in eine Heimeinrichtung eintreten [38]. Schulze et al. (2015) bestätigten dieses Ergebnis auf der Grundlage von Kassendaten [41]. Aktuelle Ergebnisse aus Deutschland auf der Grundlage von Kassendaten mit über 10.000 neu erkrankten Demenzfällen zeigen, dass eine Behandlung durch einen Neurologen oder Psychiater den Heimeintritt verzögert [42]. Gegenwärtig sind 69 % aller Heimbewohner demenzkrank, 57 % davon schwer [43]. Zum gegenwärtigen Zeitpunkt können nur wenige allgemeine Aussagen zur aktuellen Versorgung Demenzkranker in deutschen Heimen gemacht werden. Obgleich der Medizinische Dienst der Krankenkassen (MDK) an jedes stationäre Pflegeheim Pflegenoten nach dem Schulnotenprinzip vergibt, ist deren Aussagekraft sehr eingeschränkt [44]. Seit den umfassenden Erhebungen von Schäufele und Weyerer vor über einer Dekade [45] haben Pflegeheime zunehmend auf Demenzkranke zugeschnittene Wohn- und Betreuungsangebote. Hausgemeinschaften, Wohngruppen oder Pflegeoasen sollen den besonderen Bedürfnissen demenzkranker Menschen besser gerecht werden. Übergreifende Wissensbestände zur Qualität der Versorgung Demenzkranker in Pflegeheimen sind limitiert und fokussieren auf Problemkonstellationen wie z. B. die freiheitsentziehenden Maßnahmen und Neuroleptikaverordnungen. Meyer et al. [46] berichteten in einer großen Erhebung in Hamburger Heimen, dass jeder vierte Heimbewohner von freiheitsentziehenden Maßnahmen betroffen war, wobei auch Bettgitter dazu zählen [46]. Zudem werden in Heimen häufiger Neuroleptika und seltener Antidementiva verabreicht [47]. Eine Vollerhebung in Leipziger Pflegeheimen konnte mittels einer Mehrebenenanalyse zeigen, dass der hohe Gebrauch an sedierenden Psychopharmaka in Heimen nicht nur mit den individuellen Charakteristika der Bewohner verknüpft ist, sondern sehr wohl, insbesondere was die Verabreichung von Bedarfsmedizin betrifft, vom institutionellen Kontext abhängt, z. B. von der Qualifikation des Personals [48]. Alternative Wohnformen, wie Demenz-Wohngemeinschaften, die ihre konzeptionellen Vorbilder vielfach in den west- und nordeuropäischen Nachbarländern haben, werden aktuell auch in Deutschland ausgebaut. Eine vergleichende Evaluation dieser Wohnformen mit anderen Settings steht an [49].

Auch Demenzkranke, die in der Häuslichkeit, in Einrichtungen der Langzeitpflege oder in alternativen Wohnformen leben, werden aus verschiedensten Gründen zuweilen in Allgemeinkrankenhäusern behandelt, insbesondere in internistischen und unfallchirurgischen Abteilungen. Ihr Risiko einer Krankenhausaufnahme ist größer als das von gleichaltrigen kognitiv gesunden Senioren. Jeder fünfte über 65-jährige Patient im Allgemeinkrankenhaus leidet an Demenz [50]. Schäufele und Bickel mussten in der aktuellen und methodisch hochwertigen General Hospital Study (GHoSt-Studie) feststellen, dass spezifische Betreuungsangebote eher selten zu finden waren und es an gerontopsychiatrischer Kompetenz mangelte.

11.1.5 Optimierungsbedarf bei der Versorgung Demenzkranker

Die vorliegenden überschaubaren Fakten weisen auf erhebliche Optimierungspotenziale bei der Diagnose- und Behandlungspraxis von Menschen mit demenziellen Erkrankungen in Deutschland hin. Die Zahlen legen eine medikamentöse Über-, Unter- und Fehlversorgung von Demenzkranken nahe. Zudem werden erhebliche Wissenslücken zur allgemeinen Versorgungspraxis von Demenzkranken und ihren Angehörigen mit Evidenz-basierten psychosozialen Interventionen in verschiedenen Versorgungssettings deutlich. Aktuell wird nur ein kleiner Teil der Ressourcen für die Versorgung Demenzkranker für die medizinische Versorgung eingesetzt [51]. Definierte Behandlungspfade, gerade auch in der Interaktion und Aufgabenteilung von Hausärzten und Gebietsärzten, erscheinen notwendig. Viele Aspekte der Versorgung Demenzkranker sind aus versorgungsforscherischer Perspektive wenig durchleuchtet. Das mag auch daran liegen, dass die Rahmenbedingungen der Versorgung Demenzkranker fragmentiert und für Außenstehende wenig transparent sind. Dabei greifen verschiedene patienten-, behandler- und systembezogene Aspekte ineinander. Darüber hinaus kommt den pflegenden Angehörigen und dem sozialen Kontext der Betroffenen eine zentrale Rolle zu. Zudem sind eine Reihe verschiedenster Akteure beteiligt: Hausärzte, Psychiater, Neurologen, Nervenärzte, Radiologen, Geriater in verschiedenen Settings, wie z. B. in Praxen, Gedächtnissprechstunden, Kliniken oder psychiatrischen Institutsambulanzen und in spezialisierten ambulanten, teilstationären und stationären gerontopsychiatrischen Diensten und Verbünden. Dazu kommen ambulante Pflegedienste, psychiatrische Pflege, Einrichtungen der Tagespflege, Möglichkeiten der Angehörigenanleitung und -beratung, Angehörigengruppen und Selbsthilfeangebote für Angehörige als auch Hilfen im Rahmen von bürgerschaftlichen Engagements. Auch die Einrichtungen der stationären Langzeitpflege, die Altenpflegeheime oder alternative Pflegesettings sind hier zu nennen.

11.1.6 Optimierung der Versorgung

Die Hoffnung auf eine effizientere Versorgung Demenzkranker ist auf die Etablierung einer sog. **multiprofessionellen und sektorübergreifenden kollaborativen Versorgung** gerichtet. Kollaborative Versorgung meint eine Organisation der Versorgung „um den Patienten herum", also eine patientenzentrierte Versorgung [52]. Zentrales Merkmal ist dabei ein Care-Manager, der in einem Versorgungsnetzwerk nach dem Prinzip einer gestuften Behandlung agiert, wobei die Evidenzbasierung der Behandlung und ein Monitoring der Behandlungsergebnisse zentrale Elemente sind.

Wir wissen aus verschiedenen Kontexten, dass eine solche kollaborative Versorgung effektiver ist [53]. Diese Prinzipien sind aus den Grundsätzen moderner psychiatrischer Gemeinde-basierter Behandlung [54] bekannt und werden in regionalen gerontopsychiatrischen Netzwerken und Verbünden bereits praktiziert.

Orientiert an dieser Zielrichtung wurden in Deutschland Hausarzt-basierte Versorgungmodelle auf den Weg gebracht. Ein Beispiel ist das *Dementia Care Management*, das im Rahmen der DelpHi-MV-Studie entwickelt und untersucht wurde und ein Versorgungsmodell für Menschen mit Demenz und deren Angehörige in der Häuslichkeit ist. Zudem wurde die Etablierung *regionaler transsektoraler Versorgungsnetzwerke* für Menschen mit Demenz und ihre Angehörigen gefördert, um Schnittstellenprobleme und Konkurrenzbeziehungen von Anbietern zu minimieren [55, 56]. Solche Netzwerke können als Verbund- oder Versorgungsnetzwerk etabliert werden. Versorgungsnetzwerke fokussieren auf bedarfsgerechte sektorenübergreifende Einzelfallhilfe, Verbundnetzwerke etablieren Leistungserbringer-übergreifende Strukturen. Heinrich et al. untersuchten im Rahmen einer Mixed-Method-Studie 13 Demenzversorgungsnetze in Deutschland [57]. Handlungsempfehlungen für Netzwerkgründer und -betreiber wurden erarbeitet (https://demenznetzwerke.de/). Zahlreiche solcher Netzwerke sind jüngst entstanden oder in Planung. Konzeptuelle Überschneidungen und praktische Synergien mit regional existierenden gerontopsychiatrischen Netzwerken und Verbünden sind auszuloten. Gleichzeitig findet in vielen deutschen Kommunen eine Sensibilisierung für gemeinsame Verantwortung für Menschen mit Demenz vor Ort statt und es entstehen z. B. im Rahmen der bundesweiten Aktion „Lokale Allianzen für Menschen mit Demenz" (https://www.lokale-allianzen.de/projekte/projektuebersicht.html) auf kommunaler Ebene Bündnisse, ähnlich den „Lokalen Bündnissen für Familien".

Die genannten Modelle zielen darauf, die Gemeinde-basierte Versorgung Demenzkranker zu verbessern – zweifelsohne ein vordringliches Anliegen, um Menschen mit Demenz gemäß ihren Präferenzen länger in der Häuslichkeit leben zu lassen. Gleichwohl wird vor dem Hintergrund der demographischen Entwicklung und dem Rückgang der formellen und informellen Pflegepotenziale in der Gesellschaft die institutionelle Langzeitpflege eine Säule der Versorgung besonders für Schwerkranke bleiben. Der Umzug in ein Pflegeheim erfolgt häufig in einem fortgeschrittenen Stadium der Pflegebedürftigkeit und ist oft der letzte Aufenthaltsort [38]. Das multinationale RightTimePlaceCare-Consortium verweist darauf, dass es einen Teil demenzkranker Heimbewohner gibt, der mit bestehenden Strukturen angemessener in der Gemeinde hätte versorgt werden können. Trotzdem muss davon ausgegangen werden, dass die stationäre Langzeitpflege auch durch ausgebaute Gemeinde-basierte Dienste nicht vollständig ersetzt werden kann [58]. Es erscheint notwendig, dass Demenzkranken und ihren Angehörigen auch eine fundierte Entscheidungsunterstützung für die Wahl des Versorgungssettings zuteilwird. Aus Sicht der Leistungsträger ist die Heimversorgung die kostenintensivere Versorgungsform, was insbesondere den hohen formellen Pflegekosten geschuldet ist [47, 59]. Dagegen ist eine Gemeinde-basierte Versorgung aus Sicht der Kostenträger günstiger, weil hier die informell erbrachten (und unbezahlten) Pflegeleistungen durch Angehörige nicht zu Buche schlagen. Aktuelle Analysen aus der gesamtgesellschaftlichen Perspektive [60] geben dabei ein differenzierteres Bild. In diesen Analysen werden alle potenziellen Kosten eingerechnet und auch die informellen Pflegekosten, die unbezahlt durch Angehörige erbracht werden. Die unadjustierten mittleren jährlichen Kosten aus gesamtgesellschaftlicher Perspektive betragen für Demenzpatienten, die in der Gemeinde wohnen, 29.930 € und für solche, die in Pflegeheimen wohnen, 33.482 €. Werden diese Analysen neben Alter, Geschlecht und Komorbidität für die Einschränkung in den Aktivitäten des täglichen Lebens kontrolliert, fallen die Versorgungskosten zu Hause signifikant höher aus als die Versorgung in Heimen [60]. Diese Fakten sprechen dafür, zeitgleich mit dem dringend gebotenen Ausbau Gemeinde-basierter Versorgungsmodelle und deren Vernetzung, ein ausbalanciertes Konzept für die quartiersbezogene Versorgung Demenzkranker vorzulegen, dass eine zeitgemäße und bedürfnisorientierte Anpassung und die konzeptuelle Weiterentwicklung der institutionellen Langzeitpflege berücksichtigt. Mit den gesetzlichen Neuregelungen des alten Heimrechts eröffnen sich neue Chancen für die verstärkte Schaffung gemeinschaftlicher, kleiner Wohn- und Versorgungseinheiten, wie Wohngemeinschaften für Menschen mit Demenz, und alternative Pflegesettings. Eine profunde gerontopsychiatrische Kompetenz ist für die Veränderungsprozesse und die Optimierung der Versorgung unabdingbar.

Hans-Helmut König, Christian Brettschneider

11.2 Versorgungskosten der Demenz in Deutschland

11.2.1 Einleitung

Demenz ist eine der häufigsten neuropsychiatrischen Störungen im Alter mit einer stark altersabhängigen Prävalenz. Während im Alter zwischen 65 und 69 Jahren nur ca. 1 % der Bevölkerung betroffen ist, liegt dieser Anteil unter den über 90-Jährigen bei 30 % oder darüber [1, 61, 62]. Aufgrund der durch den demographischen Wandel bedingten Zunahme der Anzahl älterer Menschen ist in Deutschland mit einem starken Anstieg der Anzahl der Menschen mit Demenz zu rechnen. Während im Jahr 2010 ca. 1,2 Millionen Bundesbürger eine Demenzdiagnose hatten, werden es im Jahr 2020 voraussichtlich 1,5 Millionen und im Jahr 2050 sogar 2,6 Millionen sein [63]. Die Weltgesundheitsorganisation prognostiziert, dass im Jahr 2030 in den einkommensstarken Ländern die Demenz an dritter Stelle der Liste der Krankheiten mit der größten Krankheitslast stehen wird, nur übertroffen von unipolarer Depression und ischämischen Herzkrankheiten [64].

Definitionsgemäß ist Demenz ein Syndrom unterschiedlicher Ätiologie, das durch einen fortschreitenden Verlust kognitiver Funktionen charakterisiert ist und zu einer signifikanten Beeinträchtigung der Betroffenen bei den Aktivitäten des täglichen Lebens führt. Hinzu kommen häufig komplexe Verhaltensstörungen (Behavioral and Psychological Symptoms of Dementia – BPSD) [65]. Das Fortschreiten der Demenz führt unausweichlich zu einem zunehmenden Bedarf der Betroffenen an Unterstützung, Pflege und Beaufsichtigung [66].

In frühen Stadien werden Menschen mit Demenz meist zu Hause von Angehörigen und/oder professionellen Pflegediensten gepflegt [67, 68]. Aufgrund der zunehmenden kognitiven Einschränkungen und des Auftretens von BPSD steigt die Belastung der pflegenden Angehörigen und es wächst der Bedarf an professioneller Pflege. Wenn die Belastung der Angehörigen zu groß wird, kann die Aufnahme der Betroffenen in ein Pflegeheim notwendig werden [69]. Neben der pflegerischen Versorgung beanspruchen Menschen mit Demenz auch in erhöhtem Maße medizinische Versorgungsleistungen [70, 71], wobei die diesbezügliche Evidenz jedoch nicht eindeutig ist [72, 73].

Die ökonomischen Folgen der Demenz sind erheblich. Neben der medizinischen Versorgung verursacht insbesondere der enorme Pflegebedarf hohe Kosten für die betroffenen Familien, das Gesundheitssystem und die Gesellschaft insgesamt [59, 74]. Vor dem Hintergrund der steigenden Prävalenz der Demenz ist es für Entscheidungsträger wichtig, verlässliche Daten zu den Kosten der Versorgung von Menschen mit Demenz zur Verfügung zu haben, um diese bei der Planung der Versorgung und deren Finanzierung berücksichtigen zu können [75, 76].

Während die Kosten der professionellen (formellen) Pflege und der medizinischen Versorgung vergleichsweise einfach bestimmt werden können, gestaltet sich die Bestimmung der Kosten der (informellen) Pflege durch Angehörige aufgrund fehlender Preise schwieriger. Dennoch steht außer Frage, dass informelle Pflege mit einem erheblichen Verbrauch der Ressource Arbeitskraft verbunden ist und einen großen gesellschaftlichen Wert hat.

Der vorliegende Aufsatz gibt zunächst eine Einführung in die methodischen Ansätze der Messung von Krankheitskosten unter besonderer Berücksichtigung der ökonomischen Bewertung von informeller Pflege. Danach werden aktuelle Ergebnisse von Krankheitskostenstudien aus Deutschland zu den Kosten der Versorgung von Menschen mit Demenz vorgestellt. Abschließend werden die Ergebnisse zusammengefasst und ein kurzer Ausblick auf zu erwartende ökonomische Probleme im Bereich informeller Pflege gegeben.

11.2.2 Methodik der Kostenmessung

Definition, Messung und Bewertung von Krankheitskosten hängen von der Perspektive ab, aus der die Kostenmessung durchgeführt wird. Aus der Sicht eines Kostenträgers (sog. *Kostenträgerperspektive*), wie z. B. der sozialen Pflegeversicherung, sind die Kosten dessen Ausgaben, d. h. die gezahlte Vergütung für Leistungen, die für Menschen mit Demenz erbracht wurden. Hierzu zählt insbesondere die (anteilige) Vergütung der Leistungen von professionellen Pflegediensten und Pflegeheimen. Vom Leistungsempfänger getragene Zuzahlungen, die im Pflegebereich ganz erheblich sein können, und insbesondere von Angehörigen erbrachte informelle Pflegeleistungen bleiben aus der Kostenträgerperspektive weitgehend unberücksichtigt und schlagen allenfalls indirekt in Form der Ausgaben für das Pflegegeld zu Buche. Aus der *gesellschaftlichen Perspektive* hingegen bestehen die Kosten aus dem gesamten, in Geldeinheiten bewerteten Ressourcenverbrauch, und zwar unabhängig davon, wer diese Kosten trägt. Dabei sind private Zuzahlungen genauso zu berücksichtigen wie der Zeitaufwand von pflegenden Angehörigen. Weil die gesellschaftliche Perspektive die umfassendste und neutralste Perspektive ist, wird sie in der wissenschaftlichen Diskussion als Perspektive der Wahl empfohlen [77].

Hinsichtlich des methodischen Ansatzes unterscheiden sich Krankheitskostenstudien darin, ob sie nur krankheitsspezifische Kosten oder die gesamten Versorgungskosten erfassen. Beim *krankheitsspezifischen Kostenmessansatz* werden nur Kosten für Leistungen berücksichtigt, die direkt im Zusammenhang mit der interessierenden Krankheit stehen. Die Abgrenzung krankheitsspezifischer Leistungen ist aber insbesondere beim Vorliegen von Komorbiditäten schwierig. Beim *Gesamtkostenmessansatz* werden alle Kosten der untersuchten Patienten berücksichtigt, unabhängig davon, ob die Kosten auf die interessierende Krankheit oder auf Komorbiditäten zurückgehen. Dadurch werden die Krankheitskosten häufig überschätzt. Durch einen Vergleich mit einer geeigneten Kontrollgruppe, die sich von den Patienten nur im Vorliegen der interessierenden Krankheit unterscheidet, können jedoch die krankheitsspezifischen Kosten als Differenz zwischen den Gruppen geschätzt werden (sog. *Excess-Kosten*). Im Folgenden wird aufgrund der unterschiedlichen methodischen Ansätze der ausgewerteten Studien zwischen „Kosten bei Demenz", womit Gesamtkosten gemeint sind, und „Kosten von" bzw. „Kosten der Demenz" als Bezeichnung für Excess-Kosten bzw. indikationsspezifische Kosten differenziert.

In der Literatur werden häufig *direkte und indirekte Kosten* unterschieden. Als „direkt" werden dabei alle Kosten bezeichnet, die unmittelbar aus dem Verbrauch von Ressourcen im Zusammenhang mit medizinischen und nichtmedizinischen Versorgungsleistungen resultieren. Demgegenüber quantifizieren „indirekte" Kosten den krankheitsbedingten Produktivitätsverlust, der durch die vorübergehend reduzierte Produktivität eines Patienten am Arbeitsplatz, durch Arbeitsunfähigkeit, dauerhafte Minderung der Erwerbsfähigkeit oder auch vorzeitigen Tod entstehen kann. Da Demenzerkrankungen meist erst im Rentenalter auftreten, spielen indirekte Krankheitskosten nur eine geringe Rolle, d. h., Demenz ist nur selten mit Produktivitätsausfällen in der formellen Wirtschaft verbunden. Demenz kann jedoch durchaus mit Produktivitätsverlusten bei unbezahlter Arbeit wie Haushaltstätigkeiten oder ehrenamtliche Tätigkeiten verbunden sein kann. Auf solche potenziellen indirekten Kosten von Demenz wird im vorliegenden Aufsatz jedoch nicht näher eingegangen.

Die direkten Kosten umfassen medizinische und nichtmedizinische Kosten. Zu den direkten medizinischen Kosten gehören z. B. die Kosten der stationären und der ambulant-ärztlichen Versorgung, der Heilmittel (z. B. Physiotherapie, Ergotherapie) und der Hilfsmittel (z. B. Gehhilfen). Zu den direkten nichtmedizinischen Kosten zählen die Kosten der professionellen ambulanten, teilstationären und vollstationären Pflege sowie der informellen Pflege durch Angehörige. Hinzu kommen weitere mögliche Kosten wie z. B. Transportkosten oder Kosten durch komplementäre Versorgung, etwa sozialpsychiatrische Beratung.

Während die monetäre Bewertung der meisten formellen Versorgungsleistungen durch Marktpreise oder administrative Preise erfolgen kann, ist die Berechnung der Kosten von informeller Pflege schwieriger. Die Schwierigkeiten resultieren daraus, dass es keinen Marktpreis für informelle Pflege gibt. In der gesundheitsökonomischen Literatur existieren verschiedene Vorschläge, um der für informelle Pflege aufgewendeten Zeit einen monetären Wert zuzuordnen. Es gibt jedoch keinen Goldstandard. Zu den vorgeschlagenen Ansätzen gehören insbesondere der Opportunitätskostenansatz und der Substitutionskostenansatz [78, 79]. Beim *Opportunitätskostenansatz* wird davon ausgegangen, dass der Wert der aufgebrachten informellen Pflegezeit dem entgangenen Nutzen aus der bestmöglichen alternativen Verwendung der Zeit (in Form von bezahlter Arbeitszeit oder Freizeit) entspricht. Dabei liegt der Fokus also auf dem Zeitaufwand der Pflegeperson und dem Wert dieser Zeit hinsichtlich alternativer Tätigkeiten, und nicht auf dem Ergebnis der Pflege. Wäre die Pflegeperson, wenn sie keine Pflege zu leisten hätte, beispielsweise einer bezahlten beruflichen Tätigkeit nachgegangen, dann bestehen die Opportunitätskosten der informellen Pflege aus dem entgangenen Einkommen. Ein Nachteil des Opportunitätskostenansatzes ist, dass zur monetären Bewertung des Zeitaufwandes bekannt sein muss, welchen alternativen Tätigkeiten die Pflegeperson nachgegangen wäre, oder es müssen darüber Annahmen getroffen werden. Als Alternative zum Opportunitätskostenansatz kann der *Substitutionskostenansatz* eingesetzt werden. Er eignet sich v. a. dann, wenn keine Informationen über alternative Tätigkeiten einer Pflegeperson vorliegen oder das Treffen von Annahmen schwierig ist. Beim Substitutionskostenansatz liegt der Fokus auf dem Ergebnis der Pflege, und es wird angenommen, dass dieselbe Pflegeleistung auch von einer professionellen Pflegekraft hätte erbracht werden können. Entsprechend wird der Zeitaufwand für die Pflege mit den Arbeitskosten für eine professionelle Pflegekraft bewertet. Dabei wird unterstellt, dass sich informelle und formelle Pflegekräfte hinsichtlich der Qualität und Effizienz der erbrachten Pflege nicht unterscheiden. Während die Qualität der informellen Pflege in der Realität jedoch besser oder schlechter sein kann, ist ihre Effizienz gemessen an der Zeit, die für spezifische Aufgaben benötigt wird, vermutlich eher geringer als die von ausgebildeten und erfahrenen professionellen Pflegekräften. Neuere Ansätze zur Bewertung von informeller Pflege verwenden Methoden zur Messung der Zahlungsbereitschaft für informelle Pflege oder zur Messung von Präferenzen von Pflegepersonen [80–82].

11.2.3 Versorgungskosten der Demenz in Deutschland

Im Folgenden werden die methodischen Charakteristika und Ergebnisse verschiedener Studien vorgestellt, in denen die Kosten der Versorgung von Menschen mit Demenz in Deutschland bestimmt wurden. Dabei werden zuerst Studien vorgestellt, in denen die durchschnittlichen Gesamt- oder Excess-Kosten in unterschiedlichen Stichproben analysiert wurden. Anschließend folgt die Darstellung von Studien, in denen die Versorgungskosten von institutionalisierten und zu Hause lebenden Menschen mit Demenz verglichen wurden. Abschließend werden Studien vorgestellt, in denen die Einflussfaktoren auf Leistungsinanspruchnahme und Kosten von Menschen mit Demenz im Längsschnitt untersucht wurden.

11.2.3.1 Gesamt- und Excess-Kosten von Menschen mit Demenz

Tabelle 11.1 zeigt die methodischen Charakteristika von vier verschiedenen Studien, in denen die durchschnittlichen jährlichen Gesamt- und/oder Excess-Kosten von Menschen mit Demenz bestimmt wurden. Die Studien unterscheiden sich nicht nur in der verwendeten Definition und dem Schweregrad der Demenz, dem Alter und Geschlecht der Patienten sowie deren Wohnsituation, sondern insbesondere auch in der Perspektive der Kostenmessung und der damit verbundenen Berücksichtigung der informellen Pflege. Außerdem stammen die Kostendaten der Studien aus unterschiedlichen Jahren. Um den Vergleich der berichteten Kosten zu erleichtern, wurden alle Kosten mittels Preisindex für das Bruttoinlandsprodukt [86] auf das Jahr 2015 inflationiert.

Kostenträgerperspektive: Aus der Kostenträgerperspektive bestimmten Michalowsky et al. [83] die durchschnittlichen Kosten bei Demenz in einer Stichprobe von 250 zu Hause lebenden Probanden, die beim Hausarzt mittels DemTec-Screening-Test [87] positiv auf Demenz gescreened worden waren. Als Datenquelle für die Berechnung der Kosten dienten Interviews zur Leistungsinanspruchnahme mit den Betroffenen bzw. deren Pflegepersonen; die in Anspruch genommenen Leistungsmengen wurden dann mit Durchschnittspreisen multipliziert. Die Kosten der gesamten Versorgung beliefen sich auf 7.227 €/Jahr, wovon drei Viertel auf die medizinische Versorgung und nur ein Viertel auf die professionelle häusliche Pflegeversorgung entfielen (Tab. 11.2). Ebenfalls aus der Kostenträgerperspektive analysierten Schwarzkopf et al. [84] auf Grundlage von Abrechnungsdaten der gesetzlichen Krankenversicherung und der sozialen Pflegeversicherung die Versorgungskosten von 9.147 Versicherten, bei denen aus den Abrechnungsdiagnosen bzw. den verschriebenen Arzneimitteln deutliche Hinweise auf das Vorliegen einer Demenzerkrankung zu entnehmen waren. Etwa ein Drittel der eingeschlossenen Versicherten lebte bereits in einer Pflegeeinrichtung. Die aus den Kassendaten bestimmten Gesamtkosten der Versorgung beliefen sich auf durchschnittlich 14.108 €/Jahr, wovon knapp die Hälfte auf die medizinische Versor-

Tab. 11.1: Charakteristika von Krankheitskostenstudien zur Bestimmung von Gesamt- oder Excess-Kosten der Demenz.

Autor	Michalowsky et al. 2016 [83]	Schwarzkopf et al. 2012 [84]	Schwarzkopf et al. 2011 [85]	Leicht et al. 2011 [51]
Perspektive	Kostenträger	Kostenträger	Gesellschaft	Gesellschaft
Gesamtkosten/ Excess-Kosten	Ja/Nein	Ja/Ja	Ja/Nein	Ja/Ja
Datenquelle	Interview	GKV, SPfV	GKV, SPfV, Interview	Interview
Kostenjahr	2014	2006	2008	2008
Monetäre Bewertung der informellen Pflege	–	–	31,55 €/h für ADL[a] 18,55 €/h für IADL[a]	20,84 €/h[a]
Definition der Demenz	Screening (DemTec < 9)	ICD-10, ATC	Hausarztdiagnose	DSM-IV
Stadieneinteilung, Kriterium	–	–	MMSE	CDR
N Demenzpatienten (nach Stadium: leicht/mittel/schwer)	240	9.147	383 (247/135/–)	176 (121/32/23)
Durchschnittsalter	79,8	81,6	80,4	85,3
Anteil Frauen	52 %	75 %	68 %	69 %
Anteil institutionalisiert	0 %	32 %	0 %	36 %

GKV, Gesetzliche Krankenversicherung; SPfV, Soziale Pflegeversicherung;
ADL, Activities of Daily Living; ATC, Anatomisch-therapeutisch-chemisches Klassifikationssystem;
MMSE, Mini-Mental-State-Examination; CDR, Clinical Dementia Rating.
a inflationiert auf das Jahr 2015.

gung und etwas mehr als die Hälfte auf die professionelle Pflege entfielen. Zusätzlich zu den Gesamtkosten bestimmten die Autoren auch demenzspezifische Excess-Kosten durch den Vergleich mit einer gematchten Kontrollgruppe von Versicherten, bei denen kein Hinweis auf eine Demenzerkrankung vorlag. Die Excess-Kosten der Versorgung beliefen sich auf durchschnittlich 9.497 €/Jahr, wovon etwa zwei Drittel auf die professionelle Pflege entfielen. Während also nur ein kleiner Anteil der medizinischen Versorgungskosten bei Demenz spezifisch für die Versorgung der Demenz war, galt dies für einen Großteil der Kosten der professionellen Pflege. Das im Vergleich zu der Studie von Michalowski et al. insgesamt deutlich höhere Niveau der Versorgungskosten bei Demenz ist insbesondere auf höhere professionelle Pflegekosten in der Versichertenstichprobe zurückzuführen, von der bereits ein Drittel im Pflegeheim versorgt wurde, während Michalowski et al. ausschließlich zu Hause lebende Menschen analysierten. Die Kosten der medizinischen Versorgung unterschieden sich in beiden Studien hingegen nur wenig. Da beide vorgestellten

Tab. 11.2: Ergebnisse von Krankheitskostenstudien: Gesamt- und Excess-Kosten pro Jahr nach Versorgungssektor und Schweregrad der Demenz[a].

		Michalowsky et al. 2016	Schwarzkopf et al. 2012			Leicht et al. 2011			
		Gesamt-stichprobe	Gesamt-stichprobe	Leichte Demenz	Mittelgrd. Demenz	Gesamt-stichprobe	Leichte Demenz	Mittelgrd. Demenz	Schwere Demenz
Gesamte Versorgung	Gesamtkosten	7.227 €	14.108 €	44.558 €	70.011 €	34.319 €	27.244 €	45.849 €	55.503 €
	Excess-Kosten	k.A.	9.497 €	k.A.	k.A.	k.A.	17.252 €	35.175 €	46.611 €
Medizinische Versorgung	Gesamtkosten	5.452 €	6.644 €	10.238 €	11.702 €	7.778 €	6.880 €	8.452 €	11.567 €
	Excess-Kosten	k.A.	2.923 €	k.A.	k.A.	k.A.	1.466 €	2.681 €	6.215 €
Professionelle Pflege	Gesamtkosten	1.774 €	7.262 €	1.070 €	2.639 €	12.890 €	10.220 €	16.938 €	21.313 €
	Excess-Kosten	k.A.	6.351 €	k.A.	k.A.	k.A.	7.747 €	14.237 €	19.250 €
Informelle Pflege	Gesamtkosten	k.A.	k.A.	34.341 €	58.347 €	13.374 €	9.907 €	20.322 €	21.945 €
	Excess-Kosten	k.A.	k.A.	k.A.	k.A.	k.A.	7.826 €	18.197 €	20.455 €

a Kosten wurden inflationiert auf das Jahr 2015.
k. A. = keine Angaben.

Studien aus der Kostenträgerperspektive durchgeführt wurden, blieben die Kosten der informellen Pflege und private Zuzahlungen der Versicherten weitgehend unberücksichtigt.

Gesellschaftliche Perspektive: Im Unterschied dazu wurden die beiden folgenden Studien aus der gesellschaftlichen Perspektive unter expliziter Berücksichtigung der Kosten informeller Pflege durchgeführt. Beide Studien verwendeten den Substitutionskostenansatz zur Berechnung der informellen Pflegekosten. Schwarzkopf et al. [85] analysierten die Versorgungskosten einer Stichprobe von 383 zu Hause lebenden Patienten, bei denen der Hausarzt eine leichte oder mittelgradige Demenz diagnostiziert hatte. Die Daten zur Kostenberechnung stammten aus Abrechnungsdaten der gesetzlichen Krankenversicherung und der sozialen Pflegeversicherung sowie aus Interviews mit Patienten bzw. deren Pflegepersonen. Die Gesamtkosten der Versorgung betrugen durchschnittlich 53.024 €/Jahr, wovon etwa 80 % auf die informelle Pflege, 20 % auf die medizinische Versorgung und nur ein sehr geringer Anteil auf die professionelle Pflege entfiel. Eine Auswertung der Daten nach Schweregrad der Demenz zeigte einen Anstieg der durchschnittlichen Gesamtkosten von 44.558 €/Jahr bei leichter Demenz auf 70.011 €/Jahr bei mittelgradiger Demenz. Dieser Anstieg war zum größten Teil auf die informellen Pflegekosten zurückzuführen, während sich die Kosten der medizinischen Versorgung mit dem Schweregrad kaum erhöhten.

Ebenfalls aus der gesellschaftlichen Perspektive analysierten Leicht et al. [51] die Versorgungskosten von 176 Patienten mit leichter, mittelgradiger oder schwerer Demenz nach DSM-IV, von denen 36 % bereits institutionalisiert waren. Die Gesamtkosten der Versorgung beliefen sich auf durchschnittlich 34.319 €/Jahr, wovon jeweils knapp unter 40 % auf professionelle und informelle Pflege, sowie 22 % auf die medizinische Versorgung entfielen. Auch in dieser Studie zeigte sich ein deutlicher Kostenanstieg mit zunehmendem Schweregrad – insbesondere bei den professionellen und informellen Pflegekosten – mit der Konsequenz, dass sich die gesamten Versorgungskosten von 27.244 €/Jahr bei leichter Demenz auf 55.503 €/Jahr bei schwerer Demenz in etwa verdoppelten. Zusätzlich zu den Gesamtkosten ermittelten Leicht et al. auch die demenzspezifischen Excess-Kosten durch den Vergleich mit einer nicht von Demenz betroffenen Kontrollgruppe. Die Excess-Kosten der gesamten Versorgung stiegen von 17.252 €/Jahr bei leichter Demenz auf 46.611 €/Jahr bei schwerer Demenz, was wiederum insbesondere auf den Anstieg der professionellen und informellen Pflegekosten zurückzuführen war. Im Vergleich zur der ebenfalls aus gesellschaftlicher Perspektive durchgeführten Studie von Schwarzkopf et al. waren bei Leicht et al. die Kosten der professionellen Pflege höher, aber die Kosten der informellen Pflege deutlich niedriger. Dies ist insbesondere auf die Zusammensetzung der Stichprobe zurückzuführen, die bei Schwarzkopf et al. ausschließlich zu Hause lebte und deshalb vorwiegend informell gepflegt wurde, während die Stichprobe von Leicht et al. auch Pflegeheimbewohner umfasste, bei denen insbesondere professionelle Pflegekosten zu Buche schlugen. Ein weiterer Grund für die sehr hohen informellen Pflegekosten bei

Schwarzkopf et al. ist der relativ hohe Kostensatz von 31,55 €/Stunde für informelle Pflege im Bereich der Aktivitäten des täglichen Lebens (ADL), der nach dem Substitutionskostenansatz verwendet wurde, während Leicht et al. nur einen entsprechenden Kostensatz von 20,84 €/Stunde anlegten. Ähnlich waren hingegen die Kosten der medizinischen Versorgung, die in beiden Studien einen Anteil von jeweils durchschnittlich nur etwa 20 % ausmachte.

11.2.3.2 Vergleich der Versorgungskosten von institutionalisierten und zu Hause lebenden Menschen mit Demenz

Aus unterschiedlichen Perspektiven verglichen Schwarzkopf et al. [47] und König et al. [88] die Versorgungskosten von institutionalisierten und zu Hause lebenden Menschen mit Demenz (Tab. 11.3). Die aus der Kostenträgerperspektive durchgeführte Analyse von Schwarzkopf et al. basiert auf Abrechnungsdaten der gesetzlichen Krankenversicherung und der sozialen Pflegeversicherung, in denen 2.934 institutionalisierte und 5.484 zu Hause lebende Versicherte mit einer Demenzdiagnose nach ICD-10 oder entsprechenden Arzneimittelverschreibungen identifiziert wurden. Der Vergleich der beiden Versichertengruppen zeigte – nach Kontrolle für Alter, Geschlecht, Komorbidität, Mortalität und Pflegestufe – um 13.285 €/Jahr höhere Gesamtkosten in der institutionalisierten Gruppe, was fast ausschließlich auf höhere Kosten der professionellen Pflege zurückzuführen war. Kosten der informellen Pflege

Tab. 11.3: Charakteristika und Ergebnisse von Studien zum Vergleich der Kosten zwischen institutionalisierten und zu Hause lebenden Menschen mit Demenz.

Autor	Schwarzkopf et al. 2013	König et al. 2014
Perspektive	Kostenträger	Gesellschaft
Datenquelle	GKV, SPfV	Interview
Kostenjahr	2006	2008
Monetäre Bewertung der informellen Pflege	—	20,84 €/h
Definition der Demenz	ICD-10, ATC	DSM-IV
N institutionalisiert/zuhause	2.934/5.484	48/128
Durchschnittalter (institutionalisiert/zuhause)	84,3/80,1	86,2/85,0
Anteil Frauen (institutionalisiert/zuhause)	84 %/70 %	75 %/66 %
Kostendifferenz gesamte Versorgung	13.285 €[a,c]	−12.647 €[b,c]
Kostendifferenz medizinische Versorgung	259 €[a,c]	n. s.[b]
Kostendifferenz professionelle Pflege	12.780 €[a,c]	8.900 €[b,c]
Kostendifferenz informelle Pflege	—	−22.950 €[b,c]

GKV, Gesetzliche Krankenversicherung; SPfV, Soziale Pflegeversicherung;
ATC, Anatomisch-therapeutisch-chemisches Klassifikationssystem;
a Kontrolle für Alter, Geschlecht, Komorbidität, Mortalität und Pflegestufe;
b Kontrolle für Alter, Geschlecht, Komorbidität Barthel Index und IADL Score;
c inflationiert auf das Jahr 2015

wurden – der Perspektive entsprechend – nicht berücksichtigt. König et al. verglichen die Versorgungskosten aus der gesellschaftlichen Perspektive von 48 institutionalisierten und 128 zu Hause lebenden Menschen mit einer Demenzdiagnose nach DSM-IV basierend auf Interviews und einer Bewertung der informellen Pflege nach dem Substitutionskostenansatz (20,84 €/Stunde). Überraschenderweise ergaben sich – nach Kontrolle für Alter, Geschlecht, Komorbidität, Bartel-Index und IADL-Score – in der Gruppe der institutionalisierten Demenzpatienten um 12.647 €/Jahr niedrigere Gesamtkosten: Zwar waren die Kosten der professionellen Pflege im Pflegeheim um fast 8.900 €/Jahr höher als bei den zu Hause lebenden Patienten, jedoch waren die Kosten der informellen Pflege im Pflegeheim um beinahe 23.000 €/Jahr geringer, woraus sich im Saldo die Kosteneinsparung aus gesellschaftlicher Perspektive ergab. Als Grund für die vergleichsweise hohen Kosten der informellen Pflege wurde von den Autoren das bei der informellen Pflege höhere Betreuungsverhältnis von zu Hause lebenden Patienten genannt, während sich im Pflegeheim durch die Betreuung von Patientengruppen Größenvorteile ergaben.

11.2.3.3 Einflussfaktoren auf Leistungsinanspruchnahme und Kosten von Demenzpatienten

Leicht et al. [89] analysierten verschiedene Einflussfaktoren auf die Versorgungskosten von 175 Patienten mit Demenz nach DSM-IV, von denen zu Beginn der 18-monatigen Beobachtungsdauer bereits 35 % institutionalisiert waren. Auf die Gesamtkosten aus gesellschaftlicher Perspektive hatte die Pflegeheimaufnahme einen signifikanten negativen Einfluss, während funktionelle Einschränkungen gemessen mit Bartel-Index und IADL-Score die Gesamtkosten erhöhten. Auf die Kosten der professionellen Pflege hatten Alter, männliches Geschlecht, Pflegeheimaufnahme und der Bartel-Index jeweils einen signifikanten positiven Einfluss; auf die Kosten der informellen Pflege hatten das Alter und die Pflegeheimaufnahme einen signifikanten negativen, die Komorbidität und der IADL-Score hingegen einen signifikanten positiven Einfluss. Ähnlich wie in der oben zitierten Studie von König et al. war also die Pflegeheimaufnahme mit einer Reduktion der Gesamtkosten aus der gesellschaftlichen Perspektive verbunden, was durch eine starke Reduktion der informellen Pflegekosten bei gleichzeitig betragsmäßig geringerer Erhöhung der professionellen Pflegekosten begründet war. Hajek et al. [90] analysierten die Entwicklung der professionellen und informellen Pflegezeiten in einer Stichprobe von 126 zu Hause lebenden Patienten mit einer Demenz nach DSM-IV über einen Zeitraum von 18 Monaten. Die Ergebnisse zeigten einen positiven Einfluss des Alters auf die Dauer der professionellen Pflegezeit, während die Dauer der informellen Pflegezeit durch eine Verschlechterung des Demenzstadiums und den Familienstand „verheiratet" erhöht wurde (Tab. 11.4).

Tab. 11.4: Charakteristika und Ergebnisse von Längsschnittanalysen der Einflussfaktoren auf Leistungsinanspruchnahme bzw. Kosten von Menschen mit Demenz.

Autor	Leicht et al. 2013	Hajek et al. 2014
Follow-up-Zeitraum	18 Monate	18 Monate
Leistungssektoren	M, P, I (Kosten)	P, I (Pflegezeit)
Datenquelle	Interview	Interview
Definition der Demenz	DSM-IV	DSM-IV
N zur Baseline	175	126
Durchschnittsalter zur Baseline	85,3	85,0
Anteil Frauen zur Baseline	69 %	66 %
Anteil institutionalisiert zur Baseline	35 %	0 %
Einflussfaktoren gesamte Versorgung	Pflegeheimaufnahme (–) Barthel-Index (+) IADL Score (+)	—
Einflussfaktoren medizinische Versorgung	Barthel Index (+)	—
Einflussfaktoren professionelle Pflege	Pflegeheimaufnahme (+) Barthel-Index (+) Alter (+) Männlich (+)	Alter (+)
Einflussfaktoren informeller Pflege	Pflegeheimaufnahme (–) IADL Score (+) Alter (–) Komorbidität (+)	Verheiratet (+) Demenzstadium (+)

M, Medizinische Versorgung; P, professionelle Pflege; I, informelle Pflege; (+) positiver Einfluss; (–) negativer Einfluss

11.2.4 Zusammenfassung und Ausblick

Die Versorgung von Menschen mit Demenz verursacht in Deutschland hohe Kosten für die Sozialversicherung und die Gesellschaft. Ein Großteil der Kosten resultiert aus dem hohen Pflegebedarf, während auf die krankheitsspezifische medizinische Versorgung nur vergleichsweise geringe Kosten entfallen. Mit zunehmender Krankheitsschwere und der damit einhergehenden Zunahme der funktionellen Einschränkungen steigen die durchschnittlichen Kosten der professionellen und informellen Pflege stark an. Bei zu Hause lebenden Patienten wird ein Großteil der Pflege von Angehörigen übernommen. Auf diese informelle Pflege entfallen aus gesellschaftlicher Perspektive dann bis zu 80 % der Gesamtkosten. Ergänzende Pflege durch professionelle Dienste macht daneben nur einen relativ kleinen Teil der gesellschaftlichen Gesamtkosten aus. Während aus der Kostenträgerperspektive die Versorgung zu Hause günstiger ist als im Pflegeheim, kann dies aus gesellschaftlicher Perspektive umgekehrt sein, wenn die informelle Pflege nach dem Substitutionskostenansatz bewertet wird. Da es für die monetäre Bewertung von informeller Pflege aus der gesellschaftlichen Perspektive keinen Goldstandard gibt, ist der Vergleich von Kostendaten aus verschiedenen Studien erschwert.

Die gesellschaftliche Bedeutung der Demenz wird in Zukunft weiter zunehmen. Prognosen zeigen, dass die Prävalenz der Demenz in Deutschland über das nächste Jahrzehnt hinweg ansteigen wird [63]. Zwar fehlen entsprechende Prognosen für die ökonomische Krankheitslast der Demenz in Deutschland, jedoch lässt sich aus Daten der Gesundheitsberichterstattung des Bundes ein deutlicher Trend ableiten. Danach beliefen sich die Versorgungskosten (ohne informelle Pflege) der Demenz im Jahr 2002 in Deutschland auf insgesamt 7,1 Mrd. € und stiegen bis zum Jahr 2008 auf 9,4 Mrd. € [91]. Aktuellere Berechnungen wurden seitdem nicht durchgeführt.

Den Herausforderungen der Versorgung von Menschen mit Demenz begegnete die Politik bereits durch verschiedene Maßnahmen, wie der Schaffung eines neuen Pflegebedürftigkeitsbegriffs [92] oder der Verabschiedung des Gesetzes zur besseren Vereinbarkeit von Familie, Pflege und Beruf [93]. Seitens der Politik wird somit insbesondere auf die informelle Pflege als Säule der Demenzversorgung gesetzt. Diese wird in den nächsten Jahrzehnten aufgrund der steigenden Prävalenz einen wachsenden Anteil von Familien betreffen [63]. Jedoch sollten bei der Betrachtung der Maßnahmen zur Förderung und Unterstützung der informellen Pflege die Konsequenzen für das Erwerbsleben der informellen Pflegepersonen nicht unberücksichtigt bleiben. Es besteht die Möglichkeit, dass sich informelle Pflegepersonen zur Erbringung ihrer pflegerischen Leistungen teilweise oder vollständig aus dem Erwerbsleben zurückziehen. Dies kann mit gesellschaftlichen Produktivitätsverlusten, Lohneinbußen nach Rückkehr in den Beruf oder sogar erheblichen Schwierigkeiten beim Versuch der Rückkehr einhergehen [94, 95]. Diese Probleme sind bis jetzt nicht systematisch untersucht, sollten aber vor dem Hintergrund des Alterns der Bevölkerung, der Abnahme der Erwerbspopulation und dem Trend zu einer späteren Familiengründung Beachtung finden [96, 97]. Zwar ist unbestreitbar, dass der informellen Pflege eine wichtige Rolle in der Versorgung von Menschen mit Demenz zukommen muss, jedoch darf nicht außer Acht gelassen werden, dass die erwerbstätige Pflegeperson ihre Arbeitskraft nur einmal einbringen kann. Die Politik als Hüterin des Gemeinwohls und Schützerin des Individuums sollte hierbei abwägen, bis zu welchem Grad die Familie in die Pflege eines Angehörigen einzuplanen und inwieweit die Gesellschaft auf das Erwerbspotenzial des Einzelnen angewiesen ist. Vor diesem Hintergrund ist die Unterstützung und Förderung der informellen Pflege zwar positiv zu bewerten, jedoch sollten der Ausbau und Maßnahmen zur Finanzierbarkeit der professionellen Pflege darüber nicht vernachlässigt werden.

Literatur

[1] Riedel-Heller SG, Busse A, Aurich C, Matschinger H, Angermeyer MC. Prevalence of demen-
    tia according to DSM-III-R and ICD-10: results of the Leipzig Longitudinal Study of the Aged
    (LEILA75+) Part 1. Br J Psychiatry. 2001; 179: 250–254.

[2] Riedel-Heller SG, König H. Häufigkeit und Kosten von kognitiven Störungen in Deutschland.
    Psychiatr Prax. 2011; 38 (7): 317–319.

[3] Bickel H. Die Häufigkeit von Demenzerkrankungen. 2016 [Zugriff 2. 1. 2017]. URL: https://
    www.deutsche-alzheimer.de/fileadmin/alz/pdf/factsheets/infoblatt1_haeufigkeit_
    demenzerkrankungen_dalzg.pdf.

[4] Wancata J, Musalek M, Alexandrowicz R, Krautgartner M. Number of dementia sufferers in
    Europe between the years 2000 and 2050. European Psychiatry. 2003; 18 (6): 306–313.

[5] Riedel-Heller SG. Sinkende Neuerkrankungsraten für Demenzen? – Implikationen für eine
    public-health-orientierte Prävention. Psychiatr Prax. 2014; 41 (8): 407–409.

[6] Luck T, Luppa M, Sieber J, et al. Attitudes of the German general population toward early
    diagnosis of dementia – results of a representative telephone survey. PLoS ONE. 2012; 7 (11):
    e50792.

[7] Deutsche Gesellschaft für Psychiatrie und Psychotherapie, Psychosomatik und Nervenheil-
    kunde (DGPPN), Deutsche Gesellschaft für Neurologie (DGN), Hrsg. S3-Leitlinie „Demenzen":
    Langversion – Januar 2016. 2016 [Zugriff 3. 1. 2017]. URL: https://www.dgppn.de/fileadmin/
    user_upload/_medien/download/pdf/kurzversion-leitlinien/S3-LL-Demenzen-240116-1.pdf.

[8] Riedel-Heller SG, Matschinger H, Angermeyer MC. Mental disorders – who and what might
    help? Help-seeking and treatment preferences of the lay public. Soc Psychiatry Psychiatr
    Epidemiol. 2005; 40 (2): 167–174.

[9] Pentzek M, Fuchs A, Wiese B, et al. General practitioners' judgment of their elderly patients'
    cognitive status. J Gen Intern Med. 2009; 24 (12): 1314–1317.

[10] Kaduszkiewicz H, Zimmermann T, van den Bussche H, et al. Do general practitioners recognize
    mild cognitive impairment in their patients? J Nutr Health Aging. 2010; 14 (8): 697–702.

[11] Schulz M, Bohlken J, Hering R, Bätzing-Feigenbaum J. Diagnostische und therapeutische Leis-
    tungsdichte von neu erkrankten, zu Hause lebenden Patienten mit Demenz. Zentralinstitut für
    die kassenärztliche Versorgung in der Bundesrepublik Deutschland; 2014 [Zugriff 2. 1. 2017].
    URL: www.versorgungsatlas.de/fileadmin/ziva_docs/48/VA_48_2014_Demenz_Bericht_
    20140916.pdf.

[12] van den Bussche H, Wiese B, Schön G, et al. Die vertragsärztliche Versorgung von Patienten
    mit Demenz im Spiegel von Abrechnungsdaten einer GKV-Kasse. Zeitschrift für Allgemeinmedi-
    zin. 2013; 89 (2): 55–60.

[13] Godemann F, Sievers C, Hackel N. Die Qualität der Behandlung von Menschen mit demenziel-
    len Störungen in Deutschland: Eine Analyse mit Routinedaten einer Krankenkasse. In: Barmer
    GEK, Hrsg. Gesundheitswesen Aktuell 2013; 2013. 288–313.

[14] Donath C, Grassel E, Grossfeld-Schmitz M, Haag C, Kornhuber J, Neubauer S. Diagnostik und
    Therapie von Demenzerkrankungen in der hausärztlichen Praxis: ein Stadt-Land-Vergleich.
    Psychiatrische Praxis. 2008; 35 (3): 142–145.

[15] Riedel-Heller SG, Schork A, Fromm N, Angermeyer MC. Demenzkranke in der Hausarztpraxis –
    Ergebnisse einer Befragung. Z Gerontol Geriatr. 2000; 33 (4): 300–306.

[16] Hoffmann F, van den Bussche H, Wiese B, et al. Impact of geriatric comorbidity and polyphar-
    macy on cholinesterase inhibitors prescribing in dementia. BMC psychiatry. 2011; 11: 190.

[17] Bohlken J, Schulz M, Rapp MA, Batzing-Feigenbaum J. Pharmacotherapy of dementia in Ger-
    many: Results from a nationwide claims database. European neuropsychopharmacology: the
    journal of the European College of Neuropsychopharmacology. 2015; 25 (12): 2333–2338.

[18] Bohlken J, Weber S, Rapp MA, Kostev K. Continuous treatment with antidementia drugs in Germany 2003–2013: a retrospective database analysis. International psychogeriatrics. 2015; 27 (8): 1335–1342.

[19] Kurz A. Psychosoziale Interventionen bei Demenz. Der Nervenarzt. 2013; 84 (1): 93–103. quiz 104-5.

[20] Kurz A, Bohlken J. Psychosoziale Interventionen. Nervenheilkunde. 2013; 32 (10): 743–749.

[21] Bohlken J, Kostev K. Behandeln Neurologen und Psychiater leitliniengerecht? NeuroTransmitter. 2012; 23 (5): 22–27.

[22] Kemper C, Sauer K, Glaeske G, Hrsg. Barmer GEK-Heil- und Hilfsmittel-Report 2012. Sankt Augustin: Asgard; 2012. (Schriftenreihe zur Gesundheitsanalyse; vol 16).

[23] Maust DT, Kim HM, Seyfried LS, et al. Antipsychotics, other psychotropics, and the risk of death in patients with dementia: number needed to harm. JAMA psychiatry. 2015; 72 (5): 438–445.

[24] Schulze J, van den Bussche H, Glaeske G, Kaduszkiewicz H, Wiese B, Hoffmann F. Impact of safety warnings on antipsychotic prescriptions in dementia: nothing has changed but the years and the substances. European neuropsychopharmacology: the journal of the European College of Neuropsychopharmacology. 2013; 23 (9): 1034–1042.

[25] Booker A, Jacob L, Bohlken J, Rapp M, Kostev K. Persistence with antipsychotics in dementia patients in Germany. International journal of clinical pharmacology and therapeutics. 2016; 54 (11): 835–840.

[26] Huber M, Kolzsch M, Rapp MA, et al. Antipsychotic drugs predominate in pharmacotherapy of nursing home residents with dementia. Pharmacopsychiatry. 2012; 45 (5): 182–188.

[27] Richter T, Mann E, Meyer G, Haastert B, Kopke S. Prevalence of psychotropic medication use among German and Austrian nursing home residents: a comparison of 3 cohorts. Journal of the American Medical Directors Association. 2012; 13 (2): 187.e7–187.e13.

[28] Wucherer D, Eichler T, Hertel J, et al. Potentially Inappropriate Medication in Community-Dwelling Primary Care Patients who were Screened Positive for Dementia. Journal of Alzheimer's disease: JAD. 2016; 55 (2): 691–701.

[29] Hajek A, Lehnert T, Wegener A, Riedel-Heller SG, König H. Langzeitpräferenzen der Älteren in Deutschland – Ergebnisse einer bevölkerungsrepräsentativen Umfrage. Gesundheitswesen. 2016. [im Druck].

[30] Eichler T, Hoffmann W, Hertel J, et al. Living Alone with Dementia: Prevalence, Correlates and the Utilization of Health and Nursing Care Services. Journal of Alzheimer's disease: JAD. 2016; 52 (2): 619–629.

[31] Buscher A, Astedt-Kurki P, Paavilainen E, Schnepp W. Negotiations about helpfulness – the relationship between formal and informal care in home care arrangements. Scandinavian journal of caring sciences. 2011; 25 (4): 706–715.

[32] Eichler T, Thyrian JR, Hertel J, et al. Unmet Needs of Community-Dwelling Primary Care Patients with Dementia in Germany: Prevalence and Correlates. Journal of Alzheimer's disease: JAD. 2016; 51 (3): 847–855.

[33] Hajek A, Brettschneider C, Lange C, et al. Longitudinal Predictors of Institutionalization in Old Age. PloS one. 2015; 10 (12): e0144203.

[34] Andersen RM. Revisiting the behavioral model and access to medical care: does it matter? Journal of health and social behavior. 1995; 36 (1): 1–10.

[35] Andersen RM. Behavioral model of families' use of health services. Chicago: University of Chicago; 1968. (Research Series No. 25).

[36] Luck T, Luppa M, Weber S, et al. Time until institutionalization in incident dementia cases – results of the Leipzig Longitudinal Study of the Aged (LEILA 75+). Neuroepidemiology. 2008; 31 (2): 100–108.

[37] Luppa M, Luck T, Weyerer S, König H, Brähler E, Riedel-Heller SG. Prediction of institutionaliza-tion in the elderly. A systematic review. Age Ageing. 2010; 39 (1): 31–38.

[38] Luppa M, Riedel-Heller SG, Stein J, et al. Predictors of institutionalisation in incident demen-tia – results of the German Study on Ageing, Cognition and Dementia in Primary Care Patients (AgeCoDe study). Dement Geriatr Cogn Disord. 2012; 33 (4): 282–288.

[39] Riedel-Heller SG, Luppa M, König H. Institutionalisierung psychisch kranker alter Menschen. Psychiatr Prax. 2010; 37 (2): 53–55.

[40] Luppa M, Riedel-Heller SG, Luck T, et al. Age-related predictors of institutionalization: results of the German study on ageing, cognition and dementia in primary care patients (AgeCoDe). Soc Psychiatry Psychiatr Epidemiol. 2012; 47 (2): 263–270.

[41] Schulze J, van den Bussche H, Kaduszkiewicz H, Koller D, Hoffmann F. Institutionalization in incident dementia cases in comparison to age- and sex-matched controls: a 5-year follow-up from Germany. Social psychiatry and psychiatric epidemiology. 2015; 50 (1): 143–151.

[42] Fink A, Doblhammer G. Risk of Long-Term Care Dependence for Dementia Patients is Associa-ted with Type of Physician: An Analysis of German Health Claims Data for the Years 2006 to 2010. Journal of Alzheimer's disease: JAD. 2015; 47 (2) :443–452.

[43] Schäufele M, Köhler L, Hendlmeier I, Hoell A, Weyerer S. Prävalenz von Demenzen und ärztliche Versorgung in deutschen Pflegeheimen: eine bundesweite repräsentative Studie. Psychiatrische Praxis. 2013; 40 (4): 200–206.

[44] Gehms M. Reformieren oder Aussetzen: Wie soll es mit den Pflegenoten weitergehen? Mdk forum. Heft 1/2015.

[45] Schäufele M, Köhler L, Hendlmeier I, Lode S, Weyerer S. Demenzkranke in der stationären Altenhilfe. Stuttgart: W. Kohlhammer; 2008. (Medizin). URL: www.content-select.com/index. php?id=bib_view&ean=9783170265882.

[46] Meyer G, Kopke S, Haastert B, Muhlhauser I. Restraint use among nursing home residents: cross-sectional study and prospective cohort study. Journal of clinical nursing. 2009; 18 (7): 981–990.

[47] Schwarzkopf L, Menn P, Leidl R, Graessel E, Holle R. Are community-living and institutionalized dementia patients cared for differently? Evidence on service utilization and costs of care from German insurance claims data. BMC Health Serv Res. 2013; 13: 2.

[48] Sonntag A, Matschinger H, Angermeyer MC, Riedel-Heller SG. Does the context matter? Utiliza-tion of sedative drugs in nursing homes – a multilevel analysis. Pharmacopsychiatry. 2006; 39 (4): 142–149.

[49] Ausserhofer D, Deschodt M, de Geest S, et al. "There's No Place Like Home": A Scoping Review on the Impact of Homelike Residential Care Models on Resident-, Family-, and Staff-Related Outcomes. Journal of the American Medical Directors Association. 2016; 17 (8): 685–693.

[50] Schäufele M, Bickel H. General Hospital Study – GHoSt: Zusammenfassung einer repräsen-tativen Studie zu kognitiven Störungen und Demenz in den Allgemeinkrankenhäusern von Baden-Württemberg und Bayern. 2016 [Zugriff 3. 1. 2017]. URL: www.bosch-stiftung.de/ content/language1/downloads/Studie_Demenz_im_Akutkrankenhaus.pdf.

[51] Leicht H, Heinrich S, Heider D, et al. Net costs of dementia by disease stage. Acta Psychiatr Scand. 2011; 124 (5): 384–395.

[52] Low L, Yap M, Brodaty H. A systematic review of different models of home and community care services for older persons. BMC health services research. 2011; 11: 93.

[53] Gühne U, Luppa M, König H, Riedel-Heller SG. Kollaborative und aufsuchende Ansätze in der Behandlung depressiver alter Menschen: Ein Literaturüberblick. Nervenarzt. 2014; 85 (11): 1363–1371.

[54] Falkai P, Hrsg. S3-Leitlinie Psychosoziale Therapien bei schweren psychischen Erkrankungen: S3-Praxisleitlinien in Psychiatrie und Psychotherapie. Berlin, Heidelberg: Springer; 2013. doi: 10.1007/978-3-642-30270-1.

[55] Baumgardt J, Radisch J, Touil E, et al. Aspekte der Nachhaltigkeit in der ambulanten Versorgung von Menschen mit Demenz. Psychiatrische Praxis. 2014; 41 (8): 424–431.

[56] Ungewitter C, Bottger D, El-Jurdi J, et al. Struktur und Kooperation in der Versorgung psychisch Kranker. Der Nervenarzt. 2013; 84 (3): 307–314.

[57] Heinrich S, Uribe FL, Wubbeler M, Hoffmann W, Roes M. Knowledge evaluation in dementia care networks: a mixed-methods analysis of knowledge evaluation strategies and the success of informing family caregivers about dementia support services. International journal of mental health systems. 2016; 10: 69.

[58] Tucker S, Sutcliffe C, Bowns I, et al. Improving the mix of institutional and community care for older people with dementia: an application of the balance of care approach in eight European countries. Aging & mental health. 2016; 20 (12): 1327–1338.

[59] Quentin W, Riedel-Heller SG, Luppa M, Rudolph A, König H. Cost-of-illness studies of dementia: a systematic review focusing on stage dependency of costs. Acta Psychiatr Scand. 2010; 121 (4): 243–259.

[60] König H, Leicht H, Brettschneider C, et al. The costs of dementia from the societal perspective: is care provided in the community really cheaper than nursing home care? J Am Med Dir Assoc. 2014; 15 (2): 117–126.

[61] Lobo A, Launer LJ, Fratiglioni L, et al. Prevalence of dementia and major subtypes in Europe: A collaborative study of population-based cohorts. Neurologic Diseases in the Elderly Research Group. Neurology. 2000; 54 (11/5): S4–9.

[62] Ziegler U, Doblhammer G. Prevalence and incidence of dementia in Germany – a study based on data from the public sick funds in 2002. Gesundheitswesen. 2009; 71 (5): 281–290.

[63] Weyerer S, Bickel H. Epidemiologie psychischer Erkrankungen im höheren Lebensalter. Stuttgart: Kohlhammer; 2007.

[64] Mathers CD, Loncar D. Projections of global mortality and burden of disease from 2002 to 2030. PLoS Med. 2006; 3 (11): e442.

[65] Lyketsos CG, Lopez O, Jones B, Fitzpatrick AL, Breitner J, DeKosky S. Prevalence of neuropsychiatric symptoms in dementia and mild cognitive impairment: results from the cardiovascular health study. Jama. 2002; 288 (12): 1475–1483.

[66] Aguero-Torres H, Fratiglioni L. Winblad B. Natural history of Alzheimer's disease and other dementias: review of the literature in the light of the findings from the Kungsholmen Project. Int J Geriatr Psychiatry. 1998; 13 (11): 755–766.

[67] Hux MJ, O'Brien BJ, Iskedjian M, Goeree R, Gagnon M, Gauthier S. Relation between severity of Alzheimer's disease and costs of caring. Cmaj. 1998; 159 (5): 457–465.

[68] Jonsson L, Eriksdotter Jonhagen M, Kilander L, et al. Determinants of costs of care for patients with Alzheimer's disease. Int J Geriatr Psychiatry. 2006; 21 (5): 449–459.

[69] Yaffe K, Fox P, Newcomer R, et al. Patient and caregiver characteristics and nursing home placement in patients with dementia. Jama. 2002; 287 (16): 2090–2097.

[70] Hill J, Fillit H, Thomas SK, Chang S. Functional impairment, healthcare costs and the prevalence of institutionalisation in patients with Alzheimer's disease and other dementias. Pharmacoeconomics. 2006; 24 (3): 265–280.

[71] Bynum JP, et al. The relationship between a dementia diagnosis, chronic illness, medicare expenditures, and hospital use. J Am Geriatr Soc. 2004; 52 (2): 187–194.

[72] Kane RL, Atherly A. Medicare expenditures associated with Alzheimer disease. Alzheimer Dis Assoc Disord. 2000; 14 (4): 187–195.

[73] McCormick WC, Hardy J, Kukull WA, et al. Healthcare utilization and costs in managed care patients with Alzheimer's disease during the last few years of life. J Am Geriatr Soc. 2001; 49 (9): 1156–1160.

[74] Hurd MD, Martorell P, Delavande A, Mullen KJ, Langa KM. Monetary costs of dementia in the United States. N Engl J Med. 2013; 368 (14): 1326–1334.

[75] Bloom BS, Bruno DJ, Maman DY, Jayadevappa R. Usefulness of US cost-of-illness studies in healthcare decision making. Pharmacoeconomics. 2001; 19 (2): 207–213.

[76] Comas-Herrera A, Wittenberg R, Pickard L, Knapp M. Cognitive impairment in older people: future demand for long-term care services and the associated costs. Int J Geriatr Psychiatry. 2007; 22 (10): 1037–1045.

[77] Graf von der Schulenburg JM, Greiner W, Jost F, et al. Deutsche Empfehlungen zur gesund-heitsökonomischen Evaluation – dritte und aktualisierte Fassung des Hannoveraner Konsens. Gesundh ökon Qual manag. 2007; 12 (05): 285–290.

[78] Luce BR, Manning WG, Siegel JE, Lipscomb J. Estimating costs in cost-effectiveness analysis. Cost-effectiveness in health and medicine. 1996; 3.

[79] van den Berg B, Brouwer WB, Koopmanschap MA. Economic valuation of informal care. An overview of methods and applications. Eur J Health Econ. 2004; 5 (1): 36–45.

[80] de Meijer C, Brouwer W, Koopmanschap M, van den Berg B, van Exel J. The value of informal care – a further investigation of the feasibility of contingent valuation in informal caregivers. Health Econ. 2010; 19 (7): 755–771.

[81] van den Berg B, Al M, van Exel J, Koopmanschap M, Brouwer W. Economic valuation of informal care: conjoint analysis applied in a heterogeneous population of informal caregivers. Value Health. 2008; 11 (7): 1041–1050.

[82] van den Berg B, Bleichrodt H, Eeckhoudt L. The economic value of informal care: a study of informal caregivers' and patients' willingness to pay and willingness to accept for informal care. Health Econ. 2005; 14 (4): 363–376.

[83] Michalowsky B, Eichler T, Thyrian JR, et al. Healthcare resource utilization and cost in demen-tia: are there differences between patients screened positive for dementia with and those without a formal diagnosis of dementia in primary care in Germany? Int Psychogeriatr. 2016; 28 (3): 359–369.

[84] Schwarzkopf L, Menn P, Leidl R, et al. Excess costs of dementia disorders and the role of age and gender – an analysis of German health and long-term care insurance claims data. BMC Health Serv Res. 2012; 12: 165.

[85] Schwarzkopf L, Menn P, Kunz S, et al. Costs of care for dementia patients in community setting: an analysis for mild and moderate disease stage. Value Health. 2011; 14 (6): 827–835.

[86] Organisation for economic co-operation and development. Economic References. OECD; 2016

[87] Calabrese P, Kessler J. Screening for cognitive impairment in dementia – the DemTect proce-dure. European Neuropsychopharmacology. 2000; 10: 369.

[88] Konig HH, Leicht H, Brettschneider C, et al. The costs of dementia from the societal perspec-tive: is care provided in the community really cheaper than nursing home care? J Am Med Dir Assoc. 2014; 15 (2): 117–126.

[89] Leicht H, Konig HH, Stuhldreher N, et al. Predictors of costs in dementia in a longitudinal perspective. PLoS One. 2013; 8 (7): e70018.

[90] Hajek A, Brettschneider C, Ernst A, et al. Longitudinal predictors of informal and formal caregi-ving time in community-dwelling dementia patients. Soc Psychiatry Psychiatr Epidemiol. 2016; 51 (4): 607–616.

[91] Statistisches Bundesamt. Gesundheitsberichterstattung des Bundes: Krankheitskosten in Mio. € für Deutschland. Gliederungsmerkmale: Jahre, Alter, Geschlecht, ICD10. 2016 [Zugriff 10. 11. 2016]. URL: www.gbe-bund.de.

[92] Zweites Gesetz zur Stärkung der pflegerischen Versorgung und zur Änderung weiterer Vorschriften (Zweites Pflegestärkungsgesetz – PSG II). Bonn: Bundesgesetzblatt; 2015. S. 2424–2463.

[93] Gesetz zur besseren Vereinbarkeit von Familie, Pflege und Beruf. Bonn: Bundesgesetzblatt; 2014. S. 2462–2472.

[94] Lilly M, Laporte A, Coyte PC. Labor Market Work and Home Care's Unpaid Caregivers: A Systematic Review of Labor Force Participation Rates, Predictors of Labor Market Withdrawal, and Hours of Work. Milbank Quarterly. 2007; 85 (4): 641–690.

[95] Bauer JM, Sousa-Poza A. Impacts of informal caregiving on caregiver employment, health, and family. IZA Discussion Paper, No. 8851. Bonn: Forschungsinstitut zur Zukunft der Arbeit; 2015.

[96] Statistisches Bundesamt. Bevölkerung Deutschlands bis 2060. 13. koordinierte Bevölkerungsvorausberechnung. Wiesbaden: Statistisches Bundesamt; 2015.

[97] Statistisches Bundesamt. Bevölkerung und Erwerbstätigkeit: Natürliche Bevölkerungsbewegung. Wiesbaden: Statistisches Bundesamt; 2013.

12 Pflege

Johannes Pantel

12.1 Heimversorgung

12.1.1 Einleitung

Von den ca. 2,7 Millionen pflegebedürftigen Menschen in Deutschland werden 71 % zu Hause versorgt [1]. Dies gilt auch für die Demenzkranken, die mit ca. 40 % einen großen Anteil an allen Pflegebedürftigen ausmachen [2]. Umgekehrt betrachtet leiden annähernd zwei Drittel der Pflegebedürftigen an einer Demenz und Demenz stellt heute einen der häufigsten Gründe für die Versorgung in einem Pflegeheim dar. So verwundert es nicht, dass in vielen stationären Pflegeeinrichtungen inzwischen über die Hälfte der Bewohner an einer Demenz erkrankt sind [3]. Es ist zu erwarten, dass sich diese Entwicklung in den nächsten Jahren und Jahrzehnten noch fortsetzen wird. Viele der ca. 12.000 Pflegeheime in Deutschland haben sich in der jüngeren Vergangenheit durch den Auf- und Ausbau spezialisierter Angebote bereits auf diesen Wandel ihres Bewohnerspektrums eingestellt. Die Art und Qualität dieser Angebote ist jedoch sehr heterogen.

Fragt man Menschen im erwerbsfähigen Alter nach ihren persönlichen Prioritäten, so lehnt ein überwiegender Teil eine Pflegeheimunterbringung für sich ab [4]. Dieser Wunsch auch vieler älterer Menschen, ihren Lebensabend so lange wie möglich in den eigenen vier Wänden zu verbringen, deckt sich mit dem politischen Primat, der ambulanten gegenüber der stationären Versorgung den Vorzug zu geben. Gleichwohl gibt es Situationen, in denen die Versorgung eines Menschen mit Demenz in einer stationären Pflegeeinrichtung auch im Sinne des Betroffenen die bessere Lösung darstellen kann. Den potenziellen Nachteilen einer Heimversorgung (Aufgabe des bisherigen Lebensmittelpunkts, Notwendigkeit der Ein- bzw. Unterordnung in vorgegebene Strukturen, relativ hohe Kosten etc.) steht nämlich auch eine Reihe von möglichen Vorzügen gegenüber. Diese kommen insbesondere dann zum Tragen, wenn eine adäquate pflegerische Betreuung im ambulanten Rahmen nicht mehr gewährleistet werden kann.

https://doi.org/10.1515/9783110411003-013

12.1.2 Wann ist Heimversorgung bei Demenz indiziert?

In der Literatur werden konsistent verschiedene Risikofaktoren beschrieben, die beim Vorliegen einer Demenz mit einer Pflegeheimweisung assoziiert sind [5, 6]. Zumeist wird die Unterbringung in einem Pflegeheim in den zugrunde liegenden Studien als negatives Outcome herangezogen, insofern der möglichst lange Verbleib des Erkrankten in der eigenen Häuslichkeit als wünschenswerter Verlauf betrachtet wird. Im Umkehrschluss lassen sich aus diesen Risikofaktoren *Kriterien* ableiten, die im Einzelfall für die Beurteilung der Notwendigkeit einer stationären pflegerischen Versorgung sprechen können, weil insbesondere bei Vorliegen mehrerer dieser Kriterien eine adäquate Versorgung im ambulanten Setting nicht mehr gewährleistet ist.

12.1.2.1 Schwere der Demenz

Die Schwere der Demenz definiert sich im Wesentlichen über das Ausmaß der durch die Symptome der Demenz bestimmten funktionellen Einschränkung. Je schwerer die Demenz, desto größer ist das Ausmaß des Pflege- und Betreuungsbedarfs. Dies betrifft Art, Umfang und Intensität der Unterstützung. Grundsätzlich kann auch eine Person mit schwerer Demenz adäquat und in vollem Umfang in der eigenen Wohnung oder in speziellen Pflegewohngruppen versorgt werden. Mit Zunahme des Pflege- und Betreuungsbedarfs wird jedoch auch die Organisation und Koordination der unterschiedlichen Bedarfe in den Bereichen der Alltagsunterstützung, Beaufsichtigung, körperlichen Pflege und medizinischen Versorgung sowie der angemessenen Aktivierung zunehmend komplexer, sodass die ambulante Versorgung hier unter Umständen an ihre Grenzen stoßen kann. Es verwundert daher nicht, dass in der häuslichen Demenzversorgung die leichtgradig demenziell Erkrankten mit über 40 % den größten Anteil stellen, während die Anzahl der schwer dementen Personen in der stationären Demenzversorgung mit über 50 % deutlich überwiegt [3].

12.1.2.2 Vorliegen von psychischen und Verhaltenssymptomen

Psychische und Verhaltenssymptome sind in allen Stadien der Demenz anzutreffen, ihre Häufigkeit nimmt jedoch mit zunehmender Schwere der Demenz zu. Dies gilt insbesondere für diejenigen Verhaltenssymptome, die eine reibungslose Kooperation im alltäglichen Umgang erschweren (z. B. Aggressivität, Wahnbildungen, Agitation, Apathie) oder die die Sicherheit des Betroffenen oder seines Wohnumfeldes infrage stellen (z. B. „Weglaufen", gefährliches Hantieren mit Haushaltsgeräten, Herdplatte, offenes Feuer). Dagegen können im stationären Setting allein aufgrund einer rund um die Uhr gewährleisteten Beaufsichtigung viele dieser schwierigen Situation vermeidbar bzw. besser handhabbar sein. Es darf jedoch nicht außer Acht gelassen werden, dass psychische und Verhaltenssymptome durch ungünstige Milieufaktoren in der Heimumgebung aggraviert bzw. erst provoziert werden können und das nicht alle

Heime über ausreichend qualifiziertes Personal bzw. implementierte Konzepte verfügen, um mit diesen Herausforderungen durch die demenzkranken Bewohner angemessen umzugehen. Die vermehrte Anwendung freiheitsentziehender Maßnahmen (s. u.), einschließlich des inadäquaten Einsatzes (sedierender) psychotroper Medikation, mit entsprechend negativen Auswirkungen für den Bewohner kann die Folge sein

12.1.2.3 Körperliche Einschränkungen und Komorbidität

Insbesondere solche körperlichen Begleiterkrankungen, die mit einer Einschränkung der Mobilität (Arthrose, Zustand nach Frakturen, Zustand nach Hirninfarkten) oder der Sensorik (Sehen oder Hören) einhergehen, können die Pflegebedürftigkeit bei gegebener Schwere der Demenz noch einmal erheblich ansteigen lassen. Dies gilt auch für das Vorliegen von Harn- und/oder Stuhlinkontinenz oder internistischen Erkrankungen (insbesondere bei komplexer internistischer Komorbidität), die das ambulante Betreuungssystem aufgrund eines aufwendigeren pflegerischen oder medizinischen Betreuungsbedarfs überfordern können.

12.1.2.4 Belastung und Beanspruchung der Betreuungsperson (caregiver burden)

Zu Hause lebende Personen mit Demenz werden ganz überwiegend von einem nahen Angehörigen betreut. Diese Aufgabe ist für die Betreuungsperson mit einem hohen Maß an (subjektiven) Belastungen und (objektiven) Beanspruchungen verbunden [7]. Die häusliche Pflege eines demenzkranken Angehörigen ist für den Pflegenden mit einem hohen Risiko für Erschöpfung („burn out") und dem Risiko eines allgemein reduzierten psychischen und körperlichen Gesundheitszustands assoziiert [8, 9]. Entsprechend sind geringe persönliche Freiräume der Betreuungsperson, eine schlechtere Beziehung zu dem zu Pflegenden, ein schlechterer allgemeiner Gesundheitszustand und das Vorliegen einer Depression bei der Betreuungsperson als Prädiktoren für die Aufnahme des Betreuten in ein Pflegeheim identifiziert worden [5]. In präventiver Hinsicht ergibt sich hieraus zunächst die Forderung nach einer Unterstützung und Entlastung der pflegenden Angehörigen (z. B. durch Beratung, Selbsthilfe, Kurzzeit- und Verhinderungspflege, Nachtpflege etc.). Aber auch diese Maßnahmen können im Einzelfall an ihre Grenzen kommen, sodass eine Pflegeheimversorgung zum Schutz des Angehörigen manchmal geboten erscheint.

12.1.2.5 Unzureichende ambulante Unterstützungsstrukturen

Die Angebotsstrukturen für ambulante pflegerische und medizinische Versorgung (ambulante Pflegedienste, Tagespflegeeinrichtungen, ambulante haus- und fachärztliche Versorgung) sind in Deutschland regional unterschiedlich entwickelt. Bezüglich der Dichte und Qualität dieser Angebote kann es darüber hinaus beträchtliche Unterschiede zwischen städtischem und ländlichem Raum geben. Auch hier gilt es daher einzelfallbezogen abzuwägen, ob nicht eine gute stationäre einer unzureichenden ambulanten Versorgung vorzuziehen ist.

12.1.2.6 Soziale Isolation

Demenz ist einerseits ein Risikofaktor für die Entwicklung sozialer Isolation, andererseits übt soziale Isolation einen ungünstigen Einfluss auf den Verlauf der Demenz und den allgemeinen Gesundheitszustand eines demenzkranken Menschen aus [10]. Mögliche Folgen sind (kognitive und emotionale) Unterstimulierung, Apathie und weiterer sozialer Rückzug, (körperliche) Vernachlässigung bis hin zur Verwahrlosung, Fehl- und Mangelernährung, unzureichende und/oder fehlerhafte Einnahme von Medikamenten und ggf. sogar Wahnbildungen [11]. Demenzkranke Menschen, die nicht auf ein entsprechendes familiäres Unterstützungssystem zurückgreifen können, unterliegen einem besonders hohen Risiko, sozial isoliert zu werden. Dies gilt selbst dann, wenn durch die Einschaltung ambulanter Dienste die basalen Bedürfnisse des Patienten (Grundpflege, medizinische Behandlungspflege, Medikamenteneinnahme, „Essen auf Rädern") gesichert sind. Dagegen kann die räumliche und soziale Umwelt einer gut geführten stationären Pflegeeinrichtung diesem Risiko entgegenwirken. Dies gilt insbesondere dann, wenn das Heim auf die besonderen Anforderungen in der Pflege und Betreuung von demenzkranken Bewohnern vorbereitet ist

Ein *praxisorientierter Leitfaden* zur häufig gestellten Frage, wann der richtige Zeitpunkt für einen demenzkranken Menschen zum Umzug in ein Pflegeheim ist, wurde von der Alzheimer-Beratungsstelle der Evangelischen Gesellschaft Stuttgart zusammengestellt [12]. Ob es sich dann z. B. in Hinsicht auf die individuell realisierte *Lebensqualit*ät auch um die *beste* Lösung für die betroffene Person handelt, ist nicht immer eindeutig zu beantworten. Bei der Beantwortung dieser Frage wird es auch eine Rolle spielen, ob die jeweilige Einrichtung in der Lage ist, auf die besonderen Bedarfe und Bedürfnisse eines demenzkranken Bewohners einzugehen.

12.1.3 Organisationsformen der Demenzkrankenbetreuung in der stationären Altenhilfe

Konzeptionell können bei der Versorgung demenzkranker Bewohner im Pflegeheim *integrative*, *teilsegregative* und *segregative* Versorgungsformen unterschieden werden [3].

12.1.3.1 Integrative Versorgungskonzepte

Bei der integrativen Versorgung handelt es sich um die traditionelle Organisationsform. Sie wird heute noch von der Mehrzahl der Heime praktiziert. Ihr Kennzeichen ist die gemeinsame Betreuung demenzkranker und kognitiv unbeeinträchtigter Bewohner in ein und demselben Wohnbereich. Die Integration betrifft sowohl das Zusammenleben, als auch die Teilnahme an Aktivitäten und Beschäftigungsangeboten. Dies schließt jedoch nicht aus, dass es einzelne Beschäftigungsangebote bzw. Gruppen gibt, die sich speziell an den Bedürfnissen der demenzkranken Bewohner orientieren.

12.1.3.2 Segregative Versorgungskonzepte

Dieses Konzept beinhaltet die Einrichtung abgegrenzter Wohnbereiche oder Wohngruppen, in denen überwiegend oder ausschließlich Bewohner mit Demenz betreut werden [13]. Diese Abgrenzung kann sowohl in räumlicher als auch in organisatorischer Hinsicht (eigenes Personal, separate Gruppenangebote) verstanden werden. Das Segregationsprinzip bedeutet jedoch zunächst nur eine räumlich separate Versorgung demenzkranker Bewohner, ohne dass damit bereits spezifische Anforderungen an die konkrete inhaltliche Gestaltung der Betreuungssituation (z. B. Milieugestaltung, Personalschlüssel, besondere Beschäftigungsangebote) definiert werden. Entsprechend zeichnen sich die diesbezüglich bestehenden Angebote durch eine große Heterogenität aus [3]. Innerhalb einer Einrichtung werden diese speziellen Demenzwohnbereiche separat neben den traditionellen Wohnbereichen geführt (sog. Domus-Einheiten). Neben der Möglichkeit, intensiver auf die speziellen Bedürfnisse der demenzkranken Bewohner einzugehen, erlauben sie es auch, den Wohnbereich zeitweise oder dauerhaft geschlossen zu führen, um z. B. ein unkontrolliertes Verlassen desorientierter Bewohner zu verhindern. Darüber hinaus werden die übrigen Bewohner und Wohnbereiche der Einrichtung von der unter Umständen schwierigen Betreuung von Bewohnern mit psychischen und verhaltensbezogenen Symptomen entlastet [14]. Einer repräsentativen Untersuchung von Schäufele et al. [3] zufolge, sind reine Spezialeinrichtungen, in denen *ausschließlich* Menschen mit Demenz betreut werden, in Deutschland noch sehr selten.

12.1.3.3 Teilsegregative Versorgungskonzepte

Beim teilsegregativen Versorgungskonzept leben demenzkranke und kognitiv unbeeinträchtigte Bewohner in demselben Wohnbereich, allerdings wird für demenzkranke Bewohner tagsüber ein separates Betreuungsangebot unter Leitung einer gerontopsychiatrischen Fachkraft vorgehalten [3]. Dies kann z. B. in Form einer *Tagesgruppe* geschehen, die speziell für Bewohner mit Demenz konzipiert ist und sich ausschließlich an diese richtet. Diese Betreuungsform scheint insbesondere für kleinere Heime eine organisatorisch wie wirtschaftlich realisierbare Alternative zu separaten, spezialisierten Wohnbereichen zu sein.

Bislang gibt es keine ausreichende wissenschaftliche Evidenz, auf der eine klare Empfehlung für oder gegen eines der vorgestellten Versorgungskonzepte basiert werden könnte [15]. Dies liegt zum einen an der geringen Zahl methodisch hochwertiger Studien, zum anderen an der Heterogenität der Angebote (z. B. „Pflegeoasen", bei denen ein Großteil der Wohn- und Lebensräume gemeinsam genutzt werden vs. Demenzwohngruppe mit Einzelzimmerbetreuung), die verallgemeinerbare Schluss-folgerungen zum gegenwärtigen Zeitpunkt erschweren. Bisherige Ergebnisse aus der Versorgungsforschung lassen jedoch Hinweise für einen positiven Effekt der segrega-tiven Ansätze auf verschiedene Aspekte der Lebensqualität demenzkranker Bewohner erkennen. Dies betrifft z. B. ein geringeres Nachlassen der Alltagskompetenz, weniger negative Affektäußerungen, mehr soziale Kontakte und ein größeres Interesse an der Umgebung, eine Reduzierung von Verhaltenssymptomen, einen geringeren Einsatz freiheitsentziehender Maßnahmen, eine bessere fachärztliche Versorgung bei Bewoh-nern, die in spezialisierten Wohnbereichen versorgt wurden [15–18]. Aufseiten der Pflegekräfte geht dieser Versorgungsansatz mit einer höheren Arbeitszufriedenheit und höherem Kompetenzerleben einher. Schäufele et al. [3] haben darauf hingewie-sen, dass diese Effekte wahrscheinlich nicht nur durch die räumliche Separierung, sondern ganz wesentlich auch durch den vermehrten Einsatz gerontopsychiatrisch qualifizierten Personals in Verbindung mit einem günstigeren Betreuungsverhältnis vermittelt werden.

12.1.4 Welches Heim ist das richtige?

In Pflegeheimen wurden auch in der Vergangenheit immer schon auch demenzkranke Bewohner versorgt, allerdings hat ihr Anteil an der Gesamtbewohnerschaft in den vergangenen Jahren deutlich zugenommen. Diese Entwicklung wird sich vermutlich noch beschleunigen und stellt die stationären Pflegeeinrichtungen in Zukunft vor besondere Herausforderungen. Diese werden von verschiedenen Heimen in unter-schiedlicher Weise gemeistert, sodass hinsichtlich der Qualität und der Eignung der jeweiligen Angebote teilweise beträchtliche Unterschiede bestehen. Es stellt sich daher die Frage, welche *Kriterien* bei der Auswahl eines passenden Heimes angelegt werden können. Zur allgemeinen Orientierung über die Qualität der Pflege stehen seit der Pflegereform des Jahres 2008 die Ergebnisse einer gesetzlich vorgeschriebenen Überprüfung der Einrichtungen durch den Medizinischen Dienst der Krankenkas-sen (MDK) in Form von *Pflegenoten* öffentlich zur Verfügung (sog. Pflege-TÜV). Die jeweiligen Bewertungen für die insgesamt 82 Kriterien, von denen 64 durch den MDK und 18 durch Kundenbefragungen regelmäßig ermittelt werden, können auf verschiedenen Portalen der Spitzenverbände der Krankenkassen eingesehen werden (z. B. www.aok-pflegeheimnavigator.de/). Kritiker dieses Bewertungssystems bemän-geln jedoch zum einen die unzureichende Gewichtung unterschiedlich relevanter Kriterien (so geht z. B. die regelmäßige Durchführung einer Dekubitusprophylaxe mit gleicher Gewichtung in die Endnote ein wie das Vorhandensein eines gut lesbaren Speiseplans) und zum anderen die Tatsache, dass die Bewertung eher an der Prozess- und Strukturqualität und weniger an der Ergebnisqualität orientiert ist. Darüber hinaus wird hinterfragt, dass rund zwei Drittel der getesteten Heime sehr gute bis gute

Bewertungen erhielten, obwohl Experten auch weiterhin grobe Mängel feststellten, sodass die wünschenswerte Transparenz mit dem verwendeten Verfahren nicht hergestellt werden könne (Verbraucherportal 2016 [19]. Auch die im Qualitätsbereich 2 der MDK-Prüfung („Umgang mit demenzkranken Bewohnern") aufgeführten zehn Kriterien bieten nur eine unzureichende Orientierung über die tatsächliche Qualität des einschlägigen Angebots, weil diese Kriterien teilweise sehr vage formuliert und im Rahmen der MDK-Erhebungen auch schwer objektiv überprüfbar sind (z. B. „Wird bei Bewohnern mit Demenz die Biographie des Heimbewohners beachtet und bei der Tagesgestaltung berücksichtigt?", „Wird bei Bewohnern mit Demenz die Selbstbestimmung in der Pflegeplanung berücksichtigt?" oder „Gibt es ein bedarfsgerechtes Speisenangebot für Bewohner mit Demenz?") [20]. Einschlägige Beratungsplattformen raten daher dazu, sich durch einen oder mehrere Besuche im Heim einen konkreten persönlichen Eindruck zu machen und dabei gezielt auf bestimmte Aspekte zu achten. So stellt z. B. der *Wegweiser Demenz* des Bundesministeriums für Familie, Senioren, Frauen und Jugend einen 19 Punkte umfassenden Fragenkatalog (Tab. 12.1) zur Verfügung, der als Grundlage für die eigene Urteilsbildung dienen kann [21].

Einheitliche und wissenschaftlich evaluierte Empfehlungen dazu, wie das „ideale" Heim für einen demenzkranken Bewohner gestaltet sein sollte, existieren bislang nicht. Hierbei ist auch zu berücksichtigen, dass es *den* demenzkranken Bewohner streng genommen gar nicht gibt, insofern sich z. B. allein aus dem Schweregrad der Demenz (leicht, mittelgradig, schwer) im Einzelfall ganz unterschiedliche Bedarfe und Bedürfnisse ergeben können (vgl. hierzu auch [22]). Orientierung bieten jedoch eine Reihe von relevanten und in der Literatur regelmäßig genannten *Qualitätskriterien*, von denen einige im Folgenden kurz dargestellt werden sollen.

12.1.4.1 Qualifikation des Personals und Betreuungsrelation

Es ist schon beinahe ein Gemeinplatz, dass ein angemessenes Verhältnis zwischen Pflegekräften und Bewohnern eine wichtige Voraussetzung für qualitativ gute Pflege und Betreuung ist. Die Betreuungsrelation kann von Einrichtung zu Einrichtung deutlich variieren und erreichte z. B. in der Erhebung von Schäufele et al. [3] Werte von 1 : 4 bis 1 : 13. In der Betreuung demenzkranker Heimbewohner scheint die Anzahl bzw. der Anteil gerontopsychiatrischer Fachkräfte (Pflegekräfte mit zertifizierter Zusatzqualifikation) jedoch – unabhängig von dem speziellen Wohnsetting – noch wichtiger zu sein als die reine Betreuungsrelation. So ist z. B. der Einsatz gerontopsychiatrischer Fachkräfte mit einer geringeren Anwendung freiheitsentziehender Maßnahmen und einem höheren Aktivitätsniveau demenzkranker Bewohner assoziiert [3]. Darüber hinaus kann es als Qualitätsmerkmal gelten, wenn ein Heim auch für das übrige Hauspersonal regelmäßige Fortbildungen über gerontopsychiatrische oder demenzspezifische Themen anbietet bzw. ermöglicht.

Tab. 12.1: Praxisorientierte Leitfragen zur Auswahl eines „demenzfreundlichen" Pflegeheimes [21].

- Ist die Atmosphäre stressfrei, wohnlich und familiär? Oder fühlen Sie sich an ein Krankenhaus, ein Hotel oder an eine Kindertagesstätte erinnert?
- Erleichtern Piktogramme, Wegweiser und eine entsprechende Farbgestaltung die Orientierung?
- Gibt es gemütliche Nischen, in denen sich Menschen aufhalten?
- Werden die Bewohner würdevoll und fürsorglich behandelt? Verräterisch sind Begriffe wie „unsere Patienten", „Insassen" oder „Pflegefälle"
- Kümmert sich das Personal oder reagiert es nur auf Klingeln? Können Sie kleine Gesten der Freundlichkeit beobachten?
- Wie wirken die Bewohnerinnen und Bewohner?
- Wie vielen Bewohnerinnen und Bewohnern begegnen Sie? Sind sie an ihrer Umgebung interessiert oder wirken sie apathisch?
- Ist die Kleidung der Bewohnerinnen und Bewohner sauber? Sie muss allerdings nicht unbedingt zusammenpassen – gute Heime überlassen ihren Bewohnerinnen und Bewohnern individuelle Entscheidungen
- Wie viel Freiheit haben geistig verwirrte Bewohnerinnen und Bewohner?
- Welche Angebote speziell für Menschen mit Alzheimer oder einer anderen Form der Demenz gibt es? Wie wird auf ihre Vorlieben und ihre Biografie eingegangen?
- Wie ist die medizinische und pflegerische Unterstützung geregelt?
- Können Angehörige rund um die Uhr zu Besuch kommen?
- Sind die Pflegekräfte festen Gruppen zugeordnet? Wie lange arbeiten die Pflegekräfte schon in dieser Einrichtung?
- Sieht sich die Einrichtung gezwungen, Leiharbeiter zu engagieren?
- Gibt es für die Bewohnerinnen und Bewohner Einzel- und Gruppenangebote, um sich ihren Möglichkeiten entsprechend zu beschäftigen?
- Wie gut und individuell werden Sie beraten? Erschrecken Sie nicht über die Frage, ob Sie sich für Ihr demenzkrankes Familienmitglied ein Doppelzimmer vorstellen können. Manche Menschen haben Angst vor dem Alleinsein und fühlen sich im Doppelzimmer wohler
- Wie reagiert die Heimleitung auf die Frage, wie viele Druckgeschwüre im Heim entstanden sind? Offene Stellen am Rücken oder Po weisen auf unzureichende Bewegung oder zu langes Liegen in einer Position hin
- Wie lange leben die Bewohnerinnen und Bewohner durchschnittlich im Heim?
- Gibt es eine Sterbebegleitung oder sterben die meisten Bewohnerinnen und Bewohner im Krankenhaus?

12.1.4.2 Demenzfreundliche Architektur

Menschen mit Demenz sind zur Förderung und Aufrechterhaltung ihrer Mobilität, ihrer Orientierung und ihrer Lebensqualität im besonderen Maße von baulichen Strukturen bzw. der räumlich-materiellen Gestaltung ihres Wohnumfeldes abhängig [23]. Diesbezüglich existieren heute bereits zahlreiche Praxiserfahrungen und relativ einheitliche Empfehlungen und Kriterienlisten. Hierzu gehören z. B. [3, 23, 24]:

- Aspekte der konkreten räumlichen Organisation (Architektur, Grundriss, Tageslicht, Garten- oder Freibereich)
- Wohnlichkeit und Alltagsnähe

- das Vorhandensein von zeitlichen und räumlichen Orientierungshilfen
- adäquate Lichtquellen
- die Gelegenheit zur taktilen und visuellen Stimulation
- Gewährleistung von risikoarmer Bewegungsfreiheit („Wander"-Möglichkeiten, „Sit-and-watch-Plätze")
- Rückzugsmöglichkeiten

Neuere Einrichtungen haben hier i. d. R. den Vorteil, dass diese Empfehlungen bereits bei der Planung und dem Bau berücksichtigt werden können. Aber auch in älteren Heimen besteht bei entsprechender Sensibilität der Leitungen häufig noch die Möglichkeit zumindest einen Teil der genannten Maßnahmen umzusetzen.

12.1.4.3 Einsatz von und Umgang mit Psychopharmaka

Der Einsatz von psychotroper Medikation bei Menschen mit Demenz erfordert eine differenzierte Betrachtung. In der Literatur finden sich konsistent Hinweise darauf, dass es im Bereich der Versorgung mit Antidementiva und Antidepressiva bei demenzkranken Pflegeheimbewohnern eine Unterversorgung gibt, während Neuroleptika und Sedativa zu häufig und aufgrund der überwiegenden Risiken und Nachteile oft auch inadäquat eingesetzt werden [25, 26]. Erfolgt der Einsatz von Neuroleptika ohne eine klar definierte und dokumentierte medizinische Indikation (z. B. zur Linderung von Wahnsymptomen bei einem akut psychotischen Patienten), sondern vielmehr ausschließlich oder überwiegend zur Sedierung („Ruhigstellung", „Chemical Restraint"), dann ist dieses als freiheitsentziehende bzw. unterbringungsähnliche Maßnahme zu werten (s. u.).

Eine hohe Rate bzw. ein routinemäßiger Einsatz sedierender Medikamente kann Hinweis auf eine Pflegepraxis sein, die bei Vorliegen von psychischen und Verhaltenssymptomen einer medikamentösen Ruhigstellung gegenüber dem Einsatz psychosozialer Interventionen den Vorzug gibt. Zwar erfordert die Gabe eines solchen Medikaments durch das Heimpersonal eine vorherige ärztliche Anordnung, es ist jedoch anzunehmen, dass diese häufig durch entsprechende Anfragen des Pflegepersonals getriggert wird [27, 28].

12.1.4.4 Einsatz von und Umgang mit freiheitsentziehenden Maßnahmen

In der stationären Pflege unterliegen ältere Menschen mit einer Demenz und/oder einem Delir einem besonders hohem Risiko freiheitsentziehende Maßnahmen zu erleiden [29, 30].

Ethisch und rechtlich darf der Einsatz dieser Maßnahmen ausschließlich zum Wohle des Bewohners erfolgen [31]. Er sollte stets eine Ausnahme bleiben (Ultima Ratio) und niemals zur Routine werden. Diese Ausnahmesituation muss richterlich genehmigt werden und ist im § 1906 des Bürgerlichen Gesetzbuches (BGB) geregelt.

Unterschieden wird hier die *Unterbringung* (z. B. auf einer geschlossenen Station) von *unterbringungsähnlichen Maßnahmen* (z. B. *körpernahe Fixierungen* mittels Fixiergurten oder Gurtsystemen, Tischbretter bzw. Steckbretter, Leibchen, Bandagen). Auch der häufig als harmlos empfundene Einsatz eines *Bettgitters* wird zu den unterbringungsähnlichen Maßnahmen gerechnet und ist ausdrücklich genehmigungspflichtig [32]. Auch der Einsatz von Psychopharmaka kann unter Umständen rechtlich als freiheitsentziehende Maßnahme gewertet werden (s. o.). Dagegen existieren zahlreiche wissenschaftliche Belege für die *Risiken und negativen Folgen* (Druckulzera und Kontrakturen, Todesfälle durch Strangulation oder Thoraxkompression, Stürze mit Frakturen, Zunahme von Immobilität und Instabilität, apathisches Verhalten, Zunahme von Aggressivität und Agitation, Abnahme kognitiver Fähigkeiten, Abnahme der Alltagskompetenz). Daher kann die Einleitung einer Fixierung bei einem demenzkranken, agitierten, Bewohner den Einstieg in einen Teufelskreis bedeuten, weil die eigentlich zum Schutz des Betroffenen initiierte Maßnahme genau denjenigen Zustand aufrechterhält oder sogar verschlimmert, der die Einleitung der Maßnahme ursprünglich begründet hat [31].

Allein schon die Tatsache, dass die Häufigkeit freiheitsentziehender Maßnahmen von Pflegeeinrichtung zu Pflegeeinrichtung höchst unterschiedlich ist (in empirischen Felduntersuchung werden selbst innerhalb eines Versorgungsgebiets Raten von 5–65 % berichtet) betont die wichtige Rolle der institutionellen Rahmenbedingungen für die Verhinderung von Fixierungen und anderer freiheitsentziehender Maßnahmen [33]. Entgegen einer landläufigen Ansicht ist dabei jedoch gar nicht so sehr der Personalschlüssel einer Einrichtung entscheidend, sondern vielmehr die allgemeine „Pflegephilosophie" des Heimes, die Qualifikation und Einstellung der Pflegekräfte (s. o.) oder die Vorhaltung spezieller Betreuungsangebote (s. u.).

12.1.4.5 Ärztlich-medizinische Versorgung

Die adäquate und Leitlinien-gerechte medizinische Behandlung demenzkranker Menschen ist bereits außerhalb des Heimbereichs in vieler Hinsicht als suboptimal zu bezeichnen [34]. Nach Übersiedlung vom Privathaushalt in ein Pflegeheim verschlechtert sich diese Situation für den Betroffenen häufig noch. Dies gilt insbesondere für die (geronto-)psychiatrische Mitbehandlung demenzkranker Bewohner [3]. Daher ist es von entscheidender Bedeutung, wie die Zusammenarbeit zwischen dem Heim und den die Bewohner versorgenden niedergelassenen Ärzten und Kliniken geregelt ist. Ist diese mehr oder weniger dem Lauf der Dinge überlassen, oder sind in der Einrichtung Strukturen und Prozesse implementiert, in denen die *Kooperation und Koordination* von pflegerischem, hausärztlichem und fachärztlichem Versorgungsbereich verbindlich geregelt werden? Gibt es eine regelmäßige Zusammenarbeit zwischen dem Heim und einem gerontopsychiatrisch erfahrenen Arzt oder einem Konsiliardienst und wie ist diese konkret ausgestaltet? Obwohl viele Heime heute die ärztliche Versorgung ihrer Bewohner als einen wichtigen und verbesserungswürdigen Bereich ansehen,

sind die von Expertenseite vorgeschlagenen Verbesserungsmaßnahmen (z. B. regelmäßige Visiten und Fallbesprechungen, adäquates Schnittstellenmanagement, verbindliche Kooperationsverträge etc.) in den jeweiligen Einrichtungen in recht unterschiedlichem Maße umgesetzt.

12.1.4.6 Aktivierende Angebote

Ein regelmäßiges Programm tagesstrukturierender und aktivierende Angebote sollte
heute ein fester Bestandteil im Konzept jeder stationären Pflegeeinrichtung sein. Dies
kann in bedeutsamer Weise zur Lebensqualität gerade auch von Menschen mit Demenz beitragen [35]. Diese Angebote sind jedoch für demenzkranke Bewohner in unterschiedlichem Maße geeignet. Gerade für diese Zielgruppe ist es wichtig, Angebote
vorzuhalten, die die Teilnehmer weder unter- noch überfordern. Auch hier gilt es natürlich, die individuellen Vorlieben und Ressourcen des Bewohners – z. B. auch in Abhängigkeit von der Schwere der Demenz – zu beachten. Im Rahmen von kognitiv sowie
sozial stimulierenden Gruppenaktivitäten, die z. B. auch den Einbezug des Bewohners in (leichtere) hauswirtschaftliche Tätigkeiten (gemeinsames Kochen) beinhalten
können, haben sich hier insbesondere Angebote bewährt, bei denen nonverbale und
kreative Aspekte der Aktivierung im Vordergrund stehen (Musik, Tanz, künstlerische
Erfahrungen inklusive eigener kreativer Tätigkeit, körperliche Aktivierung, sensorische Stimulation) [36].

12.1.4.7 Spezielle Pflegekonzepte

Besondere stationäre Betreuungskonzepte im Sinne von segregativen (demenzspezifische Wohnbereichen, „Domus"-Einheiten, „special care units", Pflegeoasen) oder
teilsegregativen Ansätzen wurden bereits im Abschnitt 12.1.3 ausführlicher beschrieben. In einer von Schäufele et al. [3] beschriebenen repräsentativen Stichprobe gaben über 40 % der untersuchten Pflegeheime an, diese Ansätze bereits in die Praxis
umgesetzt zu haben [3]. Jedoch auch in einer ausschließlich integrativ arbeitenden
Einrichtung sollte die systematische Berücksichtigung der besonderen Bedürfnisse
demenzkranker Bewohner heutzutage eine Selbstverständlichkeit sein. Hierzu zählen z. B. ein routinemäßiges Screening auf kognitive Einschränkungen, verbindliche
Leitlinien für alle Mitarbeiter zum Umgang mit Demenzkranken (inklusive validieren-
der Umgang), ein konsequenter Einsatz der Bezugspflege und der Einsatz gerontopsychiatrischer Fachkräfte (s. o.). Diese Aspekte sollten im jeweiligen Pflegekonzept
der Einrichtung schriftlich fixiert sein. Vertiefende Ausführungen zum Thema finden
sich im folgenden Kapitel 12.2 dieses Buches.

12.1.5 Ausblick

Es ist abzusehen, dass ein immer größerer Teil derjenigen Pflegeheime, die in der Betreuung demenzkranker Bewohner noch heute nach rein integrativen Konzepten arbeiten, in Zukunft auf ein teilsegregatives oder segregatives Konzept übergehen wird [3]. Ebenso ist zu erwarten und auch zu wünschen, dass demenzspezifische bauliche Aspekte bei der Planung und Gestaltung von Pflegeeinrichtungen systematischer als bisher Berücksichtigung finden werden. Diese Maßnahmen werden jedoch ihre positive Wirkung auf die Lebensqualität der demenzkranken Bewohner nur dann optimal entfalten können, wenn darüber hinaus eine bessere Qualifikation der professionell Pflegenden, als auch eine Verbesserung der sektorübergreifenden Versorgungsschnittstellen (z. B. Kooperation zwischen Heim, hausärztlichem und fachärztlichem Bereich) zu einer versorgungspolitischen Aufgabe mit hoher Priorität erhoben wird. Der Notwendigkeit dieser Entwicklung wird sich der Bereich der stationären Altenpflege allein schon deswegen stellen müssen, um nicht gegenüber den sich immer stärker entwickelnden neuen ambulanten Wohnformen für Menschen mit Demenz (Pflegewohngruppen, Wohn- und Hausgemeinschaften etc.) [37] ins Hintertreffen zu geraten.

12.2 Demenzspezifische Konzepte in der Pflege

Martina Roes, Jonathan Serbser, Jan Dreyer

12.2.1 Einleitung

Mehr als 90 % aller Demenzpatienten in Deutschland werden von Hausärztinnen und -ärzten versorgt [38]. Kommunikation ist das zentrale Element der Arzt-Patienten-Beziehung. Die Kassenärztliche Bundesvereinigung verweist beispielsweise in einem ihrer Informationsblätter zur „Arzt-Patienten-Kommunikation" darauf, dass es nicht einfach ist, Patienten über eine bei ihnen diagnostizierte Demenz zu informieren. Die Gründe hierfür sind verschiedene, u. a. Reaktion der Patienten wie beispielsweise Abstreiten der Diagnose oder auch Unklarheit darüber, wie sich dies auf das Leben des Patienten und seines Umfeldes auswirkt [39]. Die anschließend formulierten Empfehlungen zur Kommunikation mit dem Patienten und seinen Angehörigen können als ein Beitrag zu einer personzentrierten Vorgehensweise verstanden werden, d. h. eine Abkehr von klassischem Frage-Antwort-Schema und funktionaler, zweckbestimmter Kommunikation. Diese, funktional auf den Behandlungserfolg ausgerichtete, Kommunikation setzt voraus, dass der Patient die Informationen des Gesprächs aufnimmt und in Bezug auf Entscheidungen entsprechend verarbeiten kann. Sie beruht also auf der Vorstellung eines mündigen, rationalen Patienten. Dieses Konzept der Arzt-Patienten-Kommunikation führt im Umgang mit Menschen mit Demenz aufgrund abnehmender kognitiver Fähigkeiten an Grenzen. Insofern kommt der Wahrnehmung der Grenzen des Sender-Empfänger-Prinzips und damit der Reflexion eines auf Kognition beruhenden Kommunikationsansatzes eine herausragende Rolle zu. So wird u. a. darauf verwiesen, dass die Kommunikation mit Menschen mit Demenz viel Zeit und Geduld beansprucht und der Beobachtung des Verhaltens bzw. der nonverbalen Kommunikation eine herausragende Rolle zukommt [40]. Eine weitere Gefahr liegt in der Tendenz, sich direkt an die Angehörigen zu wenden und ihnen die Details zu erklären, was aus Sicht des Patienten als stigmatisierend und exkludierend erlebt und einer Nichtwahrnehmung ihrer Autonomiepotenziale gleichkommt.

Der Deutsche Ethikrat [41] schreibt in seiner Stellungnahme zu *Demenz und Selbstbestimmung* u. a. Folgendes:

> Im emphatischen Gebrauch der Selbstbestimmung sind diese auf das individuelle Selbst eines Menschen bezogenen deskriptiven und normativen Momente nahe beieinander: Wer sich selbst als „vernünftig", als „eigenständig", als „unabhängig" oder „leistungsfähig" „bestimmt", der will dies auch sein und wünscht, so auch von anderen wahrgenommen zu werden. So kommen im Begriff der Selbstbestimmung alle Motive der persönlichen Selbstbehauptung eines Menschen zu Ausdruck: Er will so sein, wie er sich selbst begreift, und erwartet, dass man ihn darin anerkennt. (S. 46 f.)

Voraussetzungen für eine gelingende Gestaltung von Situationen mit Menschen mit Demenz und ihrem sozialen Umfeld (i. d. R. pflegende Angehörige) ist demnach eine positive Haltung sowie eine angepasste und wertschätzende Kommunikation. Der Deutsche Ethikrat (2012) spricht von einer „Haltung der Achtsamkeit" und „assistierter Selbstbestimmung" (S. 50). Die Autoren verstehen hierunter einen an den Bedürfnissen des anderen orientierten Umgang, eine Wahrnehmung individueller Charakteristiken sowie ein „sorgendes Mitdenken und helfendes Sprechen wenn die Gegenseitigkeit im Sprechen und Denken nicht mehr gegeben ist" (S. 50).

Daraus lässt sich die Notwendigkeit eines Perspektivwechsels von einem „cogito ergo sum"-Blick hin zu einem personenzentrierten Verständnis von Menschen mit Demenz in unserem Versorgungsalltag ableiten. Kitwood [42] hat in seinem personenzentrierten Ansatz herausgestellt, dass die Auswirkungen einer Demenz nicht allein auf neuronale degenerative Prozesse im Gehirn zurückzuführen sind, sondern maßgeblich vom Umgang anderer mit den Menschen mit Demenz bestimmt werden. Daran anschließend wurde insbesondere von Sabat und Hughes [43] herausgearbeitet, dass die Art der sozialen Eingebundenheit von Menschen mit Demenz bestimmt, inwiefern der Mensch mit Demenz als solcher sozial konstruiert und mit einem entsprechenden Label assoziiert – im ungünstigen Fall stigmatisiert – wird.

Insofern steht in den folgenden Unterkapiteln der Perspektivwechsel im Vordergrund und wird im Kontext von drei verschiedenen Perspektiven erläutert: (1) psychosoziale Interventionen, (2) verhaltensbedingten Herausforderungen begegnen und (3) demenzsensiblen Lebensraum gestalten. Zweck dieses Kapitels ist allerdings nicht eine handlungspraktische Vorgabe, sondern das Aufzeigen von Möglichkeiten durch die Einnahme einer anderen Perspektive.

Margareta Halek, Martin N. Dichter

12.2.2 Psychosoziale Interventionen

12.2.2.1 Interaktion gestalten

Kommunikation ist ein essenzielles Element in der Gestaltung einer interpersonellen Beziehung. Sie ist das Kernelement einer personzentrierte Versorgung und Pflege und beeinflusst die Lebensqualität der Menschen mit Demenz. Das Demenzsyndrom führt zu zunehmenden Beeinträchtigungen im Bereich der Kommunikation (insbesondere Sprachverständnis und Sprachproduktion). Dies stellt insbesondere im späten Stadium der Krankheit alle an der Versorgung Beteiligten vor große Herausforderungen, denn personzentrierte pflegen bedeutet, auf Bedürfnisse und Wünsche des zu pflegenden Menschen einzugehen. Das Erkennen, Verstehen und Deuten von Bedürfnissen wird im Verlauf der Demenz zunehmend schwieriger. Auch im frühen und mittleren Stadium ist es notwendig, eine sinnhafte und wertvolle Kommunikation anzuregen und aufrechtzuerhalten. Zu Kommunikationselementen gehören Sprache, Schreiben, Gestik, Körperhaltung, Blick, Affekt und Intonation. Pflegende benötigen hierzu sowohl ausgeprägte kommunikative als auch reflexive Fähigkeiten.

> Neben diversen Schulungsangeboten zur Verbesserung der Kommunikation und Interaktion können zwei Gruppen von kommunikationsbezogenen Interventionen identifiziert werden:
> 1. Interventionen, die von Spezialisten oder entsprechend qualifizierten Pflegenden als gesondertes Angebot bewusst separiert vom täglichen pflegerischen Handeln durchgeführt werden und
> 2. Interventionen, die in das pflegerische Handeln integriert werden [44].

Interventionen der Gruppe 1: Hierzu gehören Interventionen wie zielgerichtete Konversationsangebote, Validationstherapie, strukturierte Erinnerungsarbeit (life review, Reminiszenz), kognitive Stimulationstherapie oder Aktivierungsangebote.

Unter Validationstherapie (einzeln oder in der Gruppe) werden verbale und nonverbale Kommunikationstechniken verstanden, in deren Kern durch eine empathische Grundhaltung Wertschätzung vermittelt wird. So wird die innere Welt des Menschen mit Demenz bestätigt und wertgeschätzt. Die Sicherheit der Betroffenen wird im Rahmen ihres emotionalen Zustands gefördert. Validation wird anhand strukturierter Techniken erlernt, die in der Kommunikation mit Menschen mit Demenz angewendet werden. Die bekannteste Form, die gleichzeitig die Ursprungsform der Validation ist, ist die Validation nach Feil [45]. In Deutschland ist eine modifizierte Version, die integrative Validation nach Richards, verbreitet [46]. Insgesamt betrachtet ist in stationären Altenpflegeeinrichtungen die Validationstherapie weit verbreitet [47]. Beide Interventionen werden als Gruppen- und Einzelangebote durchgeführt, wobei sich die integrative Validation im täglichen pflegerischen Handeln eher durchgesetzt hat [47]. Demgegenüber wurde in Studien v. a. Validation in Form gesonderter Gruppentherapie untersucht, deren Effekte aufgrund der geringen Anzahl guter Studien bis jetzt nicht gezeigt werden konnten [48]. Noch geringer ist die Anzahl der Studien, die Validation in der individuellen Eins-zu-eins-Kommunikation untersucht haben. Die wenigen Studien zeigen Effekte auf die Erhaltung eines positiven Selbstbildes, emotionale Balance und Angstreduktion [49, 50]. In einer qualitativen Studie konnte eine positive Wirkung von geplanten Einzelvalidationssitzungen auf die Konversationsqualität mit Menschen mit Demenz gezeigt werden [51]. Die Studienlage bezüglich der Wirksamkeit dieser Interventionen ist hinsichtlich einer verbesserten Kommunikation heterogen. Meta-Analysen zeigen keine signifikanten Effekte, während einige Einzelstudien Erfolge für „life-review"- und „walk-and talk"-Interventionen zeigen [44].

Interventionen der Gruppe 2: In den ersten Stadien der Demenz haben kommunikationsbezogene Interventionen die Anregung und Förderung von Gesprächen und damit die Beziehungsgestaltung und soziale Teilhabe zum Ziel. Im fortgeschrittenen Stadium fokussieren Interventionen auf Kontaktherstellung, Verstehen und Sinnesanregung. Zu solchen Interventionen zählen multisensorische Maßnahmen wie z. B. Snoezelen oder gestische Kommunikation [52]. Die letztere setzt v. a. auf die Verständigung durch Gesten. Bei ersterer werden mithilfe unterschiedlicher Hilfsmittel (Aromen, Licht, Musik, unterschiedliche Oberflächen- und Raumgestaltung) die Sinne angeregt, um zum einen in Kontakt mit der Person mit Demenz zu treten und zum anderen, um i. d. R. positive Emotionen anzuregen (s. Kap. 12.2.2.4). Unter die Gruppe 2 fallen auch Interventionen, deren Ziel die Verbesserung der kommunikativen Fähigkeiten und Techniken von Pflegenden ist, entweder als solitäres Training oder als eine von mehreren Komponenten eines Schulungsprogramms. Solche Schulungsprogramme zeigen in Studien überwiegend positive Hinweise für Effekte für Menschen mit Demenz und Pflegende, wenn die gelernten Techniken in der täglichen Pflege eingesetzt werden [44].

12.2.2.2 Positive Emotionen fördern durch Sinnesanregung

Menschen mit Demenz haben aufgrund der zunehmenden Funktionseinschränkungen in allen Bereichen das Risiko sensorischer Deprivation. Multisensorische Stimulation versucht unterschiedliche Sinne positiv anzuregen, um der Deprivation selbst entgegenzuwirken und die negativen Folgen wie herausforderndes Verhalten zu verhindern. Die Interventionen, die sich daraus ableiten, regen jeweils einzelne Sinne z. B. durch Körperkontakte (Massage oder therapeutische Berührung) oder mehrere Sinne anhand von Snoezelen an (Licht, Geruch, Körperkontakt, Geräusche).

Diese Interventionen bedürfen i. d. R. eines Eins-zu-eins-Kontaktes und fokussieren nicht die kognitiven Kapazitäten der Menschen mit Demenz. Somit sind sie besonders für Menschen mit schwerer bis sehr schwerer Demenz, die mit anderen Angeboten nicht mehr erreicht werden können, geeignet. Eine Übersichtsarbeit, in der 55 Studien mit sehr vielen unterschiedlichen Interventionen, die sinnesanregend wirken sollen (u. a. Musik, Licht, Massage, Aromatherapie, Tier-/Puppentherapie oder

Snoezelen), bewertet werden, zeigt positive Effekte auf Verhalten, Lebensqualität und Wohlbefinden der Menschen mit Demenz [53].

In Deutschland sind v. a. die Konzepte „Basale Stimulation" und „Snoezelen" bekannt und verbreitet [54]. In der Forschung werden vornehmlich die Effekte der Snoezelenräume untersucht. Sie zeigen einen positiven Einfluss auf das Verhalten und die Stimmung während der Intervention [55]. Auch musiktherapeutische Interventionen können dazu gerechnet werden, die vorwiegend jedoch von anderen Therapeuten und weniger von Pflegenden angeboten werden. Basale Stimulation ist ein in Deutschland entwickeltes Konzept, das somatische, vestibuläre und vibratorische Wahrnehmungen der Menschen anspricht. Ziel ist, die Kontaktaufnahme über die Berührung herzustellen und die Wahrnehmung des eigenen Körpers und des Umfeldes zu fördern [56]. Es gibt bisher keine Studien, die explizit basale Stimulation als Intervention untersucht haben. Für verwandte Interventionen wie therapeutische Berührung oder Massagen konnten erste Hinweise bezüglich ihrer zumindest kurzfristigen Wirksamkeit identifiziert werden [57–59].

12.2.2.3 Personsein erhalten und fördern

Ein zentraler Aspekt in der Versorgung liegt in der Voraussetzung, das Personsein des Menschen mit Demenz auch mit zunehmendem Abbau von Fähigkeiten zu erhalten. Das Wissen um die Biographie, die Persönlichkeit des Lebensstils sowie die aktuellen Vorlieben und Rituale bildet die Grundlage für die Gestaltung des Alltags, der Kommunikation und der Umgebung. In der Pflege wird unter Biographiearbeit zum einen der Akt der Informationssammlung über die Person mit Demenz selbst und zum anderen die Anwendung des Wissens in der Planung von Pflegemaßnahmen sowie eine geplante und zielgerichtete Anwendung im Rahmen von Gruppen- oder Individualaktivitäten verstanden. Dabei gilt das Erinnern an lebensgeschichtliche Ereignisse und gelebte Beziehungen als Stärkung der Identität und des sozialen Zugehörigkeitsgefühls [54].

Obwohl Biographie- und Erinnerungsarbeit schon immer als wesentliches Element der Pflege von Menschen mit Demenz beschrieben wurde, ist die dazugehörige Studienlage überschaubar. Deshalb wird die Reminiszenzarbeit trotz positiver Hinweise für die Verbesserung der Stimmung von Menschen mit Demenz nicht generell empfohlen [60]. Auch wenn aktuelle Studien positive Effekte auf depressive Symptome [61] zeigen, konnte die Wirksamkeit hinsichtlich etablierter Endpunkte wie herausforderndes Verhalten oder Lebensqualität nicht nachgewiesen werden [61–63]. Eine stärkere Individualisierung der Erinnerungsarbeit in Form von Ein-zu-eins-Gesprächen über personifizierte Erinnerungen hat Potenzial, depressive Symptome zu verbessern [64].

Simulierte Präsenztherapie ist eine weitere Form der Erinnerungsarbeit. Hier geht es darum, kurze Filme oder Audioaufnahmen von Familienmitgliedern einer Person mit Demenz vorzuspielen, um ein Vertrautheitsgefühl und Sicherheit zu vermitteln sowie Angst und Stress entgegenzuwirken. Die Aufnahmen können Szenen aus dem Alltag oder Erzählungen des Angehörigen enthalten [65]. In Übersichtsarbeiten zeigen sich positive Effekte der Simulierten Präsenztherapie, gleichzeitig wird jedoch betont, dass diese Form der Therapie nicht für jeden (z. B. nicht für Menschen mit Hör- oder Seheinschränkungen oder im frühen Stadium der Demenz) geeignet ist [66].

Die biographische Arbeit außerhalb von definierten Gruppenaktivitäten oder Einzelbetreuung spielt eine wichtige Rolle in der Gestaltung und Planung von Pflegehandlungen. Je nach Konzept gibt es große Verständnis- und Umsetzungsunterschiede bezogen darauf, wie biographische Informationen erhoben, bewertet, kommuniziert und in pflegerisches Handeln integriert werden. Es gibt allerdings kaum Effektivitätsforschung darüber, wie sich Biographiearbeit auf die Pflege von Menschen mit Demenz auswirken kann [67, 68].

Trotz der heterogenen Literaturlage wird in den Rahmenempfehlungen zum Umgang mit herausforderndem Verhalten von Menschen mit Demenz die Erinnerungspflege sowohl als gezielte Aktivität als auch als Bestandteil der pflegerischen Interaktion empfohlen [54].

12.2.2.4 Positive Haltung entwickeln und fördern

Im Umgang mit Menschen mit Demenz ist für Pflegende das Vertrauen in die eigenen Kompetenz (Sense of competence) einer der wichtigsten Faktoren, um das Gelingen einer guten Versorgung zu ermöglichen. Kompetente Pflegende gehen z. B. reflektierter mit dem herausfordernden Verhalten um, indem sie das Verhalten für potenziell modifizierbar halten, und entwickeln hierzu kreative Lösungswege. Die Einstellung und Haltung zu Menschen mit Demenz ist neben dem Fachwissen wichtig für das Kompetenzgefühl [69].

Eine positive Haltung gegenüber Menschen mit Demenz ist zentral für das Gelingen einer personzentrierte Pflege. Zu den bekanntesten Verfahren zur Umsetzung personzentrierte Pflege gehört die Dementia-Care-Mapping(DCM)-Methode. Hierbei handelt es sich um ein strukturiertes Verfahren, mit dem die personzentrierte Pflege in stationären Altenhilfeeinrichtungen verbessert werden soll, um das Wohlbefinden von Menschen mit Demenz zu sichern, zu fördern und zu bewerten. Ein DCM-Zyklus besteht aus sechs Schritten: Nach (1) der Einführung wird eine Gruppe von Bewohnern bis zu 8 Stunden von sog. Mappern (Beobachtern) (2) strukturiert beobachtet. Dabei werden das Verhalten und die Interaktion der Menschen mit Demenz erfasst. Diese Daten werden (3) analysiert und verschriftlicht. Anhand der Daten ergeben sich Hinweise bezüglich des Wohlbefindens der Menschen mit Demenz. Diese Ergebnisse werden (4) in einer Teamsitzung (Feedback) vorgestellt und mögliche Problemfelder und Lösungsansätze diskutiert. Die Pflegeteams haben dann die Aufgabe, zeitnah (5) einen Handlungsplan zu erstellen und diesen anschließend (6) in den Pflegeprozess zu integrieren. Obwohl die DCM-Methode seit mehr als 20 Jahren angewendet wird, liefern Wirksamkeitsstudien heterogene Ergebnisse. Untersuchungen, in denen die Umsetzung der DCM-Methode unter strengen Auswahlkriterien der Einrichtungen und einer engmaschigen Begleitung der Forscher stattgefunden haben, zeigen positive Effekte auf das Verhalten von Menschen mit Demenz [70, 71]. Demgegenüber zeigen eine niederländische und eine deutsche Studie, in denen die DCM-Methode unter Alltagsbedingungen durchgeführt wurde, d. h. ohne zusätzliche Unterstützung seitens der Wissenschaftler, keine bedeutsamen Effekte für Menschen mit Demenz [72, 73].

Neben der DCM-Methode existieren weitere komplexe Interventionen, deren Ziel die Umsetzung bzw. Etablierung personzentrierte Pflege ist. Je nach Studie beruhen diese Interventionen auf unterschiedlichen Modellen (z. B. VIPS-Modell) oder werden mit Komponenten der zuvor beschriebenen Interventionen kombiniert. Zusammenfassend zeigen sich auch hier je nach Intervention, Studiendesign und Endpunkt unterschiedliche Ergebnisse. Es lässt sich jedoch festhalten, dass Interventionen mit dem Ziel einer personzentrierte Pflege v. a. bei den Endpunkten Reduktion der Psychopharmaka-Anwendung und herausforderndes Verhalten wirksam sind [61, 74].

Daniela Holle, Christiane Pinkert
12.2.3 Verhaltensbedingten Herausforderungen begegnen

Auf der Ebene der Kommunikation und Interaktion stellen v. a. Verhaltensänderungen von Menschen mit Demenz, wie z. B. Schreien, Umherlaufen, Apathie oder Aggression, eine besondere Herausforderung dar. Das sog. herausfordernde Verhalten kann sowohl für die Person selbst, die das Verhalten zeigt, als auch für pflegende Angehörige oder behandelnde Ärzte und Pflegekräfte belastend sein [75]. Die Mehrzahl der Menschen mit Demenz entwickelt im Laufe der Erkrankung herausfordernde Verhaltensweisen. Die Prävalenz solcher Verhaltensweisen wird im ambulanten Setting zwischen 11 und 90 % geschätzt [76], bei 75 % im Akutkrankenhaus [77] und auf bis zu 82 % in stationären Pflegeeinrichtungen [78]. Die demenzspezifischen Verhaltensweisen können negative Konsequenzen haben, wie z. B. die erhöhte Wahrscheinlichkeit einer Übersiedelung in eine stationäre Pflegeeinrichtung [79], die vermehrte Verschreibung von Psychopharmaka [80] oder eine verminderte Lebensqualität für die Person mit Demenz [81].

Die Ursachen herausfordernden Verhaltens sind nicht allein auf die Erkrankung Demenz zurückzuführen. Vielmehr wird herausforderndes Verhalten als Ergebnis vieler interagierender psychosozialer Ursachen verstanden [82, 83]. Dazu zählen z. B. die Persönlichkeit des Menschen mit Demenz selbst und seine Bewältigungsmöglichkeiten, psychische oder physische Komorbiditäten oder Einschränkungen von Sinneswahrnehmungen wie Hören und Sehen [84–86]. Aber auch umgebungsbedingte Faktoren wie Überstimulation, Langeweile oder eine laute und hektische Umgebung werden als Ursachen angesehen [87, 88]. Schließlich können mögliche Ursachen auch auf der Beziehungsebene verortet werden, z. B. bei fehlenden sozialen Kontakten, negativem Kommunikationsstil von Angehörigen oder Professionellen oder unzureichender

Beziehungsqualität zwischen dem Menschen mit Demenz und seinen Angehörigen oder Pflegenden [88, 89].

Obwohl das herausfordernde Verhalten objektiv betrachtet störend, unzweckmäßig und unwirksam erscheint, kann es vor dem Hintergrund dieser Erklärungsansätze die sinnvollste Reaktion darstellen, die Menschen mit Demenz aufgrund ihrer noch vorhandenen Fähigkeiten, z. B. in der verbalen Kommunikation und der Beschränkungen oder Unterstützungen durch die direkte Umgebung, in der Lage sind zu zeigen [90]. Deshalb erscheint es sinnvoll, nicht das Verhalten zu „behandeln", sondern die Auslöser oder Ursachen für das Verhalten zu identifizieren und zu beeinflussen. Aktuelle Leitlinien fordern die Anwendung psychosozialer Interventionen wie z. B. Aromatherapie, multisensorische Stimulation (Snoezelen) oder Musiktherapie als Therapie der ersten Wahl [60, 75]. Allerdings zeigen standardisierte psychosoziale Interventionen in Studien häufig nur mäßige Effekte, weil sie in ihrer routinemäßigen Anwendung die zugrunde liegenden Ursachen für das herausfordernde Verhalten nur oberflächlich oder gar nicht berücksichtigen [91]. Daher sind sog. individualisierte, hypothesengeleitete Interventionen (individualised, formulation-led interventions), die an den Ursachen des Verhaltens ansetzen, am besten geeignet, das Verhalten der Menschen mit Demenz positiv zu beeinflussen [91].

12.2.3.1 Individualisierte hypothesengeleitete Interventionen im Kontext von herausforderndem Verhalten von Menschen mit Demenz

In den letzten Jahren sind sowohl national als auch international unterschiedliche Ansätze zur Verhaltensanalyse entwickelt worden, die zugleich die Grundlage für individualisierte, hypothesengeleitete Interventionen liefern [92]. Als Beispiele sind hier das GRIP-Programm [85], das Konzept der „Verstehenden Diagnostik" [93] und das DICE-Programm [94] zu nennen. Diese Ansätze bestehen üblicherweise aus einer systematischen Abfolge von Verhaltensbeschreibung, Verhaltensanalyse, Interventionsplanung und Evaluation [92].

Die *Verhaltensbeschreibung* beinhaltet zumeist topographische Informationen, die Art (z. B. unruhiges Verhalten), Häufigkeit, Intensität und den Kontext des Verhaltens skizzieren. Einige Ansätze greifen hierbei auf bestehende Instrumentarien zurück (z. B. Neuropsychiatrisches Inventar) [95, 96] oder nutzen andere Formen des Assessments (z. B. Diskussion mit Familienangehörigen, Beobachtung von Gesichtsausdrücken, ABC-Chart, Tagebücher). Ergänzend findet in einigen Programmen auch eine Bewertung der Konsequenzen des Verhaltens statt (z. B. Gefährdung von Sicherheit, Stress) [89, 96–100].

Bei der *Verhaltensanalyse* werden die Auslöser oder Gründe für das Verhalten hauptsächlich drei Kategorien zugeordnet: (1) Faktoren, die in direktem Zusammenhang mit der Person mit Demenz stehen, z. B. körperliche oder psychische Gesundheitsbeeinträchtigungen, (2) Umgebungsfaktoren, z. B. Über- oder Unterstimulation und (3) Faktoren, die in direktem Zusammenhang mit der pflegenden/versorgenden

Person stehen, z. B. Beziehungsgestaltung, Kommunikationsstil. Insgesamt findet in den Ansätzen eine starke Fokussierung auf die zwei erstgenannten Kategorien statt.

Methoden, die bei Verhaltensanalyse singulär oder in Kombination zum Einsatz kommen, variieren zwischen demenzspezifischen Fallbesprechungen [100, 101], Assessmentsystemen, direkten Beobachtungen, Interviews mit der betroffenen Person und/oder Angehörigen und medizinisch- diagnostischen Verfahren wie z. B. Blut- und Urinanalysen [88, 99, 102].

Die *Interventionsplanung* wird in den Ansätzen sehr unterschiedlich gehandhabt. Während einige Konzepte vollständig darauf verzichten, Vorschläge für Interventionen zu unterbreiten [100, 101], verweisen andere Programme primär auf die Anwendung von psychosozialen Interventionen [94, 96]. Hierbei sollte die Zielsetzung der jeweiligen Intervention passend zum Ergebnis der Verhaltensanalyse sein. Vereinzelt werden auch medikamentöse Maßnahmen vorgeschlagen [87, 99], z. B. die Gabe von Analgetika bei Verdacht auf Schmerzen als Ursache des Verhaltens. Fast alle Konzepte empfehlen Schulungs- und Fortbildungsprogramme für Professionelle oder Familienangehörige zum Umgang mit herausforderndem Verhalten von Menschen mit Demenz.

12.2.3.2 Wirksamkeit von individualisierten ypothesengeleiteten Interventionen im Kontext von herausforderndem Verhalten von Menschen mit Demenz

Nur wenige der entwickelten Interventionsansätze sind in Studien im Hinblick auf ihre Wirksamkeit untersucht worden [92]. Diese Studien wurden fast ausschließlich in der stationären Altenhilfe durchgeführt, lediglich eine Untersuchung fand in der häuslichen Umgebung der Menschen mit Demenz statt [103]. Dem Review von Holle et al. [92] folgend, sind die Studienergebnisse bezogen auf die Effektivität von individualisierten, hypothesengeleiteten Interventionen divers und nur bedingt vergleichbar. So zeigt die Hälfte der Studien bezogen auf das primäre Outcome eine Reduktion im herausfordernden Verhalten der Menschen mit Demenz [103, 104], während die andere Hälfte keine Veränderungen im Verhalten nachweisen konnte [99, 105]. Erfolge aufseiten der Personen mit Demenz ließen sich auch in der Minimierung im Unwohlsein („discomfort") [102] und in der Verringerung der Verabreichung von psychotropen Medikamenten abbilden [106]. Effekte im Hinblick auf pflegende Angehörige zeigten sich darin, dass Angehörige selbstsicherer im Umgang mit herausforderndem Verhalten wurden und weniger emotional aufgebracht waren infolge des Verhaltens ihres Angehörigen mit Demenz [103]. Die Wirkung hingegen auf professionell Pflegende wurde ausschließlich mit sekundären Outcomes erfasst [98, 99, 107], wobei sich lediglich in einer Studie Verbesserungen in der Arbeitszufriedenheit der Pflegenden zeigten [107].

Bernhard Holle, Rebecca Palm

12.2.4 Demenzsensiblen Lebensraum gestalten

Die Gestaltung eines demenzsensiblen Lebensraumes stellt einen weiteren wichtigen Baustein im Versorgungsverlauf von Menschen mit demenziellen Erkrankungen dar. Dies ist von besonderer Relevanz, wenn eine häusliche Versorgung im privaten Umfeld gänzlich oder zeitweise nicht möglich ist. Der Umzug aus dem gewohnten Umfeld in eine fremde Umgebung kann die Symptome einer Demenzerkrankung verschlechtern und sich negativ auf das Wohlbefinden der Betroffenen auswirken. Umso wichtiger ist es, mit der Gestaltung eines demenzsensiblen Lebensraumes dem entgegenzuwirken und ihn als eine Ressource für die Erhaltung der Selbstständigkeit und der Lebensqualität zu nutzen [108].

Die Gestaltung demenzsensibler Lebensräumen umfasst verschiedene Ebenen: (I) Organisationsebene (Fokus auf institutionelle Wohn- und Betreuungsangebote), (II) Strukturebene (Fokus auf Quartiersentwicklung) und (III) die gestalterische Ebene (Fokus auf Innenarchitektur und Design).

12.2.4.1 Organisationsebene

Institutionelle Wohn- und Betreuungsangebote für Menschen mit Demenz haben sich in den vergangenen Jahrzehnten stark weiterentwickelt und bieten eine Vielfalt an Versorgungsmöglichkeiten, die die unterschiedlichen Bedarfe ihrer Klientel adressieren. Seit ca. den 1980er-Jahren werden Einrichtungen der stationären Altenhilfe als Lebensräume begriffen und berücksichtigen neben dem Pflegeauftrag auch Wohnbedürfnisse [109]. So stehen in Einrichtungen dieser Generation Privatheit, Autonomie und Individualität stärker im Fokus als ausschließlich eine pflegerische und medizinische Fürsorge. Einrichtungen dieser Generation des Altenwohnbaus sind nach dem Wohnbereichskonzept organisiert; in den Wohnbereichen leben meist bis zu 20 Bewohner. Neubauten, die nach dem Wohnbereichskonzept organisiert sind, und Umbauten bestehender Wohnbereiche haben eine möglichst hohe Einzelzimmerquote, Doppelzimmer sind jedoch zumeist noch vorhanden. Die hauswirtschaftliche Versorgung der Bewohner ist zumeist zentral organisiert. Eine Weiterentwicklung stellen Häuser dar, die das Hausgemeinschaftskonzept umgesetzt haben. Hier leben die Bewohner in kleinen Hausgemeinschaften oder Wohngruppen (bis zu 12 Bewohner) [110–112]. Neben der Privatheit rückt die Gemeinschaft stärker in den Fokus sowie eine Abkehr vom Institutionscharakter. Dezentrale Versorgungsstrukturen und die Aufrechterhaltung von Alltagsroutinen wie Kochen, Bügeln oder Gartenarbeit kennzeichnen Hausgemeinschaften. Hausgemeinschaften können auch ambulant betrieben werden (ambulant betreute Wohngemeinschaften).

Sowohl für Wohnbereiche als auch für Hausgemeinschaften muss entschieden werden, ob dort ausschließlich Menschen mit Demenz leben sollen (segregativ) oder Menschen mit und ohne Demenz gemeinsam (integrativ). Die Befürworter der segregativen Wohnform sehen die Vorteile in der Qualifizierung des Personals, das ausschließlich Menschen mit Demenz betreut, der fokussierten Ausrichtung von Beschäftigungsangeboten am kognitiven Leistungsniveau der Bewohner sowie in der Berücksichtigung der Interessen und Bedürfnisse kognitiv nicht eingeschränkter Bewohner.

Befürworter der integrativen Wohnform betonen den gelebten Gemeinschaftsgedanken, der auf Toleranz und Diversität aufbaut. Derzeit kann davon ausgegangen werden, dass der Großteil der stationär betriebenen Wohnbereiche und Hausgemeinschaften integrativ ausgerichtet sind; Schätzungen gehen jedoch davon aus, dass 30–50 % der Einrichtungen mindestens einen segregativen Wohnbereich implementiert haben [47, 113]. Segregative Demenzwohnbereiche oder -wohngruppen unterscheiden sich in Bezug auf ihre Zielgruppe, ihr zugrunde liegendes Konzept und ihre Umgebungsgestaltung. Große Demenzwohnbereiche sind zumeist organisatorisch eigenständige Einheiten, die baulich von den anderen Wohnbereichen der Einrichtung getrennt sind und die unter Umständen extra für Menschen mit Demenz gebaut oder umgebaut worden sind [13]. Kleine Demenzwohngruppen können als eigenständige Hausgemeinschaften betrieben werden, sind aber z. T. auch in die organisatorische Einheit eines größeren Wohnbereichs integriert. In der Literatur sind zahlreiche inhaltliche Konzepte für Demenzwohnbereiche und -wohngruppen beschrieben [114–117]; es kann jedoch davon ausgegangen werden, dass die Umsetzung der Konzepte in der Praxis stark variiert [118].

Neben Privatheit und Gemeinschaft sind Altenwohneinrichtungen verstärkt bemüht, die Teilhabe ihrer Bewohner an der Gesellschaft und ein Leben in der Öffentlichkeit zu ermöglichen. „Leben in der Öffentlichkeit" stellt ein Kernkonzept der sog. Quartiershäuser dar, die eine Weiterentwicklung der Häuser mit Hausgemeinschaften darstellen [109].

12.2.4.2 Strukturebene

Die beschriebene Öffentlichkeit konstituiert sich in diesem Zusammenhang aus dem sozialen Nahraum, der die Altenwohneinrichtung umgibt. Die hieraus ableitbare, notwendige Öffnung und Einbettung von stationären Einrichtungen in die Quartiere und Stadtteile wird zunehmend auch in Handlungskonzepten für die kommunale Steuerung und altersgerechte Entwicklung von Quartieren beschrieben [109]. Insbesondere vor dem Hintergrund, dass im Rahmen der fortschreitenden Demenzerkrankung Themen wie Orientierung, Sicherheit und Vertrautheit für die Betroffenen, aber auch Angehörigen eine entscheidende Rolle für die Aufrechterhaltung der Versorgungssituation spielen, rücken Themen der altersgerechten Stadtteilentwicklung zunehmend in den Blick der kommunalen Bemühungen auch im Bereich der Demenzversorgung. Gelingt ein „Wohnen im Quartier" auch im hohen Alter, so führen insbesondere das Ausmaß der außerhäuslichen Aktivitäten, die erlebte soziale Zugehörigkeit und die stadtteilbezogene Identität zu einem höheren psychischen Wohlbefinden [119]. Es wird also auch in Zukunft darauf ankommen, die Versorgung von Menschen mit Demenz in ihrem gewohnten Umfeld zu unterstützen. Eine Möglichkeit, bereits vorhandene Unterstützungsangebote zu bündeln und die notwendige Versorgung für Menschen mit Demenz und ihre Angehörigen zu optimieren, stellen lokale Netzwerke dar.

Unter Beteiligung unterschiedlicher lokaler Institutionen wie z. B. kommunale Verwaltung, Anbieter von Pflege- und Versorgungsleistungen, Ärzte und Selbsthilfegruppen kann es gelingen, die Versorgung von Menschen mit Demenz in ihrem jeweiligen sozialen Nahraum zu ermöglichen bzw. zu optimieren. Beispiele und praxisnahe Arbeitshilfen für eine gelungene Netzwerkarbeit mit Blick auf die Versorgung von Menschen mit Demenz konnten im Rahmen eines Forschungsprojektes zusammengetragen und in Form einer Internetseite veröffentlicht werden (www. demenznetzwerke.de). Auch auf bundespolitischer Ebene nimmt das Thema der lokalen Ausgestaltung der Versorgung von Menschen mit Demenz einen wichtigen Stellenwert ein. Mit der „Lokalen Allianz für Menschen mit Demenz" greift das Ministerium für Familie, Senioren, Frauen und Jugend das Thema auf und bietet eine Plattform der Vernetzung und des Austauschs von Ideen und Versorgungskonzepten.

Betrachtet man abschließend das Ziel, den Lebensraum von Menschen mit Demenz ausgerichtet an den Bedarfen und Bedürfnissen gestalten zu wollen, so wird deutlich, dass es verschiedenste Konzepte und Möglichkeiten hierfür gibt. Ausgehend vom jeweiligen Versorgungssetting bleibt es Aufgabe von Versorgungsanbietern und kommunalen Stellen auf Grundlage der jeweiligen baulichen und regionalen Situation die derzeitige Ausgestaltung des Lebensraumes für Menschen mit Demenz kritisch zu hinterfragen und mit Blick auf die zukünftige Ausgestaltung mit aktuellen Versorgungsansätzen abzugleichen.

12.2.4.3 Gestalterische Ebene

Im späten Verlauf der Demenzerkrankung nimmt die unmittelbare Umgebungsgestaltung einen immer höheren Stellenwert ein, weil häufig mit dem hohen Alter der Erkrankten auch starke Einschränkungen in der Mobilität auftreten und der Radius des täglichen Lebens immer kleiner wird. Einen noch höheren Stellenwert nimmt die demenzsensible Umgebungsgestaltung ein, wenn Menschen nicht mehr in ihrer vertrauten Umgebung leben können. Das Ziel einer demenzsensiblen Umgebungsgestaltung ist es, Defizite zu kompensieren, die Unabhängigkeit zu fördern, die persönliche Identität und das Selbstbewusstsein zu stärken und eine Atmosphäre zu schaffen, in der sich die Bewohner, ihre Besucher und das Personal wohl fühlen [120]. Die Umgebung wird hierbei als eine therapeutische Ressource begriffen [108].

Die aktuellste Evidenz-basierte Leitlinie für eine demenzsensible Umgebungsgestaltung empfiehlt für stationäre Altenhilfeeinrichtungen folgende Aspekte [120]:

- Werden Maßnahmen notwendig, die einen für den Bewohner sicheren Bewegungsraum begrenzen, sollten diese möglichst unauffällig eingesetzt werden.
- Von Bewohnern zugängliche Räume und Areale sollten vielfältig sein in Bezug auf ihre Größe, ihr Ambiente und ihre Funktion, um den Bewohnern Abwechslung bieten zu können.
- Anspruch auf ein Einzelzimmer und einrichten nach eigenem Geschmack.
- Diejenigen Dinge, die den Bewohnern am meisten bedeuten, sollten in der direkten Umgebung Platz haben, bzw. an dem Ort sein, an dem die Bewohner die meiste ihrer Zeit verbringen.
- Angemessene Stimulation mit Reizen, d. h. u. a., unangenehme Reize mit einer periodisch wiederkehrenden hellen Beleuchtung sind zu vermeiden.

Darüber hinaus empfehlen die Autoren, dass der Wohnraum eher klein sein und einen häuslichen Charakter haben sollte. In der Einrichtung sollte die Möglichkeit bestehen, sich an alltäglichen Aktivitäten im Haushalt zu beteiligen und jederzeit nach draußen gehen zu können. Erfüllt die Umgebung der Einrichtung viele dieser Aspekte, so steht dies in einem Zusammenhang mit einer höheren Lebensqualität [121].

Literatur

[1] Statistisches Bundesamt. „71 % der Pflegebedürftigen werden zu Hause versorgt". Pressemitteilung 94/15 vom 12. März 2015 [Zugriff 15. 11. 2016].. URL: https://www.destatis.de/DE/PresseService/Presse/Pressemitteilungen/2015/03/PD15_094_224.html.

[2] Statista. 2016 [Zugriff 15. 11. 2016]. URL: https://de.statista.com/statistik/daten/studie/170795/umfrage/anteil-demenzkranker-und-pflegebeduerftiger-in-deutschland/.

[3] Schäufele M, Köhler L, Lode S, Weyerer S. Menschen mit Demenz in stationären Pflegeeinrichtungen: aktuelle Lebens- und Versorgungssituation. In: Schneekloth U, Wahl HW, Hrsg. Integrierter Abschlussbericht – Möglichkeiten und Grenzen selbständiger Lebensführung in stationären Einrichtungen (MuG IV). München; 2007 [Zugriff 8. 11. 2016]. URL: https://www.bmfsfj.de/blob/78928/9465bec83edaf4027f25bb5433ea702e/abschlussbericht-mug4-data.pdf .

[4] Deutsches Ärzteblatt. Umfrage: Nur sieben Prozent der Menschen wollen ins Altersheim. 2012 [Zugriff 15. 11. 2016]. URL: www.aerzteblatt.de/nachrichten/52166.

[5] Toot S, Swinson T, Devine M, Challis D, Orrell M. Causes of nursing home placement for older people with dementia: a systematic review and meta-analysis. Int Psychogeriatr. 2016: 1–14. Epub ahead of print.

[6] Luppa M, Luck T, Weyerer S, König HH, Brähler E, Riedel-Heller SG. Prediction of institutionalization in the elderly. A systematic review. Age Ageing. 2010; 39: 31–38.

[7] Neumeyer K. Entwicklung, Durchführung und Evaluation eines Trainings für versorgende Angehörige von Menschen mit Demenz (TanDem). Berlin: Logos; 2012.

[8] Ballard C, Corbett A, Chitramohan R, Aarsland D. Management of agitation and aggression associated with Alzheimer's disease: controversies and possible solutions. Curr Opin Psychiatry. 2009; 22: 532–540.

[9] Afram B, Stephan A, Verbeek H, et al; RightTimePlaceCare Consortium. Reasons for institutionalization of people with dementia: informal caregiver reports from 8 European countries. J Am Med Dir Assoc. 2014;15: 108–116.

[10] Kruse A, Pantel J, Schmitt E. Isolation. In: Pantel J, Schröder J, Bollheimer C, Sieber C, Kruse A, Hrsg. Praxishandbuch Altersmedizin. Geriatrie – Gerontopsychiatrie – Gerontologie. Stuttgart: Kohlhammer; 2014. S. 470–489.

[11] Hasan A, Schmitt A, Falkai P. Psychotische Symptome (Wahn und Halluzinationen). In: Pantel J, Schröder J, Bollheimer C, Sieber C, Kruse A, Hrsg. Praxishandbuch Altersmedizin. Geriatrie – Gerontopsychiatrie – Gerontologie. Stuttgart: Kohlhammer; 2014. S. 380–394.

[12] Schwarz G. Wann ist der richtige Zeitpunkt für einen demenzkranken Menschen zum Umzug ins Pflegeheim. Tipps und Anregungen. 2008 [Zugriff 10. 11. 2016]. URL: www.eva-stuttgart. de/fileadmin/Redaktion/pdf/Angebote_fuer/Alzheimer_Beratung/Umzug_ins_Pflegeheim. pdf.

[13] Palm R, Bartholomeyczik S, Roes M, Holle B. Structural characteristics of specialised living units for people with dementia: a cross-sectional study in German nursing homes. Int J Ment Health Syst. 2014; 8: 39.

[14] Grant LA, Ory M. Alzheimer Special Care Units in the United States. Research and Practice in Alzheimer's Disease. 1999; 4: 19–44.

[15] Wahl HW, Schneekloth U. Der Hintergrund: Forschungen zur Lebensführung in stationären Einrichtungen. In: Schneekloth U, Wahl HW, Hrsg. Integrierter Abschlussbericht – Möglichkeiten und Grenzen selbständiger Lebensführung in stationären Einrichtungen (MuG IV). München: BMFSFJ; 2007.

[16] Reimer MA, Slaughter S, Donaldson C, Currie G, Eliasziw M. Special care facility compared with traditional environments for dementia care: a longitudinal study of quality of life. J Am Geriatr Soc. 2004; 52: 1085–1092.

[17] Weyerer S, Schäufele M, Hendlmeier I. Besondere und traditionelle stationäre Betreuung demenzkranker Menschen im Vergleich. Z Gerontol Geriatr. 2005; 38: 85–94.

[18] Weyerer S, Schäufele M, Hendlmeier I. Evaluation of special and traditional dementia care in nursing homes: results from a cross-sectional study in Germany. Int J Geriatr Psychiatry. 2010; 25: 1159–1167.

[19] Verbraucherportal. 2016 [Zugriff 9. 1. 2016]. URL: https://www.1averbraucherportal.de/versicherung/pflegeversicherung/pflegenoten#.

[20] PflegeWiki. Pflegenoten. [Zugriff 9. 11. 2016]. URL: www.pflegewiki.de/wiki/Pflegenoten.

[21] BMFSFJ (Bundesministerium für Familie, Senioren, Frauen und Jugend). URL: https://www.wegweiser-demenz.de/informationen/betreuung-und-pflege/pflegeheim/tipps-fuer-die-heimwahl.html [Zugriff 9. 11. 2016].

[22] Held C, Emini-Fünfschilling D. Das demenzgerechte Heim: Lebensraumgestaltung, Betreuung und Pflege für Menschen mit Alzheimerkrankheit. 2. Auflage. Basel: Karger; 2005.

[23] Marquardt G. Kriterienkatalog demenzfreundlicher Architektur: Möglichkeiten der Unterstützung der räumlichen Orientierung in stationären Altenpflegeeinrichtungen. Berlin: Logos; 2007.

[24] Heeg S, Bäuerle K. Heimat für Menschen mit Demenz. Aktuelle Entwicklungen im Pflegeheimbau – Beispiele und Nutzungserfahrungen. Stuttgart: Demenz Support; 2011.

[25] Pantel J, Bockenheimer-Lucius G, Ebsen I, Müller R, Hustedt P, Diehm A. Psychopharmaka im Altenpflegeheim – Eine interdisziplinäre Untersuchung unter Berücksichtigung gerontopsychiatrischer, ethischer und juristischer Aspekte. In: Ebsen I, Eisen R, Hrsg. Frankfurter Schriften zur Gesundheitspolitik und zum Gesundheitsrecht. Bd. 3. Frankfurt: Lang; 2006.

[26] Pantel J, Grell A, Diehm A, Schmitt B, Ebsen I. OPTIMAL: Optimierung der Psychopharmakatherapie im Altenpflegeheim. Eine kontrollierte Interventionsstudie. Berlin: Logos; 2009.

[27] Wood-Mitchell A, James IA, Waterworth A, Swann A, Ballard C. Factors influencing the prescribing of medications by old age psychiatrists for behavioural and psychological symptoms of dementia: a qualitative study. Age Ageing. 2008; 37: 547–552.

[28] Iden KR, Hjørleifsson S, Ruths S. Treatment decisions on antidepressants in nursing homes: a qualitative study. Scand J Prim Health Care. 2011; 29: 252–256.

[29] Bredthauer D. Können Fixierungen bei dementen Heimbewohnern vermieden werden? Betreuungsmanagement. 2006; 4: 185–191.

[30] Hamers JP, Huizing AR. Why do we use physical restraints in the elderly? Z Gerontol Geriatr. 2005; 38: 19–25.

[31] Pantel J. Fixierungen im Pflegeheim. Notwendiges Übel oder strafbarer Freiheitsentzug? Der Allgemeinarzt. 2016; 16: 14–18.

[32] Klie T. Rechtliche Aspekte. In: Pantel J, Schröder J, Bollheimer C, Sieber C, Kruse A, Hrsg. Praxishandbuch Altersmedizin. Geriatrie – Gerontopsychiatrie – Gerontologie. Stuttgart: Kohlhammer; 2014. S. 751–771.

[33] Meyer G, Köpke S, Haastert B, Mühlhauser I. Restraint use among nursing home residents: cross-sectional study and prospective cohort study. J Clin Nurs. 2009; 18: 981–990.

[34] Stiftung Zentralinstitut für die kassenärztliche Versorgung in der Bundesrepublik Deutschland. Versorgung und Behandlung von Patienten mit Demenz. 2016 [Zugriff 3. 5. 2016]. URL: www.versorgungsatlas.de/fileadmin/pdf/VA-NEWSLETTER_2016-1_Demenz_final.pdf.

[35] Livingston G, Kelly L, Lewis-Holmes E, et al. A systematic review of the clinical effectiveness and cost-effectiveness of sensory, psychological and behavioural interventions for managing agitation in older adults with dementia. Health Technol Assess. 2014; 18: 1–226.

[36] Kollak I. Menschen mit Demenz durch Kunst und Kreativität aktivieren. Eine Anleitung für Pflege- und Betreuungspersonen. Berlin: Springer; 2016.

[37] Wahl HW, Steiner B. Innovative Wohnformen. In: Pantel J, Schröder J, Bollheimer C, Sieber C, Kruse A, Hrsg. Praxishandbuch Altersmedizin. Geriatrie – Gerontopsychiatrie – Gerontologie. Stuttgart: Kohlhammer; 2014. S. 701–707.

[38] Riedel-Heller SG, Schork A, Matschinger H, Angermeyer MC. The Role of Referrals in Diagnosing Dementia at the Primary Care Level. Int Psychogeriatr. 1999; 11: 251–262.

[39] KBV. Bausteine für die Arzt-Patienten-Kommunikation. Diagnose Demenz: Gespräche mit Patienten und Angehörigen. 2015 [Zugriff 19. 9. 2017]. URL: www.kbv.de/media/sp/Kommunikation_Arzt_Patient_Demenz.pdf.

[40] Haberstroh J, Neumeyer K, Pantel J. Kommunikation bei Demenz. Ein Ratgeber für Angehörige und Pflegende. 2. Auflage. Berlin, Heidelberg: Springer; 2016.

[41] Deutscher Ethikrat. Demenz und Selbstbestimmung. Berlin. 2012 [Zugriff 19. 9. 2017]. URL: www.ethikrat.org/dateien/pdf/stellungnahme-demenz-und-selbstbestimmung.pdf.

[42] Kitwood. Demenz. Der person-zentrierte Ansatz im Umgang mit verwirrten Menschen. 5. erg. Auflage. Bern: Huber; 2008.

[43] Hughes J, Louw S, Sabat SR. Dementia: Mind, Meaning, and the Person. Oxford: Oxford University Press; 2005.

[44] Vasse E, Vernooij-Dassen M, Spijker A, Rikkert MO, Koopmans R. A systematic review of communication strategies for people with dementia in residential and nursing homes. Int Psychogeriatr. 2010; 22 (2): 189–200.

[45] Feil N. The Validation breakthrough. Simple techniques for communicating with people with Alzheimer's – Type Dementia. Baltimore: Health Professions Press; 1993.

[46] Richard N. Demenz, Kommunikation und Körpersprache. Integrative Validation (IVA). In: Tackenberg P, Abt-Zegelin A, Hrsg. Demenz und Pflege. Frankfurt: Mabuse; 2000.

[47] Palm R, Holle B. Forschungsbericht der Studien DemenzMonitor, Umsetzung demenzspezifischer Wohn- und Betreuungskonzepte in Einrichtungen der stationären Altenhilfe. Witten: DZNE, Standort Witten; 2016.

[48] Neal M, Barton Wright P. Validation therapy for dementia. Cochrane Database Syst Rev. 2003 (3): CD001394.

[49] Schrijnemaekers V, van Rossum E, Candel M, et al. Effects of emotion-oriented care on elderly people with cognitive impairment and behavioral problems. Int J Geriatr Psychiatry. 2002; 17 (10): 926–937.

[50] Finnema E, Droes RM, Ettema T, et al. The effect of integrated emotion-oriented care versus usual care on elderly persons with dementia in the nursing home and on nursing assistants: a randomized clinical trial. Int J Geriatr Psychiatry. 2005; 20 (4): 330–343.

[51] Söderlund M, Cronqvist A, Norberg A, Ternestedt BM, Hansebo G. Conversations between persons with dementia disease living in nursing homes and nurses – qualitative evaluation of an intervention with the validation method. Scand J Caring Sci. 2016; 30 (1): 37–47.

[52] Döttlinger B. Menschen mit Demenz durch gestische Kommunikation motivieren. ProAlter. 2014: 32–34.

[53] Strom BS, Ytrehus S, Grov EK. Sensory stimulation for persons with dementia: a review of the literature. J Clin Nurs. 2016; 25 (13–14): 1805–1834.

[54] Bartholomeyczik S, Halek M, Sowinski C, et al. Rahmenempfehlungen zum Umgang mit herausforderndem Verhalten bei Menschen mit Demenz in der stationären Altenhilfe. [BMG] BfG, Hrsg. Berlin: Bundesministerium für Gesundheit; 2007.

[55] Sánchez A, Millán-Calenti JC, Lorenzo-López L, Maseda A. Multisensory Stimulation for People With Dementia: A Review of the Literature. Am J Alzheimers Dis Other Demen. 2013; 28 (1): 7–14.

[56] Bienstein C, Fröhlich A. Basale Stimulation in der Pflege. Die Grundlagen. Bern: Hogrefe; 2012.

[57] Woods DL, Craven RF, Whitney J. The effect of therapeutic touch on behavioral symptoms of persons with dementia. Altern Ther Health Med. 2005; 11 (1): 66–74.

[58] Millan-Calenti JC, Lorenzo-Lopez L, Alonso-Bua B, de Labra C, Gonzalez-Abraldes I, Maseda A. Optimal nonpharmacological management of agitation in Alzheimer's disease: challenges and solutions. Clin Interv Aging. 2016; 11: 175–184.

[59] Moyle W, Murfield JE, O'Dwyer S, Van Wyk S. The effect of massage on agitated behaviours in older people with dementia: a literature review. J Clin Nurs. 2013; 22 (5–6): 601–610.

[60] National Institute for Health and Clinical Excellence [NICE], Social Care Institute for Excellence [SCIE]. NICE clinical guideline 42: Dementia Supporting people with dementia and their carers in health and social care. London. 2006 [Zugriff 8. 4. 2015]. URL: https://www.nice.org.uk/guidance/cg42.

[61] Testad I, Corbett A, Aarsland D, et al. The value of personalized psychosocial interventions to address behavioral and psychological symptoms in people with dementia living in care home settings: a systematic review. Int Psychogeriatr. 2014; 26: 1083–1098.

[62] Woods RT, Orrell M, Bruce E, et al. REMCARE: Pragmatic Multi-Centre Randomised Trial of Reminiscence Groups for People with Dementia and their Family Carers: Effectiveness and Economic Analysis. PLoS ONE. 2016; 11 (4): e0152843.

[63] Charlesworth G, Burnell K, Crellin N, et al. Peer support and reminiscence therapy for people with dementia and their family carers: a factorial pragmatic randomised trial. J Neurol Neurosurg Psychiatry. 2016; 87: 1218–1228.

[64] Van Bogaert P, Tolson D, Eerlingen R, et al. SolCos model-based individual reminiscence for older adults with mild to moderate dementia in nursing homes: a randomized controlled intervention study. J Psychiatr Ment Health Nurs. 2016; 23: 568–575.

[65] Abraha I, Rimland JM, Lozano-Montoya I, et al. Simulated presence therapy for dementia: a systematic review protocol. BMJ Open. 2016; 6 (5).

[66] Zetteler J. Effectiveness of simulated presence therapy for individuals with dementia: a systematic review and meta-analysis. Aging Ment Health. 2008; 12: 779–785.

[67]   Berendonk C, Stanek S, Schönit M, Kaspar R, Bär M, Kruse A. Biographical work in inpatient long-term care for people with dementia. Z Gerontol Geriatr. 2011; 44 (1): 13–18.

[68]   McKeown J, Clarke A, Repper J. Life story work in health and social care: systematic literature review. J Adv Nurs. 2006; 55 (2): 237–247.

[69]   Mullan MA, Sullivan KA. Positive attitudes and person-centred care predict of sense of competence in dementia care staff. Aging Ment Health. 2016; 20 (4): 407–414.

[70]   Chenoweth L, King MT, Jeon YH, et al. Caring for Aged Dementia Care Resident Study (CADRES) of person-centred care, dementia-care mapping, and usual care in dementia: a cluster-randomised trial. Lancet Neurol. 2009; 8: 317–325.

[71]   Rokstad AM, Rosvik J, Kirkevold O, Selbaek G, Saltyte Benth J, Engedal K. The effect of person-centred dementia care to prevent agitation and other neuropsychiatric symptoms and enhance quality of life in nursing home patients: a 10-month randomized controlled trial. Dement Geriatr Cogn Disord. 2013; 36: 340–353.

[72]   Dichter MN, Quasdorf T, Schwab CG, et al. Dementia care mapping: effects on residents' quality of life and challenging behavior in German nursing homes. A quasi-experimental trial. Int Psychogeriatr. 2015; 27: 1875–1892.

[73]   van de Ven G, Draskovic I, Adang EM, et al. Effects of dementia-care mapping on residents and staff of care homes: a pragmatic cluster-randomised controlled trial. PLoS ONE. 2013; 8 (7): e67325.

[74]   Fossey J, Masson S, Stafford J, Lawrence V, Corbett A, Ballard C. The disconnect between evidence and practice: a systematic review of person-centred interventions and training manuals for care home staff working with people with dementia. Int J Geriatr Psychiatry. 2014; 29 (8): 797–807.

[75]   Bundesministerium für Gesundheit, Hrsg. Rahmenempfehlungen zum Umgang mit herausforderndem Verhalten von Menschen mit Demenz in der stationären Altenhilfe. Berlin; 2007.

[76]   Borsje P, Wetzels RB, Lucassen PL, Pot AM, Koopmans RT. The course of neuropsychiatric symptoms in community-dwelling patients with dementia: a systematic review. International psychogeriatrics/IPA. 2015; 27: 385–405.

[77]   Sampson EL, White N, Leurent B, et al. Behavioural and psychiatric symptoms in people with dementia admitted to the acute hospital: prospective cohort study. The British journal of psychiatry: the journal of mental science. 2014; 205 (3): 189–196.

[78]   Selbaek G, Engedal K, Bergh S. The prevalence and course of neuropsychiatric symptoms in nursing home patients with dementia: a systematic review. Journal of the American Medical Directors Association. 2013; 14 (3): 161–169.

[79]   van der Linde RM, Stephan BC, Savva GM, Dening T, Brayne C. Systematic reviews on behavioural and psychological symptoms in the older or demented population. Alzheimer's research & therapy. 2012; 4 (4): 28.

[80]   Rosenberg PB, Mielke MM, Han D, et al. The association of psychotropic medication use with the cognitive, functional, and neuropsychiatric trajectory of Alzheimer's disease. International journal of geriatric psychiatry. 2012; 27 (12): 1248–257.

[81]   Gitlin LN, Hodgson N, Piersol CV, Hess E, Hauck WW. Correlates of quality of life for individuals with dementia living at home: the role of home environment, caregiver, and patient-related characteristics. The American journal of geriatric psychiatry: official journal of the American Association for Geriatric Psychiatry. 2014; 22 (6): 587–597.

[82]   Bird M. A predominantly psychosocial approach to behavior problems in dementia: treating causality. In: Ames D, Burns A, O'Brein J, Hrsg. Dementia (4th ed). London: Edward Arnold; 2010. S. 221–230.

[83]   Moniz-Cook E, Woods R, Gardiner E, Silver M, Agar S. The Challenging Behaviour Scale (CBS): development of a scale for staff caring for older people in residential and nursing homes. Br J Clin Psychol. 2001; 40 (3): 309–322.

[84]   James IA. Understanding Behaviour in Dementia that challenges – A Guide to Assessment and Treatment. London and Philadelphia: Jessica Kingsley; 2011.

[85]   Zwijsen SA, Gerritsen DL, Eefsting JA, Hertogh CM, Pot AM, Smalbrugge M. The development of the Grip on Challenging Behaviour dementia care programme. Int J Palliat Nurs. 2014; 20 (1): 15–21.

[86]   Cohen-Mansfield J. Use of patient characteristics to determine nonpharmacologic interventions for behavioral and psychological symptoms of dementia. International Psychogeriatrics. 2000; 12 (Suppl 1): 373–380.

[87]   Kovach CR, Noonan PE, Schlidt AM, Reynolds S, Wells T. The Serial Trial Intervention: an innovative approach to meeting needs of individuals with dementia. Journal of gerontological nursing. 2006; 32 (4): 18–25. quiz 6–7.

[88]   Gitlin LN, Winter L, Dennis MP, Hauck WW. A non-pharmacological intervention to manage behavioral and psychological symptoms of dementia and reduce caregiver distress: design and methods of project ACT3. Clin Interv Aging. 2007; 2 (4): 695–703.

[89]   Kales HC, Gitlin LN, Lyketsos CG; Detroit Expert Panel on Alzheimers, Management of Neuropsychiatric Symptoms of Dementia. Management of neuropsychiatric symptoms of dementia in clinical settings: recommendations from a multidisciplinary expert panel. J Am Geriatr Soc. 2014; 62 (4): 762–769.

[90]   Kolanowski AM, Whall AL. Toward Holistic Theory-Based Intervention for Dementia Behavior. Holistic Nursing Practice. 2000; 14 (2): 67–76.

[91]   Bird M, Llewellyn-Jones RH, Korten A. An evaluation of the effectiveness of a case-specific approach to challenging behaviour associated with dementia. Aging Ment Health. 2009; 13 (1): 73–83.

[92]   Holle D, Halek M, Holle B, Pinkert C. Individualized formulation-led interventions for analyzing and managing challenging behavior of people with dementia - an integrative review, Aging & Mental Health. 2017; 21: 12, 1229–1247.

[93]   Bartholomeyczik S, Holle D, Halek M. Herausforderndes Verhalten bei Menschen mit Demenz verstehen. Weinheim, Basel: Beltz Juventa; 2013.

[94]   Kales HC, Gitlin LN, Lyketsos CG. The Time Is Now to Address Behavioral Symptoms of Dementia. Generations. 2014; 38 (3): 86–95.

[95]   Zwijsen SA, Smalbrugge M, Eefsting JA, Gerritsen DL, Hertogh CM, Pot AM. Grip on challenging behavior: process evaluation of the implementation of a care program. Trials. 2014; 15: 302.

[96]   Gitlin LN, Kales HC, Lyketsos CG. Managing Behavioral Symptoms in Dementia Using Nonpharmacologic Approaches: An Overview. JAMA. 2012; 308 (19): 2020–2029.

[97]   Bird M, Moniz-Cook E. Challenging behaviour in dementia: A psychosocial approach to intervention. In: Woods R, Clare L, Hrsg. Handbook of the clinical psychology of ageing. 2. Aufl. New York, NY: John Wiley & Sons Ltd; 2008. S. 571–594.

[98]   Holle D, Halek M, Mayer H, Bartholomeyczik S. Die Auswirkungen der „Verstehenden Diagnostik" auf das Belastungserleben Pflegender um Umgang mit Menschen mit Demenz in der stationären Altenhilfe. Pflege. 2011; 24 (5): 303–316.

[99]   McCabe MP, Bird M, Davison TE, et al. An RCT to evaluate the utility of a clinical protocol for staff in the management of behavioral and psychological symptoms of dementia in residential aged-care settings. Aging Ment Health. 2015; 19 (9): 799–807.

[100] Reuther S, Holle D, Buscher I, et al. Effect evaluation of two types of dementia-specific case conferences in German nursing homes (FallDem) using a stepped-wedge design: study protocol for a randomized controlled trial. Trials. 2014; 15: 319.

[101] Holle D, Kruger C, Halek M, Sirsch E, Bartholomeyczik S. Experiences of nursing staff using dementia-specific case conferences in nursing homes. American journal of Alzheimer's disease and other dementias. 2015; 30 (3): 228–237.

[102] Kovach CR, Logan BR, Noonan PE, et al. Effects of the Serial Trial Intervention on discomfort and behavior of nursing home residents with dementia. American journal of Alzheimer's disease and other dementias. 2006; 21 (3): 147–155.

[103] Gitlin LN, Winter L, Dennis MP, Hodgson N, Hauck WW. Targeting and managing behavioral symptoms in individuals with dementia: a randomized trial of a nonpharmacological intervention. J Am Geriatr Soc. 2010; 58 (8): 1465–1474.

[104] Zwijsen SA, Smalbrugge M, Eefsting JA, et al. Coming to grips with challenging behavior: a cluster randomized controlled trial on the effects of a multidisciplinary care program for challenging behavior in dementia. Journal of the American Medical Directors Association. 2014; 15 (7): 531. e1–10.

[105] Kuhlmey A. Wirksamkeit der deutschen Version der Serial Trial Intervention zur ursachenbezogenen Reduktion von herausforderndem Verhalten bei Menschen mit Demenz (STI-D). Berlin: Charite-Universitätsmedizin; 2010.

[106] Bartholomeyczik S, Wilm S, Bureick G, Halek M, Hardenacke D. Sachbericht zum Projekt „Interdisziplinäre Implementierung von Qualitätsinstrumenten zur Versorgung von Menschen mit Demenz in Altenheimen" (InDemA). Universität Witten/Herdecke. 2010.

[107] Zwijsen SA, Gerritsen DL, Eefsting JA, Smalbrugge M, Hertogh CM, Pot AM. Coming to grips with challenging behaviour: a cluster randomised controlled trial on the effects of a new care programme for challenging behaviour on burnout, job satisfaction and job demands of care staff on dementia special care units. Int J Nurs Stud. 2015; 52 (1): 68–74.

[108] Day K, Carreon D, Stump C. The therapeutic design of environments for people with dementia: a review of the empirical research. The Gerontologist. 2000; 40 (4): 397–416.

[109] Michell-Auli P, Kremer-Preiß U. Quartiersentwicklung. KDA-Ansatz und kommunale Praxis. Köln: Kuratorium Deutsche Altershilfe; 2013.

[110] Verbeek H, van Rossum E, Zwakhalen SM, Kempen GI, Hamers JP. Small, homelike care environments for older people with dementia: a literature review. International psychogeriatrics/IPA. 2009; 21 (2): 252–264.

[111] Verbeek H, Zwakhalen S, van Rossum E, Kempen G, Hamers J. Alternative Wohnformen für ältere Menschen mit Demenz – Ein internationaler Vergleich. Praxis Klinische Verhaltensmedizin und Rehabilitation. 2011; (2): 74–81.

[112] Planer K. Haus- und Wohngemeinschaften. Neue Pflegekonzepte für innovative Versorgungsformen. Bern: Verlag Hans Huber, Hogrefe AG; 2010.

[113] Schäufele M, Köhler L, Lode S, Weyerer S. Menschen mit Demenz in stationären Altenpflegeeinrichtungen: aktuelle Versorgungssituation. In: Schneekloth U, Wahl HW, Hrsg. Pflegebedarf und Versorgungssituation bei älteren Menschen in Heimen. Demenz, Angehörige und Freiweillige, Beispiele für „Good Practice". Stuttgart: Kohlhammer Verlag; 2009. S. 159–219.

[114] Albrecht I, Bernath A, Thieswald S. Eine zukunftsorientierte Betreuungsform für Menschen mit Demenz: Das Wohngruppenkonzept „Clara Zetkin". Eine Betrachtung aus konzeptioneller, pflegewissenschaftlicher und betriebswirtschaftlicher Sicht in den Jahren 2002 bis 2003. Köln: Kuratorium Dt. Altershilfe Wilhelmine-Lübke-Stift.; 2007. S. 168.

[115] Dürrmann P, Hrsg. Besondere stationäre Dementenbetreuung II. Konzepte, Kosten, Konsequenzen. Hannover: Vincentz Network; 2005.

[116] Kuratorium Deutsche Altershilfe (KDA). Das Viandener Konzept zur Betreuung demenziell erkrankter Menschen. Köln: KDA; 2000. S. 44.

[117] Brandenburg H. Lebensqualität von Menschen mit schwerer Demenz in Pflegeoasen. Zeitschrift für Gerontologie und Geriatrie. 2013; 46: 417–424.

[118] Schäufele M, Lode S, Hendlmeier I, Köhler L, Weyerer S, Hrsg. Demenzkranke in der stationären Altenhilfe. Aktuelle Inanspruchnahme, Versorgungskonzepte und Trends am Beispiel Baden-Württembergs. Stuttgart: Kohlhammer Verlag; 2008.

[119] Oswald F, Konopik N. Bedeutung von außerhäuslichen Aktivitäten, Nachbarschaft und Stadtteilidentifikation für das Wohlbefinden im Alter. Zeitschrift für Gerontologie und Geriatrie. 2015; 48: 401–407.

[120] Fleming R, Purandare N. Long-term care for people with dementia: environmental design guidelines. International psychogeriatrics/IPA. 2010; 22 (7): 1084–1096.

[121] Fleming R, Goodenough B, Low LF, Chenoweth L, Brodaty H. The relationship between the quality of the built environment and the quality of life of people with dementia in residential care. Dementia (London); 2014.

13 Modellprojekte zur Versorgung

Andreas Fellgiebel

13.1 Aufbau regionaler Teilhabe- und Versorgungsnetzwerke

13.1.1 Hintergrund

Ein übergeordnetes Ziel der rheinland-pfälzischen Demenzstrategie stellt der Aufbau regionaler, interdisziplinärer, sektorenübergreifender Teilhabe- und Versorgungsnetzwerke dar. Hierdurch soll einerseits den regionalen strukturellen Besonderheiten Rechnung getragen werden, andererseits die Qualität (Struktur-, Ergebnis- und Prozessqualität) in der Versorgung von Menschen mit Demenz entlang des Krankheitsverlaufs in allen Angeboten und Einrichtungsformen durch die Implementierung vorhandener Leitlinien und Versorgungsstandards sichergestellt werden. Die Kommunen sind in diesem Konzept Teil des regionalen Demenznetzwerkes für die Koordination der Vernetzung verantwortlich [1].

Die der rheinland-pfälzischen Demenzstrategie im Detail zugrunde liegenden Ziele leiten sich aus Empfehlungen ab, die 2013/2014 im Auftrag des damaligen Ministers für Soziales, Arbeit, Gesundheit und Demografie, Alexander Schweitzer, von einem interdisziplinären, unabhängigen Expertenforum Demenz erarbeitet wurden. Gegenüber fachspezifischen Empfehlungen oder Leitlinien zeichnen sich die von Experten aus den Bereichen Pflege, Beratung, Selbsthilfe und Medizin erarbeiteten Empfehlungen besonders durch die gemeinsame Perspektive aus [2].

Das vorliegende Kapitel fokussiert auf die medizinischen Aspekte des Versorgungsmodells, wobei der Hausarzt eine zentrale Rolle einnimmt. Im Einzelnen werden dargestellt die „frühe Diagnostik" sowie die Kooperation des Hausarztes und der übrigen regionalen medizinischen Institutionen mit den komplementären Partnern in den regionalen Demenznetzen mit dem Ziel, eine sektorenübergreifende patientenzentrierte Versorgung zu gewährleisten.

https://doi.org/10.1515/9783110411003-014

13.1.2 Frühe Diagnostik

Das Versorgungsmodell orientiert sich hier an der aktuellen Leitlinie:

> „Eine frühzeitige syndromale und ätiologische Diagnostik ist Grundlage der Behandlung und Versorgung von Patienten mit Demenzerkrankungen und deshalb allen Betroffenen zu ermöglichen." (S3-Leitline Demenzen Langversion, 1. Revision August 2015, S. 27)

Die frühe Diagnostik beschränkt sie damit explizit auf manifeste demenzielle Syndrome.

Wichtige Gründe für ein flächendeckendes Vorhalten dieser Art von Frühdiagnostik sind:
- der Wunsch nach diagnostischer Klärung vonseiten der Betroffenen,
- der Ausschluss bzw. eine Diagnose symptomatischer demenzieller Syndrome mit z. T. kurativen Therapiemöglichkeiten,
- die Kenntnis der Prognose für die weitere Lebens- und Versorgungsgestaltung,
- eine frühe Heranführung der betroffenen Familie an die regionalen Teilhabe- und Versorgungsnetzwerke zur Ermittlung bedarfsgerechter Hilfen.

Die Mitglieder der medizinischen Arbeitsgruppe des Expertenforums waren sich durchaus im Klaren darüber, dass Biomarker-gestützt eine frühere Diagnose der Alzheimer-Krankheit, etwa im Stadium des Mild Cognitive Impairment (MCI), heute schon möglich ist. Im Hinblick auf die in diesem Stadium der Erkrankung bestehende Verunsicherung und den Leidensdruck der Patienten, auch aufgrund relevanter symptomatischer Differentialdiagnosen, erscheint die prodromale Demenz-Frühdiagnostik, wie sie bei spezialisierten Fachärzten und in Gedächtnisambulanzen etabliert ist, auch heute schon sinnvoll und notwendig. Insbesondere die Perspektive neuer krankheitsmodifizierender medikamentöser Therapien wird die Notwendigkeit bedingen, modifizierbare Pathomechanismen prädromal oder auch präklinisch zu identifizieren.

Hausärzte tun sich i. d. R. schwer, Patienten mit MCI zu erkennen [3] und halten auch nicht die notwendigen neuropsychologischen Testverfahren zur Diagnosestellung vor, sodass für alle prodromalen Fragestellungen sowie für altersuntypische neuropsychiatrische Syndrome (junge Patienten) und unklare Syndrome an den spezialisierten Facharzt oder die Gedächtnisambulanz verwiesen werden sollte.

Aber auch mit der im Fokus des Versorgungsmodells stehenden frühen syndromalen und ätiologischen Diagnostik demenzieller Erkrankungen steht es in der Primärversorgung nicht zum Besten. Es muss heute immer noch davon ausgegangen werden, dass bei nur etwa 40 % der Patienten mit manifesten demenziellen Syndromen beim Hausarzt eine Demenzdiagnose dokumentiert wurde [4].

Dabei zeigte eine niederländische Untersuchung bei Hausärzten, dass Patienten mit beginnender demenzieller Entwicklung bereits 5 Jahre vor der Diagnosestellung häufiger den Hausarzt wegen unterschiedlicher, z. T. unspezifischer Beschwerden aufsuchen als altersgleiche Patienten ohne Demenzentwicklung [5].

13.1.3 Hausarztstudie Teil I

Da der Hausarzt als Lotse des Gesundheitswesens und als wichtiger Partner der Demenznetzwerke eine gute medizinische Demenzkompetenz und hohe Sensibilität für das Thema aufweisen sollte, bisherige Untersuchungen aber zeigten, dass Hausärzte eher keine oder eine verspätete Demenzdiagnose stellen [6] und sich mit den Diagnostik-, Behandlungs- und Versorgungsmöglichkeiten wenig auskennen [7–9], führten wir in Rheinland-Pfalz im Rahmen der BMG-geförderten Leuchtturmprojekte eine zweiteilige, multizentrische Studie durch.

Der erste Teil untersuchte die Effektivität einer Schulung von Hausärzten in Hinblick auf Leitlinien-gerechte Demenzdiagnostik [10]. Im zweiten Teil untersuchten wir die Zusammenführung von Hausarzt und lokalem Pflegestützpunkt im Hinblick auf eine bessere Vernetzung der medizinischen und komplementären Versorgung sowie zur Exploration des Effekts früher zugehender Beratung von Patienten mit neu diagnostizierter Demenz und ihrer Angehörigen im lokalen Pflegestützpunkt [10, 11] (s. Kap. 13.1.4).

Vor der Studie wurden von dem Projektteam und über den kooperierenden Hausärzteverband Rheinland-Pfalz 300 Hausärzte in den rheinland-pfälzischen Regionen Mainz, Alzey und Andernach kontaktiert und über die geplante Studie informiert. 100 Hausärzte entschieden sich für eine Teilnahme, 34 davon nahmen an der Schulung zur Leitlinien-gerechten Demenzdiagnostik und -therapie teil, 66 nahmen als sog. Zuweiser an der Studie teil, d. h., sie wurden für die Demenzdiagnostik sensibilisiert und überwiesen im Untersuchungszeitraum bei Demenzverdacht an ein regionales, kooperierendes Facharztzentrum.

Die insgesamt 13-stündige Schulung durch demenzerfahrene Fachärzte erfolgte schwerpunktmäßig mittels des Schulungsprogramms „Behandlungskompetenz Demenz" [10]. Zusätzlich wurde das psychologische Vorgehen im Rahmen der Demenzdiagnostik geschult (Motivation zur Diagnostik, Aufklärungsgespräch über die Diagnose). Die medizinischen Fachangestellten erhielten optional ebenfalls eine Schulung in der Durchführung der in der Studie obligatorischen Demenzscreening-Tests (Mini-Mental-Status-Test [MMST] und DemTect). Darüber hinaus erhielten die Hausärzte im Rahmen der Schulung von Mitarbeitern der lokalen Pflegestützpunkte Informationen über die Arbeit der Pflegestützpunkte und die entsprechenden Beratungs- und Hilfeangebote. Den Aufbau der Studie stellt die Abb. 13.1 dar.

Nach erfolgter Schulung wurde die hausärztliche Diagnostik über 1 Jahr dokumentiert und bezüglich der Diagnosetreue mit der Diagnostik in den Facharztzentren sowie mit der Literatur verglichen.

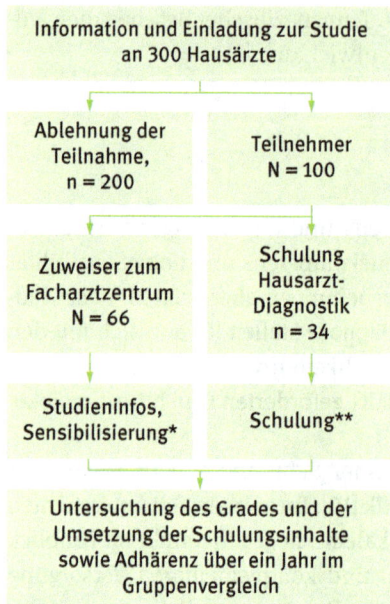

Abb. 13.1: **Aufbau und Ablauf der Hausarztstudie, Teil I.**
* Zweistündige Infoveranstaltung über die Studie, Funktion und Aufgaben als Zuweiser und Sensibilisierung zur Demenzdiagnostik.
** Insg. 13 Zeitstunden: Diagnostik und Behandlungskompetenz Demenz, psychologische Schulung zur Kommunikation mit Patienten, Angehörigen (Motivation zur Diagnostik, Aufklärung über Diagnose), Info über Unterstützungsmöglichkeiten der lokalen Pflegestützpunkte.

Erreicht wurde eine Sensibilisierung der Hausärzte für frühe Demenzdiagnostik. Die Zusammenarbeit/Vernetzung mit den Pflegestützpunkten (zugehende Beratung im lokalen Pflegestützpunkt nach Diagnosestellung und Aufklärung über die Diagnose durch den Hausarzt) wurde als sehr positiv beschrieben. Die Leitlinientreue zeigte sich weiterhin eingeschränkt (Labor, Bildgebung), jedoch auf einem deutlich besseren Niveau als im hausärztlichen Bereich erwartet [12].

13.1.4 Hausarztstudie Teil II

Die Patienten mit Demenzdiagnose wurden, zusammen mit ihren pflegenden Angehörigen, im Anschluss an die Aufklärung über die Diagnose durch den Hausarzt an den lokalen Pflegestützpunkt verwiesen zu einer psychosozialen Beratung (Abb. 13.2) [11]. Die Mitarbeiter der kooperierenden lokalen Pflegestützpunkte hatten hierzu eine Schulung erhalten. Ziele der Beratung waren: Verbesserung des Informationsstandes bezüglich Demenzdiagnose und Verlauf der Erkrankung; Befähigung zur Mitentscheidung bezüglich therapeutischer Optionen; Reflexion des eigenen Kommunikationsverhaltens und Verbesserung der Kommunikationsstrategien; emotionale Entlastung des Patienten und des pflegenden/betreuenden Angehörigen; Ermöglichung einer frühzeitigen Vorsorge durch Patienten und Angehörige (z. B. Vorsorgevollmacht, Patientenverfügung); Erhaltung der Selbstständigkeit; Ermöglichung einer gesundheitspolitischen Planung für die Zukunft; Info über ambulante und stationäre Hilfeangebote; ressourcenorientierter Aufbau von individuellen Unterstützungssystemen; Entlastung der betreuenden Person; Erhaltung der Lebensqualität (positive Aktivitäten). Die Zuweisung zur Beratung erfolgte randomisiert, die Kontrollgruppe erhielt ausführliche schriftliche Informationen über das Krankheitsbild und die Unterstützungsmöglichkeiten (u. a. auch einen Verweis auf die Pflegestützpunkte).

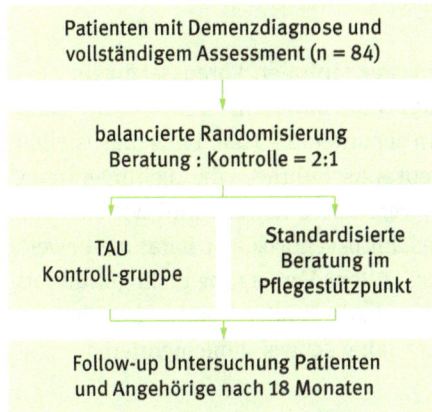

Patienten mit Demenzdiagnose und
vollständigem Assessment (n = 84)

↓

balancierte Randomisierung
Beratung : Kontrolle = 2:1

↓

TAU
Kontroll-gruppe

Standardisierte
Beratung im
Pflegestützpunkt

↓

Follow-up Untersuchung Patienten
und Angehörige nach 18 Monaten

Abb. 13.2: Psychosoziale Beratung in der Hausarztstudie, Teil II.
TAU = Treatment as usual: Die Patienten und ihre Angehörigen erhielten neben der ärztlichen Aufklärung über die Diagnose und eine naturalistische medizinische Therapie (z. B. medikamentöse antidementive Therapie) eine Aufklärungs- und Informationsbroschüre über die Demenzerkrankung und Unterstützungsmöglichkeiten der Landeszentrale für Gesundheitsförderung in Rheinland-Pfalz e. V. (LZG), in der u. a. auch auf die Pflegestützpunkte verwiesen wird.

Primäres Zielkriterium stellte die Belastung der pflegenden Angehörigen nach 18 Monaten dar. Hauptergebnis der Beratungsstudie war, dass die Depressionsraten bei den pflegenden Angehörigen, die zum Zeitpunkt der Beratung in Beratungs- und Kontrollgruppe gleich verteilt waren, nach 18 Monaten in der Kontrollgruppe signifikant angestiegen war, wobei sowohl das Ausmaß der neuropsychiatrischen Symptome, gemessen mittels Neuropsychiatrischen Inventars (NPI), als auch die demenzbedingt eingeschränkten Alltagsaktivitäten, gemessen mittels Bayer-ADL-Skala, keinen signifikanten Einfluss auf die Depressionsentwicklung hatten. Auch die Lebensqualität (SF-36) der pflegenden Angehörigen mit Beratung war besser als die Lebensqualität der Angehörigen ohne Beratung. Nur eine Minderheit der depressiven Angehörigen beider Gruppen erhielt eine antidepressive Therapie.

Die präventive Wirkung psychosozialer Beratung zur Vermeidung von „burn-out" oder Depression bei pflegenden Angehörigen wird auch in weiteren Studien beschrieben. Eine prospektive, randomisierte Untersuchung mit verstärkender psychosozialer Beratung (sechs individuelle Beratungstermine) bei über 400 betreuenden Angehörigen zeigte, dass die beratenen Angehörigen nach 3 Jahren signifikant weniger depressiv waren als die Angehörigen der Kontrollgruppe [13]. Ein wichtiger Wirkfaktor scheint das Eingehen auf die individuelle Situation der betroffenen Familie zu sein. Nur allgemeine Informationen über das Krankheitsbild und die sich durch Demenz ändernde Lebenssituation scheinen demgegenüber weniger zur Stabilisierung und Entlastung der pflegenden Angehörigen beizutragen [14].

Interessanterweise unterschied sich die Inanspruchnahme von entlastenden Hilfen nicht zwischen den Gruppen. Viele Angehörige der Beratungsgruppe äußerten, dass allein die Tatsache, eine kompetente Ansprechpartnerin im Pflegestützpunkt auch für mögliche spätere Problemstellungen gefunden zu haben, eine starke beruhigende und entlastende Wirkung auf sie ausüben würde.

13.1.5 Entwicklungsperspektiven des Versorgungsmodells

Das vorliegende Versorgungsmodell fußt auf zwei zentralen Voraussetzungen. Erstens der Rolle des Hausarztes als Lotse des Gesundheitswesens. Der Hausarzt kennt seine Patienten und besitzt deren Vertrauen. In der unter 13.1.3 und 13.1.4 dargestellten Hausarztstudie konnten wir darlegen, dass Hausarztschulungen die „Leitlinientreue" der Demenzdiagnostik und -therapie effektiv verbessern können und wie sich eine ebenfalls effektive Vernetzung des Hausarztes mit psychosozialer Beratung bewerkstelligen lässt. In Regionen, in denen die hausärztliche Versorgung nicht gewährleistet ist und keine flächendeckend und abgestimmt arbeitenden Beratungsstellen verfügbar sind, lässt sich der beschriebene Ansatz daher schwer implementieren.

13.1.6 Erreichbarkeit der Hausärzte

Zwar nahmen von den 300 kontaktierten Hausärzten etwa 10 % an der Schulung teil und ließen sich ca. 20 % als zuweisende Hausärzte für frühe Demenzdiagnostik sensibilisieren, jedoch konnten wir 70 % der Kollegen mit dem Schulungsangebot nicht erreichen. Dies entspricht auch unseren Fortbildungserfahrungen im Alltag der Regelversorgung. Zu Veranstaltungen mit dem Thema Demenz kommen maximal 30 % der eingeladenen Hausärzte und i. d. R. immer dieselben. Mindestens 70 % der Hausärzte erreichen wir mit bisherigen Fortbildungsangeboten nicht.

Im Landesgremium Demenz des rheinland-pfälzischen Ministeriums für Soziales, Arbeit, Gesundheit und Demografie wurde vor dem Hintergrund dieser Problematik ein Fortbildungsprogramm für Hausärzte entwickelt, das besser auf die konkreten Fortbildungsbedarfe der Hausärzte abgestimmt ist und mit dem eine größere Gruppe von Hausärzten für regelmäßige Fortbildungen gewonnen werden soll. Die besonderen Charakteristiken dieser Fortbildung „Altersmedizin" sind der Seminar- oder Workshop-Stil mit strenger Orientierung an konkreten Fallbeispielen. Angelehnt an das oben dargestellte Leuchtturmprojekt wird bei den Fortbildungen jeweils ein Mitarbeiter des lokalen Pflegestützpunkts über das Beratungsangebot und verfügbare Unterstützungsmöglichkeiten für von Demenz betroffene Familien informieren. Zudem werden die Fortbildungen von verschiedenen Kollegen unterschiedlicher Fachgebiete gemeinsam durchgeführt (Gerontopsychiatrie, Geriatrie, Palliativmedizin), um konzeptionell von der konventionellen, erkrankungszentrierten Sichtweise zu einer dem alten, oft multimorbiden Patienten angemesseneren patientenzentrierten medizinischen Sicht überzuleiten, die die unterschiedlichen fachlichen Aspekte integriert.

Das Projekt ist im November 2016 mit entsprechender Begleitforschung an den Standorten Mainz, Alzey und Bad-Kreuznach angelaufen.

Die Entwickler des Konzepts versprechen sich neben einer größeren Durchdringung der Hausärzteschaft durch das neue Fortbildungsformat auch eine engere regionale Vernetzung der relevanten Fachgebiete, z. B. der ambulanten Palliativmedizin und der regionalen gerontopsychiatrischen Versorgung.

13.1.7 Regionale Vernetzung notwendig

Eine weitere Voraussetzung für das vorliegende Versorgungsmodell stellt die Entwicklung regionaler Teilhabe- und Versorgungsnetzwerke dar, die nach den Empfehlungen des Expertenforums Demenz idealerweise durch die Kommune koordiniert werden sollten. In Rheinland-Pfalz gibt es derzeit bereits 40 regionale Demenznetzwerke. Vernetzt werden sollen professionelle Versorgungsangebote mit den informellen Netzwerken und ehrenamtlichem Engagement. So wie der Hausarzt die Lotsenfunktion für die medizinische Versorgung innehat, kann der trägerneutrale Pflegestützpunkt als Teil des regionalen Demenznetzes eine Lotsenfunktion für die komplementären Versorgungsbereiche ausüben. Die im Netzwerk versorgten Demenzpatienten und deren Angehörige profitieren deutlich von einer guten Zusammenarbeit von Pflegestützpunkt und Hausarzt.

Neben dem Hausarzt spielen auch die Fachärzte und regionalen Allgemein- und Fachkrankenhäuser eine wichtige Rolle als Netzwerkpartner. Patienten mit komorbider Demenz werden viel zu häufig ins Krankenhaus eingewiesen [15, 16]. Ein wichtiger Grund hierfür sind fehlende ambulante Behandlungsmöglichkeiten für Demenzpatienten. Häufige Gründe für eine stationäre Einweisung in die Gerontopsychiatrie stellen zum einen sich krisenhaft zuspitzende Verhaltensauffälligkeiten dar, zum anderen die Erschöpfung der pflegenden Angehörigen. Durch frühere Diagnostik und damit früheres Heranführen der betroffenen Familien an die bestehenden Unterstützungssysteme ließe sich einem Teil der Krisensituationen vorbeugen. Andererseits wäre ein Pflegeexpertin-Demenz-geführtes ambulantes, bedarfsweise engmaschig aufsuchendes Unterstützungssystem besser in der Lage, bei Verhaltensstörungen im häuslichen Rahmen die Familie zu unterstützen, die Versorgungssituation zu stabilisieren und Krankenhauseinweisungen zu vermeiden [17]. Konsequenterweise sollte regional neben der fachärztlichen Versorgung eine Gedächtnisambulanz zur Frühdiagnostik und die Möglichkeit bedarfsweise engmaschig aufsuchender Pflegeexpertinnen Demenz vorgehalten werden.

Aber auch für die weiterhin stationär behandlungsbedürftigen Demenzpatienten ließe sich durch das regionale Netzwerk ein besseres patientenorientiertes Aufnahme- und Entlassmanagement konzipieren, das zu einem komplikationsärmeren Krankenhausaufenthalt von Demenzpatienten beitragen könnte.

Jochen René Thyrian, Bernhard Michalowsky, Diana Wucherer,
Adina Dreier-Wolfgramm, Ina Zwingmann, Wolfgang Hoffmann

13.2 Modellprojekte zur Versorgung von Demenzkranken in der Häuslichkeit

13.2.1 Notwendigkeit innovativer Versorgungsmodelle

In Deutschland leben aktuellen Zahlen zufolge ca. 1,6 Millionen Menschen, die an einer Demenz erkrankt sind. Diese Zahl wird aufgrund des demographischen Wandels in naher Zukunft deutlich ansteigen, weil einhergehend mit der Zunahme der Anzahl älterer Menschen die Prävalenz altersassoziierter Krankheiten steigen wird. Aufgrund der aktuellen geringen Geburtenrate wird sich jedoch nicht nur die Anzahl der Älteren erhöhen, sondern es kommt insgesamt auch zu einer Erhöhung des Anteils älterer Menschen an der Gesamtbevölkerung [18, 19]. Dies stellt eine gesamtgesellschaftliche Herausforderung dar, die sich u. a. massiv auf die Sozialversicherungssysteme und somit das Gesundheitssystem auswirken wird. Wir werden daher in den nächsten Jahren die Frage zu beantworten haben, wie wir gerade in den Regionen in Deutschland, die sehr stark von der demographischen Alterung betroffen sind, auch in Zukunft eine ausreichende medizinische, soziale und pflegerische Versorgung der älteren Personen mit Demenzerkrankung gewährleisten können.

Wie in den hervorgegangenen Kapiteln explizit erläutert wurde, beinhaltet die Versorgung von Menschen mit Demenz (MmD) spezifische Herausforderungen. Im Vordergrund stehen dabei (a) eine möglichst frühzeitige Identifikation kognitiv beeinträchtigter und an Demenz erkrankter Menschen, (b) eine Leitlinien-gerechte Differentialdiagnostik der Betroffenen, (c) eine adäquate medizinische, pflegerische, psychosoziale, medikamentöse, nichtmedikamentöse Behandlung der Demenzund (d) die adäquate Behandlung der Multimorbidität, mit besonderem Augenmerk auf Behandlungen, die durch das Vorliegen einer Demenz erschwert werden, aber auch auf diejenigen, die den Verlauf einer Demenz negativ beeinflussen können. Die Integration in eine multiprofessionelle und damit sektorenübergreifende Versorgung ist daher unabdingbar, um die in den Leitlinien geforderte ganzheitliche und umfassende Versorgung des MmD zu gewährleisten. Darüber hinaus ist die konsequente Einbeziehung der Angehörigen, die den Großteil der Versorgung der MmD leisten und häufig gesundheitliche wie auch soziale Einschränkungen erfahren, von entscheidender Bedeutung [20].

Modelle, die diesem Anspruch gerecht werden, werden als „collaborative care" bezeichnet, wobei auch Begriffe wie „integrated care", „integrated primary care" oder „shared care" in der Literatur verwendet werden [21]. Auch wenn es im internationalen Bereich bereits vereinzelt wissenschaftliche Evidenz zur Wirksamkeit dieser Konzepte gibt [17, 22, 23], sind wissenschaftliche Studien zur Wirksamkeit dieses Ansatzes in einem methodisch anspruchsvollen Design in Deutschland jedoch noch nicht durchgeführt worden. Gegenstand dieses Beitrags ist daher die Darstellung unterschiedlicher Modellprojekte zur Optimierung der Versorgung von MmD im primärärztlichen Sektor. Zu den betrachteten Modellprojekten in diesem Beitrag gehören (a) das Dementia Care Management der gemeinsam vom Deutschen Zentrum für Neurodegenerative Erkrankungen (DZNE) und der Universitätsmedizin Greifswald durchgeführten DelpHi-MV-Studie (Demenz: lebensweltorientierte und personenzentrierte Hilfen in Mecklenburg Vorpommern), (b) die regionalen Demenznetzwerke der vom Bundesministerium für Gesundheit im Rahmen des „Leuchtturmprojektes Demenz" und der „Zukunftswerkstatt Demenz" geförderten IDemUck- (Interdisziplinäres Betreuungs- und Behandlungsnetz für Demenzpatienten im Landkreis Uckermark) und DemNet-D-Studie (Multizentrische, interdisziplinäre Evaluationsstudie von Demenznetzwerken in Deutschland) und (c) die durch Krankenkassen und Pharmafirmen geförderte Initiative Demenzversorgung in der Allgemeinmedizin(IDA)-Studie. Anhand dieser Projekte sollen Ansätze zur Beantwortung aktueller Fragen der Demenzversorgung vorgestellt werden sowie weitere Forschungs- und Versorgungsbedarfe abgeleitet werden. Für einen umfassenden Überblick von Projekten sei auf die Internetpräsenz der Allianz für Menschen mit Demenz bzw. auf die Datenbank der Deutschen Versorgungsforschung verwiesen.

13.2.2 Primärärztliche Versorgungsmodelle

13.2.2.1 Das Dementia Care Management der DelpHi-MV-Studie: Menschen mit Demenz zu Hause optimal versorgen

DelpHi-MV ist eine epidemiologische, Hausarzt-basierte, Cluster-randomisierte und kontrollierte Interventionsstudie zur Evaluation eines innovativen, Hausarzt-basierten subsidiären Versorgungsmodells für zu Hause lebende MmD und deren Betreuungspersonen [24–26]. Im Rahmen der Studie wurden in den Hausarztpraxen geeignete Patienten (ab 70 Jahre, in der Häuslichkeit lebend) vom Praxispersonal mit dem DemTect [27] auf Demenz gescreent. Patienten, die das Einschlusskriterium (DemTect < 9) erfüllten, wurden von ihrem Hausarzt über die DelpHi-Studie informiert und eingeladen, an der Studie teilzunehmen. Wenn der Patient eine Betreuungsperson benennen konnte, wurde diese ebenfalls zur Teilnahme an der Studie eingeladen. War der Patient selbst nicht mehr einwilligungsfähig, wurde der gesetzliche Betreuer gebeten, die Einverständniserklärung zu unterzeichnen (Protokoll genehmigt durch die Ethikkommission der medizinischen Fakultät der Ernst Moritz Arndt Universität, Registrierungsnummer BB 20/11). Die teilnehmenden Hausarztpraxen wurden per Losverfahren entweder der Interventions- oder der Kontrollgruppe zugeordnet. Probanden der Interventionsgruppe erhalten Unterstützung durch einen Dementia Care Manager (DCM), Probanden der Kontrollgruppe erhalten die bisher übliche Versorgung (*care as usual*). Die Basis- und Follow-up-Erhebungen waren in der Interventions- und Kontrollgruppe identisch. Während die Kontrollgruppe die routinemäßige Behandlung durch den Hausarzt erhielt, wurde in der Interventionsgruppe die „DelpHi-Intervention" von DCMs – speziell qualifizierten Pflegefachpersonen – durchgeführt [28, 29]. Primäre Outcomes der Studie nach 1 Jahr sind die Lebensqualität und Verhaltens- und psychiatrische Auffälligkeiten der MmD, die Belastung der Angehörigen sowie die Pharmakotherapie mit Antidementiva und potenziell inadäquate Medikation der Komorbiditäten.

Die erste, notwendige Voraussetzung für die qualitätsgesicherte Durchführung des DCM war eine spezifische Qualifizierung von examinierten Pflegepersonen. Eine Analyse der bestehenden Fort- und Weiterbildungsoptionen zeigt, dass vielfältige Qualifizierungsmöglichkeiten zur Thematik Demenz existieren. Bislang zielt jedoch keine davon darauf ab, Pflegefachpersonen für das Handlungsfeld der ambulanten, netzwerkbezogenen Demenzversorgung zu befähigen. Daher wurde eine umfassende Identifikation des Aufgaben- und Tätigkeitsfeldes von Pflegefachpersonen als DCM durchgeführt und ein darauf basierendes Curriculum entwickelt [30]. Dies erfolgte unter Berücksichtigung der Primärausbildungen Gesundheits- und Krankenpflege bzw. Altenpflege. Es wurde ein Schulungsbedarf von insgesamt 872 Stunden Theorie und 320 Stunden Praxis identifiziert [31]. Ein Teil der theoretischen und praktischen Inhalte lassen sich in anderen Zusatzqualifikationen wie beispielsweise der Pflege-beratung nach dem Sozialgesetzbuch und dem Case Management der Deutschen Gesellschaft für Care und Case Management (DGCC) wiederfinden oder aber durch entsprechende Berufserfahrung und berufliche Weiterbildungen abdecken.

Die Analyse aktueller Literatur und Leitlinien zur Evidenz-basierten Diagnostik und Behandlung von Demenz (Deutsche Gesellschaft für Allgemeinmedizin – DE-GAM, Deutsche Gesellschaft für Psychiatrie und Psychotherapie, Psychosomatik und Nervenheilkunde – DGPPN, Deutsche Gesellschaft für Neurologie – DGN) [32, 33], Treffen und Symposien mit Demenzexperten und die Aktivitäten des eigens einge-richteten wissenschaftlichen Beirats führten zur Entwicklung des DelpHi-Standards. Dieser umfasst die drei Säulen: (1) Demenzspezifisches Medikationsmanagement, (2) Behandlungs- und Versorgungsmanagement und (3) Unterstützung der Angehöri-gen. Diesen Säulen sind unterschiedliche Handlungsfelder zugeordnet, die wiederum in Schwerpunkte untergliedert sind. Die zu den jeweiligen Schwerpunkten gehören-den Interventionsmodule beinhalten eine Operationalisierung der Voraussetzung zur Durchführung einer konkreten Intervention und eine Operationalisierung der erfolgreichen Umsetzung dieser Intervention [26]. Die Abb. 13.3 zeigt einen Überblick über die optimale Versorgung nach dem „DelpHi-Standard".

Die Intervention selbst beginnt in der Häuslichkeit der Patienten mit einem ver-tieften Assessment, in dem soziodemographische und klinische Faktoren sowie die Lebens- und Versorgungssituation des MmD und dessen Angehöriger erfasst werden. Die erworbenen Erkenntnisse werden im Anschluss in einer interdisziplinären Fall-konferenz mit Fachärzten für Neurologie, Pharmazeuten, Pflegewissenschaftlern und Psychologen besprochen und in eine Liste von Interventionsempfehlungen für den Informationsbrief an den Hausarzt überführt. Dieser diskutiert und entscheidet zu-sammen mit dem DCM, welche der identifizierten Bedarfe und Interventionen von ihm

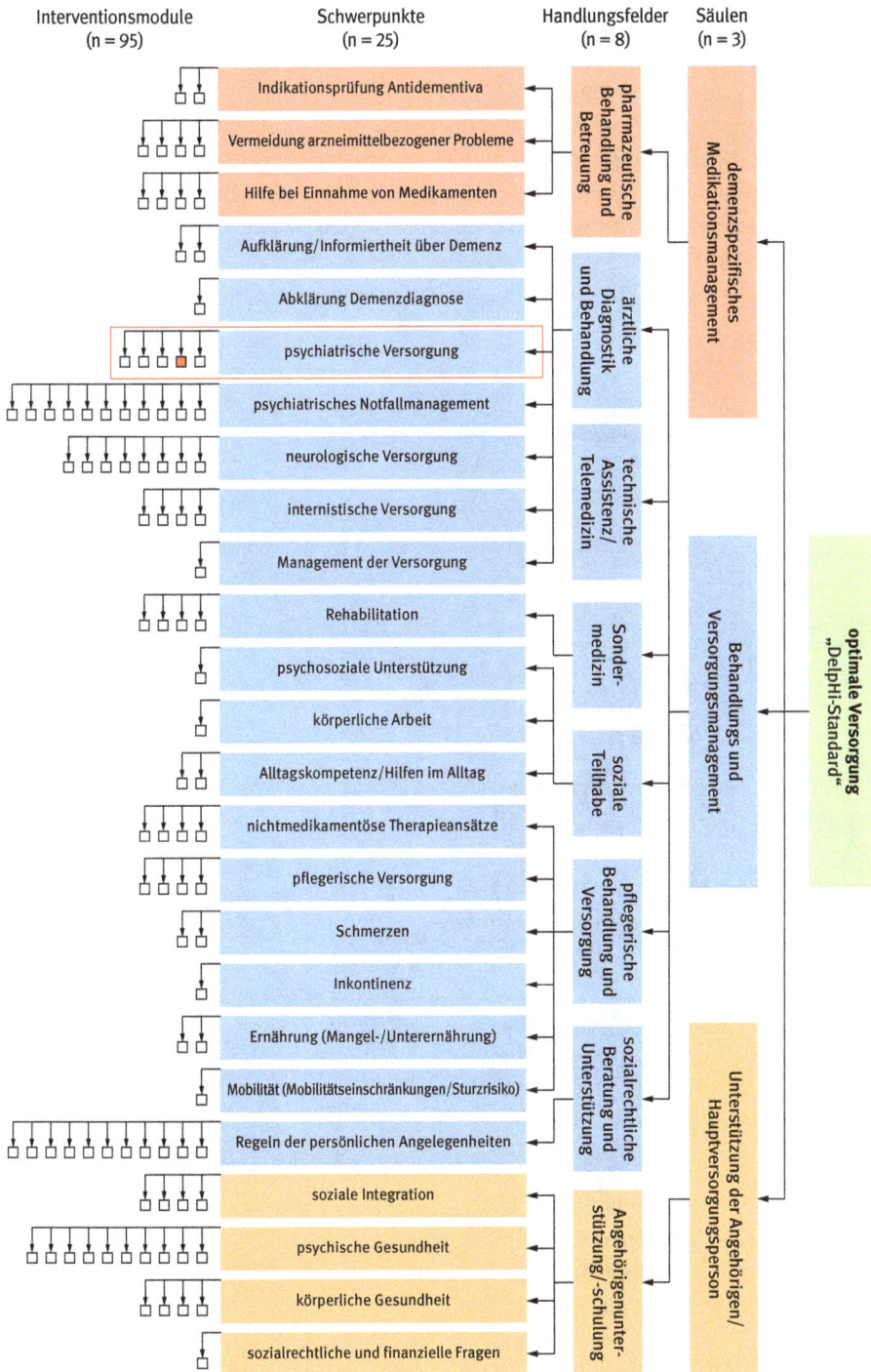

Abb. 13.3: DelpHi-Standard zur optimalen Versorgung von Menschen mit Demenz.

selbst oder in Kooperation mit dem DCM durchgeführt wird oder aber an den DCM delegiert wird. Im weiteren Verlauf überprüft der DCM, ob die identifizierten Interventionen umgesetzt wurden (Abb. 13.4). Die Struktur der Intervention als modulares System ermöglicht eine flexible Gestaltung, d. h., dass neuen Entwicklungen der Behandlung und Versorgung durch Veränderung existierender Module wie auch durch die Generierung neuer Module Rechnung getragen werden kann. Die differenzierte inhaltliche Ausgestaltung unterstützt durch ihre Messbarkeit die wissenschaftliche Auswertung der Interventionen, sie gewährleistet jedoch auch, dass die Tätigkeit der DCM transparent wird. Für eine Implementation in der Routineversorgung sind dies bedeutsame Vorteile [26].

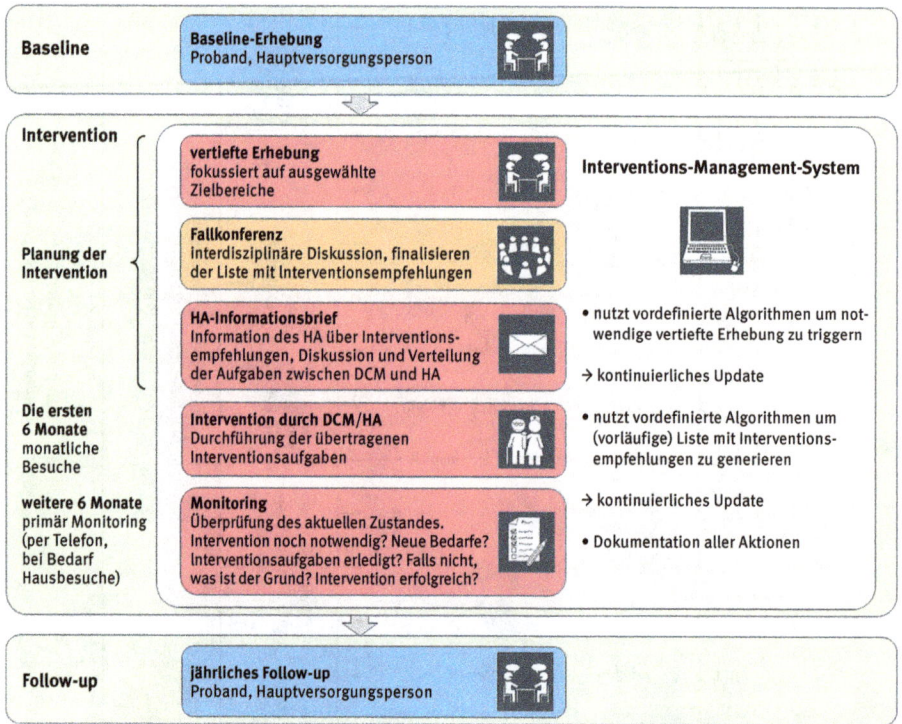

Abb. 13.4: Ablauf der DelpHi-Intervention.

Voraussetzung für die qualitätsgesicherte Durchführung eines DCM ist zudem eine computerunterstützte Dokumentation, Analyse und Prozessbegleitung. Die Computerunterstützung gewährleistet, dass die individuelle Situation des Patienten systematisch, reliabel und valide erhoben sowie transparent dokumentiert wird. Weiterhin ist die Bedarfs- und Interventionsidentifikation standardisiert, was den DCM in den Routineprozessen unterstützt und entlastet. Im Rahmen der DelpHi-Studie wurde ein computerunterstütztes Interventions-Management-System (IMS) entwickelt und angewendet, das diese Voraussetzungen erfüllt. Das IMS unterstützt die systematische und gründliche Analyse und Dokumentation der individuellen Situation des Patienten. Die daraus resultierenden Informationen stehen jederzeit zur Verfügung und können bei Bedarf jeder neuen Situation angepasst werden. Diese Daten sind zwingende Voraussetzung für die Erstellung eines individuellen Versorgungs- und Behandlungsplans, der durch das IMS automatisiert – basierend auf vorab definierten Algorithmen – erstellt wird. Auch die Absprachen zwischen den Hausärzten und dem DCM werden im IMS dokumentiert und können daher vom DCM regelmäßig auf ihre Umsetzung hin überprüft werden. Ebenso kann vermerkt werden, warum die entsprechende Aufgabe „nicht erledigt" wurde. Dies ermöglicht ein zielorientiertes Vorgehen zur Umsetzung des initial aufgestellten Behandlungs- und Versorgungsplan, was stets im Sinne der MmD und deren Angehöriger ist [34].

Seit 2012 haben über 130 Hausärzte mit ihren 630 Patienten an der Studie teilgenommen [35]. Die wissenschaftlichen Analysen der Cluster-randomisierten Interventionsstudie belegen bereits nach 12 Monaten die Wirksamkeit des DCM auf neuropsychiatrische Symptome der MmD (ein Hauptgrund für die Institutionalisierung), medikamentöse Behandlung und Angehörigenbelastung (Stabilisierung der häuslichen Situation) [36]. In der Gruppe der nichtalleinlebenden MmD zeigen sich auch Effekte auf die Lebensqualität der MmD. Die ökonomischen Analysen des DCM deuten auf einen kosteneffektiven Ansatz hin. Zudem empfand der größte Anteil der beteiligten Hausärzte (90 %) das Dementia Care Management als sehr unterstützend [37].

13.2.2.2 Regionale Demenznetzwerke der IDemUck- und DemNet-D-Studie

In den Jahren 2008 bis 2010 und 2012 bis 2015 förderte das Bundesministerium für Gesundheit (BMG) in den Förderschwerpunkten „Leuchtturmprojekte Demenz" und „Zukunftswerkstatt Demenz" Studien, die u. a. die Koordinierung der ambulanten Demenzversorgung durch spezielle Demenznetzwerke erforschen und optimieren sollten. In der ersten Förderphase wurden Einzelprojekte gefördert und in der zweiten Phase anschließend Verbundprojekte [38]. Als Einzelprojekt konnte die IDemUck-Studie die Wirksamkeit einer Versorgung im Demenznetzwerk auf patientenorientierte Variablen zeigen [39]. IDemUck ist eine prospektive, kontrollierte Interventionsstudie. Die Rekrutierung der Probanden erfolgte durch Arztpraxen, Krankenhäuser und weitere Versorgungspartner. Diese waren bereits Mitglieder des Demenznetzwerkes oder hatten sich zur Aufnahme in das Netzwerk beworben. Die Einschlusskriterien für die Probanden umfassten (a) Alter von 55 Jahren, (b) zu Hause lebend, (c) ohne schwere Depression und (d) ein positiver Demenzscreening-Test. Probanden der Interventionsgruppe erhielten eine Versorgung gemäß der im Netzwerk etablierten Diagnostik und Versorgungsalgorithmen, während Probanden der Kontrollgruppe die Routineversorgung erhielten. Bei allen Probanden wurde zu Beginn und nach ca. 6–12 Monaten eine umfangreiche Datenerhebung durchgeführt, die u. a. den kognitiven Status, medikamentöse Behandlung, Aktivitäten des täglichen

Lebens, Lebensqualität, Inanspruchnahme von Hilfen und Angehörigenbelastung umfasste.

In der darauffolgenden Verbundstudie DemNet-D war das Demenznetzwerk selbst der Forschungsschwerpunkt. DemNet-D ist eine multizentrische, interdisziplinäre Evaluationsstudie von Demenznetzwerken in Deutschland. Das Hauptziel der Studie war die multidimensionale, multidisziplinäre Evaluation regionaler Demenznetzwerke zur Bestimmung von Determinanten erfolgreicher Netzwerke unter angemessener Beachtung unterschiedlicher Rahmenbedingungen und unterschiedlicher Formen der Kooperation. An der Studie nahmen $n = 13$ etablierte Demenznetzwerke aus verschiedenen ländlichen und urbanen Teilen Deutschlands und $n = 560$ von ihnen betreute MmD und deren Angehörige teil. Einschlusskriterium für die Demenznetzwerke war eine erfolgreiche Bewerbung beim BMG, die Probanden mussten Nutzer der Demenznetzwerke sein, einen Angehörigen haben, älter als 65 Jahre alt sein und in der Häuslichkeit leben. Mit einem Methodenmix aus quantitativen und qualitativen Methoden wurden die Netzwerkstrukturen analysiert, mithilfe eines standardisierten Interviewleitfadens und Fragebögen wurden die Nutzer der entsprechenden Netzwerke und deren Angehörige untersucht. Dies geschah durch Mitarbeiter der Demenznetzwerke in der Häuslichkeit der Probanden zu zwei Zeitpunkten im Abstand von 12 Monaten. Erhobene Variablen umfassten u. a. den Gesundheitsstatus, ADL, Lebensqualität, Angehörigenbelastung, Versorgungsarrangements, Inanspruchnahme von Hilfsmitteln, Therapien und Einrichtungen der medizinischen Versorgung.

Im Allgemeinen werden Demenznetzwerke als Kooperation einer Vielzahl von ambulanten und stationären Gesundheitsakteuren (u. a. Krankenhäuser, Ärzte, Pflegedienste, Heilmittelpraxen) verstanden, an denen sich mitunter auch Krankenversicherungen und Gebietskörperschaften, wie Kommunen, Städte, Bezirke oder Länder, beteiligen können. Die Funktionsweise scheint netzwerkübergreifend vergleichbar zu sein. Gemeinsam sollen Versorgungsschnittstellen überbrückt, Konkurrenzbeziehungen minimiert und die Lebens- und Versorgungssituation von MmD und deren Angehöriger verbessert werden. Bislang existiert jedoch keine einheitliche Definition. Die Netzwerke sind stets abhängig von ihren integrierten Leistungserbringern und der ansässigen Region, wodurch das jeweilige Leistungsportfolio und die gesetzten Schwerpunkte sehr heterogen sein können. Im Allgemeinen lassen sich Demenznetzwerke als (a) Verbund- oder (b) Versorgungsnetzwerke beschreiben. In ihrer Leistung beschreiben die Versorgungsnetzwerke überwiegend eine bedarfsgerechte, i. d. R. sektorenübergreifende Einzelfallhilfe, während die Verbundnetzwerke leistungserbringerübergreifende Strukturen etablieren, um demenzspezifische Angebote zu implementieren und weiterzuentwickeln.

Bei den $n = 235$ Probanden der randomisierten IDemUck-Studie konnte gezeigt werden, dass Probanden, die die Netzwerkalgorithmen durchliefen eine signifikant höhere Inanspruchnahme von Fachärzten zeigten als auch verstärkt medikamentös mit Antidementiva behandelt wurden. In den anderen untersuchten Parametern unterschieden sich die Probanden nicht statistisch signifikant [39]. In der DemNet-D-Studie bestätigten sich diese Ergebnisse. Gegenüber der primärärztlichen Versorgung mit medizinischen Leistungen zeigten MmD in Demenznetzwerken eine höhere Inanspruchnahme von Hausärzten (93 %), Neurologen/Psychiatern (74 %), Antidementiva (52 %) und nichtmedikamentösen Therapien (4–24 %) [40–42]. Diese Versorgungssituation konnte im zeitlichen Verlauf aufrechterhalten werden. Darüber hinaus nutzten die meisten MmD informelle (88 %) und formelle Pflege (35 %). Lediglich 3 % der Befragten erhielten keinerlei Unterstützungsangebote. Die Versorgungssituation selbst wurde dabei von 88 % der befragten Angehörigen als stabil empfunden. Im zeitlichen Verlauf erhöhte sich dieser Anteil auf 92 %. Die Institutionalisierungsrate nach 1 Jahr lag bei lediglich 9 %. Die Ergebnisse weisen daher darauf hin, dass MmD in Netzwerkstrukturen häufiger eine Evidenz-basierte und von Leitlinien empfohlene, demenzspezifische Versorgung sowie formelle und informelle Unterstützungsangebote erhalten. Zudem zeigte sich, dass Demenznetzwerke wichtige Faktoren in der Stabilisierung der häuslichen Versorgungssituation von MmD und deren pflegender Angehöriger darstellen.

Weiterhin konnten in der DemNet-D-Studie vier analytische Netzwerktypen identifiziert werden, die sich bezüglich ihrer Netzwerkkonfiguration voneinander unterscheiden [43]. Hierbei sind v. a. die Steuerung/Governance, die Zielsetzungen, relevante Stakeholder, der „Reifegrad" als auch Kommunikationsstrukturen typenbildend. Ebenso ist es gelungen, Determinanten erfolgreicher Finanzierungsmodelle für Demenznetzwerke zu identifizieren, die einen Finanzierungsmix aus selbst erwirtschafteten Einnahmen, öffentlichen Fördermitteln, Mitgliedsbeiträgen, aber auch Geld- und Sachleistungen der kommunalen Trägerschaft und vernetzten Akteure vorsehen. Eine Grundfinanzierung von jährlich ca. 50.000 € scheint nach diesen Untersuchungen notwendig zum nachhaltigen Betrieb eines Demenznetzwerkes [44]. Zudem hat die DemNet-D-Studie bereits zu einer nachhaltigen Veränderung des Versorgungssystems geführt. Durch das Pflegestärkungsgesetz II ist nun in dem neuen § 45c Abs. 9 des Elften Buches Sozialgesetzbuch (SGB XI) die Möglichkeit zur anteiligen Refinanzierung von regionalen Netzwerken geregelt.

13.2.2.3 Initiative Demenzversorgung in der Allgemeinmedizin (IDA-Studie)

Die IDA-Studie hat ihren Schwerpunkt in der Überprüfung einer Intervention zur Verbesserung der Versorgung an Demenz erkrankter Menschen und ihrer Angehörigen in der Hausarztpraxis. In einer Cluster-randomisierten Interventionsstudie wurden zwischen 2005 und 2009 $n = 129$ Hausärzte in drei Gruppen randomisiert und schlossen $n = 390$ Patienten in die Studie ein. Einschlusskriterium für die Patienten waren die folgenden: älter als 65 Jahre, Vorliegen einer leichten oder mittelschweren Demenz, zu Hause lebend, Vorhandensein eines pflegenden Angehörigen und AOK-versichert. Die eine Gruppe der Hausärzte erhielt eine Schulung zur Diagnostik, die zweite Gruppe wurde zusätzlich therapeutisch geschult und empfahl gezielt die Teilnahme an angeleiteten Angehörigengruppen. Die dritte Gruppe vermittelte darüber hinaus eine zugehende Angehörigenberatung durch eine geschulte Pflegekraft. Dies wurde im 2. Jahr auch durch die zweite Gruppe getan. Der Beobachtungszeitraum von Patienten und Angehörigen betrug 2 Jahre und nach 4 Jahren wurde die Institutionalisierungs- und Sterberate erhoben [45]. Diese Studie konnte zeigen, dass die teilnehmenden Hausärzte von der Schulung profitierten [46] und Leitlinien-gerechte Diagnostik und teilweise auch Leitlinien-gerechte medikamentöse Therapie durchführten [47]. Die Empfehlungen zu Angehörigengruppen und -beratung erhöhte sich um das 5- bzw. 4-Fache [47]. Es konnte kein langfristiger Effekt auf die Sterbe- oder Institutionalisie- rungsrate gezeigt werden [48]. Die IDA-Studie zeigte, dass methodisch anspruchsvolle Designs in der Routineversorgung durchführbar sind. Darüber hinaus ist sie aber auch ein Beispiel, welche Herausforderungen sich für ein methodisch anspruchsvolles Forschungsdesign in der Versorgungsforschung stellen. Eine Herausforderung ist die Realisierung einer Kontrollgruppe: Wie kann man einen Effekt der Intervention gegenüber der Routineversorgung nachweisen, wenn man bereits die Probanden in der „care as usual"- Gruppe schult bzw. schulen muss? Bereits die Datenerhebung über z. B. Demenzwissen stellt natürlich eine Intervention dar und ein reines „care as usual" ohne jegliche Intervention bzw. mit alleiniger Datenerhebung läuft Gefahr, dass die Teilnehmer weniger motiviert bzw. gar nicht an der Studie teilnehmen. Oder aber der Selektionsbias; wie kann man gewährleisten, dass teilnehmende Hausärzte sich ohne implizite oder explizite Selektionsmechanismen an das Studienprotokoll zur Rekrutierung halten? Wie begegnet man der Selbstselektion der Probanden bei der Inanspruchnahme von Versorgungsangeboten? Der Nutzen der IDA-Studie ist für den methodischen Diskurs in der Versorgungsforschung hoch. Für eine detaillierte Beschreibung der Studie und der Implikationen für die Versorgungsforschung sei auf den online einsehbaren Abschlussbericht der Studie verwiesen [49].

13.2.3 Zusammenfassung

Die Herausforderungen an die primärärztliche Versorgung an Demenz erkrankter Menschen hat sich in den letzten Jahren enorm entwickelt und die hier vorgestellten primärärztlichen Versorgungsmodelle geben einen Überblick, welche Fragen in den letzten 20 Jahren beantwortet werden konnten, welche neuen Herausforderungen sich ergeben haben und welche zukünftigen Forschungsfelder sich eröffnen. Prävalenz- und Inzidenzstudien zeigen, wie stark das Gesundheitssystem zukünftig belastet wird. Die bisherigen Studien zu Risikofaktoren und protektiven Faktoren unterstützen Ansatzpunkte, Interventionen zu entwickeln und zeigen Möglichkeiten, wie sich das Gesundheitssystem verändern sollte. Es existieren wissenschaftliche Methoden, um Versorgungsinterventionen auf ihre Wirksamkeit hin routinenah zu evaluie- ren. Diese wurden in den vorgestellten Modellprojekten verwendet und konnten zu nachhaltigen Veränderungen im Versorgungssystem führen. Zudem bestehen versorgungsforschungsspezifische Herausforderungen in der Anwendung wissenschaftlicher Methoden, die in diesem Beitrag aufgezeigt wurden und in zukünftigen Studien berücksichtigt werden sollten.

Literatur

[1] [Zugriff 19. 9. 2017]. URL: https://www.lzg-rlp.de/de/ demenzstrategie-des-landes-rheinland-pfalz.html.

[2] [Zugriff 19. 9. 2017]. URL: http://msagd.rlp.de/fileadmin/msagd/Gesundheit_und_Pflege/ GP_Dokumente/Bericht_Expertenforum_Demenz_RLP.pdf.

[3] Kaduszkiewicz H, Zimmermann T, van den Bussche H, et al. Do general practitioners recognize mild cognitive impairment in their patients? The journal of nutrition, health & aging. 2010; 14 (8): 697–702.

[4] Eichler T, Thyrian JR, Hertel J, et al. Rates of formal diagnosis in people screened positive for dementia in primary care: results of the DelpHi-Trial. Journal of Alzheimer's disease: JAD. 2014; 42 (2): 451–458.

[5] Ramakers IH, Visser PJ, Aalten P, et al. Symptoms of preclinical dementia in general practice up to five years before dementia diagnosis. Dementia and geriatric cognitive disorders. 2007; 24 (4): 300–306.

[6] Pentzek M, Wollny A, Wiese B, et al. Apart from nihilism and stigma: what influences general practitioners' accuracy in identifying incident dementia? The American journal of geriatric psychiatry: official journal of the American Association for Geriatric Psychiatry. 2009; 17 (11): 965–975.

[7] Pimlott NJ, Persaud M, Drummond N, et al. Family physicians and dementia in Canada: Part 1. Clinical practice guidelines: awareness, attitudes, and opinions. Canadian family physician Medecin de famille canadien. 2009; 55 (5): 506–507 e1-5.

[8] Pimlott NJ, Persaud M, Drummond N, et al. Family physicians and dementia in Canada: Part 2. Understanding the challenges of dementia care. Canadian family physician Medecin de famille canadien. 2009; 55 (5): 508–509. e1–7.

[9] Yaffe MJ, Orzeck P, Barylak L. Family physicians' perspectives on care of dementia patients and family caregivers. Canadian family physician Medecin de famille canadien. 2008; 54 (7): 1008–1015.

[10] Laux N, Melchinger H, Scheurich A, et al. Verbesserte ambulante Demenzversorgung. Das hausarztbasierte rheinland-pfälzische Modellprojekt „start-modem". Deutsche medizinische Wochenschrift. 2010; 135 (44): 2175–2180.

[11] Geschke K, Scheurich A, Schermuly I, Laux N, Bottcher A, Fellgiebel A. Hausarztbasierte Demenzversorgung: Effektivitat früher psychosozialer Beratung der Angehörigen. Deutsche medizinische Wochenschrift. 2012; 137 (43): 2201–2206.

[12] Stoppe G, Knoblauch A, Haak S, Maeck L. Die Frühdiagnose der Demenz in der Praxis niedergelassener Ärzte: Unterschiede zwischen Haus- und Fachärzten in Deutschland. Psychiatrische Praxis. 2007; 34 (3): 134–138.

[13] Mittelman MS, Roth DL, Coon DW, Haley WE. Sustained benefit of supportive intervention for depressive symptoms in caregivers of patients with Alzheimer's disease. The American journal of psychiatry. 2004; 161 (5): 850–856.

[14] Selwood A, Johnston K, Katona C, Lyketsos C, Livingston G. Systematic review of the effect of psychological interventions on family caregivers of people with dementia. Journal of affective disorders. 2007; 101 (1–3): 75–89.

[15] Lin PJ, Fillit HM, Cohen JT, Neumann PJ. Potentially avoidable hospitalizations among Medicare beneficiaries with Alzheimer's disease and related disorders. Alzheimer's & dementia: the journal of the Alzheimer's Association. 2013; 9 (1): 30–38.

[16] Phelan EA, Borson S, Grothaus L, Balch S, Larson EB. Association of incident dementia with hospitalizations. JAMA. 2012; 307 (2): 165–172.

[17] Callahan CM, Boustani MA, Unverzagt FW, et al. Effectiveness of collaborative care for older adults with Alzheimer disease in primary care: a randomized controlled trial. JAMA. 2006; 295 (18): 2148–2157.

[18] DAG e. V. Die Häufigkeit von Demenzerkrankungen. 2016 [Zugriff 16. 9. 2016]. URL: https://www.deutsche-alzheimer.de/fileadmin/alz/pdf/factsheets/infoblatt1_haeufigkeit_demenzerkrankungen_dalzg.pdf.

[19] Bickel H, DAG e. V. Die Epidemiologie der Demenz. Das Wichtigste. [Zugriff 9/2012]. URL: www.deutsche-alzheimerde/fileadmin/alz/pdf/factsheets/infoblatt1_haeufigkeit_demenzerkrankungen_dalzg.pdf.

[20] Thyrian JR, Dreier A, Fendrich K, et al. Demenzerkrankungen – Wirksame Konzepte gesucht. Deutsches Ärzteblatt 2011; 108 (38): A1954–A1956.

[21] Fox C, Maidment I, Manthorpe J, et al. Collaborative care potential for innovation in dementia. In: Thyrian JR, Hoffmann W, Hrsg. Dementia care research. Greifswald: Pabst Science Publishers; 2012. S. 43–53.

[22] Boustani MA, Sachs GA, Alder CA, et al. Implementing innovative models of dementia care: The Healthy Aging Brain Center. Aging Ment Health. 2011; 15 (1): 13–22.

[23] Thyrian JR, Hoffmann W. Dementia care and general physicians – a survey on prevalence, means, attitudes and recommendations. Cent. Eur J Public Health. 2012; 20 (4): 270–275.

[24] Thyrian JR, Fiss T, Dreier A, et al. Life- and person-centred help in Mecklenburg-Western Pomerania, Germany (DelpHi): study protocol for a randomised controlled trial. Trials. 2012; 13: 56. doi: 10.1186/1745-6215-13-56.

[25] Fiss T, Thyrian JR, Wucherer D, et al. Medication management for people with dementia in primary care: description of implementation in the DelpHi study. BMC Geriatr. 2013; 13 (1): 121.

[26] Eichler T, Thyrian JR, Dreier A, et al. Dementia care management: going new ways in ambulant dementia care within a GP-based randomized controlled intervention trial. Int Psychogeriatr. 2014; 26 (2): 247–256.

[27] Calabrese P, Kessler J. Screening for cognitive impairment in dementia – the DemTect procedure. European Neuropsychopharmacology. 2000; 10 (3): 369.

[28] Dreier A, Thyrian JR, Eichler T, et al. Qualifications for nurses for the care of patients with dementia and support to their caregivers: A pilot evaluation of the dementia care management curriculum. Nurse Educ Today. 2016; 36: 310–317. doi: 10.1016/j.nedt.2015.07.024.

[29] Dreier A, Fendrich K, Thyrian J, et al. Dementia Care Manager in der ambulanten Demenzversorgung: Entwicklung einer innovativen Qualifizierung für Pflegefachkräfte. Monitor Versorgungsforschung. Sonderausgabe Hauptprogramm Abstractband DKVF/APS. 2010. S. 54–55.

[30] Dreier A, Hoffmann W. Translating taske and demands in routine care into a qualification for a Dementia Care Manager. In: Thyrian J, Hoffmann W, Hrsg. Dementia Care Research – Scientific Evidence, Current Issues and Future Perspectives. Pabst Science Publishers. 2012. S. 90–104.

[31] Dreier A, Thyrian J, Eichler T, et al. Dementia Care Management curriculum: an evaluation of the pilot qualification for nurses to care for patients with dementia and support their care givers in primary care. Nurse Education Today. 2015.

[32] Deutsche Gesellschaft für Psychiatrie, Psychotherapie und Nervenheilkunde (DGPPN). S3-Leitlinie „Demenzen". [Zugriff 16. 9. 2016]. URL: www.dgn.org/images/red_leitlinien/LL_2015/PDFs_Download/Demenz/REV_S3-leiltlinie-demenzen.pdf.

[33] Deutsche Gesellschaft für Allgemeinmedizin und Familienmedizin e. V. (DEGAM). DEGAM-Leitlinie Nr. 12: Demenz. Düsseldorf: omikron publishing; 2008.

[34] Eichler T, Thyrian J, Hoffmann W. Implementierung eines computergestützten Interventions-Management-Systems (IMS) zur Unterstützung eines Dementia Care Management-Programms in der hausärztlichen Versorgung. Abstractband 9. Jahrestagung der Deutschen Gesellschaft für Epidemiologie (DGEpi): Epidemiologie als Schlüssel für Prävention und bessere Versorgung. 2014. S. 95–96.

[35] Thyrian JR, Eichler T, Michalowsky B, et al. Community-Dwelling People Screened Positive for Dementia in Primary Care: A Comprehensive, Multivariate Descriptive Analysis Using Data from the DelpHi-Study. J Alzheimers Dis. 2016; 52(2): 609–617. doi: 10.3233/JAD-151076.

[36] Thyrian JR, Hertel J, Wucherer D, et al. Effectiveness and Safety of Dementia Care Management in Primary Care: A Randomized Controlled Trial. JAMA Psychiatry. 2017; 74 (10). doi: 10.1001/jamapsychiatry2017.2124.

[37] Thyrian JR, Eichler T, Pooch A, et al. Systematic, early identification of dementia and dementia care management are highly appreciated by general practitioners in primary – results within a cluster-randomized-controlled trial (DelpHi). Journal of Multidisciplinary Healthcare. 2016; 9: 183–190.

[38] Thyrian JR, Hein J, Fendrich K, et al. Interdisciplinary networks for the improvement of dementia care in Germany – the example of IDemUck and the "Demenznetzwerk Uckermark". Dementia Care Research – Scientific Evidence, Current Issues and Future Perspectives. Pabst Science Publishers; 2012. S. 73–79.

[39] Kohler L, Meinke-Franze C, Hein J, et al. Does an interdisciplinary network improve dementia care? Results from the IDemUck-study. Curr Alzheimer Res. 2014; 11 (6): 538–548.

[40] Wübbeler M, Wucherer D, Hertel J, et al. Antidementia drug treatment in dementia networks in Germany: use rates and factors associated with treatment use. BMC Health Services. Research. 2015; 15: 205.

[41] Wübbeler M, Thyrian JR, Michalowsky B, et al. How do people with dementia utilize primary care physicians and specialists within dementia networks? Results of the Dementia Networks in Germany (DemNet-D) study. Health Soc Care Community. 2017; 25: 285–294.

[42] Wübbeler M, Thyrian JR, Michalowsky B, et al. Nonpharmacological therapies and provision of aids in outpatient dementia networks in Germany: utilization rates and associated factors. J Multidiscip Healthc. 2015; 8: 229–236.

[43] Schäfer-Walkmann S, Traub F, Peitz A. Die hohe Kunst der Steuerung von Demenznetzwerken in Deutschland. In: Schäfer-Walkmann S, Traub F, Hrsg. Evolution durch Vernetzung – Beiträge zur interdisziplinären Versorgungsforschung. Stuttgart: Springer; 2016. S. 47–58.

[44] Michalowsky B, Wubbeler M, Thyrian JR, et al. Financing Regional Dementia Networks in Germany: Determinants of Sustainable Healthcare Networks. Gesundheitswesen. 2016. doi: 10.1055/s-0042-102344.

[45] Holle R, Grassel E, Ruckdaschel S, et al. Dementia care initiative in primary practice: study protocol of a cluster randomized trial on dementia management in a general practice setting. BMC health services research. 2009; 9: 91. doi: 10.1186/1472-6963-9-91.

[46] Vollmar HC, Grassel E, Lauterberg J, et al. Multimodal training of general practitioners – evaluation and knowledge increase within the framework of the dementia management initiative in general medicine (IDA). Zeitschrift für ärztliche Fortbildung und Qualitätssicherung. 2007; 101 (1): 27–34.

[47] Donath C, Grassel E, Grossfeld-Schmitz M, et al. Effects of general practitioner training and family support services on the care of home-dwelling dementia patients – results of a controlled cluster-randomized study. BMC health services research. 2010; 10: 314. doi: 10.1186/1472-6963-10-314.

[48] Menn P, Holle R, Kunz S, et al. Dementia care in the general practice setting: a cluster randomized trial on the effectiveness and cost impact of three management strategies. Value in health: the journal of the International Society for Pharmacoeconomics and Outcomes Research. 2012; 15 (6): 851–859. doi: 10.1016/j.jval.2012.06.007.

[49] [Zugriff 19. 9. 2017]. URL: https://www.wegweiser-demenz.de/fileadmin/de.wegweiser-demenz/content.de/images/downloadservice/02_ida_ergebnisfolder.pdf.

Stichwortverzeichnis